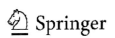

U0384217

Advanced Concepts in Lumbar Degenerative Disk Disease

腰椎间盘退变性疾病新进展

主　编：（巴西）约翰·松·佛朗哥（João Luiz Pinheiro-Franco）

（美）亚历山大·R. 瓦卡罗（Alexander R. Vaccaro）

（美）爱德华·C. 本泽尔（Edward C. Benzel）

（德）H. 迈克尔·迈尔（H. Michael Mayer）

主　译：王文军　宋跃明　黄东生　袁　文
副主译：晏怡果　王　程　周春光　彭　焰　欧阳智华

北方联合出版传媒（集团）股份有限公司
辽宁科学技术出版社
·沈　阳·

Translation from the English language edition:
Advanced Concepts in Lumbar Degenerative Disk Disease
edited by João Luiz Pinheiro-Franco, Alexander R. Vaccaro,
Edward C. Benzel and Michael Mayer

图书在版编目（CIP）数据

腰椎间盘退变性疾病新进展 /（巴西）约翰·松·佛朗
哥等主编；王文军等主译. — 沈阳：辽宁科学技术出版社，
2020.7

ISBN 978-7-5591-1253-8

Ⅰ.①腰… Ⅱ.①约… ②王… Ⅲ.①腰椎 - 椎间盘突出 -
诊疗 Ⅳ.① R681.5

中国版本图书馆 CIP 数据核字 (2019) 第 171310 号

出版发行：辽宁科学技术出版社
　　　　　（地址：沈阳市和平区十一纬路 25 号　邮编：110003）
印　刷　者：辽宁新华印务有限公司
经　销　者：各地新华书店
幅面尺寸：210mm×285mm
印　　张：38
插　　页：4
字　　数：760 千字
出版时间：2020 年 7 月第 1 版
印刷时间：2020 年 7 月第 1 次印刷
责任编辑：凌　敏　王翊飞
装帧设计：袁　舒
责任校对：黄跃成　王春茹

书　　号：ISBN 978-7-5591-1253-8
定　　价：498.00 元

联系电话：024-23284363
邮购热线：024-23284363
E-mail:lingmin19@163.com

主编

（巴西）约翰·松·佛朗哥（João Luiz Pinheiro-Franco）

巴西圣保罗州，撒玛利亚医院，神经外科和脊柱外科

（美）亚历山大·R. 瓦卡罗（Alexander R. Vaccaro）

美国宾夕法尼亚州，费城市

托马斯杰斐逊大学医疗中心，罗思曼研究所

（美）爱德华·C. 本泽尔（Edward C. Benzel）

美国俄亥俄州，克利夫兰市

克利夫兰医学中心，神经外科

（德）H. 迈克尔·迈尔（H. Michael Mayer）

德国慕尼黑市，慕尼黑Harlaching诊所，脊柱外科

主译简介

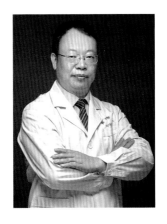

王文军

医学博士
主任医师，教授
博士研究生导师
南华大学附属第一医院

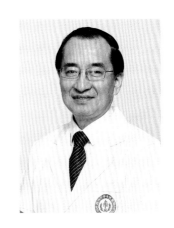

宋跃明

医学博士
主任医师，教授
博士研究生导师
四川大学华西医院

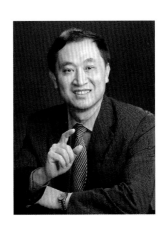

黄东生

医学博士
主任医师，教授
博士研究生导师
中山大学孙逸仙纪念医院

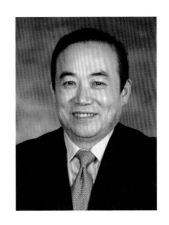

袁　文

医学博士
主任医师，教授
博士研究生导师
海军军医大学附属长征医院

译者名单

主　译

王文军　宋跃明　黄东生　袁　文

副主译

晏怡果　王　程　周春光　彭　焰　欧阳智华

译者（排名按姓氏笔画）

于小华　海南医学院附属第二医院

丰干钧　四川大学华西医院

王文军　南华大学附属第一医院

王达义　湖北十堰太和医院

王　明　南华大学附属第一医院

王俊波　南华大学附属第一医院

王林楠　四川大学华西医院

王　亮　四川大学华西医院

王淑英　伦敦伊丽莎白女王医院

王湘江　广州医科大学附属第六医院

王　程　南华大学附属第一医院

王麓山　南华大学附属第一医院

叶　伟　中山大学孙逸仙纪念医院

田　野　海军军医大学附属长征医院

全必春　湖南省财贸医院

刘永球　南华大学附属第一医院

刘　洪　怀化市第一人民医院

祁　敏　海军军医大学附属长征医院

宋跃明　四川大学华西医院

张文通　中山大学孙逸仙纪念医院

张良明　中山大学孙逸仙纪念医院

张春霖　郑州大学第一附属医院

张树军　无锡市第九人民医院

张　健　南华大学附属第一医院

李学林　南华大学附属第一医院

李洪珂　平顶山平煤神马医疗集团总医院

李　耿　郴州市第一人民医院

杜开利　中山大学孙逸仙纪念医院

杨辉亮　四川大学华西医院

杨　曦　四川大学华西医院

吴　强　粤北人民医院

汪向东　衡阳市中心医院

汪　雷　四川大学华西医院

陈为坚　中山大学孙逸仙纪念医院

罗为民　南华大学附属长沙中心医院

周忠杰　四川大学华西医院

周春光　四川大学华西医院

欧阳智华　南华大学附属第一医院

易伟宏　华中科技大学协和深圳医院（南山医院）

修　鹏　四川大学华西医院

姚女兆　南华大学附属第一医院

贺　宪　中山大学孙逸仙纪念医院

赵志刚　武汉市骨科医院

赵　衡　南华大学附属第一医院

钟炯彪　岳阳市第二人民医院

徐　准　南华大学附属第一医院

晏怡果　南华大学附属第一医院

殷海东　中山大学孙逸仙纪念医院

袁　文　海军军医大学附属长征医院

浣溢帆　南华大学附属第一医院

康忠山　南华大学附属娄底医院

曹　勇　中南大学湘雅医院

曹　鹏　海军军医大学附属长征医院

梁安靖　中山大学孙逸仙纪念医院

梁国彦　中山大学孙逸仙纪念医院

黄东生　中山大学孙逸仙纪念医院

黄石书　四川大学华西医院

彭　焰　中山大学孙逸仙纪念医院

彭翠英　南华大学药学与生命科学学院

詹新立　广西医科大学第一附属医院

蔡　斌　南华大学附属第一医院

薛静波　南华大学附属第一医院

参译者（排名按姓氏笔画）

于　兵　王号中　王　琨　邓海洋　丘金城　宁　梆　刘　峰　吕秋男　朱　策

齐蔚霖　吴博文　吴紫钊　张　坚　张杨洋　张新亮　李亚杰　李忠洋　李　政

杨　卫　杨　威　邱贤健　邹佳伟　周友兵　周龙泽　周爱霞　林棉龙　胡博文

胡　磊　赵延胜　钟云华　唐　杰　高文杰　高　博　康　禹　隆中恒　黄君君

黄岭志　黄　勇　彭　文　彭　祥　曾力行　曾德辉　舒小林　舒用志　蒋　杰

谢　勇　阙伊辰　谭　健　谭菁华

前　言

在完成神经外科专科学习后，我非常荣幸地获得了 4 年脊柱脊髓专科的临床和研究培训的资格，在此期间我跟随几位脊髓领域的世界知名专家在临床和外科手术方面进行了学习与研究。远离我的祖国，我时常想念家人、朋友和同事，然而这段经历使我得以进入脊柱外科的新兴领域。也是在当时，我首次直接接触到这些极为有趣的人。我们克服语言的障碍，给许多空洞的理论赋予新的内容，许多不同的想法从这些天才的脑海中涌现出来。虽然我们的思维方式存在着巨大的差异，但我们每个人的目标是一致的，那就是要成为一名优秀的脊柱外科医生并为将脊柱专业发扬光大而不懈努力。

我的理想也是成为一名优秀的脊柱外科医生，尽管在当今时代，全球腰背痛的治疗方法和思路呈现多样化的趋势，但是大家有一个共同的目标就是：提高患者的生活质量。正基于此，我提出了脊柱知识的"拼图理论"：不同的拼图散落在各地，一开始我们觉得只有少数分散的碎片是合理的，而其他的碎片似乎是不正确的；然而逐渐地，随着越来越多的拼图集在一起，一个清晰的图像就逐渐显现出来，这样的拼图更具体、更可靠、更容易理解。

我分享这段经历以便于大家深入了解这本书的由来，换句话说，这是在向全球各地致力于解决腰椎间盘退变性疾病这个难题的不同领域的人们致敬！ 这也是我们创作《腰椎间盘退变性疾病新进展》的动力。

我非常荣幸地介绍我的合著者们：（美）亚历山大·R. 瓦卡罗（Alexander R. Vaccaro）博士，（美）爱德华·C. 本泽尔（Edward C. Benzel）博士，（德）H. 迈克尔·迈尔（H. Michael Mayer）博士。他们都是严谨而又有见地的业内专家。更重要的是，他们每个人都在自己的特定领域有着独到的见解，他们的博学深深影响着读者，从而感召读者发挥更加积极的作用。他们自己获得过很多很高的荣誉，但是他们都很谦逊和真诚。我非常感谢他们为本书付出的辛勤工作和分享给读者海量的知识。

同样，我也要感谢参与编撰本书各章节的每个人。来自世界各地的同行帮助我们将各种各样的概念融入到我们这个领域的知识库中。这些贡献者包括获得国际认可的新理念思想家和创新技术、创新手段的创造者以及具有挑战新鲜事物勇气的人们——这些人都是研究腰椎间盘退变性疾病的先锋。

《腰椎间盘退变性疾病新进展》是由脊柱外科医生、神经外科医生和矫形外科医生们共同撰写的，这其中既有经验丰富的专业人士，也有在这个领域刚入门但有着独到创新理念的学者。

本书第一部分首先介绍了人类直立行走的基础以及脊柱垂直的重要性，即椎间盘得以承担上半身的重量并发挥相应功能的基础。第一章由国际上享有盛誉的法国古人类学家伊维斯·科庞（Yves Coppens）撰写，他的名字曾被用来命名小行星。然后，古斯芒（Gusmão）等详细介绍了坐骨神经痛的概念及其演变历史，而椎间盘退变和变性的病理生理学基础这一部分由屡获荣誉的德国专家安德烈亚斯·G. 内里奇（Andreas G. Nerlich）和诺伯特·布斯（Norbert Boos）编写。流行病学这一章由已故的专家皮埃尔·凯尔利(Pierre Kehrli)编写，遗传学这一章值得大家去特别关注，这个话题在张（Cheung）等编写的章节会做进一步论述。

第二部分介绍了脊柱影像学的新进展。在本部分，迈克尔·T. 莫迪克（Michael T. Modic）博士编写的一个后续章节里，对有争议的椎间盘影像学表现的主题进行探讨。

第三部分探讨了外科医生在临床执业中所面临的问题：患者治疗过程中的心理及社会问题，与工作有关的问题，成本效益指标和保守治疗的问题。本部分还包括一个探讨关节突关节疼痛的综合章节。

第四部分主要涉及腰椎间盘突出症。它曾经被许多外科医生忽视为“只是椎间盘突出”；现在，这个问题应该受到充分重视。本部分包括手术策略、技术操作和翻修手术等章节。

第五部分集中讨论了外科医生的决策，明确个体化治疗的各个环节。具体来说，就是主要评估手术治疗时机，进行融合的时间或者不进行融合，与病变节段相邻节段的情况，生物力学情况，增加脊柱前凸的技术，骨植入物，骨质疏松性脊柱，以及不同手术入路的优势：前入路、后入路、侧方入路、经腰大肌入路和斜入路。

第六部分是关于微创技术研究的几个热门的讨论：椎间盘内治疗、内镜技术、脊柱封闭、通道技术、椎间盘细胞移植、脊柱机器人手术以及脊柱手术后脊柱的注射等。

第七部分主要讨论非融合技术，例如椎间盘置换术和基于椎弓根螺钉和棘突间装置的动态内固定技术。

　　第八部分包括退变性脊柱侧凸的讨论，脊柱矢状面平衡的现代概念，矢状面不平衡的补偿机制和截骨技术等。

　　最后，在第九部分"人生经验杂谈"中，一些有着丰富临床经验的脊柱外科医生分享了他们的个人临床经验和教训，这是所有外科医生的宝贵资料。

　　以上是《腰椎间盘退变性疾病新进展》一书中所包含的内容概览。我希望大家能喜欢这本书，我也非常高兴能把如此多的知识带给大家。

巴西·圣保罗，（巴西）约翰·松·佛朗哥（João Luiz Pinheiro-Franco）

脊柱专业委员会——世界神经外科学学会（WFNS）委员

Spine（Phila Pa — 1976）助理编辑

European Spine Journal 编辑

脊柱专栏——World Neurosurgery（WFNS 的官方杂志）编辑

圣保罗百年医学研究院会员

巴西脊柱学会委员

序

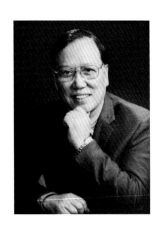

　　随着我国人口平均寿命的延长，各种骨关节退变性疾病的发病率逐年上升。腰椎间盘退变性疾病是一种中老年人常见的疾病。目前，该类疾病的发病也呈年轻化趋势，总体发病率在逐年上升。腰椎间盘退变性疾病常常导致患者出现反复发作的腰痛或腿痛。轻者影响患者的生活质量；重者可导致瘫痪的严重后果，患者不但丧失劳动力，甚至生活不能自理。所花费的医疗费用高昂，因此腰椎间盘退变性疾病的诊疗是我国脊柱外科专业当前的重点研究课题之一。

　　近年来随着我国脊柱外科事业的发展，虽有一系列脊柱退变性疾病的书籍出版，且各有侧重，但多数为脊柱退变性疾病综合性专业书籍，腰椎间盘退变性疾病只是作为其中一部分论述；专门介绍腰椎间盘退变性疾病的书籍甚少，尤其是能系统全面地论述腰椎间盘退变性疾病的专著更少。同时，腰椎间盘退变性疾病的各种新的治疗理念、技术和器械不断涌现，作为脊柱外科专科医生，如何根据患者具体的病情，选择对患者最有利的个性化治疗方案是一个巨大的挑战。因此，如果有能提供全面系统参考意见的专著，对脊柱外科临床医生来说是莫大的幸事。

　　巴西的约翰·松·佛朗哥（João Luiz Pinheiro-Franco）、美国的亚历山大·R. 瓦卡罗（Alexander R. Vaccaro）、美国的爱德华·C. 本泽尔（Edward C. Benzel）和德国的 H. 迈克尔·迈尔（H. Michael Mayer）4 位学者共同主编的《腰椎间盘退变性疾病新进展》（*Advanced Concepts in Lumbar Degenerative Disk Disease*）一书，全面系统地论述了腰椎间盘退变性疾病的相关专业知识，基础与临床并重，理论与实际结合，被世界脊柱相关业内专家认可是一本对临床脊柱外科医生及相关专业从业者有实际指导意义的专著。南华大学附属第一医院的王文军教授联合国内脊柱外科领域知名专家四川大学华西医院宋跃明教授、中山大学孙逸仙纪念医院黄东生教授和海军军医大学附属长征医院袁文教授共 4 人，以他们丰富的临床经验和较高的英文水准，组织了国内脊柱外科专家翻译了这本《腰椎间盘退变性疾病新进展》。本书内容丰富，图文并茂，非常系统地论述了腰椎间盘退变性疾病的历史认知过程，发病机制，临床症状，影像学诊断，传统经典治疗方案，新的治疗理念、技术和器械以及过去治疗的经验教训等。本书将为脊柱外科专科医生及相关专业从业者在腰椎间盘退变性疾病临床诊疗过程中提供重要的参考，尤其会为脊柱外科年轻医生和专业研究生在学习和临床实践成长过程中提供重要的帮助，在这里我衷心祝贺《腰椎间盘退变性疾病新进展》一书的出版。特别值得一提的是王文军教授团队在极其特殊的情况下为该书的编译、校对和协调出版工作倾注了大量的心血，并付出了艰辛的努力，我在此一并表示特别的敬意！

中山大学孙逸仙纪念医院　刘尚礼

2020 年 4 月 23 日

谨以此书献给启发我事业的神经外科医生：

我的父亲路易斯·费尔南多·佛朗哥（Luiz Fernando Pinheiro-Franco），

他总喜欢说："自然（生命）没有飞跃。"

（巴西）约翰·松·佛朗哥（João Luiz Pinheiro-Franco）

谨以此书献给我们的患者和同事。

没有他们的帮助，这本书是不可能完成的。

（巴西）约翰·松·佛朗哥（João Luiz Pinheiro-Franco）

（美）亚历山大·R. 瓦卡罗（Alexander R. Vaccaro）

（美）爱德华·C. 本泽尔（Edward C. Benzel）

（德）H. 迈克尔·迈尔（H. Michael Mayer）

编者名单

E. Emily Abbott , MD Department of Neurological Surgery ,
Center for Spine Health, Neurological Institute, Cleveland Clinic ,
Cleveland , OH , USA

Michael A. Adams , BSc, PhD Centre for Comparative
and Clinical Anatomy, University of Bristol , Bristol , UK

Max Aebi , MD, DHC Hirslanden-Salem Hospital, "Das Rückenzentrum" ,
Bern , Switzerland
Institute for Evaluative Research in Medicine, University of Bern , Bern ,
Switzerland

Emin Aghayev , MD, MSc Institute for Evaluative Research in Medicine,
University of Bern , Bern , Switzerland

Yong Ahn , MD, PhD Department of Neurosurgery , Nanoori Hospital ,
Seoul , South Korea
Department of Neurosurgery , Wooridul Spine Hospital , Seoul , South Korea

Todd J. Albert , MD Department of Orthopedics ,
Thomas Jefferson University and Hospitals , Philadelphia , PA , USA

Mohamed Allaoui , MD Department of Neurosurgery - Hôpital Roger
Salengro , Lille , France

Aluísio Arantes , MD Neurosurgery Department ,
Universidade Federal de Minas Gerais , Belo Horizonte , Minas , Brazil
Hospital Madre Teresa , Belo Horizonte , Brazil

Richard Assaker , MD, PhD Department of Neurosurgery - Hôpital Roger
Salengro , Lille , France

Laurent Balabaud , MD Department of Orthopedic Surgery ,
Institut Mutualiste Montsouris , Paris , France

Cédric Barrey , MD, PhD Department of Neurosurgery C
and Spine Surgery , Neurological Hospital, University Claude Bernard Lyon 1 ,
Lyon , France Laboratory of Biomechanics , ENSAM, Arts et Metiers ParisTech ,
Paris , France

Andrew Bauer , MD Department of Neurological Surgery ,
University of Wisconsin Hospitals and Clinics , Madison , WI , USA

William Jeremy Beckworth , MD Emory Spine Center, Attending
Physiatrist, Emory University, Assistant Professor of Orthopaedics and
Rehabilitation Medicine , Atlanta , GA , USA

David M. Benglis Jr. , MD Department of Neurosurgery/Neuroscience ,
Atlanta Brain and Spine Care, Piedmont Hospital , Atlanta , GA , USA

Edward C. Benzel , MD Department of Neurological Surgery ,
Center for Spine Health, Neurological Institute, Cleveland Clinic ,
Cleveland , OH , USA

Department of Neurosurgery , Cleveland Clinic, Neurological Institute ,
Cleveland , OH , USA

Dani Bidros , MD Lafayette Brain and Spine , Neurological Associates
of Louisiana , Lafayette , LA , USA

Guillaume Bierry , MD, PhD Department of Radiology 2 ,
University Hospital of Strasbourg , Strasbourg , France

Norbert Boos , MD, MBA Prodorso Centre for Spinal Medicine ,
Zurich , Switzerland

Nathaniel Brooks , MD, FAANS Department of Neurological Surgery ,
University of Wisconsin Hospitals and Clinics , Madison , WI , USA

Jacob M. Buchowski , MD, MS Department of Orthopaedic Surgery ,
Washington University in St. Louis , St. Louis , MO , USA

Leah Yacat Carreon , MD, MSc Norton Leatherman Spine Center ,
Louisville , KY , USA

Danny Chan , PhD Department of Biochemistry ,
The University of Hong Kong , Hong Kong , China

Alexandre Cogan Department of Orthopedic Surgery ,
Institut Mutualiste Montsouris , Paris , France

Yann Philippe Charles , PhD Service de Chirurgie du Rachis ,
Hôpitaux Universitaires de Strasbourg , Strasbourg , France

Kenneth M. C. Cheung , MD Department of Orthopaedics
and Traumatology , Professorial Block, Queen Mary Hospital,
The University of Hong Kong , Hong Kong , China

Gun Choi , MD, PhD Department of Neurosurgery ,
Wooridul Spine Hospital , Seoul , South Korea

Yves Coppens , PhD Prehistory and Paleoanthropology , Collège de France ,
Paris , France

Mark P. Coseo , MD Naval Medical Center San Diego , San Diego ,
CA , USA

Florian Cueff , MD Department of Orthopedic Surgery, Centre Hospitalier
Privé des Côtes d'Armor, Centre Orthopedique Briochin , Plerin , France
Department of Orthopedic Surgery , Centre Hospitalo–Universitaire
Pontchaillou , Rennes , France

Brian P. Curry , BS, MA, MD Boston University School of Medicine ,
Boston , MA , USA
Walter Reed Medical Center , Washington , DC , USA

Helton L. A. Defi no , MD Department of Biomechanics,
Medicine and Rehabilitation of the Locomotor System ,
Ribeirão Preto Medical School , Ribeirão Preto , Brazil

Richard Derby , MD, FIPP, ABIPP Department of Anesthesiology ,
Spinal Diagnostics and Treatment Center , Daly City , CA , USA

Jean-Louis Dietemann , MD Department of Radiology 2 ,
University Hospital of Strasbourg , Strasbourg , France

Patricia Dolan , BSc, PhD Centre for Comparative and Clinical Anatomy,
University of Bristol , Bristol , UK

Philippe Esposito , MD Clinique des Diaconesses , Spine Surgical Center -
Clinique du Diaconat , Strasbourg , France

Richard G. Fessler , MD, PhD Department of Neurosurgery ,
Rush University Medical Center , Chicago , IL , USA

Ricardo B. V. Fontes , MD, PhD Department of Neurosurgery ,
Rush University Medical Center , Chicago , IL , USA

Lisa Guo Foster , MD Department of Physical Medicine
and Rehabilitation , Emory University , Atlanta , GA , USA

Eurico Freitas , MD Neurochirurgie C Chirurgie du Rachis ,
Hôpital Neurologique Groupement Hospitalier Est Hospices Civils de Lyon ,
Lyon , France

Carter S. Gerard , MD Department of Neurosurgery ,
Rush University Medical Center , Chicago , IL , USA

Christopher C. Gillis , MD Department of Neurosurgery ,
Rush University Medical Center , Chicago , IL , USA

Steven D. Glassman , MD Department of Orthopaedic Surgery ,
University of Louisville School of Medicine and the Norton Leatherman
Spine Center , Louisville , KY , USA

Jonathan N. Grauer , MD Department of Orthopaedics and Rehabilitation ,
Yale–New Haven Hospital, Yale University School of Medicine ,
New Haven , CT , USA

Jeffrey L. Gum , MD Department of Orthopaedics ,
Norton Leatherman Spine Center , Louisville , KY , USA

Sebastião Gusmão , MD, PhD Neurosurgery Department ,
Universidade Federal de Minas Gerais , Belo Horizonte , Minas , Brazil
Neurosurgery Department , Hospital das Clínicas da Universidade Federal
de Minas Gerais , Belo Horizonte , Minas , Brazil

Patrick Hahn , MD Center for Spine Surgery and Pain Therapy,
Center for Orthopaedics and Traumatology of the St. Elisabeth
Group – Catholic Hospitals Rhein-Ruhr, St. Anna Hospital Herne/
Marienhospital Herne University Hospital/Marien Hospital Witten ,
Herne , Germany

Regis W. Haid Jr. , MD Piedmont Spine Center and Neuroscience
Service Line , Atlanta Brain and Spine Care, Piedmont Atlanta Hospital ,
Atlanta , GA , USA

Clayton L. Haldeman , MD, MHS Department of Neurological Surgery ,
University of Wisconsin Hospitals and Clinics , Madison , WI , USA

Eric B. Harris , MD Department of Orthopaedic Surgery ,
Naval Medical Center San Diego , San Diego , CA , USA

Paul F. Heini , MD, PhD Spine Service, Orthopaedic Department ,
Sonnenhof Hospital , Bern , Switzerland

Carlos F. Herrero , MD Department of Biomechanics,
Medicine and Rehabilitation of the Locomotor System ,
Ribeirão Preto Medical School , Ribeirão Preto , Brazil

Alan Hilibrand , MD Professor of Orthopaedic Surgery at Jefferson
Medical College, Director of Orthopaedic Medical Education,
Professor of Neurosurgery at Jefferson Medical College , PA , USA

Konstantin Hockel , MD Neurosurgical Department ,
University Hospital Tuebingen , Tuebingen , Germany

Daniel J. Hoh , MD Center for Spine Health, Cleveland Clinic Hospitals ,
Cleveland , OH , USA

Christian Hohaus , MD Department of Neurosurgery ,
Professional Association Hospital "Bergmannstrost" , Halle , Germany
Translational Center of Regenerative Medicine, University of Leipzig ,
Leipzig , Germany

Jean-Louis Husson , MD Department of Orthopedic Surgery ,
Centre Hospitalo–Universitaire Pontchaillou , Rennes , France

Christopher A. Iannotti , MD, PhD Arizona Neurosurgery
and Spine Specialists , Phoenix , AZ , USA

Wilco C. H. Jacobs , PhD Department of Neurosurgery ,
Leiden University Medical Center , Leiden , The Netherlands

M. Yashar S. Kalani , MD, PhD Division of Neurological Surgery ,
Barrow Neurological Institute, St. Joseph's Hospital and Medical Center ,
Phoenix , AZ , USA

Frank Kandziora , MD, PhD Center for Spinal Surgery and
Neurotraumatology, BG-Unfallklinik Frankfurt am Main ,
Frankfurt am Main , Germany

Manish K. Kasliwal , MD, MCh Department of Neurosurgery ,
Rush University Medical Center , Chicago , IL , USA

Pierre Kehrli , MD, PhD Department of Neurosurgery ,
Strasbourg University Hospital , Strasbourg , France

David J. Kennedy , MD Division of Physical Medicine and Rehabilitation,
Department of Orthopaedic Surgery , Stanford University , Redwood City ,
CA , USA

Stephan Klessinger , MD Department of Neurosurgery , University of Ulm ,
Ulm , Germany

Department of Neurosurgery , Nova Clinic , Biberach , Germany

Martin Komp , MD Center for Spine Surgery and Pain Therapy,
Center for Orthopaedics and Traumatology of the St. Elisabeth
Group – Catholic Hospitals Rhein-Ruhr, St. Anna Hospital Herne/
Marienhospital Herne University Hospital/Marien Hospital Witten ,
Herne , Germany

Milton H. Landers , DO, PhD Department of Anesthesiology ,
University of Kansas School of Medicine , Wichita , KS , USA

Kansas Spine Institute , Wichita , KS , USA

Olivier Launay , MD Service de Chirurgie du Rachis ,
Clinique de Fontaine , Fontaine-les-Dijon , France

James P. Lawrence , MD, MBA Division of Orthopedics ,
Albany Medical College , Albany , NY , USA

Jeong-Eun Lee , PT Department of Anesthesiology ,
Spinal Diagnostics and Treatment Center , Daly City , CA , USA

Graduate School of Medicine, Korea University , Seoul , South Korea

Sang-Ho Lee , MD, PhD Department of Neurosurgery ,
Wooridul Spine Hospital , Seoul , South Korea

Jean-Charles Le-Huec , MD, PhD Department of Spine Surgery ,
Pellegrin University Hospital , Bordeaux , France

Yan Li , MSc Department of Psychiatry , Centre for Genomics Sciences,
The University of Hong Kong , Hong Kong , China

Bjorn Lobo , MD Department of Neurological Surgery ,
Center for Spine Health, Neurological Institute, Cleveland Clinic ,
Cleveland , OH , USA

Jean Lombard , MD Department of Orthopedic Surgery ,
Centre Hospitalier de Niort , Niort , France

Donlin M. Long , MD, PhD Department of Neurosurgery ,
The Johns Hopkins University School of Medicine , Baltimore , MD , USA

Casey Madura , MD Department of Neurological Surgery ,
University of Wisconsin Hospitals and Clinics , Madison , WI , USA

Gottlieb Maier , MD Department of Neurosurgery , Klinikum Stuttgart ,
Stuttgart, Germany

H. Michael Mayer , MD, PhD Department of Spine Surgery ,
Schön Klinik München Harlaching , Munich , Germany
Spine Center, Orthopädische Klinik München-Harlaching , München ,
Germany

Christian Mazel , MD, PhD Department of Orthopedic Surgery and Spine ,
Institut Mutualiste Montsouris , Paris , France

Christoph Mehren , MD Department of Spine Surgery ,
Schön Klinik München Harlaching , Munich , Germany

Hans Jörg Meisel , MD, PhD Department of Neurosurgery ,
Professional Association Hospital Bergmannstrost , Halle , Germany
Translational Center of Regenerative Medicine, University of Leipzig ,
Leipzig , Germany

Michael T. Modic , MD, FACR Cleveland Clinic , Neurological Institute ,
Cleveland , OH , USA

Nina Z. Moore , MD, MSE Department of Neurosurgery ,
Center for Neurological Restoration, Cleveland Clinic,
Neurological Institute , Cleveland , OH , USA

Praveen V. Mummaneni , MD Department of Neurosurgery ,
University of California , San Francisco , CA , USA

Andreas G. Nerlich , MD, PhD, MSc Institute of Pathology ,
Academic Clinic Munich-Bogenhausen, Klinikum München-Bogenhausen ,
Munich , Germany

Elizabeth P. Norheim , MD Norton Leatherman Spine Center , Louisville ,
KY , USA

Semih Oezdemir , MD Center for Spine Surgery and Pain Therapy, Center
for Orthopaedics and Traumatology of the St. Elisabeth Group – Catholic
Hospitals Rhein-Ruhr, St. Anna Hospital Herne/Marienhospital Herne
University Hospital/Marien Hospital Witten , Herne , Germany

Luca Papavero , MD Department of Spinal Surgery, Clinic for Spine
Surgery , Schön Klinik Hamburg Eilbek , Hamburg , Germany

Gilles Perrin , MD Neurochirurgie C Chirurgie du Rachis ,
Hôpital Neurologique Groupement Hospitalier Est Hospices Civils de Lyon ,
Lyon , France
Department of Neurosurgery C and Spine Surgery , Neurological Hospital,
University Claude Bernard Lyon 1 , Lyon , France

Wilco C. Peul , MD, PhD Department of Neurosurgery ,
Leiden University Medical Center , Leiden , The Netherlands
Medical Center Haaglanden , The Hague , The Netherlands

João Luiz Pinheiro-Franco , MD Neurological and Spine Surgery ,
Samaritano Hospital , São Paulo , Brazil

Ryan P. Ponton , MD Department of Orthopaedic Surgery ,
Naval Medical Center San Diego , San Diego , CA , USA

Daniel K. Resnick , MD, MS Department of Neurological Surgery ,
University of Wisconsin Hospitals and Clinics , Madison , WI , USA

Christoph Röder , MD, MPH Institute for Evaluative Research in
Medicine, University of Bern , Bern , Switzerland

Florian Roser , MD, PhD Department of Neurosurgery ,
Cleveland Clinic Abu Dhabi, Neurological Institute , Abu Dhabi ,
United Arab Emirates

Pierre Roussouly , MD Department of Orthopedic Surgery ,
Centre Médico- Chirurgical de Réadaptation des Massues , Lyon , France
Chirurgie de la colonne vertébrale , Croix Rouge Française,
CMCR des Massues , Lyon , France

Sebastian Ruetten , MD, PhD Center for Spine Surgery and Pain Therapy,
Center for Orthopaedics and Traumatology of the St. Elisabeth
Group – Catholic Hospitals Rhein-Ruhr, St. Anna Hospital Herne/
Marienhospital Herne University Hospital/Marien Hospital Witten ,
Herne , Germany

Glenn S. Russo , MD, MS Department of Orthopaedics and Rehabilitation ,
Yale–New Haven Hospital, Yale University School of Medicine ,
New Haven , CT , USA

Fanor Saavedra , MD Department of Neurosurgery ,
University of Puerto Rico , San Juan , Puerto Rico

Nelson S. Saldua , MD Department of Orthopaedic Surgery ,
Naval Medical Center San Diego , San Diego , CA , USA

Klaus John Schnake , MD Center for Spinal Therapy,
Schön Klinik Nürnberg Fürth , Fürth , Germany
Contributors
Byron J. Schneider , MD Division of Physical Medicine
and Rehabilitation, Department of Orthopaedic Surgery ,
Stanford University , Redwood City , CA , USA

Jacques Sénégas , MD Clinique Saint Martin , Centre Aquitain du Dos ,
Pessac , France

Pak Chung Sham , BM, BCh, MA, MSc, PhD, MRCPsych Department
of Psychiatry , Centre for Genomics Sciences, The University of Hong Kong ,
Hong Kong , China

Clément Silvestre , MD Service de Chirurgie Orthopédique ,

Centre des Massues , Lyon , France

Laura A. Snyder , MD Department of Neurosurgery ,

Rush University Medical Center , Chicago , IL , USA

Diana K. Sodiq , DO Emory Spine Center, Attending Physiatrist,

Emory University, Assistant Professor of Orthopaedics and Rehabilitation

Medicine , Atlanta , GA , USA

Volker K. H. Sonntag , MD Division of Neurological Surgery ,

Barrow Neurological Institute, St. Joseph's Hospital and Medical Center ,

Phoenix , AZ , USA

Jean-Paul Steib , MD Service de Chirurgie du Rachis ,

Hôpitaux Universitaires de Strasbourg , Strasbourg , France

David Straus , MD Department of Neurosurgery ,

Rush University Medical Center , Chicago , IL , USA

Walter I. Sussman , DO Department of Physical Medicine

and Rehabilitation , Emory University , Atlanta , GA , USA

Lee A. Tan , MD Department of Neurosurgery ,

Rush University Medical Center , Chicago , IL , USA

Marcos Tatagiba , MD Neurosurgical Department ,

University Hospital Tuebingen , Tuebingen , Germany

Vincent C. Traynelis , MD Department of Neurosurgery ,

Rush University Medical Center , Chicago , IL , USA

Kene Ugokwe , MD Department of Surgery , Mercy Health Youngstown

St. Elizabeth's Hospital , Youngstown , OH , USA

Neal Varghis , MD Department of Physical Medicine and Rehabilitation ,

Stanford Hospital and Clinics , Redwood City , CA , USA

Department of Orthopaedic Surgery Stanford University , Palo Alto ,

CA , USA

Rishi Wadhwa , MD Department of Neurosurgery ,

University of California , San Francisco , CA , USA

Lee R. Wolfer , MD, MS Department of Anesthesiology ,

Spinal Diagnostics and Treatment Center , Daly City , CA , USA

Alem Yacob , MD, MSc Department of Orthopaedics and Rehabilitation ,

Yale–New Haven Hospital, Yale University School of Medicine ,

New Haven , CT , USA

Fahed Zairi , MD Department of Neurosurgery - Hôpital Roger Salengro ,

Lille , France

Seth M. Zeidman , MD Rochester Brain and Spine Neurosurgery ,

Rochester , NY , USA

目　录

第三部分　症状性腰椎间盘退变性疾病的治疗概要

第四部分　腰椎间盘突出症

第五部分　腰椎间盘退变性疾病外科治疗的疑点、决策及手术技巧

第六部分　微创技术

第七部分　非融合技术

第一部分
腰椎间盘退变性疾病的基本概述

第1章 我们已经直立了1000万年

伊维斯·科庞（Yves Coppens）

译：袁 文 宋跃明 黄东生 王文军

1.1 前言

编者注：在这一章中，伊维斯·科庞（Yves Coppens）教授从他开创的科学领域为我们提供了一个启发性的视角。他以会话的形式来叙述，从历史和科学的角度来看，这是独树一帜的。

我很高兴约翰·松·佛朗哥（João Luiz Pinheiro-Franco）博士邀请我撰写关于腰椎间盘退变性疾病的先进理念及重要事宜。毫无疑问，这个学科超出了我的专业知识领域，他建议我详细阐释关于人类从四肢爬行到两足直立行走的演变因素，而这完美贴合了我的学术研究范畴。

因此，我决定介绍人类与灵长类"亲缘关系"的历史。在1000万年前，热带非洲的某个地方，可能由于环境因素，人类从猩猩亚科中分离出来。

很显然，人类是生物，因此他们在假定的自然关系中有自己的一席之地：按照时间顺序进行综合分类，我们曾经都是真核生物、多细胞动物、脊索动物、脊椎动物、颚口类动物、肉鳍鱼动物、四足动物、羊膜动物、合弓纲类、哺乳动物和灵长类动物。在灵长类动物中又可继续分为简鼻亚目、类人猿下目、狭鼻小目、似人类和原始人科。

目前，在大多数科学分类中，人科包括了猩猩亚科，它是前黑猩猩和黑猩猩的通用术语，同样包括了类人猿和如今的人类。这就引出猩猩亚科和人亚科有共同祖先这一假设。

众所周知，所有的灵长类都由热带起源，猩猩亚科起源于非洲。因此有很大的可能性是它们具有共同的祖先，或者至少它们的第一代后代生活在热带和非洲。

事实上，只有热带非洲才能提供灵长类生存的必要条件。

此外，从形态、解剖、生理、遗传、分子和行为学上分析我们的"堂兄弟"猩猩亚科与人类的距离，我们最近的共同祖先可以追溯至第3纪中新世，约1000万年前，也就是我们分类学亚科的诞生日期。地点在热带非洲。

今天，下述这3个拥有候选者被认为有共同的祖先：来自埃塞俄比亚1070万年前—1010万年前的脉络猿（*Chororapithecus abyssinicus*）；来自肯尼亚989万年前—988万年前的仲山纳卡里猿（*Nakalipithecus nakayamai*）；来自肯尼亚960万年前的桑伯古猿（*Samburupithecus kiptalami*）。

这些猿类的化石为我们描绘了它们的共同祖先的外貌，但不足够清晰将其放在猩猩亚科/人亚科分歧之前或之后；如果它们已经是猩猩亚科或人亚科或者是一起存在，则会使它们陷入两难境地。

它们生存的已知位置是一个不可思议的热带和森林的群落之地，也就在那个时候，环境因素导致了人类的分化。作为人亚科，这是我们进化的出发点，同时也是我们独有的进化路径。

经过1000万年的历程，这条路径按属和种记录，主要从1000万年前的前人类，然后到300万年前的人类，直到今天和未来的人类。这个轨迹意味着最后的史前人类是同时代的最初人类。

史前人类的种属多种多样，广泛地分为7属和14种，主要生活在南非、马拉维、坦桑尼亚、肯尼亚、埃塞俄比亚和乍得，均起源于热带非洲。

史前人类的标本是静态的，最初为具有两足和树栖运动的永久直立位置的种属，然后转变为独有的两足动物。这些史前人类被证明大脑有轻度膨胀、面部猿类特征轻度减少，并伴牙齿的减少。

编者注：伊维斯·科庞（Yves Coppens）教授以及唐纳德·约翰森（Donald Johanson）和莫里斯·塔伊（Maurice Taieb）发现了著名的"露西"，它是当时最古老的双足人类的骨骼。"露西"的名字来源于披头士乐队的一首歌曲——"缀满钻石的天空下的露西"，这首歌在他们发掘和研究"露西"的时候很受欢迎。1969—1983年科庞（Coppens）教授是法国巴黎自然博物馆的人类生物学教授。1983—2005年的22年间，他在法国著名的法兰西学院担任古人类与史前史学教授。他也是法国研究科学院的成员（自1983年以来）和法国医学国家科学院的成员（自1991年以来）。自2005年以来，科庞（Coppens）教授担任法兰西学院史前史与古人类研究所的名誉教授。法兰西学院成立于1530年，其校友包括著名科学家安德烈－玛丽·安培（André-Marie Ampère）和查尔斯·埃德沃德·布朗－塞奎尔（Charlesédward Brown-Séquard）等。他发现了很多脊椎动物，并发现和共同发现了6个新的人科。他被授予法国荣誉军团大军官勋位。并以他的名字命名了一颗小行星[172850科庞（Coppens）]。

1.2 我们是如何直立起来的

直立姿势的获取这一潜在的意外事件使得早期人类的躯干、骨盆、大腿和小腿得到伸展，结合所产生的两足运动，代表了人亚科在历史上的关键转折点，之后逐渐发展并机械地诱导了其他演变，特别是手和大脑的改变，这有助于工具和意识、文化和社会的依次出现。

在这个连续的顺序上，从解剖和功能的角度来看，我将分析在静止状态下获取直立姿势和依靠后足进行行走的潜在因素。以下论述是基于收集到的南方古猿物种不同部分骨骼的观察结果。

从埃塞俄比亚一个地点挖掘到的零碎骨架上可以观察到其身体尺寸和身体位移运动情况，AL288为与该同一种属相关的和来自同一个挖掘场地的另一组骨骼标本以及来自坦桑尼亚的34个足迹；很显然，AL288是已知的关于获取直立姿势和后脚运动的最完整的考古学样本。

注：AL288即1974年伊维斯·科庞（Yves Coppens）发现的"露西"。那是当时发现的最古老的双足人类骨架，距今已超过300万年。

1.2.1 脊柱

目前有10个史前古器物来描述脊柱，全部来自AL288的骨骼，包括7个胸椎、2个腰椎和1个骶骨。

7个胸椎（T2、T6、T7、T8、T10、T11和T12）都与它们的同族人类非常相似。在起初的观察中，它们仅有2个主要特征有区别，而且它们之间没有任何关联，科庞（Coppens）教授发现的南方古猿露西（AL288）的椎骨在所有的线性直径上尺寸最小。然而，有一个例外，因为椎体腹侧面有一个骨弓，随着椎体节数的增加，椎体的矢状径也相应地增大。

L3和L4两个腰椎的尺寸也小。它们的形态和它们的不同部位的走向，使人们猜测，胸椎后凸延伸。因此，它更像是一个具有大半径曲率的胸腰椎后凸。

最后，由5个部分融合形成的骶骨部分与人类惊人地相似，虽然在体积和比例上明显偏小。除了薄之外，它的前部呈对称性扩展。

虽然作为证据极为零碎，但这个脊柱清楚地

代表了直立和站立的人类脊柱。颈椎前凸很有可能，而胸椎后凸显然是不可否认的，与今天的我们相比，只是稍微向下延伸到腰部区域。

针对这个问题，应考虑到人的变异性。脊柱矢状位的弯曲角度在 30°～ 40°。腰骶前凸也存在，但由于胸腰段伸展而明显减少。腰骶段轻微前凸，弯曲角度在 40°～ 55°。此外，很有可能脊髓在下颈椎已经膨胀并低于腰椎结构（T2三角形横断面直径大，L4 椎管矢状横向指数相当高）。

1.2.2　骨盆

AL288 骨骼的一半骨盆保存得非常完好，这个骨盆的比例类似于人类；然而，有一些特别有趣的特征和重要功能在解剖学上是不同的，我们简要叙述如下。

首先，与人类骨盆相比，AL288 的髂骨更多来自前冠状面，明显宽于与之相对应的人类。在髂骨的髂内窝中有一个非常轻微的压痕，但也非常宽。盆腔很宽，明显是由于髋臼直径和耻骨上支长度的演变，使骨盆向腹侧和尾侧倾斜所致。

如前所述：AL288 的骶骨虽然短且略弯曲，但也很宽；几乎没有坐骨结节标志；髋股关节也不够大。尾端的长度和头端的短尺寸赋予髂骨特殊的纵向比例，狭窄的骶骨面和过宽的髂骨平面延伸到细长的下肢。

此外，髂骨的髂嵴在髂前上棘和髂后上棘上几乎成一直线。髂前上棘确实有独特的喙形，在这个水平上出现髂棘上方的髂骨支柱的叠加。

以下讨论与骨盆不相关的下肢其他部位。

股骨短并具有一个细小而狭长的股骨颈。相对于骨盆，股骨颈是倾斜的，但几乎与同样弯曲的骨干垂直。大转子扁平，而髁间窝宽而深。胫骨短，并有一个致密且发育不良的棘。

胫骨拥有不对称的骨髓腔，并表现为轻微的外凸。足短，宽而平，具有张开的第一个半圆形结构且跨越外部支撑。

椎体形态和脊柱的投影曲线说明了负重骨盆具有较大的宽度和小的高度比例。再加上股骨对骨盆的倾斜，所有证据都证明 AL288 是一个无可否认的生物样品，为研究者提供了站立姿势的双足运动证据。

同样证实这些结论的样本还有在坦桑尼亚发现的可追溯到 370 万年前非同寻常的足印化石。

重建平衡以适应静止的直立姿态，肌肉的适应显然是伴随着双足步态的变化，特别是臀肌和坐骨胫骨复合体的变化。

因此，像解剖学的许多方面一样，南方古猿类似于它的祖先，它们也是猿亚科的共同祖先，并且与它们的后裔人类类似。

然而，通过仔细检查现在的两个血统世系的臀肌，即黑猩猩和人类的臀肌，发现它们显然是完全不同的。

黑猩猩的臀肌拥有浅层薄的阔筋膜张肌和臀大肌；中层组织有厚的坐骨肌和臀中肌；深部组织有适度的臀小肌。

人类也具有阔筋膜张肌、臀中肌和臀小肌，而且具有非常宽大、厚实并成束状分布的臀大肌，与黑猩猩不同的是人类从髂骨的背部和骶骨的外侧边缘延伸到近端股骨干，并不具有任何形式的坐骨—股间肌。相对于黑猩猩骨盆的另一个根本区别是，南方古猿的骨盆嵌入尺寸较小的臀大肌，研究者提出了这样一个假设，认为南方古猿的臀大肌更能代表猩猩亚科。骨盆双侧髋臼扩大，髂骨翼的方向，髋关节的细小，以及股骨颈长度和方向同样也支持这种假设。

这些证据更清楚地展现类猩猩亚科的生物力学和坐骨—股间肌，特别是紧的外旋肌、伸肌（股二头肌长头）和髋内收肌（耻骨肌和大内收肌）和一个强大的臀小肌、屈肌，人类不具有这种屈肌、髋外展肌和股内旋肌（臀中肌，表现为人类的外旋肌）。根据上面提到的足迹化石，AL288 的脚的表面接触位置是内翻位且准确地对应于前一步的轴，与前一步的轴有时相交。从这些数据可以看出，对于南方古猿而言，在行走或处于静止的直立位置时，较低的结构被延伸并内收，同时骨盆围绕脊柱旋转。

可以通过这些直接和间接的解剖数据以及从数据中获取的重建信息得出了一个学术结论：南方古猿能够保持直立静态平衡，但与人类相比质量要差，两足运动明显要耗费更多能量。

这里只是讨论髋关节的不稳定，膝盖和脚踝的内在弱点将在以后详细阐述，所有的可能性并没有让南方古猿支持长期负重压力或静态直立。

如已经提到的有功能的伸肌，在骨盆伸展期间，较稳定骨盆而言，它可能更多被用来旋转骨盆。

南方古猿的步态，虽然得到强大的屈伸肌的辅助，但最有可能是已经相对不稳定和很快失去平衡，因此需快速完成步态，更像一路小跑，需延伸下肢（由背侧小的坐骨结节和比人类宽的股骨干空间来完成）。

膝盖轻微向内弯曲，导致胫骨平台向外和向下倾斜。为了确保下肢支撑构件的稳定性并将重心移向膝盖，南方古猿不得不围绕椎骨轴线产生夸张的骨盆和肩部的旋转，并通过对前肢的特殊平衡及同时构筑一个宽而重的胸廓而得到一个旋转运动。这个旋转在50°～60°，而不是人类的4°。

考虑到分娩，必须假定胎儿的头颅矢状面可通过骶骨的最远点和耻骨联合的下缘，对于南方古猿，这个最大长度估计为90mm。鉴于骨盆边缘的形状特别平坦，胎儿头骨进入狭窄的骨盆出口的方向必须是倾斜的或横向的，因此，胎儿的头不会像人类分娩时那样很容易地通过骨盆出口。同样，胎儿也必须像人类一样旋转。事实上，直立行走启动了这个过程，大大减少了骶髂关节和髋股关节之间的距离，这是由于髋股关节的重量压在骨盆壁和臀部的固有的局限性造成的。它也决定腹部器官更好的悬置，尤其是对于孕期中的胎儿。然而，与此同时，直立行走引发盆腔体积减小，形成了胎儿头部尺寸和骨盆出口之间的新比例，并增加骨盆壁对胎儿施加的压力，因此一套复杂的产科力学由背屈运动，偏转和扭曲的胎儿自身运动组成。由于双侧髋臼扩展和与髂骨腹侧缘平行排列的耻骨上支的延长（而人类的同

一分支是垂直于它），在今天的女性身体上，骨盆出口的形状被迫向弯曲的轨道演变，分娩时坐骨结节向前延伸。

相反，如果分娩时有一个直线轨迹和后坐骨结节，类人猿胎儿将不得不在骨盆出口以横向姿势娩出，这将迫使坐骨结节处胎儿额骨和枕骨间产生危险巨大的压力，颅内是不能承受这样的压力的。分娩过程中胎儿旋转的缺失完全阻碍胎儿肩部的通过。

总而言之，上述这些结构特点说明其具有向直立方向发展的女性的骨盆和脊柱，因此这个女性能够靠两条后肢行走，并具有生育能力。然而，显而易见的是直立姿势难以保持，并且长时间的双足运动可能是极度易疲劳的。

1.2.3 下肢

为了研究，我们分析了AL288骨架的1条股骨、胫骨和1个距骨，以及来自同一考古遗址的1条股骨、胫骨，3个跟骨和1个第1楔状骨，1个第3距骨和一些趾骨，还有来自坦桑尼亚1个遗迹处的34个足印。

股骨与胫骨一样短，重建的股骨28cm，重建的胫骨23cm。如前所述，股骨颈部细长，然而滑车部很宽。股骨清晰地显示出两足动物的三大传统特征：股骨骨干弯曲、前凸以及有夸张的外侧滑车高度。前两者导致外侧髁为椭圆形。虽然股骨干的弯曲度特别高，向前凸出特别小（具有轻微锐利的滑车槽），但不可否认外侧髁的侧面轮廓是椭圆形的。

在更深层次的检查中，可以观察到股骨远端骨骺主要是在矢状面不对称，在通过滑车中间区域时，相比于外侧，内侧尺寸具有显著优势。骨骺可以在长方形内以图例的方式画出来，髁间窝具有不成比例的高宽比。这3个特征在黑猩猩之间是唯一共有的。

检查胫骨平台时人们发现胫骨棘、外侧髁隆突和标记外侧半月板裂单一插入间隙之间异常接近，这些也是猩猩亚科的共同特征。

因此，猩猩科的膝关节与人的膝关节有显著的区别。考虑到胫骨棘非常狭窄的枢轴与髁间窝的宽度之间的差距，可以假设关节表面不适合膝关节有大的旋转幅度的运动。半月板嵌入的方式决定了运动类型，在转动中影响运动范围。股骨和胫骨骨骺中外侧的扩大表明在屈伸运动中的测量幅度更大，步幅更短。股骨滑车轻微突起和胫骨外侧平台凸起同样与股骨弯曲有关，不允许膝关节完全内收，人类同样有多个特点。胫骨骺不对称与股骨髁间窝矩形轮廓支持这种说法：充分伸展的膝关节可能不能正常运动。综上所述，这些数据揭示了 AL288 出现了树栖运动，树栖运动时膝关节松弛比坚固更重要。

南方古猿的足的总长度估计为 18.5cm。距骨虽然拥有人类的比例但仍是黑猩猩的尺寸，并保持了黑猩猩的原始形态，这说明了足和腿之间的独特关系。跟骨具有大弯曲轴、内侧凹陷，而不是像人一样是直的，它的侧边附着腓骨大结节，当它出现在人类身上时，只有类似按钮的外观。它的背面是卵形的，其长轴向外侧倾斜，同时有一个孤立的内侧结节。有了这个跟骨形态，可以推断其运动是不稳定的、内翻的，并向外侧旋转的。

第 1 楔状骨与人类不一样，不是平的，而是有一定高度的圆形的关节面并与距骨相对应。这种接触的灵活性表明第 1 跖骨可能围绕着第 1 楔骨运动，最终形成第一联合处的间隙。事实上，人们证实了第 1 跖骨的关节性能，其后关节面是一个中空的结构，两边缘之间呈双叶片状。趾骨都较长，占了足部长度的 30%，而在人类中其比例仅仅是 23%。它们的骨干比较粗，背侧扁平、弯曲并有腹侧空腔。

研究者们研究的足印长度为 17 ~ 20.5cm，3 条连续足印之间的距离为 46cm，跟踪较小的足印（G1），其长度为 30.5 ~ 33cm；较大足印（G2）的轨迹和 2 个连续足迹之间的距离为 47.5cm（步长的尺寸为脚后跟到足尖之间的距离）。

这些足迹样本具有许多共同特征，并证实和补充了解剖数据。首先，所有的足迹都有一个尖的、窄的足跟，其轴略微偏向内侧，具有明显的内侧扩张，侧方呈直线凹陷并从第 1 跖骨和外侧跖骨之间分离，这一特征通过小的圆形腔体表示。其次，足跟的凹陷与跟骨结节有关。内侧突出表明存在踇长展肌，如在黑猩猩身上所观察到的，外侧凹陷表示外侧支撑和内翻足；第 1 跖骨和其他跖骨的分离趾表示踇趾外展，小的圆形腔表示足趾自我屈曲。在一些脚印横断面的观察中，研究者发现，跖骨横截面的屈曲表示足部有一定的柔韧性；然而，很难将其与真正的足底弓进行比较。需要注意的是，人类的足迹具有宽的足跟、踇趾和外展的足趾，5 个短、细而直的足趾以及非常明显的足底弓。据这些脚印可以绘制 1 条线（G2）和 1 条宽度仅为 1cm 的薄带（至 G1），与足印内侧缘相切，这表明步态已经前后一致，这让人想起了上述的骨盆旋转。从整个足迹的中心线来看，这些脚印的轴线角度是 30°。

1.2.4　上肢

该样本由来自 AL288 骨骼的 1 个肩胛骨、2 个肱骨、2 个尺骨、1 个桡骨及来自同一考古遗址的其他 6 个肱骨碎片和 2 个尺骨片段组成。

大猩猩的肩胛骨的关节盂窝朝向外侧，但更多朝向头侧。此外，在大猩猩身上存在一个大的盂上结节和细长的盂下结节，也可算作为大型猿类。事实上，肱二头肌长头肌止于盂上结节，肱三头肌长头止于盂下结节，两个屈肌都用来做悬吊结节动作。喙突从侧方观察呈弧形状，这在猩猩亚科中更明显，且在发育上非常重要，它与在人类中观察到的喙突形态不同。猩猩亚科比较特殊，喙突完全呈三角形，止于喙突的肌肉有连接肩胛骨的肱骨屈肌、喙肱肌和连接肱骨的桡骨屈肌、肱二头肌短头肌。从这些结果可以推测，古猿（Australopithecines）采用这种上肢结构来做部分树栖运动。

古猿的肱骨不长，测量后约有 23cm。它的头部呈圆形，似一个"半球"，并纵向略伸长；其解剖颈部非常明显，几乎和黑猩猩一样；它有非常长的小结节，在肱二头肌沟之上非常明显，并且由于它作为重要的肩胛下肌的止点，所以可以推测肩胛骨内臂旋转运动和肱骨内收是在发展变化的。这里明显的大结节与猩猩亚科对应结构类似，尤其是与它的两个面中的一个延长面的结构类似，其最接近的凹槽，跨越肩胛骨的臂外展肌、冈上肌止于此处。这些肌肉同时加强肱骨头在盂肱关节盂的稳定性。与人亚科一样，肱二头结节间沟是很窄和很深的，人亚科利用上肢来做某种形式的悬吊动作。小结节嵴和大结节嵴都是高度分化的。大圆肌和胸大肌横过肩胛骨分别止于两结节，表明了有明显的臂内收和肱骨内旋转运动。

肱骨远端关节的形态是一个双滑车，如同猩猩亚科。事实上，骨外侧突出自身连接在滑车和小头之间，加强肘关节的稳定性，在悬吊运动中极有价值。在已知的大猿猴中，肱骨外上髁有一个横向突出；然而，它的凸起是斜向上的，这与肱骨小头在类人猿和人类中的位置有一定关系。然而，在这两个结构之间存在的形态延伸到肱骨小头后面。另一方面，鹰嘴窝的形态与人类类似，没有明显的外侧嵴，而猩猩亚科存在外侧嵴，一个嵴增强了猩猩亚科的肘关节稳定性。尺骨近端滑车切迹同样缺乏一个侧面，这支持了在猩猩亚科中存在嵴的说法。最后，极其发达的内上髁支持了屈肌可作为一个非常发达的整体这个假设。

尺骨近端的滑车切迹有轻微改变，尺骨鹰嘴窝附近有一个非常适度的变化，与人类类似，但有一个明显的桡切迹，两侧圆润；而在黑猩猩身上，这个切迹在俯卧和仰卧运动中很重要。桡骨近端、桡骨粗隆、长而窄的颈以及关节周围中央的冠状凸起，都让人想到黑猩猩的形态，可以完成更稳定和更好的悬吊姿势。

这些形态学特征中，腕关节相比肩肘关节更加稳定。这些特征表明了上肢的作用，特别是对于树栖运动而言。

对于手，它有长而弯曲的手指，跟足部演变类似，可能在形态学上有相同的解释。

因此，AL288是具有活跃树栖运动的一类小型生物，但其不是四足运动，甚至没有使用手，而是通过手臂爬树和悬吊相混合的方式来活动的。

1.3　思考

上文描述的脊柱、骨盆和四肢也来自相同的小型生物：仍然是树栖动物和已经存在的两足动物。

与通常所报道的文献不同，从我们早期的进化历史来看，早期的直立行走生物与当今相比并不是一样的。双足动物有其本身的历史和进化史，直立行走生物并不是从足开始进化的。更重要的是，与我们所宣称的观点相背离的是：两足动物也不是从足开始演变的。

除了站立依靠双足外，它们向行走的转变是从骨盆的演变开始的，即从骨盆向足演变。因此，南方古猿是第一个清晰地解释了骨骼改变的物种，其同时使用这两种截然不同的运动方式来改变。最近人们发现一个同一物种的年轻的个体骨骼，为3～4岁的女性，被称为塞拉姆（Selam）。随着她的发现，在哈达尔（Hadar）附近的一个地点（AL288站点）人们发现年龄相仿的生物阿勒姆塞德·泽里斯奈（Alemseghed Zeresenay），对它的研究明确了静止的直立位置与双足运动（主要是下肢）和爬树（主要用上肢）的关系。

早期的人亚科与其他属和其他物种有关联，600万年前的肯尼亚图根原人（*Orrorin tugenensis*），440万年前的埃塞俄比亚的地猿（*Ardipithecus ramidus*），在露西（AL288）之后被发现，都具有双足行走的能力。虽然与这里描述的南方古猿略有不同，但南方古猿可能在第一代前人类中甚至在第二代前人类如露西中开始出现双足运动。

至于其独特的双足运动，与另一人亚科南方古猿均开始出现于400万年前。南方古猿已被命名为阿纳姆斯南方古猿（*Australopithecus* anamensis），本属为当代的露西。南方古猿生活在 400 万年前—300 万年前的肯尼亚和埃塞俄比亚的同一地区，但很可能不是在同一个生态环境中。相比较而言，阿纳姆斯南方古猿（*Australopithecus anamensis*）具有典型的、非常稳定的现代下肢和非常不结实的上肢，这完全与具有不稳定下肢和结实上肢的南方古猿相反。

值得一提的是，同时发生在 400 万年前的生态学变化，即沼泽地和宽阔的草地形成可能帮助了猿类向直立行走的转变。准确来说，人类出现在前人类的第二阶段，大约在 300 万年前，明显来自目前我们还没确定的前人类祖先。这意味着，无论这个祖先是谁，热带非洲都是人类的进化摇篮，但其地质年龄为 300 万年前。

热带非洲在 300 万年前—200 万年前到底发生了什么？那时候气候正在变化，并且从潮湿变得干燥。植物群及动物群考古学标本很好地证明了这种气候的变化，特别是在广阔的埃塞俄比亚的奥莫山谷一带，那里的地质层次上有很好的代表性，而且残留至今天的有机物特别多。在这种变化之前，前人类残留标本中有南方古猿，如阿纳姆斯南方古猿（*Australopithecus anamensis*）和肯尼亚平脸人（*Kenyanthropus platyops*）；变化之后的前人类残留标本有哈比利智人（*Homo habilis*）和卢多尔夫智人（*Homo rudolfensis*）。人类的出现，像那个地质时代的许多其他哺乳动物一样，是因为必要的进化而产生的，前人类被迫适应这种新的和普遍的环境。这种适应是依赖于一个性能更好的大脑和改善牙齿以适应机会主义的喂养制度，以成为杂食动物。因此，人亚科在大约 1000 万年前出现了直立的姿势，而独特的双足运动到 400 万年前才形成。新的环境也带来了意识反应的产生。

在我的著作中，我将这个气候和历史事件命名为侯莫 [（H）Omo] 事件，把单词 Homo 和 Omo 结合起来以提醒所有事件发生在埃塞俄比亚的奥莫（Omo）山谷中，1975 年，我首次将人类的出现与气候的变化联系起来。

正是通过这种改变，一个物种包括人类才能第一次通过自己的意志来雕刻石头，并在其环境中使用以形成有利的环境。例如为了改变一块石头的形状而有意通过击中另一块石头来改变，这反映了意识行为并获得一种有意识的功能的新形式。

在 1000 万年的时间里，由于环境的变化，有些有趣的演变，小哺乳动物能够靠后腿站立，300 万年前唯一的哺乳动物能够发展出一种独一无二的文化环境。矛盾的是，在这个新环境下，两种有点相反的人类标志已经出现：一方面是自由和责任，另一方面是傲慢和罪行。

第 2 章　坐骨神经痛的历史概况

塞巴斯蒂昂·古斯芒（Sebastião Gusmão）

阿芦茨奥·阿兰特斯（Aluizio Arantes）

约翰·松·佛朗哥（João Luiz Pinheiro-Franco）

译：袁　文　王麓山　李学林　唐　杰

2.1　前言

目前公认的由于腰椎间盘退变引起的坐骨神经痛的概念的形成是长期历史演变的结果，本章节简短的回顾重点是各个阶段的思考和探索。

2.2　坐骨神经痛：历史回顾

几千年前埃及的英霍蒂普（Imhotep）第一次提到这个神经系统疾病。英霍蒂普是一个天文学家、医生和左赛尔法老的建筑师（公元前 2686 年—公元前 2613 年）。布雷斯特德（Brested）在 1930 年研究认为，英霍蒂普（Imhotep）是记录了宝贵的有或无神经系统体征的各种病例的学者。最引人注目的是在 48 例病例中，他描述的检查方法与今天常用拉塞格直腿抬高试验完全相同。

到了雅各布（Jacob）那个时代，他是以色列 12 个部落的首领，那时候他因为坐骨神经痛所致的衰弱已经达到了难以想象的程度。事实上，在古希伯来医疗记录中，雅各布之所以输掉了与一个天使摔跤的著名比赛，正是因为坐骨神经对其造成了伤害，如在《创世记》中的记载：只剩下雅各布一个人了，有个人跟他摔跤直到天亮。那人见他无法战胜雅各布，他便锤击雅各布大腿的肌腱，之后雅各布的大腿肌肉立刻开始收

缩……然后他瘸了一条腿。

这就是为什么直到今天以色列的小孩都不吃大腿肉的原因，他们以此铭记雅各布因为被碰到大腿而失去了胜利的这个传说。

事实上，顾虑到雅各布的损伤，有人宣布动物的坐骨神经不适合于人类食用。为了更好地规范这一建议，犹太法典为从屠宰动物的肉中切除坐骨神经提供明确的指示。这段经文被描述在《雅各布和天使摔跤》（1850—1861，教堂的圣徒行—天使—守护者的教堂—天使在圣叙尔皮斯教堂，巴黎，法国）的画中，这一幅画由费迪南德·维克多·尤金·德拉克洛瓦（Ferdinand Victor Eugène Delacroix）（1798—1863）所作。这幅画描述的是天使触碰着雅各布的左大腿的画面。

直到希腊和罗马时代，坐骨神经痛从图像学转变为疾病的医学描述形式。希波克拉底（Hippocrates）是第一位使用"坐骨神经痛"这个术语的医生，其来源于希腊语"ischios"，意思是髋部。最早的希腊和罗马的参考文献一直将坐骨神经支配区域的疼痛称为髋关节疾病。骨盆和腿部伴随的疼痛被诊断为坐骨神经痛，其归因于半脱位的髋关节或髋关节疾病。公元前 5 世纪，希波克拉底在他的"预言论"中，描述了患有"腰部和腿部的痉挛和冰冷"的患者的自然病史。

另一名来自亚细亚洲珀加蒙（Pergamum）的罗马人伽林（Galen）（130—200）也是古代

最伟大的医生之一，他报道了具有脊柱异常特征
的坐骨神经痛的数个不同病例。他为此创造的术
语沿用至今，如脊柱前凸、脊柱后凸和脊柱侧凸。
在同一时期其他希腊和罗马的专家已经描述了坐
骨神经痛，但没有将其与髋关节和脊柱发生的疼
痛区分开来。

　　尽管无可争议的现代解剖学之父安德雷亚
斯·维萨里（Andreas Vesalius）（1514—1564）
（图 2.1），对椎间盘的标志性进行了描述。在
中世纪和文艺复兴时期，人们对坐骨神经痛的发
病机制和病因的概念贡献甚少，但是坐骨神经
这个词已经很普遍。威廉·莎士比亚（William
Shakespeare）将"冰冷的坐骨神经痛"这个词用
在了《雅典的泰门（Timon）》中。

　　在 1764 年，坐骨神经痛这个领域发生一个
重大进步，当时那不勒斯的解剖学家和手术教授
多梅尼科·卡徒诺（Domenico Cotugno）（1736—
1822）（图 2.2），发表了《坐骨神经注释》（《关
于坐骨神经痛的评论》）（图 2.3），将坐骨神
经痛定义为临床症状，并将腿部疼痛与坐骨神经
疾病相关联。他将"关节炎"源性或"关节炎性
坐骨神经痛"的髋关节疼痛与由"神经"起源
或"神经性的坐骨神经痛"引起的下肢疼痛进行
了区分，后者被分类为后侧或前侧疼痛。他准确
地区分了来自髋关节的炎症和坐骨神经痛，并准
确描述了其临床状态，说明了疼痛与坐骨神经的
关系。

　　编者注：在这一章节，古斯芒（Gusmão）
等以对话方式回顾了医学思想和实践的演变，最
终形成了在腰椎间盘退变性疾病的背景下的坐骨
神经痛领域。这在历史和临床上都是独一无二的、
令人入迷的叙述。

　　如果患者用手指指出疼痛从脚部到骶骨，作
为有能力的解剖学家，我们必须通过跟踪坐骨神
经的精确走行来评估该患者。患者的疼痛感是在
这种神经分布区域，我们应该寻找这种神经性跛
行的原因以及这种疾病的麻痹和损伤的起因。

　　因此，以人名命名的"科图诺（Cotugno）
综合征"发展成了医学专有名词来表示单侧坐骨

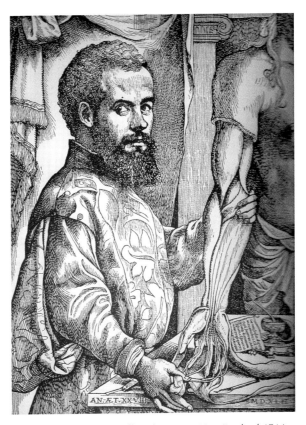

图 2.1　安德雷亚斯·维萨里（Andreas Vesalius）（1514—
1564），这幅画像摘自他自己的书《人体神经系统的构成》或《人
体的构成》（巴塞尔：约翰内斯·奥波利纳斯；1543 年 6 月）。
由简·斯蒂芬·范·卡尔卡（Ján Stephan van Calcar）提供

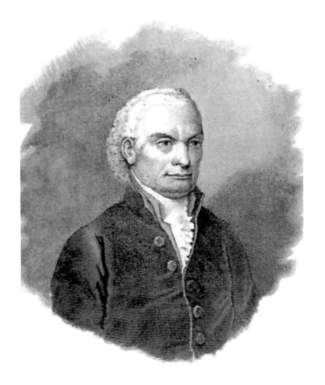

图 2.2　多梅尼科·卡徒诺（Domenico Cotugno）（1736—1822）

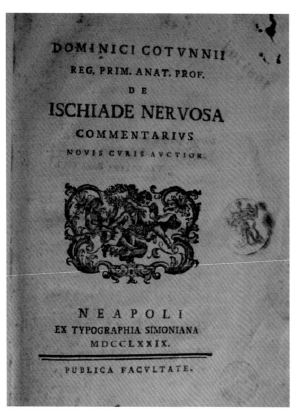

图 2.3　多梅尼科·卡徒诺（1736—1822），摘自《坐骨神经注解》一书（那不勒斯出版印刷，西莫尼亚，1779）

神经痛。科图诺（Cotugno）将这些症状归因于坐骨神经鞘内刺激物质的累积。这些物质来源于坐骨神经鞘内的血管或者脑部本身。为了证明脑部和脊髓硬脑膜之间存在自由循环，他将尸体标本靠双足维持直立姿势，然后斩断它们以观察脑脊液流动。他通过 20 名无头直立的尸体标本来证明了这种 "棉花（Cottunnii）液体" 自由循环的存在，并首次谈及了脑脊液。

他所描述的这种棉花（Cottunnii）液体，即现在我们所知的脑脊液，他对它的形成和血管吸收进行了精确描述。从中科图诺提出了它与坐骨神经痛的假设：脑脊液是通过微小动脉渗出和通过微小静脉再吸收而处于常年的更新状态；它渗入神经根的硬脊膜鞘中，因此，易于积累在坐骨神经的鞘中，并引起了沿坐骨神经走行区域的疼痛。如果需要，可以通过使用发泡剂和焦散剂来减轻神经水肿来治疗坐骨神经疼痛、无力和跛行。

在曲折的有关坐骨神经痛的研究历史中，也有人对椎间盘进行了间断性的平行研究，然而这些发现与坐骨神经痛无关。在科图诺里程碑意义的论著后的近 100 年，鲁道夫·魏尔啸（Rudolf Virchow）（1821—1902）（图 2.4），描述了第 1 例椎间盘创伤性破裂。这种破裂在创伤受害者的尸检时被发现，被称为 "Virchow 肿瘤"。

1896 年，瑞士外科医生克歇尔（Kocher）记录了首例椎间盘移位导致截瘫的病例，然而与坐骨神经痛的临床相关性仍然没解决。患者在坠落后发生截瘫，随后死于内脏损伤。在尸检期间，克歇尔确定了 L1/L2 处椎间盘在背侧的移位。坐骨神经痛和腰部区域疾病继续分离一直到 20 世纪初。到 19 世纪末期，坐骨神经痛被解释为一种与坐骨神经有关的疼痛，一种神经痛或神经炎。研究者仅限于描述症状，其原因仍然未知。

法国神经病学家拉塞格（Lasègue）（1816—1883）（图 2.5），呼吁人们关注抬高腿部引起疼痛的坐骨神经痛患者。他后来证明，这种现象是由于坐骨神经根的牵拉所致（1864）。虽然他的医学著作中并没有提到这个现象，但是他早前的学生福斯特（Forst）首先发表了他的导师的发现，并首次展示了 "拉塞格（Lasègue）操作"（图 2.6）。

同时，另一位法国医生弗朗索瓦·瓦莱利（Francoix Valleix）（1807—1855），明确了坐骨神经走行中的特殊敏感点。这些解剖点就是今天我们已知的瓦莱利（Valleix）点，即神经根的压痛点。实际上瓦莱利（Valleix）点是坐骨神经的一部分，可以在坐骨神经痛患者中触及。其沿着坐骨神经分布，这些部位位于臀部、大腿、小腿和脚部。

在 1888 年，夏尔科（Charcot）和布里索（Brissaud）描述了 "坐骨神经痛性脊柱侧凸"，事实上这是由严重的坐骨神经痛引起的姿势异常。他们准确区分了对侧和同侧脊柱侧凸。在对侧脊柱侧凸中，躯干向不受坐骨神经痛影响的一侧弯曲。在直立或同侧脊柱侧凸中，脊柱始终向受坐骨神经痛影响的一侧弯曲。

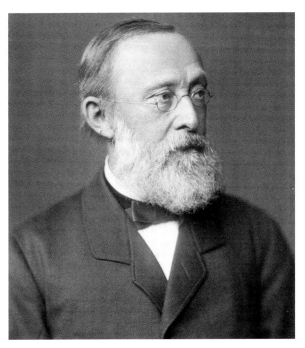

图 2.4　鲁道夫·魏尔啸（Rudolf Virchow）（1821—1902）（图片来源于《医学历史》，美国国家医学图书馆）

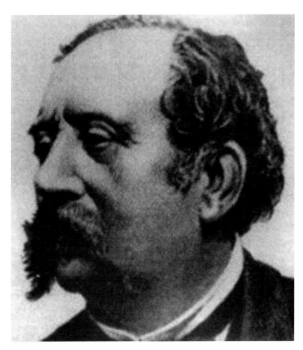

图 2.5　欧内斯特·拉塞格（Ernest Lasègue）（1816—1883）

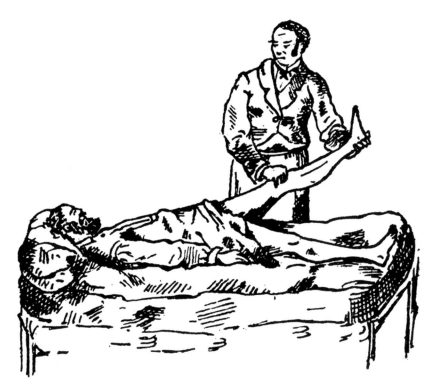

图 2.6　拉赛格（Lasègue）征，1881[来源于卡斯特罗（Castro）等]

对于坐骨神经痛，在 20 世纪初出现"感觉运动神经根炎"的现象。德热里纳（Dejerine）证明了坐骨神经痛是根性症状而不是躯干症状。

他指出，一些坐骨神经痛患者伴有感觉迟钝或皮肤麻木，这些不敏感区的分布不符合坐骨神经分支分布区域，而是符合神经根分布区域。这些皮肤麻木的病例更准确地对应于 L5 神经根和 S1 神经根的支配区域。他将这种现象定义为由"局部腰椎脊膜炎"引起的感觉运动性神经根炎，随后解释了梅毒所致的神经和根部损伤。

1918 年，神经科医生简-安塞尔姆·西卡尔（Jean-Anselme Sicard）（1872—1929），介绍了由脊柱引起的一种坐骨神经痛。他提出了一个假设，即坐骨神经根的刺激不是发生在硬膜囊内，而是在硬脑膜外面，椎间孔的出口处。此外，他认为，其根部损害的原因可能是椎间孔内的围绕神经根的骨和韧带成分发生损伤。当然他推断了这个事实：厚厚的坐骨神经根，尤其是 L5 神经根位于一个特别窄的韧带和骨构成的骨性管道中。

所以，到了 20 世纪初，科学理解坐骨神经痛的路线图已经形成。新世纪的社会环境如现代思维的发展，伴随着理念与技术的进步，特别是麻醉的发明更有利于手术技术的进步，腰椎间盘退变导致的后果就是坐骨神经痛。

首先是一些研究者提出一种假说，认为坐骨神经痛可能与腰椎间盘突出症是相关的。然后在治疗坐骨神经痛的手术中，外科医生发现一些可以增大的小体，当时报道为一种不常见的良性肿瘤和软骨瘤。米克斯特（Mixter）和巴尔（Barr）是这些研究的推动者，他们论证了这些病变就是一个突出的椎间盘所致。

1887 年，维克多·霍斯利（Victor Horsley）是第一个切除这种良性肿瘤的外科医生，然而，他尚未认识到这与坐骨神经痛的关系。在事实上，第一次成功切除突出的椎间盘发生在 1901 年，费铎·克劳斯（Fedor Krause）（1857—1937）（图 2.7）和赫尔曼·奥本海姆（Hermann Oppenheim）通过椎板切除术完成了突出椎间盘的切除。他们认为他们切除的是"软骨瘤"。

研究证据仍在持续增加。直到 1911 年，米德尔顿（Middleton）和他的老师提出了假设椎间盘突出与坐骨神经痛之间存在相关性，通过尸检他们描述了观察到的 2 例破裂椎间盘，但与魏尔啸（Virchow）和克歇尔（Kocher）一样，他们没

能证明腰痛和坐骨神经痛的相关性，但同一年，乔尔·戈德斯威特（Joel Goldthwaite）在他们的工作基础上验证了这种假设。

戈德斯威特讨论了 1 例哈维·库欣（Harvey Cushing）手术的病例在没有任何病变的情况下复发了坐骨神经痛。戈德斯威特得出疼痛是由复发性椎间盘移位导致的。他继续用事实解释了这种情况是因为椎间盘持续回落到了原来的位置。他假设，这种情况可能会产生坐骨神经痛和腰背痛症状。最后，围绕着坐骨神经痛的因果关系的谜团已经开始被解开。尽管在戈德斯威特的里程碑式的论著中证明了其相关性，但其并不是椎间盘突出和神经根病之间精确的相关性。在那时提出的椎间盘突出和坐骨神经痛相关联的论点并没有引起医疗机构的兴趣。

不久，令人兴奋的是新的实验技术——放射技术开始进入现代医学。

1921 年雅克布斯（Jacobus）和阿克兰（Ackerland）进行了第一个气体脊髓 X 线摄影术。很快，1922 年西卡德（Sicard）和福雷斯蒂尔（Forestier）做了第一个碘油脊髓 X 线摄影术。

直到 1932 年马萨诸塞州总医院的骨科医生巴尔（Barr）写的综述的价值才被认识到，在 1925 年，德累斯顿病理研究所的施莫尔（Schmorl）和容汉斯（Junghanns）进行了 5000 个人类脊柱的放射学和病理学研究，最终证明椎间盘的退变和后方脱出；然而，研究并没有将坐骨神经痛的相关性归纳在临床应用解剖上。

可视化技术和外科技术的发展，加深了人们对椎间盘的理解。1929 年华特·丹迪（Walter Dandy）对 2 例马尾综合征患者进行了手术，他发现了椎管内软骨碎片。他描述这些碎片为"来自椎间盘的松散软骨"，其聚集在一起看上去像脊柱肿瘤。他是第一个考虑应该将椎间盘疾病放到椎板切除减压术指征中的医生。

1932 年对坐骨神经痛的研究进入新的高峰。在美国，来自马萨诸塞州总医院的两名骨科医生威廉·J. 米克斯特（William J. Mixter）（1880—1958）（图 2.8）和约瑟夫·S. 巴尔（Joseph S.

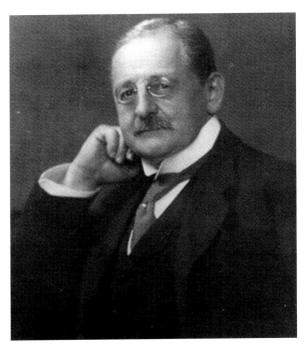

图 2.7　费铎·克劳斯（Fedor Krause）（1857—1937）（感谢美国国家医学图书馆提供图片）

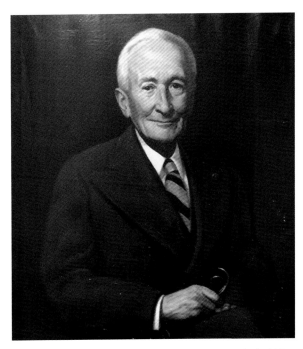

图 2.8　威廉·J. 米克斯特（William J. Mixter）（1880—1958）（感谢 Mixter 图书馆提供的图片）

Barr）有了重大的突破，他们无可置疑地证明了由创伤或退化造成的椎间盘改变与坐骨神经痛之间的关系。从这一刻开始，坐骨神经痛将不会再与情绪、疲劳或感染相关的间质性神经炎相模糊。

　　1932 年，有 1 例患有坐骨神经痛的患者来找巴尔。巴尔随后咨询了米克斯特，米克斯特推荐其进行了脊髓造影检查后发现硬膜囊的压迹。米克斯特对患者进行了手术，通过椎板切除术去除一个"肿瘤"。巴尔术后对肿瘤进行研究，并在显微镜下与许莫氏结节进行比较，他曾发表了一篇关于许莫氏结节的全面综述报道。巴尔从该患者身上认出了该标本为髓核。

　　米克斯特和巴尔与病理学家马洛里（Mallory）一起重新评估了马萨诸塞州总医院所有以前被"诊断为"具有软骨瘤的病例，回顾性地分析了19 例由于椎间盘脱垂引起的坐骨神经痛的患者，更具体地说，是椎间盘突出压迫了神经根。这个具有里程碑意义的研究报告于 1934 年在《新英格兰医学》杂志上发表。它预示着一个开创性时代的到来，它支持椎间盘干预是坐骨神经痛的标准治疗方式的观点。

　　在文章发表之后不久，米克斯特和巴尔对腰椎间盘突出症的诊断和椎板切除术成为神经外科医生进行的最常见的手术。人们普遍接受用椎板切除术来去除椎间盘，摒弃其他新手术技术的出现。而全新的文献专门致力于研究由椎间盘突出症引起的坐骨神经痛之间的关联。科学讨论摆脱了仅依靠症状进行的分析，促进了新领域的尝试，比如对比检查、手术技巧和术后严格统计分类。在米克斯特和巴尔进行了第一次椎板切除术后的不到 10 年的时间里，1939 年由梅奥诊所拉夫（Love）研发了一种新技术，通过开窗法切除椎间盘，并得到广泛普及。

　　随后，腰椎间盘退变的新的诊断和手术治疗方法接踵而至。在杰出成就列表中排名第一的应该是"坐骨神经痛椎间盘的诊断穿刺"，它是 1948 年卡罗林斯卡研究所的林德布卢姆（Lindblom）首先应用的。第一项关于椎间盘造影的研究是研究者对 13 例患者的 15 个椎间盘进行了椎间盘造影。

　　1969 年，菲施戈尔德（Fischgold）和冈塞特（Gonsette）提出用碘卡明葡胺进行脊神经根鞘造影术。然后在 20 世纪 70 年代计算机断层扫描和磁共振成像被引入并显著改进了椎间盘损伤的诊断。

在 1977 年出现了显微镜辅助手术。M. 加齐·亚萨吉尔（M. Gazi Yasargil）报道其使用显微镜对 105 例腰椎间盘患者进行了手术。同年，卡斯帕（Caspar）发表了一项关于 102 例接受微创椎间盘切除术患者的报告，而后在手术中加入了内侧关节突的切除。到 20 世纪 70 年代末，罗伯特·威廉姆斯（Robert Williams）推广显微外科手术，使之成为治疗腰椎间盘突出症的标准手术方法。

研究一直持续到 20 世纪末，来自世界各地的有才华的科学家和外科医生对腰椎间盘突出症进行了研究。显微外科手术催生了用微创外科技术治疗腰椎间盘突出症的发展。新技术包括经皮椎间盘切除术和使用经皮技术直接进入椎间盘的方法（化学髓核溶解术）。

希吉卡塔（Hijikata）率先开发了用于经皮切吸腰椎间盘的设备。其他人完善了希吉卡塔的设备。莱曼·史密斯（Lyman Smith）介绍了化学髓核溶解术，即将一种酶注射到髓核中以化学方法破坏椎间盘的治疗方法。

脊柱融合术已经成为现实，是治疗伴或无坐骨神经痛的腰椎间盘退变性疾病的有效治疗方法。经过 20 世纪的几十年的研究，脊柱融合术的原理得到了发展。它的演变与坐骨神经退变性疾病的发展是分开的。许多研究者对脊柱融合术的手术创新做出了贡献。其中兰格（Lange）用塑料棒来维持腰椎的稳定，其次是使用钢棒和金属丝连接；坎贝尔（Campbell）率先在脊柱融合中使用髂嵴骨来做移植物，布里格斯（Briggs）和米利根（Milligan）完善了后路腰椎间融合术，克罗沃德（Cloward）、布歇（Boucher）最早使用椎弓根螺钉，罗伊-卡米耶（Roy-Camille）使用椎弓根螺钉固定金属接骨板，完善了脊柱的骨融合术。如此丰富的历史尚不是全部。

从 20 世纪 50 年代末开始，腰椎间盘退变性疾病手术治疗史的一个新篇章就是寻找替代腰椎间盘的方法。腰椎关节置换的概念始于 20 世纪 50 年代，是尝试用人工植入物来替代髓核，以缓解疼痛并恢复退变性脊柱运动节段部分的功能。

早期人造植入物之一是不锈钢球。1964 年，费恩斯特伦（Fernstrom）在临床上植入不锈钢球并公布了 30 个月的临床随访结果。结果表明不锈钢球用于关节成形术优于单独的椎间盘切除术或脊柱融合术。虽然这些植入物的主要目的是保持椎间盘高度和节段的运动性，但是意外的负面结果是植入物过早下沉进入了椎体的塌陷处，并导致内植物的失败。

替代关节置换术的方法是寻找髓核替代物。一些替代品得到了开发，像雷梅迪纳（Raymedica）公司的人工髓核（Prosthetic Disk Nucleus，PDN）（Raymedica，Minneapolis，MN）及阿奎雷尔（Aquarelle）假体（Stryker Howmedica Osteonics，Allendale，NJ）。这两种椎间盘替代物共同使用的是水凝胶核。

全椎间盘置换术，通常被称为人工腰椎间盘置换术，是腰椎间盘关节置换术的进展。目前的研究和有限的临床应用是几个相互竞争的专利持有人之间的拉锯战。这些植入物在市场上存在不同的模式，所有这些植入技术都具有相似性，在设计和机械功能上有微小差异。

虽然我们的专业领域的工业化在争夺市场空间，但研究者对腰椎间盘置换术的作用尚不十分明确。它的两个主要优点是保留运动和防止邻近节段退变。

2.2.1 思考

从雅各布（Jacob）到腰椎间盘置换术是一个关于腰椎间盘退变性疾病和坐骨神经痛病理生理学知识演变的故事。即使目前的研究似乎与关节置换术的不确定性相平衡，但坐骨神经痛的故事证明了这种疾病在人类世界的持续存在，医生们将与这种疾病战斗到底。

第 3 章　腰椎间盘损伤、突出及退变

迈克尔·A. 亚当斯（Michael A. Adams）

帕特里夏·多兰（Patricia Dolan）

译：袁　文　詹新立　李　耿　钟炯彪

3.1　前言

3.1.1　椎间盘

椎间盘是位于椎体之间的一种纤维软骨衬垫。柔软的髓核组织位于椎间盘的中心，被呈同心圆状排列的多层纤维环包裹（图 3.1）。腰椎间盘是人体内最大的无血管结构，因此而来的代谢产物的转运问题使得组织细胞的密度仅仅能够维持健康椎间盘的营养，而当椎间盘受损或退变时则难以修复。

髓核中含有高浓度的蛋白多糖，可吸引水分进入组织，使得它的属性像加压的流体，使压力均匀分布在邻近椎体。纤维环由粗胶原蛋白 I 型纤维组成，并斜向走向，分布于椎体间（图 3.1）。纤维环能允许椎间微动的同时又能阻止椎间的过度运动，还能限制髓核的流动。椎间盘太过僵硬则难以成为高效的减震器。

3.1.2　椎间盘损伤还是退变

即使在高载荷屈伸状态的时候，椎间盘的载荷也会均匀分布于椎体。椎间盘是身体上一个重要的结构，特别是在人的下腰椎，在 20 岁的时候，椎间盘也会经常表现出结构损伤的迹象。传统的骨科椎间盘病理观点强调结构病变和功能改变。然而最近，这些观念被"椎间盘退变性变"理论所打破，人们认为一些基因、椎间盘营养等相关的生化过程与椎间盘的病理及疼痛有关。慢性损伤、劳损、创伤等椎间盘损伤的机制一直被忽视。它们代表着过时的损伤模型，一些学者倾向于椎间盘退变不是由于损伤原因造成的观点。

然而，越来越多的证据表明，椎间盘会经常受到损伤，损伤直接导致的生物学改变包括神经长入和疼痛。动物实验表明，椎间盘损伤不可避免地导致退变，对人类的纵向研究确认椎间盘退变往往发生在椎间盘或椎体损伤之后。流行病学研究表明，过度的机械载荷与椎间盘退变及突出有关，我们现在怀疑适度的机械载荷通过适应性重塑过程可以加强脊柱组织。所有椎间盘退变的结构特点（如纤维环破裂、髓核突出、终板缺陷和内层纤维环的断裂）可以通过过度载荷于尸体标本的脊柱上而得以复制，同时衰退的机制已用力学模型得以解释。目前人们还没有找到控制椎间盘退变的基因，只有一系列变异基因（等位基因）通过削弱细胞外基质来影响椎间盘或软骨终板。最后，我们发现，运输到椎间盘的代谢产物会随着年龄的增加而增加，当椎体终板退化，会变得更加多孔，渗透性增强，提示椎间盘营养不足不太可能是椎间盘退变的直接原因。

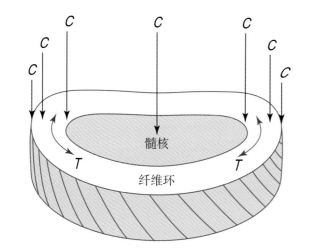

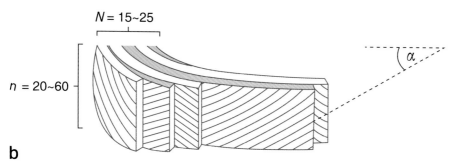

图 3.1 （a）椎间盘斜面示意图，髓核具有加压流体的性状，压力（*T*）均匀分布于纤维环四周。压缩载荷（*C*）均匀分布在椎间盘的大部分上。（b）纤维环放大图，典型的横截面显示相邻纤维环层面之间有交叉的胶原纤维排列（*α*）。通常，*α* = 30°。该图中 *N* 表示层数，*n* 表示胶原纤维束的数目 [来自亚当斯（Adams）等]

3.1.3　本章的目的和范围

　　本章的目的不是回顾一些旧的椎间盘"损伤"模型，而是整合椎间盘损伤与生物学、病理学和疼痛的新老证据。从本质上讲，下面的内容将解释为什么一些椎间盘在基因及年龄增长的影响下如此脆弱以至于无法应对每天特定类型的机械载荷。在低密度细胞条件以及严酷的力学环境下，细胞难以自愈，所以椎间盘细胞代谢日趋异常同时结构破坏日趋增加，最终使得血管及神经能够长入破坏的椎间盘，使之产生疼痛。本章开头介绍了作用于脊柱的力，因为许多临床医生只考虑到重力而忽视了更重要的力，如肌肉的张力以及加速度。曾有文章详细报道了过度的载荷是如何导致特殊类型的椎间盘及其相邻椎体的结构破坏，包括腰椎间盘突出。如果组织较为薄弱，轻微的载荷及劳损就能造成椎间盘损伤，不需要很大的力量。本章后面的部分比较了椎间盘衰老与退变，因为它们不是同一个概念，衰老只是退变的几个危险因素之一，这不是不可避免的，甚至在年老时也不例外。

3.2　作用于腰椎的力

3.2.1　压缩、剪切、弯曲和扭转

　　作用于腰椎的力可以由图 3.2a 中看出。平行于脊柱长轴的力表示压力，垂直作用于每个椎间盘。力的方向与椎间盘的位置及脊柱的姿势有关。对抗压力的主要有椎间盘及椎体。剪切力平行作用于每个椎间盘，斜向作用于下腰椎。向前的剪切力由关节突关节及椎间盘同时对抗。脊柱弯曲的姿势有前屈、后伸及侧弯。脊柱的前屈及后伸姿势分别由脊柱的韧带及椎板限制。脊柱的轴向旋转主要由椎板限制。

3.2.2　重力加载

上半身的重量产生的垂直压力 60% 作用于腰骶关节。在直立的姿势下，重力主要给脊柱一个垂直的压力，同时也给下腰椎一个向前的剪切力（图 3.2a）。

3.2.3　在快速运动及坠落中的惯性

高应力需要快速移动身体，依照牛顿第二运动定律即 $F=m \times a$。当飞行员从飞机上弹出时，他的腰椎间盘受到的垂直压力等于他的体重乘以他座位的垂直加速度（速度变化率）。这种加速度足以使一个或多个腰椎骨折。更常见的是，臀部下跌时产生的高惯性力，在发生撞击时加速度会在上半身放大数倍。峰值加速度随着人腿的长度和着陆的硬度而骤增。

3.2.4　肌张力使应力升高

肌肉收缩可以将骨骼附件拉向彼此，常常压缩它们之间的关节。站立或直立需要相当大的肌肉"对抗"力量以稳定脊柱，与稳定无线电桅杆的电缆相似，使腰椎上的压力通常为 80 ~ 100kg。当物体在伸出的臂上抬起时，肌肉力量上升到高水准（图 3.2b），因为提升重量的

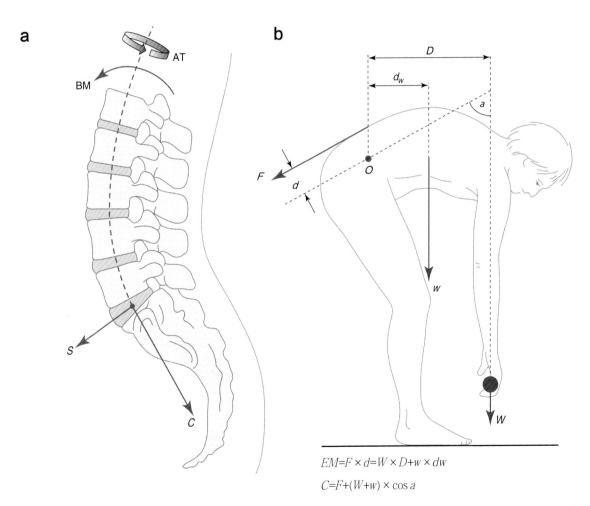

$$EM=F \times d=W \times D+w \times dw$$

$$C=F+(W+w) \times \cos a$$

图 3.2 （a）人类腰椎示意图。作用于 L5/S1 的压应力（C）与旋转剪切力（S）。脊柱侧弯（BM）使脊柱屈曲、伸展或者侧弯，同时轴线旋转使脊柱长轴扭曲（AT）。（b）人工施加力学分析。高强度的拉力（F）由腰背部肌肉产生以提起相应的重量（W），包括上半身的重量（w）。腰背部肌肉以一个较短的力臂（d）围绕旋转中心（O）工作。而 W 和 w 则作用于相对较长的力臂（D 和 d_w）。因此 F 必须大于 W。等式显示如何计算静态下的脊柱压力（C）。如果重物被迅速提起，F 和 C 将大幅度增加 [来自亚当斯（Adams）等]

外部力矩必须由作用在靠近旋转中心的短杠杆臂上的肌肉张力所产生的内部力矩来平衡。由于快速运动需要较大的加速度，反过来需要较大的力（图3.1），所以肌肉内部力量在快速运动时迅速增加。由此可见，身体快速移动需要肌肉以最大的力量支持。来自癫痫患者的研究证据表明，当神经元反馈抑制不足时，肌肉的高张力足以使椎体产生压缩性骨折。偶尔可遇到这种情况，当一名专家不知道肌肉紧张和跌倒产生的力量可能远远大于被击中的外部物体的重量，并且外部物体重量常常小于上半身重量，其中所有的力必须由肌肉的张力来对抗时（图3.2b），在处理医疗纠纷时就会对受伤的真实原因产生疑问（见下文最后一节）。

3.3　椎间盘损伤及突出的机制

3.3.1　压迫损伤导致终板骨折

在脊柱长轴方向上的过大的压缩载荷总是会在损伤相邻的椎间盘之前先损伤脊椎终板。这个事实已经在许多尸体的脊柱标本的实验中得到证实，并且很可能造成椎间盘可以退化但不会受伤的奇迹。当首次计算出脊柱的压力时，脊柱上的压力会有多大这个问题似乎在历史上出现过（图3.2b）。脊柱载荷成为脊柱压缩载荷的代名词，扭转和弯曲的有害影响（见下文）反而被忽略了。当骨性终板骨折时，不可压缩的液态髓核会随着骨折端突入椎体。随后我们将介绍根据姿势（屈曲或延伸）以及椎间盘退变程度分析如何可以发生更宽范围的椎体骨折模式。为了模拟人体自然载荷，以重复循环的方式施加压缩载荷，与由突然损伤引起的类似骨折类型相比，观察到所需峰值压缩力可以降低50％。一般来说，上终板的中心区域是最容易骨折的，因为它是最薄的并且由不太致密的骨小梁支撑。中央终板的厚度和强度显然具有非常低的安全系数，这可能是因为厚

度被最小化以允许足够多的代谢物容易被输送到椎间盘中去。

3.3.2　旋转和屈曲对纤维环的损伤

腰椎的旋转（图3.2a）是绕椎间盘后方的旋转中心发生的轴向旋转（"扭转"）。旋转运动主要由前纵韧带及关节突关节限制。当椎体旋转1°～3°时，关节突关节便开始被压缩，甚至产生破坏，尽管这还不是很确定。如果椎弓根被去除，则未受保护的腰椎间盘可以旋转到更大的角度，并且通过涉及纤维环分层及撕裂的机制使纤维环受到损伤。然而，旋转尚未显示会引起纤维环破裂或椎间盘突出。

3.3.3　复杂加载会导致椎间盘突出

脊柱屈曲导致椎间盘在一侧被压缩并在另一侧被拉伸（图3.3）。在向前屈曲的情况下，纤维环后部通常在全程运动中被拉伸50％。由于髓核必须保持恒定的体积，至少一开始不会变，所以在径向（由内而外）方向上的纤维环厚度相应减小。在放射性示踪剂研究中已经确定了纤维环后部的变薄，并且使得该区域的纤维容易受到

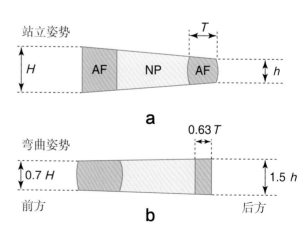

图3.3　椎间盘脱垂的机制取决于腰椎间盘如何变形(图3.2b)。(a)显示了典型尺寸的腰椎直立姿势（AF 纤维环，NP 髓核，H 前高度，h 后高度，T 后环的厚度）。(b)弯曲姿势使椎间盘发生形变。注意，后环通常垂直拉伸50%，因此厚度必须减少37%以保持恒定的体积。拉伸和变薄的纤维容易受到高压力髓核的损伤

髓核高压的损伤。因此，如果一个脊柱尸体标本首先定位在屈曲或过度屈曲的姿势，然后剧烈压缩，最常见的情况就是髓核通过拉伸的后部纤维环突出。髓核组织在几分之一秒内突出（图 3.4d、图 3.5），有时还伴随着"嘭"的一声。脊柱屈曲对椎间盘突出机制至关重要，没有尸体实验可以证实在不是高弯矩的情况下会产生椎间盘突出。

该机制最容易发生在 40 ~ 49 岁患者的脊椎中，在这个年龄段，髓核中有明显的流体压力，然而纤维环通常表现出与年龄有关的一些退化迹象，最显著的是撕裂或裂缝扩散。

如果椎间盘已经退化或者髓核已经通过先前的慢性载荷发生了脱水，那么以这种方式引起椎间盘突出是不容易的，这表明高髓核内压起着重要的作用。低位的腰椎间盘更有可能以这样的方

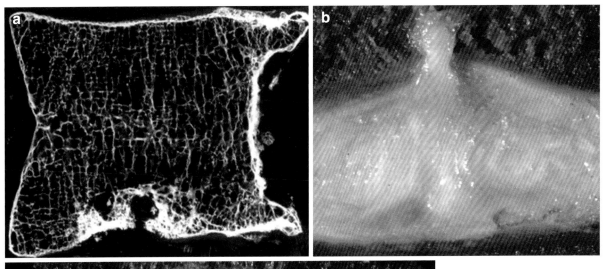

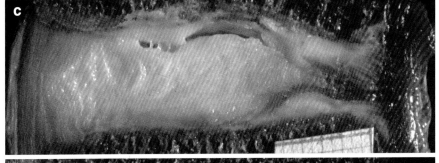

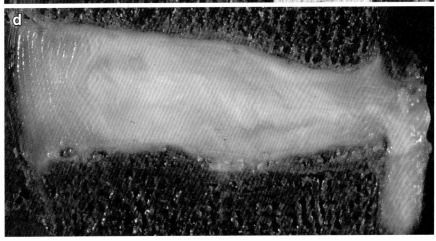

图 3.4　腰椎间盘的结构缺陷导致椎间盘退变和突出。（a）尸体椎体的矢状位切片的 X 线片显示由终板骨折导致椎间盘垂直于终板突出，形成许莫氏结节。（b）伴随压缩载荷而垂直穿过终板的尸体椎间盘的照片。内层纤维环正突入椎体以缓解髓核内的压力。（c）尸体椎体矢状位切片显示一个完整的椎间盘纤维环后部的断裂。（d）与（c）类似，除了在该样本中，弯曲和压缩的高载荷已经使细胞核通过断裂的纤维环脱出，椎间盘在施加载荷前是完好无损的［图片改编自亚当斯（Adams）等］

式发生腰椎间盘突出，这可能是因为腰椎间盘纤维环后半部分比较薄弱以及腰椎在屈曲时处于被拉伸位。

通过提高动物椎间盘内的压力和跟踪内外层纤维环破裂模式，已经清楚地证明了加压髓核导致纤维环破裂、拉伸和减弱的潜在突出机制。后来的研究强调了屈曲导致纤维环后部破裂的重要性，通常靠近与椎体终板的连接处。前外侧的屈曲（向前和向一侧）与椎间盘突出密切相关，前外侧的屈曲与生物体中的椎间盘脱垂密切相关，可能是因为它引起纤维环的一个后外侧角的最大拉伸，其屈曲中心线更远离屈曲轴。

如果重复施加相同的屈曲和压缩组合载荷模拟腰椎自然运动，则可以逐渐形成纤维后环的断裂（图3.4c）。然而，只有少量的髓核可以通过破裂的纤维环被挤出，这可能是因为即使是小的髓核体积的减少也可以导致椎间盘内压力相对较大的下降，所以不再有物质被挤出。对幼猪椎间盘的实验证实，这种在纤维环后部中逐渐形成后环破裂的机制不需要椎间盘有任何退变性变化征象。

3.3.4　终板参与椎间盘突出

椎间盘突出症主要病因为环状纤维和髓核组织移位，30岁以上患者的环/核比增加。此外，几乎一半的椎间盘突出也含有一些来自椎体终板的透明软骨。相对硬质光滑的透明软骨具有纤维胶原蛋白Ⅱ型纤维素的三维网络，即使物理性破裂也可阻止。因此，透明软骨片段的蛋白多糖含量几乎没有变化，它们拮抗血运重建、再激活和再吸收。这可能解释了为什么椎间盘突出会导致长期而严重的临床症状。软骨终板与椎间盘的胶原网络机械一体化，但是纤维环如果被垂直拉伸，则可以很容易地从骨性终板上剥离出来，所以脊柱屈曲状态在软骨性疝的形成过程中很可能发挥了重要作用。它们在50～60岁的患者中最常见，而L5/S1椎间盘突出症中的软骨碎片相对较大。碎骨片也可发现在一些椎间盘突出症患者

中，在实验室也可发现（图3.5）。其发病率为6%～58%，后者主要包括任何CT报告异常的（包括撕脱骨折）椎体边缘组织。透明软骨（椎间盘？）和骨碎片之间的密切关联（图3.5）表明，突出的椎间盘经常撕裂软骨和骨性终板的一些小碎骨片。此外，在一些病例中，脱落的纤维环外层会撕脱一些椎体后缘的骨质，不包含透明软骨。详细的成人尸体标本骨性终板研究表明，"侵蚀"是常见的在下腰椎后外侧缘的病变。这种病变的出现、位于脊柱的位置和患者的症状都与它们在椎间盘突出时从骨性终板剥离下的骨软骨相一致。

人类终板的病变经常发生，因此，椎间盘突出累及终板具有特殊的临床意义。以上提到的除了与长期坐骨神经痛有关外，似乎也与终板炎性改变和严重的、棘手的剧痛的椎间盘感染有关。这些发现的一个可能原因是：透明软骨终板的局灶性缺损暴露了软骨下骨，它有着比软骨更多的孔隙和更大的渗透性。因此，局灶性软骨缺损增加了病灶处椎板的渗透性，使厌氧菌从椎体进入

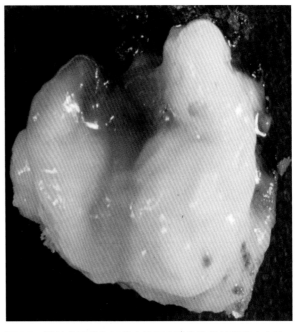

图3.5　通过在屈曲和压缩中的尸体脊柱的机械载荷（直径=5mm）产生较大体积的椎间盘脱垂。突出的组织主要是髓核和内环，但也有一些透明软骨和相邻终板的骨[改编自亚当斯（Adams）等]

髓核，来自椎间盘细胞的炎性细胞因子离开髓核和敏感神经而进入骨性终板。

3.3.5　椎间盘损伤和突出的机械致病因素

终板骨折为椎间盘髓核提供了更多空间（图3.4a、b），导致超过 50% 的压力瞬间释放。因此，压缩了的承载载荷从髓核转移到纤维环，也从整个椎体转移到椎弓根，这一效应在老年人脊柱和上腰椎水平更显著。纤维环内部的高应力会导致它崩塌进入降压后的髓核，如图 3.4b 所示。纤维环表面的局限性破裂对于直接缓解髓核压力的作用有限，虽然动物实验表明，纤维环表面的破裂可以向内延展数月，一直到达髓核。

另一个直接物理因素是椎间盘突出处移位的组织，一旦去除施加在椎间盘上的压力，它可以迅速膨胀。尸体实验表明，突出的组织可以在 4h 内增重到自身重量的 2 倍，在随后的几天通过丢失蛋白聚糖和水分，又迅速缩小。这些理化因素可以解释为什么有些患者在事故后的几小时内出现逐渐加重的坐骨神经痛。椎间盘突出也减少了髓核压力和体积，减少的程度和突出物的大小呈正比。

通过一个较长的时间段，髓核减压发生在终板骨折或椎间盘突出引起的纤维环放射状的向内、向外突出，因此椎间盘变扁。椎间隙狭窄会导致超过 50% 的脊柱压缩性载荷转移到椎弓根，进而导致关节突骨性关节炎。相邻椎体距离减少导致椎间韧带松弛，以至于它们对抗屈曲的作用减弱，运动节段能够自由"摆动"。这段不稳定的椎体节段将被随后的椎体骨赘增生所逆转。

3.4　腰椎间盘老化与退变性疾病

腰椎间盘老化与退变的过程在本书其他章节有详细的描述，在这里简要地提一下老化与退变的过程，以便区分它们的概念，并将它们与椎间盘损伤的相关证据相相合。

3.4.1　人类腰椎间盘与年龄变化有着必然联系

所有老化的椎间盘变得脱水、变色和纤维化。年龄渐进的椎间盘碎裂和蛋白多糖的损失能诠释为什么椎间盘水含量下降，特别是在细胞核中。同时用 I 型胶原替代 II 型胶原解释了细胞核和内层纤维环增加的纤维组织，并且胶原蛋白交联含糖的增加解释了黄色变性。这些生物化学变化反过来可归因于椎间盘细胞衰老的比例越来越高，因此随着年龄的增长，基质大分子的持续修复（周转）将变得更慢。生长完成后，与年龄有关的椎间盘变化使得它们更硬，更不能将载荷均匀分布在相邻的椎体上并更容易受伤。因此，在一二十年后，轻微的结构性缺陷往往会累积到椎间盘中。此外，随着年龄的增长，骨性终板会变得越来越薄，同时许多老年人出现全身性骨质减少症。然而，大多数老化的椎间盘不会被严重破坏或变窄，对其内部力学性能影响不大。一般来说，在大多数老化的椎间盘中没有血管或神经内向生长。

3.4.2　椎间盘退变的特点

传统上，根据是否存在具体特征而以数值尺度对椎间盘"退化"程度进行分级。与"变性"相关的特征包括加速年龄相关的变化，环带中的径向和周向裂隙，外环的轮缘撕裂、隆起或受损的终板，径向向外膨胀的环或向内折叠的间盘空间变窄，与边缘骨赘相邻的椎体和向内生长的血管和神经。椎间盘变性量表可以用于建立椎间盘退变和腰部疼痛之间的统计学关联以及评估异常椎间盘的功能，如减压的髓核、纤维环中的高应力梯度和减低脊柱的活动度。

3.4.3　什么是"椎间盘退化"

如果所有与年龄相关的椎间盘变化都代表

"变性"，那么流行病学家就难以识别病情的危险因素（因为所有的椎间盘都会老化）或评估疾病治疗方案的效果（逆转老化是困难的！）。显然，与疼痛密切相关的具体年龄变化需要与"正常"衰老区分开来。

最广泛引用的椎间盘退化定义是在2006年提出的。椎间盘退变是"渐进性结构破坏的一种异常的、细胞介导的反应"，退变椎间盘是"结构衰竭合并骤变或明显衰老的标志"。退变性椎间盘疾病是一种伴有疼痛症状的椎间盘退变。

这些定义背后的基本原理是：一些椎间盘退化是缘于它们容易受遗传因素、年龄老化及承载史等因素影响而变得脆弱，以至正常的日常活动也会导致损伤的发生。椎间盘损伤产生于异常高或低的基质压力区域，两者都抑制基质合成并产生异常细胞信号传导，升高酶的活性和细胞聚集，因为受伤的组织试图自我修复。不幸的是，修复受到椎间盘低细胞密度的影响，使得退变最后发展为完全的结构破坏，如图3.6所示。需要强调的是结构失效的判断在于结构缺陷与疼痛之间的紧密联系以及椎间盘退变的所有结构特征都可以通过施加机械载荷而在尸体标本中复制出来。

椎间盘退变有时暗示椎间盘由于细胞信号传导通路改变或由于基质降解酶的调节受损而退化，但没有证据支持这一猜想，我们仅仅提出了一个问题：什么原因首先导致了异常信号传导或受限制的酶调节呢？

3.4.4　两种椎间盘退变"表型"

椎间盘突出症是退变的一个特殊特征，或是一个单独的病理实体。但是无论使用何种类型，都应该意识到椎间盘突出与机械载荷和疼痛的关系比其他与水分缺失有关的退化特征如MRI信号强度更为密切。值得考虑的是，不同表型的腰椎间盘退变过程具有不同的特点、危险因素和后果。在最近的一次研究中，我们提出了两种表型。

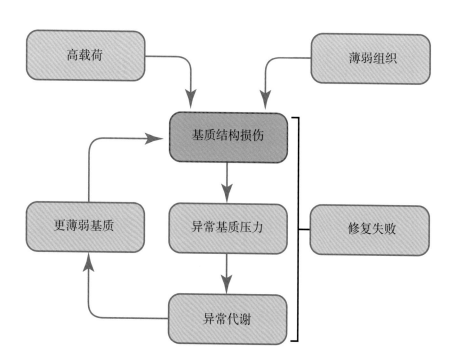

图3.6　椎间盘退变的病因学描绘图。决定性的步骤是基质结构损伤，可由图3.4中的某一种形式出现，其由高机械载荷或是异常的薄弱组织导致。结构损伤会导致椎间盘基质中异常的压力分布，这将损害椎间盘的细胞代谢，并进一步削弱基质。不断的小损伤、修复的不充分，导致衰减的恶性循环及更深的损伤。这一过程将使修复失败［改编自亚当斯（Adams）等］

"终板驱动"退化是由终板断裂引发的，涉及内层纤维环破裂，主要影响上腰椎和胸椎，具有较高的遗传性，并且可以在年轻时开始，但与疼痛的关联性较低；相比之下，"纤维环驱动"退化涉及径向裂隙和椎间盘突出症，主要影响下腰椎，具有较低的遗传性，在中年逐渐发展，并常常导致严重的背痛和坐骨神经痛。引发两个过程的结构缺陷都起到减压椎间盘的作用，使得其他缺陷随后发生的可能性降低。在这个意义上，两个椎间盘变性表型是不同的。这个概念在识别风险因素和制定治疗方法中的作用有多大，还有待观察。

3.4.5　椎间盘退变的"最终通道"

退变椎间盘减压的纤维环往往像扁平轮胎一样鼓胀，通常每年会损失 3% 的高度。因此，退变过程可能在椎间盘空间被减小并且在相邻的椎体融合之前需要很多年。椎间盘高度的损失将压缩载荷传递到椎弓根，并且可能导致一系列退变征象：节段性失稳、关节突关节骨性关节炎、腰椎骨质增生和椎管狭窄。

3.4.6　椎间盘变性、腰痛和坐骨神经痛

椎间盘变性在椎间盘源性腰痛和坐骨神经痛的发展中起着重要的作用。椎间盘突出症可压迫脊髓神经根或神经节，从肿胀和脱出的组织中渗出的化学物质可能会激惹受影响的神经元。纤维环内的裂隙促进血管和神经的向内生长，因为它们是低压的聚焦区域，其中空心血管不太可能崩塌。环状裂缝的破裂边缘能够溶解并丢失蛋白聚糖，留下不会像富含蛋白多糖的基质一样抑制神经和血管向内生长的胶原支架。类似的情形可能发生在受损的终板，因为终板缺陷已显示具有增加神经密度的作用。无论在纤维环还是终板中，导致慢性疼痛的症状的序列可能是损伤、神经再生、炎症或感染致敏以及破裂组织内局部高应激浓度激惹敏感的神经。

3.5　体内椎间盘受损发生在什么时候

3.5.1　适当的机械载荷增加了脊柱的强度

成人椎间盘小细胞群体在骨骼成熟后通常不会下降，并且可以很好地适应由代谢物输送不良引起的厌氧条件。基质转换是可测量的，并且人类椎间盘组织及其相邻椎骨的力学性质之间的比较表明，椎间盘能够有限地适应力学刺激需求，至少在细胞密度最高的外环中是这样的。这就可以解释了为什么在手术损伤后的羊椎间盘的纤维环外层中观察到有效的愈合，以及为什么体重增加对椎间盘水化和健康有积极的影响。已知其他纤维结缔组织在适当的机械载荷下可得到强化，当然骨骼也是如此。

3.5.2　"损伤"发生在载荷过多时

"损伤"表示对活体组织的损害。如果机械载荷是原因，当抵抗装置首先受损时，那么损伤从弹性极限开始。超出这个限制，不可逆变形就开始了，同时可能伴随着疼痛。在诸如骨骼等脆弱组织中，损伤伴随着视觉和听觉迹象的出现。然而，在韧性纤维和软骨组织中，损伤开始于胶原纤维不可察觉的彼此滑动中，并且"损伤"可以在体外仅从力—形变图的微妙变化中鉴别出来。

在临床中，人体软组织损伤必须从患者的症状和 MRI 扫描中推断出来，往往没有客观的证据确认损伤的发生。这种检测硬组织和软组织损伤能力的差异可能导致后者被忽视或者遗漏。一些软组织因血管丰富确实很快愈合了，并不像骨折那么严重。但椎间盘、软骨和肌腱的损伤可能比骨折更严重，因为它们的低愈合力通常导致随后的进行性和痛苦的退变性疾病。

"损伤"一词不应与"创伤"同义使用，创伤意味着与碰撞和跌倒相关并且伴有非常高的载

荷。损伤只需要机械载荷超过组织强度,如果由于不利的遗传、老化和以前的"疲劳"载荷的组合影响,组织强度被严重削弱,则在日常活动中就可能会发生损伤。这在骨质疏松性椎体骨折的情况下被广泛接受,这可以简单到仅仅打开窗子这么一个小动作就可引发骨折。

3.5.3 重复加载和"疲劳衰败"

机械损伤可能表示单个过度的载荷循环或大量更适度的载荷循环,这些循环会导致微观损伤在材料内传播,直到出现严重的"疲劳衰败"。这如同金属疲劳在飞机机翼中传播的过程。例如,仅在正常负载的 40% ~ 50% 的 5000 次加载循环后,人类椎骨可能会发生疲劳衰败。如果纤维环受到重复加载,则会发生类似的性能弱化。椎间盘特别容易受到积累性疲劳损伤的伤害,因为它们具有非常少的细胞来周转和修复其基质。

3.5.4 椎间盘为什么如此脆弱

基因遗传解释了下腰椎椎间盘变性约有30% 的差异,上腰椎的变异差异为 50%。这种差异可能由 L4 ~ S1 较大的环境(尤其是力学)影响来解释。中年妇女的遗传率可能会高达70%,她们的表现不太可能与机械载荷"不一致"。没有单个"椎间盘变性基因";相反,许多基因变异对基质强度和代谢产生较小的影响。显然,基因和环境影响在椎间盘退变中都是重要的。与年龄相关的椎间盘退变增加可能归因于基质变弱,则更容易受伤。

3.5.5 医学思考

以下部分简要介绍了最近发表的综述。

3.5.5.1 椎间盘退变与椎间盘突出

椎间盘退变与椎间盘突出这两个术语不应该

被同义使用。如上所述,椎间盘突出症是一个明显的病理实体或"纤维环驱动"的椎间盘退变的晚期阶段。当然,这两种椎间盘退变表型应与仅仅是老化的椎间盘区别开。遗憾的是,科学家不断强调椎间盘营养、遗传基因、异常细胞信号传导或机械负载的作用,但对"椎间盘退变"的实际意义仍然没有达成科学共识。椎间盘突出症比椎间盘退变更好理解,毫无疑问,椎间盘突出症可能是一种机械性损伤,但与年龄和遗传基因的相对影响至今未达成一致。

3.5.5.2 在椎间盘突出之前椎间盘必须退变吗?

答案是不。如果在中年尸体标本的下腰椎施加足够大的载荷,则会出现很高比例的椎间盘突出;还有在手术后移除的椎间盘突出物中发现的大部分"退变性"变化可能发生在椎间盘突出之后。这是由于组织肿胀、蛋白多糖渗出和血运重建导致的结果,避免循环论据很重要,例如,"由于它被退变而导致的这个椎间盘发生突出。我们知道它是因为突出而发生退变的"。

3.5.5.3 椎间盘退变的机械加速度

有人提出损伤"加速"椎间盘退变的观点,使疼痛和残疾比预期发展得更早。这个概念的问题在于,通过加速代谢老化效应,过度的机械载荷并不会影响肌肉骨骼系统。相反,它却将椎间盘从其正常的"老化"途径转移到特别的"变性"途径,其涉及结构破坏、生物力学改变和代谢、血运重建以及重新保护。这是不同的"退变"途径,而不是导致疼痛和残疾的衰老途径。

3.5.5.4 谁容易受伤

本章中提出的证据可能会将老化椎间盘转移到"退变途径"上,从而将椎间盘源性背痛的原因归根于机械载荷。然而,即使适度的机械载荷也可能导致一个非常弱的椎间盘破裂,而组织的弱化取决于遗传基因和老化。如果在没有任何实质的机械占位的情况下出现疼痛和残疾，那么它主要可归因于可能削弱椎间盘和易于损伤及退化的一些基本因素（如老化和遗传基因）。或者，如果存在大量的机械刺激，则疼痛和残疾可能主要归因于造成椎间盘损害和退化的损伤或过度劳作。责任程度应根据这些易感和导致原因的相对重要性来分摊。

3.5.5.5　最新科学进展摘要

以下陈述难以根据现有的理论进行反驳：

纤维环或终板的损伤可导致椎间盘退变。

过度的机械载荷可能导致许多低位的腰椎间盘突出，即使按他们的年龄显示"正常"的椎间盘征象。

椎间盘突出症常常有损伤因素，但很少有创伤性的，并且以前的组织弱化（由遗传基因、年龄和先前的"磨损"引起）往往导致椎间盘突出。

手术切除的突出椎间盘，大多数退变性改变与突出后发生的一致。

不应该假设一个突出的椎间盘在突出之前必须退变，除非有这种先前退变的独立证据。

第 4 章 腰椎间盘退变性疾病的病理生理学新进展

安德烈亚斯·G. 内里奇（Andreas G. Nerlich）

诺伯特·布斯（Norbert Boos）

译：袁 文 全必春 田 野 祁 敏

4.1 慢性腰痛和椎间盘退变：老化脊柱的生理学和病理生理学

如今，下腰痛面临两个重要的问题：

（1）慢性下腰痛依然是西方工业化国家最常见的疾病之一。据估算有大约70%的成年人在一生中曾出现过慢性或复发性腰痛，并且这一数字仍在上升。相应的，慢性下腰痛也是导致短期或长期脱离工作的第二个原因。

（2）尽管下腰痛的临床意义非常重大，且这方面的科研投入持续增加，但关于该疾病的病因学和发病机制仍存在许多争议和相左的概念。

理解椎间盘退变的一个最主要的障碍在于区分"退化"与"老化"。目前人们认为椎间盘退变的概念是指频繁出现但并不唯一的临床症状，且与早期或病理性衰老存在相关性。这一概念使我们将最近的相关发现进行了统一：新生儿的椎间盘即可出现初始的椎间盘退变改变；观察到同一个体的不同节段的椎间盘在形态学上"退变"为相似的水平，但在退变的发生和程度上存在显著的个体差异。将这些初步问题结合起来，年龄和个体因素（外在和内在）可以对椎间盘退变带来影响。

人类的脊柱（尤其是椎间盘）与年龄高度相关，随着年龄的增加就会出现"退变"。椎间盘退变性疾病（DDD）与年龄的关系密切，并且对不同的解剖结构产生不同的影响。因此，可以观察到比较大的个体差异，如年轻人可以存在类似老年人程度的椎间盘，反之亦然。由于广泛的破坏性改变最终会导致运动节段的骨性改变（强直），许多临床医生和研究人员认为椎间盘是下腰痛的主要来源。从临床的角度来看，区分"正常"年龄相关（即无症状）的退变与"病理性"（即疼痛）退变是有意义的。然而，缺少疼痛性椎间盘退变的判定标准导致这个区分的过程变得尤其困难。到目前为止，最好的判定标准就是椎间盘穿刺造影诱发疼痛。但这个诊断方法的作用和潜在价值在文献中仍存在争议。

大家逐渐清楚地认识到椎间盘退变是一个进展性的疾病，在椎间盘退变性疾病的病理生理机制的研究中，围绕着髓核和大部分纤维环的软骨终板的研究越来越引起大家的重视。因此，终板结构和生物化学组成的变化以及纤维环前部、后部和髓核的改变可能是椎间盘退变性疾病的发生发展中最显著的变化。为了理解潜在的病理机制，我们将对椎间盘特别是终板"正常"的年龄相关的变化以及最终在退变椎间盘结构中"过早"出现的病理改变进行评估。

4.2 正常椎间盘的结构和功能

椎间盘由3种紧密结合在一起的主要成分以及许多相邻的结构组成，是一种复杂的盘状结构（图 4.1）。为了理解椎间盘的功能，并对各种

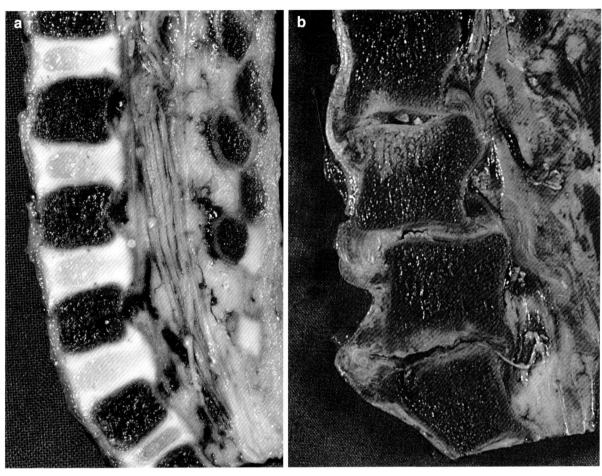

图 4.1　胎儿到老年椎间盘的肉眼表现。（a）胎儿（孕 36 周）的腰椎。（b）老年（86 岁）人的腰椎。脊柱肉眼观可看到随着年龄的增长椎间盘结构发生的巨大改变

病理情况进行评估，我们很有必要简要分析一下正常椎间盘的结构。目前，已经有许多研究关注了尸体标本中椎间盘的形态学改变（图 4.1）。

髓核（NP）是位于 2 个终板和环状的纤维环（AF）之间的凝胶物质，处于椎间盘的中央"核心"位置。它由一种特殊的软骨组成，其中包含有相对较少的软骨细胞、大量的蛋白聚糖及适量的胶原分子（主要是 II 型胶原）。大量的蛋白聚糖可以充分增加水合，导致 NP 含水量增加和膨胀，其延伸性受到相邻结构的限制。因此，NP 具有"减震器"的功能，即缓冲压缩，可以提供运动节段的刚度和柔软度。

纤维环（AF）由致密的、定向的层状胶原纤维组成，在相邻椎体之间呈倾斜的同心环状分布。相邻的纤维层相对于椎体的角度交替变化，

彼此之间形成交叉的网状结构。AF 可以分为内、外两部分：内层 AF 与髓核相邻，外层 AF 主要由较厚的胶原束组成的密集结构构成。纤维网状结构允许胶原束之间有相对活动，从而在脊柱屈曲和伸展时提供一定程度的椎间盘形变。AF 的主要结构是胶原蛋白（主要是 I 型和 III 型胶原，AF 内层中有一些 II 型胶原，AF 外层中无 II 型胶原）。纤维环中蛋白聚糖的含量显著低于髓核，因此 AF 并不主要吸附水分，但是这些蛋白聚糖对于胶原层之间的相互作用是非常重要的，对于 AF 纤维网状结构发挥常规功能也十分重要。

正常椎间盘位于 2 个终板（EP）之间。终板是介于椎间盘与上位及下位椎体之间的一层透明软骨，类似于关节透明软骨。这一软骨层可以将 NP、AF 与椎体骨质分开，并在 AF 纤维与骨

结构中间提供牢固的连接。因此，终板对于运动节段的刚度维持是必不可少的。此外，终板对于椎间盘结构的营养具有重要意义，椎间盘主要是氧气和营养素从椎体的骨髓腔通过弥散作用进入终板（在"正常"成人椎间盘中仅存在少量来自外层 AF 的小毛细血管的血管形成）而得到滋养。在结构上，EP 主要由 Ⅱ 型胶原纤维和蛋白多糖组成的精细胶原网状结构构成。呈水平走向的胶原纤维为运动节段提供了显著的刚性。在出生时，人体的软骨终板构成了大约 50% 的椎间隙（相比之下，成人约为 5%），并且有较大的血管通道穿过。出生后不久，细胞外基质填充了软骨终板的血管通道，使得到 10 岁时已经没有通道得以保留。

除了 NP、AF 和 EP，椎间盘被各种组成了运动节段功能的结构元素所包绕。比如前纵韧带和后纵韧带，可以为运动节段提供进一步的刚性支持，同时也使脊柱具有一定的柔韧性，并共同组成了相邻的重要结构如椎管的轮廓。韧带区域不仅对血供非常重要，而且与诱发椎间盘疼痛时神经的支配具有相关性。

与椎间盘密切相连的椎体是脊柱功能单元的另一个重要组成部分。这些骨质不仅可以显著地稳定脊柱，并且对于各种椎间盘结构的营养也十分重要，因为骨髓腔充满了灌注速度低的血液。

在生理环境下，这些不同的结构适度地相互作用。然而，在不同的年龄段其存在着显著不同的结构和功能状况。因此，在鉴别病理改变时必须充分考虑年龄相关的变化。

4.3 发育和老化过程中椎间盘的形态学

椎间盘及其各个亚结构随着年龄的增长会发生宏观与微观的形态学变化，这对于评估 DDD 非常重要。再者，在椎间盘应该被视为一个整体的同时，终板的变化也尤为重要。

4.3.1 胚胎期和胎儿期的发育

在胚胎发育的早期，脊柱就已经形成了（图 4.2）。在大约孕 4 周时，人的脊柱就可以清晰分辨为一组典型的椎体结构。这些结构是在脊索和神经管的共同影响下形成的。椎间盘最初生长于仅有少量血管的环境中，并被将来形成纵韧带的软脑膜层所包绕。在椎体之间，脊索在富蛋白多糖基质中扩张为局部聚集的细胞及脊索细胞，形成凝胶状中心并发育为 NP（图 4.2）。环绕 NP 的环形排列的纤维最终发育为 AF，AF 起源于围索间质。随着发育的进行，脊索细胞被软骨细胞取代，而 AF 区域的细胞具有更多的成纤维细胞表型。迄今为止，在椎间盘发育中脊索细胞、软骨细胞和成纤维细胞的确切作用和彼此之间的相互作用机制尚不清楚。然而最近的研究表明，这些细胞之间存在着导致最终椎间盘结构形成的信息交换。这种协同作用对于维持正常的、"非退变"的椎间盘非常重要。有趣的是在婴儿期早期，脊索细胞从人体的椎间盘中消失了。这与其他诸如猫、猪、小鼠、大鼠、兔等物种恰恰相反，它们的髓核中脊索细胞可以存活至成年期。至今我们仍在推测，那些椎间盘中始终存在脊索细胞的动物的椎间盘是否退变程度较轻，或者是其他因素导致了这一现象。总之，脊索细胞的消失可能是椎间盘老化的一个重要的、初始的因素。

胎儿（和早期婴儿，见下文）椎间盘的另一个显著特征是椎间盘内存在血管（图 4.3）。这些血管主要由源自骨髓血管的大血管"环"形成，穿过 EP 并且延伸进入靠近 NP 的内层 AF。这些血管具有像小静脉样的薄壁结构，可以向椎间盘的所有结构供血。仅有很少一部分的毛细血管型小血管从前纵韧带延伸到 AF 中，但不会延伸到更远的结构中，而仅仅局限在 AF 外层。

在出生后的发育过程中，形态学上年龄相关的变化可以分为 3 个主要时期：婴幼儿期和青春期（0～17 岁），青年期和中年期（18～60 岁），以及高龄期（60 岁以上）。不同时期的结构性变化给解剖亚结构带来不同的影响，导致"正常"

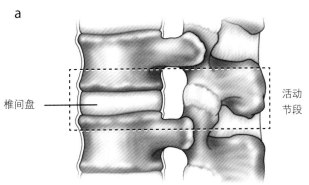

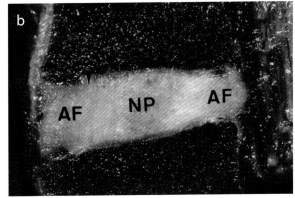

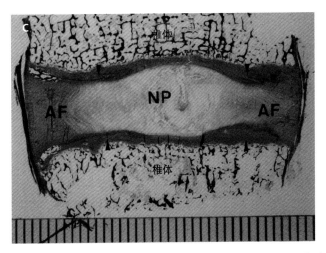

图 4.2　椎间盘的解剖结构。（a）运动节段和椎间盘的示意图。（b）肉眼观可见中央部的髓核（NP）被纤维环（AF）所包绕。（c）组织结构上可以看到不同的结构具有完全不同的纤维结构

结构和功能逐渐丧失（图 4.4）。"生理性"老化和"病理性"退变的区分是一个非常不确定的问题，应当根据是否存在临床症状进行区别，即存在 / 不存在疼痛和 / 或功能丧失。

4.3.2　婴幼儿期和青春期的椎间盘

除了在胎儿期到大约 4 岁之间逐渐出现的脊索细胞消失之外，椎间盘血管的消失是出现的最重要的结构变化（见上文，图 4.3）。这与 EP 结构的变化密切相关，且在几个月龄的婴儿椎间盘中可以观察到闭塞的血管残迹。在一组腰椎尸体解剖标本中，我们发现在早于 4 岁的椎间盘中没有起源于骨髓腔的椎间盘内血管。这两个特征提示，在婴幼儿和早期的青少年腰椎间盘中，上述变化是非常初始的形态学变化，意味着初始的

"退变"发生。同样，我们在这个年龄组还观察到基质的颗粒状改变的出现、软骨细胞增殖和初始的小的基质破坏，这些变化主要局限在 NP 而 AF 未发生改变。在 EP 中可能出现血管闭塞的区域会表现出对 EP 结构的干扰。所有这些变化的程度均与年龄的增长有高度相关性。

4.3.3　青年期和中年期的椎间盘

随着年龄的增长，上述变化的范围和程度均有所增加（图 4.4、图 4.5）。在青春期结束时，组织退变最显著的形态学变化是可以观察到椎间盘内弥散距离的急剧增加。以往人们认为这种椎间盘营养的障碍是造成大多数退变性相关的形态变化的原因。然而最近的研究（将在下面详细讨论）表明，许多其他因素在 DDD 中也起了重要

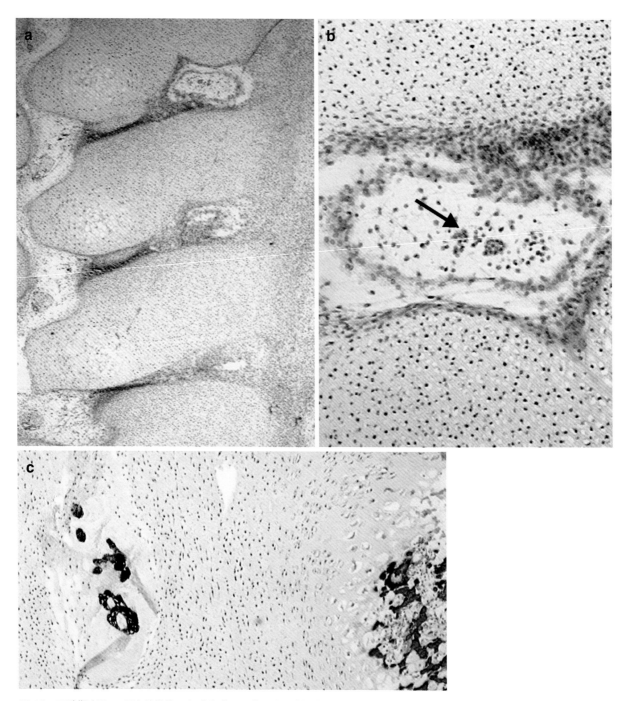

图 4.3　胚胎期（孕 11 周）的椎体。（a）概览可见典型的分节椎体结构。（b）中央部可见脊索细胞呈岛状分布（箭头所指）。（c）可被免疫组化标记（呈棕色的反应产物，细胞角蛋白 8）

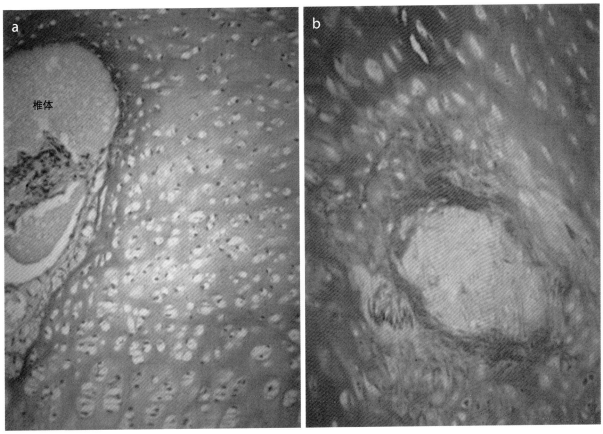

图 4.4　椎间盘血管形成的改变。（a）胎儿期终板上可见大血管。（b）在出生后 1 月内消失。小的不规则的岛状软骨提示血管残迹

的有害作用。作为椎间盘退变的最典型的形态学特征，我们已经明确观察到椎间盘基质的撕裂和裂缝、越来越多"增生的"软骨细胞、颗粒和黏液基质变化以及衰老细胞的出现（图 4.6）。这些变化首先是在 NP 中观察到的，经常延伸到内层 AF，很少延伸到外层 AF。若外层 AF 出现裂缝——当与内层 AF 和 NP 的裂缝相连时——可能会导致椎间盘突出甚至脱出至椎管内。这些变化通常与"炎症"反应相关，如在受影响的 AF 区域可以观察到毛细血管和组织细胞的生长。

4.3.4　高龄期的椎间盘

高龄期的年龄相关变化是出现更明显的椎间盘退变的形态学表现。已经研究的那些病例中部分已经显示出扩大的裂缝、椎间盘高度的丢失、

软骨细胞增生和广泛的黏液基质变性（图 4.6b、c），我们观察发现，有些个体由于软骨基质减少并被类似的"纤维"样组织代替变成了瘢痕形态，这些椎间盘通常出现椎间盘组织结构的完全丧失，被称为"烧毁"样外观。

4.3.5　终板的特殊形态学改变

由于终板具有非常独特的结构，在本章的内容中，我们提出了其解剖和发育结构的特别观点。

在薄的软骨终板内，胶原纤维与椎体平行、水平延伸进入椎间盘。这将 NP 和 AF 与椎体骨质分开，并为 AF 纤维与骨结构提供牢固连接。因此，终板对于维持运动节段的刚度是必不可少的。在出生时，人体软骨终板占整个椎间隙约 50%（成年人约 5%）的高度。软骨终板中有大

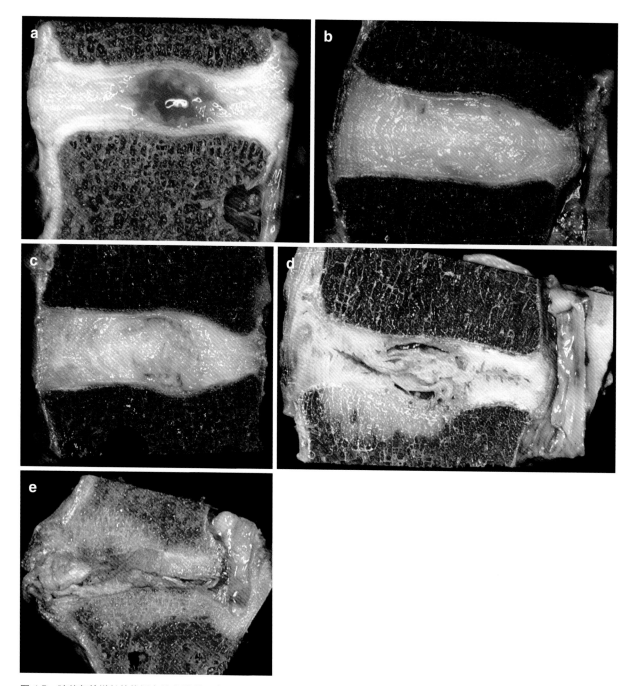

图 4.5　随着年龄增长的椎间盘的肉眼观。（a~e）这组图显示了椎间盘随着年龄的增长在肉眼上可见的变化。这些年龄相关的椎间盘改变根据汤普森（Thompson）分级可分为 5 级：Ⅰ 级（a）、Ⅱ 级（b）、Ⅲ 级（c）、Ⅳ 级（d）和 Ⅴ 级（e）

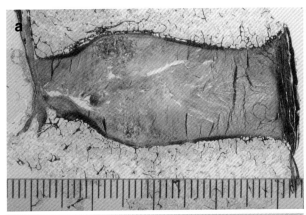
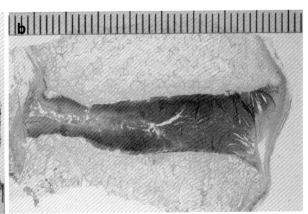
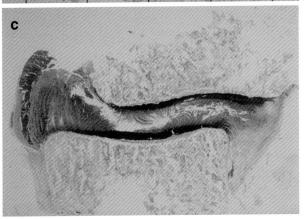

图 4.6　运动节段中完整椎间盘在不同年龄的组织学表现。（a）一个年轻人的完整椎间盘的切面显示了常规椎间盘的典型特征。尽管年龄较小，但仍可观察到椎间盘髓核中已经形成了一些裂缝。（b）另一个 62 岁患者的椎间盘切面上可以观察到髓核和纤维环中存在大量的裂缝和缝隙。此外还可以看到椎间盘高度的降低，AF 和 NP 之间解剖结构差异的减少。（c）一个 77 岁患者的椎间盘切面上可以观察到非常多的裂缝（与 b 图相比）、椎间盘的高度明显降低和椎间盘组织的减少（a 图为 Masson 染色，b 和 c 图为阿新蓝 PAS 染色）

的血管通道穿过。出生后不久，软骨终板的血管通道被细胞外基质填充，使得在生命第 1 个 10 年结束时已经没有通道保留。随着青春期期间椎间盘尺寸的骤增，这种变化尤为显著，从而导致椎间盘的血供越来越少（见下文）。

在人类发育早期，软骨终板的主要作用是作为相邻椎体的生长板，其结构与长骨上的骨骺生长板非常相似。该结构在骨骼成熟的过程中逐渐消失。成年后，软骨终板是与椎体的钙化软骨相邻的透明软骨层（约 0.6mm 厚）。在成年人中，终板占椎间盘和椎体之间接触面的 90% 的中心部分。在所有健康成年人的终板中，完全没有血管和神经分布。

在软骨终板内，典型的腔隙软骨细胞被小的区基质所包围（从而形成软骨的典型功能单元，

称为"软骨单位"），然后又被区间基质所包围。后者在分子水平上比区基质更加"紧凑"。终板的细胞外基质的组成成分决定了终板的生物力学特性，主要包括 Ⅱ、Ⅲ、Ⅴ、Ⅵ、Ⅸ 和 Ⅹ 型胶原蛋白，大部分的蛋白聚糖和糖蛋白。这些成分的组成随着年龄的不同存在差异。

在功能上，终板有两个重要的机械功能：

（1）可以预防髓核突出进入椎体。

（2）可以部分吸收由髓核在载荷下所消散的静水压。与椎间盘类似，终板承受机械力的能力取决于其基质结构的完整性。此外，终板对于椎间盘结构的营养具有重要意义，因为大部分椎间盘的滋养主要依赖来自椎体骨髓腔的氧和营养物的扩散作用。

已确认的年龄相关的 EP 改变包括裂缝形成、

钙化软骨断裂、水平裂缝出现、软骨细胞死亡（凋亡）、血管渗透增加、钙化和骨化的延伸。这些变化通常发生在生命的第 3 个 10 年。一项关于人椎体尸体标本的研究表明，穿过骨性终板的血管通道数量在 6～30 个月龄之间急剧下降。对微观层面的分析显示，终板中的闭塞血管的数量在 1 个月龄至 16 岁之间逐渐增加。血管的减少伴随着软骨紊乱、终板细胞分布密度、软骨裂缝和微骨折的相应增加及相互平衡（图 4.7）。

这些变化尤其是血管的减少，可导致椎间盘的营养障碍（图 4.8）。随着退变的进展和椎间盘高度的明显下降，终板的进一步变化可导致终板完全分离和相邻椎体终板的硬化。

4.4　椎间盘退变的病因学和影响椎间盘退变的因素

虽然椎间盘退变的病因远未得到完全的理解，但是有一个共识是椎间盘退变这一复杂的过程不是单一因素引起的。许多研究表明，这是一

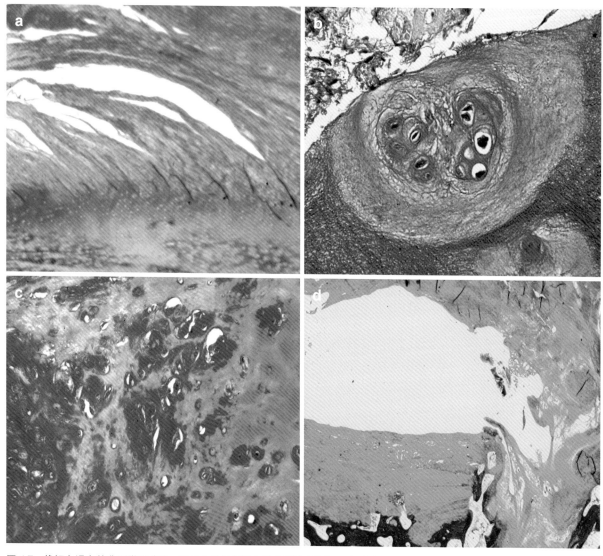

图 4.7　椎间盘退变的典型微观改变。图示为椎间盘退变的典型微观特征：（a）起源于 NP 的广泛的裂缝，随着退变的进展逐渐延伸至 AF。（b）中央部为"簇"状细胞增生。（c）小片典型的黏液基质提示基质组成的改变，可以通过阿新蓝 PAS 染色观察到。（d）退变晚期出现组织缺损（a、c 图为阿新蓝 PAS 染色，b、d 图为 Masson 染色）

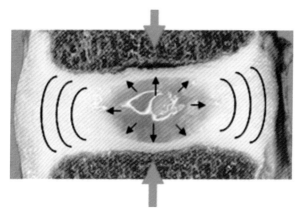

图 4.8　椎间盘的生物力学和营养情况。当髓核含水量多时可以形成缓冲垫样结构，纤维环和终板包绕着髓核。然而，无血管分布的椎间盘组织所需的氧气等营养物质需要从骨髓弥散到椎间盘的中央部位

个涉及级联反应、因子和递质等诸多因素的复杂过程。外源性和内源性因素都可能对椎间盘退变性变的进展产生影响。我们可以将 DDD 的过程分为启动、进展、修复（失败）和毁损阶段。

4.4.1　椎间盘退变性疾病的遗传学倾向

我们知道，DDD 从生命的早期即已开始。针对婴儿椎间盘的分析表明，早在 2 岁时，已经有初始的形态学证据显示椎间盘改变与通过终板的椎间盘血供发生变化相关。这些改变与后期退变（临床相关）的典型特征高度相似。这表明可能与这个过程有关的主要原因有 3 个：遗传易感性、生物力学载荷和椎间盘代谢 / 营养的变化。

关于遗传易感性所带来的影响的第 1 个证据来自 1 个针对双胞胎的研究，其发生腰椎椎间盘疾病的总体遗传率为 52% ~ 74%。这些研究进一步表明遗传因素的影响远远高于环境、行为习惯和人体测量的因素，如性别、肥胖程度、身高、职业活动和食物或吸烟习惯等外源性因素的影响。

编码椎间盘元件结构和功能的基因的关联研究突出显示了 DDD 中基因的多态性和主要结构蛋白的参与情况，主要包括 Ⅰ、Ⅸ 和 Ⅺ 型胶原、蛋白聚糖如聚集蛋白聚糖或软骨中间层蛋白

（CILP）、基质降解酶及其抑制剂如基质金属蛋白酶 -3（MMP-3）、基质金属蛋白酶 -9（MMP-9）和基质金属蛋白酶 -2 抑制因子（TIMP-2）。另外，已有研究描述了其与炎性细胞因子如白细胞介素 -1α 和白细胞介素 -1β（IL-1α/β）、IL-6 和 TNF-α 之间存在的遗传关联。此外还鉴定了细胞受体如维生素 D 受体（VDR）、血小板反应蛋白 -2（THBS-2）等。

遗传检测中主要关注分子修饰蛋白质在其中的作用，如聚集蛋白聚糖基因被证明具有较短的可变数目的串联重复长度的基因，因而形成较短的聚集蛋白聚糖的核心蛋白，反过来可能形成与退化的椎间盘中水含量较低的类似的变化。胶原的多态性主要是在 Ⅸ 型胶原基因中发现的。突变位于 COL9A2 和 COL9A3，即属于所谓的"次要"软骨胶原链基因。同时，遗传研究证实了 DDD 和其他结构蛋白的关联性，主要是 Ⅰ 型胶原和 Ⅺ 型胶原。在非胶原基质蛋白中，最近已经鉴定出编码软骨中间层蛋白（CILP）的基因多态性可以增强个体对腰椎间盘疾病的敏感性。所有这些研究表明，结构蛋白如聚集蛋白聚糖的少量遗传修饰，或椎间盘细胞产生这些蛋白质能力的改变，可能导致出现 DDD 的倾向性增加。

除了椎间盘结构蛋白的遗传多样性与 DDD 之间的关联之外，类似的研究发现，基质降解酶及其抑制剂具有相关性。同样，主要的胶原降解酶 MMP-3、MMP-9 和金属蛋白酶抑制剂 TIMP-2 与 DDD 具有相关性。在这里，结构变化和 / 或酶的含量或活性的变化可能参与基质代谢的改变，进而导致退变性改变更快地发生。特别是人们发现负责调节基质降解的基质金属蛋白酶 -3（MMP-3）表达的启动子的多态性加速了老年人腰椎间盘的退变。以此为例，研究者研究发现，MMP-3 启动子中的突变可以导致基质降解酶的表达增加，其与环境条件一起可能导致椎间盘退变程度的增加。

不仅基质蛋白编码基因的多态性与椎间盘退变具有相关性。最近的研究已经明确了多种密

切参与 DDD 进展的基因的突变。同样，编码促炎细胞因子白细胞介素 –1β（IL–1β）的基因与椎间盘退变和腰痛具有相关性。研究者认为，IL–1 基因簇突变会改变椎间盘突出和关节退变所引起的占位效应。研究还发现，IL–1 受体、白细胞介素 –1α（IL–1α）、IL–6、IL–10 的遗传多样性与 DDD 的发生发展具有显著的相关性。这些研究结果表明，这些基因簇中的突变促进腰椎间盘退变发生发展的机制可能是增强了易感患者椎间盘内的炎症反应。

4.4.2　生物力学载荷

长期以来，主流理论认为任何高于正常活动的载荷都会促进 DDD 的发生发展。这些结果主要源自观察到腰椎比其他脊柱区域更容易发生退变，且退变程度也较其他部位更重，而腰椎比其他脊柱区域承受了更多的应力和负载。同时，更复杂的研究证实了力学负载与 DDD 之间的相关性，研究推测，过度负载引起的变化主要累及终板，尽管尚无明确证据显示椎间盘本身直接受到过度负载的影响，但通过相邻的椎体骨及软骨板作用于终板，进一步的组织学研究显示直接的力学负载是通过"间接"的方式影响 DDD 的发生发展，甚至是在当正常的力学负载不起主要作用的早期婴儿椎间盘中也已经观察到椎间盘退变的表现，并且最近的关于不同椎间盘高度（颈椎、胸椎和腰椎椎间盘高度）的系统分析显示，椎间盘形态的退变程度存在极大的个体间差异，但不在所分析范围之内。

为了研究机械应力不同于心理社会因素及工作环境对椎间盘退变的影响，并能够严密控制影响椎间盘的负载，研究者进行了相关的动物实验。通过对各种实验动物的椎间盘施加动态载荷力，当进行宏观形态学或组织学分析时发现，椎间盘已经有退变的表现。最近的研究还表明，不仅压缩应力可以引起椎间盘发生退变相关的变化，振动应力也可以引起退变的出现。尽管大多数动物研究表明某些形式的机械载荷可能足以引起椎间

盘退变，但是关于人类的几项研究并未提供职业暴露与椎间盘退变之间的强烈因果联系，这表明椎间盘退变可能存在更加复杂的病因。

4.4.3　代谢和营养影响

椎间盘细胞的营养供应不足是导致椎间盘退变的主要原因。由于椎间盘是人体中最大的无血管组织，椎间盘细胞处于不稳定的状况，必须通过易受到干扰的"脆弱"的营养供应系统来保持足够的细胞外基质含量。

尽管在胎儿期和早期婴儿阶段（见上文），椎间盘存在血管形成的现象，但是在青少年期椎间盘会变成无血管的结构，并且在接下来整个生命过程中始终保持无血管组织的状态。最初延伸到椎间盘中的血管会在到达软骨终板之前终止。位于外层纤维环中的细胞可以从相邻的前纵韧带血管中得到营养物，髓核细胞的营养供应几乎完全依赖于毛细血管网和椎体骨髓中的血窦经长距离的弥散进入椎间盘。随着在退变过程中原始软骨终板逐渐钙化，营养物质的供应变得更受限制。不仅像葡萄糖和氧气这样的营养物质的供应受到扩散距离的限制，而且代谢废物的去除也是至关重要的。体外实验已经表明，低氧浓度和酸性 pH 可以显著影响椎间盘细胞的合成活性（图4.9）。特别是蛋白聚糖的合成速率对细胞外 pH 的降低尤为敏感。蛋白聚糖合成速率降低可能导致蛋白聚糖含量下降，从而导致椎间盘退变。营养供应受限和代谢环境的变化共同导致细胞死亡率增加，从而造成椎间盘中的细胞数量的进一步减少。

除了如扩散距离等物理效应的影响之外，其他几个间接因素也可能发挥重要的作用。最近的研究评估了系统性灌注减少方面的因素，如动脉硬化（特别是糖尿病性微血管病变中的动脉硬化症）、慢性吸烟和全身性血管疾病（如高脂血症、高尿酸血症）等都是造成 DDD 加快进展的危险因素。另外椎间盘细胞的低代谢活性会降低椎间盘在体力活动突然增加时的适应性。

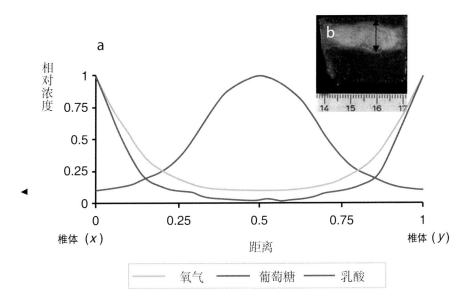

图 4.9 随着到椎体骨质的距离变化（b），椎间盘中氧气、葡萄糖和乳酸水平的变化情况（a）[改编自霍尔姆（Holm）等]

4.5　退变分子机制的推测

如前面章节所述，一系列的内源性和外源性因素诱导和促进 DDD 的发生和发展。这些因素是通过各种分子机制起作用的。退变过程的诱发需要将影响因素如椎间盘细胞的营养限制和机械应力转化为分子机制来发挥作用。任何一个诱发退变的因素都不会单独导致退变的形成和下腰痛的出现。就此而言，椎间盘细胞在将各种影响转化为分子机制的过程中发挥着中心性调节作用，具体包括基质降解酶的表达、椎间盘细胞表型的改变或信号转导级联反应的启动等。

4.5.1　基质降解酶

椎间盘基质破坏是椎间盘退变最常见的特征之一，可在椎间盘退变的最"早期"观察到，并且可以一直持续存在直到达到毁损阶段。许多研究报道都观察到主要基质降解酶的存在或活性增强的现象。降解酶中最重要和最具特征性的酶是

基质金属蛋白酶（MMP），其负责各种类型的胶原蛋白的降解。根据其特异性可将 MMP 分为 4 组。椎间盘退变性疾病的病程中 MMP 的激活可能具有尚不明确的益处。不利之处在于，完整椎间盘中的 MMP 活化可能加速基质分子的退变；而有益之处在于，MMP 可能在突出或脱出椎间盘组织的回吸收中发挥作用。

主要 MMP 在退变椎间盘基质裂缝处的表达增高，从而 MMP 的活性与裂缝之间形成了相互促进的"共定位"。巨噬细胞浸润影响椎间盘细胞 MMP 产生的证据主要是通过体外研究得来的，研究显示，突出椎间盘组织与同源外周血单核细胞共培养诱导 MMP-1 和 MMP-3 的产生。另外也有证据表明，在退变过程中椎间盘细胞本身也会产生基质降解 MMP（图 4.10、图 4.11）。

然而，胶原蛋白不是退变过程中唯一降解的基质成分。聚集蛋白聚糖是通过连接蛋白与透明质酸形成大分子聚集的蛋白聚糖，其在退变过程中也会发生降解。最近的研究发现，表达含血小板结合蛋白基序的解聚蛋白样金属蛋白酶（ADAMTS）基因家族成员的聚蛋白聚糖酶 -1

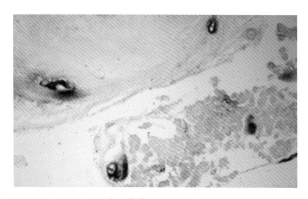

图 4.10　MMP-1 免疫组化染色。MMP-1 的免疫染色提示该基质降解酶分布的高度特异性和选择性（棕色为反应产物）。这表明局部酶的反应可以导致基质破坏

（ADAMTS4）的数量随着退变程度的增加而增加。这一发现表明，ADAMTS4 可能在椎间盘退变的组织降解过程中起重要作用。

4.5.2　促炎症因子

　　椎间盘细胞不仅可以产生基质降解酶，而且还具有启动或传播信号转导级联以操纵其自身环境的能力。人们对细胞因子、生长因子的产生和分泌及椎间盘细胞上的受体已经进行广泛的研究。迄今所得的研究结果主要来自对体外或动物模型中突出椎间盘(突出、脱出的椎间盘)的研究。

　　使用突出的椎间盘材料的研究表明，椎间盘细胞的确有可能产生一系列促炎因子。研究发现软骨细胞可以产生大量的 IL-1α、IL-1β、IL-6、TNF-α 和粒细胞 - 巨噬细胞结肠吸收因子（GM-CSF）。同样，在体外实验中发现了炎症的关键调节剂——前列腺素 E2 的表达水平明显升高。由于前列腺素 E2 也参与了疼痛的诱发，研究者认为，椎间盘细胞产生的炎性细胞因子 IL-1α 和 TNF-α 可能有助于疼痛的诱发。通过检测 IL-1α、TNF-β 和 COX-2（环氧合酶 -2，在体内和体外合成前列腺素 E2 所必需的酶）的水平进一步证实了这一假说。此外，IL-1α 的正反馈环已被体外实验所证实，其可上调自身的表达以及 IL-6 和 COX-2 的产生。最近研究显示，TNF-α 在有症状患者的椎间盘组织中表达水平明显高于在尸检时所采集的样本。因此可以认为椎间盘细胞确实具有产生介导和传播炎性反应所必需的炎性细胞因子的潜力。此外，细胞因子受体的表达表明，这些细胞不仅能够启动信号转导级联，而且还能达到与促炎介质反应的要求。一些研究提供了强有力的证据表明，类软骨细胞的髓核细胞是观察到的突出、退变椎间盘中炎症因子的起源。

4.5.3　生长因子

　　生长因子通常是具有增加有丝分裂、细胞分

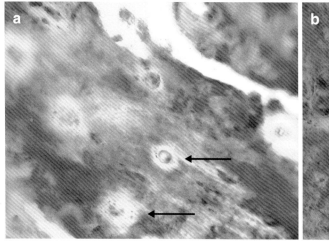
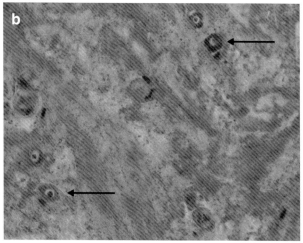

图 4.11　MMP 诱导椎间盘组织的酶促降解。通过一种特殊的检测技术（原位酶谱分析），可以定位特异性 MMP。（ a ）在退变椎间盘组织中，椎间盘细胞周围有未染色的区域（箭头所指）表明 MMP 具有活性。（ b ）在未退变的椎间盘组织中，细胞保持未染色（箭头所指）

化和基质合成的潜力的低分子量蛋白质。其具有影响靶细胞和组织增殖及生物合成的作用，从而促使人们对生长因子及其对椎间盘组织的影响进行研究。第一个"研究对象"是转化生长因子 -β（TGF-β）和表皮生长因子（EGF），其在体外和实验模型中都可以显著增加椎间盘细胞中胶原蛋白和蛋白多糖的合成。此外，TGF-β 不仅可以通过增加蛋白聚糖合成对细胞外基质产生积极的影响，而且可以通过降低 MMP-2 的水平来减少组织吸收。人的椎间盘细胞不仅可以对外源 TGF-β 产生反应，而且能够产生这种生长因子。TGF-β 通常存在于人突出的椎间盘组织标本中，主要与椎间盘细胞相关。

在使用所谓的衰老加速小鼠（SAM）进行的一系列动物实验显示，幼小小鼠的椎间盘中含有 TGF-β 家族的所有成员，并且表达了 Ⅰ 型和 Ⅱ 型各自的受体。在老化过程中，研究发现 TGF-β 和受体的表达均下降，表明 TGF-β 在这种快速椎间盘退变中发挥作用。

针对另一个目标即胰岛素样生长因子 -1（IGF-1）也有了详细的研究。最初其以刺激骨和软骨生长的能力而为人所知，此外 IGF-1 还可以通过降低髓核细胞中活化 MMP-2 的表达水平来增加髓核中的蛋白聚糖的合成并减少椎间盘中组织的吸收。既往研究表明，细胞凋亡可以造成这种活化细胞的损失。IGF-1 在体外实验中可以显著减少无血清培养基所培养的椎间盘细胞的凋亡数量，这可能暗示 IGF-1 存在重要作用。在人、牛、犬和大鼠的椎间盘细胞中都可以发现 IGF-1 的表达，并且体外实验证实，培养的牛和大鼠椎间盘细胞中也可以观察到类似于人椎间盘中出现的对蛋白多糖合成的促进作用。

4.5.4　NF-κB 通路和椎间盘退变

最近的分子研究认为，NF-κB 通路可能是参与椎间盘退变的核心调控通路之一。该转录因子家族在调控细胞对损伤、应激和炎症反应中起着核心作用。研究发现，NF-κB 通路的活化或慢性激活可导致包括 DDD 在内的多器官和系统的退变性疾病。

该转录因子途径激活的第一个证据主要来自通过该通路调节的白细胞介素和基质金属蛋白酶的观察研究。最近的体外实验为这一观点提供了实质性的支持，表明应用 NF-κB 通路抑制剂通过在细胞因子和 MMP 的产生和激活的抑制作用阻断了髓核细胞对应激因子的主要细胞反应。尽管这些观察结果仍然是实验性的，但是这些观察结果作为早期椎间盘退变的最重要的调节途径之一，提供了治疗干预的新机会。重要的是要注意，NF-κB 通路的天然调节剂如姜黄素，可以为预防（临床前）早期椎间盘疾病提供新的选择。

4.6　终板在椎间盘退变中的病理生理作用

如前所述，DDD 是由椎间盘复杂结构发生的各种改变所造成的。在椎间盘病理生理学的现有概念中，终板起了关键作用，然而其作用主要局限于椎间盘退变的生物力学和营养/代谢部分，并且似乎没有在疼痛诱导/传导方面起主要（直接）作用：

• 终板控制了代谢物质的营养流入以及来自椎间盘细胞的代谢废物的流出。

• 终板的结构和分子组成对于保留椎间盘细胞（主要是 NP）的表型是至关重要的。

• 椎间盘的生物力学完整性基于终板的结构。

考虑到 DDD 的上述病理生理特征，终板主要参与了椎间盘退变的起始和进展，但不参与椎间盘源性信号的传递，如疼痛的诱导。后者可以通过 NP 和 AP 的裂缝来进展传导，随后通过其神经受体结构将疼痛诱导（促炎症）细胞因子快速转运到周边空间。

一般来说，DDD 目前最流行的假说包括以下几点：

- 遗传易感性可以造成个体或多或少出现椎间盘退变的进展。

- 椎间盘的生物力学和 / 或营养 / 代谢条件的变化如过度负载，与通过遗传条件和代谢"应激"（包括动脉硬化、尼古丁和其他药物应用造成的慢性营养和代谢改变等）导致的椎间盘组织"脆弱"存在相关性。

- 终板的组成和结构的改变会导致营养物质和氧气的供应受到影响，并且导致椎间盘内的废物积聚。

- 促炎症因子和生长因子的上调会引起椎间盘细胞代谢的变化。

- 改变椎间盘 / 间质基质的组成（胶原类型和蛋白聚糖含量的改变，基质降解酶如 MMPs 的合成增多）。

- 椎间盘结构破坏，NP 和随后的 AF 的裂缝和缝隙的形成。

- 从改变的椎间盘细胞释放的促炎因子使物质（如肿瘤坏死因子 α 等）可通过组织裂缝快速转运到椎间盘周围的空间中。

- 诱发椎间盘周围空间疼痛（即椎间盘源性腰痛）的发生。

除了这些假设，必须清楚其他几种机制和通路也可能在椎间盘老化和退变过程中起作用，如小关节关节炎、氧自由基和 NO 的产生等。在退变过程中这些因素的确切角色和作用仍不清楚。

总结

过去几十年来，我们对 DDD 的机制有了较为深入的了解。确定受影响的主要通路并理清细胞因子等因素的具体作用通路不仅可以增强我们对 DDD 的理解，而且可能在未来提供新的治疗方法。针对细胞因子及其调控通路的特定药物 / 物质的应用可能会为从发生机制上阻断疼痛提供新的选择。明确椎间盘细胞的表型变化有助于我们设计椎间盘细胞的基因治疗策略。基质变化相关的研究可以让我们了解成功将细胞移植入椎间盘进行椎间盘修复所需的环境。

最后，所有这些研究表明，预防椎间盘退变是最理想（明显最有效）的治疗手段之一。我们也知道这种预防必须在小关节、韧带和肌肉发生继发性损伤之前开始。早期干预不仅包括控制代谢相关内源性因素（如糖尿病），而且还必须避免有害的外源性影响（如吸烟）。然而从临床角度来看，将过去 20 年来的研究成果应用到临床还有很长的路要走。

第5章　腰椎间盘退变性疾病的流行病学

皮埃尔·凯尔利（Pierre Kehrli）

菲利普·埃斯波西托（Philippe Esposito）

约翰·松·佛朗哥（João Luiz Pinheiro-Franco）

译：袁　文　曹　鹏　胡　磊　李洪珂

外科医生最感兴趣的研究是症状性腰椎间盘退变性疾病的流行病学，一个基本的问题是：什么是椎间盘退变性疾病（DDD）？

根据近来的文献，DDD涵盖了广泛的症状和影像学表现，从腰痛到获得性椎管狭窄和椎间盘突出的症状。乍看起来这些症状似乎是由于脊柱受到过度载荷、运动和工作负担大而造成的，然而这个简单的解释与我们当代对发育生物学和遗传学的理解并不一致。一个根本的问题也出现了：我们研究关注的究竟是影像学改变还是真正的疾病？

反映了一个急性的、严重的事件，但也可能包括来自环境的累积压力，即生活方式、事故受伤史、重体力劳动等概念。

这种累积载荷可能反映了脊柱的慢性损伤，即一种过早出现的老化。

术语"椎间盘退变"是一个含糊不清的术语，疼痛的发生不总是与影像学所见具有一致相关性。X线片、CT、MRI等影像学所见包括椎间盘高度变窄、骨赘、椎间盘膨出、椎间盘突出、T2加权MRI的低信号表现、终板改变、脂肪细胞变性、后方小关节改变等。

5.1　椎间盘退变：广义的定义

大家对于"椎间盘退变"这一术语是否可以常规用于正常或病理状态并不清楚，这也反映了治疗中最困难的问题：针对一个具体的病例而言，患者的症状与即使是最精确的影像学检查所见具有相关性吗？

例如，从巴蒂（Battié）和维德曼（Videman）的文章中得出的定义包括同时发生正常和异常状态的矛盾："椎间盘退变是椎间盘终身在不断地发生退化，同时伴有椎间盘和相邻椎体的重塑以及椎间盘结构对身体载荷变化和偶尔受伤所产生的反应。"

在这个定义中，"受伤"一词指的是创伤，

5.2　传统的流行病学研究

5.2.1　年龄和性别

所谓"正常老化"指的是预先假定"正常椎间盘会随着时间的推移发生相应的改变或变化"；然而，众所周知，在某些个体中会提早发生椎间盘退变。

女性椎间盘退化改变的情况与男性基本相似，但通常会延迟10年左右出现。女性通常会出现下腰痛，主要与孕期常见的孕激素治疗导致的激素变化相关。一个常见的容易混淆的临床情况是患有卵巢囊肿同时存在腰椎DDD的妇女在月经周期中会出现症状性下腰痛。在这种情况下，脊柱外科医生在考虑手术治疗时必须非常小心谨慎，即使患者的影像学检查存在明确的 DDD 表现。

老年人的影像学资料显示非常明显的 DDD 表现但却不伴临床症状也是非常常见的情况。

5.2.2　姿势因素

姿势因素是引起腰痛的原因之一。但这一观点尚未得到之前的综述文献的完全支持。例如，存在滑脱的 L5/S1 椎间盘退变患者与基线疼痛和功能受影响没有明显相关性。

灵长类动物和人类之间的腰椎退变性变化的比较研究表明，老化 DDD 不存在物种特异性。这表明"直立行走可能并不是导致人类 DDD 发生进展的唯一甚至最重要的生物力学因素"。

5.2.3　体重

在有症状的坐骨神经痛患者中，体重超重通常被认为是坐骨神经痛的致病因素。研究表明，超重和肥胖可能会增加慢性或严重腰痛的风险。然而坐骨神经痛与体重超重之间存在显著关联的说法仅仅是推测而已，并未在文献中得到广泛证实。

5.2.4　负重情况

提举重物、扭转应力和驾驶机动车辆是与症状性 DDD 相关的环境危险因素。提举重物和症状性腰椎退变性疾病之间的明确关联尚未得到证实。巴提对双胞胎的研究显示，在日常工作中或休闲中的重体力载荷因素仅可解释椎间盘退变综合评分的一小部分。

5.2.5　工作或运动

一项研究表明，重复性工作活动引起的过度载荷是症状性椎间盘退变的次要致病因素。翁氏（Ong）等的一项针对运动员的研究发现，运动员比普通人群更容易出现腰椎间盘退变，且腰椎间盘退变程度更重。这也可能与运动的类型有关。

5.2.6　振动

一项关于 45 对单卵双胞胎的研究显示，置身于机动车辆的振动及其相关的全身振动情况下，MRI 上腰椎间盘退变情况与长期驾驶史没有明确的相关性。

然而韦伯（Weber）的研究发现，经受长时间的全身振动暴露后，胸腰段和中段腰椎的脊柱关节退变程度增加。

5.2.7　吸烟史

关于双胞胎的研究结果显示，尚不能明确吸烟史对症状性腰椎 DDD 产生的影响。研究表明，吸烟史和工作载荷过重与脊柱炎性疾病存在相关性。如果这一研究结果可以复制到其他研究中，则可能会对腰痛的一级和二级预防措施产生影响。

5.2.8　遗传因素

最近关于 DDD 的文献丰富了 DDD 相关的遗传学研究，关于遗传因素对症状性 DDD 的影响方面的研究给我们提供了新的观点。1991 年，瓦罗塔（Varlotta）等发现有 32% 患有症状性椎间盘突出的青少年患者有家族史。

正如阿拉－科高（Ala-Kokko）在 2002 年完成的一项研究所述，尽管已经证明几种环境因素与这种疾病存在相关性，但对其造成的影响却相对较小。最近的关于家族性和双胞胎的研究表明，坐骨神经痛、椎间盘突出症和椎间盘退变可能在很大程度上可以用遗传因素得以解释。

1992 年，松井（Matsui）等研究报道，患有症状性腰椎间盘突出的年轻人（18 岁或以下）存在家族聚集性。1997 年，松井（Matsui）等调查了 3042 名日本工人中急性腰痛病史的情况，结果发现父母也存在同样病情的工人初次出现症状的平均年龄明显小于无家族史的工人。

萨姆布鲁克（Sambrook）等利用澳大利亚和英国双胞胎登记处的数据进行了一项经典的双胞胎研究，用以验证椎间盘退变具有遗传倾向的假说。研究人员分析了 86 对单卵双胞胎和 154 对双卵双胞胎的脊柱 MRI 数据，其中 80% 的研究对象为女性。研究发现，椎间盘退变存在重大的遗传倾向。椎间盘退变情况的综合评分包括椎间盘高度、椎间盘信号强度变化、椎间盘膨出和前方骨赘形成。结果显示，遗传性方面的影响非常高，经过年龄、体重、吸烟史、职业和体力活动等因素校正后，在腰椎可达 74%（95%CI，64% ~ 81%），在颈椎可达 73%（95%CI，64% ~ 80%）。对个别 MRI 检查结果的分析表明，椎间盘膨出和椎间盘高度变化情况主要受到遗传因素的影响，遗传因素对椎间盘信号强度的影响不明显。本书的其他篇章将详细讨论遗传学与腰椎 DDD 的关系。

5.2.9　双胞胎研究

一系列关于同卵双胞胎在不同暴露情况的研究显示，各种环境暴露会加速椎间盘的退变。

关于男性同卵双胞胎的研究结果表明，在椎间盘退变的程度和部位方面存在显著的家族聚集性。1995 年，巴蒂（Battie）等为了评估环境相关危险因素、年龄和家族聚集情况，纳入了 115 对男性同卵双胞胎的腰椎 MRI 资料进行研究，采用信号强度改变所提示的椎间盘膨出、高度降低和椎间盘含水量降低等指标作为临床评估指标。研究者使用多变量分析评估了 T12 ~ L4 区域的相关情况，结果显示，单纯体力载荷因素可以解释椎间盘退变综合评分的 7%，如果加入年龄因素，则这一百分比上升到 16%，而在考虑家族聚集情况时则为 77%。在 L4/L5 和 L5/S1 区域，体力载荷仅解释了多变量分析中椎间盘退变综合评分的 2%。在下腰椎区

域，年龄因素所占椎间盘退变综合评分约为 9%，当增加家族聚集情况时该百分比增加到 43%。这项研究首次评估了在症状性 DDD 时，特定环境因素的相对重要性和整体家族聚集性包括遗传因素对其的影响。

许多研究评估了 DDD 的相关染色体基因位点，在一个已完成研究的人群（基于临床和影像学发现）中发现，21q 基因位点与腰椎 DDD 的影像学表现存在明确的相关性。另一项研究发现，19 号染色体在一个与手骨性关节炎相关的基因位点附近区域，与腰椎 DDD 的影像学表现（基于 MRI 表现）相关。在随后的双胞胎研究中发现，仅在腰椎中观察到基因位点和 DDD 的影像学表现存在显著相关性，而颈椎中并无此现象。这项研究中的大多数双胞胎无疼痛表现。

在分子生物学研究方面，张（Zhang）指出，椎间盘髓核和纤维环的结构成分——胶原Ⅸ是椎间盘内胶原和非胶原蛋白之间的桥梁。胶原Ⅸ是分别由基因 COL9A1、COL9A2 和 COL9A3 编码的 3 个 α 链——1（Ⅸ）、2（Ⅸ）和 3（Ⅸ）组成的异源三聚体。已有研究显示，在芬兰人口中，COL9A2 和 COL9A3 的色氨酸等位基因与腰椎间盘疾病存在相关性。

Sox 基因编码在分化和发育中具有不同作用的转录因子。Sox9 在软骨形成之前和形成期间，在间充质融合时表达，可以激活编码Ⅱ型胶原（软骨基质的主要组成成分）的 COL2A1 基因。格鲁伯（Gruber）等认为，在一些环状细胞中 Sox9 的表达缺失可能与椎间盘老化和退变存在相关性，可能通过减少椎间盘细胞中Ⅱ型胶原的产生进行调节。

已有研究显示，维生素 D 受体、基质金属蛋白酶 -3（MMP-3）和聚集蛋白聚糖基因（AGC1）可变数目串联重复序列（VNTR）的多态性与椎间盘退变有关。

炎症因子可以引起背部疼痛已经得到了充分的研究证实。特别是白细胞介素 -1 可通过诱导破坏蛋白聚糖的酶的表达来促进椎间盘退变。

5.2.10　心理因素

一些前瞻性研究认为，焦虑、抑郁和躯体化是慢性腰痛的危险因素。

总结

流行病学研究已经揭示了分子生物学和遗传学在无症状和有症状的DDD研究中的重要影响，颠覆了长期以来人们所认为的环境因素和脊柱轴向疼痛之间存在较强相关性的观念。多种共同因素包括生活方式和身体、心理和社会因素都会影响其总体患病率和预后。

第 6 章　腰椎间盘退变的遗传学

张建民（Kenneth M. C. Cheung）

闫　力（Yan Li）

白仲善（Pak Chung Sham）

陈丹妮（Danny Chan）

译：王文军　彭翠英　康忠山　张杨洋

6.1　前言

　　遗传学领域在临床医学中起到了越来越重要的作用。基因作为任何生物体的基本"蓝图"，是大多数常见疾病最核心的组成部分。遗传学研究的目的是为了确定哪些基因和环境因素对所感兴趣的特征（称为表型）有影响，并且有助于临床医生识别导致疾病的突变基因。这种知识的应用可能会使得疾病早期得到检测，利于更好地进行治疗，最终达到预防疾病的目的。下腰痛（LBP）是患者求医咨询最常见的疾病之一。疼痛范围的严重性由轻度不适到严重疼痛，到功能障碍。LBP 的病因复杂并涉及多种因素，腰椎间盘退变是其主要的起因。本章旨在让读者对遗传学基础有进一步的了解并介绍了腰椎间盘突变（LDD）的遗传学原理，探究基因研究中所有复杂疾病的总框架（图 6.1）。

6.2　遗传学的基本概念

6.2.1　基因和染色体的结构与功能

　　基因是生物遗传的基本单位。它存储着控制发育、生存和繁殖的各种蛋白质分子的指令等。人类基因组编码有 20 000 ~ 30 000 个基因。脱氧核糖核酸（DNA）是基因的分子成分（基因是有遗传效应 DNA 片段）。DNA 的分子单位是核苷酸，有 3 个基本组成部分：戊糖、磷酸基、含氮碱基。有 4 种类型的含氮碱基：胞嘧啶、胸腺嘧啶、腺嘌呤和鸟嘌呤。它们通常用它们的英文第一个字母 C、T、A 和 G 来表现。核苷酸以一定的顺序相互连接形成多核苷酸链。由弱热力学结合在一起的 2 个互补多核苷酸链（其中 G 与 C 配对、T 与 A 配对）形成 1 个 DNA 分子。

　　不同核苷酸序列代表不同的蛋白质或不同的调控功能。编码所有的人体信息，每个细胞约含有 30 亿核苷酸对。将所有这些 DNA 包装进入一个细胞核，DNA 以一种有组织的方式缠绕在组蛋白周围，形成螺旋状线，从而形成染色体（图 6.2）。二倍体生物体中存在成对的染色体。每一对的一个来自父亲，另一个来自母亲。每个人体细胞含有 23 对染色体，包括 22 对同源配对的常染色体和 1 对性染色体。正常男性，性染色体中的 Y 染色体来自父亲，X 染色体来自母亲。正常的女性有 2 条 X 染色体，1 条来自父亲、1 条来自母亲。2 条同源染色体具有相似的序列；只有小部分位置有序列波动，可用于区分染色体的变异。一对同源染色体相同位置的变异被定义为等位基因。某一位置的等位基因变异可能是相同的（纯合的）或不同的（杂合的）。

　　基因的功能可以分为 2 个类别：蛋白质编码基因和非蛋白编码基因。编码序列的蛋白质编码基因（外显子）通过非编码介入序列（内含子）被相互分离（图 6.3）。它们编码蛋白质

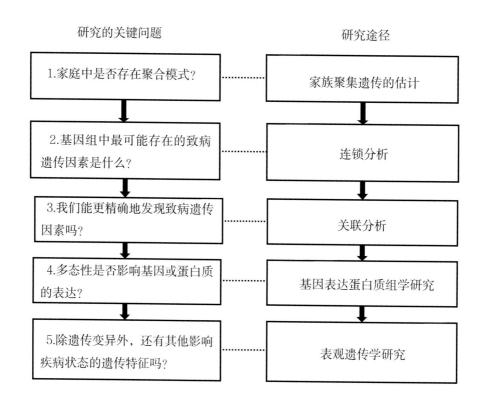

图 6.1 对复杂疾病的遗传研究的基本方法

通过 2 个主要步骤，即转录和翻译。首先，DNA 被转录为前体 mRNA。然后内含子被剪切，外显子连接形成成熟 mRNA。其次，mRNA 指导翻译成蛋白质，mRNA（密码子）上每 3 个相邻的核苷酸编码 1 种氨基酸。非蛋白编码基因被转录成非编码核糖核酸（RNA）但不翻译成蛋白质，而形成二级结构介导基因表达或 mRNA 降解（microRNA）。

6.2.2 遗传变异和遗传标记

任何两种人类基因组在数百万种不同的位置上都存在差异。在基因组中有小的单个核苷酸变异，也有许多较大的变异，如微卫星、插入、缺失和拷贝数变异。其中任何一种都可能引起蛋白质结构或基因表达谱的改变，从而改变患病的风险。

第 1 种重要的遗传变异类型是单核苷酸多态

性（SNP）。单核苷酸多态性是 DNA 序列中由单个核苷酸的置换。SNP 在人类基因组中广泛存在，平均每 300 个核苷酸中就有 1 个 SNP，占所有已知变异的 90% 以上。这意味着在人类基因组中大约有 1000 万个 SNP。

第 2 种主要的变异类型是微卫星，也称为可变数目串联重复序列（VNTR），是指基因组中发生的短串重复序列。重复次数在不同的人中是不同的，因此 VNTR 可以成为个人识别的标志。

另一种类型的遗传变异是 DNA 中的一个或多个碱基序列的插入或缺失变异（插入缺失）。对于蛋白质编码的基因而言：如果插入或缺失的序列长度为 3 个碱基或 3 的倍数的碱基，这些改变可能会导致精氨酸增加或缺失；如果插入或缺失的序列不是 3 的倍数的改变，则称之为移码突变，这种突变会引起缺失与插入点之后的氨基酸序列发生改变，从而引起更深远的影响，或许导

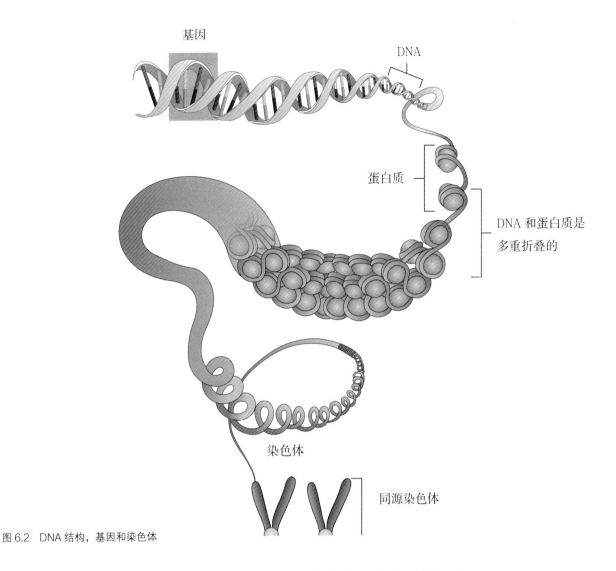

图 6.2　DNA 结构，基因和染色体

致更多严重的遗传疾病的发生。

　　在更大范围内，最近的研究也集中在 DNA 序列中的许多大的结构变化。例如，人们已经广泛开展了含有一个或多个基因大染色体片段的重复的研究。重复的数被定义为拷贝数，人与人之间的重复数的变化称为拷贝数变异（CNV）。另一种大型结构变异是倒位，即一个染色体片段倒转 180° 再接到原来的位置上；研究发现，倒位也与复杂的疾病相关联。

　　遗传标记是在基因组中已知位置的可变 DNA 序列。所有遗传变异一旦它们的位置被确认以后都可以用作遗传标记。人类基因组单体型图（HapMap）计划最重要目标之一是鉴定基因变异的位置。遗传标记可用于研究遗传疾病与其遗传原因之间的关系（详见后文）。

6.2.3　突变和多态性

　　突变是由于 DNA 损伤未修复或复制错误引起 DNA 序列的改变。突变导致新的基因变异，其影响的范围从致命到轻度有害或是有益的。如果突变不是致命的，携带它的人可以繁殖，从而允许将突变传递给下一代和频率增加。如果为一个严重的有害突变，个体不太可能存活和繁殖，所以这种突变很可能会在传递少数几代后而灭绝。因此，这种有害突变通常在一般人群中是罕见的。等位基因频率（MAF）<1％ 的基因变异被归类为罕见变异，如果 MAF>1％，则称为多态。在多态中，MAF>5％ 的变异称为常见变异；MAF 在 1％～5％ 为低频变异。在遗传研究中，不同的方法和技术用

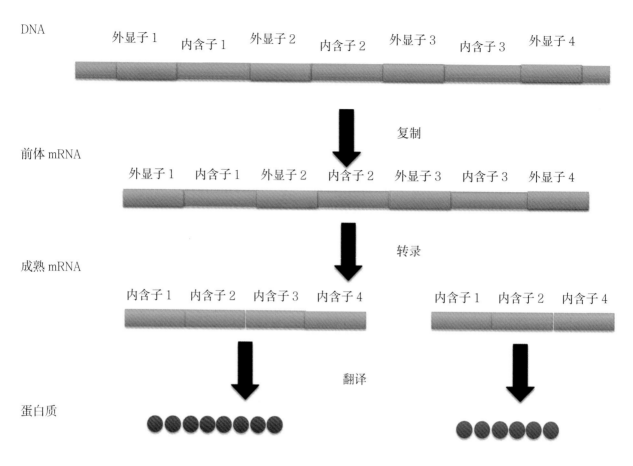

图 6.3　基因结构、转录和翻译

于分析具有不同等位频率的遗传变异（见后文）。

6.2.4　孟德尔疾病和复杂疾病

遗传病是个人 DNA 突变引起的疾病。突变的范围从单个基因突变到染色体片段的增加或缺失甚至整条染色体增加或缺失。有 2 个类别的遗传病：孟德尔疾病和复杂疾病。关于孟德尔疾病，单个基因的突变就足够引起疾病。孟德尔疾病相对罕见，经常通过他的家庭遗传史进行临床上的鉴别。常见的孟德尔遗传模式包括常染色体显性遗传、常染色体隐性遗传、X 连锁显性和隐性遗传及 Y 连锁遗传。超过 4000 多种人类疾病是单基因缺陷导致的。几种骨骼异常遵循孟德尔遗传学规律，经典例子包括成骨发育不全症（OI）和脊椎骨骺发育不良症。

孟德尔疾病仅占人类基因疾病总量的一小部分。先天性畸形和普通成年人疾病占大部分，这些疾病还同时受遗传因素与多种环境因素的影响。它们通常被称为复杂疾病或多基因疾病。复杂疾病是由基因变异和环境因素共同作用引起的；它们可以独立发挥作用或通过基因—基因和 / 或基因—环境进行相互作用。LDD 是复杂疾病的一个例子，在早期研究中人们发现年龄、性别、职业、吸烟、身高和体重与 LDD 相关。后来的研究提示，很大的程度上遗传因素参与了其发生。最近研究发现许多易感基因与 LDD 有关。

6.2.5　重组、连锁和连锁失衡

关于群体中两个基因变异之间的关系，同一染色体上基因在繁殖过程中一起传递，而不是独立传递的。这种共同行为被称为连锁。然而，并不是所有染色体的基因都是连锁的，因为重组发生在减数分裂期间。当同源染色体配对时，非姐妹染色体会交叉互换一部分（图 6.4）。作为交换的结果，染色体上可以形成新的等位基因组合。交叉事件概率因染色体的不同区域而不相同。越近的两个位置中，重组的机会就越少发生。重组率是 2 个遗传标记之间的距离指标，因为标记越远，重组的可能性就越大。2 个标记之间的距离可以用厘摩（cM）来表示，1cM 对应于 1% 的重组和约 10 亿个碱基对。

在人群中，交叉位置各不相同，因此，2 个标记的等位基因组合在个体间存在差异。一般情况下，非重组和重组的频率不等于等位基因随机频率。这种非随机关联标记称为连锁不平衡（LD）并用 r2 测量。r2 越大，2 个标记发生共分离的可能性更大。因此，一个标记的等位基因的存在提供了通过 LD 的程度来指示较近标记的等位基因的信息。重组和 LD 是后面介绍的连锁和关联研究的理论基础。

6.3　确定疾病遗传因素

6.3.1　估计 LDD 的遗传贡献

在疾病基因鉴定研究中，第一步是估计遗传

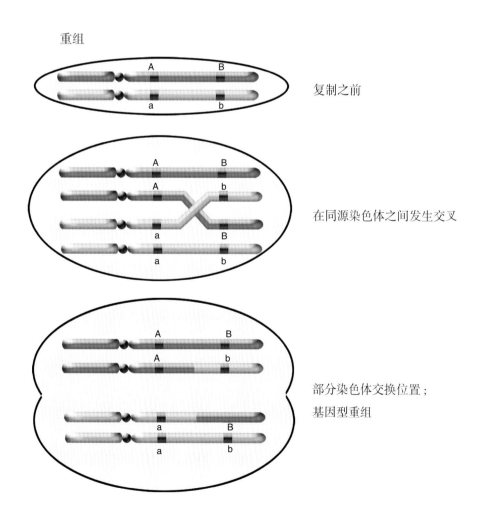

图 6.4　重组的概念

力或遗传对疾病的贡献。这种估计包括观察与统计分析具有不同遗传或环境背景的近亲（如父母—子女、兄弟姐妹和双胞胎）表型模式。家族聚集性和双胞胎研究被广泛用作评估遗传力的方法。与对照组相比，家族聚集性估计近亲中表型的相似度。另一方面，双胞胎的研究有助于通过比较单卵子（MZ）对（所有基因共享）与双卵子（DZ）对（共有一半的基因）来评估对表型的贡献。如果 MZ 对之间的相似性大于 DZ 对，那么大的部分的相似性就是基因引起的。

传统上，椎间盘退变是老化和"磨损"进而改变机械环境和损伤造成的；然而，在进行家族聚集性和双胞胎研究之后，我们对导致椎间盘退变的病因在认知上发生了巨大的变化。几项家族聚集研究发现，年轻 LDD 患者有椎间盘突出症的家族史。

第一次对双胞胎腰椎的退变性变化的系统评估是在 1995 年进行的。对 20 个芬兰 MZ 双胞胎进行了椎间盘退变试点调查研究，通过 MRI 检测到椎间盘高度变窄、椎间盘隆起或突出。同卵双胞胎有很高度的相似性（26% ~ 72%）。随后研究者又对 115 对 MZ 双胞胎进行了更大规模、更全面的系统调查研究。结果显示，在椎间盘退变中 61% 的差异是由家族聚集引起的；除此之外，16% 是由年龄和职业因素引起的。1999 年，英国研究者对一对女性双胞胎进行了研究，澳大利研究者对 86 对 MZ 双胞胎和 77 对双 DZ 双胞胎进行了研究。调查人员报道，调整年龄、体重、身高、吸烟、职业和运动后，LDD 的遗传率为 74%。

6.3.2 鉴定与椎间盘退变的特异基因

对 LDD 的高遗传率估计促使研究人员识别出与之相关的特异性基因。准确绘制 LDD 的基因架构为其病因和发病机制提供线索。此外，这些基因可能是药物治疗的靶标或疾病诊断的标记。对于孟德尔疾病和复杂疾病，由于这些疾病的遗传结构不同，识别致病基因的方法也不同。

在孟德尔疾病中，致病基因通常是罕见的，也可通过研究受影响的家庭来确定。准确分析疾病遗传方式可以直接定位基因组上的致病基因。对于复杂的疾病，多基因的介入以及基因与环境之间的相互作用，使得识别致病基因更加困难。目前常用的 2 种疾病基因定位研究设计，即基于家族的设计和基于人群的设计，其统计方法分别是连锁分析和关联分析。研究方法可以进一步被分类为候选基因方法或全基因组方法，这取决于是否应用先前的生物学方法和相应的病因学知识。

6.3.2.1 连锁分析

根据孟德尔遗传模式，连锁分析决定是否该标记有多个受影响的个体家庭与该疾病相关。如果一个标记在一个家族中代代相传，它可能被用作定位相邻基因的标记。基于重组的特点，一项连锁研究通过追踪基因标记的等位基因，并与家庭的不同成员结合在一起将致病基因图谱绘制出来，并识别可能的交叉区域，从而分别指示案例和控制组中的共享区域。在病例组但不在控制组中的共享区域是疾病关联基因的候选位置区（图 6.5）。因为交叉事件发生在不同家系的不同位置，应对多个表型相同的家系中进行连锁研究，通过重叠进一步缩小候选区域。在连锁研究中，微卫星和 SNP 通常用作 DNA 标记。

关于 LDD，研究者 2013 年报道了对 18 个中国南方家庭早发 LDD 进行的两阶段连锁研究。研究者发现一种新型的碳水化合物易感基因磺基转移酶 3（CHST3）与 LDD 相关。在第 1 阶段的研究中，对来自 10 个家庭 89 人中 400 个的微卫星进行基因分型。染色体 1、5、8、10 和 20 作为候选区域。在第 2 阶段的研究中，8 个家庭中的 37 个人加入了研究，染色体 10 被识别为另一个候选区域中。以下关联研究检测到 CHST3 的变异与 LDD 相关。另外，携带 SNP rs4148941A 等位基因的个体椎间盘细胞中，CHST3 mRNA 的表达显著下降。

此外，人们已经进行了 OI 的连锁分析研究。

在一项 5 个土耳其人的家庭研究中发现了 OI 的常染色体隐性基因。连锁图谱表明，所有受影响的个体共享 17 号染色体的 0.83Mb 区域。对该区域的进一步测序显示 OI 表型是由 FKBP10 基因读码框纯合缺失导致的。在 1 个埃及孩子中发现了转录因子 Osterix 的移码突变导致隐性 OI。研究者同时也发现一个错义突变，导致常染色体隐性 OI。

6.3.2.2　关联分析

遗传关联研究是寻找疾病状态与基因变异之

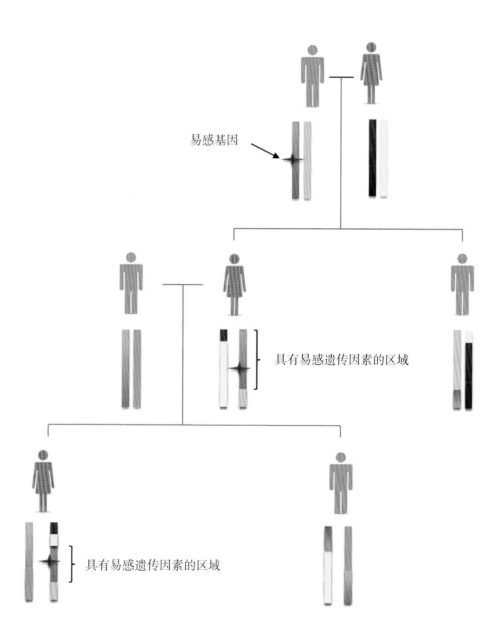

图 6.5　连锁分析

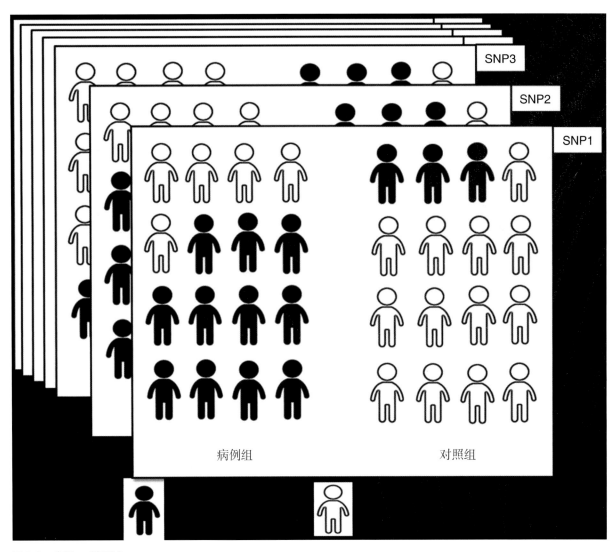

图 6.6　病例—对照研究

间的相关性以识别导致某种特定疾病的候选基因
或基因组区域。如果一个特定的等位基因在受影
响的组中比不受影响的组更频繁，基因之间的关
联就会存在。在受影响的群体中这个等位基因的
频率越高表明它增加了疾病的风险。通常通过统
计分析来确定频率差异的显著性。单核苷酸多态
性（SNP）是关联研究中广泛用于检测的遗传标
记，微卫星标记、插入与缺失（indels）和基因
拷贝数变异（CNV）也常被使用。

注　SNP：基因分型技术

　　国际上的人类基因组单体型图（HapMap）
计划使研究人员能够识别整个基因组大部分的常
见变异。该计划在不同的人群中还生成 SNP 等
位基因频率和相关性（r2）。从这些数据中，用
生成 LD 图作为参考来记录 SNP 的共同遗传。最
近人们推出了 1000 种基因组项目，旨在对多个
种群遗传变异进行更深入的描述。高通量测序技

术提供了在不同人群中检测常见变异及罕见变异的机会。人们基于两个项目所产生的数据设计了商业基因分型芯片。基因分型芯片是一个坚固的表面，在显微镜上能已知变体附加在 DNA 斑点上。附着的 DNA 斑点可以捕获相应的序列标记，用于鉴定基因型的光信号。依诺米那（Illumina）的奥姆尼（Omni）芯片可以检测超过 430 万个标记，然而昂飞（Affymetrix）公司的 SNP 阵列可以评估 180 万个标记。此外，重复使用马萨雷质谱检测（Sequenom MassARRAY）系统和依诺米那·薇拉科德（Illumina VeraCode）公司的技术使我们能够对特定区域进行基因分型。许多 SNP 效率高，成本效益高。感谢这些基因芯片，目前已经有两步成本效益的方法被研究人员广泛使用。第 2 步是选择 SNP 的子集作为标记进行基因分型并进行关系扫描以识别候选区域。第 2 步是在潜在的地区寻找精确的功能遗传变异将更密集的 SNP 基因型进行基因分型。

遗传关联研究通常是在受影响的和未受影响的个体人群中进行的（病例—对照研究）。进行基因分型后，将每个标记的基因型在病例组和对照组之间进行比较（图 6.6）。接着用统计学测量来计算频率的不同。与对照组相比，病例组中更常见的一个标记被确定为可能的疾病变异。

可以采用以下 2 种方式进行连锁关联分析研究：①直接检测具有已知变异表型的 SNP，例如改变的蛋白质结构。②间接检测 SNP，这是一个替代标记，用于定位相邻功能基因，有利于揭示疾病的状态。首要的方法需要确定所有变异基因的编码和调控区域。尽管基因分型的成本持续减少，用于整个基因组的千万 SNP 的基因分型仍然是昂贵的。非基因型单核苷酸多态性的遗传结构可以后一种方法通过依赖于遗传标记和易感基因之间的 LD 多态性消除了需要对所有蛋白进行分类的可疑突变；因而，只有一小部分 SNP 是需要基因分型的。由人类基因组单体型图（HapMap）计划提供，不能分型 SNP 的遗传结构可以根据人类基因组单体型图（HapMap）计划提供的 r2 来推断。

候选基因策略

近年来，基因分型的成本已经有了大幅度下降，但定制基因分型平台的成本仍然很高，有限预算会阻止在整个基因组中密集 SNP 的基因分型研究。统计研究的意义与研究的力量直接受到测试人数和 SNP 基因型数量的影响。被基因分型的 SNP 越多，获取的信息就越多，识别出致病 SNP 起因的机会就越大。为平衡成本与研究能力，研究人员选择并输入将关联研究能力的最大化的 SNP 数量号码最大化。通常，他们通过来自候选基因的一小部分 SNP 来做到这一点，而数量通常由可用的资源来决定。

候选基因确定方法着重于根据疾病的生物学知识和病因来选择基因。它需要借助我们对可能与疾病有关的表型、组织、基因和蛋白质的生物学来理解。

对于椎间盘退变，例如胶原蛋白和聚集蛋白聚糖与其他的结构蛋白一起形成细胞外基质的基础，这是一个椎间盘组成的一部分。这些蛋白质对于正常椎间盘功能的拉伸强度和渗透压的维持至关重要。因此，在椎间盘退变期间，几种组织稳态基因，如基质金属蛋白酶（MMP）表达水平升高，还增加了酶活性。此外，其他骨骼疾病的基因鉴定也可能是 LDD 候选基因。例如，生长分化因子 5（GDF5）是骨关节炎（OA）比较关键的候选基因，并已在多个种族中被报道，显示出重要的意义。GDF5 也是北欧妇女 LDD 的候选基因。研究者发现 SNP（rs143383）是椎间盘变窄与骨赘结合的信号。然而，候选基因确定的方法的主要缺点之一，就是需要对这个疾病的病理学基础知识有所了解。因此，作为连锁研究的后续研究，候选基因就更为成功了。

全基因组关联分析研究和 META 分析

全基因组关联分析研究（GWAS）的优势是不需要预先了解易感基因的知识结构或功能。

GWAS 检查不同个体基因组中常见的遗传变异以确定是否有任何变异与疾病状况有关。所以，这个方法使鉴定新的可疑基因成为可能。通常，GWAS 的作用依赖于样本量、定义表型，并控制环境因素，一个大样本量、良好的表型以及对环境因素的适当控制将使 GWAS 获取成功。

虽然 GWAS 已经识别出许多与复杂疾病相关的变异，这些变异目前对大部分疾病的遗传性解释非常少。通常，常见变异的效果很小，检测这样小的效果需要大的样品量。即使单个 GWAS 的能力不足，META 分析也能增加了权力，并减少了假阳性发现。在 META 分析中，研究者对几个独立的研究进行了对比和组合，希望在研究结果中找出相同的模式，在这些结果之间产生分歧，或在多重研究的背景下可能出现其他有趣的联系。

6.3.2.3 结果解读

显著的遗传关联可以解释为：①直接关联，其中基因型 SNP 是导致疾病易感性的真正因果变异。②间接关联，其中 LD 的 SNP 具有真正的因果关系变异基因分型。③假阳性结果，其中包括偶然的或系统的混淆，如人口分层。人口分层是在相同人口的亚群中系统存在的等位基因频率差异，可能为不同祖先的结果，特别是在关联研究的背景中。

近年来，LDD 基因研究的数量一直在增加。重要的是要解释和整合这些研究结果，可提高我们对 LDD 的全面了解，特别是在表型定义、统计学意义和可疑基因的影响等方面。

表型定义

一个精确的表型定义对遗传研究是重要的，表型应该是可区分的特征，最好是可量化的。一般来说，性状可分为定性或定量；一个定性性状可以分为不同表型类别（病例或对照），而数量性状可以被测量为连续变量。

关于 LDD，例如现在椎间盘退变的评估依赖于影像学，包括放射照相和磁共振成像（MRI）。X 线片可能会提供椎间盘的高度和骨赘形成信

风险	疾病状态	
	有	无
等位基因 1	a	b
等位基因 2	c	d

a
$$RR = \frac{\frac{a}{a+b}}{\frac{c}{c+d}} = \frac{a\times(c+d)}{c\times(a+b)}$$

b
$$OR = \frac{\frac{\frac{a}{a+b}}{1-\frac{a}{a+b}}}{\frac{\frac{c}{c+d}}{1-\frac{c}{c+d}}} = \frac{a\times d}{b\times c}$$

图 6.7 相对危险度（a）和让步比（b）

息，而 MRI 可能显示水合状态下椎间盘凸起和突出以及不规则的终板。在这些图像中，存在或不存在以上影像学表现，甚至更为严重，均可以定义为严重的脊柱椎间盘退变。

目前有几种评估退变性椎间盘变化的方法。首先是根据存在或不存在椎间盘退变进行诊断，这是一种定性特征的例子，是很简单的临床常用的方法。但是，这种方法有一个缺点，就是无法对在此期间发生的退变过程中的渐进变化提供有关的信息。另一种方法是基于一些已经建立的标准对退化的严重程度进行分类。这种方法在遗传研究中使用最广泛，还有几个评分系统已经开发。用于放射照相研究，凯尔格伦量表结合了骨赘的特点和关节间隙变窄产生一个得分，从 1 开始表示没有或很小的骨赘，到 4 表示大骨赘和明显的椎间盘空间缩小。对于 MRI，有两个评分系统被开发出来，即施奈德曼和普菲尔曼（Pfirrmann）量表。施奈德曼的系统关注髓核的信号强度；MRI 上的髓核分为 4 个等级，其中 0 表示具有高信号的正常椎间盘信号（亮盘），3 表示低信号与椎间盘空间变窄（黑盘）。普菲尔曼（Pfirrmann）的分类用 MRI 图像评估椎间盘的均匀性结构，在髓核和纤维环之间区别信号强度以及椎间盘高度。这个信息转换成 5 等份，最低适用于均质椎间盘结构、高信号和正常椎间盘高度，最高到不均匀的椎间盘结构、低信号并失去分辨髓核、环状纤维以及崩溃的椎间盘空间。这些分级系统提供半定量评估的退变状态，反映椎间盘退变的严重程度。解释来自 MRI 的图像是主观的，因此需要多名经验丰富的放射科医生来执行评级。评估椎间盘退变的第 3 种方法是计算评估的，以避免人的主观错误，节省人力资源。半自动化和自动化框架已经被开发出来，有利于进行退变椎间盘的诊断。输出的计算评估是定量测量的。

统计学意义

从遗传研究中得到的最明显的信息是一个遗传或基因变异是否与某种疾病有关联，这些信息可能来自统计学数据和相对应的 P 值。P 值代表着相关性的概率，一般来说，$P \geqslant 0.05$ 意味着在病例组和对照组中的基因型分布没有不同；如果 $P<0.05$，无关联的假设会被拒绝，意味着有一个基因型与疾病相关联。在候选基因研究或 GWAS 中，每个遗传变异都被检测。如果假设数量的检测增加，假阳性的比率可能上涨，因此，人们开发了几种方法解决这种可能性，邦费罗尼（Bonferroni）校正是其中使用最广泛的方法之一。修正后的统计显著性水平就是 $1/n$ 只当一个假设被检测。因此，关联研究的显著性阈值为 0.05/被测标记数。

可疑基因的影响

在流行病学中，相对危险度（RR）是暴露组发生疾病概率与非暴露组发生疾病概率的比值（图 6.7a）。n 的 RR 表示受影响的组有一个风险高于不受影响组的 n 倍。在遗传关联研究中，报道嫌疑基因效应大小的根本单位是让步比（OR）。OR 代表比例之间的比值，病例组中个体特定等位基因与对照组中个体具有相同的等位基因的比值（图 6.7b）。OR > 1 表明携带这等位基因的个体更容易受到这种疾病的影响；一个 OR < 1 表示有较低的易感性。当疾病流行率较低，OR 与 RR 类似（在图 6.7 中，当 a 和 c 小时）。OR 通常为 95% 置信区间，显示可能范围基因的作用。

6.3.3　与 LDD 有关的基因

到目前为止，已经有 20 个基因与 LDD 相关（表 6.1），虽然只有几个可以复制，并且这些结果可以仔细审查。2008 年，人类基因组流行病学网络（HuGENet）工作组开发了一个评分系统，以提供依据 3 个标准的合理评估。证据数量、复制，并避免偏见。对于每个标准，按强（A）、中度（B）或弱（C）划分为一个或多个基因研究。埃斯科拉（Eskola）等在回顾系统 LDD 的基因关

表 6.1　腰椎间盘退变的基因风险因子

基因	人群	数量	变种	OR	表型	文献
VDR	芬兰人	85	TagI 和 FokI	—	LDD	Videman 等
	日本人	205	Taql	—	LDD, LDH	Kawaguchi 等
	中国南方人	804	Taql	2.61	LDD, LDH	Cheung 等
ACAN	日本人 中国汉族 韩国人 土耳其人 芬兰人	64 132 104 100 132	VNTR VNTR VNTR VNTR VNTR	1.03~4.5	蛋白聚糖大小 LDD LDD LDD 影像改变 LDD	Doege 等 Cong 等 Kim 等 Eser 等 Solovieva 等
ASPN	日本人 中国人	1,353 1,055	D14 allele D14 allele	1.69 1.49	LDD LDD	Song 等 Song 等
COL11A1	日本人	1,722	rs1676486	1.34~1.55	LDD, LDH	Mio 等
COL9A2	芬兰人 中国南方人	157 804	TRP2 TRP2	2.4, 4	腰椎管狭窄，坐骨神经 纤维化撕裂，腰椎间盘退变性疾病，终板型突出	Annunen 等 Jim 等
COL9A3	芬兰人	164	TRP3	3	腰椎间盘退变性疾病	Paassilta 等
COL1A1, COL1A2	荷兰人 希腊人	517 40	rs1800012 rs1800012	3.6	骨赘、关节腔变窄等影像改变 LDD	Pluijm 等 Tilkeridis 等
GDF5	北欧人	5,259	rs143383	1.72	腰椎间隙变窄，骨赘生成	Williams 等
SKT	日本人 芬兰人 芬兰人	1,758 506 538	rs16924573 rs16924573 rs16924573	1.34 1.34 0.27	LDD LDD LDD	Karasugi 等 Karasugi 等 Kelempisioti 等
MMP1	中国南方人	691	启动子中插入插入缺失突变，−607G/D	1.5	LDD	Song 等
MMP2	中国人	480	启动子中单核苷酸多态性，−1306C−>T	3.08	LDD	Dong 等
MMP3	日本人	49	启动子中单核苷酸多态性，5A/6A	—	LDD	Takahashi 等
MMP9	中国汉族	859	启动子中单核苷酸多态性，−1562C−>T	1.29	LDD	Sun 等
THBS2	日本人	1,743	rs9406328	1.38	LDH	Hirose 等
PARK2	北欧人	4,600	rs926849		LDD	Williams 等
CASP9	中国汉族	799	SNP Ex5 + 32 G/A	1.91	LDH	Sun 等
CILP	日本人	1,121	SNP 1184 T −>C	1.61	LDD	Seki 等
FAS	中国人	563	rs2234767	1.88	LDD	Zhu 等
FASL	中国人	563	rs763110	2.34	LDD	Zhu 等
IL1RN	韩国人	281	VNTR A1, A3	0.45, 3.86	LDH	Kim 等
IL10	中国人	589−592	A/C	—	LDD	Lin 等

联研究时在综述中使用了人类基因组流行病学网络（HuGenet）标准。根据他们的结果，大部分的关联证据呈现低水平，只有 5 个基因显示中度关联证据。所有关于椎间盘退变基因的研究都没有达到可信的水平。本章介绍了一些具体的基因，以增强我们对 LDD 的遗传学认识。

维生素 D 受体（VDR）是最好的复制基因，目前已经在 3 种不同人群中得到验证。在芬兰双胞胎的研究中，VDR 是报道的第 1 个与 LDD 相关的基因。在这项研究中，MRI 上的强度信号的减少与 TaqI 基因和 FokI 基因多态性有关。Taq I 基因关联在日本的一项研究中也得到了证实，基因型 Tt 在椎间盘退变严重和椎间盘退变患者中有着更高的频率。TaqI 基因多态与 LDD 相关在中国人群的研究中进一步得到证实。对 3 个不同种族人群的研究表明，VDR 的 TaqI 多态与 LDD 关联最为密切。虽然没有功能性验证，但我们仍然假设 VDR 突变可导致椎体中的细胞外基质椎间盘结构特征的变化。

蛋白聚糖是由基因 ACAN 编码的，是软骨的主要蛋白成分，并可以维持椎间盘的髓核水合作用。因此，ACAN 是一个好的候选遗传学基因研究。在一项对 64 名 20 ~ 29 岁的年轻日本女性的研究中首次发现，ACAN 中的可变数目串联重复序列（VNTR）的数量变化与 LDD 相关联。研究发现，较短（< 25 重复）等位基因具有更高的椎间盘退变风险。这个关联在中国、韩国和土耳其获取了相同结论。对汉族人群的研究也表明，较短的等位基因使吸烟的有症状性椎间盘退变患者携带更高的风险（OR，4.5），这表明这种风险的等位基因可能和吸烟有关联。不过对芬兰人的研究发现，有 26 个重复序列的等位基因与暗髓核显著相关。这些矛盾的结果可能是因为种族差异。然而，对芬兰人中的研究显示，ACAN 仍然是 LDD 的一种风险因子。

DNA 测序技术是用来确定 DNA 分子内核苷酸的精确顺序过程。第 1 个 DNA 测序方法在 20 世纪 70 年代建立。弗雷德里克·桑格（Frederick Sanger）及其同事开发了具有链终止抑制剂的方法进行快速 DNA 测序，而沃特·吉尔伯特（Walter Gilbert）和艾伦·马克萨姆（Allan Maxam）使用化学降解开发了另一种测序方法。这两个方法通常被称为第 1 代测序。从那时起，降低成本和提高产量的需求已经推动了 DNA 测序技术的发展。1990 年，新技术并行测序过程大大提高了产量，因此进入 DNA 测序下一代，人们开发了几项二代测序技术。包括生命科学（Life Science）、索尔 / 依诺米那（Solexa/Illumina）、SOLiD 和波兰人（Polonator）在内的主要商业实体诞生了。随着众多平台可用性的提升，大大降低了成本和提高了测序吞吐量，第 2 代测序技术已广泛应用于遗传疾病的研究。

在两项独立的亚洲人群研究中发现了阿泊菌素基因（ASPN）和 LDD 之间的关联，一项为日本人（$n=1353$），另一项为中国人（$n=1055$）。ASPN 成了 LDD 易感性的候选基因，因为阿斯波林（Asporin）是一种细胞外基质蛋白并与膝盖的 OA 有关联。在日本的病例研究中，至少有一个 D14 等位基因的存在与通过坐骨神经痛表现出来的腰椎间盘突出症（LDH）具有显著相关性。而在中国人群中，至少有 1 个 D14 与 LDD 有关联。使用 META 分析上述表型表明，个体携带 D14 等位基因具有较高的 LDH 风险或椎间盘退变，OR 为 1.58。

几种类型的胶原蛋白已经广泛应用于 LDD 的研究，由 COL11A1 编码的 XI 型胶原蛋白为 LDD 提供最可靠的证据。在一项日本人群的研究中发现，COL11A1 基因 rs1676486T 等位基因和 LDH 表型相关联。通过坐骨神经痛，这项研究包括 3 项阶段（$n=367$，$n=645$，$n=710$），其中每一个阶段均显示出明显的关联性。当人群合并用于 META 分析（823 例和 838 例对照组）时，小等位基因 T 的携带者 LDH 风险较高。此外，研究表明 SNP rs167486 影响着 mRNA 稳定性。

在 157 例芬兰坐骨神经痛患者中的 6 例患者中首次发现 IX 型胶原基因的一个罕见突变类型（Trp2 等位基因），在对照组中没有检测到这种突变。此外，家族连锁研究表明，这种突变会导致疾病。中国人群中这个突变等位基因的频率要高得多，这个相关性与年龄相关，对40～49岁年龄组患者的影响最大。另一个变种（Trp3等位基因）也在对芬兰人群的研究中被发现，但不存在于中国人群和南欧人群中。随后的功能研究表明，Trp2和Trp3变异在IX型胶原中与退变性腰椎管狭窄相关。

由COL1A1和COL1A2编码的I型胶原蛋白首先在骨密度降低的患者中进行了研究，据报道，SNP（rs1800012）与之相关联。一项517人的荷兰人群的研究报道表明，SNP的基因型Tt具有较高的椎间盘退变的风险。然而，椎间盘退变表型被定义在X线片中表现为骨赘和关节间隙狭窄。这是一项仅仅使用MRI定义椎间盘退变的只对40名希腊年轻军人的研究，这不是一个足够大的样本。因此，SNP如何增加LDD的风险仍然未知。

最近一项与北欧的合作研究调查了生长分化因子（GDF5）基因SNP（rs143383）。总人群（$n=5259$），一组（$n=613$）进行MRI检查。在女性中，META分析显示rs143383与椎间盘狭窄和骨赘的联合表型之间存在显著的关联性。当只用MRI队列研究时，关联却没有显著统计学意义，从而产生这种关联的不一致性。GDF5是关节形成所必需的，但是也与OA相关。在日本人群中进行了SKT基因的多态分析，结果发现，SNP（rs16924573）与LDH（$n=1758$）是强相关联，这个结果在芬兰人群的研究中得到证实（$n=506$）。虽然这种等位基因在芬兰和日本人群之间的频率不同，但对超过2200个人群的META分析支持这种关联。在一项对芬兰人群椎间盘信号强度下降和SKT基因rs16924573多态之间的关联研究中也证实了这个SNP（rs16924573）与LDH的强关联（OR，0.27；95% CI，0.07～0.96；$P=0.024$）。在这2个研究中，病例组G等位基因的频率更高，从而表明风险增加。SKT的功能未知，需要进一步的研究。基质金属蛋白酶（MMP）是一个在椎间盘中表达大的蛋白质家族，根据报道，

其中MMP-1、MMP-2、MMP-3和MMP-9基因与椎间盘退化相关联。有趣的是，所有MMP的敏感多态均位于启动子区域。在一项对691人的中国南方人群的MMP-1研究中发现，椎间盘显著信号改变只发生在40岁以上或者更老的人群中。在另一项中国人群的研究中发现，MMP-2启动子区域的SNP与严重椎间盘退变相关。据报道，在49例日本老年退化患者中，MMP-3的启动子的多态与椎间盘的发生和发展相关联，然而，在年轻人群中没有发现这个关联。在对中国北方人群的研究中，MMP-9启动子区域的SNP与椎间盘退变相关联（$n=859$）。

在2个日本人群（$n=1089$和$n=654$）中检测发现，血小板反应蛋白2（THBS2）基因是LDH候选基因。SNP（rs9406328）显示在每个独立人群中显著相关，META分析也获取了一样的结果。这些研究也表明，THBS2可能参与调节MMP在椎间盘组织中的表达，反过来参与调节椎间盘突出症的发病过程。此外，研究者也检查了THBS2和MMP-9的综合作用，该组合的OR为3.3，表明存在潜在的基因—基因相互作用。

LDD的第1个GWAS，是包含了4600个样本的来自北欧4个群体的META分析，本研究鉴定了parkin基因PARK2 SNP（rs926849）和LDD之间的关联（$P=2.8 \times 10^{-8}$）。

6.3.4　从常见变异到罕见变异

椎间盘退变提供了脊柱状况的一个整体、主观的印象。它可能包括信号强度损失、隆起、疝的形成、端板不规则、骨赘和狭窄的椎间盘空间。LDD与各种症状和严重程度相关联。在几乎每个人中都会看到一些磨损的迹象，并随着年龄的增长，腰椎间盘开始撕裂；然而，不是每个人都会有背痛或坐骨神经痛的症状。严重椎间盘退变有时在很年轻的时候就被发现，而老年人可能会发现相对正常的椎间盘，虽然这些情况是罕见的。在另一方面，根据双胞胎

的研究评估表明，LDD 的遗传率高达 74%，即使 LDD 功能验证的常见变动很少。考虑到目前 LDD 的遗传变异及其影响的大小，大量案例仍然无法解释，意味着有几个遗传因素等待被鉴定。到目前为止，大多数遗传研究已经集中在候选基因常见的 SNP 中，而人类基因组包含更多的变异，包括罕见的 SNP、插入和缺失、基因拷贝数变异（CNV）、倒位和其他。正在积累的证据表明，罕见的变异确实在共同的复杂疾病中发挥作用。例如，3 个罕见的缺失与精神分裂症有关，其中 1 个的 OR 为 14.8。在 IFIH1 基因中的 4 个罕见 SNP 分别独立地降低了 1 型糖尿病的风险，其中 1 个 SNP 具有 0.5 的 OR，36 非常罕见的变异与 2 型糖尿病有关联，其中 1 个 OR 为 3.3。这种罕见的变异导致普通疾病的易感性并不是一件不寻常的事情。因此，要更完整地理解 LDD 需要进行全基因组研究，全面地检查人群中常见变异和非常见变异。

为了识别罕见的变异，必须要对整个病例基因组测序，而不是对变异的目录进行基因分型。虽然最好的方法是对整个基因组进行测序，但这种方法是昂贵的，特别是如果针对复杂疾病，则须对大批病例进行测序。为了降低成本，全外显子测序已被广泛应用于检测位于外显子的变异。一种靶向测序方法也已经可以用于对通过连锁或全基因组关联分析研究（GWAS）显示出潜在的靶向序列区域进行测序。

的一生中是固定不变的，表观遗传模式不仅因组织而异，并随着年龄的增长而变化，而且对环境的暴露非常敏感。最近的研究提供了 DNA 甲基化的证据，在一个生物化学过程中，甲基被添加到胞嘧啶或腺嘌呤中 DNA 核苷酸中，参与了复杂疾病的发展。在一个 PARK2 启动子 CpG 岛的超甲基化与 MRI 确定的 LDD 相关联。DNA 的甲基化改变也在其他复杂的疾病中被报道过，如精神分裂症和双相性情感障碍。在利用不一致表型的单卵双胞胎研究这些疾病时，发现了全基因组 DNA 甲基化模式的显著差异。表观遗传变异也有助于解释大多数发病和进展性质迟发的常见疾病，还有定量性质复杂特征和环境在疾病中的作用。证据表明，表观遗传模式被环境因素所改变，并与已知疾病风险（例如，饮食、吸烟、酒精摄入、环境毒素和压力）相关。这些观察表明，复杂疾病就是表观遗传与遗传因素综合作用的产物。

目前，阵列和测序技术两者都可用于鉴定全基因组甲基化的变化。类似于 GWAS，使用甲基化变异关联扫描被称为表观基因组范围内的关联研究。除 DNA 甲基化外，非编码 RNA，未翻译成蛋白质的功能性 RNA 分子是其生物网络的基本组成部分，在调节基因表达方面发挥着重要作用。椎间盘退变患者和椎间盘损伤患者 microRNA 的表达差异显著。在 OA 中也有 microRNA 的差异表达报道。

6.4　表观遗传学

表观遗传学是指基因组的可遗传的、功能上相关的变化，并没有涉及核苷酸序列的变化。在基因表达（转录）的初始阶段，要将基因包装成染色质，并进行动态染色质重构。表观遗传因素负责这一调控过程，其主要组成部分是 DNA 甲基化、组蛋白修饰和非编码 RNA 的作用。与 DNA 序列不同的是，大部分 DNA 在整个人

6.5　未来方向

LDD 的遗传研究已经进行了近 20 年。随着基因型鉴定和 DNA 测序技术的不断进步以及成像技术和统计学方法的改进，我们对腰椎间盘退变性疾病的自然病史的认识得以不断深入。但是，对复杂性的退变过程仍然不能完全理解。一个严重的问题就是很少的易感基因可以复制。其次遗传性还有很大一部分缺口，针

对目前的发现仍无法得以解释。根据我们的经验，有几种方法能够最大限度地发现新的 LDD 的风险因素。对于复杂的实验，较大的样本可能会提供更准确的评估。在 OA 中，最近由英国的 GWAS 招收了 7 万多个样本，发现了几个有希望的基因位点。对于 LDD，它比 OA 更为普遍，研究协会招募到 4600 名受试者。在一项关于身体高度和脂肪的研究中，非常庞大的样本量使研究人员发现许多可靠的遗传因素。所以，为识别可靠的与 LDD 有关联的变异，通过国际合作进行大规模的多民族遗传研究和种族间比较是不可避免的。然而，研究组间表型鉴定、样本选择策略存有差异和用于表示椎间盘退变的图像特征也有很大的变化。所以要确保同一组遗传因素的鉴定，一个统一的表型定义是必需的。此外，基于椎间盘退变是遗传因素、表观遗传和环境因素的产物的假说以及它们的互动作用，更多的信息应在未来的遗传研究中被考虑在内，例如基因—环境相互作用、基因调控等。此外还有，除了观察某一时间段的遗传突变，应该系统研究所有的因素，因为整体感可以提供更好的理解遗传结构和椎间盘退变性疾病的病因。

第二部分
影像学

第7章 椎间盘退变性疾病的影像学

基约姆·比瑞（Guillaume Bierry）

简－路易斯·迪特曼（Jean-Louis Dietemann）

译：袁 文 赵 衡 吴紫钊 丘金城

7.1 前言

椎间盘退变性疾病（DDD）将导致椎间盘与软骨终板发生病理改变，常见的有3种：椎间盘突出、腰椎管狭窄和椎体不稳。蛋白多糖的降解使得髓核脱水化逐渐加重，再加上纤维环的破裂，椎体间高度逐渐丢失并出现纤维环外层的膨出。此外，还伴有软骨终板变薄和局部纤维环破裂，还可出现软骨下骨质变化。椎间盘退变性疾病（DDD）通常和关节突骨关节炎紧密关联，可引起中央椎管、侧隐窝和/或椎间孔的狭窄。脊柱正常的生物力学功能丢失后继发失稳，可通过静息位或动力位X线片来鉴别，常表现为椎体前滑脱或后滑脱。

通过X线片即可发现椎间盘高度的丢失，但CT在评估脊柱骨性结构的形态学方面更精确，而MRI则主要是对软组织进行评估，如椎间盘、韧带、神经结构和骨髓等。脊柱内固定术后进行脊髓造影对检测神经根是否存在压迫会有所帮助。在极少数情况下，椎间盘退变性疾病（DDD）很难与感染性椎间盘炎或类风湿性关节炎相鉴别，这时PET-CT检查或CT引导下穿刺活检将有助于协助诊断。

7.2 X线片

椎间盘退变的X线片的主要表现是椎间隙狭窄、终板硬化以及骨赘形成。

在未发生退变的情况下，椎间盘高度从T12/L1～L4/L5逐渐增加，而L5/S1的高度与L4/L5相似（图7.1）。椎间盘高度下降在MRI的T2像中表现为脱水征象。

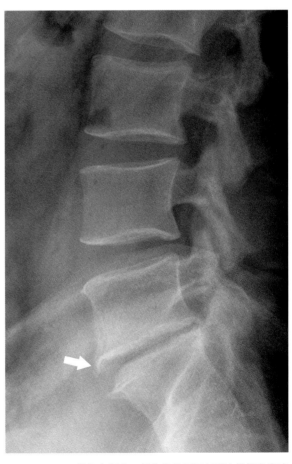

图7.1 L5/S1椎间盘退变。侧位平片显示L5/S1椎间盘高度下降伴前方骨赘形成（箭头所指）

骨赘是在轴向平面上沿着椎体终板形成的骨性突出，在胸腰椎上多见于椎体前方及侧方，而在颈椎上多见于钩椎关节炎所致的椎体前方及后方（图7.2～图7.4）。

椎间盘退变持续发展会出现椎间盘真空现象，代表椎间盘中的气体聚积（图7.2）。20%的老年椎间盘退变患者中可以检测到椎间盘内的气体，气体与椎间盘内负压有关，当脊柱伸展时负压增加，而脊柱屈曲时负压降低。这种真空现

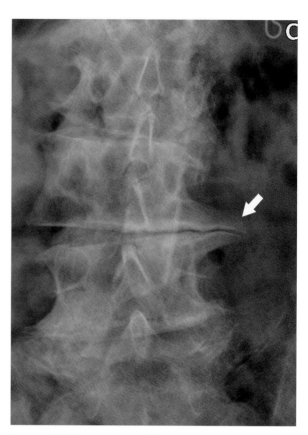

图7.3　侧位平片显示不对称的椎间隙狭窄和巨大的骨赘伴"鹦鹉嘴"征（箭头所指）

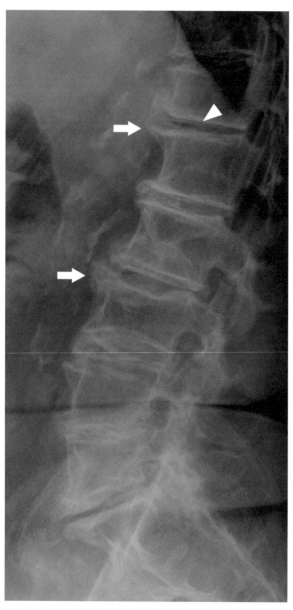

图7.2　多节段椎间盘退变。侧位平片显示有椎间盘狭窄伴骨赘（箭头所指）以及真空现象（三角形所指）

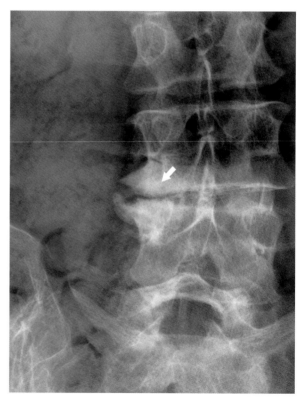

图7.4　平片（前后位投影）显示L4/L5椎间隙变窄伴骨赘以及终板的软骨下骨硬化（箭头所指）

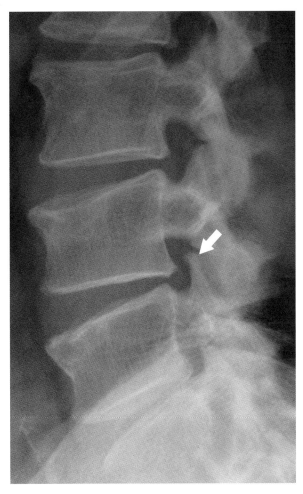

图 7.5　椎体后侧关节退变。侧位平片显示椎体后方关节病变，表现为骨赘形成及椎间孔狭窄（箭头所指）

象或许与患者早晨时以及起身时的下腰痛相关，而且这种真空现象可能受天气以及大气压力的变化影响。相比于传统的自旋回波，MRI 难以识别真空现象，MRI 对梯度回波的灵敏度更高。

像外周骨关节疾病一样，终板软骨下可见骨硬化出现，伴随着椎间隙的进一步狭窄（图 7.4）。

在 30 岁以下的成年人中有 50% 患有小关节突病变，且多发于 L4/L5。侧位平片上多见小关节突骨赘形成伴椎间孔狭窄（图 7.5）。

其余平片可见的表现如许莫氏结节和椎间盘钙化则常出现在下胸段及上腰段脊柱。骨软骨疾病导致的终板及软骨下骨变薄容易出现许莫氏结节，影像学上表现为椎体上深浅不一的圆形缺损。椎间盘及纤维环钙化则多见于老年患者的下胸段脊柱（60%）。

7.3　计算机断层扫描（CT）

高分辨率多排 CT 对真空现象、椎间盘钙化、软骨下骨质硬化以及其他相关的骨性变化，尤其在矢状面、轴面以及冠状面的重建上有更高的敏感度（图 7.6）。在轴向扫描及矢状位重建上可以清晰地看到椎间盘膨出或突出（图 7.7）。

腰椎前方及侧方的骨赘不会压迫神经根，但腰椎巨大的侧方骨赘可能导致脊柱侧凸（图 7.6）。

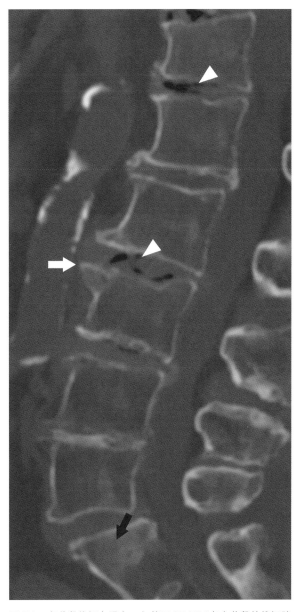

图 7.6　多节段椎间盘退变。矢状面 CT 显示多个节段的椎间隙变窄伴椎间盘内气体（三角形所指）及骨赘（箭头所指）

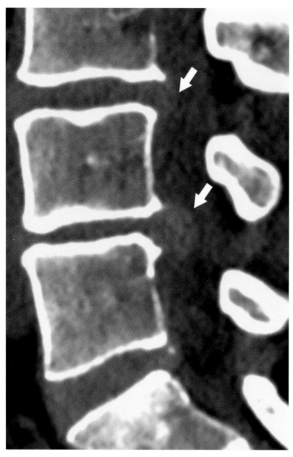

图 7.7　椎间盘突出。CT 矢状位重建显示 L3/L4 椎间盘向后突出（上箭头所指），L4/L5 椎间盘巨大突出（下箭头所指）

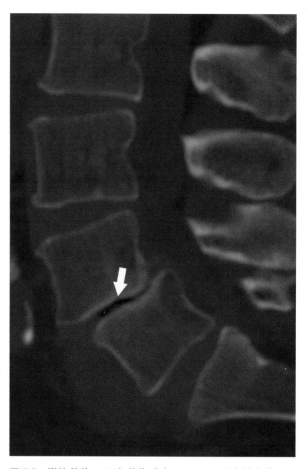

图 7.9　脊柱前移。CT 矢状位重建显示 L4/L5 退变性向前滑脱伴椎间隙变窄及椎间盘内气体（箭头所指）

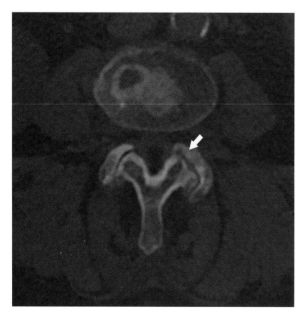

图 7.8　椎体后方关节退变。CT 轴向重建显示关节面骨质硬化伴骨赘形成（箭头所指）

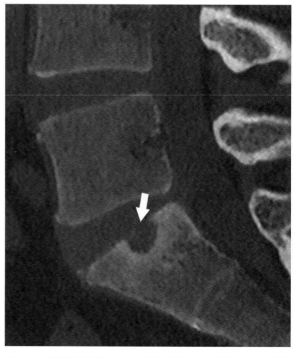

图 7.10　许莫氏结节。CT 矢状位重建显示终板处的低密度缺损伴周围的骨质硬化征象（箭头所指）

轴向重建可清晰地显示小关节突病变所发生的椎间隙变窄、骨质硬化以及骨赘形成（图 7.8）。

伴退变性腰椎侧弯脊柱滑脱畸形可导致脊柱的横向移位、退变性前移或反向错位以及椎间盘内容物向前或向前外侧突出及骨赘形成(图 7.9)。

退变性的椎间盘钙化多发生于纤维环内，有 50% 的老年患者有腰椎间盘的钙化。

许莫氏结节在 CT 上显示为圆形缺损病变，偶伴气体及边缘骨质硬化（图 7.10）。

7.4 磁共振成像（MRI）

MRI 是检查脊柱退变的主要手段，从 MRI 结果中可以观察到椎间盘、骨髓、小关节的病变等，还可以观察到退变导致的其他组织如神经根及肌肉的病变。常规的脊柱 MRI 包括矢状面自旋回声 T1 加权像（WI）以及快速自旋回声 T2 加权像。T2（矢状面 / 冠状面）序列的脂肪饱和方法（STIR，FATSAT）可显示骨髓水肿情况。轴向 T1 及 T2 加权像可显示有根性疼痛患者的神经根压迫情况。应用静脉注射钆元素增强剂后，椎间盘及软骨下骨新生血管形成的组织和病变增强更易于观察。

正常椎间盘在 T1 加权像中相对椎体为低信号，而在 T2 加权像中相对椎体为高信号，高信号与髓核中蛋白聚糖所结合的水分多少相关。菲尔曼（Pfirrman）等根据 T2 加权像的表现把腰椎间盘退变分为 5 级（图 7.11）。在一般的年轻患者中，T2 加权像显示椎间盘中心为均匀亮白的高信号,周边纤维环为低信号（Ⅰ级 ）（图7.11 ~ 图 7.14）。T2 加权像中髓核信号降低高度提示椎间盘脱水，是由椎间盘中的蛋白聚糖改变引起的。在人 10 ~ 20 岁时，T2 加权像显示髓核中出现一低信号的水平带，是由于髓核中胶原纤维的增多导致的（Ⅱ级）。然后在 T2 加权像中可见髓核广泛的信号降低以及椎间隙变窄（Ⅲ级）（图 7.11 ~ 图 7.14）。在这个阶段，T2 加权像可检

测出纤维环后方放射状的撕裂，表现为高信号（称为 HIZ 或高信号区缺损），静脉注射钆元素可以增强其显像（图 7.13）。椎间盘变黑伴椎间隙变窄（Ⅳ级）或者椎间隙完全塌陷（Ⅴ级）视为严重椎间盘退变。

在退变的椎间盘中经常可观察到新形成血管以及终板上的平行带增强，此平行带还偶见于椎间盘中心。这种现象与背部的局部疼痛有关（图 7.14）。

椎间盘内气体在所有的序列中都表现为低信号，而真空现象在 X 线片及 CT 中显示得更清楚。椎间盘钙化在 MRI 上可能会有不同表现，在 T1 和 T2 加权像上都表现为低信号，或者在 T1 加权像上表现为高信号，这取决于椎间盘内的脂肪分布及成骨情况。

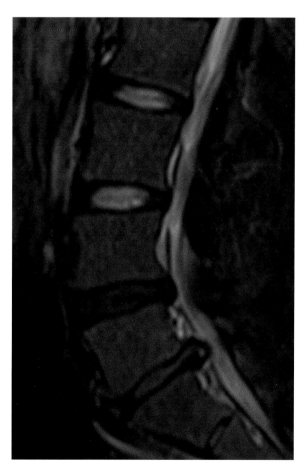

图 7.11 矢状位 MRI T2WI 显示 L4/L5 椎间盘膨出和 L5/S1 椎间盘突出

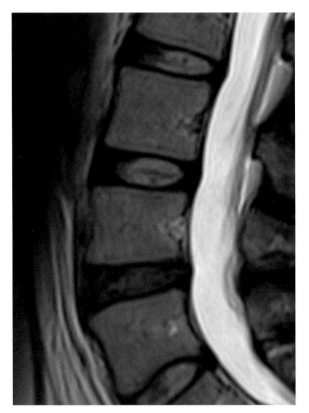

图 7.12　矢状位 MRI T2WI 显示 L4/L5 椎间盘退变

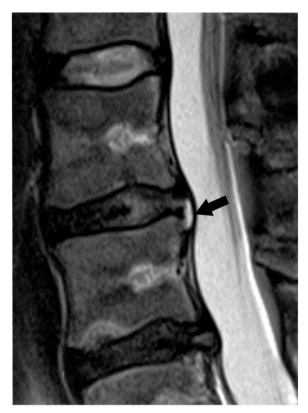

图 7.13　矢状位 MRI T2WI 显示 L2/L3 后方高信号区（箭头所指），L3/L4 椎间盘向后膨出

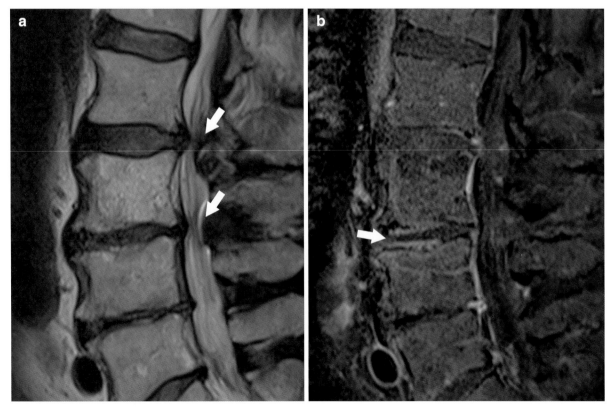

图 7.14　（a）矢状位 MRI T2WI 显示椎间盘向后膨出及小关节增生引起的椎管狭窄。（b）矢状位 MRI T1WI 饱和脂肪钆增强显像显示退变的椎间盘

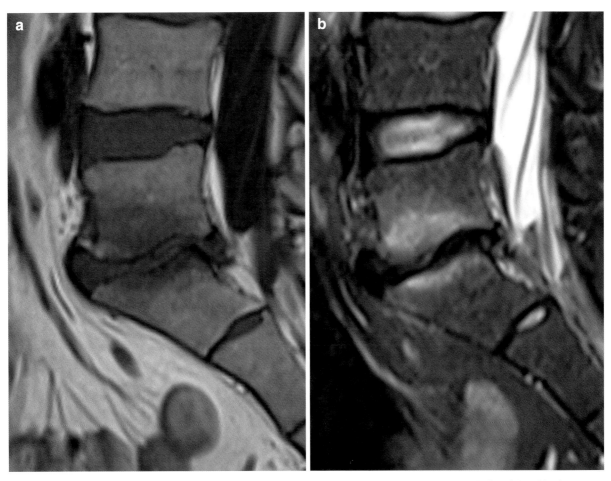

图 7.15　矢状位 MRI L4/L5 终板 Modic 1 型改变。（a）T1 低信号。（b）T2 高信号。异常信号出现在与椎间盘邻近的终板上

椎间盘退变的终板骨髓在 MRI 中常有异常表现。莫迪克（Modic）等研究发现，椎间盘退变的邻近椎体骨髓会表现为两种信号改变。一种是在钆增强后出现 T1 加权像上低信号而 T2 加权像上高信号（图 7.15）。这种表现是由于静脉注射钆元素增强后代替了正常骨髓的维管组织骨髓中的水分及血管增多导致的。4% 的背痛患者可出现 Modic 1 型改变，并且与盘源性疼痛密切相关。疼痛激发试验阳性与终板的 Modic 1 型改变之间的关系并不明确。椎间盘突出手术或介入治疗后也会出现类似的改变。

当感染性椎间盘炎时终板也会表现出类似 Modic 1 型的改变，需要结合患者的症状、病史以及实验室检查综合判断。对于一些复杂的病例，如果要区分退变与感染间终板的病变需要进行活检、MRI 跟踪或氟脱氧葡萄糖（FDG）PET/CT

等检查。类风湿性关节炎、痛风及长期血液透析引起的侵蚀性椎间盘炎也会表现类似终板 Modic 1 型改变。

终板 Modic 2 型改变则在非增强的 T1 及 T2 加权像上显示黄骨髓均表现为高信号，16% 的背痛患者中可出现终板 Modic 2 型改变（图 7.16、图 7.17）。

Modic 1 型改变是一个动态过程，随着时间的推移可以发展为 Modic 2 型改变（图 7.13）。而终板的 Modic 2 型改变就少有进展。从 Modic 1 型改变进展到 Modic 2 型改变是个漫长的过程（1 ~ 6 年只有 50% 的改变）；回归分析显示有 2/3 的背痛患者从 Modic 1 型改变进展为 Modic 2 型改变；相关因素（骨突关节的骨关节炎及不稳）或许可以解释症状的消失或部分反跳。腰椎后路融合手术后可见 Modic 1 型改变迅速向 Modic 2

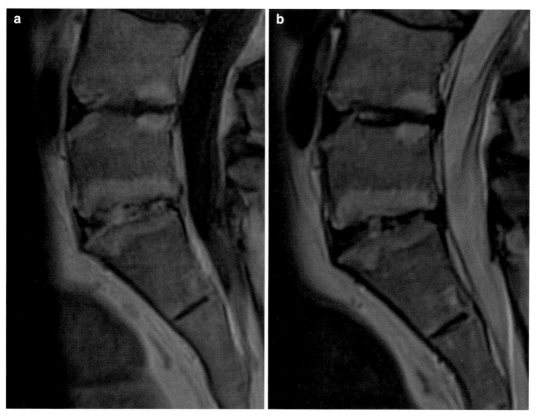

图 7.16　矢状位 MRI L4/L5 及 L5/S1 终板 Modic 2 型改变。（a）T1 高信号。（b）T2 高信号

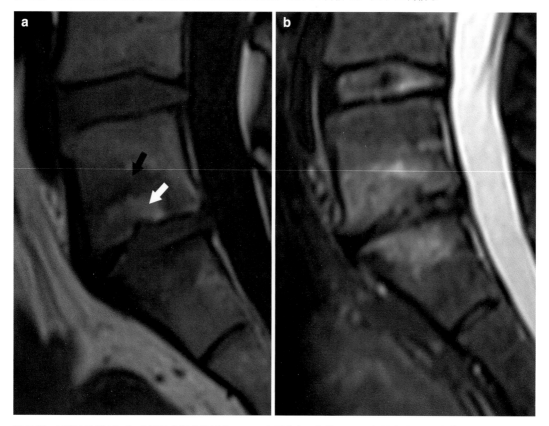

图 7.17　L5/S1 终板 Modic 1 型改变部分进展为 Modic 2 型改变：矢状面 MRI 主要表现为 T1 低信号（a）（a 图黑色箭头所指）和（b）T2 高信号，而 T1WI 紧邻椎间盘部分高信号（a 图白色箭头所指）

型改变进展。反过来，Modic 2 型改变向 Modic 1 型改变转化则非常少见，若是出现，则可能与多种疾病同时发病有关。

　　Modic 3 型改变在非增强 T1 加权像及 T2 加权像中表现为低信号，代表椎间盘退变的终末期发生终板硬化（图 7.18）。

　　许莫氏结节在相应的椎间盘上表现为 T2 加权像上稍高信号。在急性及亚急性期，包括周边骨髓的水肿及炎性改变在 T1 加权像上表现为低信号，T2 加权像上表现为高信号，这可能与急性及亚急性背痛相关（图 7.19）。

　　在骨突关节的骨性关节炎（包括小关节突渗出、关节中的进行性炎症反应）中可以观察到反应性水肿改变，尤其是在轴向及冠状面的 STIR 序列或 T2 压脂成像中。小关节突水肿（可见于

14% 的下腰痛患者）以及关节腔内积液同样可见。

　　MRI 是评价韧带病理形态学的主要手段。椎间盘退化中的椎间盘突出及骨质改变与黄韧带肥厚 / 退变有密切关系，可能共同造成椎管或椎间孔狭窄（图 7.11 ~ 图 7.23）。轴向的 T1 加权像或 T2 加权像均能清晰地显示韧带肥厚及神经压迫情况。再者，在矢状位 T2 或 STIR 成像中易于观察到滑囊炎（Baastrup 综合征）中的棘间改变（图 7.24）。

　　可以观察到椎间盘退变患者由于活动减少导致椎旁肌肉进行性萎缩。在一些脊柱不稳导致的神经根损伤病例中可以观察到急性的肌肉炎症。轴向 T1 加权像成像是观察肌肉萎缩的最佳选择，而观察肌肉炎症最好选择冠状面 STIR 成像（图 7.25）。

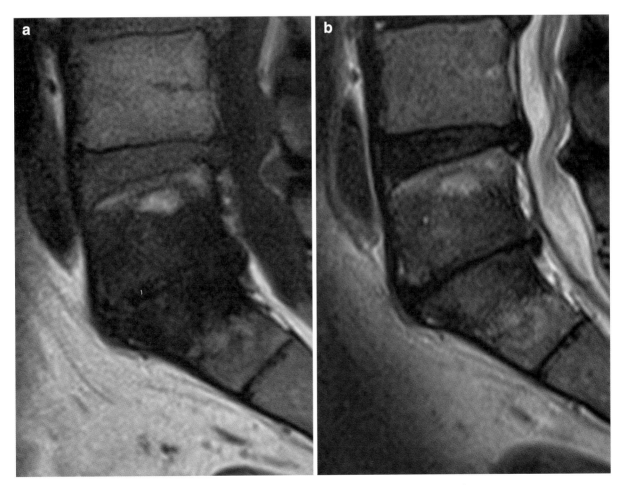

图 7.18　L5/S1 终板 Modic 3 型改变表现为 T1 低信号（a）及 T2 低信号（b），并与终板硬化一致

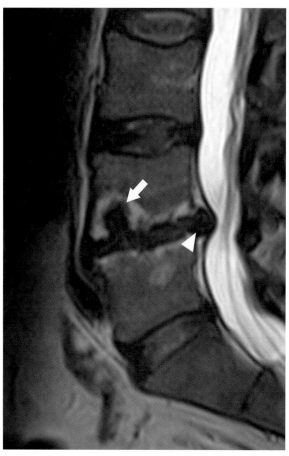

图 7.19　软骨质许莫氏结节表现为 T2 高信号（箭头所指）并周围骨髓炎性改变产生的水肿；后方椎间盘突出（三角形所指）

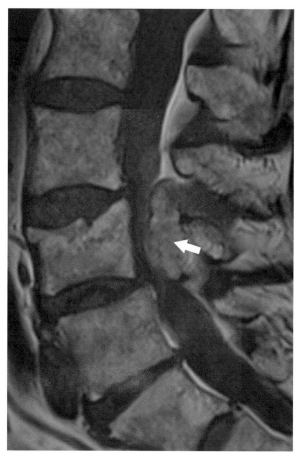

图 7.21　出血性小关节突囊肿压迫椎管。矢状位 MRI T1WI 显示小关节突前方分叶状高信号团块（箭头所指）

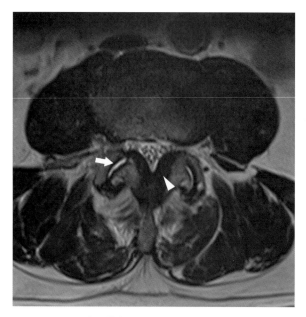

图 7.20　L4/L5 小关节突退变。轴向 MRI T2WI 显示小关节突处渗出表现为高信号（箭头所指）及黄韧带肥厚（三角形所指）

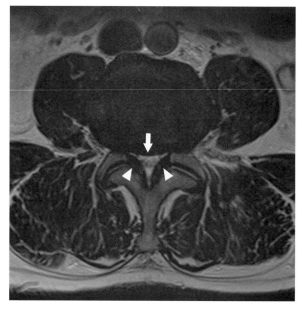

图 7.22　退变引发的椎管狭窄。MRI T2WI 显示椎间盘向后突出导致椎管狭窄（箭头所指）并小关节突黄韧带肥厚（三角形所指）

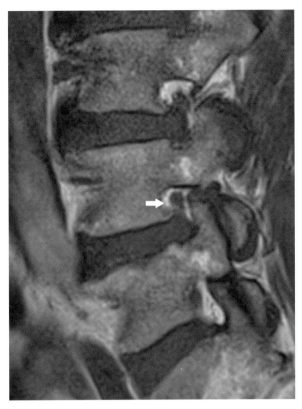

图 7.23　椎间孔狭窄。矢状位 MRI T1WI 显示椎间盘向后突出及小关节突肥厚导致神经根周围脂肪减少（箭头所指）

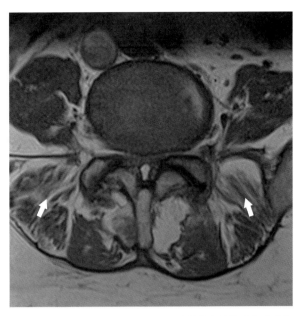

图 7.25　轴向 MRI T1WI 显示 L4/L5 小关节突骨性关节炎引起椎旁肌肉萎缩，被脂肪所替代（箭头所指）。图片所示严重的椎管狭窄继发于椎间盘向后突出及小关节肥大

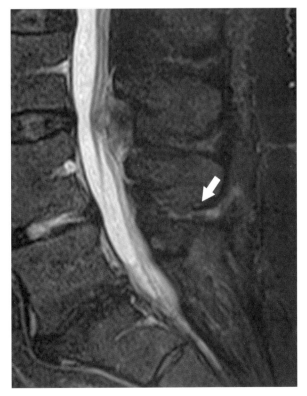

图 7.24　L4/L5 棘间 Baastrup 综合征。矢状位 MRI T2 压脂像显示棘间液体渗出高信号（箭头所指）。显示 L5/S1 椎间隙严重狭窄

7.5　术后影像

在术后随访过程中，常用影像学方法来检查神经结构（椎间孔、脊髓、神经根）和邻近组织（血管、肌肉、软组织）的完整性。

如果有植入物存在，CT 将是最精确的评估与内植物相关的并发症的方法。可以准确评估植入物、钉、棒的正确位置和完整性以及骨性融合的进展（图 7.26、图 7.27）。

MRI 可以很好地显示涉及神经和软组织的并发症。最为敏感的发现是聚集在手术灶的环形强化。鉴别椎间盘突出复发和硬膜外纤维化需要注射造影剂，纤维化会出现强化，反之，则证明是椎间盘突出复发（图 7.28、图 7.29）。

在脊柱手术过程中，难免会造成一定的肌肉损伤，不是植入钉棒时的直接损伤，就是继发于后路神经根分离的损伤。涉及的肌肉会呈现出弥漫的高信号强化，而评估损伤范围的最好的方法是冠状面的脂肪饱和 T2 WI（图 7.30）。

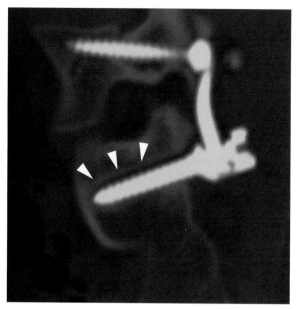

图 7.26　L5/S1 融合术后 S1 螺钉的无菌性松动。CT 矢状面重建显示螺钉周围透亮区（三角形所指）

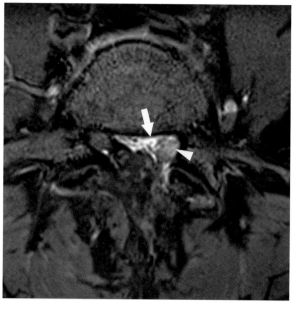

图 7.28　椎间盘术后持续性的根性痛。横断面的增强 T1W MRI 显示神经根周围强化与纤维化相符（箭头所指），并且神经根也有中度的强化（三角形所指）

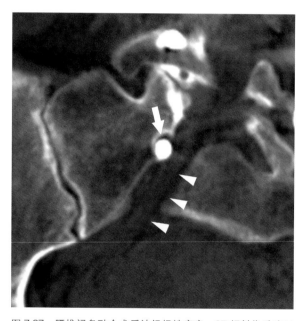

图 7.27　腰椎间盘融合术后神经根性疼痛。CT 倾斜位重建显示偏低偏中间位置的 S1 螺钉（箭头所指），占据了 S1 神经根的位置（三角形所指）

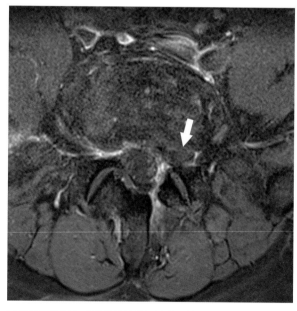

图 7.29　椎间盘术后持续性的根性痛。轴向的钆增强 T1W MRI 显示椎间孔内有一个不强化的团块，与椎间盘突出复发相符（箭头所指）

7.6　脊柱影像学的前景

　　常规磁共振检查可以大体上评估神经的特征。但要更精确地评估神经的压迫，则需要运用更多的特殊序列，比如磁共振神经成像等技术。

　　表面弥散系数（ADC）广泛用于评估非退变性和退变性椎间盘疾病。许多研究报道 ADC 在退变的椎间盘中呈下降的趋势。超短回声时间（UTE）序列可以发现椎体终板的不同成分（钙化和非钙化的），并且有可能发现早期的退变性

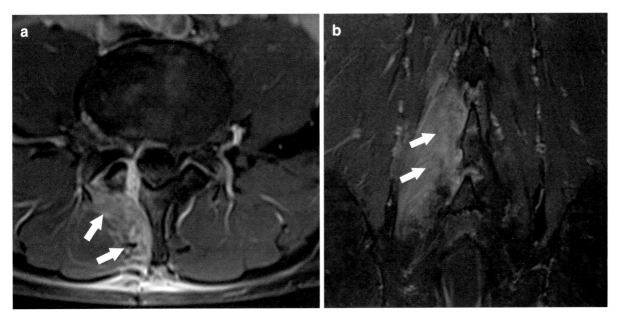

图 7.30 椎间盘术后腰背痛。轴向的钆增强 T1W MRI（a）和冠状面的脂肪饱和 T2 WI（b）显示肌肉水肿符合术后去神经改变（箭头所指）

改变。然而，弥散和 UTE 成像在日常实践中的作用还有待明确。类似的敏感性在以下方面也正在进一步研究当中，如黏多糖依赖的化学交换饱和度转移（gagCEST）成像、3-T MRI 椎间盘黏多糖（GAG）定量分析和体内磁共振波谱。

除了静态 MRI 检查，动态评估的直立位的腰椎 MRI 可以提高可复性椎间盘突出或椎体移位的发现率。直腿仰卧位 MRI 与站立位 MRI 都可用于评估椎管形态。此外，对比无载荷的成像，增加轴向载荷的俯卧位腰椎成像可发现椎管尺寸的明显变化。

X 线 3D 成像越来越多地应用于评估脊柱功能障碍，特别是脊柱侧凸相关的退变性改变。EOS 成像是基于两位诺贝尔创新奖获得者发明的 X 线的同步检测技术，以使获得的二维像产生 3D 重建成像。EOS 成像可以使用低剂量在负重的情况下生成高质量的整体成像。EOS 将主要用于评估儿童脊柱侧凸或伴有椎间盘退变性疾病的老年人的脊柱平衡。

第 8 章　椎间盘造影术

理查德·德比（Richard Derby）

李·R. 沃尔夫（Lee R. Wolfer）

米尔顿·H. 兰德斯（Milton H. Landers）

译：袁　文　王俊波　高文杰　高　博

8.1　前言

在 20 世纪 40 年代，林德布卢姆（Lindblom）引入椎间盘造影术之前，人们一直使用油对比剂进行脊髓造影来诊断椎间盘突出。而在 20 世纪 30 年代，人们对"椎间盘突出"的认识有较多的局限性，把轴向痛与牵涉痛都归因于椎间盘对神经的压迫。脊髓造影术显影范围局限，仅能显示硬膜囊与硬膜囊根袖。而椎间盘造影术则可以使椎间盘显影，包括显露内部的形态学以及侧方的脱出，这是脊髓造影术所无法实现的。椎间盘造影术最开始被应用于椎间盘突出伴放射痛患者的术前诊断。但有趣的是，多数行椎间盘造影检查的椎间盘表现为纤维环的破坏，并无椎间盘的膨出或突出。更重要的是，当向这些内部结构破坏的椎间盘内注射对比造影剂时，复制出部分患者的疼痛。观察到这些现象后外科医生开始使用椎间盘造影诱发实验来诊断及治疗椎间盘内部结构紊乱所致的盘源性腰痛。因此，椎间盘造影由体格检查变成了进一步延伸的检查方法，一种能类似于通过"触诊"椎间盘诱发"疼痛"的方式。此前，椎间盘造影术仅作为术前制定手术方案的试验。但随着新的"再生医学"技术如富血小板血浆等的引入，人们对进一步研究椎间盘以及治疗椎间盘源性疼痛又重新产生了浓厚的兴趣。

在过去的数十年中，组织化学与解剖学研究证明，椎间盘是一种受神经支配的可以产生痛感的结构。毋庸置疑，椎间盘是疼痛的来源之一。

一般来说，在正常椎间盘中，神经分布仅限于外层纤维环。但是，我们知道，当椎间盘引起病理性疼痛时（根据融合前椎间盘 X 线片的阳性发现），表现出新生神经长入内层纤维环和髓核。向髓核注射显影剂可能主要通过以下两种机制刺激神经末梢：显影剂对病变椎间盘内敏感组织的化学刺激与流体膨胀压力导致的机械刺激。目前争论的焦点并不在于椎间盘是否是疼痛来源，而是盘源性疼痛能否被准确诊断。

椎间盘造影术的可靠性与准确性一直存在争议，尤其是在过去的 10 年间，有研究报道椎间盘造影术在无临床症状的患者中有很高的假阳性率，尤其是在慢性疼痛或存在心因因素的患者中。但是，也有研究通过对进行腰椎间盘造影术术后出现假阳性率进行了 META 分析，反驳了这一观点。汇总关于对无临床症状患者行椎间盘造影术的主要研究发现，如果术者严格遵守操作规范和评判标准，假阳性率可被控制在 10% 以下。尽管目前诊断下腰痛广泛使用的是 MRI 和 CT，但椎间盘造影术仍在下腰痛诊断中占有一席之地。我们知道仅凭异常的椎间盘形态无法诊断盘源性疼痛，因为很多患者在 CT 或 MRI 上表现为椎间盘形态异常但是无腰痛的临床症状；MRI 无法辨别疼痛的责任椎间盘。

在现在的临床工作中，诱发性椎间盘造影术用于内部结构受到破坏的椎间盘的源性疼痛的诊断标准是：疼痛感 ≥ 7/10 分（VAS 评分），压力小于 50psi（1psi=6.89kPa）（高于开启压力），一致性疼痛，纤维环撕裂 ≥ 3°，注射物容量 ≤ 3.5mL 并存在可作为阴性对照的椎间盘。

在这一章中，我们主要讨论椎间盘造影术的适应证、技术要点以及腰椎椎间盘造影术的并发症。关于操作方法已在之前的论著中详细进行了阐释。在本章的技术要点部分后，我们将分别对椎间盘造影术用作诊断试验（与 CT 和 MRI 进行对比）的假阳性率问题、其预测价值以及镇痛性椎间盘造影的最新进展等问题做一简短的文献回顾。

8.2　适应证与禁忌证

椎间盘造影术不是一种初筛检查。仅在保守治疗失败后进行椎间盘激惹刺激，但也只适用于其他无创或微创诊断试验所不能确诊的情况。椎间盘造影术是一种有创的、不可逆的手术操作，在无法确诊时可以作为备选方案。诱发性椎间盘造影术最主要的适应证是用来明确椎间盘是否存在病理性疼痛以及评估纤维环或终板的破坏程度。椎间盘造影术的结果对于外科医生或脊柱介入治疗具有指导意义。其所取得的临床信息可用来诊断盘源性腰痛，明确责任椎间盘，为精准治疗提供参考。只有椎间盘造影术结合 CT 才可以明确显示椎间盘真实的内部解剖结构。椎间盘造影术后进行 CT 扫描对椎间盘摘除术后怀疑残留或复发的椎间盘突出病例尤其适用。椎间盘造影术适用于通过 MRI 或脊髓造影未能明确诊断的疑难病例以及考虑进行手术的患者。当诊断困难，无法抉择是否需要进行手术以及无法明确手术节段的时候，椎间盘造影术是一个可选择的解决方法。当单个椎间盘有症状而邻近节段的椎间盘无症状时，可将治疗范围缩小并锁定。它的另一个重要功能是辨别无症状的不需要处理的椎间盘。当存在有症状的或异常多节段（≥ 3 节段）椎间盘时，将给手术治疗带来更大的挑战。

如果患者无需进行手术治疗，椎间盘造影术可作为确诊的方法并指导患者进行非介入性疼痛管理治疗。北美脊柱协会对于椎间盘造影术的声明如下：

椎间盘造影术用于评估长期脊柱疼痛、伴或不伴有下肢痛、持续时间大于 4 个月、当各种合适的保守治疗方法无效时的患者。行椎间盘造影术前，对患者应该行其他检查，包括但不限于计算机断层扫描（CT）、磁共振成像（MRI）扫描和 或脊髓造影，在其他检查仍无法确定疼痛的病因时，方可行椎间盘造影术。

纳入标准：

（1）对可能引起下腰痛脊柱节段的保守治疗失败。

（2）疼痛持续时间超过 3 个月。

（3）临床症状表现为盘源性腰痛。通过局部麻醉阻滞来排除关节突关节和骶髂关节来源的疼痛。

（4）症状的严重程度达到考虑进行开放手术或微创手术。

（5）已经决定手术，手术医生希望评估邻近椎间盘的情况。

（6）患者理解椎间盘造影术的原理并在医生解释病情后表示愿意配合。

（7）医患双方在需要明确疼痛责任节段以指导后续治疗这一观点上达成共识。

绝对禁忌证：

（1）无法同意或拒绝完成该操作。

（2）在术中无法评估患者的反应。

（3）患者无法配合操作。

（4）有已知的局部或全身感染情况。

（5）孕妇。

（6）存在使用抗凝药或出血性疾病的情况。

相对禁忌证：

（1）对造影剂、抗生素或局部麻醉剂过敏者。

（2）存在严重的心理障碍。

（3）其他会导致该操作风险增加的情况，如特殊药物使用史、先天性疾病、手术史、解剖学的因素或者心因因素等，但在可承受范围内。

8.3　术前评估

在椎间盘造影术前，应获得患者的详细病史并进行体格检查以排除手术禁忌证。危险信号如发热、夜间痛、恶性肿瘤病史或无法解释的体重减轻等出现时应该提醒术者重新评估诊断。在行椎间盘造影术前，应获得患者的书面知情同意书。须向患者解释手术操作的目的和原理、利弊、替代解决方案以及并发症和术后可能出现的结果等。指导患者使用 0 ~ 10 分 VAS 疼痛分级。最重要的，患者应该了解椎间盘造影术会引起疼痛，而他们需要描述疼痛的位置、强烈程度以及有无诱发性疼痛及与其主诉的一致性。有经验的观察者可以独立监控术中患者的疼痛反应。部分术者会要求患者填写一些简单的心理评估量表，如遇险与风险评估方法（Distress and Risk Assessment Method，DRAM）可以用来评估患者是否具有正常、担心风险、轻度抑郁、痛苦等心理状态。

对于非水溶性对比剂（碘海醇或碘帕醇）或其他相关药物过敏的患者，术者需权衡利弊并与患者共同商讨确定方案。对于碘酒过敏的患者，可以在术前提前应用糖皮质激素类药物、H1 与 H2 阻断剂。如果对比剂过敏反应的危险性大，可利用盐水或在盐水中加入少量钆代替对比剂，并在术后立即行 MRI 检查。

在所有行腰椎椎间盘造影术的病例中，应该先查看评估患者的 MRI 或 CT 结果。大部分术者根据 MRI 的 T2 加权像选择责任节段。大多数接受检查的椎间盘表现出 T2 加权像信号降低，邻近退变不明显的椎间盘通常被选作对照。一般注射造影剂的节段不超过 3 个。

8.4　患者术前准备

8.4.1　预防性使用抗生素

静脉注射是标准用药方式。椎间盘炎是最常见的严重并发症（虽然总体发病罕见）。在术前以及进针前 30min 内 2 次预防性使用抗生素（头孢菌素 V 1g、庆大霉素 80mg、克林霉素 900mg 或环丙沙星 400mg）。基于羊的动物实验证实了在静脉注射 30min 后纤维环组织的抗生素含量处于最佳水平，而在 60min 时已基本消失。而在术后，氨基糖苷类的药物不用于预防感染。在静脉使用抗生素的同时，很多术者将抗生素与造影剂混合注入椎间盘（每毫升加入 1 ~ 6mg 头孢菌素 V，或者相等剂量的其他抗生素）。克莱西（Klessig）等提出，针对引起椎间盘炎的 3 种最常见的细菌，即大肠埃希菌、金黄色葡萄球菌、表皮葡萄球菌，使用 1mg/mL 的头孢唑啉和庆大霉素以及 7.5mg/mL 的盐酸克林霉素便可超过它们的最低抑菌浓度（MICs）。所有的操作都要严格遵循无菌原则并佩戴双层手套。

8.4.2　麻醉镇静

作为一个诱发性试验，椎间盘造影术给患者带来的影响从引起不适感到非常痛苦程度不等。术前选择何种类型及何种剂量的麻醉药物取决于术者的技术与经验。在穿刺的过程中，应使用适量的静脉麻醉药物，在尽量减少患者痛苦的同时，不影响患者对疼痛反应的判断。在术中，患者必须保持清醒、可以对答的状态。2.0 ~ 5.0mg 的咪达唑仑可以在椎间盘造影术中提供抗焦虑、镇静的作用，但副作用是记忆力减退。许多脊柱介入医生，特别是具有麻醉背景的，常使用丙泊酚（一种超短效催眠剂）10 ~ 30mg 间断给药。丙泊酚能够在进针过程中使患者快速达到镇静和催眠状态，但因为它的半衰期短，患者在手术操作中刺激椎间盘的时候已经处于清醒状态了。

部分椎间盘造影术术者认为阿片类药物不能在椎间盘造影术前或术中使用。他们强调椎间盘造影术是一种诱发性的手术，因此，术中刺激椎间盘的疼痛程度应该与患者平时的疼痛程度进行比较和量化，而阿片类镇静剂可能减少患者的疼痛反应，提升该试验的假阴性率。但是，其他一部分人认为，术前小剂量使用阿片类止痛药（50mg 哌替啶，或芬太尼 50mcg，或吗啡 5mg）可以降低临床盘源性疼痛不显著患者的假阳性率。大多数椎间盘造影术术者同意对长期使用慢性阿片类药物且达到耐受的患者（同时禁食）应该静脉使用合理剂量的阿片类药物来避免假阳性的疼痛反应。尤其在阿片类药物的早期戒断反应阶段，疼痛阈值升高，至少这类患者应该在早晨用少量水送服常规的止痛药。尽管呼吸抑制在这类手术中不常见，患者仍应检测脉搏血氧和血压，并行鼻导管吸氧。气道管理与复苏的专业人员应该全程参与手术操作。

8.4.3　无菌技术

椎间盘造影术的备皮与消毒技术与外科手术相似。标准操作是根据术者的偏好，在进针过程中使用无菌毛巾或无菌纱布。10% 的碘伏（聚维酮碘）或杜拉普瑞（DuraPrep）（0.7% 的碘载体和 74% 的异丙醇）消毒剂可供选择。如果患者对于上述消毒剂过敏，可用氯己定和酒精替代。手术室的人员应该穿干净的衣服（洗手衣）。与无菌区域密切接触的人员必须佩戴手术帽和口罩。很多椎间盘造影术术者按照开放手术的步骤刷手、穿手术衣、戴无菌手套进行操作。C 臂也需要套上无菌布。

8.5　腰椎间盘造影技术

腰椎间盘造影术可以在符合无菌操作标准的手术室内进行。需要使用 X 线透视检查设备来观察脊柱的解剖结构，包括前后位、侧位以及斜位的投影。可以使用双平面的 X 线透视设备，但大多数的术者使用 C 臂设备，它能够在不改变患者体位的情况下提供优质的成像范围。也需要配备可调节、可透 X 线的手术台。

8.6　患者的体位

患者俯卧于可透 X 线的手术床上。多数的椎间盘造影术术者会将枕头或垫子置于患者腹部来增加脊柱曲度并减少腰椎前凸。将进针一侧抬高大约 15° 能够使 C 臂保持更好的前后位投射并且减少辐射的散射。如果需要，可以将折叠的毛巾或者软性的楔入物放置于患者侧面来防止腰椎的侧方弯曲。先进行常规的监测与小剂量的镇静。在预先选择的手术侧，在肋缘到臀中线、后正中线到腋前线的范围备皮和消毒。

8.7　椎间盘穿刺

20 世纪 60 年代以来，椎间盘造影术采用后方经椎弓根入路或经硬脊膜入路，但是，现在很少应用这种技术，这是因为需要 2 次穿过硬脊膜。目前，除非存在一些特殊情况，例如对解剖结构变异或者曾行后路手术的患者采用正常的入路无法到达椎间盘，大多数情况下人们采用侧方椎弓根外的入路进行椎间盘造影术。

在注射之前，需先行 X 线检查来确认需要行椎间盘造影术的节段。在前后位方向定位目标椎间盘。C 臂需要向头端或尾端倾斜直到在目标椎间盘尾端的椎体终板、平行于 X 线照射的方向（图 8.1）。终板在图像上表现为直线形而不是椭圆形。在前后位图像上定位了目标椎间盘后，倾斜旋转 C 臂至下位椎体的上关节突位于上位椎体下终板的中点处。在此位置，进针点位于距上关节突（SAP）侧缘 1mm 处（图 8.2）。C 臂的不同位置使得进针可以获得"通道视野"（例如，当皮肤进针点与目标结构对齐时，调整角度至平行于 C 臂）定位到 SAP 的侧方。

一般选择患者疼痛的对侧进行椎间盘造影术，从而避免继发于进针过程的不适感与诱发椎间盘造成的疼痛感混淆。如果患者是双侧疼痛或脊柱正中疼痛，或存在其他技术性因素，则可以

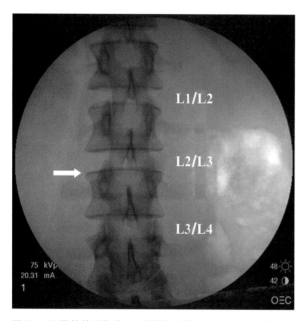

图 8.1　腰椎的前后位观。目标椎间盘位于 L2/L3。白色箭头指向 L3 的下终板，平行于 X 线投射方向

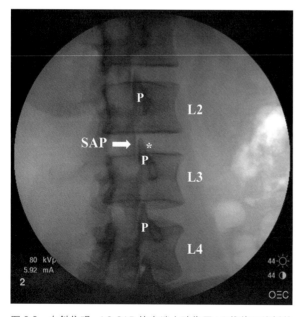

图 8.2　右斜位观。L3 SAP 的尖端大致位于 L2 椎体下终板的中点（*代表目标点，SAP 代表上关节突，P 代表椎弓根）

选择任意一侧进针。

进针点需要在皮肤上做标记。两侧上关节突之间的距离从上到下逐渐增加。在 T12/L1 水平，进针点大致位于后正中线旁 3 ~ 4cm 的位置；在 L5/S1 水平，进针点在后正中线旁 6 ~ 7cm 的位置。在 L5/S1 水平，因为髂嵴和增加的关节突间距，可能无法找到理想的进针入路。因此需要旋转 C 臂，使得上关节突处于椎体前后缘之间距离 $1/4$ 的位置。

在进针之前，需要使用 3.81cm（1.5 英寸）的 25 号针头将 1% 利多卡因（约 1mL）在皮肤进针点打一个皮丘。用来沿进针路径麻醉，可以使用 8.89cm（3.5 英寸）的 25 号针。进针应该在"通道视野"下，例如平行于 X 线投射方向，达到上关节突的水平。操作过程需要小心，不要误将椎间孔内的背根神经节同时麻醉。过量的麻醉会导致误伤神经根，也有可能阻断窦椎神经及各交通支，而掩盖造影过程中产生的疼痛反应，造成假阴性的结果。

椎间盘造影术有单针和双针技术，但是，目前大多数的椎间盘造影术术者使用的是双针技术。在常规使用预防性抗生素之前，弗雷泽（Fraser）等报道了单针法与双针法的椎间盘炎发生率分别是 2.7% 和 0.7%。北美脊柱协会与国际脊柱注射协会都推荐采用双针法进行椎间盘造影术。

双针法是利用 1 根短而粗的引导针头建立通道，再通过此通道置入 1 根长而细的针头穿出引导针头并定位至目标椎间盘，理论上避免了接触任何皮肤表面的细菌。目前流行的方法是应用 8.89cm（3.5 英寸）20 号的引导针头和 15.24cm（6英寸）25 号的穿刺针。25 号的针头理论上对椎间盘的创伤最小。经验不够丰富的术者可以先从 18 号 /22 号的双针组合开始，因为穿刺针的弯曲较好控制。可根据患者自身的情况决定是否选择更长的针头，如 12.70cm（5 英寸）的引导针和 20.32cm（8 英寸）的穿刺针。一般在穿刺针的末端会做一个小的弯曲，与针头斜面方向相反，使术者更好地在椎间盘组织内外控制穿刺针。有

时在远端 1/3 处会有一个更大的弯曲，来弥补解剖结构不理想或术后改变造成的穿刺障碍。

引导针经皮肤定位点穿入，使用"X 线下视野"或"通道视野"技术在 X 线斜位观，通常会感觉到进入椎间孔中（图 8.3）。为了保护术者的手不受到辐射损害，可以用手术钳固定引导针。为了避免损伤神经，引导针头应进入神经根下方，在上关节突侧方与终板上方的区域（图 8.4）。在侧方以及前后位投影上，椎间盘的穿刺针必须在神经根下方走行，从中线到外侧、从背侧到腹侧，从中点的位置来穿刺椎间盘的纤维环。为了使神经创伤最小化，应该考虑应用短而钝的针尖。然而只要稍微注意一下即可，带有奎克（Quinke）头的穿刺针刺到脊神经前支的机会是很小的。尽管穿入椎间孔，进入椎间盘纤维环的腹侧是可以接受的，但常规来说穿刺针应该在 SAP 的水平处停止进针。需要使用 X 线侧位片来确证穿刺针的深度（图 8.5）。

抽出引导针的针芯，在侧位片实时监控下更长、更细的穿刺针开始缓慢进针，直到穿刺针横跨椎间孔。接下来，当穿刺针接触并穿破纤维环时，会感觉到明显的抵抗感。在侧位片上，针尖一般会在椎体后缘后方 1 ~ 3mm 处接触到椎间

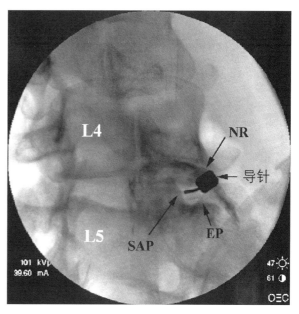

图 8.4　造影针的穿刺位置。NR 代表造影后的神经根，SAP 代表上关节突，EP 代表终板

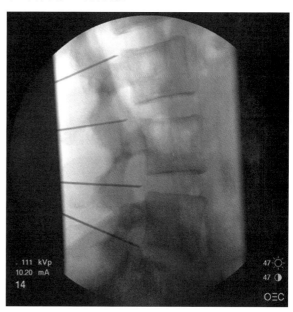

图 8.5　腰椎 X 线侧位片。对于 L1/L2 至 L5/S1 椎间盘，所有引导针的位置处在或稍超过后柱部分

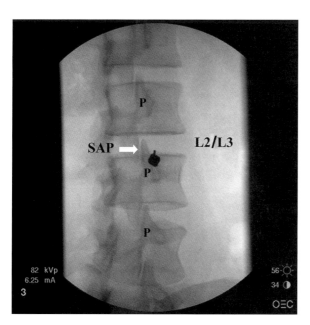

图 8.3　右侧斜位片。导针由侧方到达目标椎间盘 L2/L3 SAP（靠近白色箭头，SAP 代表上关节突，P 代表椎弓根）

盘后缘。在前后位片上，穿刺针影像的理想位置是当针尖接触到椎间盘边缘时其正好处在上、下两个椎体的椎弓根连线的中点处（图 8.6）。

当穿刺针刺入受神经支配的外层纤维环时，患者可能会感受到短暂的"锐性疼痛"或突然的酸痛。未碰到椎间盘之前，不能进一步将引导针推进到椎弓根的内侧缘。利用侧位 X 线保证穿

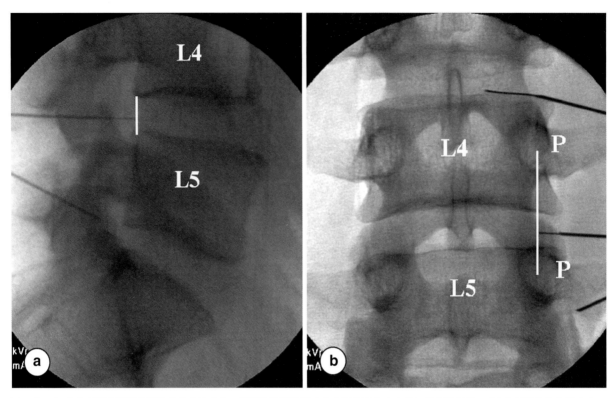

图 8.6 （a）穿刺针的投影在侧位片上应该在上、下椎体后缘连线（白色垂直线）中点处与椎间盘接触。（b）前后位片上则在上、下椎体椎弓根连线（白色垂直线）的中点处（P 代表椎弓根）

刺针进一步进入椎间盘的中心，在侧位片与前后位片上确认（图 8.7、图 8.8）进针的位置，并在注射对比剂之前保存该位置的影像。

　　如果遇到骨性障碍物，术者应该利用 X 线确认穿刺针是否遇到关节突或者椎体。如果遇到 SAP，引导针可以稍稍退回并调整进针角度。引导针可以进到刚刚超过 SAP 的侧缘或者到达椎间盘后缘的位置。遇到椎体，导针处于非最佳位

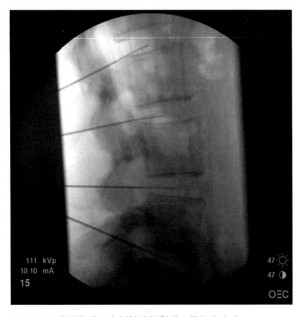

图 8.7　X 线侧位观。穿刺针的投影进入椎间盘中央

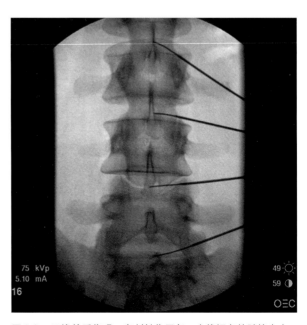

图 8.8　X 线前后位观。穿刺针位于每一个椎间盘的髓核中央

置时，引导针可以退出来，通过操控稍稍弯曲的穿刺针来调整位置。

如果患者在进针过程中遇到放射痛或者麻木，必须立即停止穿刺。因为脊神经前支绕过椎间盘的后侧方进针点的位置，所以可能会被碰到。在这种情况下，穿刺针应该退回并调整进针方向。针尖少许的弯曲便于小方向的调整。一般来说，向中线、尾侧重新调整进针方向可以避开神经。如果需要更大的角度调整，也可以将引导针退回并调整。

在 95% 的腰椎椎间盘节段中上述技术能够应用于椎间盘穿刺中，但偶尔因为解剖变异（例如高髂嵴、骨赘形成）或者术后改变（例如横突间植骨融合或融合器），需要在操作中做出相应的调整。关于具体情况的描述不在本章讨论范围之内。但是，大多数是需要更侧方或者更靠近中线的进针角度，同时针的弯曲角度也需要随之变化。少数情况下，椎间盘穿刺必须采用后路的椎弓根间、经硬脊膜的入路。这一技术因为硬脊膜会被穿透两次，从而增加了并发症的发生率，所以术者必须权衡利弊。在 L2/L3 及以上的节段，禁止使用该方法，原因是有可能伤及脊髓。

在 L5/S1 节段，因为到达关节突内的距离增加，髂嵴阻挡了直接进针的角度，所以在这一节段的椎间盘，穿刺在技术上比 L1 ～ L4 节段更加具有挑战性。因为骨性结构遮挡而无法得到最佳的倾斜角度，这个时候就需要减少旋转角度。当 L5/S1 定位准确后，S1 椎体上终板与 X 线投射方向对齐，调整投影角度往穿刺侧倾斜，直到髂骨或骶骨翼即将遮挡目标椎间盘。接下来再反向旋转来确认椎间盘侧方的穿刺路径。此时，S1 的 SAP 到椎体边缘的距离可能只有椎体边缘间总距离的 $\frac{1}{4}$。此时只能在 S1 的 SAP 和骶骨翼之间看到少于 2cm 的 L5/S1 椎间盘（图 8.9）。与上面的节段直接进针的穿刺入路不同，该节段的穿刺针需要根据需要适当弯曲，或使用类似"曲棍球棒"形状的针头。在斜位的 X 线下，引导针应该到达 S1 的 SAP 与骶骨翼之间的空隙。针尖应该立即接近 S1 的 SAP 前外侧（图 8.9）。接下来，

用无菌纱布将针头远端 2 ～ 3cm 弯曲成与针尖斜面反向的弧形（图 8.10）。

弯曲的角度由术者决定，主要取决于达到椎间盘中心所需要的内侧偏转角度。在侧位 X 线直视下，弯曲的穿刺造影针沿着引导针进入直到针尖显露，并感觉到针尖接触到外层纤维环。穿刺针接下来应朝向 SAP 中央及其后方来保证安全性（图 8.4）。对于部分椎间盘造影术术者来说，在较高节段处，18/22 号针头组合比 20/25 号针头的组合更加容易操作。体型肥胖或肌肉发达的患者可能需要更长的穿刺针。一旦穿刺针碰到纤维环，必须拍摄前后位片、侧位片来证实其位置。在侧位片上，针头在到达椎体后缘后再进入椎间盘 2 ～ 3mm（图 8.9b），而在前后位片上，针头应该处在 L5 与 S1 椎弓根连线的中点处。应该实时严密地监控进针的入路，如果针并未充分地向中间弯曲，就无法达到椎间盘中心，甚至还有损伤到脊神经前支的可能。如果进针方向不是朝向椎间盘中央偏后方，则必须退出重新调整弯曲度。一旦穿刺针进入纤维环外层并且缓慢进针，引导针可以随之退出来并调整、弯曲穿刺针以保证其穿刺方向朝向中央。前文曾提及，如果针头接触到骨性结构，则需要确认是否遇到上关节突或者椎体，并做出适当的调整。理想状态下，最后的针头位置应该处于椎间盘的中心，但是这也不是绝对的。在严重退变的椎间盘，针头位置的重要性就没那么关键，因为椎间盘固有结构的破坏，对比剂很容易在椎间盘内扩散。理想状态下，在正侧位片上进针深度应该在椎间盘中心的 4 ～ 5mm 范围内。

椎间盘诱发

椎间盘造影术是一种诱发性试验，通过注射造影剂增加椎间盘内压力来模拟生理学上的椎间盘负载并诱发患者疼痛。增加的椎间盘内压力能够刺激纤维环的神经末梢，激活疼痛感受器，使受神经支配的纤维环组织也受到刺激。组织学上，缺乏关于椎间盘压力的标准，这也毫无疑问会导

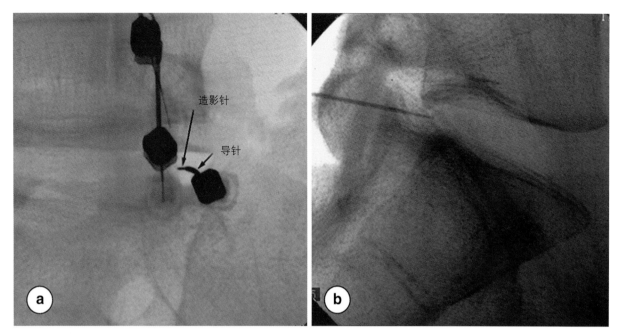

图 8.9　（a）L5/S1 进针位置斜位观。可以看到穿刺针尖的投影刚刚超过引导针，位于 S1 的 SAP 侧方与髂嵴的中间。（b）侧位片。在 X 线直视下缓慢进针，引导针同时慢慢退回。穿刺针应该在到达椎体后缘后进入椎间盘 2 ~ 3mm 处

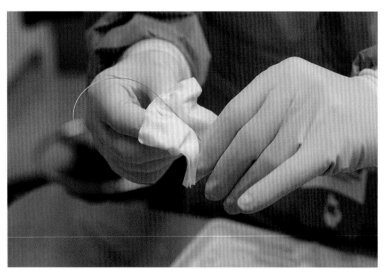

图 8.10　术者用无菌纱布将穿刺针远端弯曲（针尖斜面朝外）。这一技术常被使用在 L5/S1 椎间盘 [拍摄者：理查德・德比（Richard Derby），MD]

致错误结论的产生。而且这种方法的分类归属并不明确。新兴的标准需要有明确的标准规定疼痛反应和刺激强度的阈值。这两者都需要用一种精确的方法来控制刺激物以及用严格的标准来解释疼痛反应。我们需要熟练地操作压力注射器或有自动压力控制的注射泵来谨慎控制诱发刺激的强度。手动注射的 3mL 注射器仍被一些术者采用，

但这不是现在的标准流程。也可以通过一种可控的包含电子压力读数的膨胀注射器来量化刺激强度，这样一来可以使这项参数在患者的椎间盘之间、包括不同术者之间具有可比性。

多数的病变椎间盘可以在 15 ~ 50psi 的压力范围内产生痛感，德比（Derby）等在 20 世纪 90 年代归类的 4 类情况中把这个压力范围认定

为"机械性敏感"。椎间盘在压力 < 15psi 时出现疼痛被定义为低压力阳性或"化学性敏感"；如果压力在 15 ~ 50psi，被定义为"机械性敏感"。如果压力在 51 ~ 90psi 出现疼痛，则不能确定其性质，正常椎间盘不会出现诱发性的疼痛。但值得注意的是，当"拇指"施压进行的注射，因压力不受控制导致压力过高，正常的椎间盘也会出现疼痛。近期的研究报道了用"拇指"施压，当压力达到 100psi 时，无症状的节段会出现高的假阳性率。如果一个椎间盘引起痛感的压力值 > 50psi，患者的反应必须被定性为不确定的，因为此时病理性的椎间盘疼痛与单纯机械刺激一个正常或存在亚临床症状的椎间盘之间很难区分。为了限制假阳性率，当下最主流的压力标准是 < 50psi 出现疼痛时，被认为是阳性结果。

注射速度也是一个易混淆因素，在不同术者间可能产生差异，增加假阳性率。在注射速率高时，真正的椎间盘内压（动态压力）是高于压力表显示的数值的。只有在开展研究时检测的动态压力才是真实的椎间盘内压力。目前，我们用带有压力计的针筒来间接记录注射后的静态压力。而日常生活中，活动时发生的疼痛与动态峰值压力的关系更加密切。利用针头传感器和压力表记录的静态压力读数在低注射速度（ < 0.08mL/s）时可以代表动态压力。目前，注射速度可以通过有经验的操作者或自动压力泵来实现标准化。

当所有针都进入到目标椎间盘髓核的指定位置时，即可以开始注射。患者需要保持清醒来描述椎间盘刺激时的感受。但患者不应被告知刺激开始的时机和节段。使用标准注射器或带有电子压力读数的自动压力泵将非离子型造影剂与抗生素的混合物以低速率注射入每个目标椎间盘。注射的总量应 ≤ 3.5mL。推荐使用标准化的表格来记录刺激的参数、患者的反应以及与椎间盘内部形态学相关的问题。

记录的开启压力一般在 5 ~ 25psi，随椎间盘退变程度可能有所不同。如果开启压力大于 30psi，通常预示着针尖位于内层纤维环，需要调整位置。在每推入 0.5mL 液体时，需要记录以下数据：注入总量、静态和动态压力、疼痛反应（程度和一致性）、表达疼痛的方式（发声或身体）以及对比剂的类型。当出现以下任一情况时，可以终止注射：疼痛反应大于 7/10 分（VAS 评分），在开启压力以后椎间盘内压 > 50psi，伴有 3° 或更严重的纤维环撕裂，或者压力在正常椎间盘达到 80 ~ 100psi，接触到神经或血管，或 3.5mL 的对比剂已经注射完毕。

一些严重退变的椎间盘可以接受更大的注射容量，但是，假阳性的发生率会提高。如果缓慢注射后，在容量 ≤ 3.5mL 时压力无法大于 50psi（源于向纤维环或终板的渗漏或严重的椎间盘退变），操作者可以用少量造影剂快速注射以达到 50psi 的动态压力。但是，术者应该清楚如果发生渗漏，刺激椎间盘邻近的结构（例如后纵韧带、背根神经节、神经根等）可以诱发背痛或牵涉痛。除此之外，当注射到髓核时，椎间盘的高度增加也可以导致邻近椎体的活动以及刺激邻近节段椎间盘出现诱发性疼痛的可能。这种情况在大容量的注射剂或高压力注射时更容易出现。

8.8 影像学

椎间盘造影剂注射后所有的前后位片和侧位片都要永久性记录保存下来。它们的透视成像结果可以分为棉球状、分叶状、不规则状、裂隙状和破碎状（图 8.11）。病变的椎间盘可表现为多种不同的形态。正常髓核在注入对比剂后会有典型外观，造影剂将以小叶状，或者二分叶的"汉堡状"分布的方式呈现（图 8.11）。对比剂还可能会延伸为不同长度但范围均不超出椎间盘的放射状裂隙（图 8.11、图 8.12）；也有可能从撕裂的纤维环中溢到硬膜外腔隙（图 8.11、图 8.13）。在图 8.13 中，我们注意到硬膜外的对比剂标记出左侧 S1 神经根从椎弓根下方经过，这就可以解释患者为何可以同时感受到轴性疼痛以及假性放射痛。在一些病例中，可以看到对比剂通过破

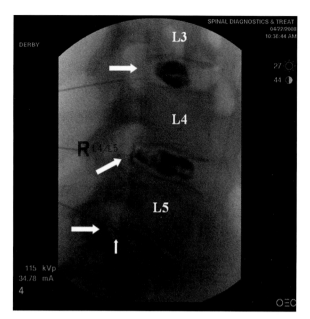

图 8.11　椎间盘注射后腰椎侧位荧光扫描片。L3/L4 椎间盘是典型的二分叶"汉堡包"形状；L4/L5 椎间盘可见造影剂描绘出因纤维环后方裂开而向后突出的椎间盘；L5/S1 椎间盘可见纤维环撕裂致细微可见的造影剂延伸（粗箭头所指：L3/L4、L4/L5、L5/S1 椎间盘；细垂直箭头所指：细微可见的造影剂）

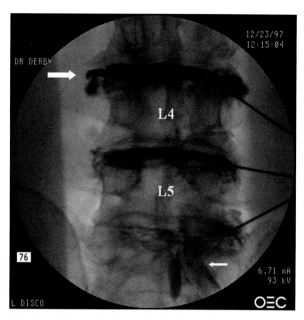

图 8.13　椎间盘造影术后腰椎正位荧光扫描片。* 左侧 L5/S1 水平可见造影剂呈硬膜外溢出，并将 S1 神经根所在的位置（细白箭头所指）描绘出来。大白箭头提示右侧 L3 骨赘下方的椎间盘向右侧突出

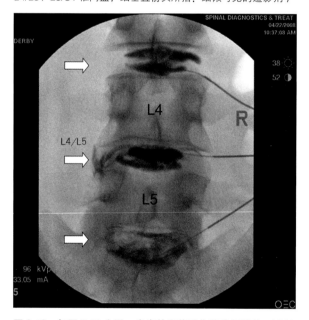

图 8.12　与图 8.11 为同一患者的腰椎正位荧光扫描片。L3/L4 椎间盘可见二分叶形状；L4/L5 椎间盘可见左侧纤维环裂开，造影剂横向延伸；L5/S1 椎间盘可见下方纤维环破裂致细微可见的造影剂延伸（白色箭头指向椎间隙）

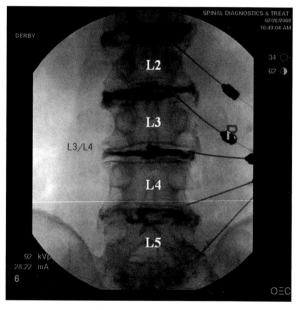

图 8.14　椎间盘造影术后腰椎正位荧光扫描片。图中所示为 L1/L2 ～ L5/S1 多节段腰椎间盘的退变性疾病

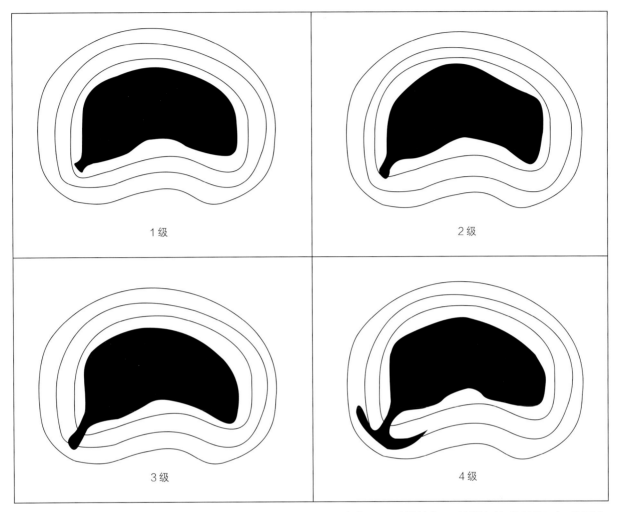

图 8.15　修订版达拉斯（Dallas）椎间盘造影评分量表。0 级，无纤维环破裂；1 级，造影剂进入已放射性破坏的纤维环内 1/3 区域；
2 级，造影剂进入纤维环的中 1/3 区域；3 级，造影剂进入纤维环中受神经支配的外 1/3 区域；4 级，在 3 级的基础上，边缘出现
一个中心角 > 30°的造影剂圆弧；5 级，造影剂进入硬膜外间隙

坏的椎体终板漏出，也有另外一些病例可见到其椎间盘完全破裂，结构紊乱（图 8.14）。然而，盘源性腰痛并不能单纯依据任何一种形态的改变来判断，而主要的依据是注射时患者的主观疼痛反应。

　　椎间盘造影术后轴向 CT 扫描将椎间盘内部结构精准地呈现出来。通过将椎间盘分为 4 个象限来描述其退变性病变的程度。如果造影剂被限制在髓核里，则不会呈现出任何一个象限的结构破坏，如果造影剂扩散，那么需要描述出它扩及的部位（如单个象限破坏，右后；双象限破坏，

左前及右后等）。放射状以及纤维环的破坏通常通过修订版达拉斯（Dallas）椎间盘造影评分量表来表示（图 8.15）：0 级表示造影剂限制于髓核内，1 ~ 3 级则分别表示造影剂以裂隙状延伸出纤维环内、中、外的 1/3，4 级表示在 3 级的基础上，边缘出现一个中心角 > 30°的造影剂圆弧（图 8.16 ~ 图 8.20），5 级则表明纤维环断裂或造影剂已经穿通纤维环最外侧漏入椎间孔或硬膜外腔隙中。

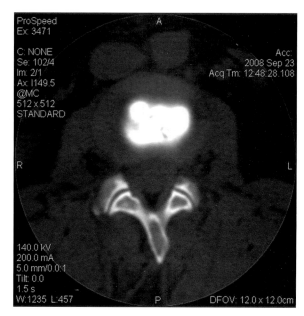

图 8.16　椎间盘造影术后轴向 CT 扫描。纤维环撕裂程度 0 级：造影剂局限于髓核内

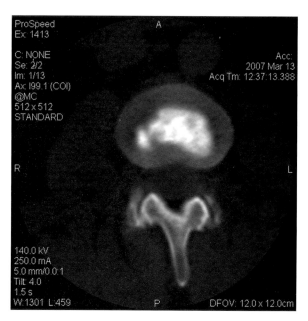

图 8.18　椎间盘造影术后轴向 CT 扫描。纤维环撕裂程度 1 ～ 2 级：在右后象限，造影剂稍微延伸至纤维环内侧；在左后象限，造影剂进入纤维环中 1/3。

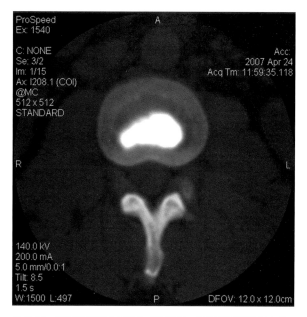

图 8.17　椎间盘造影术后轴向 CT 扫描。纤维环撕裂程度 1 级：在右后象限，造影剂稍微延伸至纤维环内侧

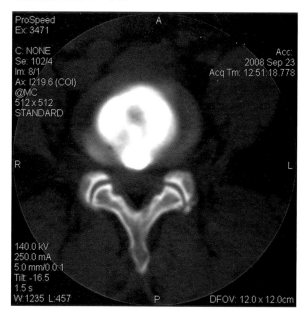

图 8.19　椎间盘造影术后轴向 CT 扫描。纤维环撕裂程度 3 级：造影剂延伸至纤维环外侧，但未超过突出的范围形成包容性椎间盘突出

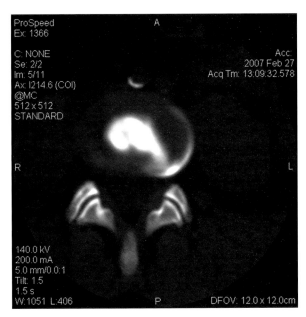

图 8.20 椎间盘造影术后轴向 CT 扫描。纤维环撕裂程度 4 级：造影剂延伸至纤维环外侧左后象限，并进入环状破裂区

8.9 椎间盘造影术标准

自从 1940 年开始椎间盘造影术以来，不论是椎间盘造影术的操作规范，还是对造影结果的判断标准，一直都在不断的更新中。直到最近，在实施造影术操作时不再严格执行一致的手术操作规范，比如对压强的限制，造影剂的注入速度、剂量，以及有临床效应时终止造影的时机选择上。目前对于压力可控的椎间盘造影术，阳性判断标准为：疼痛感 ≥ 7/10 分（ VAS 评分），压力 < 50psi，程度相符的疼痛，评分为 3 级或以上的纤维环撕裂程度， ≤ 3.5mL 的容量以及存在一个以上做阴性对照的椎间盘。也可以参照沃尔升（ Walsh ）标准来使得该标准更加精炼，其规定的阳性反应包括有超过 2/5 的疼痛表现（ 拒压 / 需要支撑 / 躲避、抚摸、叹息、躁动多言、痛苦面容 ）。诱发性椎间盘造影术是诊断椎间盘源性疼痛的金标准，然而，如果没有统一的操作流程及相关解释标准，诊断者可能会得到不准确的结果。

8.10 注意事项

在咨询了经验丰富的造影师后，为优化测试的实施，并降低假阳性和假阴性反应，我们提出了以下技巧：

（1）造影者必须熟练置入导丝，否则术后将出现难以解释的刺激性疼痛，没有经验的造影师经常会因为反复的穿插尝试而损伤邻近的神经或造成明显的组织创伤。

（2）仔细评估穿刺点同侧身体出现的疼痛。牵涉痛有可能是由造影穿刺针触及了背根神经节引起的。轻轻摇动针头可以对它是椎间盘源性疼痛还是造影针头引起的疼痛进行鉴别。

（3）如果在加压过程中，无症状的纤维环裂隙或已经以纤维帽形式愈合的纤维环撕裂口突然张开，会诱发一过性的疼痛。而造影真正的阳性反应疼痛评分应 ≥ 7/10 分，并且持续 30 ~ 60s 或以上。椎间盘突出引起的真性疼痛很少会突然缓解，因此一般 10s 内迅速缓解的疼痛基本可以被排除。在临床上，腰椎间盘突出引起的疼痛一般在术后或者症状恶化 3 ~ 7d 后才出现。

（4）确认这些阳性反应可在前面的基础上再少量加压，如果少量加压不超过 50psi 的情况下不足以诱发与 ≥ 7/10 分的程度相符的疼痛，该反应仍不可定义为阳性反应。

（5）如果患者在某个本身未发生 3 级以上撕裂的椎间盘出现明显疼痛，且其毗邻椎间盘已出现阳性反应，可以考虑往其毗邻已经确认出现阳性反应的椎间盘注入 1mL 的 4% 利多卡因，在 10min 内再对该外观正常的可疑疼痛椎间盘进行重新测试。如果发现疼痛消失，则可以解释为该疼痛是因为两者之间存在部分重叠的神经支配，或是椎体活动时刺激邻近椎间盘引起的。

（6）注入容量应限制在 3.5mL 以内。在无痛但形态学显示已经严重退化的椎间盘中，超出该容量注射后可能会引发疼痛。

（7）如果是对手术过的椎间盘进行造影，假阳性出现的概率可能会增加，除非在低容量低压力的情况下诱发疼痛，否则结果都存在一定的不确定性。

8.11 术后护理

术后患者应在恢复室内留观，由进行过脊柱注射培训的护士监护生命体征以及临床状态。患者转运后以及术后30min时都应立即检查是否有任何部位的皮下出血，并及时给予止痛药物（口服、静脉滴注、肌内注射）。应告知患者术后2～7d内症状有可能会加剧或恶化。如果出现发热、寒战、剧烈或延迟出现的疼痛，应及时告知医务人员。是否留院观察或者出院应按照相关标准决定。通常情况下，患者出院后应交由成年人看护，并告知其当天内不可进行驾驶活动。所有患者术后2～4d都应与医院保持联络以确认其未出现任何并发症或副作用。

8.12 潜在风险及并发症

椎间盘造影术后并发症现已有具体的描述。通常并发症可以由椎间盘穿刺本身、穿刺针放置时意外事件或药物应用等引起。并发症可重可轻，轻者如加剧的腰背痛、恶心、头痛，重者如椎间盘炎、抽搐、永久性神经损伤，甚至死亡。

人们对造影术后出现延长性疼痛存在过分担忧、夸大的情况。1960年，霍尔特（Holt）提出椎间盘造影术后可有持续性下腰痛的现象，但他所选择的研究群体（囚犯）、所应用的技术以及选择了有毒的泛影酸钠染色均为人所诟病。而近来进行的相关研究也均有无法忽视的设计缺陷。造影后会出现延长性疼痛，是在6例行椎间盘造影术后无腰痛症状而1年后才出现的"延长性"疼痛的患者中发现的。然而还是需要对这6例患者进行更进一步的观察，因为他们并不满足进行研究时心理学上定义的典型患者的条件。他们都被诊断为患有躯体形式障碍，其中6例中的2例属于颈椎术后的长期慢性疼痛，每天都需要进行药物止痛治疗，并一直在申请相关补助。对这两例患者的心理学测试也显示他们存在躯体化紧张。其他4例患者则已被明确诊断为躯体化障碍，4例患者中有3例无法忍受椎间盘造影术中造影针置入引起的疼痛，因此将他们从对造影术的研究对象中剔除。然而他们术后1年随访中发现有延长性疼痛，又重新被归入的研究对象中。因此对于这样一个小样本量的研究，其结果是无法普遍化的。此外，众所周知，患有躯体化障碍的患者对所感受到的疼痛感过分关注并有躯体化转换现象，而且是医源性疾病的高危人群。此外，这些患者与抑郁症患者相似，大部分有多次入院治疗或进行过多次手术治疗的经历。

椎间盘炎是椎间盘造影术后最常见的严重并发症。据统计，其发生率低于0.15%（以每例患者为单位）、0.08%（以每个术后关节为单位）。双针技术与单针技术相比，椎间盘炎的发病率已经明显降低。此外，由于术前仔细筛查已发生的感染（如尿路感染或皮肤感染灶）、备皮、消毒探针、向椎间盘内或静脉内抗生素给药，椎间盘炎现已非常少见。10年来，据笔者所在医院门诊部记录所示，2000多例接受过治疗的患者中只有1例发生了椎间盘炎，并且根据其他研究者的实践经历，在超过5000例椎间盘注射操作中，均未发现任何1例椎间盘炎。在这些实施了标准化预防措施的病例中，椎间盘炎的并发率 < 1/11 000（< 0.009%），为了预防椎间盘炎，笔者建议重视术前备皮及铺巾操作、双针技术、术前预防性静脉给予抗生素以及椎间盘内给予抗生素。但即使预防性应用了抗生素，还是有椎间盘造影术后硬膜外脓肿发生的病例报道。

腰椎椎间盘造影术后引起感染的最常见病原菌为表皮金黄色葡萄球菌以及大肠埃希菌，

分别来源于表皮菌群或不慎造成肠道穿孔而感染的肠道菌群。临床上发生了椎间盘炎的患者表现为术后数天到数周内出现严重持续的致残性疼痛，患者通常主诉自觉疼痛性质以及疼痛的典型缓解因素都有明显改变。也有少部分患者会出现不常见的临床表现，比如发热。对病情评估需要进行体格检查、实验室检查以及影像学检查。其中实验室检查应包括全血细胞计数及差异比较、c- 反应蛋白、红细胞沉降率以及血培养。c- 反应蛋白通常在感染发生后数天内升高，血细胞沉降率并不敏感，可能 1 个月内都不会上升。如果没有突破终板，血培养及血细胞计数通常是正常的。影像学检查更倾向于选择 MRI。锝 -99 骨扫描的准确性和敏感性均差于 MRI。在症状出现后的 3 ~ 4d 内，进行 MRI 检查，就可以通过 T2 加权像显示出椎间盘及终板充血。在终板尚未被突破前的急性期，组织活检更容易有阳性发现。在终板被破坏之后，血行传播造成无菌环境并激活免疫系统。通常典型的椎间盘炎治疗需要长期应用抗生素，但也有少数自限性病的病例报道。对于积脓灶或脓液形成，则需要在 CT 引导下行脓液引流或进行外科手术治疗。

损伤脊髓神经前支也是术中存在的一个潜在的危险，但其可以通过谨慎操作以及精准的技术手段来避免。穿刺针也应避免偏移其原本预设走行的轨迹。对于神志清醒的患者来说，触及脊髓神经前支会引发其一阵尖锐的刺激性剧痛。其他并发症包括脊髓或神经根损伤、脊髓受压或变性、荨麻疹、腹膜后出血、恶心、抽搐、头痛以及最常见的原有疼痛的加剧。椎间盘造影术后发生椎间盘突出则非常少见，并且几乎没有证据可以证明造影术会损伤椎间盘。弗里曼（Freeman）等最近的报道提出，在绵羊模型上，穿刺针介入后不会发生椎间盘组织学损伤。据报道也有鞘内注射造影剂意外混入头孢唑啉（12.5mg/mL）后造成患者死亡的案例发生，该病例由难治性癫痫发作发展至昏迷，最终导致死亡。

8.13　关于椎间盘造影术的争论：简要文献综述

8.13.1　诱发性椎间盘造影术的实用性

尽管大量的论文已经证实了椎间盘造影术的实用性，但仍有部分学者对它的可靠程度持质疑态度。争论主要源于椎间盘的形态学特征、临床主诉不匹配以及假阳性率高。自 1950 年起，诱发性腰椎间盘造影术作为一种椎间盘相关病变的诊断工具，已经广泛应用于下腰痛的评估。椎间盘造影术一直具有争议性，有坚定的支持者但也不乏反对者。它并不是一项单独存在的检查，其适应证应该为慢性、难治性、保守治疗无效或者考虑椎间盘破裂需要进行手术治疗的下腰痛。椎间盘造影术对排除邻近椎间盘疼痛以及外科治疗时明确椎间盘节段等方面有局限性，但明确椎间盘内部的真实结构，椎间盘造影术仍然是标准手段。椎间盘造影术作为一种诱发试验，尽管它有不可靠性和局限性，但其仍然是诊断盘源性腰痛的最好的方式，具有 81% 的敏感性和 64% 的特异性。

诱发性椎间盘造影术通常用来与脊柱 CT 或 MRI 进行比较。然而诱发性椎间盘造影因其同时具有显像性和诱发试验的功能性而更有优势，MRI 无法区分哪个椎间盘为疼痛的根源。目前我们的共识是，椎间盘形态学的改变在有无慢性下腰痛的患者身上都会出现。根据一系列统计显示，78% 存在慢性下腰痛的患者在进行椎间盘造影术后 CT 扫描时会有影像学异常，这种形态学上的改变会随着年龄的增加而加剧。无可否认，不进行诱发试验的单独椎间盘造影所显示出的形态学异常因其非特异性而不具备相应的临床价值。因此，阳性结果只有在存在一致性诱发性疼痛时才是有意义的。1982 年，米勒特（Millete）和梅兰森（Melanson）回顾性分析了由椎间盘造影发现了形态学异常的患者，结果显示 37% 的患者具有与形态学相符合的诱发性疼痛。根据各三级转诊中心 1990—2000 年间的数据显示，有慢性下腰背疼痛患者的椎间盘内部结构紊乱的发生率为 26% ~ 39%。

在大多数情况下，影像学检查有 MRI 便足够了，然而，如果需要明确特定疼痛的椎间盘责任节段，则需要用诱发性椎间盘造影术来提供更多的有诊断价值的信息。不论是高分辨率 CT 还是 MRI 都无法像椎间盘造影术那样展现出纤维环的形态学改变的细节。椎间盘造影与 CT 联合应用在发现纤维环早期病变时比 MRI 更具有敏感性。177 例在 MRI 的 T2 加权像下未发现异常改变的椎间盘，有 18 例在 CT 与造影术联合检查下发现了纤维环放射状裂隙的存在。而与手术探查后的发现相比较，94% 的患者在 CT 联合造影的情况下精准地诊断出了椎间盘突出的类型，包括曾手术治疗过的节段在内。造影术同样与疼痛程度的展现相关联。

有研究者提出用高信号区（HIZ）来作疼痛性椎间盘的标志，然而它的特异性、敏感性只有 26%，这就限制了 HIZ 作为手术治疗筛选条件的有效性。但是，同时在椎间盘造影术的透视下发现突出物内的 HIZ 则可能与盘源性腰痛相关。Modic 改变在椎间盘造影术中是疼痛的特异性标记。有研究者提出，对于指向为 Modic 1 型改变的椎间盘进行造影术操作是不必要的。手术的抉择依赖于高水准可靠的诊断，研究显示，MRI 对一些病例的预测作用并不总是可信的，对有症状者进行椎间盘造影可以进行弥补。造影术在很多国家不受青睐的原因就是其较高的假阳性率以及存在可能造成椎间盘损伤的危险性，尽管后来进行的相关研究对这些缺点是否确切存在提出了质疑。

8.13.2 假阳性率

椎间盘造影术最大的为人所诟病的地方在于：一系列研究表明，在无症状人群中其结果具有较高的假阳性率。最近一些相反的研究报道，慢性疼痛的发生与异常心理测试结果的人群存在

相关性，他们的椎间盘造影结果往往也是呈阳性的结果。霍尔特（Holt）在 1968 年的早期研究中发现，36% 的无症状者存在椎间盘造影阳性结果，但是他的研究方法被指出有严重缺陷，对他的数据进行重新分析后确实发现存在 3.7% 的假阳性率。霍尔特（Holt）的发现同时也被沃尔什（Walsh）等推翻，他们在 10 名无症状志愿者身上证明了 0% 的造影术阳性率，并且为阳性造影术结果建立了可再次复制的标准（标准：≥ 3/5 疼痛测量值，产生的疼痛性质与临床表现相符和，≥ 2/5 的疼痛行为表现，通过造影术熟练操作者人工加压并将压力限制在 60 ~ 70psi，异常的椎间盘形态学改变）。但沃尔什（Walsh）的研究也因为实验对象皆选择为年龄在 20 ~ 30 岁的年轻男性而有一定争议。德比（Derby）等选取了 13 例无症状患者进行研究，应用了严格的压力标准以及精准的压力测量手段，结果同样显示为 0% 的假阳性率。

卡拉奇（Carragee）在几种不同类型的无明显下腰痛的患者中实施了椎间盘造影术，并发现了以下的假阳性率：髂骨取骨术后残余痛的假阳性率最高为 50%，无下腰痛或其他慢性疼痛者的发病率为 10%，慢性颈部疼痛的发病率为 40%，椎间盘切除术后疼痛的发病率为 35%，躯体化障碍的发病率为 75%。他同样对"轻微"或"持续性轻微"的有症状群体进行了研究，发现了 36% 的假阳性率。

最近很多文献表示得出了不同的结论。一项对 1960 年以来所有关于假阳性率的研究（包括系统综述和 META 分析）的标准检查结果显示，通过实施 PD 的 ISIS/IASP 阳性诊断标准可获得能够接受的低假阳性率：疼痛感 ≥ 7/10 分（VAS 评分）、压力 <50psi、一致性疼痛、评分为 3 级以上的纤维环撕裂程度、≤ 3.5mL 的容量以及存在 1 个以上阴性对照的椎间盘。最近有研究者对所有已接受了椎间盘造影术诊断的无症状人群为对象的研究进行了 META 分析，得出其准确率为 94%（95%CI，89% ~ 98%），或者说假阳性率为 6%（每个椎间盘）、9.3%（每例患者）。对

于没有任何混杂因素的无症状研究对象，可以得出假阳性率为 2.1%（每个椎间盘）、3%（每位患者）；而对于有慢性疼痛的研究对象，假阳性率则变成 2.1%（每个椎间盘）、9.3%（每位患者）。椎间盘切除术后的患者单独作为一个研究群体时，其假阳性率可高至 9.1%（每个椎间盘）、15%（每位患者）。鉴于我们对于椎间盘切除术后造影所了解的内容比较匮乏，并且诱发性椎间盘造影可能撕裂已经愈合的手术切口处的肉芽组织，造影术操作者需要考虑到压力及速度控制，只有低压力低容量的条件下出现的阳性表现才能确定是有价值的。在患有躯体化障碍的研究对象中，假阳性率为 22%（每个椎间盘）、95%（每位患者）（95%CI，0 ~ 100%）。在接受造影的对象中，对于这些同时患有慢性疼痛以及心理性疾病的患者，其分析中存在很大的混杂因素，这个混杂因素是否是"慢性疼痛"呢？有证据表明，在接受了造影术诊断的研究对象中，这些存在慢性、间歇性慢性下腰痛的患者在进行椎间盘诱发试验时，与无症状的对照组做出了相似的反应。德比（Derby）在与无症状对照组对照的条件下，研究了评估较差与较好的椎间盘对慢性疼痛的影响。例如，将一个纤维环撕裂程度评分为 3 级的椎间盘与无症状的椎间盘进行诱发试验对照，结果显示，情况较差的椎间盘与之是没有显著疼痛评分差异的（VAS 评分为 1.6/10 分与 1.1/10 分）。接受了造影术的患者很容易被区分出椎间盘情况是好是坏。新氏（Shin）等最近提出纤维环破坏程度 4 级的患者与其他患者相比，其疼痛程度量化后是存在差异性的。关于存在慢性疼痛的患者在接受造影术后会夸大疼痛程度的说法并无相关证据支持。

那么心理性并发症是混杂因素吗？有可能是，但相关数据也存在一定的矛盾性。卡拉奇（Carragee）研究了 6 例患有躯体化障碍的患者发现，他们中只有 4 例能够完成椎间盘影像学检查，其他 2 例则因为疼痛无法配合检查（造成疼痛的原因未提及，由椎间盘诱发试验引起的可能性大于穿刺针的放置）。从这个小样本量来说，

假阳性率达到了 75%（95%CI，0 ~ 100%）。鉴于这些数据分析中在研究患者的类型选取上有不可忽视的缺陷，因此其普遍性受到了限制。此外，通过在 25 例患有或不患有躯体化障碍的患者身上进行了随机对照试验，研究者发现了与之前完全相反的结果，即两组并未出现显著的阳性反应上的差异。同样，在患有抑郁症和广泛性焦虑的患者之间也没有出现阳性反应差异，德比（Derby）等报道了 81 例接受了椎间盘造影的患者抑郁和风险评估量表的分数：15%（12/81）正常，52%（42/81）表现为有一定的风险，33%（27/81）表现为异常（抑郁或躯体化障碍），椎间盘造影的阳性率在亚群体中并不存在统计学意义（P > 0.05），在存在下腰痛的患者中，并未发现他们的抑郁和风险评估量表与造影结果有明显联系。

对于轻微症状或者慢性持续性轻微疼痛的患者来说，其椎间盘造影是否会出现假阳性一直为人们所关心。他们并没有出现日常活动受限或求医行为，并自述疼痛感很轻，评分为 2 ~ 4/10 分。在 9/25 例的患者中，诱发性椎间盘造影阳性，因此笔者将其描述为 36% 的假阳性率。需要注意的是，其中 72%（18/25）的患者颈椎实验失败后出现慢性疼痛，并在进行药物治疗，其中治疗药物包括缓解疼痛的含吗啡制剂，因此可能会遮盖其他疼痛症状。另外，麻醉药服用期少于 1 个月的患者可能会存在痛觉过敏或超敏，这会导致出现不准确的假阳性结果。可以理解的是，这些进行了失败的颈椎手术治疗后的研究对象是很不情愿再因为他们的下腰痛而去寻求医疗帮助的，因此这里所说的 36% 的假阳性率很大程度上有可能是真阳性。也可以说，这些存在慢性腰背疼痛的志愿者与那些接受了椎间盘造影、经常会有不同程度的间歇性疼痛发作的患者并无差别，如果他们真的存在疼痛性的椎间盘破坏也并不让人感到诧异。据统计，因慢性腰背痛进行椎间盘影像学检查的人群的阳性率为 26% ~ 39%。把这些阳性结果看作是假阳性的论点是站不住脚的。椎间盘造影技术的初衷并非

是用来预测下腰痛患者所承受的痛苦和致残性的临床意义。

实际上，在大多数研究中，研究者们得出这么多假阳性反应的原因之一可能是大多数研究中存在的椎间盘突出的高预发率。所有去除躯体化障碍以及髂嵴疼痛的患者，都有已知的、严重到需要进行手术治疗的椎间盘突出症疼痛史。研究对象可能本来无症状或只有最低程度的症状，但在造影术中人工加压时被高压力（高至 100psi）或高动态压激发引发疼痛症状。同样，我们知道颈椎与腰椎病变同时发生的情况并不少见，一项以 MRI 为技术手段、针对双胞胎的研究表明，颈椎和腰椎同时出现遗传性病变的概率分别为79% 和 64%。在一项针对 200 例接受了颈椎手术的患者的随访研究中发现，100% 有显著的下腰痛（提示有腰椎间盘突出）或 / 和进行了背部手术。另外一个可能造成如此高的假阳性率的原因是：操作中人为加压时仅测量静态压，导致压力值控制不佳（达到 100psi）。最后一点，在一些先前的研究中，假阳性率是以每位患者，而不是每个观察的椎间盘为单位（在髂嵴后疼痛以及椎间盘切除术后、躯体化形式障碍的研究中），从而导致了显著升高的绝对值。椎间盘造影激发试验用来肯定或排除患者的疼痛来源于某个特定椎间盘，然而，该试验结果阳性并不代表可以排除其他显著的疼痛来源。

椎间盘造影术至今仍具有争议性。2009 年，相关研究报道，现代造影技术使用的小规格穿刺针以及限制加压技术与之前相对应的对照组相比，会加速椎间盘退化、椎间盘突出、椎间盘高度和信号丢失、终板破坏加速的进程。2013 年，欧托里（Ohtori）等运用对照剂以及丁哌卡因（椎间盘阻滞或造影术使用的镇痛剂）对椎间盘造影术后患者进行了为期 5 年的随访研究。造影术反对派提出一个观点，除了穿刺本身造成的损害，麻醉剂很可能对椎间盘细胞也有毒害作用。但欧托里（Ohtori）发现不管是接受了现代造影术用对比剂后出现椎间盘退化的患者，还是接受了丁哌卡因麻醉后出现椎间盘退化的患者都与对照组

没有明显差异。

另外，近来的研究还提出，椎间盘穿刺也是椎间盘损伤的原因之一。马丁（Martin）等在鼠的椎间盘上用 29 号和 26 号针头进行穿刺并比较效果得出：大规格的穿刺针在 8 周内造成了椎间盘退化的加剧，小规格的针头并未激活其退化进程。如果将此结论延伸至人的椎间盘，跟平均体重 28g 的小鼠相比，不管是 29 号、26 号或25 号针头都不太可能在体重 70kg 左右的人身上引起临床上或影像学上显著可见的椎间盘退化表现。为明确穿刺造影对椎间盘长期影响的效果，则需要对术后患者进行长期持续性的 MRI 随访。

8.14　镇痛性椎间盘造影

由于诱发性椎间盘造影术及其高假阳性率仍存在较大争议，人们迫切需要有新的诊断方法。与利用局部麻醉阻滞内侧分支神经诊断小关节关节面疼痛类似，研究者提出了阻滞椎间盘内伤害感受器的概念。根据过往的经验，解剖学家认为，只有外侧的纤维环受神经支配，但现在的观点认为，在引发疼痛的椎间盘里，感觉神经延伸至内侧纤维环以及髓核。与正常椎间盘相比，在沿着纤维环裂痕上，椎间盘内部破裂的髓核和终板有更多的感觉神经纤维分布。研究者从手术取出的椎间盘标本中发现了高浓度的促炎症性细胞因子，其中包括 IL-8 和 PGE2，两者均被认为与产生痛觉过敏有关。因此，这些细胞因子可使椎间盘的痛觉感受器致敏，从而引发疼痛。

在 1948 年，赫希（Hirsch）率先报道了首例止痛性椎间盘造影术。他在椎间盘穿刺或穿刺针移动过程中产生疼痛的患者的椎间盘里注射了 0.5mL 的 1% 普鲁卡因。在局部麻醉药注射后2 ~ 4h，这些受试者的腰痛症状消失，并可正常活动，直腿抬高试验呈阴性。因此，许多外科医生利用局部麻醉药注射来验证诱发性椎间盘造影的阳性发现。在 1970 年，罗斯（Roth）研究了

颈椎疾病中的镇痛椎间盘造影术，发现镇痛性椎间盘造影术在诊断疾病方面，优于诱发性腰椎间盘造影术。他对71例进行了颈椎融合术的患者进行分析得出结论，镇痛性椎间盘造影术阳性患者中有93%均有显著的手术效果。目前不同造影术研究的操作部分都详细描述了关于镇痛性椎间盘造影的其他说明。科普斯（Coppes）等在诱发性椎间盘造影术后注射了0.5~1.0mL的丁哌卡因进行了验证实验，并确定在1~4h内，患者的疼痛显著减轻。

阿拉明（Alamin）是第一个正式使用其研发的球形尖端导管进行镇痛性椎间盘造影（功能镇痛性椎间盘造影术，FAD）的学者。这种导管可固定在椎间盘里，受检者通过体位变化至某一特定的功能体位引发与平时一致的腰背痛，然后经导管注射少量局麻药物，从而进行功能位置试验。阿拉明（Alamin）等对52例慢性腰痛患者进行标准压力控制下的诱发性椎间盘造影术和功能镇痛性椎间盘造影术后做了对比，椎间盘造影术首先实施；在阳性患者中或有临床症状或影像学异常高度怀疑症状性DDD的患者中，实行功能性镇痛椎间盘造影术。2分或以上的VAS评分的降低则可视为FAD的阳性反应。但阿拉明（Alamin）等研究发现，也有46%的患者传统椎间盘造影术和FAD的结果不一致，其中26%的患者，诱发性椎间盘造影（PD）结果阳性，FAD呈阴性；16%的患者，经PD发现2个或2个以上节段受累的患者，FAD的结果是单节段；4%的患者在FAD检查中发现了新的阳性反应。此外，阿拉明（Alamin）发现在PD后立刻进行FAD，可以显著降低PD的假阳性率。

德帕尔马（Depalma）研究了在PD过程中的诱发痛是否源于外侧纤维环受到刺激。他发现，80%由PD诊断出的椎间盘源性疼痛也可以由FAD诊断，并出现了疼痛超过50%的大幅下降。大约10%的患者也有不同程度的疼痛减轻。与阿拉明（Alamin）的结果不同，德帕尔马（Depalma）并未发现阳性PD/FAD与精神疾病病史的联系。这项研究并未报道PD与FAD之间不相符的百分

比。与阿拉明（Alamin）第二次发表的研究结果类似，德帕尔马（Depalma）也发现20%的患者出现了PD阳性、FAD阴性的结果。

随后，德比（Derby）等结合了不同麻醉剂使用说明中记录的数据[包括德帕尔马（Depalma）对FAD的研究]，对椎间盘诱发试验引起的与刺激相符合的疼痛注射局部麻醉药（LA）后得到缓解的程度进行了对比。由3家独立机构分别进行患者主观疼痛减轻程度的对比：23例患者接受常规诱发性椎间盘造影（PD），47例患者接受注射同等体积LA和造影剂的联合PD（CPD），120例患者在常规PD后进行LA注射（同一场次，AD/PD），33例患者接受单独的镇痛性椎间盘造影（不同场次，SAAD），28例患者通过PD时置入的导管进行LA注射。如果出现与诱发性疼痛一致且椎间盘注射LA后可以减轻80%或以上的疼痛是确定存在纤维环撕裂的标准，那SAAD、AD/PD和FAD的统计结果说明，椎间盘源性腰痛的发病率为20%~30%。到目前为止，镇痛性椎间盘造影仍未能选定为行之有效的确切技术。

目前，使用AD或FAD去替代PD的证据仍然不足。但是，以上的实验都有可能是有用的验证性实验。我们仍需要更多的PD与AD的对比研究，以此改善实验技术操作性能，验证AD是否拥有较低的假阳性率，验证PD手术治疗效果是否优于AD。

8.15　预测价值

在诱发性椎间盘造影或镇痛性椎间盘造影的抉择上，有一个很明显的挑战是：目前尚无一种明确地将椎间盘源性疼痛的试验结果作判断对比的"金标准"。我们拥有的最好的金标准方法是脊柱外科手术治疗的效果。不同的椎间盘破裂的诊断程序仍然缺乏临床验证，因此，保守治疗无效，手术进行椎间融合是目前椎间盘源性腰痛

的标准治疗方法。但是，尽管许多不同的手术方式被用于做椎间融合，但是它仍然有一定的局限性。卡拉奇（Carragee）等对由 PD 诊断的单节段椎间盘源性疼痛和单节段峡部裂型腰椎滑脱症进行了同种腰椎融合手术治疗的结果进行比较，结果发现，椎间盘源性腰痛组术后症状改善率仅为 27%，明显低于滑脱组 72%。研究者把对椎间盘源性疼痛的患者的低治疗效果归咎于 PD 诊断的高假阳性率。但是，其他研究者也指出，峡部裂型腰椎滑脱症和椎间盘破裂源性疼痛从根本上是两种不同的临床症候群，所以融合手术的预期疗效也应该有所不同。

一些其他的研究也曾报道过接受椎间盘造影术后的手术效果。

科尔霍恩（Colhoun）等对 195 例有轴性疼痛的患者进行了研究，并报道了其中 137 例患者椎间盘造影阳性并可诱发和临床症状一致的疼痛，其中 89% 都能从手术后获得显著持久的临床疗效。25 例患者的椎间盘有形态学改变，但是在椎间盘造影过程未出现一致的诱发性疼痛；在这组患者中，只有 52% 的患者获得明显的临床疗效。布罗曼索（Blumenthal）等报道了对椎间盘内部破裂的患者，在椎间盘造影的基础上进行前路腰椎融合手术，其中 74% 的患者术后可恢复正常生活工作。一个多中心的、在压力控制椎间盘造影术后进行手术治疗和非手术治疗效果的对比研究中，德比（Derby）等对阳性造影诊断进行精确的分类，并阐明通过此分类可能预测其治疗预后、手术与否产生的影响，从而极大方便了治疗方案的制定。另外，椎间盘对低压状况就高度敏感的患者进行椎间融合术的临床效果，要明显优于横突间融合。莱蒂斯（Lettice）等利用测压计在严格控制压力的情况下进行 PD（压力 < 50psi，椎间盘Ⅲ度撕裂），并对长节段融合手术和短节段融合手术的效果进行比较，结果显示，通常情况下长节段融合的临床效果会进行性下降。在一项使用 SF-26 健康调查量表进行全关节置换术的疗效分析的研究中，其生物总分（PCS）可增加 10 ~ 12 分。与之类似，研究者

在 2 年的随访后，对短节段融合手术和长节段融合手术的临床疗效进行评估，其 PCS 分别增加了 11.35 分和 10.06 分。研究者将这种临床的疗效归功于使用了压力控制严格的 PD。

近年来，库珀（Cooper）等运用 ISIS 指南里对阳性（ISIS 评分 > 70 分）、阴性（ISIS 评分为 40 ~ 60 分）以及不确定性反应（ISIS 评分 < 40 分）的规定外加医生的确认，来研究腰椎间盘刺激试验对预后的预测价值，并证实了其对疗效的评估能力。他们运用回顾性分析的方法随机选取接受过造影术的患者的手术结果，因此没有来自造影医生以及外科医生的干涉。共有 89 例患者参加了这项研究并同意接受关于治疗、疼痛评分、健康护理以及功能恢复情况的随访。结果证实，椎间盘造影术对治疗反应具有预测性。以评分 50 分作为分界点以及相关医生解释均具有统计学意义。接受了手术融合治疗、评分在 50 分或以上的患者有如下结果：有 5 倍以上的可能性恢复 25% 以上的日常生活活动，3.4 倍以上的可能性恢复 50% 以上的日常生活活动，相比未接受融合术治疗的患者，疼痛减轻的可能性在 3.3 倍以上。ISIS 评分 > 50 分的患者，进行融合手术要优于椎间盘内电热疗法；评分 < 50 分的患者，进行保守治疗要优于融合手术。库珀等最终的建议是将 ISIS 评分为 50 分作为临床判断的分界点，以此为患者争取最佳结局。

两位研究者报道了用 FAD 或 AD 进行手术融合的结果，阿拉明（Alamin）对 16 例患者进行长达 6 个月的随访，发现他们的奥斯威斯特里（Oswestry）平均评分从 55 分下降至 25 分，腰背痛 VAS 平均值从 6.9 下降至 2.6。欧托里（Ohtori）等通过 RCT 对 15 例接受了 PD 或 AD 的患者进行了对照，得出在 3 年中 PD 组的 VAS 评分、日本骨科协会评分、奥斯威斯特里（Oswestry）致残指数以及患者满意度评分均优于 AD 组。

总之，尽管椎间盘造影术有其缺陷，但经有经验的手术操作者实施的椎间盘造影术还是很安

全的，且它在疼痛责任椎间盘识别定位上具有不可否认的敏感性，还可用于手术相关预后的预测。镇痛性椎间盘造影术能为进一步验证阳性 PD 结果提供额外有价值的诊断信息。

总结

　　近 50 年来，腰椎间盘造影被广泛应用于评估椎间盘源性腰痛。由于早年研究得出的负面结果，现椎间盘造影技术以及诊断标准均已有所改进。对于一个熟练的手术操作者来说，并发症出现的可能性已经达到最小化。最重要的是，造影术中已经采取了压力值—加压速率控制的压力测量法。以前的椎间盘影像学在评估其假阳性率时受到额外的压力值、人为注射时无法精确控制的注射速率、未经记录或 / 和未发现的裂口以及动态变化的压力、容量和最大容量值等因素的影响。沃尔什（Walsh）等研究发现，一个熟练的手术操作者经过严格的标准执行操作后得出的假阳性率为 0%。德比（Derby）等在术中运用压力控制的测压法以及精准地按照阳性标准诊断后同样得到了 0% 的假阳性率。对于测压法下进行的腰椎间盘造影术的阳性诊断，我们推荐 ISIS/IASP 标准：疼痛感 ≥ 7/10 分（VAS 评分），压力 <50psi，一致性的疼痛，评分为 3 级以上的纤维环撕裂程度，≤ 3.5mL 的容量以及存在 1 个以上阴性对照的椎间盘。在应用该标准的基础上，我们评估发现，椎间盘造影术中出现的假阳性率在可接受的范围内。最近的一项综合了所有近期对无症状对象造影结果（包括卡拉奇的结果）的 META 分析得出，每个椎间盘存在 6% 的假阳性率的结果。镇痛性椎间盘造影术是一个新兴的检验手段，它可利用局部麻醉药阻滞椎间盘内的痛觉感受神经。对此持支持态度的拥护者提出其假阳性率低于传统诱发性椎间盘造影术，也有其他学者发现很多报道称 AD 在应用中出现 20% ~ 30% 的假阳性率。目前 AD 作为一种 PD 的验证性试验仍在使用。近来，有研究者报道，在对接受了椎间盘造影术的患者进行 MRI 随访后发现，术后椎间盘退化的发生率有所增长，但更多的研究无法重复并验证该结果。显然，我们仍需要对此进行进一步的探索。但毫无疑问的是，椎间盘造影术仍是一种诊断椎间盘源性疼痛的重要手段。

第9章 Modic改变和症状性腰椎间盘退变性疾病：它们之间有关联吗？

约翰·松·佛朗哥（João Luiz Pinheiro-Franco）

菲利普·埃斯波西托（Philippe Esposito）

译：袁　文　张新亮　邱贤健

9.1　前言

　　下腰痛是20~50岁人群中最常见的问题。人的一生中，下腰痛的发生率大约为80%。据联合国预测，到2050年，60岁以上的人口将由13%增加到20%。也就是说，目前大约每10个人中有1人年龄超过60岁；而到2050年，每5人中就有1人年龄超过60岁。随着年龄的增长，下腰痛的发生率会逐渐增高。因此，源于这种下腰痛的慢性躯体障碍疾病将会成为公共卫生关注的重点之一。在现代社会中，慢性下腰痛给患者带来巨大的社会经济负担及心理影响。

　　下腰痛的诊断面临挑战性。腰部及其邻近区域的不同结构都存在伤害感受器，它们是潜在的疼痛发生器。只有约20%的下腰痛诊断与特定的病理解剖结构直接相关。腰椎间盘退变性疾病（DDD）是下腰痛产生的主要原因，它与年龄和老化密切相关。由DDD引起的下腰痛通常被称为"非特异性下腰痛"，以此与特异性下腰痛如肿瘤、感染、炎症及创伤引起的下腰痛相区别。然而，约80%的下腰痛都被诊断为"非特异性下腰痛"，无论是医生还是患者对这样的诊断都不是很满意。

　　腰椎间盘退变性疾病引发的下腰痛是由诸多错综复杂的因素共同引发的一种症状，且有很大的变异性。根据病理解剖学基础对这种持续性的慢性下腰痛进行诊断和鉴别诊断十分有必要。同时，对下腰痛患者进行明确的亚分类会更有利于对疾病的针对性治疗。

　　脊柱功能单位（如椎间盘和小关节）的老化与下腰痛有关。椎间盘通过软骨终板获取所需营养。作为一种双向交换通道，即营养物质进入和代谢产物排出的通路，椎体终板对保持椎间盘的健康具有十分重要的作用。迄今为止，人们尚未完全了解椎间盘退变过程中椎体终板退变的确切程序。最近，一个获奖的研究表明，椎体终板的组织学退变要先于髓核的退变。

　　本章主要阐述两个问题：①理解磁共振成像（MRI）中椎体终板信号的变化（VESC），即Modic改变，特别是Modic 1型改变，它折射出椎间盘—软骨终板—椎体骨髓—统一体动力学的失衡。②分析Modic改变和下腰痛之间的相关性。

　　椎体终板退变与生物力学和基因遗传因素是否相关还有待于进一步的证实。特别强调，我们非常有必要去正确理解椎体终板的生理功能、病理功能以及Modic改变和临床表现之间的关系。尽管文献报道Modic改变与临床表现可能相关，也可能不相关，但对两者真实关系的进一步探查仍然是十分必要的。

　　作为临床医生，我们有义务将基本的科学原理应用于临床实践中。在物理学中，只要出现一个经过验证的例外就足以使该理论失效。然而，在生命科学中，对严谨度的容忍度还是比较高的，就比如Modic改变和下腰痛的情况。

9.2　腰椎间盘退变性疾病：病理生理学方面的综述

对 DDD 的病理生理过程的详细描述并不是本章要阐述的重点，我们会在本书的其他章节详细讨论。但是，仍然有必要对 DDD 的病理生理过程做一个简短的论述。

椎间盘退变是脊柱老化的一种自然现象，对 DDD 的生理学和病理学进行明确区分不太容易。一般人们认为 DDD 是由生物力学所诱发并受生物化学所调节的一种疾病，通常随着衰老而发病，并可能受到基因遗传因素的影响。在椎间盘中发现凋亡的细胞表明程序性细胞死亡在椎间盘退变的病理生理学中可能起到一定的作用。

椎间盘是一种高度专一的结构，具有抵抗载荷及充当椎体之间弹簧垫的作用。终板作为一种动态屏障，它允许营养物质进入和代谢产物排出，从而维持椎间盘的代谢平衡。椎间盘退变可能是由于椎间盘合成代谢和分解代谢之间失衡所引起的。在椎间盘退变的发生和发展过程中，终板的动态屏障作用起着关键的作用，但调节这些变化的生物学机制仍然不是非常清楚。

因此，椎间盘营养失衡在 DDD 发展过程中具有十分重要的意义。正常椎间盘是成人体内最大的非血管化结构，其营养由位于椎体和椎间盘之间的椎体终板和薄的软骨终板提供。终板上分布有很多筛孔，毛细血管就是经过这些筛孔进入椎间盘的。这些毛细血管将椎体骨小梁与软骨终板紧密地联系在一起，但它本身并不进入椎体骨小梁中。小溶质主要通过扩散来进行转运，但大溶质（比如蛋白质）主要通过筛孔以液体流的形式来进行转运。通常人体 10 岁后终板的血管开始减少，这是椎间盘退变的第一个征象。此外，终板的渗透能力下降与 DDD 及年龄相关的一些变化有关。这些改变可能是由于终板的钙化及由疾病和年龄增长所引起的筛孔闭塞所导致的。

终板的生物化学成分从正常到退变已被广泛记载。本内克（Benneker）等证明，骨性终板通路的开放密度与椎间盘形态退变等级之间存在着间接相关性。这些结果支持以下假设，这些开放通路可能会摄取细胞的营养，导致细胞外基质的不足和椎间盘的退变。

所有的椎间盘很早就开始退变了。最近关于组织学退变的大量研究发现，早在十几岁时就有椎间盘组织退变的明显迹象。在小孩子的椎间盘中，有一套非常完善的毛细血管网来支持椎间盘的营养。幼年时期，椎体终板的血液供应开始减少，在后部纤维环的外侧缘仍有一个小的营养支持通道。随着人体的老化，髓核中蛋白聚糖的减少是 DDD 发病的关键因素。髓核开始脱水，纤维环的组织结构开始紊乱。椎间盘结构中的承载变化会导致椎间盘的持续退变。持续发展的 DDD 可能会降低椎间盘抵抗机械负载的能力。最近的一项研究证明了椎间盘组织学退变会持续 90 年。通常，这些变化首先影响终板，然后是髓核，最后是纤维环。不同的脊柱节段表现相似，退变顺序也相同。

细胞表型和细胞外基质组成的巨大变化与 DDD 密切相关。胶原性椎间盘基质随着人体的老化和椎间盘的退变会进行自我修饰。巨大的表型改变可能最终会导致椎间盘的生物力学属性衰败。

生物化学因素在有临床症状的 DDD 中起着十分重要的作用。促炎症细胞因子如白细胞介素 -1（IL-1）、白细胞介素 -6（IL-6）和肿瘤坏死因子（TNF）是参与周围炎症反应的炎症介质。人们已经证实，与无症状的椎间盘相比，疼痛的椎间盘会分泌更高水平的促炎症介质，如 TNF、IL-6 和神经生长因子（NGF）。髓核可以产生作用性很强的促炎症细胞因子。这些髓核中的调节因子在人或动物椎间盘突出症的髓核组织明确存在。许多炎症介质如细胞因子和蛋白酶本身存在于椎间盘内，但在肉芽组织中也是明显存在的。细胞因子（TNF、IL-6、IL-1）和蛋白酶（基质溶素）在退变椎间盘中比较常见。退变椎间盘中的主要基质降解酶（如基质金属蛋白酶）的活性明显上调。尽管医学研究发展很快，但盘源性腰痛患者髓核中的炎症介质产生的确切机制尚不完全清楚。有人认为，这由于椎间盘退变，髓核组织产生一些促炎刺激因子诱发来了炎症反应，导致下腰痛的产生。

研究表明，髓核内的神经长入参与了疼痛的产生。有症状的椎间盘比无症状的椎间盘中敏感神经纤维分布的密度会更高一些。在有疼痛症状的椎间盘髓核和终板中均能发现敏感神经纤维。神经纤维向有症状的退变椎间盘内生长可能是由退变椎间盘释放的趋化因子所介导的。因此，促炎症因子的产生和髓核中敏感神经纤维的长入两者共同构成了盘源性下腰痛的致病基础。研究发现，由 IL-8 和 PGE2 诱导的痛觉过敏可能是盘源性下腰痛的主要原因。

疼痛诱发试验证明严重的下腰痛与外后侧纤维环及终板机械刺激有关。在正常椎间盘中，后部纤维环和其紧密相连的后纵韧带均由寰椎神经支配。寰椎神经是一种具有能感受疼痛的自主神经和躯体神经组成的混合神经。疼痛感觉神经纤维通常只分布在纤维环最外面 1 ~ 3mm 范围内。在引起疼痛的破裂椎间盘中，疼痛感觉神经纤维向内生长进入到髓核中。椎体终板具有相似的神经支配密度。人们已经证明，在那些椎间盘高度塌陷和有严重下腰痛的患者中，进入终板的敏感神经纤维密度会增加以及软骨终板会缺失，这都强烈地说明终板和椎体都是产生疼痛的来源。因此，敏感神经纤维和血管的向内生长是结构性椎间盘破坏的重要特征，这一点与疼痛的产生有着直接关系。

那些可能促进神经向内生长的其他因素包括：①完整椎间盘内毛细血管塌陷导致的静水压丢失。②可抑制神经向内生长的蛋白聚糖含量的减少。

尽管关于椎间盘退变的相关资料越来越多，但人们在识别椎间盘早期退变和进展阶段的标志物上仍然知之甚少。而成像技术的进步，能将组织学标记与成像技术相结合，可为腰椎 DDD 的早期治疗提供基础。

9.3　历史

1984 年，即经典论文发表之前 4 年，莫迪克（Modic）等注意到，在那些椎间盘内注射木瓜凝乳蛋白酶的患者的腰椎 MRI 中，邻近该椎间盘的椎体终板 MRI 信号强度增高。

3 年后，哈耶克（Hajek）等对 120 例患者（包括转移癌患者和手术患者）的脊柱 MRI 做了一个回顾性研究，研究人员观察到在约 60% 的病例中有局限性的或者点状的脂肪样强度信号改变的骨髓变化，位置常常在椎体靠近终板的地方。因此研究人员得出这样一个结论，即这种红骨髓的局部脂肪替代是各年龄段都很常见的一种现象，它属于一种生理过程。

德鲁斯（De Roos）等在 1987 年发表了一篇论文，该研究发现，在 203 个退变的腰椎间盘中，有一半其邻近终板在 MRI 影像上出现了条带状信号改变。这些信号与感染或肿瘤无关，为炎症反应或缺血性坏死，也可能是脂肪替代、纤维化或者硬化。研究者指出，这些改变百分之百与 DDD 有关。此外，有这些信号变化的患者通常比没有这种信号变化的患者年龄大。在 83% 的退变椎间盘中，研究者发现有脂肪替代相关的信号变化。这些发现也支持 Modic 改变与衰老有关，它代表了 DDD 的自然进展史。

1988 年，莫迪克（Modic）等对 MRI 上 T1 加权像和 T2 加权像中骨髓信号改变进行了分型。Modic 1 型改变（M1）是指 T1 加权像上为低信号，T2 加权像上为高信号。Modic 2 型改变（M2）为 T1 加权像上高信号，T2 加权像上高信号或略高信号。后来 Modic 还增加了第 3 型即 Modic 3 型改变（M3），即 T1 加权像和 T2 加权像上均为低信号。Modic 推测这种与 DDD 相关的 Modic 改变可以用来鉴别脊柱骨髓炎和其他椎体病变。

9.4　Modic 改变的病理生理学

Modic 改变的病理生理学机制仍然不明，因为引起这种与退变椎间盘相邻的椎体骨髓 MRI 信号改变的原因人们还不是很清楚。然而人们普遍认为，了解椎体终板、软骨下骨和椎间盘之间的生理关系对于正确理解 DDD 是至关重要的。

Modic 改变和 DDD 之间的关系非常密切，但却不具体。Modic 改变的产生与机械载荷、炎症、遗传基因及细胞凋亡有关，下面我们将对其产生机制做一简短的讨论。

软骨终板随着年龄的增长逐渐退变。随着年龄的增长，软骨终板厚度减小，开始出现裂缝，最终完全消失。随着人体的衰老，软骨终板内基质的生成和积累也逐渐减少，这可能是由于软骨终板内细胞的活力和反应性降低所致。而这些与年龄相关导致的改变的具体原因尚不清楚。

这种与年龄相关的终板退变与程序性细胞死亡有关。埃列伽（Ariga）等使用小鼠退变模型来研究 DDD 中细胞凋亡的作用。他们观察了手术组和非手术组的椎间盘。手术组施以明显的机械压力，结果发现软骨终板中细胞凋亡随着年龄的增长而明显增加，其细胞密度也明显降低。有意思的是，在髓核中却没有观察到细胞凋亡的广泛发生。因此，研究者推测，软骨终板的退变要先于髓核的退变。

埃列伽（Ariga）等认为手术组中细胞凋亡比自然衰老组更明显。在手术组中，终板结构消失破坏更快，这也证明机械应力在退变过程中起着重要作用，这一结论与其他报道是一致的。据报道，软骨终板中的细胞凋亡可能是通过机械应力诱导产生的。这些研究结果表明，软骨终板中细胞凋亡的加速参与了椎间盘退变的发生和发展，而机械应力是引起细胞凋亡的因素之一。

机械因素已经证明能够诱导终板退变。椎体终板是脊柱压缩过程中的"薄弱环节"。纳切森（Nachemson）认为，椎间盘退变会产生更大的轴向载荷，从而增加椎体终板上的压应力。在非特异性下腰痛患者中，椎间盘退变会导致椎体终板上的载荷和剪切应力的增加，这可能导致终板产生裂隙。动物模型实验证明，椎间盘的损伤会引起相邻椎体的变化，即骨髓消耗和变性，随后进行骨再生。

据推测，Modic 改变可能代表着终板损伤后椎体骨髓所产生的反应或者椎体骨髓对椎间盘内急性或慢性炎症所产生的炎症反应。

无论 Modic 改变的起源是什么，终板和软骨下骨对保持椎间盘的完整性起着重要的作用。正常情况下，健康的髓核可以将压应力均匀地分布到相邻的椎体上。而当髓核的正常负载特性发生改变时，脊柱所受的压应力会不均匀地分布到相邻的椎体上，从而导致相应椎体显微骨折和骨坏死，继而相邻骨髓发生炎症反应。终板的显微骨折可使退变椎间盘中的化学物质与骨髓中的细胞相接触，这将使椎间盘在退变过程中引发炎症反应或自身免疫反应，最终形成恶性循环。

终板损伤会减轻邻近髓核的压力，将其压力转移到纤维环上，导致髓核膨出到纤维环的裂隙中。累积的骨小梁微损伤可以用来解释在晚期为什么髓核会越来越多地突入到椎体中。如果髓核通过破裂的终板侵入邻近椎体，随后的钙化即可能产生施莫尔（Schmorl）结节。

Modic 改变在下腰椎比较常见，这间接地证明了机械因素是 Modic 改变产生的重要原因。此外，腰椎 DDD 的发生率远高于颈椎 DDD 或胸椎 DDD，这同样表明生物力学是 Modic 改变发生的原因。这一结论已在一个关于 Modic 改变与身体载荷相关性的研究中得到证实。

9.4.1　终板的手术损伤

动物模型实验表明，终板或纤维环的手术损伤会不可避免地引起所有椎间盘结构的退变。终板的穿孔会导致髓核脱水、蛋白聚糖减少和纤维环内部破裂。纤维环损伤模型（模拟纤维环外周部分损伤）表明纤维环损伤会导致髓核和终板发生一系列的变化。研究发现，终板损伤将会增加对退变椎间盘的机械刺激，从而加速椎间盘的退变。

9.4.2　终板骨折

关于 Modic 改变起源于终板骨折的假设值得大家注意。组织病理学研究已经证实了在突出的椎间盘组织中有软骨终板的存在。这种被称为"软骨终板撕脱"的突出是老年人群椎间盘突出症的主要组织病理学类型。这些软骨终板的撕脱通常发生在终板的中 1/3。

目前人们对椎间盘突出症中软骨组织的临床相关性尚不清楚。施密德（Schmid）等认为 Modic 改变与突出椎间盘中的软骨组织有关。他们比较了术前 Modic 改变和相应的椎间盘突出组织（$n=51$，年龄为 17 ~ 62 岁，平均 40 岁），发现 59% 的 Modic 改变发生在邻近手术治疗的椎间盘节段（M1 占 11%，M2 占 47%）。超过椎体终板面积 33% 的 Modic 改变与突出椎间盘组织里软骨终板的存在有着明显的相关性。理论上讲，软骨终板撕脱会引起邻近骨髓的反应，最终导致 Modic 改变的发生。

假如在突出的椎间盘组织里发现透明软骨终板，那么终板的撕脱要早于椎间盘的突出。因此，椎体终板信号强度变化是类似于其他骨骼的骨软骨断裂征象。该数据补充了终板信号强度的变化不仅可能是由于水肿、终板的裂缝及肉芽组织形成引起的，而且也可能是由于终板的破裂引起的。终板裂缝、骨折、撕脱可能导致相邻骨髓发生炎性反应并产生类似于 Modic 1 型改变的信号变化。

组织病理学研究表明，如果突出椎间盘组织中有来自终板的透明软骨，则会抑制新生血管的形成。新生血管重建对于突出椎间盘组织的吸收是非常重要的。因此，突出椎间盘组织中如有来自终板的透明软骨即可抑制椎间盘组织的吸收。Modic 1 型改变与突出椎间盘中透明软骨的存在有关，因此，当邻近终板出现 Modic 1 型改变时，突出的椎间盘组织不太可能消失。由于突出椎间盘不太可能被吸收，因此，保守治疗对于那些合并有 Modic 1 型改变的椎间盘突出症患者效果不会太好。相反，保守治疗对于那些没有合并 Modic 1 型改变的椎间盘突出症患者疗效可能会更好些。

9.4.3　木瓜凝乳蛋白酶和椎间盘退变的急剧加速

以上提及的理论可以解释木瓜凝乳蛋白酶椎间盘内注射产生的诸多结果。木瓜凝乳蛋白酶椎间盘内注射治疗椎间盘突出可以导致 Modic 1 型改变。向椎间盘内注射木瓜凝乳蛋白酶复制了椎间盘加速退变的模型，会引起椎间盘急速脱水。这种脱水会导致椎体终板的迅速剥离以及新生终板血管的急性丧失，从而导致椎间盘营养供应的突然紊乱。椎间盘的新陈代谢对于这种慢性退变过程比较适应，但是对于局部环境中的突然变化不太适应。椎间盘结构的突然改变可以激发急性炎症反应。

此外，正常髓核具有将负载压应力均匀地分布给邻近椎体的功能。当髓核发生这种功能改变时，作用于终板的压应力分布会变得不均衡，最终导致显微骨折和骨坏死。这个过程会导致邻近骨髓发生炎症反应。

当这个过程是慢性时，终板恢复的过程会促使椎间盘功能的重建。这种理论可以部分地解释为什么 Modic 2 型改变（慢性的脂肪替代）与疼痛产生的相关性不是太大。DDD 会使作用于椎体的机械应力发生改变，进而引起骨重建。这种压力改变会引起椎体骨髓发生病理改变。在骨重建的同时，也伴随着骨髓水肿和骨坏死，如果这种自我修复的程度不充分，则会导致终板的功能失调。研究认为，Modic 1 型改变的炎症反应可以由肿瘤坏死因子诱发产生。

9.4.4　遗传基因和 Modic 改变

卡皮宁（Karppinen）等观察到 Modic 改变流行的基因证据。这些研究者研究了遗传因素是否与腰椎终板 Modic 改变有关，结果发现，IL-1 和 MMP-3 基因变异与 Modic 2 型改变有明显的相关性。

9.4.5　炎症

像在 DDD 中一样，炎症在 Modic 改变中扮演着非常重要的角色。Modic 1 型改变的炎症本质最近已被证实。欧托里（Ohtori）等通过免疫组化实验发现 Modic 1 型改变与椎体终板的炎症有关。该研究发现，在有 Modic 1 型改变的患者的椎体终板中，软骨细胞 TNF 表达水平明显增高。此外，他们指出，在 Modic 1 型和 Modic 2 型改变患者的椎体终板内，敏感神经纤维增加可能是导致下腰痛的原因，这也表明疼痛可能来源于异常的终板。

伯克（Burke）等证明，在有临床症状的椎间盘疾病患者中，Modic 改变与炎症介质表达水平增高有关。这些研究结果都支持 Modic 改变可以作为盘源性下腰痛的客观标志。这些研究者们检测了经手术治疗的坐骨神经痛患者（n=40，其中 12% 为 Modic 1 型改变）和盘源性下腰痛患者（n=12，占 M1 的 40%）的椎间盘中的 IL-6、IL-8 和前列腺素 E2（PGE2）水平。结果发现，与无 Modic 改变组相比，Modic 1 型和 Modic 2 型改变组的 IL-6、IL-8 和 PGE2 的表达水平存在明显统计学差异。研究者认为，这些发现有助于进一步证实 Modic 改变和下腰痛之间的关联性。Modic 1 型改变在盘源性下腰痛患者中比较常见，而 Modic 2 型改变在伴有坐骨神经痛的腰椎间盘突出症患者中约占一半，其原因尚不清楚。

在某些情况下，Modic 改变是椎间盘内破裂的继发性信号，其中 M1 型改变的可能性最大。

9.4.6　Modic 改变是感染的结果吗？

艾伯特（Albert）等进行了双盲 RCT 试验。162 名受试者除了明确的慢性下腰痛，没有其他病史，且病程均超过 6 个月，有椎间盘突出且相邻椎体终板合并有 Modic 1 型改变。

所有患者被随机分为两组：一组应用抗生素治疗 100d，另外一组用安慰剂。治疗结束当天及结束后 1 年进行随访，结果发现无论从哪一方面评估，抗生素治疗组的疗效明显优于安慰剂组。

Modic 改变可由感染引起的结论仍然是有争议的。最近，对于艾伯特（Albert）的这项研究，学者们也提出了很多争议点：安慰剂组中治疗效果的评价仅有很好或者没有效果；安慰剂的安慰效果（患者通常会发现自己到底有没有使用抗生素）；抗生素使用了两种不同的剂量；研究初始没有明确的血培养阳性结果，如果微生物（例如腺病毒）的培养方法不明确，那么高姆诃（Koch）法则（微生物必须从患病生物体中分离并在纯净的培养基中生长）也将失效；这是一种合适的抗感染方法吗？我们是否也应该关注痤疮丙酸杆菌或其他微生物？最后，使用长达 100d 的抗生素，如果是治疗椎间盘炎，那倒是可以接受的，但如果是治疗未经证实的感染，那将难以被广泛接受：因为这涉及一个过度延长使用抗生素的公共卫生 / 安全问题。

9.5　Modic 改变的流行病学特点

文献报道 Modic 改变的发生率差异很大，从 19% ~ 60% 不等。差异如此大的原因主要是研究样本的差异，如病例的选择、年龄、性别、职业特征、临床症状等诸多因素的不同。无临床症状和有临床症状人群中 Modic 改变的真实发生率仍未能完全确定。

杰生（Jensen）等进行了系统的文献回顾，他们调查了椎体终板信号改变（包括 Modic 改变）与非特异性下腰痛的关系。在非特异性下腰痛和 / 或坐骨神经痛患者中，终板信号改变（包括 Modic 1 型和 Modic 2 型改变）发生率的中位数为 43%，无症状人群中发生率为 6%。Modic 改变的发生率与年龄呈正相关，与研究的整体质量呈负相关。普通工作人群中，70% 的终板信号改变和非特异性下腰痛之间呈正相关。终板信号改变是非特异性下腰痛患者的常见 MRI 征象，与疼痛有关。然而，在没有下腰痛的一些个体中，Modic 改变也有可能存在。

魏斯豪普特（Weishaupt）等证明，在 60 名年龄为 20 ~ 50 岁无临床症状的志愿者（平均年龄 35 岁）中，Modic 改变并不常见。由于无症状人群中 Modic 改变的发生率很低，因此研究者推测 Modic 改变可能是下腰痛的可预测因素之一。克亚尔（Kjaer）等对 412 名年龄大于 40 岁的丹麦人进行了系统的研究，将研究人群分为以下 3 组：Modic 改变和 DDD 组；只有 DDD 无 Modic 改变组；无 DDD 和 Modic 改变组。结果发现 Modic 1 型改变的发生率为 15%，Modic 2 型改变的发生率为 7%，Modic 改变总体发生率为 22%。因此他们也得出这样一个结论，即 Modic 改变和下腰痛之间存在着相关性。

大多数研究已经证实了 Modic 改变和 DDD 之间存在着相关性。然而，在没有 DDD 的情况下也有可能发生 Modic 改变。克亚尔（Kjaer）等观察到在 198 个无退变的椎间盘中，9% 发生了 Modic 改变。莫迪克（Modic）等回顾性地分析了 474 例有下腰痛和 / 或坐骨神经痛患者的腰椎 MRI。结果发现，Modic 1 型改变的发生率为 4%，Modic 2 型改变的发生率为 16%。有趣的是，每个 Modic 改变都与一个退变的椎间盘相毗邻。然而，并不是每一个退变的椎间盘其邻近终板都会发生 Modic 改变，只有少数退变的椎间盘其毗邻终板发生 Modic 改变。因此，两者的确切关系还未完全明了。事实上，Modic 改变与 DDD 之间的关系特异性强、敏感度小，

其原因未明。也不清楚为什么有些退变椎间盘与 Modic 改变相关，而另外一些则不相关。Modic 改变（特别是 Modic 2 型改变）在某种程度上代表着 DDD 自然进展的一部分。Modic 改变和下腰痛之间的关系似乎要比 DDD 和下腰痛之间的相关性更强一些。

在之前类似的研究中，人们普遍认为，随着年龄的增长，椎体骨髓信号变化的发生率也会相应增加。终板信号改变与椎间盘退变的关联性最大，与年龄的相关性次之。

研究人员对 Modic 改变的其他相关因素也进行了分析。目前的研究表明，其与性别无关。克亚尔（Kjaer）等发现，在 40 岁的人群中，23% 发生了 Modic 改变，发病率在男性和女性中并没有明显区别。但最近的一项研究发现，Modic 改变与男性有着明显的相关性。

大多数研究表明，Modic 2 型改变的发生率最高。哈耶克（Hajek）等注意到 Modic 2 型改变（局部脂肪沉积）与年龄有关。他们观察到 31 ~ 40 岁、51 ~ 60 岁及 60 岁以上下腰痛患者中 Modic 2 型改变的发生率分别为 52%、93% 和 100%。众所周知，人的一生中，红骨髓向黄骨髓的转换是一种生理现象。然而也有一些研究认为，Modic 1 型改变的发生率最高。关于混合型和 Modic 3 型改变的发生率大约为 8%，相关文献报道较少。

9.6 重复性

加权的卡帕（Kappa）检验可以用来分析观察者间的可靠性及观察者内的可重复性。卡帕（Kappa）系数表示一致性的大小，1 表示完全一致，0 为完全不一致。

最近的研究表明，Modic 改变的分型系统既有可靠性又有可重复性。在 Modic 改变的评估中卡帕（Kappa）值相当高。杰森（Jensen）等评估了 50 名平均年龄为 40 岁的丹麦人的

MRI 结果，对椎体终板信号变化的诸多变量（分型、位置、体积、最大高度和终板面积）进行了详细的评估，发现被观察者内和被观察者间的一致性都非常高。

　　椎体终板信号改变是一种易于评估的 MRI 征象，被观察者间对椎体终板信号改变详情的评估一致性很好，其卡帕（Kappa）值范围为 $0.64 \sim 0.91$。

9.7　骨髓解剖学、组织学和生理学

　　由于 Modic 改变是椎体骨髓结构在 MRI 上的反映，下面我们就对其解剖结构、组织学和生理学进行简短的介绍。

骨髓结构及其衰老自然史

　　椎体骨髓由红骨髓和黄骨髓组成。红骨髓具有造血功能，能产生红细胞、白细胞和血小板。黄骨髓不具有造血功能。红骨髓大约含有 40% 的水、40% 的脂肪和 20% 的蛋白质，而黄骨髓含有 15% 的水、80% 的脂肪和 5% 的蛋白质。两者在结构上也有差异。在人的生长发育过程中，红骨髓向黄骨髓的转变是可以预测的，且它们的转变模式也非常有序。

　　Modic 改变是椎体骨髓组织学结构在 MRI 上的反映。尽管在手术时可以获取终板，但活体内要获取单纯的椎体骨髓来进行腰椎 DDD 的组织病理学研究却十分困难。因此，关于椎体骨髓组织学变化的研究数据很少。据我们所知，已有研究者就 Modic 改变和椎体骨髓组织学变化方面做了一些尸体研究。哈耶克（Hajek）等用显微镜对尸体脊柱标本的切片进行了研究评估，研究者观察到椎体骨髓内那些界定性很好的黄色区域与 MRI 图像（Modic 2 型改变）上具有脂肪特征样信号强度的区域精确对应。对这些区域进行的组织学评估证明了正常红骨髓

逐渐被脂肪组织替代。研究者认为，骨骼中的脂肪可以排除炎症的存在，但后来的研究又证明脂肪和炎症两者可以共存。

9.8　椎体终板 MRI 信号改变的类型（Modic 改变的分型）

9.8.1　Modic 1 型改变：炎性改变

　　M1 是软骨终板及椎体内骨髓的炎性改变过程，莫迪克（Modic）等对 3 例 M1 和 3 例 M2 的腰椎间盘退变患者进行手术时留取其病变终板作为标本进行研究，证实了 M1 和 M2 组织学改变的特点。M1 的组织学改变表现为骨性终板撕裂伴局部退变和再生现象以及软骨下骨骨髓血管肉芽组织增加。反应性编织骨的数量明显增多，含有增厚的骨小梁以及大量破骨细胞和成骨细胞。

　　在 M1 的组织学切片中，邻近终板的椎体骨髓被稀疏的纤维组织所取代，这些纤维组织中含有大量的小血管。沿着终板往正常骨髓内有着不同距离的累及。范德·伯格（Vande Berg）等观察到这些肉芽组织中具有大量的未成熟纤维组织、血管，少数区域有软骨下坏死区域以及增厚的小梁。所有这些变化与 MRI 上的 M1 表现一致。

　　在所有的 Modic 改变中，M1 与疼痛的关系最密切。库斯马（Kuisma）等认为，M1 与疼痛密切相关并不奇怪，因为 M1 代表着炎症反应的因素存在。克罗克（Crock）认为，对椎间盘的反复损伤导致髓核产生了炎症因子，这些有毒的化学物质逐步扩散至终板，使其发生局部的炎症反应，最终导致下腰痛。

　　最近，研究者对椎间盘源性腰痛的患者进行免疫组化研究后证实了 M1 的本质是炎症反应。欧托里（Ohtori）等发现，在椎间盘源性下腰痛患者的终板中有 TNF 的表达和神经纤维的长入，研究者将免疫组化结果与 MRI 观察到的终板变化进行了比较。研究中设立了两组研究对象，

一组为 14 例下腰痛且在 MRI 上提示椎间盘退变的患者，另一组即对照组为 4 例患者。与终板有 M1 和 M2 的下腰痛患者相比，终板正常的下腰痛患者其终板内的 PGP9.5- 免疫反应性神经纤维和 TNF- 免疫反应性细胞明显低于前者（$P < 0.01$）。M1 患者的终板中 TNF- 免疫反应性细胞数量明显高于 M2（$P < 0.05$）。

他们的研究结果表明，在 M1 患者的软骨终板中，高表达的 TNF 导致终板发生炎症反应。炎症反应使敏感的神经纤维致敏，最终引起疼痛。研究者并没有专门对椎间盘退变的患者进行 TNF 表达和 PGP9.5- 免疫反应性神经纤维的检测，但他们推测椎间盘内层出现神经纤维的长入是不合并 Modic 改变（MC）患者出现椎间盘源性下腰痛的原因。同时也验证了椎间盘内 TNF 的表达、椎间盘退变以及年龄之间存在明显的正相关关系，在 M1 和 M2 患者中，TNF 的表达同时提示着终板内神经纤维的长入。敏感的神经纤维在终板中分布这一现象早已被证实。

拉努（Rannou）等对不合并 M1 和 M2 变化的慢性下腰痛患者与超敏 c- 反应蛋白（hsCRP）的关系进行了前瞻性研究。对于低度炎症反应，超敏 c- 反应蛋白是非常敏感的指标（IL-6 是上调 CRP 基因表达的主要因子）。他们的研究表明，超敏 c- 反应蛋白在终板合并 M1 的下腰痛患者中明显升高，这进一步验证了椎体终板局部炎症反应的存在。

9.8.2　Modic 1 型改变的鉴别诊断

椎体终板信号改变同时合并骨髓水肿也可在椎间盘炎、许莫氏结节以及髓核消融术后 3 个月内的患者中出现，但是排除上述病因，椎体终板信号改变仅仅出现在椎间盘退变的相邻终板处。在椎间盘炎的患者中，因终板被炎症所累及，所以其椎间盘以及终板的信号在 T2 加权像上明显升高。椎旁或椎管内感染病灶以及临床症状、ESR、CRP 都可以帮助我们来对终板炎和椎间盘炎进行鉴别。c- 反应蛋白是一个

非常敏感的指标，在椎间盘炎的诊断中阳性率最高可达 100%。弥散加权像是一种非常敏感和快速的序列，具有提供量化病灶扩散系数的可能性，这有助于对 M1 及脊柱关节炎活动性炎症期进行鉴别诊断。

9.8.3　Modic 2 型改变：脂肪化

M2 在组织学标本上与 M1 一样都是表现为终板慢性反复损伤，然而，终板相邻的红骨髓被黄色骨髓代替，无造血功能。这些区域与终板距离不一致，区域中的黄骨髓也可再次转化为具有造血功能的红骨髓。托伊恩（Toyone）等发现这种转变在严重的椎间盘退变患者中较常见，卡尔开德 - 威利斯（Kirkaldy-Willis）和法尔范（Farfan）把这一过程称为"重塑稳定阶段"。因此，M2 可能仅仅是单一的随着年龄增长而出现的变化过程，也可能是修复 / 重建过程中伴随出现的慢性退变过程。

9.8.4　Modic 3 型改变

M3 代表着硬化状态，在 X 线片上表现为骨硬化改变。M3 在 X 线片上的表现比在 MRI 上更有特点，因为 X 线片更清晰地反映了椎体内致密硬化骨。MRI 成像反映或显示骨髓等元素的存在，例如骨小梁之间的正常造血组织、纤维血管组织和脂质含量。

9.8.5　混合型的 Modic 改变

混合型的 Modic 改变包含不同组织学特点（例如：M1 的炎性改变同时合并 M2 的脂肪化，通常称为 M1/M2 型改变），存在于退变椎间盘相邻的同一椎体骨髓内。随着病情的发展，骨髓成分可能会从一种类型进展到另一种类型。许多研究证实了这些变化。最常见的混合型 Modic 改变是 M1/M2 型。研究表明，临床上经常会出现 M1 转化为 M2 或 M1/M2 型转化为 M2 的情况。

这种转变可能代表着从炎症的急性期（不稳定状态）过渡到炎症的慢性期（稳定状态）。

M1 和 M2 之间的区别是非常明确的，因为炎性改变和骨髓脂肪化是两种不同的组织病理学表现。因此，终板炎通常用 M1 和 M2 来表达，而不是通用的 Modic 改变，因为它们代表了两种不同的组织学改变。当研究下腰痛或 Modic 改变自然病程时，需要这些更明确的 M1 和 M2 定义。

如果炎症合并脂肪组织替代，那么 M1 的炎性改变可能会被遮掩而减弱。普通的 T1 和 T2 序列可能不够精确，以至于无法区分各种 Modic 改变类型。通过抑脂技术，然后注入造影剂后的增强对比或者短时反转恢复序列，可以提高 MRI 的精度。使用第一个方案，随着钆在脂肪被抑制的地方增强了骨髓的炎性表现，检测 M1 变化的灵敏度也就提高了。STIR 序列是具有特定时序的序列，以抑制来自脂肪的信号。这些技术提高了对炎症的检测能力。

9.9　Modic 改变的自然转归

目前关于 Modic 改变自然转归方面的研究很少。尤其无腰痛的人群中，Modic 改变的自然转归特点至今仍是个未知数。目前关于 Modic 改变的研究主要集中在其与临床症状及手术疗效的关系上。库斯马（Kuisma）等研究表明，在合并下肢放射痛的患者中，3 年后有 6% 的患者出现了新发的 Modic 改变，所有新出现的 Modic 改变原发都为 M1 改变，与突出的椎间盘相邻。

正如之前所述，Modic 改变可以从一种类型转化为另外一种类型。这一现象可理解为同一病理过程的不同阶段。M1 代表着炎症反应的急性期，随着软骨下骨的自我修复，迟些时候可以转化为 M2。虽然一些临床研究证实了 M1 可以转化为 M2，但目前尚不明确的是：是不是所有 M2 之前都存在 M1。

M1/M2 型是 M1 在向 M2 转变的中间状态。

莫迪克（Modic）等在 412 例因下腰痛或下肢放射痛行 MRI 检查的患者中发现了 6 例 M1、10 例 M2。其中 5 例 M1 患者在 14 个月到 3 年间至少部分转变为 M2，6 例 M2 患者自始至终都未向其他类型转变。

密特拉（Mitra）等在 670 例因下腰痛或坐骨神经痛行 MRI 检查的患者中发现 18% 的患者合并 M1，这些患者在 1 ~ 6 年后又再次做 MRI 检查。M1 相应变化：37% M1 完全转为 M2；15% 部分转换为 M2；只有 8% 没有变化。40% 的 M1 范围变大，研究者将 M1 的转归与患者的症状相关联，并指出在症状改善的患者中，M1 转化为 M2。在症状加重的患者中，M1 变化的程度逐渐加重。目前关于不稳定的 M1 过渡到更稳定的 M2 的原因尚未知。

艾伯特（Albert）和曼尼切（Manniche）发现，M1 变化与椎间盘突出症密切相关。研究者对 181 例患者进行随机对照研究（RCT），比较两种保守治疗方法。对那些合并下肢放射痛至膝关节或者膝关节以下的患者，保守治疗 14 个月后再次进行 MRI 检查，M1 的发生率从 9% 上升到 29%，M2 和 M3 保持不变。

莫迪克（Modic）等认为，M1 似乎并不总是转变成 M2。M1 甚至可以消失变为正常或转换为 M3。在对一批坐骨神经痛患者进行研究后，研究者观察到 3 年内没有患者从 M1 发展为 M2，只有 2 例 M1/M2 型患者转变为 M2。同一项研究也观察到几个 M1 最终正常了，转变为 M0。

考虑到 M2 代表慢性炎症和 M1 代表炎症的急性期，因此可以推断从 M2 转变为 M1，可能是代表 M2 特征的慢性炎症状态的突然急性加重。一个新的持续的急性过程可能会加剧退化过程和引起 M1 炎性改变。马士曼（Marshman）等详细描述了 2 例从 M2 转化为 M1 的病例，其中 1 例患者的随访 MRI 显示发生椎体滑脱的同时 M2 转变为 M1。卢奥马（Luoma）等观察了 3 例患者 M2 的转归（消失或减少），同时也观察到 M1 变化的扩大（M2 转换为 M1）。库斯马（Kuisma）等发现，8 例 M2 患者变化转变为 M1/M2 型（6 例）

和 M1（2 例）。一些患者从理论上更稳定的 M2 状态演变为较不稳定的 M1 状态。与之前的发现相比，这些研究者认为，M2 可能比以前假定的状况更不稳定。大多数转化发生在 L5/S1，并与有症状的椎间盘突出症有关。

M1、M2 和 M3 范围可能保持稳定不变，也可进一步增加。一个系列研究表明，随着时间的推移，41% 的 M2 范围会增加。在没有转换为另一种类型的情况下，M2 范围的增加更为普遍。影响 M1 炎症反应的原因尚不明确。

卢奥马（Luoma）等研究了 M1 变化的自然转归。他们将混合型的 M1/M2 型和 M1 分为一组，且将其全部标记为 M1。而且，MC 转归的临床症状无相关性。研究包括了 1015 例连续非特异性慢性 LBP 患者，其中 24 例（2.4%）患者有 54 处 M1（28 处 M1 和 26 处 M1/M2 型）。对这 24 例患者在 18 ~ 72 个月内进行了 MRI 检查。新增 M2 的患者几乎百分之百是从 M1 演变而来的，支持 M1 到 M2 进化假说。然而，54 处 M1（28 处 M1 和 26 处 M1/M2 型）中的大多数（67%）随着时间的推移而发生退化，消失或范围变小，这可能表明炎症反应呈现减弱的过程。时间越长，M1 越倾向于减少或消失。从这项研究可以得出结论：大多数 M1 随着时间的推移和愈合过程的进展会逐渐退化与消失，大多数 M2 从 M1 演变而来。然而，当考虑到普通人群时，M2 不会总是源于 M1，因为骨髓的脂肪转化是生理过程的一部分。另一项研究显示，随着时间的推移，34% 的 M1 会持续或扩大，因此软骨下水肿可能持续多年。

由于注射木瓜凝乳蛋白酶能引发髓核发生突然溶解，这一机制可被用于制作椎间盘退变的模型。在这种情况下，M1 所代表的炎症反应可能会持续在 6 ~ 12 周的时间内出现。因此，至少在这种临床情况下，作为急剧加速的生理退化过程或非常缓慢的椎间盘退变过程突然失代偿的结果，M1 是可以被观察到的。

在手术切除突出椎间盘（行椎间盘切除术）时，理论上会引起类似的"突然丢失椎间盘高度"效应，从而导致椎体的支撑丧失。一项研究对 181 例坐骨神经痛患者进行了 1 年的随访，多数患者行保守治疗，其中 12 例在 1 年随访期间进行腰椎间盘突出症（LDH）手术。1 年随访时的 MRI 显示手术患者有发展 MC（特别是 M1）的趋势（尽管没有统计学意义）。

柯图拉（Kerttula）等指出，M1 是椎间盘快速退变的征兆。这些研究者认为，与随着年龄逐渐退变相比，在更短的时间内，椎间盘加速退变伴发 M1 可导致椎间盘—脊柱单元的变形。他们在慢性 LBP 患者中进行了一项前瞻性 MRI 研究，评估了在 1 年内与 M1（或混合型 M1/M2 或 M1/M3）相关的退变性腰椎变化的自然过程。在 3811 例连续慢性 LBP 患者中，54 例患者为 M1。在随访的 11 ~ 18 个月内行 MRI 检查。在随访中，不稳定的 M1 伴随着终板损伤的增加、椎间盘高度的下降和椎间盘信号的变化，这些现象大多数发生于 L4/L5 或 L5/S1。在没有 M1 的相邻椎间盘，其退变程度的进展很少。

9.10 临床相关性

目前关于下腰痛诊断的确切临床特点、诊断标准、影像学变化特点还不明确。影像学检查发现了退变的表现，但这并不意味着有临床症状。有几项研究表明，无论是有症状还是无症状的个体，影像学形态异常者的患病率高。大多数关于 MC 和 LBP 的研究都是在选择性的特定患者中进行的，只有一项研究是基于大样本研究的。在一项基于 412 名 40 岁丹麦人群的样本中，研究者收集了包括 MRI 检查、患者问卷和临床检查的信息。他们将所有患者分为 3 个小组：同时合并 DDD 和 MC 组；仅有 DDD 组；DDD 和 MC 均无组。观察各组的临床特征，观察亚组之间是否存在明显差异。研究者发现了 MC 和 LBP 之间的关联。

MC 在无症状成年人（20 ~ 50 岁）人群中不常见。无症状人群中终板信号异常的低发病率支持终板变化能有效地预测 LBP 的发生。然而，MC 不是 LBP 的特异性指标。许多研究者认为 M1 与 LBP 患病率相关是继发于 DDD。其他研究者已经注意到 M2 与 LBP 的相关性。与 M2 相比，M1 可能与疼痛的相关性更强。艾伯特（Albert）和曼尼切（Manniche）从他们的门诊诊所观察到，大部分持续性 LBP 患者都有 MC，在保守治疗的坐骨神经痛患者中，14 个月出现 MC 的患者出现 LBP 的概率是没有出现 MC 患者的 3 倍。这些研究者对 181 例重度坐骨神经痛患者进行了保守治疗。与 M2 患者相比，M1 患者的非特异性 LBP 更为频繁，但两者之间的差异无统计学意义。在经历椎间盘突出手术的患者中，MC 的患病率较高。腰椎间盘突出是随访 1 年内发生 MC（特别是 M1）的重要危险因素，新出现的 MC 与以前的椎间盘突出程度密切相关。

库斯马（Kuisma）等研究了 228 名中年男性工作人员（159 名火车工程师和 69 名久坐者，以久坐者为对照组），平均年龄 47 岁（36 ～ 56 岁）。MC 的发生率为 56%，其中 M1 发生率 =15%，M2 发生率 =32%。火车工程师的坐骨神经痛平均疼痛评分高于久坐对照组，但 MC 患病率在 2 组中均相似。MC 的存在与 LBP 的发作次数增加有关，在过去 1 周和 3 个月内 LBP 疼痛评分较高。在具体的椎间盘节段中，LBP 与 MC 的相关性仅在 L5/S1 中被观察到，MC 与 LBP 及坐骨神经痛的发作次数密切相关，同时和近期下腰痛的疼痛评分密切相关。上腰段或 L4/L5 节段的 MC 与任何疼痛的变化无关。任何程度的 M1 与以前或近期 LBP 的发作次数以及 LBP 的程度密切相关，与 3 个月内坐骨神经痛的程度密切相关。在 L5/S1，MC 与 LBP 及坐骨神经痛的关系相似。在上腰段，研究者发现疼痛症状与 M1 和 M2 之间没有任何关系（上腰段的所有节段中）。在 L5/S1，M2 变化与 LBP 先前的发作次数相关。

研究者得出结论，L5/S1 和 M1 的 MC 比其他类型的 MC 以及其他节段的 MC 更有可能与疼痛相关。这项研究的重要性在于最先将职业与 MC 相关联。研究者推测，LBP 与 L5/S1 水平的

关联可能是由于机械因素，但是这种现象的病理生理学需要进行进一步的研究。

有学者进行了有关 VESC 和非特异性 LBP 文献的系统评价。研究者确定了入选文献的标准，并回顾了 137 篇文章全文。他们发现，大多数研究验证了 VESC 和非特异性 LBP 之间的积极相关性，不论其文献的来源国别以及研究对象是工作或非工作人群。非特异性 LBP 人群中 VESC 变化的发病率为 43%，而在正常人群中 VESC 变化的发病率只有 6%。研究者假设，如果 VESC 是继发于 LBP 的，那么合并 LBP 的患者中 VESC 的发病率最高，在一般和工作人群中的较低，而没有 LBP 的研究对象中 VES 发病率最低。将所有患者列为一组时，研究者发现非特异性 LBP 患者 VESC 的患病率是无症状者的 7 倍以上。

最近一项 14 个月的关于 MRI 纵向队列的研究证明，伴有 M1 的患者就诊和随访时其 LBP 较为持续，缓解程度不佳。巴伊（Bailly）等在病例对照研究中比较了伴有和不伴有 M1 的 LBP 的临床特征。在多变量分析中，M1 患者与久坐工作、腰椎伸展性疼痛和炎症疼痛模式相关。

克特图拉（Kerttula）等在 62 例合并较大范围的 M1 及慢性 LBP 的患者中，研究了 M1 和 M2 的范围以及 Modic 改变的类型（M1/M2 型或单纯 M1）与 LBP 的程度及感觉障碍的程度之间的关系。他们观察到 M1 的大小与临床症状没有直接关系，但 Modic 改变的类型（M1）与临床症状密切相关。他们认为 M1 可能在炎症反应开始后的较短时间内存在，然后逐渐变为 M2。研究者指出，当炎症反应转向 M1/M2 型节段时，患者的临床症状逐步改善。

9.11　椎间盘造影或 Modic 改变，或者两者均无法定义腰痛的责任间盘

诱发性椎间盘造影术并不普遍用作椎间盘源性腰痛的病理学检查，但仍然是唯一用来确定疼

痛产生于哪一个椎间盘的检查。不同的患者和操作者可能影响患者的反应，并可能导致假阳性和假阴性结果。许多研究者评估了诱发性椎间盘造影术与MC之间的相关性。如果MC能够反映出哪个椎间盘是引起腰痛的责任椎间盘，这样就避免了进行有创的椎间盘造影检查来明确引起腰痛的责任椎间盘。当下腰痛患者的多节段退变椎间盘相邻终板存在MC，且外科医生能够排除其他引起下腰痛的原因时，外科医生可以对患者进行有针对性的、更合适的治疗。迄今为止，这方面的具体研究还没有进行。

布雷斯韦特（Braithwait）等回顾了58例考虑为盘源性腰痛患者的腰椎MRI以及椎间盘造影术结果。152个造影阳性的椎间盘相邻终板有MC，与疼痛相关。MC发生在48.3％的患者和24.2％的退变性椎间盘患者中。对23个相邻终板有MC的椎间盘进行了造影，大部分（23个里面有21个）出现了阳性。然而，其他69个椎间盘也出现了阳性，但这些椎间盘相邻的终板没有MC。MC作为疼痛标志物的敏感性、特异性、阳性预测值（PPV）和阴性预测值（NPV）分别为23.3％、96.8％、91.3％和46.5％。这些研究者得出结论，椎间盘突出症患者中MC的存在对盘源性LBP相对特异性高，但是敏感性低。

魏斯豪普特（Weishaupt）等认为，中度和重度的终板炎在下腰痛患者中明确责任椎间盘很有意义。研究人员对30例20～50岁的长期站立姿势的下腰痛患者进行了MRI回顾性分析，这些患者也同时进行了椎间盘造影术。MC的发生率为53％。当仅考虑为中度和重度M1和M2时，所有相邻的椎间盘造影术检查的结果都是阳性（敏感性为38％、特异性为100％、PPV为100％）。

杰森（Jensen）等在他们的文献综述中同样指出，VESC的存在增加了椎间盘造影检查阳性率的可能性。巴特曼（Buttermann）等指出了椎间盘造影的阳性率与M1和M2之间存在正相关，但他们的病例数很少。桑德胡（Sandhu）等回顾性分析了53例连续病例，这些患者都进行了椎

间盘造影术以及MRI检查，以便分析MC。他们的数据显示，这些不同的诊断方法之间没有显著的关系。他们得出结论，椎间盘造影以及MC对椎间盘源性腰痛诊断都缺乏特异性，且每种方法都可以识别不同的病理状态。

9.12　Modic改变和手术

9.12.1　融合术

朗氏（Lang）等最先关注到骨髓MRI信号改变与手术疗效之间的关系。这些研究者清楚地描述了在融合术后出现疑似假关节的14例患者中有10例出现了M1变化。他们还发现在19例达到坚强融合的患者中有16例发生M2变化。这些研究结论支持了之前关于活动度降低引发退变的椎体终板炎性改变的假设。

查塔伊格纳（Chataigner）等回顾性分析了56例前入路腰椎体间融合术（ALIF）治疗的有症状的DDD患者。与M0或M2变化相比，M1变化患者的手术疗效更好。他们得出结论，椎间融合术是腰椎DDD同时合并M1变化患者的有效治疗方法。

克拉克（Clarke）等前瞻性地比较了13例无MC与13例有MC（其中2例M1和11例M2变化）患者在行后外侧融合术后的疗效，发现两者间无显著性差异。然而，由于M1患者数量非常少，Modic组间也无统计学差异。维塔尔（Vital）等连续对17例DDD同时合并M1变化的患者进行了手术治疗。所有患者在12～72个月的随访中疼痛和功能障碍均得到改善。他们还发现，在融合术后的6个月内，所有M1都发生了变化，即M2（n=13），M0（n=4）。这进一步证实了椎间融合术改变了施加在退化椎间盘上的载荷，这可以加速M1变化患者的愈合。

埃斯波西托（Esposito）等报道了连续60例保守治疗无效的慢性椎间盘源性下腰痛患者的前

瞻性研究结果。其中男、女各 30 例。所有患者的临床症状都很重（VAS ≥ 6，JOA ≤ 10），按普尔曼（Pfirrmann）分级的标准，所有椎间盘退变均达到 3 ～ 5 级。当 MRI 显示有多个退变椎间盘时，给予行椎间盘造影明确责任椎间盘。患者均行单节段固定融合术，其中 38 例患者行后外侧自体骨融合术，22 例患者行椎间融合术。60 例患者中，15 例为 M0，22 例为 M1，14 例为 M2，M1/M2 型为 9 例。使用威尔科克森（Wilcoxon）配对样本测试来评估所有患者术前以及术后腰痛和功能障碍的结果有统计学意义（P < 0.05）。M1 患者的术后疗效比其他类型的患者更好（P < 0.01），具有良好效果的患者达 72.7%。在M2 组中，结果普遍较差，只有 14.3% 的患者达到良好的效果。对于 M1/M2 混合型组，临床结果与 M1 组的患者相当（P < 0.01）。在没有MC 的组中，VAS 和 JOA 评分均有显著改善，但略低于 M1 和 M1/M2 组（P=0.0395）。研究者认为影像学上有 M1 的严重 DDD 的患者，在出现椎间盘源性下腰痛时进行融合手术，其手术疗效会比较理想。他们还得出结论，在 M2 病变患者中进行融合术，手术疗效可能不会很理想。尽管没有设对照组，本研究的结果仍为明确 MC 病理机制与下腰痛的关系及其对手术的疗效判断提供了重要的作用。手术可能是促进骨重建、消除炎症的一种人为手段，最终使症状得以改善，特别是对于 M1 变化的患者。

欧托里（Ohtori）等对腰椎管狭窄患者行椎管减压后，外侧植骨融合内固定术，并观察患者M1 和 M2 之间的变化特点，观察到 M1 可以变为M2，但 M2 未转化为 M1。4 例患者 M1 和 M2 变为正常骨髓信号。这表明 M2 是最终的稳定阶段，然而，骨髓可能在手术稳定后"再生"。

9.12.2　动态融合

目前也有关于采用动态内固定来治疗 MC 的报道。理论上动态固定避免了融合固定术的缺点，它保留了固定节段的运动功能，同时控制其承载模式和避免过度的活动。埃泽尔（Eser）等使用动态系统 Cosmic 和萨菲纳兹（Safi naz）对 88 例慢性 LBP 和 M1/M2 型患者进行手术，其中包括动态椎弓根螺钉和刚性连接棒系统。研究者在所有患者中进行单纯显微髓核摘除术。在 2 年的随访中，M1 的所有病例均变为 M2 或 M3。

9.12.3　椎间盘置换术

勃朗德尔（Blondel）等对进行腰椎间盘置换术同时合并 Modic 改变的患者进行了最少 2年的随访，发现 M1 患者的手术疗效比 M2 和无Modic 改变的患者好。西佩（Siepe）等分析了终板炎对腰椎椎间盘置换术后手术疗效的影响。他们随访了 92 例患者至少 24 个月。患者分为 4 组：单纯的 DDD 组，DDD 同时合并椎间盘突出组，DDD 同时合并 MC 组，椎间盘切除术后综合征组。在最后的随访中，所有患者的临床症状都得到改善，DDD 同时合并椎间盘突出组的手术疗效最好。DDD 同时合并 MC 组患者的手术疗效并未显著优于其他组。

9.12.4　椎间盘切除术

钦（Chin）等进行了一项前瞻性病例对照研究，对 15 例有下腰痛及坐骨神经痛同时合并 M1或 / 和 M2 连续性的腰椎间盘突出症患者行显微镜下单纯髓核摘除术，将其手术疗效与没有 MC的患者进行比较。LBP 的缓解程度相比坐骨神经痛要难以预测。研究者认为，两组患者的术后症状都得到了明显的改善，这支持了单纯髓核摘除手术对椎间盘突出同时合并 MC 及坐骨神经痛的患者是有效的。不伴有 MC 的患者，术后腰痛症状明显改善。

索莉（Sørlie）等发现，与没有 MC 或其他类型 MC 的患者相比，M1 患者手术后 1 年 LBP的改善较差。然而，在多变量分析中，这种结果在考虑到吸烟因素后则不再有显著统计学差异。M1 的患者在单纯髓核摘除术后 1 年改善显著，虽然相对没有 M1 的效果要差一些，但是不包括吸烟的患者。吕里（Lurie）等指出，合并 M1 的腰椎间盘突出症患者在椎间盘切除术后，疗效较差。他们认为，患有小的椎间盘突出同时合并 M1 的患者，单纯髓核摘除术可能不是有效的手术方式。

布雷斯韦特（Braithwaite）等认为，M1 合并严重 LBP 的患者在行前路椎间盘切除椎间融合术后症状可明显改善，但无 M1 时预后较难预测。巴特曼（Buttermann）等发现，当椎间盘切除术后终板出现 M1 时，患者通常会出现持续的 LBP。在 24 例 M1 患者中，18 例有腰椎手术：17 例为椎间盘切除术和 1 例为髓核溶解术。对照组合并 M2 的 24 例患者中，大多数也接受过椎间盘切除术。大多数患有 LBP 和 M2 的患者 MRI 上也表现为混合型的 M1/M2 型。在他们的系列中，24 例接受融合的 M1 患者中有 19 例仍残留 LBP（$P < 0,03$）。没有关于假关节发生率的精确数据。研究者指出，后路融合的术后疗效不理想可能与融合节段合并 M1 有关。

9.12.5　椎间盘内注射

法亚德（Fayad）等分析了一系列 74 例 LBP 患者，发现在腰椎间盘内注射类固醇（IDIC）后 M1 患者的症状缓解程度明显比 M2 要好。他们指出，在 3 个月和 6 个月时，IDIC 往往在 M1 和 M1/M2 型变化的患者中更有效，尽管这在统计学上并不显著。博德雷尔（Beaudreuil）等报道了类似的发现，患者有慢性 LBP 和 M1 时对椎间盘内注射甲泼尼很敏感。

总结

最近有很多关于 Modic 变化及其与症状性腰痛关系的报道。尽管大量的研究表明 Modic 改变，特别是 M1 改变可能与下腰痛的症状有关，但仍需精心设计的研究才能更好地了解其真实意义和预后价值。

第 10 章　骨髓退行性变：症状相关的生物力学自然史

迈克尔·T. 莫迪克（Michael T. Modic）
译: 袁　文　叶　伟　彭　祥　周龙泽

进行腰椎 MRI 检查时，邻近椎间盘软骨终板的椎体骨髓信号改变早已被人们注意到。然而，尽管关注这一问题的报道越来越多，但它的临床意义、病因及其与症状的相关性人们仍不十分清楚。

在 MRI 成像方面，这些骨髓变化表现为 3 种类型。Ⅰ型表现为 TI 信号减弱，T2 信号增强（图 10.1）。其见于约 4% 的腰椎患者、8% 的椎间盘切除术后患者和 40% ～ 50% 被木瓜凝乳蛋白酶治疗的椎间盘患者。发生Ⅰ型变化的椎间盘组织病理切片显示，终板的破坏、断裂和邻近骨髓中血管纤维组织的长入延长了 T1 和 T2 信号。钆对比剂的使用能强化椎体的Ⅰ型椎体骨髓变化，这种变化有时可延伸至椎间盘本身，可能与相邻骨髓中的血管纤维化组织有关。Ⅱ型表现为 T1 信号增强、T2 信号等强或轻度增强（图 10.2）。MRI 图像显示约 16% 的患者有这种改变。Ⅱ型变化的椎间盘也有终板破坏的迹象，相邻椎体发生骨髓脂肪沉积，从而导致 T1 缩短。Ⅲ型表现为 T1、T2 信号均减弱，其与平片上显示的骨硬化有关（图 10.3）。Ⅲ型变化中信号减少无疑反映了进展性骨硬化区骨髓的缺失。与Ⅲ型不同的是，Ⅰ型和Ⅱ型与 X 线上的骨质硬化没有确切的关系。从组织学考虑，这并不奇怪。平片上的骨质硬化是椎体编织骨的反映，而 MRI 上的改变更多地反映了中间的骨髓成分。上述组织学改变似乎解释了 MRI 信号改变的解剖基础，却不能解释其致病原因。

类似的骨髓变化还见于椎弓根。尽管最初的描述与脊柱滑脱有关，但在小关节退变性疾病和椎弓根骨折患者中也发现了这一现象（图 10.4）。目前，人们尚不清楚发生这些骨髓改变的确切机制。它们的发生与椎间盘退变性疾病，小关节病变及峡部、椎弓根骨折等相关，这表明这种改变是对生物力学应力的一种反应。这也提示我们最常见的病因是机械应力。

骨骼是一种动力学结构，可以应对作用于其上的改变。骨骼受力时，其运动遵循沃尔夫定律。沃尔夫定律表明，骨骼的结构由施加的压力及其对承受压力的适应性所决定。沃尔夫定律是形状和功能相互代偿适应的范例，其显示骨骼的形状是由其功能属性来决定的。松质骨骨小梁常常沿着压力线生长。椎体和椎弓根中主要的骨小梁方向与主要载荷方向一致，而垂直分布的支撑元素或"框架"则增加了整体强度。若骨骼持续承受应力，它可能形成微裂缝，并由成骨细胞沉积形成新的骨组织。骨骼的有序重塑、修复微裂缝过程取决于成骨细胞和破骨细胞之间的沉积和再吸收之间的精确平衡。重塑的骨骼在核素扫描下可以显示异常摄取的微裂缝。文献表明，Ⅰ型的 MRI 信号强度变化可能是具微骨折及相应骨髓变化的松质骨重塑的反映。

在这 3 种类型中，Ⅰ型变化更加多样。其反映了一些连续性的病理过程，如不同应力导致持续性退变等过程的反应。而且，Ⅰ型最常与腰部持续症状相关联的。一项纵向研究显示，3 年内

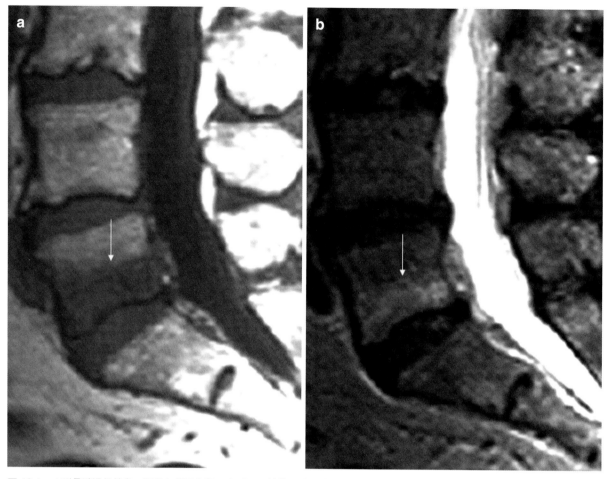

图 10.1　Ⅰ型骨髓退行性变。腰椎矢状面中线：（a）T1 旋转回声图像。（b）T2 旋转回声图像。L5 椎体下端在 T1 旋转回声图像上信号减弱（a 图箭头所指），T2 加权像上信号增强（b 图箭头所指）。L5/S1 椎间盘退变

新出现的退变性骨髓变化的发生率为 6%，且其中大部分为Ⅰ型。密特拉（Mitra）等研究显示，92% 未进行手术治疗的Ⅰ型腰痛患者全部或部分转化为Ⅱ型（52%），范围变得更广（40%）或保持不变（8%）。Ⅰ型转变为Ⅱ型后患者症状均有所改善。

一些退变性骨髓变化患者的椎间盘造影研究表明，Ⅰ型骨髓变化总是与疼痛椎间盘相关。但其他研究无法再现这种关联，因此退变性骨髓变化与椎间盘源性腰痛的关系尚未得到确切的证实。

在大多数情况下，Ⅱ型退变性病变更稳定。

然而，Ⅱ型变化并不总是稳定不变的，人们已经证实Ⅱ型和Ⅰ型之间可相互转换。总体而言，当Ⅱ型骨髓转化为Ⅰ型时，通常会出现重叠的过程，例如持续或加速退变或出现脊椎骨髓炎。一些研究者认为，混合性变化比原来想象得更为常见，不同的类型之间可相互重叠，一种类型可向另一种类型转化（图 10.5）。

在大多数骨髓变化研究中，Ⅱ型是最普遍的，发生率随年龄的增长而增加。也有研究者认为，Ⅱ型变化不太稳定，可能如Ⅰ型同样活跃，且与Ⅰ型类似，与症状相关。马塔塔（Määttä）等研究表明，曾行脊柱手术的患者骨髓变化发生率达

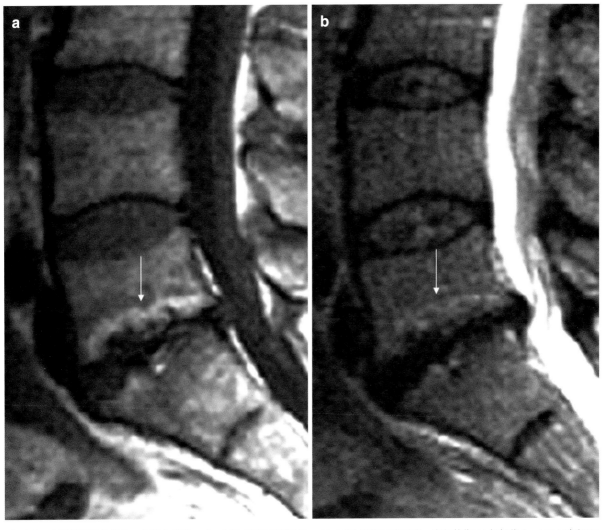

图 10.2　Ⅱ型骨髓退行性变。腰椎矢状位：（a）T1 旋转回声图像。（b）T2 旋转回声图像。在矢状位 T1 加权像上，L5 下端和 S1 上端信号增强（a 图箭头所指）；在同一区域，T2 加权像上信号则只略增强（b 图箭头所指）。椎间盘退变，并有椎间盘突出的迹象

46%。杰森（Jensen）等研究发现，寻求治疗的腰痛患者中骨髓变化的发生率为 43%。实际上，马士曼（Marshman）等否认了Ⅰ型病变更加活跃的争议说法。他们推测，骨髓外观仅仅是表象。按这样的推测，相对于椎体骨髓的总体组织学外观和 MRI 信号强度改变，盘源性疼痛才是更重要的机制。

他们这种观点的有效依据是 MRI 改变继发于生物力学、细胞和免疫因素，认为这些才是与症状相关的主要因素，MRI 信号强度改变只是继发性改变。然而，有研究者认为，根据已有的数据，与Ⅱ型相比，Ⅰ型骨髓变化与症状相关性更

大，其信号的改变和消退更常见，并与临床症状的改善相关。

Ⅲ型退变性骨髓变化是最少见的，可能是终末期退变性椎间盘疾病的反映。目前没有足够的数据可以对其与症状及前两种类型的关系做出有意义的评价。

托伊恩（Toyone）的一项研究显示，70% 的Ⅰ型骨髓变化患者伴有节段活动度增大，而在Ⅱ型患者中为 16%。生物力学不稳和融合术后的观察最能支持这样的现象，尤其是Ⅰ型。查塔伊格纳（Chataigner）指出，相对于正常骨髓或合并Ⅱ型骨髓变化的退变性椎间盘疾病患者来说，

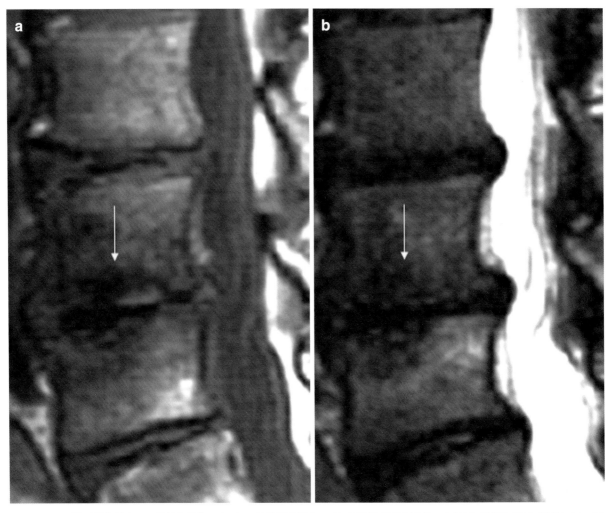

图 10.3　Ⅲ型骨髓退行性变。腰椎的矢状位：（a）T1 旋转回声图像。（b）T2 旋转回声图像。在 T1 加权像和 T2 加权像上 L4、L5 相邻的部分信号减弱，其间的椎间盘退变（箭头所指）

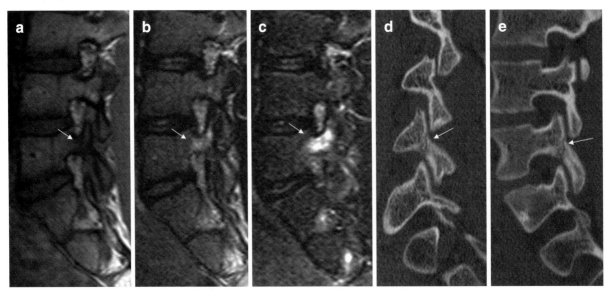

图 10.4　峡部骨折和椎弓根高信号。腰椎峡部的旁矢状位：（a）T1 加权像。（b）T2 加权像。（c）STIR 加权像。（d、e）倾斜和矢状位多平面 CT 重建。注意在 L4 右侧椎体椎弓根处，T1（→ 图 10.4a）信号减弱，T2 和 STIR 加权像（→图 10.4b、c）信号增强，倾斜位（d）和矢状位（e）多平面 CT 重建可见轻微的峡部骨折（箭头所指）

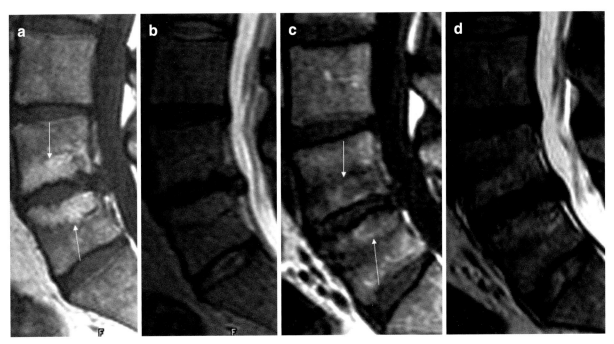

图 10.5　Ⅱ型骨髓变化。（a、b）下腰痛和神经根放射痛患者的矢状位中线 T1、T2 旋转回声图像显示结构改变（箭头所指）。患者行 L4/L5 椎间盘切除术，初始效果好，术后 1 年再次出现下腰痛，故复查 MRI。（c、d）为矢状位中线 T1、T2 旋转回声图像，显示了骨髓脂肪信号缺失，这种信号常见于 L4/L5 Ⅱ型骨髓变化。（c）T1 加权像上骨髓区域可见更为混合的信号（箭头所指）。（d）T2 加权像上信号略增强

Ⅰ型骨髓变化的患者手术效果更好。此外，将 Ⅰ型骨髓改变转变为正常或者 Ⅱ型，通常可获得更好的融合以及更佳的临床治疗效果。其他研究也表明，融合术后 Ⅰ型骨髓病变的持续存在提示假关节形成，这些患者中有很多持续不缓解的临床症状。相反，Ⅰ型骨髓变化消退为正常或转变为 Ⅱ型与高融合率、好的手术效果有关。因此我们可以得出结论，融合可提高稳定性，降低生物力学应力，加速 Ⅰ型骨髓变化的改善（图 10.6）。

为进一步证明骨髓改变反映生物力学应力效应，我们对有临床症状的椎弓根进行了观察，这些椎弓根由于峡部、椎弓根骨折以及严重的退变性小关节疾病而发生改变，并有类似的骨髓转化过程。研究者对 22 例 Ⅰ型椎弓根骨髓变化的腰痛患者进行追踪发现，有 17 例椎弓根 Ⅰ型骨髓改变患者出现骨髓改变消退，但其余 5 例仍持续存在。随着时间的推移，自我疼痛评分有所改善，与骨髓信号强度改变一致，但这在统计学上没有意义。17 例 Ⅰ型骨髓改变消退的患者中，6 例转为 Ⅱ型，11 例骨髓信号转为正常。该结果表明，椎弓根 Ⅰ型骨髓变化转化为正常或 Ⅱ型，与临床症状的改善有关。

尽管大量数据表明，许多骨髓变化有机械性病因，但越来越多的文献表明，在某些情况下是由感染性或炎症性的因素所致。许多研究者观察到与退变性骨髓变化有关的各种炎症介质。伯克（Burke）等在 Ⅰ型骨髓变化及因腰背痛行融合术的患者椎间盘中发现炎症介质增多，如 IL-6、IL-8 和前列腺素 E-2。欧托里（Ohtori）等发现，与正常的终板相比，Ⅰ型骨髓变化患者软骨终板中存在蛋白基因产物 PGP9.5 阳性的神经纤维和 TNF 阳性的免疫活性细胞。椎间盘源性腰痛患者中 PGP9.5 免疫反应性显著活跃，Ⅰ型骨髓变化患者软骨终板中的 TNF 免疫反应性细胞也高于 Ⅱ型。故而其认为，Ⅰ型骨髓变化中表现为促炎因子介导的较强炎症，而 Ⅱ型及 Ⅲ

术前   术后   术前   术后

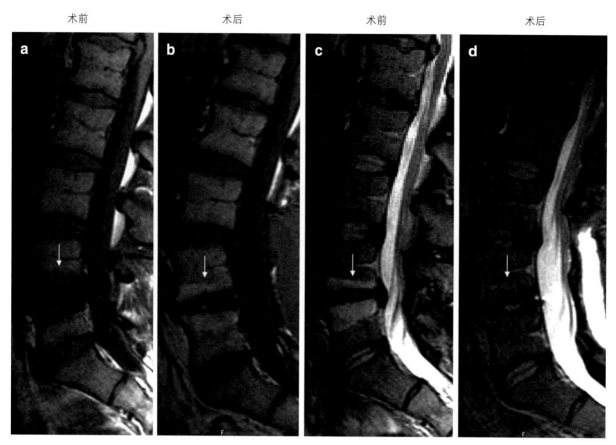

图 10.6　腰椎融合术后骨髓变化：（a）腰椎融合术前。（b）术后矢状位中线 T1 旋转回声图像。（a、c）注意 L4/L5 的经典 I 型退变性骨髓变化（箭头所指）。（b、d）行腰椎融合术后发展为 II 型骨髓变化（箭头所指）。

型则显像不明显。霍宁（Korhonen）在一项针对 TNF-α 的单克隆抗体（英夫利昔单抗）的研究中表明，英夫利昔单抗在有症状节段的退变性 I 型骨髓变化时，治疗效果最佳。然而，尽管其与免疫生物学和细胞反应机制的关系很重要，但目前人们仍不十分清楚。

在同时存在腰痛和 I 型骨髓变化的患者中，需要重要鉴别诊断的是脊椎骨髓炎。椎间隙感染通常会导致类似的椎体骨髓信号改变，分别为 T1 低信号，T2 高信号，椎间盘内异常的高信号。椎间盘及终板信号的相对增强均可见于椎间隙感染和退变性 I 型骨髓变化患者（图 10.7）。在退变性 I 型骨髓变化中，椎体终板往往得以保留，而不像椎间隙感染后被侵蚀破坏而模糊不清。与椎间盘退变和 I 型骨髓变化患者相比，椎间隙感染患者常常出现椎旁或硬膜外脓肿。在椎体骨髓炎

中，c- 反应蛋白（CRP）和红细胞沉降率（ESR）几乎总是升高，而在非复杂的退变性 I 型骨髓变化中通常是正常的。尽管经典的化脓性和真菌性骨髓炎早期阶段的 MRI 显像可能与退变性 I 型骨髓变化相似，但经典骨髓炎具有独特的且发展极快的临床 MRI 影像。最近也有人认为，退变性 I 型骨髓变化事实上是由于低毒厌氧菌感染所致。

斯特灵（Stirling）使用新开发的血清学检测来诊断由低毒革兰氏阳性细菌引起的深层感染。他们从 36 例行微创椎间盘切除术的患者中拿到了椎间盘标本，并对此进行研究。经过长时间培养，其中 19 个标本（53%）提示阳性，且从其中 16 个标本（84%）分离出丙酸杆菌。他们提出，这些微生物通过轻微的创伤和组织破坏而隐匿于退变和突出的椎间盘中。

艾伯特（Albert）进行了类似的研究。他们

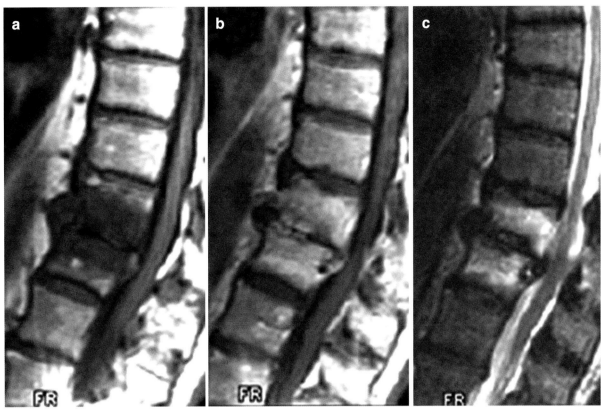

图 10.7　腰椎融合术后 I 型骨髓变化。（a、b）腰椎矢状位中线术前、术后 T1 旋转回声图。（c）腰椎矢状位术前。注意 L4/L5 的经典 I 型骨髓变化（a、c）。于融合术后转变为 II 型退变性骨髓变化（b）。

从 61 例接受椎间盘手术的患者中获取了椎间盘样本，并进行微生物分析。

对所有患者术前、术后 1 ~ 2 年均做了 MRI 检查，并留取了椎间盘组织。微生物培养显示 28 例（46％）为阳性，其中有 26 例（43％）为厌氧菌，4 例（7％）为兼性厌氧菌。在有厌氧菌的椎间盘中，由 MRI 发现 80％ 随后发展为新的 I 型骨髓改变。这项研究证实了斯特灵（Stirling）等的初步研究结果，证实突出的髓核上常存在微生物。为避免感染是污染所致，研究者对接受脊柱侧凸、外伤或恶性肿瘤脊髓手术的 27 例患者进行类似的培养，但并没有分离出生物体。需厌氧菌阳性（可能是污染物）的患者均未发生骨髓变化。此外，在所有培养阴性的患者中，只有 44％ 的患者在 MRI 上可发现新的骨髓改变形成。

在随后的一项研究中，艾伯特（Albert）和他的研究小组提出了一个假设，即椎间盘突出提供了一个有利于低级别厌氧菌感染的环境。如果是这些感染导致了症状和骨髓变化，那么对抗生素的治疗应该是有反应的。他们研究的目的是探讨抗生素治疗对慢性腰痛和 I 型骨髓变化患者的疗效。为了验证这一假设，研究者在慢性腰痛患者队列中进行了双盲随机对照试验。初始组由腰痛或腰腿部疼痛的患者组成，MRI 表现也为椎间盘突出。为了达到随机化要求，患者需存在持续慢性腰痛 6 个月或更长时间，且 MRI 随访检查显示其已发展为 I 型骨髓变化。符合标准的 162 例患者被随机给予 100d 的抗生素治疗或安慰剂。与安慰剂组相比，使用抗生素治疗的患者在所有测量参数（包括 MRI 成像）中显示出得到明显的改善。另外，研究者观察到，抗生素治疗组的改善效果比其他已有的保守治疗效果更佳。

　　研究者假设骨髓变化是经由突出的椎间盘或基于椎间盘退变性疾病导致细菌进入相邻骨髓产生细胞因子丙酸产物而引起的副作用。他们的假设就是随着椎间盘外部纤维环撕裂的入口，新生血管和毛细血管形成这些改变与突出的椎间盘的修复性／炎症性改变相关联。通过这些新的血管通道，厌氧菌可以进入缺氧的椎间盘环境，产生缓慢发展的低毒性感染。而与之相关的骨髓变化可能是炎症和低度骨质破坏性改变的明显标志。

总结

　　退变性骨髓变化是与年龄相关的退变性疾病过程。Ⅰ型变化与活动性腰背部症状密切相关，可由不同程度的生物力学失稳引起。Ⅰ型骨髓改变的患者行固定、融合术预后效果好。Ⅰ型骨髓改变的消退与症状减轻有关。不同类型的骨髓变化之间可以相互转换，最常见的是Ⅰ型转为Ⅱ型或正常。随着时间的推移，Ⅱ型改变更加稳定，与腰痛关联性不如Ⅰ型。最常见于在L4/L5和L5/S1。Ⅱ型也可因为合并感染或退变加速而转化为Ⅰ型。

　　之所以推测生物力学原因可能起重要作用，是因为椎间盘退变性疾病在融合后症状得到缓解。虽然数据提示，很多骨髓变化存在明显的力学因素，但越来越多的文献表明，在某些情况下，它们是由退行性变引起的炎症反应或感染过程。就MRI影像中看到的信号强度改变本身而言，其不是一个病理过程导致的结果，而是某种类型的机械应力或力学不稳定性的反映，也可能是并发或伴随的免疫生物学的、细胞学的甚至是感染性的反映。

第三部分
症状性腰椎间盘退变性疾病的治疗概要

第 11 章　腰椎间盘退变性疾病的社会心理及职业相关因素

克莱顿·L.海得曼（Clayton L. Haldeman）

安德鲁·鲍尔（Andrew Bauer）

丹尼尔·K.雷斯尼克（Daniel K. Resnick）

纳撒尼尔·布鲁克斯（Nathaniel Brooks）

译：宋跃明　黄石书　王号中　杨　威　曾力行

11.1　前言

　　全球最新疾病费用支出研究显示，下腰椎疾病是导致劳动力受损的首要因素。据估计，下腰椎疾病年发病率高达36%，人群发病率接近80%。大部分患者有自愈倾向，但常有复发，且复发率难以估计。一些患者因疼痛持续时间超过3个月，发展成为慢性腰痛。

　　腰痛不是一个新发现的疾病。早在公元前1550年，埃德温·史密斯（Edwin Smith）的外科手稿中已有对坐骨神经疼痛的描述。由慢性腰痛导致劳动力受损是一个比较新的观点。戈登·沃德尔（Gordon Waddell）医生在他最近的著作《腰痛的演变》中特别指出，和古人相比，我们目前所经历的腰痛并无显著差异。该书记录了作者在阿曼王国的一段经历，而这段时间正是阿曼王国从一个不发达国家向发达国家转变的时期。在20世纪80年代中期，新的石油收入为该国带来了现代化的医疗。同时，腰痛患者如潮水般涌入这些新建立的医疗机构寻求治疗。其病因学与西方发达国家类似。值得关注的是，几乎所有的患者并没有因疼痛而停止工作或者"丧失工作能力"。沃德尔（Waddell）还发现，与接受本土治疗的患者相比，那些选择到其他国家接受"现代化"治疗的患者，术后发生劳动能力受损的概率更高。这个例子很好地表明，下腰痛并不新鲜，但下腰痛导致的劳动力受损在很大程度上是现代西方医疗的产物。究其原因，一种观点是医生完全依赖于现代科技手段，全盘接受了现代医学的理论，而忽略了疾病的社会和心理因素。

　　在过去几个世纪，人们对腰痛的原因知之甚少。直到最近，有学者认为，疼痛是组织受损的直接表现，而组织损伤的修复可以缓解疼痛。1828年，布朗（Brown）首次提出，腰痛是由脊柱和神经系统功能紊乱导致的。随后，在1934年，米克斯特（Mixter）和巴尔（Barr）发现了椎间盘存在破裂的现象。金（King）在其著作中写道："由组织损伤引起的腰病，是目前保险公司赔付最常见的疾病。"到了20世纪，医生们感觉到，人们对疼痛的病理机制的理解尚不全面，这是导致腰痛难以治愈的唯一原因。

　　疾病模型的研究，是通过机体不同的病理改变所导致的不同严重程度的症状来研究的。然而，尽管20世纪初，人们在影像、外科技术、抗生素和止痛药物方面已有显著进步，但腰痛仍然是人们丧失劳动力最常见的原因之一。现在人们已认识到，在腰痛导致劳动力受损的原因中，一部分是对疼痛的生理反应，而绝大部分则是对疼痛的心理反应。

　　临床发现，疾病的致病模型无法对腰痛做出充分的解释，因而转向了生物—心理—社会模式。精神科医生认为这种模式能够更好地理解和治疗精神疾病。而许多学者发现，这种模式有益于认识慢性疼痛性疾病。博莱尔－卡里奥（Borrell-Carrio）在综合评价疾病模型时总结道："它是一种认知方式，帮助理解人体是如何从社会到分子水平等多层次影响疾病的发生与发展情况。"疾病的致病模型假设疾病的病因是生物指标的紊乱；而生物—心理—社会模式则可以帮助理解患者的主观感受，是进行精确诊断、评估疗效和制订护理方案的重要因素。过去的10年里，阿片类止痛药物的使用量翻了一番，然而腰痛仍然是导致劳动力受损最常见的原因。而生物—心理—社会模式为理解慢性疼痛提供了新的思路。

11.2　流行病学和危险因素

腰痛的流行病学研究尚无定论。腰痛的发病率为4%～93%。大规模的纵向研究表明，其发病率很低，为3%～5%。而其中高达30%的患者无需治疗。实际上，其患病率很难估计，因为研究人群变异大，且影响因素多。许多学者认为，成人在1年中发生腰痛的概率约为20%，而人的一生中经历此类疼痛的发病率约为80%。

腰痛也随着年龄的变化而变化，而腰痛导致的劳动力受损通常发生在30～50岁人群中。在这个黄金工作年龄阶段，腰痛造成了严重的劳动力下降。椎间盘退变随着年龄的增长而加重，而腰痛并不会随之加重。在老年人中，腰痛被认为是影响健康状态最重要的因素之一。与青年人相似，65岁以上的老年人腰痛的发病率是13%～49%。但老年人腰痛大多呈偶发性和间歇性，慢性腰痛较少发作。在青少年中，脊柱侧凸的发病率相对较高，但腰痛的发生率却很低。研究显示，儿童中出现腰痛的高峰期是13～14岁。超过这个年龄，出现腰痛的风险与成人相似。

腰痛的致病因素包括人口学因素、生理因素、社会经济学因素、心理因素和职业因素，而且通常伴随有其他慢性疼痛或疾病。一项关于脊椎慢性疼痛的研究指出，68%的患者遭受其他类型的慢性疼痛，55%伴有慢性疾病，35%则伴有精神疾病。许多关于腰痛致病因素的研究规模都较小，只包含了其自身研究的少数变量。希尔德布兰特（Hildebrandt）讨论了与腰痛相关的55个个体相关因素和24个职业相关因素。很多研究着眼于患者的社会经济地位以及受教育的程度和疾病发展关系，但这些联系并不明显，却和适应疼痛的能力相关。受教育少于7年的患者，其腰痛导致劳动力受损的发病率是接受过高等教育的人的22～25倍。

11.3　关于腰痛及其导致的劳动力受损

许多腰痛患者并未出现劳动力受损，而部分患者则出现劳动力受损。二者之间有什么不同呢？首先需弄清楚疼痛和劳动力受损的区别。这是一种依靠患者自己的主观描述，且任何两个患者都不一样，没有客观测量指标。疼痛可以定义为强烈或有害的刺激引起的不愉快的感觉。劳动力受损则是人们对疼痛的一种感受和态度，这包含一系列的心理、社会和文化的因素，也和人的忍受力、既往的疼痛经历、对不良感觉的适应力有关。

区分急性和慢性疼痛是有用的。急性疼痛一般和刺激关系密切，可能直接来源于组织受伤。慢性疼痛则是一种身体上的适应性行为，可能与身体的早期损伤关系不大，因此很难用内科或外科的方式治疗。最典型的例子是"难治性背痛综合征（Failed Back Syndrome）"，一种因慢性疼痛最终导致情感压抑、抑郁和罪恶感的疾病。

腰痛和坐骨神经痛是现代医学界的研究热点，但目前其生物学行为仍未改变。腰痛仍然和既往的一样。然而，腰痛导致的劳动力受损却是一个新概念。无论是否接受技术层面的先进治疗或手术，约九成的腰痛患者在6周内都可以好转。这似乎是西方医疗保健制度的效果，患者们也认为现代医疗可消除各种疼痛。在这方面，内科医生应承担一定的责任，是他们建议患者离开劳动岗位，导致这一全球性问题凸显得更尖锐。

11.4 疾病模式的没落

近年，功能成像研究证实了人们以往的观点——痛觉是一种多层面的感觉和情感体验，且能被精神、情绪、感觉机制所调节。医生应该多方位全面地了解患者的疾病。这样，我们去解读一个以疼痛为主要症状的疾病时，才会更有意义。因此，生物—情感—社会模式被认为是最好的模式。它强调整合患者的主观体验和身体的客观检查结果，这有利于充分理解疾病。该模式的创始人恩格尔（Engel）强调医生不仅有责任治疗患者身体上的疾病，而且还有责任帮助患者从精神层面去理解并且适应疾病。

正如很多医生对腰痛的治疗束手无策一样，很多患者也对疗效不满意。由于诊断缺少病理学依据的支持，患者通常很难理解疼痛的原因及其转归，因而会加重患者的焦虑情绪和病情。由于椎间盘疾病的普遍存在，即使没有任何神经根压迫的表现和影像学依据，很多患者仍被冠以"椎间盘突出"的诊断。这种虚设的诊断混淆了疾病的真实病理状态，而不久后，患者也接受了"盘源性腰痛"的说法。这些患者最终可能接受没有指征的手术治疗，当手术治疗失败后，他们可能不断地就医来获取有效的治疗。若医院塞满了这些患者，将无法为病因明确的患者提供治疗。更糟糕的是，为了明确诊断，患者常奔波于不同的医院，这容易迫使医生给出"虚设的诊断"；如不然，将会陷入失去患者的风险。在 20 世纪 80 年代中期，有关脊柱手术指征的大型研究表明，是否应该进行手术治疗，通常是由以下几个方面决定：疼痛的持续时间、疼痛和劳动力受损的严重程度、疾病的转归和保守治疗失败。可想而知，建立在虚设的诊断上的手术成功率最多 40%。在过去的 50

年，几乎每一个研究都表明，精神疾病会严重影响手术的疗效。因此，一个负责的外科医生会综合患者的既往史和体格检查，筛选出有精神失衡的患者，并在手术前认真权衡。

11.5 职业因素

腰痛主要高发于"黄金工作年龄"，因此有必要探讨其在非工作时间的情况。这个问题在慢性腰痛患者中显得尤为突出。沃林（Volinn）等研究提示，2% 的工人（有医保）在 1 年内都有过腰痛症状，这其中 12% 的人离开工作岗位超过 90d，且为此花费了超过 88% 的工资及医疗保险。该研究还认为，腰扭伤和腰痛与并不令人满意的工作环境和单调的工作内容密切相关。而医疗支出很大部分用于腰痛的手术治疗和住院治疗。研究发现，71% 的腰痛患者（享有医保）没有必要住院治疗。沃林（Volinn）等在回顾腰痛和医疗服务使用情况后，指出疾病认知和腰痛经济投入驱使着这项治疗的进行。只有通过对腰痛治疗的疗效有进一步的认识和第三方支付公司更严厉的规定（决定什么病可以支付，什么病不能支付），才会使目前的手术和医疗管理的趋势发生改变。

以往和现在普遍采用的"休息疗法"是基于多个谬论。第一个：疼痛与脊柱的组织损伤和炎症有关，休息能够缓解这个过程。第二个：人们认为如果疼痛不是来自脊柱的炎性病变，则一定是来自椎间盘退变性疾病，让椎间盘自愈的唯一方式就是休息。从疾病模式来看，这似乎是合乎逻辑的。但之前我们提过，疾病模式并不能很好地解释腰痛。若从生物—精神—社会模式来考虑，假设慢性疼痛不是由损伤或者脊柱不稳造成的，那么这些治疗将毫无意义。"休息疗法"似乎是一个无效的过程，实际上可能更差，而且它忽略了精神方面的治疗。因此，可能进一步促使腰痛人群进入"患者角色"。

事实上，只有少量文献表明休息能够缓解腰痛或者坐骨神经痛。而且"休息疗法"没有较好的依从性，也不好开展严格方法学的研究。许多研究发现，短期休息比长期休息更有益处或者带来更少的损害，且没有研究表明活动会加重疼痛或者组织损害，这没有明确的病理学依据。这些患者无论是否进行日常活动，他们都会不断抱怨这种疼痛。长时间的休息，对身体有害（骨质脱钙、心脏适应能力减弱和肌肉力量下降）也对精神有害（抑郁和兴趣缺失）。大多数情况下，医生开处方要求腰痛患者休假，但这对他们并无好处。

以往人们认为腰痛会影响工作，而工作性质也反过来影响腰痛。而博斯（Boos）等研究表明，工作状态（精神萎靡、工作满意度和岗位轮转）比通过 MRI 检查识别异常的椎间盘，更能预测患者是否应该寻求治疗。同样，这些因素也能帮助我们预测哪些患者可能会离开工作岗位。

上述问题已引起诉讼赔偿和现行工伤医保的争论。在现有健康体系制度下，补偿很大程度上取决于体格检查的情况和椎间盘突出的影像学表现。有研究提示，精神因素和工伤赔偿有关。因此，情绪不稳定的患者有可能更少地获得补助。有证据表明，获得短时期补助的患者，比那些获得长期补助的患者更有可能回归工作岗位且康复效果好。阿特拉斯（Atlas）4 年的随访研究揭示，如果患者在腰部伤残前就获得了基本补助，相比于没有获得补助的患者（27%与 7%），更依赖于长期失业的补助而不工作。歇工和延长补助会导致腰痛患者更易接受"患者角色"，这与我们之前的言论相符。

总结

在工业现代化的今天，几乎所有的工作都伴随着腰痛及其相关的劳动力受损。差异在于各个国家对腰痛的观点和治疗方式不同。在西方社会，患者普遍希望能通过手术获益。如果不能获益，那么休息和歇工将会是他们最好的治疗选择。显然，腰痛的治疗不同于经典疾病模式的治疗。在这种情况下，生物—精神—社会因素可能比组织损伤占据更有力的病因地位。这类腰痛患者给现代医疗系统带来了沉重负担，他们常奔波于不同医院，直到找到愿意给他们治疗的医生。因此他们成为没有手术指征却接受手术治疗的受害者，且恶化为顽固性背痛综合征。可以明确的是，当仔细选择和纳入手术患者时，手术治疗能获得最好、最有效的治疗，比如尽早回归工作岗位和缓解症状。很明显，传统的"休息疗法"是不够的，甚至有可能导致患者功能状态下降。工伤赔偿和劳动力下降之间的关系人们一直不清楚，但这似乎只会加强疾病的表现。我们提倡多学科协作，这需要脊柱外科医生、职业理疗师、物理治疗师、心理卫生专家、运动医学专家和社会工作者的参与。只有这样，有手术指征的患者才能接受外科治疗。而其他的患者则被筛选到腰痛的训练项目中，这些项目会授予他们权利让其自行管理腰痛，并避免他们"逛商店"式反复寻求进一步治疗。只有解决上述这些问题，腰痛患者才能够得到适当的、有效的治疗管理。

第 12 章　腰椎间盘退变性疾病手术治疗的法律问题

文森特·C. 特劳尼利斯 (Vincent C. Traynelis)
里卡多·B. V. 方特斯 (Ricardo B. V. Fontes)
译：宋跃明　黄石书　王　明　王　琨

法律问题和医学实践的关系历来紧密，尤其是在腰椎间盘退变性疾病（DDD）的治疗中。本章将关注椎间盘退变性疾病治疗相关的法律问题，特别是手术治疗的法律问题。关于术前、术中和术后的医学法律问题本章都会涉及。此外，本章还将讨论处理工人赔偿案例和法庭受理的有关劳动力受损的诉讼案例。

腰椎再次手术适用于前一次手术治疗后仍有症状，且保守治疗无效的患者。腰椎再次手术，需要和患者进行充分沟通。沟通目的是告知患者各种各样的真实情况，本质上是行使患者的知情同意权。大约 50 年前，美国就有了和健康法相关的知情同意权。1957 年，法庭审理笔录首次记录了医生有义务和患者讨论手术过程的细节和相关知识。此后有很多与知情告知权相关的诉讼判决，并且这个法律概念已经普遍被大家接受。超过 90% 的患者都想获得合适的医学信息来帮助他们积极参与医疗抉择的过程。但这并不被所有医生所认可。而事实上，很多医生不仅低估了患者对了解医学知识的渴望，同时也高估了他们因患者行使知情同意而"浪费"的时间。

在美国，知情同意权利来自民法和宪法。第三方评估伤害是美国民法的根基，这个制度在中世纪的英国法庭就已出现。如果立法机构发现这些行为符合社会利益，民法条款就很有可能被纳入国家或联邦的法律，或者议会立法。总的来说，知情同意权主要基于民法，而宪法规定其基本细节。知情同意不单纯是一份病历记录的医疗文书，更是一个以医生和患者对话展开的医疗过程。这个讨论要建立起患者和医生对于手术的共同期望。书面文书只是记录讨论的内容，但不足以描述整个信息交换的过程。记录谈话的重点内容非常重要，书面文书越详细，后期患者就诊遗忘的内容就会越少。

在知情同意的过程中，医生有很多的义务。首先是礼貌地告知患者病情，并获得患者对治疗计划的同意。沟通过程中应告知包括获得相关诊断结果的过程、手术过程的解释和手术可能的结果。一一列举可供选择的治疗策略，且详细阐述与之相关的风险、获益、结果和潜在并发症。这个环节很重要，故意隐瞒这些信息将会被法院认定为无效的知情同意。很多外科医生不告知手术中可能出现的特殊情况，而只告知文献报道中常见的情况，这种做法无疑会让医生面临很大的法律风险。

医生很难准确预知腰椎退变性疾病的手术治疗结果和获益。目前，对于有症状的腰椎病的治疗尚有很多争议，即使是专家也没有达成完全一致的意见。因此，客观真实地评估手术计划显得尤为必要。多数情况下，医生很难解释清楚腰椎退变性疾病的手术治疗，这是情有可原的，因为对该病的治疗本来就有很多不同的意见。重要的是，外科医生必须获得每一个患者的知情同意。如果不履行职责，则会构成违法行为，也会被追究责任。

在美国，神经外科医疗事故索赔案例中，

脊柱手术居首位，大约占 40%。《New England Journal of Medicine》中的一篇文章被广泛传播，其中提到，神经外科医生最容易遭受医疗事故索赔——每年风险高达 19.1%。骨科医生位列第 4 位。神经外科医生面临医疗索赔的手术大部分是腰椎的择期手术。尽管索赔的原因很多，但并发症的发生是一个原因，尤其是罕见的、灾难性的并发症。比如说，锐器损伤前方的纤维环、咬骨钳或刮匙由于操作失误而进入腹腔。这些器械可能损伤重要血管、输尿管或者肠管。这些损伤可能是致命的，外科医生应能识别相关体征和症状，及时正确地诊断并处理相应的问题。在签署知情同意书时，腹腔内脏器受损因罕见而常被忽视，而其在美国每年仍然约有 100 例报道。1998 年发表的一项关于潜在灾难性伤害的法医学方面的研究提到，对于潜在损伤导致的医疗纠纷，医生一般都能得到成功的辩护，尤其是能够及时诊断和治疗时。但即使如此，法院仍会对约 48% 的同类事件做出对患者有利的判决。

术后失明（POVL）是腰椎间盘退变性疾病术后罕见的灾难性并发症。它的发生可能是由于视神经缺血、视网膜中央动脉阻塞、皮质盲或者其他不明原因所导致，可能与长时间俯卧位有关。其他危险因素还包括术中失血较多、手术时长大于 6h、存在基础疾病（如糖尿病）以及术中全身性低血压。在所有俯卧位的腰椎手术中，术后失明的发生率大约是 0.2%，是一种非常少见的并发症，却可能导致终生失明。然而，在签署知情同意书时，外科医生却很少提及此并发症。美国麻醉协会建议，对于高危人群，外科医生可以考虑将术后失明的风险告知患者。但并不强调由谁（麻醉师或手术医生）来交代、怎么交代以及何时交代这个问题。外科医生未告知患者存在术后失明的风险，可能的原因是：如果告诉患者存在术后失明的风险，他们很有可能会拒绝接受手术治疗。然而科尔达（Corda）等最近发现，大部分患者在和医生讨论病情时，都愿意被告知存在术后失明的风险，而这不会影响他们对于手术治疗的抉择。

马尾神经综合征（CES）也是脊柱外科常见的导致医疗纠纷的疾病。尽管其发生率很低，只占所有椎间盘突出治疗的 1%～6%，但它仍在医疗鉴定中占据一席之地。经典的神经外科教材提倡进行急诊手术减压治疗，尤其是在马尾不完全损伤和有残余运动功能或泌尿功能时。尽管近年许多 META 分析研究指出，24h 或 48h 内减压对患者有益，但事实上，现有证据的质量都非常低级。50%～70% 的病例发生较突然，并且迅速进展为完全性马尾损伤。可以说，这部分患者在他们到医院就诊时就已经可以确定其不良的预后了。最终，约 75% 的马尾综合征患者的泌尿功能可以恢复至可接受的水平，这个比例在那些马尾没有完全受损的患者中还会更高。很多马尾综合征病例的医疗索赔中，患者主要控诉诊断或治疗的滞后；因此，其他专科医生同样会遭到医疗索赔，甚至可能是主要索赔目标。加德纳（Gardner）等分析了英国的 63 个案例，其中 48 个案例涉及全科医生或急诊医生，2 个案例与放射科医生有关，13 个案例与脊柱外科医生有关。丹尼尔斯（Daniels）也发现，如果手术时长大于 48h，则医疗纠纷的判决一般有利于患者。因此，从另一方面来说，终身残疾并不总是意味着医疗纠纷的增加或医生的败诉。

最近的研究显示，目前争议最多的问题是手术部位和手术节段错误。手术部位错误不仅不能缓解患者的症状，还涉及很多医学、法律、社会和情感等问题。美国矫形外科学会（AAOS）通报中称："医生做错手术部位，是不可能获得成功的法律辩护的。"2012 年，卫生保健组织联合鉴定委员会（JCAHO）指出，搞错患者、搞错手术部位、搞错手术方式是第二大类医疗事故（12%）。手术区域的术前标记、即时的（Time-out）查对方式、术中影像学复查是用于防范严重问题的主要措施。术中影像检查是避免弄错手术节段的最有效方式。安培曼（Ammerman）等指出，有经验的外科医生如果没有术中影像的帮助，腰椎间盘节段误判的发生率高达 15%。虽然国家质量论坛认为这属于"不该发生的事件"。但目前仍有争议的是，应该将错误节段的手术归于哪个亚型——是手术部位的错误，还是弄错手术患者，或者是手术类型的错误。尽管普通人无需培训即懂得人体侧面或某些部位的确认，但是特定胸椎或腰椎节段的辨别却依赖于解剖学和术中影像学的确认。因而，搞错手术节段不应归于"不该发生的事件"的类别。这就能解释，为什么有超过 90% 的脊柱外科医生曾差点做错手术节段，超过 50% 的医生承认，至少有过一次做错手术节段的经历。其中 2/3 的病例在下一步手术中得以发现并纠正错误。虽然患者自查和即时的（Time-out）核查能有效减少手术部位错误的数量，但对于弄错手术节段的情况，却不是很有效的。对于搞错手术部位的诉讼，医生几乎无法得到成功辩护。古德金（Goodkin）和拉斯卡（Laska）回顾性研究了 2004 年以前的 68 个手术节段错误的案例，发现其中只有 13 个案例判决医生胜诉。在一个手术节段错误的案例中，他们发现，虽然医生在进一步手术步骤中识别了错误的节段并予纠正，但医生还是被告上了法庭。因为该案例中，原告控诉的是主动脉撕裂并导致患者死亡的情况，而不是控诉医生做错了手术节段。相反，如果不能及时发现手术的错误，并且拖延解决问题，甚至更改医疗记录，最后都有可能遭到高额的医疗索赔。

椎间盘退变性病变可造成直接或间接的经济损失，具有重大的社会影响。有许多研究通过不同的方法来评估腰痛相关的耗费，他们发现，基于腰痛的生产力流失导致的间接经济损失，远远超过用于腰痛治疗的直接花费。在瑞典，汉松（Hansson）评估了治疗椎间盘退变性病变相关的所有损失，大约占瑞典国民生产总值的 1%。而直接损失只占所有损失的 7%；尽管收入下降，却只有 28% 因椎间盘退变性病变导致功能障碍的患者回归工作岗位；而基于腰痛的劳动力受损超过 2 年的患者，其回归工作岗位率几乎为 0。在瑞典，威泽（Wieser）等作了类似的研究，发现在 2005 年，用于治疗腰痛的直接费用总计 2.6 万亿欧元，大约占国家卫生保健投入的 6.1%；

而间接损失，包括社会保险赔偿，达到 4.1 万亿欧元。这两个数据的总和占瑞士全年国民生产总值的 2.3%。

脊柱外科医生处理那些在工作中出现腰痛的患者时，不得不面临一系列特殊问题。据报道，从 19 世纪末到 20 世纪初起，诉讼获得的赔偿水平与术后恢复较差相关，比如"铁路综合征"（Railway Spine）。随着工业化国家的工人赔偿法律的建立，这个问题变得更加重要。哈里斯（Harris）等的 META 分析揭示了赔偿水平和术后恢复结果之间的关系。他们回顾研究了 211 篇相关的文献，发现 175 篇文献指出，获得的赔偿水平与更糟糕的手术结果相关（无论是否通过诉讼获得赔偿）。35 篇文献发现，赔偿和手术结果没有联系，或文章中没有提及。仅有 1 篇文献指出获得赔偿有益于术后恢复。一个包含 129 项研究的 META 分析（$n=20\,498$）提示，在获得赔偿的患者中，对赔偿结果不满意的比值大概是 3.79（95%CI，方差分量模型 3.28 ~ 4.37）。二次分析对国家分布、手术过程、随访时长、总随访时间、研究类型和赔偿类型进行了研究，发现所有亚型的结果一致。这篇综述提示要求赔偿越高，导致负面结果的可能性就更大。其他可能再次获益的类型，比如意外非工伤的未决诉讼，也可能不利于腰椎间盘退变性疾病的手术预后。

美国目前的法律制度对医疗事故的裁定和损害程度的定级还有不足。即使治疗合适，外科医生也可能被裁定存在医疗差错。因此，为了避免医疗官司，被迫在保险承受范围内与患者进行法外和解可能是最好的解决方式。立法限定医生应承担的医疗责任对限制这类事件很有帮助，但最近一些法律改革没有被通过。当立足于法治层面讨论时，既往的种种利益将被置于风险之中。因此，还不能确定现代这方面的改革是会继续还是被阻止。有些国家的法律系统对医疗差错的考量不同。巴西法律基于罗马法律体系，规定民事案件不能由陪审团决定，而由法官来决定。即使违反公认的医疗标准且对患者已造成伤害的事件并不少见，但少有医疗官司，所以该国很少有脊柱外科医生会购买保险以应对医疗事故赔偿。巴西的法律规定,患者和医生间的合同只是一种方式,而不是结果。只要医疗证书显示医生具备专业知识,并为患者的利益做出了合理的努力,最后得到不利判决的是极其罕见的。尽管有地域差别,但在能减少诉讼案件的简单措施中,有两点是广为人知的:第一,患者及其家属能感受到医生为了患者的利益而付出的努力,他们也不愿意控诉他们所尊敬的医生。第二,劣质的病历记录会把一个成功的医疗辩护变得更复杂。通过有效的沟通和优秀的病历记录解决这两个简单问题是脊柱手术成功的先决条件。成为外科医生之前,我们应是患者利益的坚定拥护者。

第 13 章　脊柱手术的成本—效益：现实或矛盾

凯西·马都拉（Casey Madura）

丹尼尔·K. 雷斯尼克（Daniel K. Resnick）

纳撒尼尔·布鲁克斯（Nathaniel Brooks）

译：宋跃明　黄石书　蒋　杰　舒用志

13.1　概述

　　对治疗方案进行成本—效益分析是有必要的，但不足以影响医疗决策，这一点在脊柱外科手术中最为明显。特别是融合手术常被认为是昂贵的、危险性高且无效的治疗。最近有美国国会调查了外科医生和器械厂商的关系，体现了政治家和民众对这个问题的深切关注。

　　本章是对治疗方案成本—效益进行研究的一个概述。本章将介绍成本—效益分析（Cost-Effectiveness Analysis，CEA）的过程以及用其来分析脊柱外科不同手术类型的案例。本章的目的是了解成本—效益分析的基本原理及应用知识，旨在帮助读者了解这种研究的益处和弊端。这有助于提高医疗中成本—效益研究的质量。

13.2　成本—效益分析

　　成本—效益分析（CEA）是一种比较两种相互竞争的医疗技术的成本和效益的方法。从这种意义上来说，医疗技术可以指任何一种新的治疗方法，不管是保守治疗还是手术治疗；成本—效益分析是一种有益于最优化分配资源的研究方法，常用于解答"卫生保健资源如何分配最合理？"的问题。

　　基本上，成本—效益分析常用于比较两种技

术的耗费与健康获益的相关性（对照组技术被称作对比者）。成本—效益分析的结果以每个质量调整生存年数的花费来表示。

　　对健康的作用不管是消极的还是积极的，常被称为健康效用（Health Utilities）。按照惯例，1 分代表非常好的健康状况，0 分代表死亡。从 1 分依次递减来表示各种不同的健康状况（注意：得分为负数时，代表健康状况比死亡更糟糕）。这些效用分值可以量化为质量调整生存年数（QALY）。

　　计算两种术式的成本差异，然后结合比较两者的疗效差异，得到的结果称为增量成本—效益比（Incremental Cost–Effectiveness Ratio，ICER），代表了在所选的（治疗）方案下，每额外获得一个单位的指标所需的额外支出，比如 CUA 中的 1 年优质的健康状况（1 QALY）。

　　其研究结果可以用图来表示，如图 13.1 所示，展示了 4 种可能的成本—效益情况。从图中可以看出，"优势相"位于图像的东南象限，表示有明显的良好效益，比如获益增加而成本减少。东北象限代表成本和效益共同增加，其结果好坏取决于成本和效益孰轻孰重，这也是目前最常见的情况。比如，马尾综合征患者减压后使用昂贵的内固定融合，极可能只稍微提高质量调整生存年数（QALY），其性价比可能较低。不全瘫患者行简单椎板切除术后可完全康复，则被普遍认为是高性价比的治疗。

　　西北象限是最差的结果，其增量成本—效

益比（ICER）呈负值，即成本昂贵，但获益很差。这种情况很少，需要高质量研究来指导临床实践。比如，对严重头部损伤的患者使用激素类药物，不仅医疗成本增加，而且疗效较差。而西南象限则反映了较少的花费带来较差的结果。再一次解释了某些因素可以影响疗效的好坏。

医疗成本—效益分析是一种相对简单的分析，总共包含四部分内容：①新的医疗技术的成本。②用于对照的医疗技术的成本。③新技术的疗效。④用于对照的医疗技术的疗效。

13.3　健康效用的建立和质量调整生存年数

质量调整生存年数是一个独特的疗效评估指标，它包括生存质量和生存时间。它首次用于评价高血压药物的疗效。质量调整生存年数由健康效用和时间(年)相乘得到的数值来表示。值得注意的是，相同数值的质量调整生存年数，代表的生活质量并不完全相同（图 13.2）。比如，以优质的健康状况生活 1 年，表示一个质量调整生存年数（图 13.2）。健康状况值为 0.5

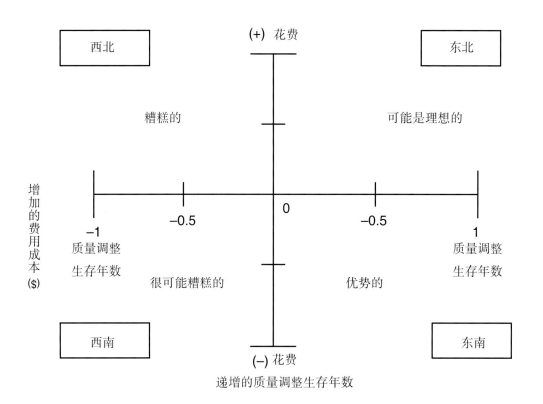

图 13.1　成本—效益分析的一种典型图像，比较成本增量和质量调整生存年数变化。X 轴代表健康收获益，单位是质量调整生存年。Y 轴代表费用成本。应用费用—疗效成本—效益分析，从质量调整生存年数的角度，如果发现一个技术确实有益，而且费用成本低于对比组技术的成本，则称该技术具有"优势"（位于东南象限）。如果一个技术和对比组技术相比，获益少但成本更高，位于西北象限。这类结果用常识即可解释。大部分情况下，费用—疗效成本—效益分析会得到一种技术的获益和费用共同增加（东北象限），或者获益和费用成本共同减少（西南象限）。这种结果需要研究者自己来解释。一个技术如果成本巨大，但获益轻微增加，且费用成本是着重考虑的方面，那么此技术可能不是费用成本效益好的类型。另一方面，治疗过程中，如果一种技术的效益只比另一种技术稍差，但其费用成本少得多，那么从费用成本方面来考虑，这种技术则被认为具有良好的成本—效益

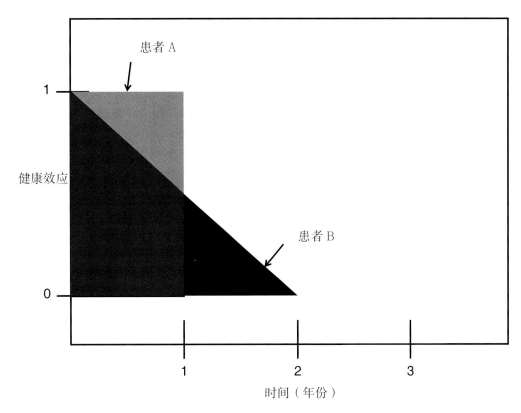

图 13.2 X 轴代表时间，以年为单位。Y 轴代表健康效应，用 1 表示优的健康状态，0 表示死亡。0 以下的值，表示健康状况比死亡更糟糕。在图像格式中，每质量调整生存年数（QALY）的数值等于阴影部分的面积。比如 A 患者，以 0.5 的状况生活健康状态生活 1 年半后突然死亡，他的每质量调整生存年数则是 0.5。B 患者，以每况愈下的状况健康状态生活 1 年后死亡，这可以转化为值为 0.5 的每质量调整生存年数值。每质量调整生存年数代表一种方法，它把患者的获益和干预因素转化为可比较的数值。两种不同生存历程可有相同数值的质量调整生存年数，理解这一点很重要

（优质健康状况的一半）时，度过 1 年表示 0.5 个质量调整生存年数（图 13.2）。图 13.2 展示了两种不同的健康状况，最后得到相同的质量调整生存年数。

健康效用的调查问卷优先以健康状态调查为基础，在这些问卷中，还具有供人们查找的功能区域。一些常用的健康调查问卷有 EQ-5D、HUI2 和 HUI3 表等。比如，EQ-5D 有 243 个可能的健康状态，每个状态都有对应的效用值。每个健康状态的效用值都是通过一个普通人群的样本评估计算出来的（余数用数学模型处理）。而 HUI2 和 HUI3 健康调查表有着更多的健康状态（这要求有更多的数学模型来处理）。

成本—效益分析结果的普适性受到许多因素的影响。首先，基于特定人群的健康效用的分级是存在偏倚的。在 EQ-5D 健康调查表中，它的效用参考值来源于普通英国民众。此后，逐渐有了美国、丹麦、德国和其他国家的版本。如果一个健康状态调查问卷不适合于一个特定的研究人群（即该问卷的健康效用参考值不是来自该人群），由此得到的健康效用值和质量调整生存年数则需要进行严格的审校。其次，由于研究的复杂性、数据不充分和研究视角的局限性，很多需要重点考虑的因素（如经济的、社会的等因素）都可能会被忽视。例如，如果没有考虑回归工作的经济利益或者保持高就业水平的能力，则质量调整生存年数的值会相对保守。最后，许多数据来自经过严密设计的临床试验，这些试验是用来解释 1 个或者 2 个假说的。这些试验的实用数据较少。比如狭义的随机对照试验，使用这种设计

的成本—效益分析来研究，仍然不能很好地概括多数临床情景。排除无效的成本—效益分析结果，对于前文讨论的成本—效益分析的其他方面，了解其局限性可以帮助读者理解对 CEA 结果的相关解释。

13.4　成本的建立

从表面上看，成本似乎是成本—效益分析中最简单的一个方面，因为货币比效用更容易理解。但不同医院、诊所医药的真实成本有明显的差异。此外，医药供应和精确定价的混乱也会造成真实成本计算困难。最后，经常有成本未纳入研究，包括公司和患者的误工费用成本，患者家属和朋友提供免费或非专业护理所花费的时间成本，以及社会对于医疗资源的转运成本。最常见的费用成本是非专业医护的成本，同时也包括很多其他健康相关方面的真实成本。

13.5　CEA 中对比技术的建立

成本—效益分析涉及的是两种现有的不同技术的对比。值得注意的是，该方法不能自由地任意选择现有技术作为参照基线。对照组技术（即参照基准技术）相对于用于比较的新技术而言，参照基准技术在以后较长一段时间内，仍然是具有高性价比的最佳治疗方式。比如，评价一种新的脊柱融合手术方式，不可能把每一个新的技术介入因素单独和现有的医疗手段进行比较，但必须将新技术与标准融合手术方式作对比。这种比较包含有两层含义：第一，设计成本—效益分析时，选择参照基准技术很重要，但参照基准技术不是已知的"优等"（更少的成本带来更多效益，图 13.3a）。第二，选择不合适的对照组，会导致计算出的平均成本—效益比（ACER）具有极

大的偏差，而增量成本—效益比（ICER）则不受影响（图 13.3c）。

归纳成本—效益分析得到的结果需要真正理解该概念。比如在 2012 年，尔克（Virk）等比较了腰椎滑脱患者行 L4/L5 椎间植骨融合的各种方法，试图确定这些方法中哪一种是成本—效益分析最优的方法。这些植骨方法包括：自体髂骨移植骨（ICBG）、局部自体颗粒骨移植（LBG）、人工骨条 + 局部自体颗粒骨移植（CCC+LBG）、重组人工骨形态发生蛋白 + 局部自体颗粒骨移植（RhBMP+LBG）、脱钙骨 + 局部自体颗粒骨移植（DBM+LBG）。这项研究成功地总结出重组人工骨形态发生蛋白 + 局部自体颗粒骨移植（RhBMP+LBG）是最优融合方式，其增量成本—效益比（ICER）是 \$16 595/QALY。

这篇文献的设计方法存在不足，即将"无手术干预"组作为其他融合方式的对照组。这项研究的目的是确定脊柱融合术是成本—效益最优的手术模式。以"无手术干预"作为对照，使得文章中任何融合方法都没有可比对象。而且，脱钙骨 + 自体颗粒骨移植（DBM+LBG）、人工骨条 + 自体颗粒骨移植（CCC+LBG）和重组人骨形态发生蛋白 + 自体颗粒骨移植（BMP+LBG）应该分别单独与自体颗粒骨移植（LBG）相比较。自体髂骨移植骨（ICBG）和局部自体颗粒骨移植（LBG）也需要互相对比。这些例子中，应该是一种医学技术和仅次于最优势技术的比较。该文中，对照组限定仅对平均成本—效益比（ACER）计算成本，因此不能以这些数据来作真实的成本—效益比较。

13.6　1 单位质量调整生存年数（1 个单位 QALY）的成本是多少呢？

如何解释增量成本—效益比（ICER）？增量成本—效益比是一个简单的数值，其用来表示每增加 1 个单位质量调整生存年数（QALY）所

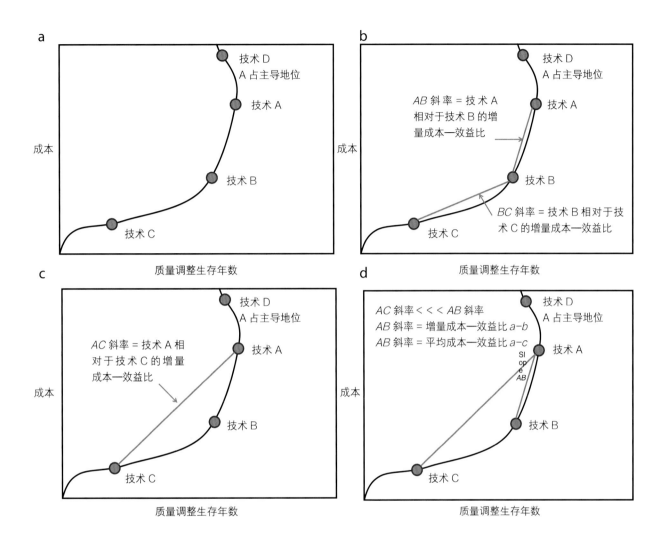

图 13.3 （a）一个标准的关于健康效用的成本—效益曲线图，通常用质量调整生存年数（QALY），X 轴代表健康效用，Y 轴代表成本。这 4 个图标展示了 4 种不同的技术对同种疾病的 4 种不同的治疗方法。技术 D 的成本比技术 A 更高，获益更少。技术 A 则是处在 "优势" 象限，因此技术 A 相对技术 D 占据优势地位（也可称 D 为负增量成本—效益比）。技术 D 与其他技术的成本—效益分析则失去了意义，因为就成本和健康效用来说，已有可替代技术 D 的选择（比如技术 A）。（b）A、B 技术连线，B、C 技术连线，是成本—效益分析的图形表达，比如成本差别和效益差别的比较。AB 线段和 BC 线段的斜率，分别代表技术 A 相对于技术 B 的增量成本—效益比（ICER）和技术 B 相对于技术 C 的增量成本—效益比（ICER）。XY 轴图像上线段斜率代表着：每增加 1 单位 X 轴变量的 Y 轴变量的改变值。所以 AB 斜率和 BC 斜率分别代表每增加 1 个单位的每质量调整生存年数（QALY），技术 A 相对技术 B 的成本增量和技术 B 相对技术 C 的成本增量，即前文提及的增量成本—效益比（ICER）。（c）技术 A 与技术 C 直接相比。A、C 连线的斜率为 "AC 斜率"，需要注意的是，虽然相对于技术 C，技术 B 有更多获益，但比较优势最后都归因于技术 A。尽管技术 A 相对图中技术 B 的最高点只能少量获益，但其因此产生的成本远远高于技术 B。（d）不合适的选择对照组（仅次于非最优组的技术）的影响。如果成本—效益分析比较技术 A 和技术 C，而忽略技术 B，则技术 A 和技术 C 的增量成本—效益比（ICER）与 AC 连线的斜率相等。AC 线与 AB 线相比，越倾向于水平的线段，其斜率越小。因此，AC 斜率比 AB 斜率小。如果只报道 AC 斜率，那么技术 A 表面上就显得更加经济有效。因此，用成本—效益分析时，理解可供选择的技术和选择一个合适的技术的区别是非常重要的。因此，在对 CEA 结果做出解读时，必须重点理解和反复核查做对比的技术

需的成本。"1个单位每质量调整生存年数的成本是多少？"。基础经济学解释如下：自由市场里，每质量调整生存年数的成本和治疗的机会成本几乎相等。机会成本指因选择一种治疗而放弃另一种治疗所带来的获益而产生的成本。比如一个患者选择手术治疗，由于离开工作岗位而失去了收入（那么收入就是他选择手术治疗的机会成本）。然而，美国卫生保健系统不是市场自由支配，每单位质量调整生存年数的费用成本底线已被武断地限定。20世纪80年代的美国，医保局限定尿毒症患者的血液透析医保支付的总额度为每年5万美元。至今还不清楚医保局为什么选择这个数额，数额从那时到现在一直没有改变过。有数据表明，美国社保最低额度是18.3万美元，最高是26.4万美元。英国健康与保健研究所（NICE）从未武断地指定ICER是多少比较合适；一般情况下，干预措施的ICER低于2万英镑是比较容易接受的；2万～10万英镑的措施，则会结合实际病例情况进行评估；若干预措施超过10万英镑则会被拒绝。

合适的ICER也可能随着决策者身份的改变而改变。一个住在养老院的87岁的孤寡老人，失去了独立生活的能力，由于经济困难，极有可能不愿意为增加每质量调整生存年数而花钱。而一个30多岁拖家带口的中年父亲，则可能愿意为每质量调整生存年数买单。医院管理人员试图以最低的成本提供最好的护理。然而，什么价格是最合适的？保险企业如何来保障股东的利益？又如何来对患者进行医保理赔？

13.7 敏感性分析

成本—效益分析结果的值代表的是一个范围而不是一个明确的数值。敏感性分析是一种评估变量效应和通过某些参数来评估某些特定参数的方法。成本—效益分析的结果取决于模型的种类，这些模型包括不同事件的模型、某种结果的模型、可能性的模型、成本和效益的模型，他们的选择取决于研究者的目的和可获得的相关资料。当然以上这些选择通常是没有重大争议的。虽然讨论这个话题的细节超过了本章的范围，但是任何真实的成本—效益分析本应包括这些方面。

13.8 脊柱手术成本—效益分析案例

首先，我们来看一个回顾性分析案例，它只考虑住院成本。安吉莉（Angevine）等利用成本—效益分析（CEA）来试图弄清楚前路颈椎椎间盘切除术（ACDF）使用同种异体移植骨和自体移植骨，伴或不伴钢板固定相比能获得什么益处。研究者分析了同一家医院78例患者的住院账单，这些患者均由同一手术团队进行单节段的颈椎退变性疾病的手术治疗。结果显示，每增加1个单位质量调整生存年数（QALY），费用成本也相应增加。颈椎椎间盘切除术自体移植骨和异体移植骨相比，ICER的增量是496美元；每增加1块钢板，ICER增量达到32 560美元。

成本明显增加存在误导性，因为这不是手术和住院的成本。前路颈椎间盘切除术使用同种异体移植骨的成本是11 290美元，使用钢板的成本是12 690美元。这个例子中，两组费用的差异率超过了其每质量调整生存年数（QALY）增加引起的两个成本差异的比率，即$1400/0.043，$32 560/QALY。

研究表明，前路颈椎椎间盘切除术使用钢板固定融合手术的短期费用成本比单纯使用自体或异体移植骨进行融合手术的费用成本可能更高，而两者5年的成本—效益分析结果类似。研究没有将出院后的费用成本、工资损失和回归工作情况纳入模型。虽然两组患者的短期疗

效和长期疗效都很好，但适用钢板固定仍可能
有优势，包括更快回归工作岗位和恢复正常生
活以及不需要外固定辅助，这些在该研究中都
未讨论。如果慎重考虑这些因素，钢板内固定
组的 ICER 可能更低。

腰椎手术中最常见的操作就是处理突出
的椎间盘。2006 年，汉松（Hansson）通过成
本—效益分析来评估比较腰椎间盘突出患者的
手术治疗和保守治疗。这是一个纳入了 184 例
瑞典患者的队列研究，随访时间为 2 年。手术
组每例患者（n=92）分别和非手术组的 1 例患
者（n=92）相对应，他们有相同年龄、性别、
疼痛的部位、强度和诊断，每一组 92 例患者。
EQ-5D 调查问卷评估了其他变量对总体健康相
关的生活质量的影响。通过这个调查问卷得到
的数据，建立了一个队列的每质量调整生存年
数。通过直接成本（比如手术治疗的花费）和
间接成本（比如缺勤工作导致的损失）来评估
总成本。2 年随访后得知，手术治疗的成本是
43 119 美元，保守治疗的成本是 44 638 美元。
手术患者获益为 0.327 每质量调整生存年数。
因此，手术治疗组患者每提高 1QALY，或者说
其 ICER 是 -4648 美元。

这种情况下，负值的 ICER 是个好事情。
用成本—效益分析术语来表述，即手术治疗处
在"优势"区域，这意味着手术治疗增加了每
质量调整生存年数，但成本反比保守治疗更低。

瑟高（Soegaard）等应用成本—效益分析比
较环形腰椎融合和后外侧融合技术。这项研究
纳入 148 例患者，随访时间为 9 年，这是一项
位于丹麦的单中心、随机、前瞻性研究。由于
这个研究从社会学观点分析，所以，一切与治
疗相关的资源和活动都被计入总的费用成本，
研究还包括了再次手术成本、再次入院、基层
医疗服务利用、药物、患者费用成本和生产力
成本，所有费用成本均以 2004 年的美元计算。
该研究发现，环形腰椎融合的每质量调整生存
年数费用成本比后侧方融合的每质量调整生存
年数费用成本大概少 5 万美元，再一次处于"优

势"区域。环形融合组的翻修手术率更低。随
访结果显示，基层护理、辅助治疗（PT/ 康复 /
脊柱按摩）和患者自费的成本也很重要。

13.9　用成本—效益分析（CEA）提高医疗实践水平

涉及如何分配国家划拨的资源这一问题时，
几乎对其所有的成本—效益分析都来自国家社
会化卫生保健系统。这些相关研究为优化国家
健康预算提供了依据。但是，如果成本—效益
分析运用于美国卫生保健系统，其使用价值是
非常值得怀疑的。尽管如此，成本—效益分析
在医院、支付领域和供应商方面的应用却逐渐
增加，并且人们常用其抉择某些预算过程。

波莉（Polly）为 CEA 提供了一个可以对治
疗进行横向比较的案例。这个回顾性研究纳入
了 1826 例行腰椎融合术的患者，他将腰椎融合
术和全膝关节置换术（TKA）、全髋关节置换
术（THA）以及冠状动脉旁路搭桥术（CABG）
进行比较。结果与住院报销相比，SF-36（5.42
分）显著提高。各项手术成本依次如下：腰椎
融合术 7300 美元、全膝关节置换术 6600 美元、
全髋关节置换术 4500 美元、冠状动脉旁路搭桥
术 22 000 美元。虽然这个研究存在瑕疵，比如
其是回顾性质的研究、队列不整齐以及对有意
义的获益描述不清，但它确实为社会提供了腰
椎融合手术与其他手术治疗对成本—效益分析
方面进行横向比较的数据。

当直接比较干预措施与不同的结果时，成
本—效益分析研究作用甚微；但如果将结果简
化为可比较的测量指标时，如每质量调整生存
年数（QALY），成本—效益分析就能成为帮助
决定最优治疗的关键措施。比如，与同种异体
移植骨相比，聚醚醚酮（PEEK）是否为前路颈
椎椎间盘切除术（ACDF）带来了某些益处？从
临床医生的角度出发，仔细检查所有成本—效

益分析很重要，前提是能对结果产生较大的影响。在此不讨论敏感性和不确定性处理的概念。敏感性分析和其他概念，如折扣和扩展优势，已超出本章的范围。

　　总而言之，完美的 CEA 的进行受制于许多重要问题。其中许多是因缺乏确切主题的调查数据所必要的主观判断。临床医生是否赞同文献假设，这会影响到医生是否把文献结论应用于自己的患者。由于其局限性，成本—效益分析仅被作为一种为临床医生决定治疗方案的附加工具。美国等国家，医疗体系支离破碎，在治疗决策上具有显著的异质性。成本—效益分析只可能在确定治疗方案时起决定作用，尤其是在治疗方案的其他方面都相似时。可以理解的是，这种情况很少见。

　　其他国家，在卫生保健管理规定的预算内，使用成本—效益分析的情况不同。英国健康与保健研究所（NICE）有致力于全面发展成本—效益分析的完整计划，成本—效益分析是英国国民医疗服务机构制定报销政策的关键因素。成本—效益分析的真正价值几乎完全取决于它被使用的领域。

总结

　　成本—效益分析一方面极具价值，另一方面又极具误导性。前文的讨论可以阐明很多问题。每个研究的价值取决于其适用的对象。大部分数据是客观的，但决定哪些数据纳入和排除往往是主观的。某些情况下，数据也有主观性元素（如专家意见）。显然，成本—效益分析是依赖主观数据的客观评估。本章简单介绍了成本—效益分析的部分问题。这些研究提到的增量成本—效益比（ICER）只是制定政策时的部分信息。

　　本章的目的有两个：第一，介绍成本—效益分析的重要基本概念。第二，强调这些研究中的主观性是固有存在的。最后，成本—效益分析结果只是部分信息，而不是问题的答案。换句话说，经济评估对制定医疗决策是必要的，但尚不够充分。

　　因此，由于 CEA 的局限性，需要读者自己来判断研究者做出的决策是否适当。对研究结果的解释明显依靠读者的主观判断，就像阅读脊柱影像资料或进行手术一样，原则只起到辅助作用。

第 14 章 　脊柱手术的结果评价

伊丽莎白·P. 诺尔海姆 (Elizabeth P. Norheim)
史蒂芬·D. 格拉斯曼 (Steven D. Glassman)
莉亚·雅卡特·卡雷恩 (Leah Yacat Carreon)
译：宋跃明　杨　曦　朱　策　周爱霞

14.1　概论

近 20 年来，循证医学在脊柱外科手术学中的应用越来越广泛。而在以前，我们一直缺乏患者报告的临床预后 (Patient-Reported Outcomes, PRO) 的相关信息来指导手术方案的设计。以前针对脊柱手术效果的评价指标，如融合率、内科医生评价及并发症等，均没有对临床实际结果进行有效的评估。

近年来，功能预后评估、患者满意度和医疗花费成为脊柱外科研究领域的焦点。新的 PRO 方法能够有效地反映患者接受治疗后的身体健康状态的变化。通过对健康相关生命质量 (Health-Related Quality of Life, HRQOL) 变化的量化，这些结局评估的手段可以更准确地反映治疗的有效性。

14.2　评估方法

健康相关生命质量 (Health-Related Quality of Life, HRQOL) 是通过自我报告的方式来评估疾病整个病程或疾病相关致残性对患者生理和心理状态的影响的一种评价方法。它能对特定疾病或相关致残的治疗进行量化。HRQOL 有几个类型，包括通用量表、疾病特异性量表、疼痛评分和健康效用评分。

14.2.1　通用量表

通用量表可以应用于多种疾病及其治疗人群，可以评估与健康相关的多方面的功能。Short Form-36 (SF-36) 健康量表是最为大众熟知也是应用最广泛的通用量表，它最早由魏鲁 (Ware) 于 1992 年在进行一项医学结局研究 (MOS) 的健康调查时首次提出的。该量表通过所设置的 36 个自评问题，对受试者的生理和心理健康进行 8 个不同方面的评估，包含生理功能、社会功能、总体健康状况、精神健康、情感职能、身体职能、躯体疼痛和活力。SF-36 量表的总评分包含两个方面：身体综合评分 (PCS) 和心理健康综合评分 (MCS)。1998 年美国人口普查发现，正常人群 SF-36 量表各方面指标的评分平均为 50±10 分。SF-36 健康量表在评估不同疾病状态时是可靠有效的，包括腰痛患者。但和其他量表相比，SF-36 的问题数量太多，为评估者带来极大的工作载荷。目前使用的该量表也有一些简化版本，例如 SF-8、SF-12 等，但为了最后计算 PCS 和 MCS 总分，要求完成这些简表的每一项问题。同时，简化版量表不能像 SF-36 量表一样完整反映 8 个不同方面的情况。需要注意的是，SF-36、SF-8 和 SF-12 等量表均需要有资质的医生来进行评分和管理，因此，限制了其在临床上的应用。

虽然通用量表能将多种病种和人群的治疗效果用数值的形式呈现出来，但还存在一些限制。

最大的不足就是会遗失一些健康评估信息，尤其是涉及一些特殊疾病和治疗手段时更是如此。

14.2.2　疾病特异性量表

疾病特异性量表是对某种疾病，尤其是在针对性的治疗介入后，对患者的健康相关生命质量进行评估，主要包括 ODI 评分、RMDQ 问卷、NDI 评分和 SRS-22R 评分。

ODI 评分是针对腰痛患者功能的自评问卷，它包含 10 个问题，每个问题有 6 个回答选项。第 1 ~ 6 个选项依次记为 0 ~ 5 分，最后汇总获得一个 0 ~ 100 分区间内的总分，总得分越高表明功能障碍越严重。其分级如下，轻度功能障碍：0 ~ 20 分；中度功能障碍：21 ~ 40 分；重度功能障碍：41 ~ 60 分；跛行：61 ~ 80 分；卧床不起（或是症状被夸大）：81 ~ 100 分。和 RMDQ 问卷相比，ODI 评分的下限较高，所以更适用于症状较重的患者。同时，其计算方便简单且更易管理，所以临床应用较广泛。

RMDQ 量表主要用以评估日常活动和功能。它包含 12 个问题，选项为是和否，总分为 0 ~ 24 分，分数越高表明功能障碍越严重。与 ODI 评分相比，该量表的上限更低，所以更适用于评估功能障碍较轻的患者。

NDI 量表是针对颈痛患者功能的自评量表。它包含 10 个问题，选项对应分数依次为 0 ~ 5 分，总分最高分为 50 分。同上述功能评分类似，其得分越高表明功能障碍越严重。对于回答不完全或某个问题不适用的情况，也可以采用百分制来计总分，因此，最终得分也可体现为 0% ~ 100%。

SRS-22R 量表是针对脊柱侧凸患者的功能评分，它包含 22 个问题，分为 5 项（自我评价、疼痛、日常活动、精神状态、自我满意度），每项评分 1 ~ 5 分，评分越高表明预后越好。无论是青少年特发性脊柱侧凸还是成人脊柱侧凸，SRS-22R 量表都是用以评估疾病造成的危害以及治疗效果的应用最为广泛的方法。

14.2.3　疼痛评分

视觉模拟评分法（VAS）和数字评分法是 2 种最常用的针对疼痛程度进行量化评估的方法。这 2 种方法将患者疼痛的主观感受进行量化。VAS 是在纸条上面画 1 条 100mm 的横线，横线的最左侧端代表无痛，最右侧端代表剧痛。然后让患者根据对疼痛的自我感受在横线上画一记号，通过测量其与左侧的距离来表示疼痛的程度。数字评分法由 VAS 发展而来，它是用数字计量评估疼痛的强度，通常医生会向患者提问："若 0 为无痛，10 为你能想象的最剧烈的疼痛，那么你认为你现在的疼痛是几分？"上述疼痛评分的优点为简单易懂、方便管理且全球适用。缺点为不能客观地评估疼痛的特点，且不能有效地反映疼痛的时效性、活动强度及其他外在因素对疼痛的影响。

14.3　健康效用评分

健康效用评分是一种通过对健康状态及其变化以及对社会偏好进行量化来评估某种疾病的社会影响的方法。社会影响的评估理论上可以通过对 SF-36 评分或 ODI 评分的改变来实现，但这 2 种方法所获结果都不能直接用于经济分析。

健康效用值是一个简单的数值，代表不同的健康状态。0 代表死亡，1 代表最佳健康状态。它是对相对理想的健康状态进行数值加权。该分值常和寿命年指标相结合，用于经济学分析。

经济评估的标准推荐使用社会价值来评估，比如效用、偏好等。社会健康状态值的评估方法包括直接法和间接法。直接法是对一组代表性的人群进行评估，评估方法可以选择标准博弈法、时间权衡法或视觉模拟标尺法等。在标准博弈法中，受访者被要求在以下 2 种情况中做出选择：其一，保持一段时间内处于健康不佳的状态。其二，进行医疗干预，但可能包含的结局是恢复健康或死亡。时间权衡法正如其字面意思，它要求被调查者选择在一段时间内处于不健康状态，或者是牺牲部分预期寿命以恢复到健康状态。视觉模拟标尺法是用一个标尺，标尺的两端分别为刻度 0 分和 100 分，0 分表示死亡，100 分表示最佳健康状态。当对受访者个人的健康状态进行评测时，可以参照这 2 个端点选择代表自身的健康状态。间接法包括良好适应状态质量评估量表（QWD）、EQ-5D、SF-6D 和健康效用指数（HUI）等一系列个性化评价系统。

14.3.1　EQ-5D 评分

EQ-5D 表是欧洲生命质量小组（EuroQol Group）在 1987 年制定的，它包含 2 个部分：第 1 个部分包括活动能力、自理能力、日常活动、疼痛/不舒适、焦虑/抑郁 5 个方面。每项都根据不同的回答来计分。根据这些回答，建立一个描述性的档案。然后通过与人口健康状况、普查所获得的数据进行对比，获得最终健康状况得分。第 2 个部分是 1 个 20cm 长的视觉模拟标尺，需要患者根据自己的健康状态对其进行标记。

14.3.2　SF-6D 评分

SF-6D 是基于健康相关生命质量问卷 36 简表（SF-36）创建的经济效用测量工具，它是基于偏好的效用值测定量表，可描述 18 000 种健康状态。SF-6D 由 SF-36 中的 8 个维度中选取 6 个维度共计 11 个问题组成。选取英国 611 名普通民众作为代表性样本，用标准博弈法对 SF-6D 的 249 种不同的健康状态进行评估。用回归模型进行数据分析，构建出的合适的效用值换算表，实现对个人水平的 SF-36 到社会健康状态的换算。

14.3.3　健康效用评分的应用

健康效用评分的价值体现在其通过效用加权

的形式将人口数量和某种特异疾病按统一标准联系起来，并最终用以确定成本效用或价值。

最常用的成本—效益分析是每个质量调整生存年数的成本分析（cost/QALY）。通常来说，当某治疗措施的 cost/QALY 在 \$50 000 ~ \$100 000 时，则认为该治疗的成本—效益是合理的。考虑到当地的经济状况，有些学者提出，如果 cost/QALY 小于当地 GDP，那就可以说该治疗措施的成本—效益是合理的。

尽管健康效用评价在欧洲被广泛应用于脊柱疾病治疗的评估中，但在其他国家和地区的应用相对较少。不过，越来越多的研究表明，疾病特异性量表如 NDI 评分、ODI 评分、CSOQ 评分和 SRS-22R 评分也能够用来准确地预测 SF-6D 量表，进而用于分析每质量调整生存年数的成本。利用这些数据转换，可以从以前的研究中创建效用评分，并为成本—效益研究提供一种方法。

质量调整生存年数是健康经济学家与健康状况研究专家用来进行交流的纽带。随着全球医疗保健花费的迅速增长，健康效用分析对患者和社会都将变得越来越重要。

14.4　相关应用

脊柱外科专家一直都走在健康—成本效用分析研究的前列。在 20 世纪 90 年代中期，临床学者运用 SF-36 量表来评估手术治疗对脊柱疾病的疗效。随着健康相关生命质量（HRQOL）越来越受到人们的重视，包括 ODI、SF-36 和疼痛评分量表等在内的通用和疾病特异性量表成为脊柱手术疗效评估的基础。然而，仍有许多外科医生认为，HRQOL 的变化并不能准确地反映治疗方法本身的实际效用。

疗效研究的另一个局限来自人们对统计学意义的解释。既往临床意义主要通过有统计学意义的变化来评估。但是随着样本量的增大，即便很小的变化也会具有统计学意义，而这些变化有时并不具有临床意义。所以，我们需要制定一个具有临床意义的阈值。现在，有许多研究只报道纳入组的平均值或其变化，虽然有一定的临床意义，但由于样本量的限制，准确性不高。而且研究者应该具体描述出提高、不变、恶化各自所占的比例，以了解总体变化情况。

14.5　现状及未来

由于具有统计学意义的 HRQOL 不能准确反映临床效果，越来越多的研究使用阈值来定义临床相关性，最常用的是最小临床重要差异（MCID）。它定义为可反映临床相关变化的最小变化值或等级。MCID 可看作是排除了统计学误差的变化，它不是描述组内的平均值，而是描述达到 MCID 的患者的比例。MCID 的优势在于可以提供量化的临床变化，缺点在于它不一定能够提供一个有价值的临床（治疗上的）改善。MCID 值常略低于最佳的手术效果。因此，它更应该被看作是一个最低值，而不能作为定义临床疗效优良的指标。

临床受益阈值（SCB）是患者自我感知的腰椎功能相关的重大临床改善的上限值（应用 HRQOL 法），它可以作为替代 MCID 的一种方法。在应用 HRQOL 法时，SCB 要比 MCID 大 50% ~ 100%。相较于 MCID，SCB 更能反映最佳的临床效果。SCB 是在兼顾医生和患者双方的期望的基础上，准确评估临床治疗效果的一种重要手段。

脊柱外科的未来依赖于（许多研究）机构分析所得出的全面的、有价值、可用作临床分析的数据。但要保证数据的搜集工作不会成为患者或医生的负担。随着医疗成本的增加，对治疗的成本与收益的评估变得越来越重要。对健康相关生命质量改善成本或对每个质量调整生存年数的成本的评估是联系生活质量与财政支出的枢纽。只有结合了脊柱相关评分、通用评分和健康效用评分等量表的数据才算全面，而只有全面的数据才具有评估社会价值的效用。ODI 评分、疼痛评分和 EQ-5D 量表等方法可提供腰椎相关疾病的重要数据，同时还可降低成本负担，还可以对腰椎疾病进行有效评估。这些数据将提供健康相关生活质量和成本效益的信息，从而促进对临床结果相关的社会价值的评估。

第 15 章　腰椎间盘退变性疾病的相关检查与保守治疗

威廉·杰里米·贝克沃思（William Jeremy Beckworth）

戴安娜·K. 索迪克（Diana K. Sodiq）

丽莎·郭·福斯特（Lisa Guo Foster）

沃尔特·I. 萨斯曼（Walter I. Sussman）

译：宋跃明　汪　雷　王林楠　邓海洋

腰痛作为常见的临床表现，有超过 80% 的人在一生中出现过腰痛症状。近期疾病控制及预防中心的资料显示，29% 的受访者在最近 3 个月内出现过腰痛症状。通常，腰痛的临床病程是良性的，大多数症状于几个月内自行缓解。据研究报道，90% 的患者的症状在 3 ～ 6 个月内自行缓解。

明确腰痛的机制通常很困难。慢性腰痛可能来源于腰椎的以下几种结构：椎间盘、关节突关节、骨性结构、韧带、筋膜及肌肉。

来源于椎间盘的轴性疼痛被称为"盘源性腰痛"。腰痛的病因学通常存在争议，但许多研究表明椎间盘疾病是引起慢性腰痛最常见的原因。

腰椎间盘退变性改变是常见的影像学表现，退变随着年龄的增长而加重，但通常与疼痛无关。然而，研究表明，椎间盘退行性变可引起疼痛症状，特别是椎间盘存在外层纤维环撕裂时。这些撕裂的纤维环局部有肉芽组织生成，并且存在能传递疼痛神经递质（如肽物质）的神经纤维。

腰椎间盘退变性疾病最早可出现在青少年阶段，且与年龄存在紧密相关性。在脊柱退变的过程中，椎间盘结构从开始的柔韧的、富含水分的组织逐渐发生转变，髓核组织失去水分，内部生化结构改变，纤维环破裂伴髓核膨出。退变性改变通常也可在脊柱周围结构中观察到，表现为骨赘形成、关节突关节炎症改变、终板改变和椎间隙高度的丢失。在 50 岁以后，几乎所有人都会出现此类退变性改变的影像学表现。本章主要介绍盘源性腰痛的临床表现、影像学表现及其保守治疗的方法。

15.1　椎间盘退变的解剖及病理生理学

椎间盘由其中央的髓核及外层的纤维环组成，椎体的终板结构是椎间盘结构的上、下表面。

15.1.1　髓核

髓核由胶原蛋白、蛋白多糖以及糖蛋白组成。聚蛋白多糖是蛋白多糖的主要组成部分，主要维持组织的水分。糖胺聚糖链对水分也存在吸引及约束的功能。水分占据了髓核组织的 90%，为椎间盘承受机械载荷提供柔韧性及弹性。软骨终板位于椎间盘与相邻椎体之间，主要由透明软骨组成，可以防止髓核组织发生退变。

15.1.2　纤维环

纤维环的完整对于维持椎间盘的结构是十分重要的。正常的纤维环由同轴的多层纤维软骨和其间的基质构成。外层胶原纤维层决定其抗拉伸的强度，其主要组成成分是 I 型胶原蛋白。I 型胶原蛋白在身体其他部分是组成肌腱的主要胶原蛋白。

15.1.3　椎间盘的神经分布

　　年龄相关的椎间盘退变性病变和病理原因的椎间盘退变性病变是很难区分的，究其原因部分在于缺乏对腰痛来源的明确认识。最初的组织学研究认为，椎间盘组织无神经分布。随着组织学技术的发展，运用免疫组化方法可证实人椎间盘的神经来源于窦椎神经。在健康椎间盘内，神经纤维仅存在于外层纤维环表面下方 3mm 的区域内。然而，在退变的过程中，神经纤维向深层延伸至内层纤维环和髓核组织。弗里蒙特（Freemont）等的研究显示，22% ~ 46% 的慢性腰痛并行腰椎融合手术的患者中，分别出现神经纤维延伸至内层 1/3 纤维环和髓核中的情况。

　　神经纤维向椎间盘深处穿透延伸是盘源性腰痛的潜在原因。椎间盘组织是具有生物活性的，机械性的损害会造成炎性改变，释放炎性细胞因子如肿瘤坏死因子 α 和白细胞介素 1。无髓鞘神经纤维的长入使得炎性因子可以作用于痛觉神经，诱发疼痛。

15.2　退变椎间盘的临床表现

15.2.1　病史

　　一个完整的病史的重要性是不言而喻的。对于门诊患者来说，病史是指导临床诊断与治疗的最直接、最重要的依据。在考虑为椎间盘病变来源的疼痛（通常称作"盘源性腰痛"）患者采集病史时，通常存在特异的预测因素。患者人口学特征，如年龄、身高—体重指数（BMI）、性别等也是盘源性腰痛的预测因素。这些特征将在以后的章节中详细介绍。

15.2.1.1　疼痛的描述

　　腰痛的一般描述应包括疼痛的特征，如疼痛的起始、部位、性质、严重程度、持续时间、进展、加重及缓解因素及相关的其他症状。疼痛的描述对诊断来说十分重要。应该重视病史和体格检查中出现的所谓"危险信号"，包括不明原因的体重下降（恶性肿瘤）、发热（感染）和进行性的神经功能障碍，如乏力、膀胱功能障碍、肠道功能障碍或鞍区感觉减退（马尾神经综合征）。患者的既往史和现病史也是需要重视的，比如既往的恶性肿瘤史、激素应用情况、药物滥用史、是否存在免疫功能缺陷等。

15.2.1.2　疼痛的部位

　　疼痛的部位对诊断疼痛的病因是很重要的。椎间盘源性的腰痛通常表现为轴性疼痛，而椎间盘突出则可以导致神经根性症状或者轴性疼痛合并神经根性症状。本章我们主要涉及原发性轴性疼痛。需要指出的是，椎间盘源性的腰痛最常见的发病部位是下腰部。据德帕尔马（DePalma）的报道，最常出现椎间盘源性的节段位于 L5/S1 椎间盘（40%），其次是 L4/L5 椎间盘（30%）。

　　如果腰痛位于后正中线上，即棘突正上方的疼痛，是盘源性疼痛的重要预测因素。这种后正中部位的腰痛，其来源于椎间盘的可能性高达 73%；疼痛部位不在后正中的患者，96% 的可能性是非椎间盘源性的。这可以与那些存在旁正中腰痛（疼痛部位位于中线旁 1 个横指范围以外）的患者进行比较。旁正中腰痛常常与关节突关节疼痛或骶髂关节源性疼痛相关。然而，后正中部位的疼痛则很可能是椎间盘源性疼痛，来自关节突关节及骶髂关节源性疼痛的可能性较小。

　　研究显示，"集中化"现象是椎间盘源性疼痛的预测因素，进一步与中线部位疼痛的理念相关联。这种现象表现为在反复腰椎活动的过程中，疼痛部位逐渐远离神经根支配区域，而向中线靠近。

15.2.1.3　年龄

如上文所述，随着年龄的增长，许多患者的影像学上很可能显示椎间盘退变；然而，青年人群的盘源性疼痛更常见。因此，如图 15.1 所示，年龄的增长会降低盘源性腰痛的可能性，但是提高了关节突关节或骶髂关节源性疼痛的可能性。

有学者认为，不论年龄和 BMI，多数青壮年（20 ~ 35 岁）患者腰痛来源于椎间盘源性的可能性较高（70% ~ 98%）。大多数 50 岁的患者中，盘源性腰痛仍是最常见的腰痛（40% ~ 65%），但在 BMI 低（平均 18.5kg/m²）的女性患者中，骶髂关节疼痛最为常见（49%）。65 岁以上的男性患者中，腰痛最常见于关节突关节（30% ~ 54%），而女性患者仅当 BMI > 30kg/m² 时，出现关节突关节源性疼痛的可能性较高（46% ~ 64%）。

15.2.1.4　疼痛的加重及缓解因素

据文献显示，盘源性腰痛在坐位、躯体屈曲和旋转时症状加重。此外，胸腔压力增加（如咳嗽、打喷嚏或排便）时，压力最终传导至敏感的椎间盘，导致盘源性腰痛的加重。盘源性腰痛在站立位或者卧位时减轻，与纳切森（Nachemson）关于不同姿势下椎间盘压力的经典研究相对应。

纳切森（Nachemson）的研究通过测定不同姿势下椎间盘内的压力，向临床医生提供了姿势与椎间盘压力之间的关系的基础认识，具有里程碑式的意义。外部施加的压力与椎间盘内压力存在线性关系，纤维环所受牵张力在后外侧最大。相对于直立位，斜卧位的盘内压力降低 50% ~ 80%，常规的坐位压力则会增加 40%，躯干前屈或负重压力增加 100%，而躯干前屈合并旋转时椎间盘压力增加可达 400%。图 15.2 显示了不同姿势及运动状态时相应的椎间盘压力。最易引起纤维环结构破坏的情况是合并屈曲、轴向旋转以及轴向压缩力，而且在纤维环后外侧的内层纤维所承受的压力最大。作用于纤维环上的不对称的压力是慢性机械过载的原因，并且这也

解释了为什么椎间盘突出倾向于发生在纤维环的后外侧区域。

此外，从坐位到站立的过程中疼痛会加重，且椎间盘造影会出现阳性表现。对于关节突关节源性疼痛而言，站立的过程不会对其产生激惹。骶髂关节疼痛在站立的过程中可能加重，但多位于一侧，且无中线处疼痛的临床症状。值得重视的是，影像学上纤维环破裂侧与患者腰痛部位不一定相符。

15.2.1.5　身高—体重指数（BMI）

研究显示，随着 BMI 的升高，MRI 显示腰椎椎间盘退变性改变出现率相应增高。然而，既往研究显示，影像学改变并不一定会引起相应的椎间盘源性的疼痛。近期的研究显示，BMI 升高与关节突关节或骶髂关节源性疼痛相关，而与盘源性腰痛无明显相关性。

15.2.1.6　性别

腰痛的原因与性别存在相关性。在排除年龄及 BMI 干扰的情况下，女性出现骶髂关节疼痛的比例较出现盘源性腰痛及关节突关节源性疼痛的比例高。而盘源性腰痛则是年轻男性慢性腰痛最常见的原因。

15.2.1.7　手术史

既往腰背部手术史会增加出现慢性腰痛的可能性。盘源性腰痛是腰椎间盘摘除术后最常见的慢性腰痛的原因（表 15.1）。尽管神经根性疼痛在腰椎间盘摘除术后往往能得到明显的改善，但部分患者会残留腰痛症状，这种残留的腰痛症状最常见的是椎间盘源性的腰痛（82%）。然而，如果既往手术为腰椎融合术，尤其是当融合节段包括骶骨时，骶髂关节源性疼痛为最常见的来源，接下来则是盘源性腰痛、关节突关节源性腰痛和内置物激惹引起的软组织疼痛。

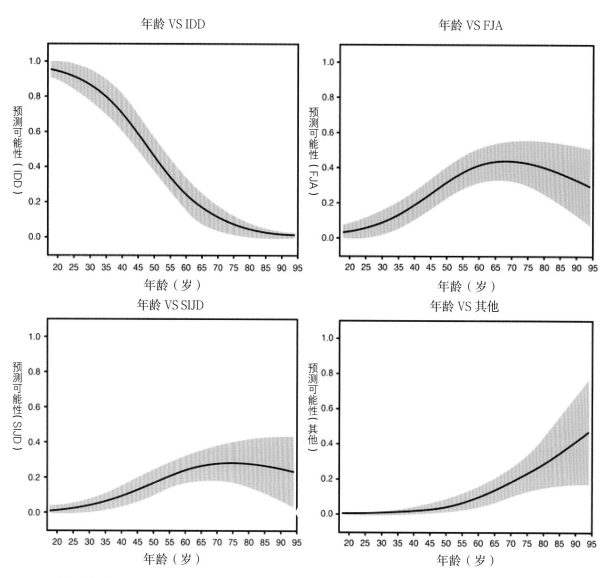

图 15.1 年龄对椎间盘破裂（IDD）、小关节疼痛（FJP）、骶髂关节疼痛（SIJP）及其他源性腰痛概率的预测

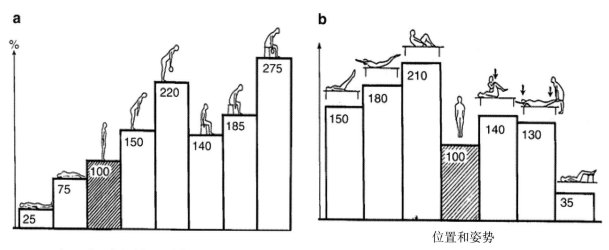

图 15.2 （a、b）日常生活中不同姿势下 L3/L4 椎间盘内压力的变化情况

表 15.1　盘源性腰痛的预测因素

中线痛
年轻患者
男性
吸烟者
坐下或者站起时疼痛加剧
仰卧或者站立时疼痛减缓

15.2.1.8　社会心理学因素考量

由于疼痛是主观感受，因此不排除社会心理学的原因。社会心理学应激源的存在往往增强了患者疼痛的主观感受，并延长了疼痛持续时间。相关因素包括精神压力、焦虑、抑郁、职业因素、牵涉诉讼、既往治疗的失败、睡眠障碍、回避行为以及灾难性思考等，这些因素均有利于医生了解患者的状况，对诊断、治疗以及预后都有一定的价值。这些社会心理学因素对鉴别症状性或无症状性椎间盘突出有一定的帮助。此外，询问患者的生活健康习惯也很重要，如吸烟史、饮酒史及药物应用史等。有研究显示，吸烟史与腰痛以及影像学椎间盘退变相关。

15.2.2　体格检查

专科检查可以获得相关的阳性体征。一般不会表现有腰椎生理曲度的改变，特别是对于腰部软组织较厚的患者。腰椎活动度也是一项有价值的检查。如前所述，位于后正中部位棘突处的腰痛是盘源性腰痛的预测因素。因此，检查棘突是否有压痛很重要。相反，棘突旁的疼痛则提示更有可能是关节突关节或骶髂关节源性疼痛。另外，棘突旁的疼痛也可能提示肌筋膜源性疼痛。

当出现轴线上的盘源性腰痛时，通常不会合并相关神经功能障碍。但是，细致地检查患者的肌力、感觉以及腱反射仍然很重要，因为可能发

现一些潜在的更加严重的情况。

最后，一些患者会存在继发获得症状，可能会表现为夸大症状，甚至装病。沃德尔（Waddell）现象描述了筛选这类患者的方法（表 15.2）。但是，有研究显示，沃德尔（Waddell）现象不能完全排除器质性疼痛的存在。

15.3　退变性椎间盘的影像学表现

MRI 普遍提示椎间盘退变性改变，但却无相关症状，因此人们对其 MRI 表现与临床相关性存在质疑。尽管如此，慢性腰痛的诊断还是需要有影像学的证据。X 线检查往往是最初的影像学检查手段，而 MRI 对评估盘源性腰痛很重要。许多学者认为，椎间盘造影是盘源性腰痛诊断的金标准，但是对这种观点存在争议。影像学表现在本书的其他章节会详细讨论，所以，在此我们仅做简单介绍。

有研究显示，腰痛与 MRI 显示的腰椎间盘信号减低以及椎间隙高度降低相关联。但是其具体原因尚不明确，但也有相反的观点。许多有关影像学改变与腰痛症状的关系研究并未发现其相关性。另外，影像学的改变也并不意味会出现腰痛。

盘源性腰痛的患者 MRI 的 T2 加权像会显现椎间盘脱水的表现。相反，影像学显示椎间盘富含水分的患者，往往不会出现盘源性腰痛。

纤维环破裂与盘源性腰痛相关，在 MRI 的 T2 加权像上表现为高信号区（图 15.3）。1992 年，艾普利尔（April）和博格杜克（Bogduk）首次报道了这种现象，同时这种高信号区的发现与椎间盘造影时出现的疼痛诱发存在高度的一致性，但也有研究显示，两者之间相关性较低。这些不一致的观点使得人们质疑这类高信号区域与盘源性腰痛之间的关系。有研究显示，这种高信号区域在无症状患者中的发生率也较高，文献报道其发生率为 24% ~ 50%。某些人群中椎间盘 MRI 提

表 15.2　沃德尔（Waddell）现象

标志	表现
注意力	患者注意力分散时疼痛缓解。比如直腿抬高试验时会出现神经根性疼痛，但当注意力分散，坐位直腿抬高试验时不会引出疼痛
过度反应	对医生的要求做出不恰当或不成比例的反应。表现为夸大的言语描述、表情变化、颤抖或精神崩溃
症状部位发散	无明确解剖学基础的感觉和运动障碍。可表现为弥散性的无力
假性症状	轻微头部轴向压力即出现腰部疼痛。骨盆和肩部同时旋转也出现腰痛
感觉过敏	对局部皮肤软组织的轻触过度敏感或引起剧烈疼痛

示存在高信号区域，但无相关症状，提示并不是所有纤维环撕裂都会引起腰痛，首先提出 HIZ 的研究者艾普利尔（April）指出，真正引起症状的纤维环撕裂会比较大，而不是通常所见的小的 HIZ。

1988 年，莫迪克（Modic）最早发现了椎体终板信号在 MRI 上的改变，这基于他对 MRI 上终板改变与组织病理学结果相结合的研究。他对 3 种不同的软骨下骨髓组织的变化进行了描述，即 Modic 改变。1 型改变为水肿期（T1 加权像低信号，T2 加权像高信号），2 型改变表现为骨髓的脂肪变性（T1 及 T2 加权像均为高信号），3 型表现为硬化改变（T1 及 T2 加权像均为低信号）。Modic 改变的出现是动态的，可能是同一病理过程中不同阶段的表现。

研究显示，Modic 改变与腰痛存在相关性。1 型改变常常会存在疼痛的临床表现，许多研究显示，20% ~ 73% 的 Modic 1 型改变的患者存在腰痛症状，且与椎间盘造影后腰痛的诱发率相关。而延伸至椎体高度大于 25% 的严重的 Modic 改变与椎间盘造影后诱发疼痛的情况存在 100%

的一致性。

Modic 改变合并其他退变性改变（如椎间隙高度丢失以及椎间盘信号降低）使得椎间盘造影的阳性率从 79% 提高至 97%。而其他一些相关研究却没有得出 Modic 改变与椎间盘造影阳性率之间的关系。

尽管存在争议，椎间盘造影仍被很多学者认为是诊断盘源性腰痛的金标准。椎间盘造影的阳性表现为一致性腰痛的诱发、造影后 CT 显示外层纤维环的破裂、较低压力可激发腰痛。很多研究证实，椎间盘造影是可靠有效的检查。但是，仍存在争议。近期有关研究显示椎间盘造影可能会加速椎间盘退变的进程。虽然很多学者针对此结论都提出了质疑，但其仍然引起了广泛的关注。

15.4　椎间盘退变性改变：保守治疗

盘源性腰痛的治疗方案有很多，大多数为保守治疗，包括体疗、康复锻炼、药物治疗、改变

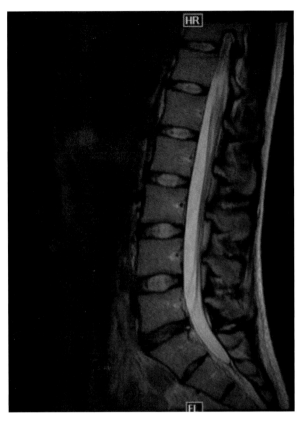

图 15.3 L5/S1 椎间盘后方高信号区

生活习惯、辅助治疗及盘内注射药物等。这些治疗方式往往存在一定的局限性，然而，新生的干预方法如生物因子注射技术的前景是非常值得期待的。

15.4.1 身体活动

身体活动是盘源性腰痛的一种治疗方式。有证据显示，保持日常活动的患者相较于卧床的患者，腰痛缓解程度更高。适当的躯体活动能明显缓解疼痛、改善躯体的舒适度和功能。相较于久坐，劳逸结合的患者能获得其他的健康益处，同时降低了远期功能障碍的风险。医生应鼓励患者适当活动，并逐渐加量至日常活动量；同时为了让患者坚持锻炼，应鼓励其设立目标去完成不同类型的活动。以往人们认为急性盘源性腰痛患者需要卧床休息，但这种观念已经过时。正常活动的患者疼痛缓解明显好于被要求严格卧床 48h 的患者。到接受治疗的第 7 天，正常活动患者的恢复情况也明显好于卧床患者。此外，正常活动组没有病情加重的病例出现。需要强调的是，适当运动有益于盘源性腰痛的恢复，但因为疼痛而对运动产生恐惧会出现恶性循环，最终转变为慢性疼痛。

15.4.2 物理疗法

对于那些存在非特异性腰痛的成人及儿童，物理疗法均对症状缓解有一定的帮助。主动功能锻炼相较于被动锻炼更有好处。功能锻炼的方式有很多，如日常活动，有氧运动（如散步、骑车），水上运动（泳池康复），定向运动，柔韧性训练（如瑜伽），本体感觉 / 协调性锻炼（平衡球、平衡板），稳定性训练（如下肢负重训练，目标在于增强腹部、盆腔、腰背部肌肉）与力量训练。研究显示，强壮的腰背部肌肉群可以增强负重结构的稳定性，同时减轻脊柱所受压力及牵张力。理论上，可以缓解腰痛。

15.4.3 药物疗法

药物治疗是腰痛常用的治疗方案。对乙酰氨基酚类药物、非甾体类抗炎药、肌肉松弛药、抗抑郁药和止痛药等是针对腰痛的常用药物，这些药物对腰痛患者有一定的效果。

有研究者对用对乙酰氨基酚治疗非特异性腰痛的疗效进行了评估，结果表明，对乙酰氨基酚治疗有效，它与非甾体类抗炎药的疗效相似或者稍低。常规剂量（不超过 4000mg/d）的对乙酰氨基酚非常安全，但使用不当或者滥用时有明显的肝毒性。在美国，对乙酰氨基酚引起的药物性肝炎的发生率已经超越病毒性肝炎，成为肝炎最常见的原因，并且成为导致需要进行肝移植的肝衰竭的第二大常见病因。因此，由于其对肝功能的损害，美国食品和药品管理局（FDA）在 2014 年 1 月声明禁止将含量超过 325mg 对乙酰氨基酚片的胶囊或其他效量单位的复方止痛药物应用于临床。

非甾体类抗炎药（NSAIDs）是最常用的止痛药物，对急性和慢性腰痛均有效。但目前阿司匹林（乙酰水杨酸类）治疗腰痛的证据仍不足。NSAIDs的作用机制为阻止环氧化酶的活化，由此阻断花生四烯酸转化为前列腺素 H2（前列腺素的前体）。环氧化酶（COX）有 2 种亚型：COX-1，其作用为促进止血类前列腺素的生成，而 COX-2 的作用为促进促炎性前列腺素的合成。COX-1 存在于血小板中，其形成与凝血恶烷的产生有关，对血小板的聚集有明显促进作用。

NSAIDs 有明确的胃肠道、肾脏和心血管的副反应。COX-2 对胃肠道的副反应较小，但不管是非选择性或选择性 COX-2，NSAIDs 均会对肾脏产生影响。因为一些针对 COX-2 的 NSAIDs 会导致动脉粥样硬化斑块的形成，故目前已经退出市场。近期文献表明，所有 NSAIDs 都存在使心血管并发症发生的风险，其中萘普生的风险最小。因此，建议谨慎使用 NSAIDs，特别是对存在胃肠道、肾脏和心血管相关疾病的患者。另外，年龄也是其危险因素之一。总之，NSAIDs 使用周期越短越好。

FDA 要求 NSAIDs 药物说明书内明确说明其心血管方面的并发症，而欧洲药品管理局人类使用药品委员会认为昔布类（而非 NSAIDs）应该被禁用于存在冠心病或卒中风险的患者中，且在有冠心病发病高危人群中应谨慎使用。

腰痛患者治疗中偶尔也会使用肌肉松弛药。来自科克伦（Cochrane）的文献综述表明，肌肉松弛药相较于安慰剂能够适度、短期缓解急性腰痛。但是针对慢性下腰痛其作用尚不明确。肌肉松弛药最常见的并发症是可引起镇静状态，但一般不会出现严重的并发症。

抗抑郁药物也常被用于腰痛的治疗。有 2 篇高质量的系统回顾文章发现，抗抑郁药相较于安慰剂有显著缓解疼痛的作用。然而，不同的抗抑郁药物的效果是不一致的。三环类抗抑郁药物（TCAs）相较于安慰剂对下腰痛仅存在轻到中度的缓解效果。选择性 5- 羟色胺再摄取抑制剂（SSRIs）对缓解疼痛无明显作用，但 5- 羟色胺

和去甲肾上腺素再摄取抑制剂（SNRIs）可用于缓解疼痛。在美国，度洛西丁是唯一 FDA 认证的可用于治疗慢性骨骼肌肉系统疼痛和腰痛的 SNRIs 类药物。

三环类抗抑郁药物的副作用包括疲倦、口感、眩晕和便秘。SSRIs 类和 SNRIs 类药物的副作用包括恶心、性功能障碍和抑郁症。值得强调的是，这类药物的副作用包括自杀倾向。另外，SNRIs 对去甲肾上腺素的影响可能会引起高血压。

阿片类药物也常被用于缓解腰痛。有证据显示其短期疗效可靠，但缺乏针对慢性腰痛长期疗效的证据。阿片类药物最常见的副作用包括眩晕、疲倦、恶心、便秘、皮疹以及大剂量会导致呼吸抑制。然而，其他相关问题同样令人困扰，滥用或使用不当也会出现问题。阿片类药物的使用量在很多国家极速增长。例如，美国最常用的处方药是氢可酮。令人担忧的是，阿片类药物在长期使用，尤其是高剂量使用时，会引起痛觉过敏（疼痛敏感性增强）。另外，高剂量的阿片类药物对激素的分泌也存在影响，包括睾酮、雌激素、甲状腺激素、生长激素、促肾上腺皮质激素 / 皮质醇和血管升压素。

15.4.4　改变生活习惯

改变生活习惯，包括戒烟、减肥和调整饮食习惯是综合性治疗慢性腰痛的重要组成部分。很多研究显示，吸烟与腰痛及椎间盘突出存在联系。吸烟增加循环内炎症因子的释放，延迟软组织的修复。同时，吸烟影响椎间盘的血供，引起椎间盘退变。相较于没有吸烟的人群，目前吸烟和曾经吸烟的人群发生腰痛的概率高，这种现象在青少年中更加显著，这也说明了避免早期吸烟的重要性。

肥胖是腰痛的独立危险因素之一。其对腰椎存在不良影响，在生物力学方面，其增加了腰椎的载荷，导致腰椎结构过度损耗，椎间盘退变提前。BMI 与腰痛存在正相关，那些 BMI > 29 的人群发生腰背痛的概率较 BMI 最低值 20% 范

围内的人群发生腰背痛的概率高 1.7 倍。此外，前瞻性队列研究显示，BMI > 30 的人群相较于 BMI < 25 的人群在 11 年后发生慢性腰痛的可能性大。所以，适当的减重对于慢性腰痛的治疗的长期疗效是非常关键的。

饮食习惯也是椎间盘退变性疾病的可调整危险因素。典型的西方饮食易引起动脉粥样硬化性疾病，其与椎间盘退变性疾病也存在关联。尸体研究显示，椎间盘退变在其营养动脉存在粥样硬化的情况很常见。具体来讲，腰动脉存在钙化和狭窄与下腰痛的发生有关。腹主动脉发出的腰动脉为椎间盘组织提供营养，动脉闭塞减少营养供给，导致椎间盘退变。其他可能引起动脉闭塞的可调整危险因子包括高血压、升高的低密度脂蛋白胆固醇和高甘油三酯血症。研究显示，健康的饮食习惯可以降低动脉粥样硬化性疾病的发生率。改变生活习惯是慢性腰痛重要的治疗步骤，需要向所有追求满意疗效的患者强调其重要性。

15.4.5　辅助治疗

用辅助疗法和替代疗法治疗腰痛的临床证据比较混杂。这些治疗方法包括牵引、脊椎按摩疗法或整骨疗法、针灸，以及中药、维生素、矿物质和顺势疗法。

牵引在历史上已被用于治疗脊柱相关疾病。研究者提出很多理念用于解释牵引所带来的好处，包括改变椎间盘与神经的接触界面，降低髓核张力以及扩大椎间孔面积，然而，其证据尚不明确。有 4 篇随机对照研究报告系统回顾了病史超过 4 周的腰痛患者的牵引治疗，持续给予 30% ～ 50% 体重重量的腰椎牵引效果并不优于低重量安慰性牵引、矿泉浴、水下按摩或传统理疗。

脊柱推拿和活动法治疗腰痛的历史可以追溯到公元前 2700 年的中国。脊柱推拿法是用高频率、低振幅的人工推挤力使脊骨关节轻度超过其被动活动范围的活动；而脊柱活动法是应用人工力量使椎骨关节在其被动活动范围内进行活动，

但这两种治疗方法疗效均不确定。在 1 篇综合了多个随机对照试验的系统回顾报告中，没有任何证据显示脊柱推拿疗法效果优于标准疗法，如口服止痛药、理疗、康复锻炼以及腰背痛学校的指导治疗。另外 1 篇研究报告则显示，脊柱推拿在短期和长期效果上，与口服 NSAIDs 药物合并康复锻炼相似。脊柱推拿至少有与其他治疗类似的疗效，因此可以作为一种治疗方式以供选择。

另外，针灸也是一种帮助缓解腰痛的治疗方法。尽管针灸治疗腰痛的作用机制尚不明确，研究者猜想其刺激内啡肽的产生，并通过门阀控制理论抑制中枢神经系统。针对其短期随访的相关证据表明，针灸治疗周期完成后，疼痛即得到改善，而且功能也能得到改善。

疼痛的按摩治疗也有很长的历史。按摩对于缓解非特异性腰痛有效，特别是在结合康复锻炼时。

经皮电刺激（TENs）常被用于治疗非特异性腰痛。然而，2010 年的 1 篇综述显示，无明确证据显示经皮电刺激对腰痛的治疗有效。而到 2012 年，联邦医疗保险机构也不再将针对腰痛或椎间盘退变性疾病使用经皮电刺激治疗纳入保险范围内报销。

此外，除了传统的治疗方式，还有很多草药及补充治疗方法对治疗腰痛很有帮助。例如，随机对照研究中对比了姜黄（活性成分为姜黄素）与布洛芬在骨关节炎疼痛中的作用，其结果显示姜黄相较于布洛芬存在相似或者略好的效果。但这类替代疗法同样存在一些不太令人满意的副作用。例如大剂量姜黄会增加小便内草酸盐含量，提高肾结石的发生风险。总而言之，这类替代疗法对腰痛可能有好处，但尚无确凿证据。

15.4.6　穿刺注射及介入治疗

目前，硬膜外类固醇注射（ESIs）应用于治疗神经根性疼痛的效果比较明确，而其针对盘源性腰痛治疗效果的证据有限，仍在进一步研究中。

有研究表明，在没有合并椎间盘突出及神

经根炎的慢性盘源性腰痛的患者中，腰椎硬膜外类固醇注射可以缓解疼痛。该研究为双盲性的随机对照研究，在透视下进行腰椎硬膜外注射，随访1年。其结果显示，腰痛症状明显缓解（缓解程度 > 50%）并稳定，同时功能状态也得到改善。接受硬膜外麻醉剂注射的患者中，55%的人疼痛缓解明显；而麻醉剂及类固醇联合注射的患者中，68%的人感到疼痛缓解明显。还有类似的研究，采用经椎板入路穿刺注射药物，随访2年，其结果显示72%单纯进行麻醉药物注射的患者疼痛及功能状态明显改善，而67%的联合注射的患者存在明显改善。这些研究的不足在于结果尚未能被复制和缺乏安慰剂对照组，同时有些相悖的研究结果尚不能明确ESIs的优劣性。

小部分椎间盘内消融技术被用于治疗盘源性腰痛。这些技术包括椎间盘成形术、单极和双极射频消融。目前，对于此类治疗的效果尚不确定。尽管近期1篇针对64例患者的随机安慰剂对照研究报告显示，在6个月的随访时间内，双极射频消融组相较于安慰剂组，其疼痛缓解以及功能状态都有显著改善，但相关支持证据仍不足。

目前，生物制剂是最有发展潜力的研究热点，包括生长因子、细胞疗法、转基因以及组织工程的研究，其主要目的是修复受损的椎间盘组织和减少疼痛刺激传入中枢。此外，仍有一些了解较少的与盘源性疼痛相关的因素，比如椎间盘氧含量、pH值、Modic改变以及椎间盘水合作用。

15.4.7　其他干预治疗

一些其他治疗方法也有一定的治疗前景。例如，蛋白因子如骨形态生成蛋白2（BMP-2），BMP-7（成骨蛋白-1，OP-1），BMP-14（生长

分化因子5，GDF-5），转化生长因子β（TGF-β），胰岛素样生长因子，血纤维蛋白黏合剂，富血小板血浆和基因治疗等，其机制与刺激基质生成有关。有动物实验研究显示，蛋白因子治疗可能修复椎间盘组织。

干细胞工程是迄今为止最为热点的研究，干细胞工程治疗盘源性腰痛的治疗方法是向椎间盘内注射间充质干细胞。对此，有1篇纳入100例样本的双盲随机对照研究，实验组为注射低剂量或高剂量间充质干细胞的治疗组，对照组为注射生理盐水或透明质酸的治疗组。在1年随访时，高剂量组VAS评分从72分降至32分，而低剂量组从70分降至33分。高剂量组与对照组存在明确的统计学差异。62%的高剂量组患者和69%的低剂量组患者疼痛缓解程度超过50%，相较对照组均有统计学差异。52%的低剂量组患者和42%的高剂量组患者VAS评分小于2分。

基因治疗通过病毒或非病毒载体促进治疗性蛋白在体内的合成。目前，该研究仅被允许应用于动物模型中。研究显示，在动物模型的椎间盘内直接注射运载BMP-2逆转录脱氧核糖核酸（cDNA）的重组腺病毒载体可以恢复椎间高度。在大鼠模型中，已成功证明通过细胞的基因传递，可促进蛋白多糖以及胶原蛋白的生成。尽管目前这类治疗的安全性仍有待进一步证实，基因治疗仍是未来可能修复破坏椎间盘的治疗方式。

遗憾的是，目前仍没有明确的治疗盘源性腰痛的金标准，保守治疗方式包括躯体活动、康复锻炼、药物治疗、改变生活方式和教育等策略。如果保守治疗无效，就需要尝试全面的、多学科的治疗方式以及介入治疗。尽管许多对盘源性腰痛的治疗方式有待进一步研究，但是由于在生物制剂方面的研究进展，盘源性腰痛的治疗前景还是很乐观的。

第 16 章　关节突关节疼痛的临床表现与治疗

史蒂芬·克莱辛格（Stephan Klessinger）

译：宋跃明　周春光　杨辉亮　谭　健

16.1　前言

我们之所以在一本讨论椎间盘的书籍里面讨论关节突关节，是因为椎间盘和关节突关节有一定的联系。关节突关节和椎间盘一起构成脊柱的一个功能单位。实际上，讨论椎间盘时，关节突关节就是其中一个重要的方面，所以本章理应放在此书的第三部分。

脊柱椎间小关节的命名并不一致。Facet Joint 常用于北美文献中，指相邻脊椎后方成对的滑膜关节。其他关于小关节的英文命名还有 Zygapophysial Joints、Zygapophyseal Joints、Apophysial Joints、Posterior Intervertebral Joints。因为小关节面（Facet）就是一个小关节的表面，适用于任何小关节，在本章我们使用关节突关节（Zygapophysial Joints）这个术语，"关节突（Zygapophysial）"起源于希腊语词根"Zygos"，意思是"轭"；"apo"意思是"离开"；"physis"意思是"凸起"。关节突关节位于椎间孔后方，将脊椎的前、后部分桥接起来。是否存在起源于关节突关节的疼痛一直存在争议。关节突关节的重要性常常被低估。已有的文献并不支持"小关节综合征（Facet Syndrome）"的存在，没有典型的检查结果或者诊断证据来证实该综合征的存在。那么小关节疼痛会是一个谜吗？解剖学显示，关节突关节就是典型的滑膜关节。我们知道疼痛不仅可来自大关节，像髋关节或膝关节，也可来自手指上的小关节，那么为什么关节突关节不能是疼痛的来源之一呢？

关节突关节痛的定义为来自腰椎小关节任何组成结构的功能性和结构性的疼痛，包括纤维囊、滑膜、透明软骨表面和骨性关节。无论如何，任何被视为引起背痛原因的结构必须满足以下假设条件：①应该有神经支配。②应该能够引起疼痛，最好能够在正常志愿者中得到验证。③引起疼痛的结构易于产生退变或损伤。④已在患者中被证实为疼痛的一种来源。

本章将讨论关节突关节是否满足这些假设条件。人们对关节突关节痛仍存在误解、误诊和误治的情况。因此，我们综述了关节突关节痛的临床表现和治疗方法，重点强调了关节突关节可以是疼痛的来源。

历史

100多年前的1911年，高斯维特（Goldthwait）清晰地阐述了腰椎关节突关节是背痛的一个来源的假设。16年之后，普提（Putti）通过解剖发现腰椎小关节局部炎症和退变能够引起神经根激惹，从而导致坐骨神经痛。在1933年，术语"小关节综合征"被提出。巴杰利（Badgley）于1941强调了关节突关节作为痛源的重要性。他表示80%的背痛和相关疼痛是由小关节引起的。自从1934年米克斯特（Mixter）和巴尔（Barr）成功地对突出的椎间盘实施手术后，人们的关注点便从关节突关节转移到了椎间盘。

第一篇关于治疗关节突关节引起疼痛的文章发表于 1971 年。里斯（Rees）尝试使用一种特殊的手术刀纵向切开背部肌肉，离断小关节神经。这种方式被称为射频神经切断术（Rhizolysis）。然而，小关节神经并非走行于里斯（Rees）之前描述的位置。受怀特（White）和斯威特（Sweet）1969 年用射频成功治疗三叉神经疼的影响，希利（Shealy）于 1974—1976 年改用射频电极凝结小关节神经。这种术式被称为小关节去神经术（Facet Denervation）。然而，小关节神经也并不位于希利（Shealy）放置电极的地方。

要改变手术方式需要更详细地了解解剖学知识。要实现关节突关节去神经支配的靶点是脊神经背支的内侧支。这个术式被命名为内侧支神经切断术（Medial Branch Neurotomy），以便和小关节去神经术区分开。多年来，该手术一直存在争议，且没有新的研究结果出现。1996 年，一项随机安慰剂对照试验证明，颈部射频神经离断术有效，这样，有关腰椎及颈椎射频的比较或安慰剂对照试验又出现了。

随后又出现了另一种方法，即冷冻损伤治疗（Cryolesioning）。此治疗方法的科学基础在 30 ~ 40 年前就已经奠定。虽然该技术最初主要用于肿瘤治疗，但是后来成功并广泛地应用于外周疼痛综合征的治疗。劳埃德（Lloyd）等将其应用于疼痛的治疗，并为这种技术发明了一个新的术语"冷止痛法（Cryoanalgesia）"。因为这种方法不会导致神经炎和神经痛，所以他认为这种方法优于其他外周神经损伤法（例如酒精、苯酚或者手术损伤）。巴纳德（Barnard）和他的同事在 20 世纪 80 年代初推广了神经冷冻消融术（Cryoneuroablation），但是之后该技术很少被提及。

16.2 解剖

16.2.1 关节

脊柱最小的功能活动单位被称为脊柱功能单位（Functional Spine Unit）或者活动节段（Motion Segment），包括相邻的 2 个椎体、所有相连的韧带和 3 个关节。该功能单位最重要的部分就是椎间关节，由椎间盘和终板组成，另外 2 个关节是成对的关节突关节，由 1 个腰椎的下关节突和邻近椎体的上关节突构成。

虽然关节突关节很小，但是它们具有滑膜关节的典型特征。也就是说小关节被关节囊包裹，小关节面被软骨和典型的滑膜覆盖，甚至有半月板样物（Meniscoid）存在。关节间隙能够容纳 1 ~ 1.5mL 的液体。

16.2.1.1 关节面

腰椎小关节的关节面呈卵圆形，约 16mm 高，14mm 宽，面积约 160mm^2。

从后面观（图 16.1），腰椎关节突关节的关节面在纵向上为直的平面；然而从上面观，2 个

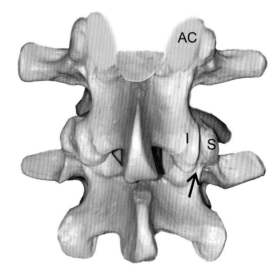

图 16.1 L3/L4 关节突关节的后面观。右关节平面（箭头所指），（AC）关节软骨，（I）L3 下关节突，（S）L4 上关节突

关节面不仅形状不同，而且朝向不一致。在横断面上，关节面可以呈平面，或者有不同程度的弯曲（图 16.2）。在上腰椎，大约 80% 的关节突关节是弯曲的，20% 的关节突关节是平的；在下腰椎，这个数值是倒过来的。

根据惯例，腰椎关节突关节的方向定义为关节的平均面与矢状面的夹角（图 16.2）。上腰椎角度大多较小（< 45°），而 L3/L4 至 L5/S1 角度常常为 45° ~ 50°。关节突关节抵抗向前移位或旋转移位的程度取决于关节的形状和方向。角度越小，关节方向越朝向矢状面，脊椎抵抗向前移位的能力越差。

如果关节面存在曲率，那么关节面表面特定的部分参与抵抗不同的运动。在旋转的过程中，整个关节面均接触，因此，能很好地抵抗旋转运动。

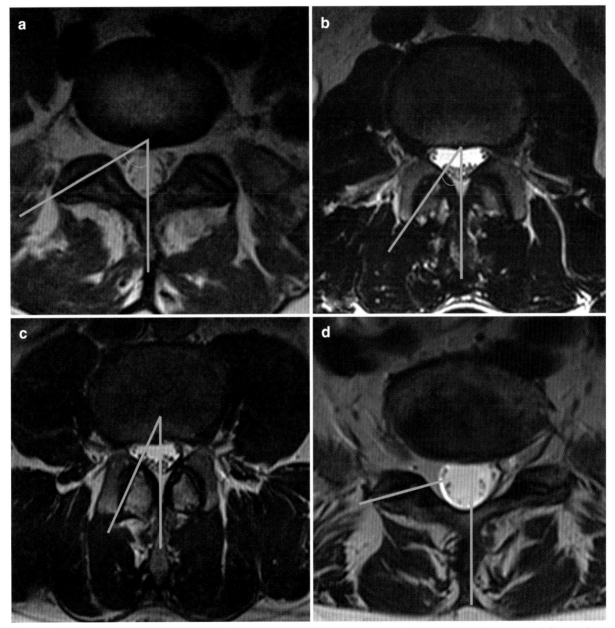

图 16.2　腰椎关节突关节方向和弯曲度的变化。（a）平的关节，夹角 60°（L3/L4）。（b）弯曲的关节（C 形），夹角 30°（L2/L3）。（c）平的关节，夹角 25°（L3/L4）。（d）平的关节，夹角 75°（L5/S1）

16.2.1.2　关节囊

每个腰椎关节突关节都被 1 个 1mm 厚的纤维囊包裹着。在关节的上、下两端，关节囊长而且相对松弛，附着于关节边缘以外的位置。这种松弛能够允许腰椎屈曲时关节突进行上下移位（图 16.3）。当关节处于中立位时，松弛的关节囊在关节的上、下两端形成囊下隐窝，延伸于关节突的表面。在一些患者中，前滑膜隐窝能够延伸入黄韧带。腰椎关节突关节的后滑膜隐窝常常延伸超过腰椎小关节的表面，进入后方的纤维囊内。在关节囊的上、下两部分之间有 1 个小孔，在关节运动时能够允许脂肪进出。再往前，纤维囊被黄韧带所取代。

16.2.1.3　关节内结构

假设关节软骨和其下的关节突有相同的凹曲率或凸曲率，那么在每个关节突中心最厚的部位，关节软骨能够达到 2mm。骨上有加厚的一层称为软骨下骨，关节软骨位于软骨下骨之上。年老和退变性改变不仅影响关节软骨，也影响软骨下骨。

腰椎关节突关节的滑膜与任何典型滑膜关节的滑膜没有特殊区别。它附着于关节突关节软骨的整个外缘并跨过关节附着于对面关节软骨的边缘。

另外 2 个关节内结构是脂肪和半月板样物（Meniscoid）。脂肪填充了关节囊下所有的剩余间隙。它们通过关节囊上的孔与外面的脂肪连通。从组织学上来说，半月板样物与膝关节内的半月板并不相同。它们与手部小关节内所发现的关节内结构更加相似。关于半月板样物有很多不同的解读。最全面的研究确定了 3 种类型：①最小的结构是关节囊内侧面增厚的结缔组织边缘。②脂肪垫（图 16.3），是由滑膜、脂肪和血管组成的一个皱褶。③最大的结构是纤维脂肪半月板样物，也是由滑膜、脂肪胶原和血管组成的。脂肪垫和纤维脂肪半月板样物具有保护功能。

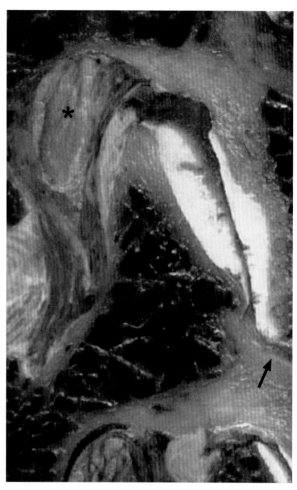

图 16.3　脊柱的 L4/L5 关节突关节，取自原位冻存的完好尸体。伸展使下关节突尖端接触了 L5 的峡部（箭头所指）。关节囊被拉长而且严重挤压峡部。一个富含血管的半月板样物（*）进入了打开的上关节间隙 [W. 劳施宁（Rauschning）馈赠]

16.2.2　神经支配

腰椎关节突关节由 2 条神经支配，即分别来自同一节段和上一节段脊神经背支的内侧支。脊神经的数量以及它所支配的骨性结构是不固定的。椎间小关节的支配神经有来自同节段椎体下方的神经根，这支神经同时支配下一椎间小关节的上关节突。

在腰椎，脊神经背支后内侧支走行于横突与上关节突结合部的基底（图 16.4）。腰椎脊神经后支节段和其起源的脊椎一致，之后，这些神经穿过一些结构，支配它们起源节段以下的关节。L1 ～ L4 内侧支的走行情况相似，每个神经支走行于横突和上关节突结合部形成的沟内，之后每个内侧支走行于乳突—副韧带下方。此韧带的位置比较固定。它在靠下的节段中可以很大，有时可能发生骨化。穿过韧带，内侧支发出的分支支配关节突关节、多裂肌、棘间肌和棘间韧带。内侧支有 3 个分支。近端分支呈钩状围绕关节突支配上方的小关节。内降支走行于下内侧，支配下方关节囊的上部和内侧部以及肌肉和皮肤。升支支配上方的小关节。因此，任何 1 个关节突关节都有一对神经支配。例如，L2 和 L3 内侧支支配L3/L4 关节突关节。除了小关节，内侧支还支配多裂肌、棘间肌和骨膜。

　　L5 的后支绕过骶骨翼。L5 没有内侧支，只有后支。内侧支直到后支到达 L5/S1 关节的尾端区域后才发出。

　　关节囊和其周围结构拥有丰富的神经支配，包括有被囊神经末梢、无被囊神经末梢和游离

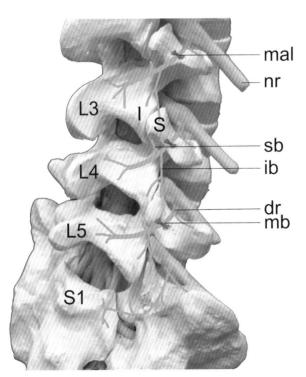

图 16.4　腰椎神经内侧支的解剖。左前斜位图解。（L3 ~ S1）棘突，（mal）乳头—副韧带，（nr）神经根，（I）下关节突，（S）上关节突，（sb）由内侧支发出的上支，（ib）内侧支的下支，（dr）背侧支，（mb）内侧支 [克莱辛格（Klessinger）绘制]

神经末梢。当关节囊被牵拉或者受压时，疼痛感受器就会被触发。小关节囊具有低阈值的、快速调节机械敏感性的神经元，不仅能传递疼痛信息，还具有本体感觉功能。神经纤维还存在于软骨下骨和关节突关节的组织中，意味着小关节导致的疼痛除了来自关节囊，也可能来自这些结构。

16.3　生理学

　　关节突关节参与了脊柱所有的主要运动，可能参与的运动包括轴向压缩 / 分离、屈曲 / 伸展、轴向旋转和侧屈。水平位移运动不会单独出现。

　　在小关节源性疼痛的研究中，施加的载荷和运动方式的限定尤为重要。

16.3.1　轴向压缩 / 分离载荷

　　椎间关节（也就是椎间盘）是脊柱主要的承重结构，关节突关节对于承重的重要性依旧存在争议。有研究显示，所有的压缩力是由椎间盘承担的，也另有研究发现，关节突关节可以承担28% 或者更多的垂直载荷。

　　在以下 3 种情况下关节突关节承担明显的载荷：第一，伴有向后运动的轴向载荷存在时，关节面被迫紧贴在一起，载荷可以通过关节突传递。第二，在较重的或者持续的轴向压缩载荷下，下关节突被迫下降，其下缘接触下位椎体的椎板，此时轴向载荷能够通过下关节突传递至椎板。第三，长时间站立时，腰椎前凸下的关节突关节的每个节段承受平均约 16% 的轴向载荷。

　　相反，在中立位时，关节表面的方向与轴向载荷的方向平行。因此，在中立位时，它们并不承担载荷。当然，在直立坐位时，关节突关节也不承重。

　　有关轴向分离的研究非常少。当受到纵向牵张力时，关节突关节的关节囊非常强韧。单一的关节囊在毁损前可以承受 600N 的力。因为游离

神经末梢的存在，牵拉关节囊会非常疼痛。

16.3.2　屈曲 / 伸展

屈曲运动是矢状位向前旋转和向前平移的耦合运动。向前平移受到上、下关节突的限制。在弯曲的关节中，载荷集中在关节面的前内侧部，此处常常可见退变性变。矢状位的旋转会使关节囊承受张力。在屈曲运动中，关节囊承担大约 39% 的应力。

伸展运动包含向后的矢状位旋转、向后平移以及下关节突和棘突的向下运动。伸展运动受到棘突间骨性碰撞的限制，这时棘间韧带会弯曲褶皱。

16.3.3　轴向旋转

关节突关节能够阻止椎间盘的过度扭转。在旋转过程中，上位脊椎的下关节突的关节面会与其相对的上关节突关节面贴紧。因为关节间隙非常狭小，所以在关节贴紧之前的活动范围相当小。对侧的关节囊会被牵拉。试验证实，关节突关节占 1 个节段 42% ~ 54% 的扭转刚度。关节突关节在前 3° 的旋转运动中提供了大量的缓冲，当旋转超过 3° 标准时，它们会被严重地压缩。

16.3.4　侧屈

脊柱侧屈包含了侧向弯曲运动和旋转运动的多种组合和复合运动。

16.3.5　屈曲伴旋转

这种运动常伴有腰背痛。然而，由于这种运动的复杂性，使得一些研究的结果或者观点相互矛盾。

16.4　病理改变

16.4.1　退变

在人的一生中，椎间盘和关节突关节发生的改变称为椎关节僵硬或者骨关节病。这些改变本身并不是疾病，而是生命过程中椎间盘和关节突关节承受应力之后形态学发生改变的一些表现。骨关节病在有症状患者中的发生率和无症状患者中的发生率相同。因此，关节突源性疼痛一定还有其他因素在起作用。凹侧的上关节突比下关节突更易发生退变。在负重及屈曲运动时，是关节面向后的部分在抵抗椎间关节的向前剪切应力。50 岁之后，关节突关节的软骨下骨会变薄，关节软骨也会发生病灶性改变。软骨的垂直纤维化（反映了反复的应力作用）和软骨下骨硬化十分常见。严重或反复的应力会导致软骨磨损及病灶性变薄（图 16.5），其他区域可出现软骨肿胀。在软骨缺失的地方，关节内的纤维脂肪组织的体积会增大。

退变的关节在大体组织上会表现为增厚（图 16.6a）。骨赘沿着关节囊和黄韧带在上关节突上的附着点处发展。由于旋转运动中反复的应力刺激，关节软骨会延伸出来，覆盖并保护骨性关节突的边缘。

随着年龄的增长，整个腰椎和每个椎间关节的活动范围都会进行性下降。

关节突关节经常受到骨关节炎的影响。这种关节炎经常继发于椎间盘的退变或者椎间关节的僵硬，但是有 20% 的病例可以单发。这种情况通常被认为是关节突关节疼痛一个可能的原因。

炎症介质，例如细胞因子、前列腺素和神经肽，在关节炎症和骨性关节炎时会在关节内和背根神经节内增加。可以明确的是，前列腺素 E2（Prostaglandin E2，PGE2）已经被证明是诱导感觉过敏和增加神经兴奋性的关键的炎症介质。白介素 -1β 诱导的 MMP-1 过度表达在腰椎关节突关节退变的炎症过程中发挥着重要作用。

16.4.2　椎间盘退变性疾病

1 个椎间盘和 1 对关节突关节形成了 1 个功能单位，因此椎间盘高度的改变影响了关节突关节的载荷情况。椎间盘高度的降低会使关节面之间的压力显著增加。椎间盘高度保持不变在老年人中也很正常。显然除了年龄之外，还有其他因素导致椎间盘变窄。

椎间盘内部的破裂是一个可能的原因。这种非退变引起的破裂能够导致椎间盘的降解和吸收。髓核的降解始于终板破裂，终板破裂进行性地引起髓核组织的破坏。髓核结合水的能力降低，其抗压力的能力也随之降低，此时纤维环在载荷下发生膨胀变形，椎间盘高度降低，导致受累节段所有关节的功能受到影响，从而导致关节突关节出现反应性变化，形成骨赘。椎间盘高度下降也会导致关节突关节容易发生病变。当椎间盘间高度降低后，其所承受的应力，高达 70% 会被转移到关节突关节。

另外一个导致椎间盘高度降低的原因是椎间盘突出。突出到椎管的组织不再参与维持椎间隙的高度。相对于退变来说，脱出会使椎间盘组织和椎间隙高度在较短时间内减少，而其相关的关节结构不太可能很快适应这种新的情况。另外，手术时不仅会切除突出的椎间盘组织，还会切除部分纤维环以及中心的部分髓核。因此，有椎间盘突出及神经压迫的患者所感到的疼痛不仅来自受压迫的神经根，同时还来自关节突关节，而关节突关节所产生的疼痛术后可能会加重。

椎间盘的退变和结构完整性的丢失会导致关节突关节的退变，反之亦然，关节突关节的退变和运动异常同样可以引起并加速椎间盘的退变。一个评估关节突关节的骨关节炎和椎间盘退变性疾病之间关系的 MRI 研究发现，关节突关节的骨关节炎很少发生在没有椎间盘退变的节段中，而更易发生在有严重椎间盘退变的节段中。

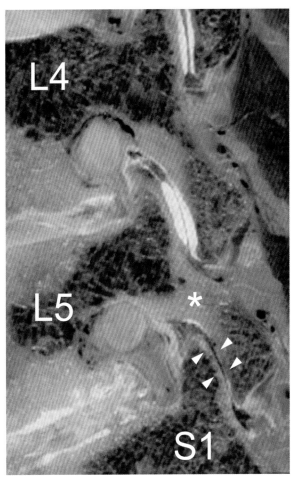

图 16.5　70 岁老年男性严重退变的下腰椎经椎间孔的矢状剖面。关节突关节因为节段高度的丢失处于半脱位状态。L5 下关节突峡部正在被 L4 的下关节突从上方侵蚀和 S1 的上关节突从下方侵蚀（*）。这种峡部的侵蚀是退变性滑脱发展的前提条件。L5/S1 关节突关节软骨消失（三角形所指）[W. 劳施宁（Rauschning）馈赠）]

16.4.3　滑膜囊肿

滑膜囊肿是指发生于腰椎关节突关节关节囊的囊肿（图 16.6b），可以位于滑膜囊内，内含血浆性、凝胶状或血性液体。滑膜囊肿的发展和退变性脊柱疾病及节段性不稳有关，或许和创伤也有关系。滑膜囊肿也是背痛和神经根病的病因之一，关节突关节退变是导致囊肿形成的最常见原因。

关节突关节内的滑膜囊肿本身也可以是一个疼痛源，因为它可以牵拉和压迫邻近的结构，导致疼痛的发生。此外，疼痛的原因还包括关节突

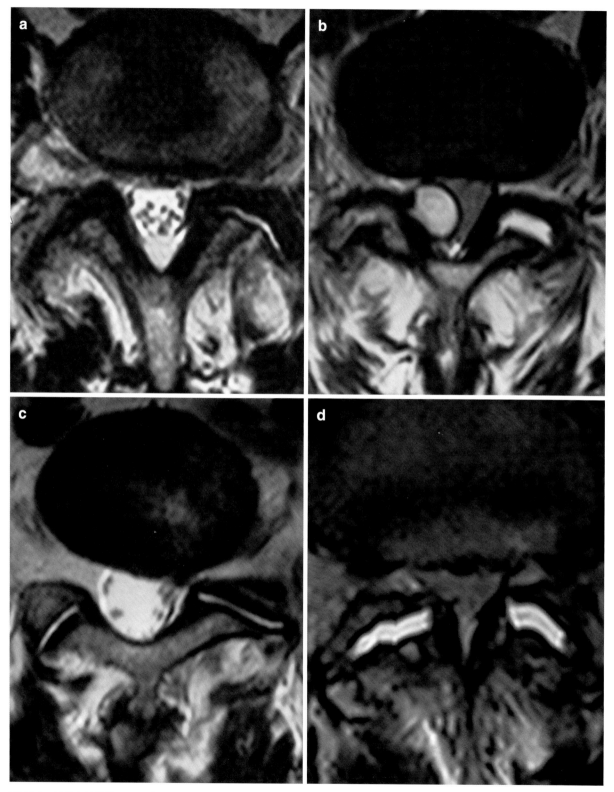

图 16.6 关节突关节的 MRI 图片。（a）退变性改变。（b）关节突关节的滑膜囊肿和增大的关节容量。（c）不对称的关节间隙。（d）增大的关节容量 [克莱辛格（Klessinger） 提供]

关节的钙化和非对称的增生肥大。

16.4.4　非对称性载荷

当膝关节或髋关节出现问题时，患者可出现步态异常或者需使用拐杖，此时常常出现暂时性的一侧负重。这些患者经常有关节突关节痛，但是无结构性改变，原因是不正常的牵拉或者过度使用关节。经治疗后，预后良好。

关节突关节退变的趋向性（不对称的关节突关节角）或许与脊柱的退变有关，可能是退变的诱因，也可能是退变后异常应力作用的结果。这些退变可能是背痛的潜在诱因。关节退变的趋向性的临床重要性并没有得到人们的充分认识。两关节突关节角的差异超过 7° 的比例（图 16.6c）在男性中达到 77%，在女性中达到 66%。关节突关节趋向性是脊柱容易出现退变的一个预测因子，但是似乎与关节突关节的骨关节炎无关。

然而，小关节面的矢状位方向与骨关节炎呈正相关。严重的骨关节炎与背痛相关，与社会人口统计学数据和椎间盘高度下降无关。

脊柱侧凸则与不对称载荷更为相关。不对称的退变导致不对称载荷增加，进而导致脊柱退变和畸形的进展，例如脊柱侧凸或后凸患者。关节突关节、关节囊、椎间盘和韧带的破坏可导致单节段或多节段的不稳，最终导致椎管狭窄。在退变性侧凸中，退变最终以关节突关节炎、关节囊肥厚、钙化和骨赘形成而终止。成人侧凸最常见的临床症状是背痛。在主弯区域，背痛可位于顶椎，也可位于凹侧，而在上、下椎体的代偿弯均可出现关节突关节痛。

16.4.5　滑脱

关节突关节的关节炎导致正常结构性支撑的丢失，可能是引起退变性滑脱进展的主要局部因素。腰椎关节突关节形态异常是下腰痛、节段不稳的重要诱因，也是退变性腰椎滑脱进展的易感因素。退变性腰椎滑脱相关疼痛最有可能的一个原因是关节突关节的退变、半脱位以及节段不稳，节段不稳又会导致关节突关节的关节囊和韧带的牵张。相对于正常人，退变性滑脱的患者中，关节突关节的关节面更加接近矢状位方向，有更加明显的关节突关节的不对称趋向性。在退变性腰椎滑脱的患者中，关节突关节的头侧部分偏向矢状位方向，而尾侧部分更偏向于冠状位方向。通常，关节容量的增加意味着脊柱的不稳或者与退变性滑脱相关的滑膜囊肿，可出现关节突关节骨性关节炎。轴位 MRI（图 16.6d）显示关节液增加，提示很有可能伴有滑脱性骨性关节炎。

众所周知，退变性滑脱的患者除了有关节突关节痛，还可能有其他源性的疼痛，尤其是伴随椎管狭窄时。另外，椎间盘的退变也与退变性滑脱相关的病理改变有关。

滑脱是同一患者同时有多个疼痛源的典型病例。在复杂的临床症状中，由关节突关节涉及的部分占多大比重则很难诊断。

16.4.6　损伤

脊柱的伸展受到下关节突及其下方椎板相互作用的限制。因此，持续施加伸展力会导致脊椎围绕受力的关节突旋转，并且使对侧关节突关节向后运动，有可能导致关节囊破裂，关节突关节的相互挤压也会限制旋转，进一步旋转还会导致对侧的关节囊破裂。

关节突关节痛常为反复的慢性疼痛，常见于老年人，少数情况下会出现在急性损伤之后，例如关节囊被过度牵扯，超过了身体承受的范围。临床研究证实了这种假设，即关节突关节病变在老年人中的发生率更高，大量的腰椎关节突病变出现在高能量的创伤之后。有研究称，有超过 24 个病例在紧急减速损伤之后，腰椎关节突关节发生了脱位。这些病例发生损伤的机制是过度屈曲、牵拉和旋转的复合作用。

生物力学和尸体研究均发现了关节囊撕裂、关节囊撕脱、软骨下骨折、关节内出血和关节突骨折。关节突关节骨折不能够通过 X 线片发现，而且骨折太小也很难通过 CT 发现。类似于关节囊撕裂之类的损伤不能通过 X 线片、CT 或 MRI 发现，但或者正是这些损伤导致了关节突关节痛。

16.4.7　其他情况

其他情况包括炎症性关节炎，例如类风湿性关节炎、强直性脊柱炎和反应性关节炎、滑膜撞击、半月板样物嵌顿、关节突关节软骨软化、假性痛风、滑膜炎症、绒毛结节状滑膜炎以及急性和慢性感染。

16.5　症状

来源于关节突关节的疼痛是一种腰椎脊神经性疼痛，也就是说疼痛起源于任一腰椎水平两侧竖脊肌外侧缘之间的区域。这种疼痛来自伤害性刺激，因此是一种躯体疼痛。躯体疼痛必须要和内脏性疼痛及神经性疼痛区别开。神经性疼痛是外周神经元轴突或者胞体受损或受刺激产生的，根性痛是典型的神经性疼痛。关节突关节痛经常伴随着臀部和腿部的疼痛，然而这种情况下，它是一种躯体牵涉性疼痛而不是根性痛。牵涉性痛发生在神经支配区，而不是发生于疼痛的真实来源区域。牵涉性痛的产生是因为感觉通路将错误的信号传递到了大脑。牵涉性痛位置深，呈弥散性，难以定位，而且疼痛剧烈。

因此，关节囊比滑膜和关节软骨更有可能产生疼痛。所有腰椎小关节之间的神经支配存在相当大的重叠，牵涉性痛的类型在慢性疼痛患者中比无症状的志愿者更加广泛和多变。

关节突关节具有成为疼痛源的所有条件，由脊神经内侧支支配，关节囊内存在游离神经末梢（见16.2.2节）。在患者和志愿者中，机械刺激或者关节内注射高渗性盐水或造影剂的化学刺激都能够导致背痛和牵涉性痛，而且与患者中所遇

到的疼痛一样。通过一个或多个腰椎关节突关节麻醉可以缓解疼痛。因此，像人体其他的滑膜关节一样，关节突关节可以是患者慢性腰痛的来源。

通常，患者能够定位关节突关节痛的特定位置，单侧或者双侧。有时病变关节的触压痛明显。另外，牵涉性痛边界模糊，主要发生在臀部和大腿，并不依据皮节分布，可以向下放射至膝关节甚至足部。所有腰椎的关节突关节都可以产生放射到腹股沟区的疼痛，但是更常见于下腰椎的关节突关节病变。来自上部关节突关节的疼痛倾向于放射到腰部两侧、髋部和大腿上外侧，然而来自下部关节突关节的疼痛更倾向于从深部放射到大腿的外侧和后侧。

关节来源的疼痛的一个典型表现是运动开始时发生疼痛。因此，当从坐位变成站位时或者睡觉时从一侧翻身到另一侧时，关节突关节痛常常比较明显。常有晨僵，以至于站位时很难穿袜子；疼痛常出现在早上，可在之后的数小时或者通过步行缓解。有观点认为正常运动也能导致小关节疼痛（见16.3节）。扭转或者旋转运动、伸展以及屈曲同时旋转运动可能加重疼痛。弓背坐位和背部肌肉放松时会导致小关节载荷显著增加，以一个坐姿长时间坐在车内也会增加关节所承受的张力。

急性发作的下腰部锐痛，伴随腰部活动障碍（急性背僵），在德语中称为 Hexenschuss（女巫的射击）。这个术语表达了一个中世纪的观点，即患者是被超自然的生物（例如女巫、精灵）用箭射了一下而发病（图16.7）。甚至在今天，有些时候依旧很难解释正常活动之后出现的不可预期的疼痛。

诚然，其原因依旧是推测性的。然而，涉及半月板样物嵌顿的理论已经有所进展。屈曲情况下，这些半月板样物（见16.2.1节）嵌顿于关节囊下的隐窝内。这种情况下，推拿疗法可能有效。

关于关节突关节的病理学描述清晰地说明了关节突关节性疼痛常只是复杂综合征的一部分（见16.4节）。椎管狭窄经常伴有神经性间歇性跛行和根性病变，同时伴有源自关节突关节的

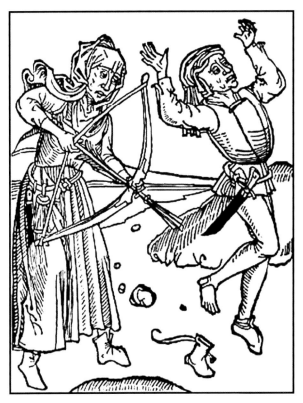

图 16.7 约翰·扎尼（Johann Zainer） 在 1489—1490 年对术语 Hexenschuss 进行的阐述 [木刻由乌利齐·莫利托（Ulrich Molitor）所做，名为 "Tractatus von den bösen Weibern，die man Hexennennt"]

疼痛。然而，如果脊神经被激惹或者被其他病变压迫，例如椎间盘突出、椎间孔狭窄或者滑膜囊肿，关节突关节引起的背痛可能同时伴有根性疼痛，甚至根性病变。

16.6 诊断

16.6.1 临床表现

病史或者体格检查不可以用于确定关节突关节源性疼痛。但病变关节可以通过疼痛类型、病变区域的局部触痛和深压痛来确定。而神经系统检查通常是正常的。进行直腿抬高试验（Lasègue's 征）时，患者经常会有背痛，但并不是坐骨神经痛。

雷维尔（Revel）等确定了 7 个对于关节突关节阻滞反应良好的指标：年龄大于 65 岁、疼痛不因咳嗽而加剧、疼痛不因过度伸展而加重、疼痛不因前屈而加重、疼痛不因前屈后直立而加重、疼痛不因伸展旋转而加重、休息后能很好缓解。然而，接下来的研究并没有佐证他们的发现。

当然，临床检查可将关节突关节痛与其他来源的疼痛区别开。如上所述（见 16.5 节），关节突关节痛经常合并有其他病理改变（例如椎管狭窄、脊椎滑脱或者椎间盘突出）。

16.6.2 影像表现

关节突关节的异常改变在影像学上的阳性率取决于患者的年龄、症状、所采用的影像学方法和诊断阈值。人们对下腰痛患者进行研究发现，使用 CT 扫描进行诊断，有些研究显示，关节突关节退变性疾病的发生率为 40%，而在另外一些研究中可高达 85%。尽管，某些对慢性下腰痛患者进行的研究表明，与 CT 相比，MRI 诊断关节突关节退变性改变的敏感性和特异性都超过 90%，但是人们通常认为 MRI 显示关节突关节退变性改变的敏感性还是要低于 CT。

无论是否存在腰痛，骨关节炎在个体的 X 线片中似乎一样常见（图 16.8）。另外，CT 扫描对于腰椎关节突关节源性痛没有诊断价值。

MRI 对于帮助确定痛源所在的平面有特别显著的效果（图 16.6）。关节容量增加提示脊柱不稳。

综上所述，依据文献资料，不建议常规使用影像学检查来诊断关节突关节源性疼痛。

16.6.3 脊神经后内侧支阻滞

第 33 章详细介绍了脊神经后内侧支阻滞技术（图 16.9），并给出了该技术的结果评估和有效性验证。

脊神经后内侧支阻滞是一种诊断技术。因为脊神经后内侧支支配关节突关节，所以这一技术可以用来诊断疼痛是否来源于关节突关节。因此，

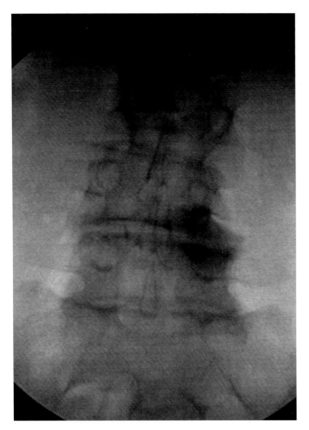

图 16.8　L4/L5 严重骨关节炎的 X 线片

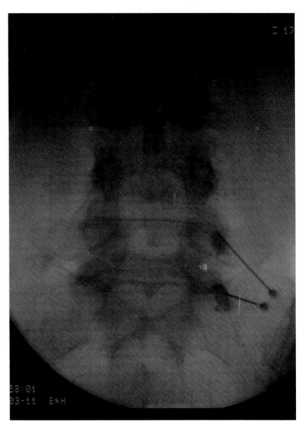

图 16.9　前后位图，应用造影剂后，显示 L4 内侧支阻滞和 L5 背侧支阻滞时针的位置 [由克莱辛格（Klessinger）提供]

脊神经内侧支阻滞也被称为关节突关节阻滞或小关节阻滞。使用内侧支阻滞的基本指征是需要判断疼痛是否来源于关节突关节。对于怀疑关节突关节痛的患者，推荐使用诊断性腰椎关节突神经阻滞。当然，神经阻滞的结果必定会影响治疗。对于内侧支介导的疼痛，唯一经过验证有效的治疗方法是射频神经切断术。

因为实施诊断性内侧支阻滞是想获得诊断信息，所以评估患者对阻滞的反应非常重要。阳性的反应应是阻滞能够完全缓解关节突关节所致的疼痛，阻滞能够提供的疼痛缓解时间与预期的局部麻醉效应持续时间相符。如果疼痛是由多种原因导致的，那么内侧支阻滞只能缓解部分疼痛。

在脊柱的所有介入性操作中，腰椎内侧支阻滞是已经得到彻底验证的技术。单一诊断性阻滞并不可靠，因为它有较高的假阳性率，可高达 25% ~ 45%。为了降低假阳性，必须实施对照性的阻滞。无对照的阻滞或者关节内的阻滞是无效的。另外，内侧支阻滞也有假阴性结果。有关阻滞的假阳性和假阴性的讨论详见第 33 章。

人们对于内侧支阻滞后疼痛的缓解程度依旧存在争议。理想的情况是，诊断性阻滞能够完全或者接近完全缓解疼痛。这种情况仅能发生在患者的疼痛仅仅或者主要是由被阻滞神经所支配的关节引起的。然而有些学者使用的标准比较宽泛，例如疼痛缓解 > 50%。这一标准允许内侧支神经切断术能够用于缓解大部分疼痛，不一定完全缓解。虽然不能完全缓解疼痛，但是同样有临床价值。使用较低的诊断标准，会使更多的患者得到治疗，但是总体结果会相对较差，这也意味着医生会治疗更多的患者，但是没有得到理想的结果；使用较严格的诊断标准，会使较少的患者得到治疗，但是结果会非常好（讨论见第 33 章）。

16.6.4　关节造影术

关节造影术是通过注射造影剂来显示关节内部轮廓。虽然显示了各种关节突关节的特征，但是没有任何的特征可以用于诊断疾病，没有一个特征能够确定关节突关节是否为痛源。因此，腰椎关节突关节造影术并没有建立诊断价值。

16.6.5　关节内阻滞

关节内阻滞是将一种局部麻醉剂注射到关节内，检测关节麻醉能否缓解患者疼痛的方法。腰椎关节突关节的关节内阻滞的有效性至今仍未得到检测和验证。对于关节内阻滞，之后并无进一步的治疗方案。

然而，内侧支阻滞依然存在一些优势。内侧支阻滞更容易实施，要进入一个很小的关节内是非常困难的，某些时候骨赘或者退变或许会导致穿刺针无法进入关节内；内侧支操作较为安全，因为有骨性结构的保护，可防止穿刺针穿刺过深进入椎管内。多种时间依赖的麻醉剂均可作用于目标神经。如果内侧支阻滞有效，应用射频神经切断术能够取得预期的效果。

16.7　治疗

16.7.1　保守治疗

关节突关节痛没有特别的保守治疗方法。关节突关节痛的患者和其他原因导致的下腰痛患者保守治疗方法相同。没有临床研究专门评估药物治疗或非侵入性治疗对于腰椎关节病的疗效。

下腰痛（也包括关节突关节痛）的治疗有多种方法，包括保守治疗、药物治疗、手术干预和必要的心理治疗。非甾体抗炎药作为治疗下腰痛的一线药物被广为接受，并且没有什么证据证明哪种药物更好。

16.7.2　射频去神经支配法

国际脊柱介入疗法协会（International Spine Intervention Society）发表了关于关节突关节射频去神经支配术的指南。经对照性内侧支阻滞诊断关节突关节痛后，可直接行射频去神经支配术，该术式是得到验证的治疗内侧支所致疼痛的唯一有效方法。

经皮去神经支配术通过去除支配关节的神经来缓解疼痛。这是一个经皮手术，通过射频电极凝结一个或者多个腰脊神经背支的内侧支或者L5 的背支来缓解这些神经所导致的背痛。

为了保证内侧支切断术在解剖上的准确性和有效性，使用电极时平行于目标神经进行电凝。同时，应该尽可能长段地电凝该神经，以便保证治疗持续有效。因此，掌握准确的解剖学知识是必需的。

内侧支切断术的指征是疼痛持续至少 3 个月，且保守治疗无效的患者。必须使用对照性内侧支阻滞的诊断方法，以便证明目标神经是疼痛的源头。只要患者选择合适，手术时能达到精准的解剖学定位，射频神经切断术就能够取得很好的结果。

热射频神经切断术有别于脉冲射频和背根神经节射频术。热射频通过在目标神经处放置电极，使相应部位神经组成蛋白变性造成损伤，而其他的射频手术并非如此。

16.7.2.1　适应证

内侧支神经切断术的适应证：患者疼痛至少长达 3 个月；保守治疗无效；对手术有比较合理的期望值；既往手术不会对神经切断术产生妨碍。手术后疼痛可能复发，有可能需反复实施射频神经切断术。凝结 1 条或 2 条神经是相当安全的，但是尚不知道凝结更多的神经是否有安全隐患。

由于种种原因，内侧支阻滞是唯一可被接受并且有效的诊断方法，是使用射频神经切断术的指征。内侧支阻滞的疗效确切、目标明确和解剖结构清晰。对照性阻滞阳性的患者，内侧支神经切断术能够持久且明显地缓解疼痛；而非对照性阻滞或者关节内阻滞的患者，效果不确切。

甚至，对于颈椎术后或腰椎术后以及脊椎滑脱的患者，射频神经切断术同样可以用来治疗关节突关节所产生的疼痛。尽管在这些患者中，关节突关节往往不是唯一的痛源。

16.7.2.2 禁忌证

射频的绝对禁忌证是患者不愿或者不能接受这种手术、有系统感染或者出血危险因素或者在使用抗凝剂并且有出血高风险以及妊娠期。相对禁忌证是正在使用起搏器、免疫抑制、有不切实际的期望值和不能配合手术的患者。

16.7.2.3 技术

对于射频神经切断术，高频电流是在大面积的接地导板和小面积的未绝缘电极尖部之间传导。电场在电极尖端变得更密集，因此尖端周围的带电分子开始振荡。电流足够强的地方，这种振荡就足以加热组织并且凝结它们。假设组织的形状为球体，凝结主要发生于垂直于电极长轴的呈放射状的表面。损伤的尺寸大小与电极的长度和宽度呈正比。一般说来，电极头端在组织表面呈放射状方向凝结，凝结的面积约为电极端面积的 1.6 倍或 2.3 倍。临床应用中，了解电极不能可靠地凝结电极端远侧方向的组织很重要。因此，将电极与神经垂直放置，或许会导致目标神经不能被可靠地凝结。由于损伤的体积与电极的宽度呈正比，所以应该避免使用小尺寸的电极。

损伤的大小同样也取决于凝结的温度和持续时间。当温度达到 65℃时，凝结开始，在温度升高至 80℃的过程中，损伤的体积将会增加。80℃的情况下，最佳的凝结持续时间是 60～90s。凝结神经的过程中，温度应该缓慢增加。

目前，临床应用的射频神经切断术式有几种。本章描述了国际脊柱介入疗法协会所推荐的技术。X 线透视下，穿刺应是大角度的尾侧向头侧轴向倾斜，并外倾 20°。套管可以准确地放置在与目标神经平行的位置。然而，脊椎结构可能存在异常，可先插入导针作为引导。从皮肤到目标神经的距离可能比较长（图 16.10）。

腰椎内侧支神经切断术是门诊手术。患者俯卧在 C 臂手术台上，背部消毒铺巾。负极板粘在患者的上背部，并与射频发生器相连。通常为局部麻醉手术，不需要镇静、全身麻醉和术前用药。

所有应用于腰椎节段的神经凝结技术基本都类似，只是术语不同而已。L5 神经背侧支跨过骶骨翼，其本身就是目标神经，而不是它的内侧支。寻找内侧支的一个方法就是用标准的内侧支阻滞法（见第 36 章 16.6.3 节）并且将阻滞针留在原位。这种方法也可以用于局部麻醉。X 线透视下，针尖总应位于目标神经所在的位置。目标点位于上关节表面的外侧面，上关节突和横突根部交界处的上方。电极端必须放在乳突—副韧带近端（图 16.5）。在骶骨，乳突—副韧带已经退化。

在任一节段，电极都需要尽可能接近平行于目标神经。一般电极相对于矢状面外倾

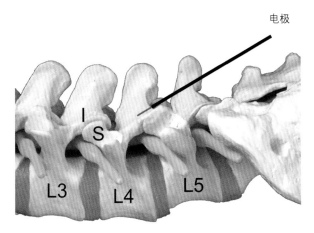

图 16.10　腰椎侧面观示意图。电极的最佳轨迹，插入点应在目标区域下方。（L3～L5）椎体，（I）下关节突，（S）上关节突 [来自克莱辛格（Klessinger）]

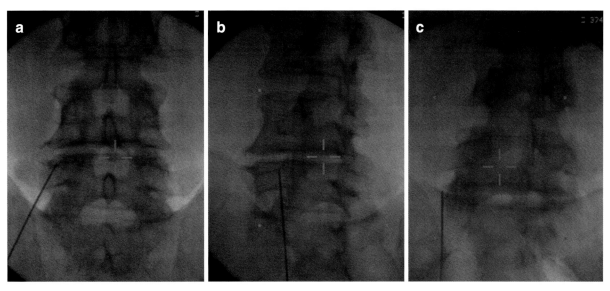

图 16.11　L4 内侧支切断术中电极放置位置的不同视角图。（a）前后位视图。（b）对应的斜位图。（c）L5 内侧支切断术电极放置位置的前后位视图

15° ～ 20°，并且必须插入到低于目标节段的位置。有时甚至需要平行植入多个电极才能达到很好的凝结效果。由于大电极造成的损伤更大，推荐使用尖端为 10mm 的 18-G 电极。

穿刺针和电极的准确位置都必须拍 X 线片保存、用纸质图片记录或者保存在数字存储设备上（图 16.11）。然后局部麻醉神经和周围组织，通过电极缓慢升温到 80℃来损伤神经，并且维持该温度 60 ～ 90s。

射频电极可刺激神经，包括感觉和运动神经，这些操作有助于确定目标神经的准确位置。然而，国际脊柱介入疗法协会指出，电刺激没有必要。

理论上，腰椎射频内侧支切断手术存在风险，包括血肿、感染和局部麻醉相关的过敏反应。如果电极放置正确，那么电极只穿过了皮肤及后背肌肉，脊神经根及其腹侧支位于更靠前面的位置。当正确贴附负极板时，一般不会有皮肤灼伤的风险。文献中并没有报道相关并发症，但确有相关的医疗纠纷存在。

16.7.2.4　结果

波多克（Bogduk）等全面综述了腰椎内侧支切断术，对这些研究进行了评估，提出了两个主要问题：①术中没有使用平行置针技术。②患者的选择标准不一致。

射频神经切断术的发展过程（见第 16.1.1 节）中出现了很多技术，而且这些技术之间不具有可比性。其中，起主要作用的还是电极的摆放位置。早期的研究采用的是希利（Shealy）在 1974—1976 年报道的技术，他们声称只要电极摆放正确，即使没有凝结目标神经，结果也非常成功的。随后在勒克莱尔（Leclaire）等的研究中，没有说明使用什么手术技术，结果也不好。韦杰克（Wijk）等的研究也发现疗效不理想，当然，他们的手术技术也不精准。

另外有些研究，在患者的选择上就存在问题。如范克里夫（Van Kleef）等的研究，所选择的患者没有进行对照性内侧支阻滞试验，只要求患者单侧诊断性阻滞后疼痛缓解 > 50% 即可。结果显示，手术成功率低，疼痛缓解持续时间短，但积极治疗的效果还是比不做手术要好。奈斯（Nath）等的研究纳入了有不同疼痛源的患者，进行了对照性阻滞，手术技术的选择也正确。由于患者其他部位的疼痛仍在持续，所以疼痛未得到完全且持久的缓解，但与安慰剂治疗组相比，

射频神经切断术可明显改善患者的疼痛。另外，一个有关脉冲射频的研究表明，传统的射频神经切断术比安慰剂治疗组明显有效。

德雷富斯（Dreyfuss）等实施的描述性研究是第一个选择了合适的筛选标准和正确手术技术的研究，共有60%的患者接受了射频神经切断术的治疗，获得了至少长达12个月的疼痛缓解，80%的患者疼痛缓解了60%。菲尔德（Gofeld）等的研究结果与之类似，大概68%的患者疼痛缓解至少50%，持续时间在6~24个月。伯纳姆（Burnham）等的研究发现患者满意度很高。

研究表明，射频治疗失败的原因是患者选择不当，或者手术技术使用不准确。回顾文献，可以明确手术技术的缺陷会导致不良的研究结果。博斯维尔（Boswell）等和曼齐坎特（Manchikanti）等对文献进行回顾分析后指出，有强力的证据支持射频神经切断术能短期缓解疼痛，有中等证据支持长期缓解疼痛。曼齐坎特（Manchikanti）等强烈推荐腰椎射频神经切断术。达塔（Datta）等的综述中，证据强度为Ⅱ-2到Ⅱ-3，推荐强度为1B或者1C。当患者选择正确，手术能做到解剖学上精准定位时，获得满意的疗效就是水到渠成的事了。

只有正确选择手术技术和严格地进行对照性阻滞，腰椎内侧支神经切断术才能持续有效地缓解疼痛。没有数据证明其他任何技术比这更有效。如果将诊断性阻滞的阳性标准提高到完全缓解，那么只有56%的患者实现了疼痛的完全缓解。他们恢复了正常的活动，不再需要进行其他的健康护理。

16.7.3　神经冷冻

毁损外周神经有不同的方法（例如，酒精、苯酚或者手术损伤）。然而，没有任何有关脉冲射频、神经冷冻和激光神经切除术的重要论文和系统综述。神经冷冻在某些区域有所应用，所以经常被人们讨论。

冷冻探针的低温是由高压的气体穿过探针中央的一个小管而产生的。一旦气体到达探针的顶端，便进入了一个压力非常低的膨胀室内，高压气体进入之后迅速膨胀导致气体和冷冻探针尖部的温度降低。一般来说，这些探针尖部的温度能够降低至-70℃。这种极度的寒冷导致探针尖部周围的组织形成冰球，冰球的大小为3.5~6mm。当足够靠近神经时，这种冰球就会损伤神经。冷冻组织会导致神经传导阻滞，类似于局部麻醉的效果。在10℃时，较大髓鞘纤维停止传导，但是在-20℃时所有神经停止传导。因此，疗效的强度和持续时间是冷冻所获得的低温和组织持续暴露所导致的。因为冰晶对神经滋养血管造成损伤，导致严重的神经内水肿，因此神经冷冻可获得长时间的疼痛缓解。冷冻治疗通过改变神经结构导致华勒（Wallerian）变性，但是保留了髓鞘和神经内膜的完整。

布莱什纳（Brechner）在颈痛和腰痛患者中进行关节突关节的经皮冷冻神经消融术的研究。研究发现，术后1h后70%的疼痛缓解，但是3个月后，疼痛出现了反复。舒斯特（Schuster）的研究纳入了52例患者，随访13个月，在冷冻神经消融之后，共有90.4%的患者腰痛得到显著的缓解。罗斯（Ross）的研究纳入23位患者，其中有21例患者疼痛完全缓解，随访时间为6~24个月。这些研究存在一定的局限性，即没有明确关节突关节是否为唯一的疼痛来源。即便是实施了诊断性阻滞，也没有使用当前推荐的技术。目前关于冷冻止痛法的综述是由斯卡特（Trescot）来完成的。

16.7.4　关节突关节的阻滞治疗

内侧支阻滞的诊断能力已经广为人知（见第36章16.7.1节），而且，该治疗的长期有效性也已经得到证实。但文献报道的结果也存在矛盾，而国际脊柱介入疗法协会在指南中并未提及这一方法。美国疼痛管理医生协会评估使用激素与否的关节阻滞治疗对慢性腰痛的疗效，结果发现该治疗具有一般到优良的短期和长期疗效。

有高质量的随机试验表明，用或不用激素都有良好的结果。文献显示，85% 的患者接受了局部麻醉，90% 的患者接受了局部麻醉和激素，在平均超过 2 年的时间内都接受了 5 ~ 6 次成功的治疗。还有研究比较了局部麻醉阻滞和射频神经切断术，在接近 1 年的时候，90% 接受了射频治疗的患者和 69% 接受了关节突关节阻滞治疗的患者得到显著的改善，但是该研究没有用对照性阻滞试验来筛选患者。

关节阻滞治疗效果的机制尚不清楚。腰椎关节突关节阻滞或许能够重复用于缓解疼痛。

在其他综述中，关节突关节阻滞治疗的证据等级为 Ⅱ -1 或 Ⅱ -2，并且强烈推荐（1B 或 1C），在进行内侧支阻滞治疗后可获得较好的短期或长期疼痛缓解，强烈推荐（1B 或 1C）用腰椎关节突关节神经阻滞来治疗慢性关节突关节痛，以便获得短期和长期的疼痛缓解。

16.7.5　关节内使用激素

关节内注射通常是治疗性的，不是诊断性的。

研究表明，关节突关节内注射对于腰痛的短期和长期改善有中等级证据，但是非常弱地推荐或者不推荐用于治疗性阻滞。

在经对照性诊断阻滞确诊为关节突关节痛的患者，关节内注射激素治疗并没在其中得以验证。因此，注射激素只是从理论上推测。研究结果显示，关节内注射激素相对安慰剂组没有优势，因此不推荐此项治疗。

16.7.6　囊肿治疗

在治疗腰椎关节突关节的滑膜囊肿时，可进入腰椎关节突关节内。用力注射造影剂能够使囊肿扩张并且破裂，囊肿可以简单地抽出或进行关节内注射激素治疗。这些治疗的唯一证据级别就是描述性研究。治疗后随访 6 ~ 12 个月，治愈率从 46% ~ 72%。

16.7.7　影像学

16.7.7.1　CT

在国际脊柱介入疗法协会的指南中，透视是必需的。如果使用 CT，应使用多层脉冲 CT，以减少患者和医生的射线暴露。球管旋转一次可获得几张影像，这些图像可同时显示或者进行重建。与传统 CT 进行标准腰椎扫描相比较，新 CT 的优化方案能够将有效剂量减少 85%。CT 或许比透视更耗时，不能实时跟踪探针。CT 的一个优势是目标结构和任何易受损的结构（例如软组织）都能够直接在 CT 上看到，而不是依据与骨性标志的位置关系来进行推断。

在注射造影剂的整个过程中，连续透视是显示动脉内造影剂从注射点流走的最佳方法。显影的血管在 CT 上是一个点或者是在多个轴向层面上可追踪的线。血管在注射造影剂过程中显影，注射结束后不再显影。没有数据表明 CT 对血管的检测优于透视或者数字减影血管成像技术。

支持 CT 引导下进行脊柱介入治疗的文献很少，而且质量较差。

16.7.7.2　MRI

除 CT 和透视之外，MRI 也可引导关节突关节的注射。其优势是：对于患者和医生来说可以避免射线、提高组织对比度和无限制的多维成像能力；临床结果与传统的透视具有可比性。

缺点包括：在 MRI 机器内不易接触到患者；MRI 花费和技术要求高；需要有与 MRI 兼容配套的设备，其中包括穿刺针。

16.7.7.3　超声

超声引导下注射可用于介入性疼痛的治疗，可以使一些操作更加安全有效。然而，最适合使用超声引导的并不是脊柱，透视仍然是脊柱最常用的引导手段。

　　超声最大的优势是没有辐射，能够提供连续的影像，可显示周围易损伤的结构，并且实时监测注射的液体，只需小剂量的局部麻醉剂，而且超声设备携带方便。

　　缺点包括针的可视性差和存在超声阴影（不能看到骨和气体之后的东西），患者相关因素（例如体重）也影响可视性，进行无菌下操作也更为复杂，成功的操作对技术要求很高，手术的成功率取决于操作者的经验。对于有关节突关节痛的患者来说，超声引导下注射或许可以替代透视成为诊断性阻滞的又一选择。然而，不可能看到腰椎内侧支和 L5 背侧支。虽然如此，有经验的操作者有可能使置针准确率超过90%。虽然很难看到关节间隙，而且也看不到注射进去的液体，但是仍有一些证据表明超声引导下关节内注射是可行的。

16.7.8　手术治疗

　　尽管缺乏对退变性脊柱病变进行融合的证据支持，但是融合手术也偶尔用于治疗关节突关节的病变。有研究显示，关节突关节阻滞不能准确预测腰椎融合的结果。

　　目前，经皮关节突关节融合的新方法正处于发展中，但是目前的研究尚不足。

16.8　流行病学

　　关节突关节痛的患病率很难确定。文献显示，有些采用的前提条件不同，有些判断治疗成功的标准也不同：50% 疼痛缓解、80% 疼痛缓解或者疼痛完全缓解。为了研究真实有效，必须使用对照性阻滞来避免假阳性结果。然而，在一些研究中，仅使用了非对照性阻滞试验来诊断。另外，不同的研究所纳入的患者基本情况并不一样。有些仅包含特定年龄段的患者，

或者仅纳入创伤而排除退变的患者。几乎所有的研究都排除了有神经症状或者继发于椎间盘突出所致症状的患者，很多研究排除了有背部手术史的患者。事实上，所有的研究应该只纳入仅有关节突关节痛的患者，特别是在将疼痛完全缓解作为内侧支阻滞的诊断标准的情况下。

　　最初的流行病学研究以 50% 疼痛缓解为标准。纳入的患者为年轻的受伤工人，关节突关节痛的患病率为 10% ~ 20%。随后的研究以75% 疼痛缓解为标准，患病率为 27%。在没有创伤病史的老年患者中，以 90% 疼痛缓解为标准，患病率为 40%。以疼痛完全缓解为诊断标准进行单侧阻滞，关节突关节痛的患病率只有10%；如果使用对照性阻滞，则患病率会更低。

　　在有大腿痛的患者中，慢性腰痛的来源（椎间盘内撕裂、关节突关节痛或者骶髂关节痛）因年龄而不同。年龄老化是关节突关节痛的一个预测因素，超过 50% 的 60 岁患者和超过85% 的 80 岁以上患者预计可能有关节突关节痛。

　　尤其是当考虑为退变性疾病时，关节突关节痛常伴有其他原因导致的疼痛，如椎管狭窄、脊椎滑脱、椎间盘退变等。当不同原因的疼痛同时存在时，最好是能够知道哪一部分疼痛是由关节突关节导致的。然而，目前没有对关节突关节痛伴有其他疼痛的患病率进行研究。假设多种来源的疼痛能够同时存在，那么内侧支阻滞后疼痛可能不会完全缓解，因此患者必须接受射频神经切断术后疼痛有可能不完全缓解的临床结果。

16.9　在特定患者中的关节突关节痛

　　对于没有并发症的关节突关节痛患者的研究已开展得特别好，在这样的患者中，诊断标准能够最好地得以实施（见第 16.6.1 节），而

且能够测算特定治疗之后的成功率。在本章，将在一些特定患者中详细阐述关节突关节痛的意义，在这些患者中，关节突关节痛只是临床相关症状，而不是一个单独的疾病。因此只能期望那些诊断和治疗方法可以部分成功。尽管如此，对于患者生活仍然有显著的改善。

16.9.1　老年人

正如第 16.4 节所描述的那样，退变性改变常见于老年人。这类关节可以受到骨关节炎的影响，这也被认为是关节突关节痛的一个可能原因。相较于其他原因导致的下腰痛（例如椎间盘源性疼痛或者骶髂关节痛），关节突关节痛是最重要的疼痛来源。

然而，患者经常是混合各种原因导致的疼痛。尤其是合并有椎间盘病变、椎管狭窄和退变性滑脱，几种疼痛来源常复合存在。

在老年人中，常不考虑进行手术治疗（例如，椎管减压或者固定）。在这种情况下，疼痛的介入疗法作为一种补充治疗，相对于药物和理疗更具有优先性。无论疼痛减轻多少，或者服用镇痛药物减少，对于患者来说都是成功的，这意味着日常生活的改善。

16.9.2　椎管狭窄

对于退变性椎管狭窄，我们所处理的那些老年患者，他们有因椎管狭窄导致的症状，还有硬脊膜内神经受压导致的症状，这些症状被称为跛行性脊柱炎（Claudicatio Spinalis），症状包括因为疼痛导致步行距离受限、腿部感觉减退，甚至神经功能损害。

另一方面，椎管狭窄进展的最重要原因是关节突关节破坏。因此，患者同时忍受着来自关节突关节的疼痛。射频去神经支配术对于关节突关节来源的疼痛来说或许是一种有用的手段。当然不能期望放射性痛或者跛行能够有所改善。目前已有的文献没有对此进行过报道。

16.9.3　滑脱

在退变性滑脱中，由于脊柱的退变，整个上位脊椎相对于下位脊椎发生滑移。因为腰椎关节突关节形态异常是退变性滑脱发展的易感因素，关节突关节病变是导致腰椎疼痛的主要原因。而射频神经切断术是治疗关节突关节疼痛的"金标准"，所以使用射频去神经支配术治疗退变性滑脱导致的腰痛应该可取得良好效果。

有 65% 的滑脱患者进行治疗时可显著减轻疼痛，并维持较长时间。这些患者或许并不只有来自关节突关节的疼痛，对于合并有椎管狭窄症状的患者，不能使用内侧支神经切断术来治疗。另外一个退变性滑脱相关的病理改变是椎间盘的退变。椎间盘源性疼痛也不能使用内侧支神经切断术来治疗。

16.9.4　腰椎术后综合征

术后综合征的治疗是比较困难的。对于一些患者，保守治疗不能改善，常常需要进一步介入性的治疗。近来，有关这些介入性治疗的证据基础有所增加。关节突关节不仅对于慢性腰痛的患者来说是一个重要的疼痛源，而且对于椎间盘术后的患者来说也是。因此，采用针对关节突关节疼痛的特殊治疗是合理的。腰椎术后持续性疼痛有多种诱因假说，包括硬膜外纤维化、获得性狭窄、骶髂关节痛和关节突关节痛。确定腰椎术后综合征的痛源非常困难。关节突关节痛在腰椎椎板切除术后综合征患者中的患病率为 32%；在椎间盘术后的患者中，其患病率为 7%；而术后持续背痛的患者中，其患病率为 28%。

术中甚至没有涉及关节突关节，但是关节突关节仍可能受累，其原因可能是炎症反应、低能量的创伤、椎间盘高度的改变或者关节囊的牵拉。椎间盘退变性疾病的发展，特别是在椎间盘突出或者椎间盘切除术加速了椎间盘退变的情况下，导致椎间盘高度和体积进行性下降，增加了关节突关节的载荷，这或许是关节突关节痛的一个原因。

在椎间盘术后的患者中，可明确有关节突关节痛的存在，采用射频神经切断术治疗的，成功率为58.8%。

脊柱融合术后，由于载荷过重引起的融合节段或邻近节段的残余活动可出现关节突关节痛。尚无关于脊柱融术后特殊的关节突治疗方法有效性的研究报道。

总结

关节突关节满足成为一个痛源的所有前提条件，经常参与导致背痛和放射性痛，不能忽略。单一的关节突关节痛的患病率随着年龄的增长而增加。另外，关节突关节痛似乎也和其他常见的脊柱疾病并存，例如椎间盘退变、椎管狭窄和滑脱。

如果是使用对照性内侧支阻滞进行的诊断，那么射频去神经支配术是唯一得到证实可用于治疗内侧支所介导疼痛的有效方法。

第四部分
腰椎间盘突出症

第 17 章　腰椎间盘突出症患者外科治疗的相关科学问题进展

威尔科·C. H. 雅格布斯（Wilco C. H. Jacobs）

威尔科·C. 皮尔（Wilco C. Peul）

译：王文军　张树军　曾德辉　赵志刚

17.1　腰椎间盘突出症

腰椎间盘突出症是患者通常向自己的家庭医生诉说的一种间歇性发作的放射性下腰痛。在首次发作时，如果没有急诊外科手术治疗指征，一般均给予保守治疗；但如果患者的症状反复发作，家庭医生会推荐患者去看专科医生，如神经内科医生等，专科医生通常会建议患者进行 MRI 检查。经 MRI 检查如果发现有明显的椎间盘突出或神经根压迫，患者将会被推荐去看神经外科医生，此时，神经外科医生常建议其行外科手术治疗。

外科手术治疗的指征存在着较大的地区差异，这可能是因为行外科手术治疗所参照的标准存在差异。我们应该要有一个可靠、可重复同时充分考虑疾病特性和患者个性化的诊疗标准，参照这个标准只要根据患者的基本病史和诊断就能制定出具体的治疗方案。在这样一个统一的指南里应该有一个标准化的临床诊疗路径，按照这样一个标准去操作将使患者得到最有效的治疗。

诊疗路径的另一个方面体现在住院治疗过程中，椎间盘突出患者通过医保程序住院过程中需要通过新的检查和干预措施去做进一步的诊疗评估。当然也有家庭医生对许多椎间盘突出患者采取保守治疗方案，也取得了比较满意的效果。脊柱社区教育应教会患者基本的椎间盘退变相关知识，以使患者对自己病情有一个很好的了解并能做出合理的治疗选择。患者在初期治疗环境中应得到医生良好的医疗告知和照顾，包括首诊的家庭医生、物理治疗师、神经内科医生、神经外科医生等。现代化的网上医疗咨询平台也能对患者有所帮助。

17.2　诊断

在最初的诊断中，患者的病史和体格检查是诊断坐骨神经痛的关键，不管它来源于单纯椎间盘突出还是其他可能导致神经根压迫的情况。在这个诊疗过程中，我们需要把可能导致坐骨神经痛的其他因素鉴别开来，如神经根的炎性刺激、椎管狭窄、恶性肿瘤等。不管在首次就诊还是接下来的诊疗中，在决定做外科治疗之前，下列各个方面都是需要引起特别注意的。

17.2.1　获取相关病史

在询问病史时，"男性""腿痛重于腰痛"和"逐渐起病"等情况有助于早期诊断神经根受压。而"BMI < 30""逐渐起病"和"感觉异常"等情况都是椎间盘突出诊断的相关因素。这些信息可以作为是否需要对患者行进一步检查（如 MRI）的主要参考因素。

17.2.2 临床评估

诊断椎间盘突出的体格检查包括神经反射检查、感觉功能检查和运动功能检查，这些神经功能检查可以单独或者联合使用来进一步验证 MRI 所发现的椎间盘突出的节段。在拟行外科手术治疗的人群中，如果单独使用体格检查或者神经功能检查去做评估是有明显的局限性的，我们需要联合其他检查或测试做进一步的综合评估。

对椎间盘突出患者进行外科干预的时间窗口一般在 6 ~ 8 周到 9 个月之间。因为一般患者从家庭医生转诊到神经科专科医生，如需要行 MRI 检查明确诊断，也不建议 6 ~ 8 周内进行检查。而如果等待太久，将会导致患者向慢性疾病进展，这是我们应该尽量避免的情况，下面有一个"荷兰明智选择"（表 17.1）的建议供读者参考。

17.2.3 MRI 检查结果的分析

神经内科医生考虑患者可能有椎间盘突出时最常用的检查是 MRI 检查。MRI 检查被视为一种可靠的诊断手段，用来发现受影响的椎间盘节段和神经根以及有压迫的神经根。但是 MRI 检查所发现的情况与患者的临床症状和最终诊断并不完全吻合。在一个随机试验里，接受保守治疗的团队中，最后有 55 例患者由于持续的疼痛最终还是接受了延迟的手术。最初的 MRI 检查并没有有效地预测到那些进行保守治疗的患者最后还是需要做延迟手术。

有些患者在采取手术或者保守治疗坐骨神经痛后仍然出现持续性的疼痛，而在此期间的 MRI 检查结果与患者的临床症状并不完全相符。从经济学的角度来看，我们并不建议让一个疼痛持续发作 1 年之上的患者反复进行 MRI 检查。这也是被"荷兰明智选择"（表 17.1）所推荐的。

增强 MRI 经常被用来区分椎间盘突出复发和局部的瘢痕组织。临床实践中发现人们增强 MRI 确实能在早期的鉴别诊断中起到一定的作用。但在行外科手术 1 年后，进一步的研究发现增强，MRI 结果与临床结果无明显的关联。

值得注意的是，我们应该对现有的 MRI 检查进行详尽的分析，而不是依赖 MRI 进行反复复查的检查（此种做法在以往的临床实践中显示了较低的可靠性）。

总而言之，MRI 检查在寻找并确认责任椎间盘节段上起到了重要作用，但对于 MRI 检查的其他应用，我们仍然需要做进一步的研究。

17.2.4 预后因素

目前只有很少的几个因素可以用来预测腰椎间盘突出症患者的预后。最新的研究发现，采取保守治疗的患者中，腿痛的强度可以用来评估手术治疗的预后。而年龄、BMI、吸烟史和感觉障碍都不能作为评估预后的相关因素。特别是我们在评估相关文献价值时，我们需要知道哪些因素可以确定影响到坐骨神经痛患者的预后。在这个领域我们需要进行进一步的研究。

表 17.1 荷兰明智选择

1.单独的下腰痛应避免进行手术治疗
2.时间很短（＜6 周）的腿痛应避免进行手术治疗，但也不能等待太久（＞9 个月）
3.在椎间盘手术后或者自然恢复期内应避免行 MRI 检查
4.神经根的压迫和对应的神经症状不符时不能采取手术治疗
5.只有在临床试验的背景下才能应用新的外科手术和植入物

17.3　手术抉择

17.3.1　手术与保守治疗的疗效比较证据

有研究者分析了 5 个比较手术和保守治疗疗效的临床对比研究，其中包括保守治疗（3 个）、长时间的保守治疗并在必要时行手术治疗（1 个）、激素注射治疗（1 个）。但不幸的是这些研究都是临床回顾性研究，而且有些研究本身存在缺陷，如有高风险偏倚和报告本身没有做合理的统计学分析等。但这些研究所得出的一致结论是手术治疗和非手术治疗的疗效没有显著性的差异。但是至少在 2 个研究中发现了手术治疗至少可以使患者尽快康复。这表明我们需要在外科手术治疗所带来的快速康复和外科手术治疗所致的风险、高额花费中做出平衡抉择。

研究者分析了 3 个关于保守治疗和手术治疗的对比研究后得出了矛盾的结果。一个发表时间较早的且有高风险偏倚的研究报道了 126 例患者在发病 1 年时间内采用腰椎间盘切除术治疗组与保守治疗组的疗效比较发现，腰椎间盘切除术治疗组疗效更佳。保守治疗组 66 例患者有 24 例（36%）患者与手术治疗组 66 例患者中有 39 例（65%）患者得到了一个较好的疗效，但是这个差别在随访 4 ~ 10 年之后消失了。一个高风险偏倚的研究报道了 56 例患者通过 2 年的随访发现，在腿痛、腰背部疼痛和主观运动等指标上没有显著性差异。但是下肢疼痛评分（VAS）在腰椎间盘切除术治疗组得到了快速显著的改善，6 周的评分手术组是 12（20SD），而保守治疗组是 25（27SD），而有意思的是符合方案集（PP）分析结果显示两组又无显著性差异。另一个大样本的低风险偏倚研究报道了 501 例患者不管是采用保守治疗还是手术治疗均在 2 年内的首次治疗和随访中取得了不同程度的改善。意向性治疗原则（ITT）分析结果表明，不论是在首次治疗还是随访中两者均无显著性差异。在这个研究中，研究者发现两组的疗效逐渐出现变化：首次治疗

中 50% 的手术组患者和 30% 的保守治疗组患者得到了较好的改善，而 2 年之后比值分别为 45% 和 40%。

在另一个研究中，283 例有 6 ~ 12 周严重坐骨神经痛病史的患者被分为早期手术治疗组和长时间的保守治疗组（如果有必要可以进行手术治疗）。在这个研究中，如果患者在 6 个月症状仍然没有改善，则将采取手术治疗。2 周后 89% 的手术治疗组患者接受了微创腰椎间盘切除术，而只有 39% 的保守治疗组患者在 19 周之后接受了手术。早期手术患者的腿痛症状得到了快速的缓解。意向性治疗原则（ITT）分析结果表明，在 3 个月时早期手术治疗组相比保守治疗组在腿痛的缓解上有显著性差异（MD-17.70，95%CI，−23.1 ~ −12.3）。这 2 组病例在第 1 年运动功能评估上没有显著性差异。平均的恢复时间，早期手术治疗组是 4 周（95%CI，3.7 ~ 4.4），而保守治疗组是 12.1 周（95%CI，9.5 ~ 14.9）。在第一年，早期手术治疗组得到了更快的恢复速度，其风险比为 1.97（95%CI，1.72 ~ 2.22，P < 0.001）。然而在 1 年的随访中，95% 的患者在 2 种不同的治疗中都获得了相对满意的恢复，在接下来的随访中也没有发现显著性差异。在另一个研究中也发现两组患者的治疗效果在随访 2 年和 5 年时均未见显著性差异。在另一个有 150 例运动功能障碍患者的研究中也发现了相同的情况，在该研究中，采用早期手术治疗的患者得到了较快的恢复，但在 1 年之后，两组患者的情况没有显著性差异。

一个高风险偏倚的研究报道了 100 例患者分别采用微创腰椎间盘切除术和激素硬膜外注射治疗。接受腰椎间盘切除术的患者的临床症状得到了快速的缓解。腰椎间盘切除手术组的患者腿痛症状的缓解在 3 个月和 6 个月随访时比激素硬膜外注射组有显著性改善，但 1 年之后，没有显著性差异。两组患者在整个随访过程中，在腰背痛症状缓解上均没有出现显著性差异。在 50 例采用激素硬膜外注射治疗的患者中有 27 例最终还是接受了微创腰椎间盘切除术。这样一个结果和

其他手术组的结果有些类似。

17.3.2　手术时机

现有的证据并没有明确支持采用手术治疗或者保守治疗，至少在之前提到的这些研究中是这样的。目前大家一般的共识是在手术之前应观察6～8周。但是在有些指南里指出手术治疗虽然不能太早，但也不能太晚（超过9个月）。在这个范围之内，不论是做手术治疗或者保守治疗都应让患者本人充分知情（图17.1）。只有当患者对短期内手术和长期保守治疗的优缺点都有了很好的理解之后，才能做出一个最适合于患者的选择。有相应的程序软件可以帮助患者按照流程做出最终的决定。

17.4　外科手术技术

一旦确定了需行椎间盘外科手术治疗，就应该按部就班地进行术前准备，也应尽快确定下来手术入路。有多种外科手术方式可供选择，它们在创伤大小、入路、椎间盘切除范围、是否同时使用其他干预措施（如预防瘢痕组织形成的措施）等多个方面均存在差异。

17.4.1　不同手术技术的疗效比较

目前临床上最常用的手术方式是微创椎间盘切除术，通常为部分切除椎间盘，借助手术显微镜或其他放大工具进行手术。在卡斯帕（Caspar）、

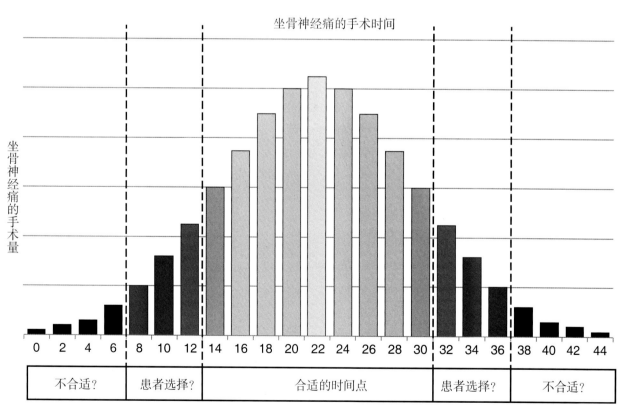

图17.1　腰椎间盘突出的最佳手术窗口。8周以前和9个月（36周）以后是不太适合的时间段。注意：持续症状超过9个月并不是手术的禁忌证，此时如果需行手术，应尽快进行

亚萨吉尔（Yasargil）和威廉姆斯（William）等的研究中采用的是显微镜下腰椎间盘切除术，而在福里（Foley）和史密斯（Smith）或者格雷内尔－佩斯（Greiner-Perth）等的研究中采用的是经多裂肌间隙工作通道和带撑开器的内镜系统施行的手术。当然也有些采用福里（Foley）和史密斯（Smith）微创经多裂肌间隙入路联合显微镜施行手术的。因为存在多种手术入路及手术方法的组合，所以要对所有的手术方法进行一个全面的比较是非常困难的。

17.4.2　开放手术与微创椎间盘切除术的比较

有 8 个临床研究对开放性椎间盘切除术和微创椎间盘切除术进行了比较，其中微创椎间盘切除术包括：显微镜下椎间盘切除术、内镜辅助下椎间盘切除术、经皮椎间盘切吸术和椎间盘镜下椎间盘切除术。

其中 6 个研究比较了经典的开放性椎间盘切除术（又称为标准椎间盘切除术）和显微镜下椎间盘切除术。这些研究中得出一致的结论是：显微镜下椎间盘切除术导致手术时间平均延长了 12min（95%CI，2.20 ~ 22.3；P=0.02）。而在 5 个研究总共 452 例患者的报道中，2 种手术方式的住院天数并没有显著性差异，开放手术患者的住院天数仅比显微镜下椎间盘切除术患者多 0.18d（95%CI，−0.09 ~ +0.45d；P=0.47）。在这 2 个研究中报道了出血量情况，其中 1 个研究一共收入 119 例患者，显微镜下椎间盘切除术的出血量较少；而在另一个研究中一共收入 60 例患者，2 种方式的出血量没有显著性差异。关于出血量的比较的证据等级是"非常低的"。在 3 个一共 353 例患者的研究中分别报道了伤口长度，其中的 2 个研究证实了显微镜下椎间盘切除术的伤口较短。关于伤口长度的比较的证据等级是"低的"。在 4 个一共 453 例患者的研究中分别报道了腿痛的改善，显微镜下椎间盘切除术明显优于普通开放手术，而这几乎不能被视为临床

相关差异。在一个 114 例患者的研究中报道，显微镜下椎间盘切除术在进一步的临床疗效评估（如疼痛、返回工作岗位时间等）上体现了优势，尤其是在术后 4 周返回工作岗位的百分率上；而另外 2 个一共 140 例患者的研究中报道，在 10.4 周和 14.9 个月时以上 2 种手术方式没有显著性差异。需要特别引起注意的是这些研究都是高风险偏倚的研究。

有 2 个研究比较了开放性手术和椎间盘镜下椎间盘切除术。黄（Huang）报道了一组小样本量（22 例）且有高风险偏倚的临床研究。在这个研究中，椎间盘镜下椎间盘切除术组比开放手术组有较短的住院时间和较少的出血量，但手术时间是延长的。但在两组之间，疼痛和麦克纳布（MacNab）的评分并没有显著性差异。泰力（Teli）等报道了一组大样本（包括 220 例患者）研究，椎间盘镜下椎间盘切除术组与开放性手术组和显微镜下椎间盘切除术相比，并发症的发生率更高，3 个组出现脑脊液漏的百分率分别是 7%、3%、3%，3 个组出现神经根损伤的百分率分别是 3%、0、0，出现椎间盘突出复发的百分率分别是 7%、4%、3%。

在一个低风险偏倚的一共 60 例患者的研究中报道，内镜辅助下椎间盘切除术取得了与开放性椎板切除术或者椎间盘切除术近似的临床疗效，但内镜辅助下椎间盘切除术患者可以尽快下床活动并能减少术后镇痛麻醉药品的使用。

17.4.3　多种微创技术

有多项研究对不同椎间盘切除微创术的疗效进行了临床对比研究，这些技术包括椎间盘镜下椎间盘切除术、内镜辅助下椎间盘切除术、经椎间孔入路椎间盘切除术等。

研究者在 8 个研究累计 1047 例患者中做了对不同入路微创椎间盘切除术的疗效评价，这些微创技术包括椎间盘镜下椎间盘切除术、显微镜通道下椎间盘切除术、内镜辅助下椎间盘切除术、经皮椎间盘切吸术等多种微创入路术式。他们分

析了这些技术的差异，特别从避免肌肉损伤和采用显微镜或内镜等多个方面进行了评估。

研究者对 7 个研究（其中 6 个为高风险偏倚）一共 923 例患者进行通道下椎间盘切除术和显微镜下椎间盘切除术的比较。其中有 4 个研究使用了内镜。其中 3 个研究（n=260）表明，通道下椎间盘切除术有着较短的切口长度，在切口长度上的研究证据等级是"中低级"。尽管如此，由于不全的数据伴有不同的标准差，这些结果不是非常可信的，相关的证据等级是"非常低的"或"低的"，所以没有做进一步的 META 分析。手术相关的其他指标也出现不一致的结果。6 个研究（n=718）中有 2 个（n=368）报道，通道下椎间盘切除术需要较长的手术时间，但另 1 个（n=100）报道所需时间较短。在 3 个研究中，出血量没有显著性差异。4 个研究中的 1 个研究表明，传统的微创椎间盘切除术组患者的住院时间更长（2h）。1 个研究发现，通道下椎间盘切除术在出院之前的疼痛改善率上有着明显的优势，而唯一的 1 个低风险偏倚的研究发现，在术后 2 年，显微镜下椎间盘切除术组的疼痛评分是比较低的。其他所有的研究显示，在两组病例中关于疼痛的评分（VAS 评分，Oswestry 或 Roland-Morris 评分，或者 SF-36 评分）均无显著性差异。在其中 1 个研究中发现，通道下椎间盘切除术后镇痛类药物的使用显著减少。

1 个高风险偏倚的研究（40 例病例）比较了经皮内镜下椎间盘切除术（管道直接置入间盘）和显微镜下椎间盘切除术。这个研究发现两组病例在临床治疗效果上存在差异，但显然样本量太小。

17.4.4　预防瘢痕组织

目前能确切预防瘢痕组织生成的技术还是比较少的。最近的一些研究采用了合成凝胶覆盖在硬膜上，保留硬膜外脂肪组织和黄韧带，放置引流管彻底引流等措施防止瘢痕组织形成，但目前在临床上都没有得到确切的效果。

有 13 个研究报道了采用不同技术预防腰椎间盘切除术后局部瘢痕组织形成的效果，这些研究是基于术后 MRI 检查和增强 CT 检查影像所做的评估。其中 10 个研究评价了保护膜应用的效果。这种膜由游离脂肪组织和商业用凝胶所组成。

4 个高风险偏倚的研究比较了做与不做自体脂肪移植的差别。这些研究没有报道自体脂肪移植后相关的临床疗效。3 个研究通过 CT 或者 MRI 评价了局部纤维瘢痕组织的形成情况，其中 2 个发现，在脂肪移植后局部瘢痕组织减少了，而麦基（MacKay）报道了 1 个小样本的研究显示，两组并没有明显的差别。中等质量的证据表明，脂肪移植可以减少局部瘢痕组织的形成 [OR0.22（95%CI, 0.08 ~ 0.62）]。1 个研究报道，脂肪移植可以减少外科手术 1 年后的局部疼痛，但这是由外科医生所做的评估。

在这些研究中的合成凝胶包括可吸收碳水化合物聚合物凝胶（Adcon-L 来源于猪胶原蛋白和硫酸葡聚糖）、聚四氟乙烯凝胶（Prelude）、聚氧化乙烯凝胶（Oxiplex/SP）、聚乙二醇凝胶（DuraSeal Xact）等多种不同的凝胶。有 3 个研究使用的是 Adcon-L 凝胶。其中有 2 个研究报道了相反的结果。有 1 个研究报道了初步应用 12 个月 Oxiplex/SP 凝胶的效果，尽管在这个研究中，使用凝胶后有减轻腿痛和下肢乏力的趋势，但并没有统计学意义。弗朗森（Fransen）的研究比较了使用 DuraSeal Xact 凝胶和不用凝胶的结果，这是 1 个小样本双盲低风险偏倚的研究。研究没有发现 Adcon-L 凝胶和 Preclude 膜在临床疗效或者瘢痕体积上有差别。麦基（MacKay）等的研究把明胶海绵也作为对照组纳入，也没有发现各组存在显著性差异。

有 3 个研究比较了其他的方法，如抗生素的使用、引流管的应用和黄韧带的保护等多种方法。其中 1 个低风险偏倚的研究（n=60）报道了显微镜下腰椎间盘摘除术中在局部硬膜外应用丝裂霉素 -C 的效果。从链霉菌中提取的丝裂霉素 -C 可被用来抑制成纤维细胞增殖。该组病例平均随访 18 个月，但使用丝裂霉素 -C 组和未使用组在术后的 MRI 影像、疼痛评分和神经功能评估等方面均无显著性差异。一个小样本低风险偏倚的研究比较了采用保留黄韧带的显微镜下腰椎间盘摘除术和常规显微镜下腰椎间盘摘除术。该研究发现 2 种手术方式在术后临床症状（疼痛、神经功能状态、直腿抬高）的改善上无显著性差异，但在 6 个月的 MRI 影像上发现采用保留黄韧带的显微镜下腰椎间盘摘除术的硬膜外纤维瘢痕组织比常规手术组有所减少。但这个研究不是完全随机双盲的研究，且纳入研究的病例只有 20 例。另外一个高风险偏倚的研究比较了术后局部放置引流管（减少硬膜外血肿的形成）组和未放置引流管组。这个研究发现两组在 6 个月后的临床症状并没有明显差异。术后局部放置引流管组的局部硬膜外血肿比未放置引流管组明显减少，但在 6 个月之后的术后局部放置引流管组的局部瘢痕组织情况与对照组无显著性差异，而且这个研究并不是完全随机的研究。

17.4.5　椎间盘切除的程度

一个低风险偏倚的研究（纳入病例 84 例）比较了有限切除（只切除了突出椎间盘组织）和标准显微镜下椎间盘切除术（切除了突出椎间盘组织之外，还切除了椎间隙里的其他退变椎间盘组织）后的临床症状及复发率。在该研究 2 年的随访中，两组患者在腰腿痛和生活质量等多种指标上均无显著性差异。

17.5　方法学考量

目前，人们对坐骨神经痛的外科治疗的评估存在着很大的争议。外科手术的效果可能取决于外科医生和手术时机的选择等多种因素，外科手术有的时候可能仅仅是起到安慰剂的作用，外科手术的技术和相关设备的改进是被现代化的新技术所驱动的，但其实际的效果需要进行长时间的临床随访。尤其在比较保守治疗和手术治疗的疗效时更加困难，因为很多患者会有先入为主的观念，认为保守治疗意味着长时间的无效治疗。

17.5.1　随机试验

在比较手术治疗和非手术治疗的随机试验中存在一些显而易见的方法学问题。第一，所有的试验中都有明显的交叉。一个 ITT 分析被这种交叉所混淆，并且是通过再干预实施的。意向性治疗分析应该被认为是治疗策略分析的解读，除非它缺乏与现实生活治疗策略的比较，因为在试验中干预措施可能与常规治疗有所不同。作为替代方案，每个治疗策略的分析将无法说明具体的患者选择治疗策略后的结果，更别说具体的干预措施了。第二，对患者和医护人员来说，双盲是不可能的，而且对于预后评估者来说很困难。在缺乏双盲的试验中，没有提供手术干预的患者可能导致心理上出现失望的情绪。第三，因为很多患者和医生在是否参加这些临床试验时有犹豫不决的情况，导致相关的试验可信度受损。这些问题都会限制随机试验在这些对比研究中的使用。

虽然存在以上的问题，随机试验仍然是非常有价值的，而且我们应该好好利用它来研究解决目前存在的一些问题，并做好相关的试验设计。随机试验目前仍然是比较脊柱外科不同手术方式的主要试验手段。

17.5.2　替代方案

随机试验的替代方案包括使用选择退出策略，除非患者反对，否则就将他们纳入试验研究中来，但这样会带来一些严重的伦理问题。另一种方法是使用临床平衡研究观察，也就是当某项治疗尚无共识时，一个患者的治疗方案由一个医疗团队来相对独立地做出决定。

17.5.3 脊柱患者的注册

建立脊柱患者注册系统将会为额外的统计学分析提供机会，这样将能纳入更多的患者进入研究而且更有代表性。目前这些注册管理机构做得比较好的国家有北欧地区的国家（如瑞典，挪威，丹麦），还有荷兰、美国、西班牙和瑞士。预计在加拿大、澳大利亚、俄罗斯、土耳其和新加坡也会逐渐开展起来。

欧洲脊柱外科协会的"脊柱探戈（Spine Tango）"为世界各地的私人诊所提供相关服务。这种系统将在私人诊所就诊的患者纳入系统中来，但这些患者和在普通诊所就诊的患者是存在差异的。另一方面，全国范围内的注册登记系统还没有在所有国家建立起来。

大部分的注册系统主要关注外科手术干预，但也有些注册系统主要关注保守治疗，如西班牙的注册系统。为了对腰椎间盘突出患者的疾病有一个全面的了解，我们需要对患者的整个诊疗过程进行评估，从一线的全科医生到二线神经内科医生，也包括神经外科医生对患者采取的诊疗措施。只有这样我们才能够很好地评估患者在什么时候需要什么样的治疗。

最近的一个重要进步是人们对要将注册系统里的参数和相关数据进行进一步的评估和标准化已达成了国际共识，以促进全球范围内的相关标准和干预措施之间的比较。一个全球脊柱专家小组达成共识同意采用腰椎功能障碍指数 [Oswestry Disability Index（2.1a 版 本）] 和 NRS 用于评估腿部和背部疼痛，而 EQ-5D 作为疗效评价以及一系列其他评价指标用于评价并发症、翻修手术、药物使用和工作状态等。现有的注册系统有望与新的注册系统一样采用新的评价指南。

评估和鉴别疾病预后相关因素对于有效分析相关观察数据是非常重要的。这对于其他先进的分析方法（如倾向评分模型 Propensity Score Modelling）选取适当的病例进行相关组合分析是必要的。大多数登记系统现在收集年龄、性别、婚姻状况、发病时间、基准疼痛和功能评分、镇痛药物使用情况、工作状态和教育水平等多项数据。例如在"脊柱探戈（Spine Tango）"注册系统里的患者数据，研究者就需要将这些数据进行综合分析。我们还需要利用注册系统进行进一步的研究来确定疾病相关的预后因素。

第18章　腰椎间盘突出症的手术治疗

卢卡·帕帕维诺（Luca Papavero）
译：王文军　王　程　吴　强　王达义

18.1　手术时机

约翰·A.麦卡洛克（John A. McCulloch）认为："当你成功完成一个非常典型的微创腰椎间盘突出手术时，请记住一台成功的显微镜下椎间盘切除术90%取决于正确地选择患者，而只有10%取决于手术技术。"

詹姆斯·N.温斯坦（James N. Weinstein）报道，在美国的不同地区之间，腰椎间盘突出患者开展椎间盘切除术的手术率存在巨大差异，可高达15倍，与此同时，在国际上这样的差异率较低，引发了专家对这些手术合适度的质疑。

18.2　如何手术

18.2.1　显微与非显微外科技术

腰椎间盘突出症的开放性手术包括从传统不借助光学放大技术的手术到使用放大镜或显微镜辅助的手术。尽管显微镜下椎间盘切除术的中长期临床优势还存在一定的争议，但短期优势如更少的椎旁肌肉损伤、出血量和脊柱稳定性的破坏，相对于较长的学习曲线等缺点来说是显而易见的。我们的经验是：一旦这个学习曲线的困难被克服，就没有理由在该类手术中不采用显微镜的辅助。本章所提到的手术技术最好是在显微镜

的辅助下进行，当然有时也可以借助放大镜。

18.2.2　脱出髓核摘除术与椎间盘切除术

当患者的症状主要来源于脱出的椎间盘髓核碎片时，不应该清理椎间隙。切除椎间隙里的部分椎间盘组织并不会降低椎间盘突出的复发率，反而会导致局部椎间失稳从而引起术后腰痛。另外脱出髓核摘除术的手术时间更短，而且没有增加损伤腹腔血管和内脏的风险。

18.2.3　棘突旁入路与经肌间隙入路

棘突旁入路需要将棘突旁的肌肉和韧带予以剥离后牵开进行暴露。手术中破坏腰椎后路的支撑结构（肌肉和韧带）将会使术后腰痛的发生率明显增加。

椎间盘镜下椎间盘切除术（MED）是由福里（Foley）和史密斯（Smith）首先报道的。它是第一种能避免常规棘突旁入路缺点的手术方法。很多研究者报道MED能减轻术后疼痛、缩短住院时间和尽快康复。但MED也有它的局限性，如只能通过一个圆柱形的带光源和影像系统的通道在一个小的手术野里进行手术。

多裂肌间隙或"威尔茨（Wiltse）"入路是沿着棘突旁肌肉的自然间隙进入，相对于常规棘突旁入路可以减少对棘突旁肌肉的损伤和牵拉。这也会减轻术后早期的背部疼痛和减少术后镇痛

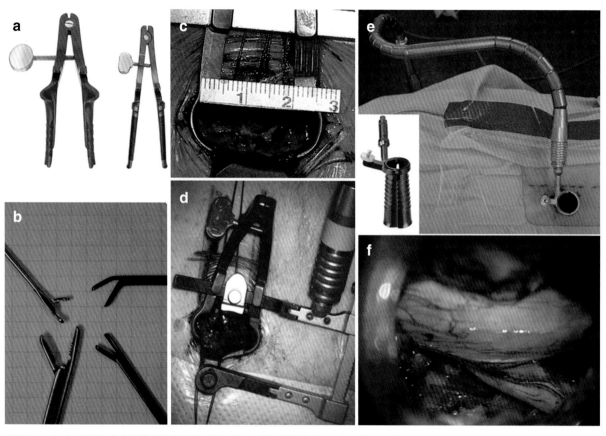

图 18.1 （a）传统与改良的微创带内镜牵开器。（b）常规髓核钳（左下）与微型髓核钳。（c）术中的微型内窥牵开器。（d）能被固定臂固定的内窥器系统。（e）带固定臂的逐级扩张器。（f）通过管状牵开器看到的神经根的特写图

药物的使用。对肥胖患者外科医生一般会选择这种入路。尤其在目前尽量减少术中对肌肉损伤成为关注点的背景下，该入路更加得到了推崇。

18.2.4 撑开器：通道与常规撑开器

利用通道或微创带镜头的撑开器的经肌间隙入路的引入促进了微创通道器械（规格介于常规显微器械和内镜之间）的发展。这些器械使手术中的术野更加清晰（图 18.1）。手术时间也比常规开放性手术时间更短。

18.3 外科技术

18.3.1 早期椎间盘突出

18.3.1.1 椎板间入路

适应证

• 所有的包容性椎间盘突出和脱出髓核位于中线和椎弓根内侧缘之间。脱出的髓核可能位于椎间隙的尾端或者头端。在后一种情况中，椎板间入路应作为首选。

• 椎间盘突出合并中央型椎管狭窄或者侧隐窝狭窄以及无症状的节段性失稳患者。

• 复发的椎间盘突出。

禁忌证

术前准备

- 位于椎弓根外侧缘以外的极外侧型椎间盘突出。

- 正侧位 X 线片：当通过 MRI 检查发现患者有脊柱侧弯时，对于第一次接受手术治疗患者，

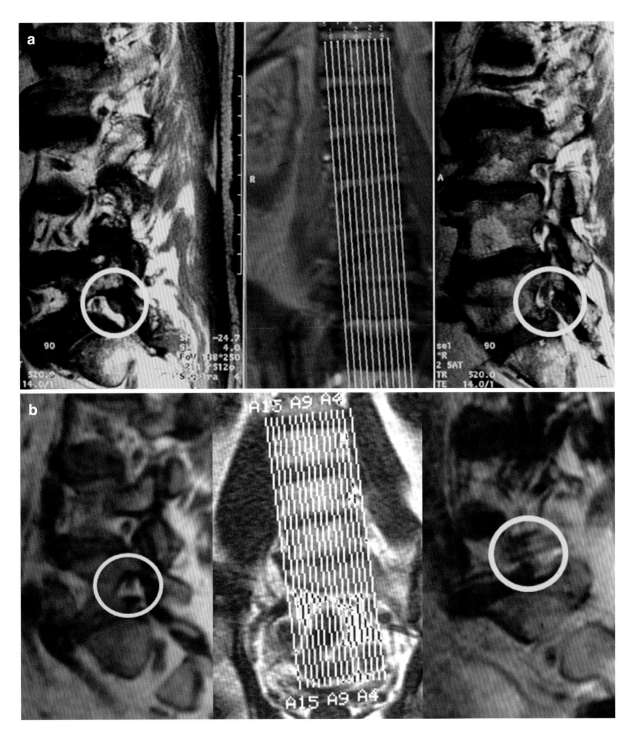

图 18.2　典型病例。一个 64 岁的女性患者，有轻度腰痛和明显的左侧 L5 根性疼痛，使用阿片类药物治疗 3 周。体格检查发现，左侧踝背伸肌力下降。（a）因为矢状面 MRI 没有向外侧做足够的扫描，L5/S1 椎间盘报告为正常，建议采用保守治疗。（b）重新做的 MRI 做了椎间孔的扫描。发现椎间孔内有脱出的小块椎间盘挤压左侧 L5 根（右下角的图像），最终予以手术切除（圆圈内为病变区域）

X 线片可以作为备选检查之一。而在以下情况中需要作为必选检查：①复发的患者预计有局部骨质缺损的。② MRI 检查发现可能存在可疑骨性病变（如脊柱裂、椎弓崩裂等）时。

    • MRI。①矢状面：包容性椎间盘突出还是游离髓核？游离髓核的位置是在尾侧还是头侧（适合做椎板间入路）？椎体中部的突出（位于 2 个邻近椎间隙之间的中间位置）？②椎间孔层面：黑色的椎间孔神经通道吗？③椎间孔外层面：是否有脱出髓核存在？④轴向面：腋下型椎间盘脱出？脱出椎间盘位于囊内、椎间孔内或外（图 18.2）？复发椎间盘突出手术后假性脑脊膜膨出？⑤冠状面：椎间盘突出是位于椎间孔内还是外？⑥增强 MRI：进入椎管的内外的瘢痕组织情况如何？能区分复发的椎间盘突出和瘢痕组织吗？

    • CT 检查。当 MRI 检查不能做时，CT 检查可作为第二选择。椎间孔造影 CT：有助于诊断极外侧椎间盘突出。增强 CT：诊断复发型椎间盘突出，可以鉴别诊断椎间孔处的椎间盘突出和神经瘤病。

手术体位

    我们发现有几种手术体位可以使术后的临床效果更佳，特别是在经验丰富的手术室工作人员协助下。我们首选的手术体位如下：

    患者俯卧在威尔逊（Wilson）架上。好处为：患者的髋膝关节中度屈曲，对于肥胖的患者尤其重要；腰椎的生理前凸减少而使后方的高度增加，椎板间距得到调整便于进行手术，同时腹部悬空，可以减少术中的出血（图 18.3）。

    将患者头部置于一个解剖型面具上（ProneView），（制造商为 Dupaco Inc，Oceanside，加利福尼亚，美国），眼睛、鼻子和下巴都得到了保护。麻醉师在术中可以通过一个小镜子检查是否存在问题（图 18.3）。

    为了安全起见，患者被臀部区域上的皮带固定，当手术床需要倾斜到一定角度时，例如在处理椎间孔外或极外侧椎间盘突出症（EFDH）时，这将变得非常有用。

    将手术床倾斜到一定角度，直到腰椎的纵轴平行于地面。

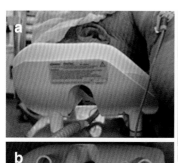
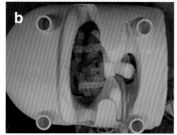
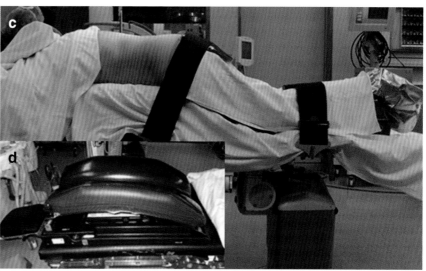

图 18.3　开放性腰椎间盘手术的体位。（a）将面部嵌入到一个解剖型的面具中。（b）通过一面镜子即可在术中连续监视患者的眼睛和各种导管。（c）患者的腰椎平行于地面。根据椎间盘手术中的要求，通过皮带的固定可将患者最多倾斜 30°。（d）威尔逊架可以根据患者的身材进行调整，并可以通过减少腰椎前凸来使椎板间隙打开

X 线定位

在"探查发现突出间盘"的手术中 2cm 长的皮肤切口是不可能的。因此通过 X 线片正确定位到目标区域至关重要。定位针头应该置入预期手术区域对侧，以避免造成皮下或肌肉内血肿和直接从中线进入，这样能避免脑脊液漏的发生。定位针应该垂直于预期手术区域（同时垂直于地面），这样能很容易地挤开软组织。定位针即使是很小的偏移也可能导致节段的错误，尤其是对于肥胖患者。定位针始终要朝向目标椎间盘水平。随着经验的积累，手术区域可能会进一步缩小到只有脱出的椎间盘碎片区域。

软组织入路

到达椎板间隙可以通过多种入路，如后入路、肌间隙入路或者旁正中入路等。尽管使用显微镜时可以选择多种入路，但我们还是应该从中选择最优的微创手术路径。相关的步骤如下所述：

在皮肤切开前 30min 预防性使用抗生素（例如，头孢唑啉 2g）。

皮肤切口：2cm 长的切口，5mm 的中线距离（后入路）或 10mm 的中线距离（旁正中入路）。

筋膜层：后入路采用的是偏向中线的弧形切口。内侧面上有 5 个固定的缝线靠血管钳的重力作用固定。旁正中入路采用的是直切口，每侧有 1 根缝线牵开。

肌层：后入路采用从棘间韧带间将棘突旁的肌肉和韧带组织撑开，锐性分离至上位椎板的下缘和关节突关节囊，然后再插入小型内窥器 – 牵开器系统（图 18.1c; 制造商 Medicon, Tuttlingen，德国）。

旁正中入路是术者首先用食指钝性分离直达椎板和关节突的连接面处，再用小型肌肉牵开器或用扩张器撑开肌肉间隙，最后插入可扩张的管状撑开器（图 18.1e; 制造商 Medicon, Tuttlingen，德国），直径为 15mm 或 18mm。内

窥器和管道都可以灵活地固定在手术床上的"蛇"形自由臂上（图 18.1e）。

椎板间隙：从这一层开始，各种手术入路接下来的步骤基本都一致了。上位椎板的下缘，小关节突内侧缘和黄韧带是在这一个区域需要特别注意的结构。X 线片的确认是必需的。切开黄韧带之后就可以看到硬膜外脂肪组织。下关节突的内侧缘被切出或磨削，直到神经根的肩上部分被暴露出来。

硬膜外暴露

用神经剥离器和吸引器仔细解剖暴露硬膜外脂肪，同时用双极电凝静脉止血，开放通向神经根部椎间盘突出区域的通道。

突出椎间盘的暴露

突出椎间盘的处理：局部的解剖结构决定了相应的步骤。通常我们会先小心地探查神经根和椎间盘之间的间隙。根据我们的经验，术中应使用钝性的神经根拉钩间歇地牵拉神经根，而不能持续牵拉。游离的椎间盘碎片将用微创髓核钳取出（图 18.1b，制造商 Medicon，Tuttlingen，德国）。需要特别指出的是，当纤维环被手术刀或者神经剥离器等器械切开或撑开时，我们应取出椎间盘里的一部分髓核组织。根据研究者的经验，在 20% ~ 30% 的手术中需要进行这样的额外的椎间盘切除术。

关闭切口

如果打开椎间隙，就应该用生理盐水冲洗。纤维环的缺口可以用富含纤维蛋白原和凝血酶的蛋白海绵封闭（Tachosil®，制造商贝林，马尔堡，德国）。硬膜外脂肪组织可以用来覆盖神经根组织。仔细止血后逐层缝合切口。

18.3.1.2 经椎板入路

适应证

• 头侧脱出的髓核将出口神经根推向上位椎弓根的下缘。通常脱出的髓核位于上关节突的中线和外侧缘之间的神经根管内。

• 复发的向头侧脱出的髓核，之前的手术也是通过椎板入路进行手术的。

禁忌证

• 缺乏足够的椎板骨性结构，如严重的椎管狭窄或者脊柱裂等。

术前准备

• MRI（矢状面）：测量椎间隙的上缘与上位椎弓根下缘之间的距离。经椎板入路的工作通道将定位在这两者的中点上。轴位片：看看突出的椎间盘有多少在硬膜囊下和有多少在硬膜囊外侧缘或椎间孔内。经椎板入路的工作通道将定位在硬膜囊外侧缘。

手术体位

基本上与椎板间入路一致。

重要提示：目标椎板应平行于地面！这可能需要外科医生将手术床倾斜成反特伦德伦伯（Trendelenburg）体位。使目标椎板平行于地面有2个优点：放置牵开器刀片和钻孔变得更容易（图 18.6、图 18.7）

X 线定位

定位针应该指向椎间盘突出的主要区域，通常在目标椎间盘上缘与上位椎弓根下缘之间。在学习之初，这些标志点应该被标记在皮肤上。

软组织入路

我们可以通过骨膜下（SP）入路或经肌间隙（TM）入路达到椎板。这个软组织入路与椎板间入路相似。注意：上位椎板的相对于椎间隙的宽度和重叠程度从尾侧至头侧是增加的，而同时在这个水平峡部的宽度是减少的。这意味着，经椎板入路的通道会更偏向内侧，更容易被上一节段的椎板所覆盖（图 18.4、图 18.5）。

椎板：不论使用的是何种撑开器，在撑开器的下方均应能看到椎板外侧缘。一个定位针应该

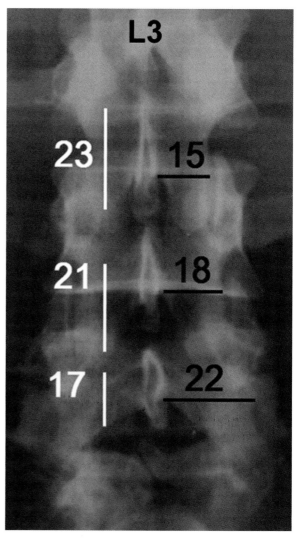

图 18.4　从上到下椎板的高度（白色数字）是逐渐减少的，而峡部的宽度（黑色数字）在逐渐增加的。这意味着上位椎间隙中椎板对椎间隙的遮盖会更加明显。另外，那里的经椎板通道会变得更靠近中线，形状接近椭圆形

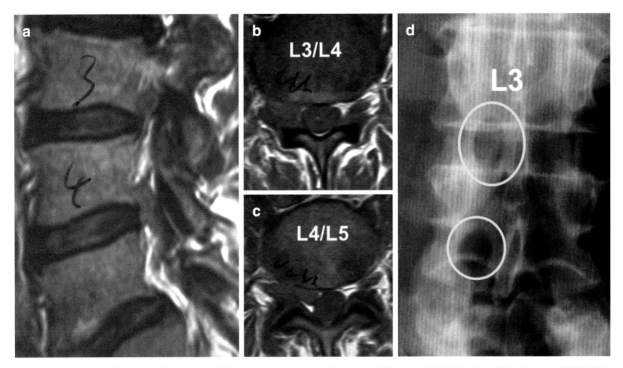

图 18.5　典型病例。（a）矢状位 MRI 显示椎间盘向上脱出在 L3/L4 和 L4 /L5 间隙。（b）椎间盘压迫右侧 L3 根。（c）椎间盘压迫右侧 L4 根。（d）因为 28 岁的女性患者主诉股四头肌乏力（肌力 3/5 级），所以进行了经 2 个经椎板入路切除突出的椎间盘（圆圈内为手术区域）。注意：L3 的经椎板通道较下位更加偏内侧和更近似于椭圆形。对于这样的病例，椎间隙的清理并不是必需的

被放置在椎板上（椎间盘脱出的位置上），并用 X 线透视定位。这时椎板的方向应平行于地面，这样高速磨钻能很容易地垂直于椎板进行磨削。通过缓慢的磨削，一个圆形（L5）或椭圆形（L4 和高位）的孔（直径约为 10mm）被磨削出来（图 18.6、图 18.7）。一共有 3 层骨组织被磨穿，分别是"白色的"（外层皮质骨）、"红色的"（松质骨）和"白色的"（内层皮质骨）。为了安全起见，内层皮质骨应用钝的磨头磨开。注意：① 距离椎板外侧缘至少 3mm，以避免峡部骨折（图 18.6）。② 通常经椎板的通道孔会位于黄韧带头侧止点的头侧。所以，在去除薄的内层骨皮质后就可以看到硬膜外脂肪。

硬膜外暴露

沿着硬脊膜的外侧从上向下分离硬膜外脂肪。继续向头侧分离可以暴露出口神经根的腋部。

暴露脱出的椎间盘

通常脱出或在韧带下的椎间盘碎块可以被分离拿出。减压后，神经根会回到可见的正常区域（图 18.7）。然后我们可以用神经剥离子探查。如果发现纤维环有破口，应该清理椎间隙。根据我们的经验，只有 20% 的病例需要清理椎间隙，其中的复发率仅为 7%。

关闭切口

- 浸有长效类固醇明胶海绵填塞椎板孔是可选的，但如果已清理椎间隙，则避免使用。

18.3.1.3　椎间孔外侧入路或极外侧入路

适应证

- 脱出的椎间盘位于椎弓根外侧缘 2/3 以外

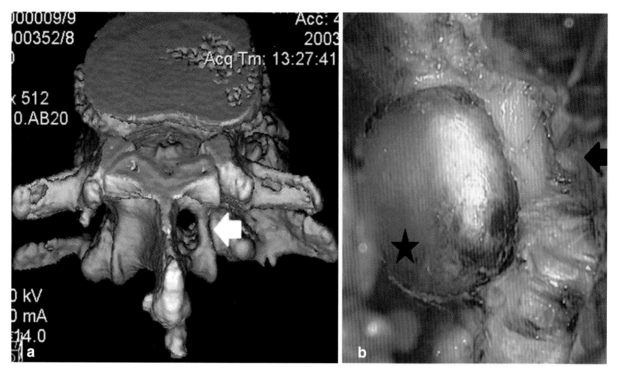

图 18.6 （a）三维 CT 显示椎板在左侧 L3 椎板上。注意：L3/L4 关节突关节是完整的，而且有足够的侧边（5mm，箭头所指）部分被保留下来，这是骨质最好的地方。（b）术中所见：内侧椎板向下内方向钻孔直到可以看到黄韧带的上边界（星），椎板的外侧缘（箭头所指）就是外侧的边界（箭头所指）

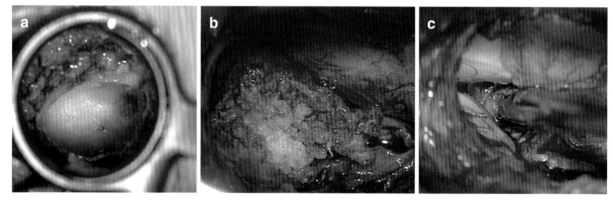

图 18.7 （a）通过可膨胀的管状牵开器（15mm）可以看到 L4 右侧椎板上有一个 10mm 的椎板孔，可以看到有完整的内层骨皮质。（b）接下来，拨开硬膜外脂肪，可以看到大块脱出的椎间盘碎块在 L4 神经根的腋下。（c）椎间盘碎片被清除后，L4 神经根滑回到可见的领域

的区域。

禁忌证

· 经椎间孔突出的椎间盘位于根管内 2/3 内侧区域。

术前准备

· MRI（矢状面）：通常向外侧扫描的层面不够，可能会漏掉椎间孔外型椎间盘突出症。轴位片：比较两侧椎间孔外的脂肪组织的数量和分布情况。冠状片：虽然很少做，但它们能协助显示出口根、根管和椎间孔外的空间关系。

手术体位

基本上与椎板间入路一致。

出于安全原因，患者在臀部或体表有约束带固定，因为术中需要将手术床倾斜 20°～ 30°。远离外科医生以便获得更好的视角，对于肥胖患者这种风险更大。

X 线定椎位——侧视片：在棘突外侧 1 横指的位置插入 1 个穿刺针，垂直于皮肤并指向责任椎间盘的位置。在这个节段画 1 条水平线作为标记（图 18.8a，DS）。

正位片：水平画 2 条线：①椎间盘平面（DS）。②椎间盘上位横突的下缘（TP）。另外还需要画 2 条竖线：①中线（棘突的连线，M）。②中线以外约 4cm，标记了病变椎间盘上下椎弓根的外侧边界。在 2 条水平线（SI）之间的皮肤切口长度为 3cm，距离中线约 4cm（图 18.8a）。

手术入路

软组织入路：在 L4/L5 或以上节段的极外侧椎间盘突出可以采用棘突旁经肌间隙入路，工作通道可以采用可逐级扩张的管状通道或者有内侧与外侧叶片的撑开器（图 18.8）。在 L5/S1 节段，笔者建议使用 2 个撑开叶片互相垂直插入。同时允许选择不同长度的叶片与下面的结构匹配：关节突关节（内侧）、横突平面（外侧）、横突（头侧）和翼部（尾侧）（图 18.9）。此外，使用"皮肤到皮肤"的显微镜辅助下入路也是可行的。

皮肤切口：长度 3cm，距中线 4cm。

肌间隙入路：切开皮肤和筋膜层后，用食指沿着竖脊肌和背最长肌间隙钝性分开（图 18.8b）。如果不能从肌间隙直接分离，就直接分离肌肉到达横突内侧 1/3 的位置。选择合适的牵开器保持其尖部紧紧搁置在上位椎体横突的下 1/2 和下位椎体横突的上 1/2。关节突关节的外侧缘是术野内侧的界限。这一步骤还需要术中拍摄

X 线片进一步确定。

极外侧入路：倾斜手术床 20°～ 30° 使患者远离手术医生，能获得椎弓根外侧的良好视野。通常不需要磨除骨头，除非小关节突增生肥厚非常明显或者在 L5/S1 节段。从中间切开横突间肌肉并将其推向外侧，从而暴露到横突间膜，横突间膜也称为"横突间韧带"。使用双极电凝对于止血和保证手术视野清楚来说是至关重要的。切开韧带之后就可以看到神经周围的脂肪组织。因为神经周围有伴随血管和突出的椎间盘，吸引器也可以用作神经牵开器。但是，要注意避免对背根神经节的过度牵拉，以减少出现术后局部烧灼感和麻木等的发生率。术中应尽可能小心解剖根动脉分支，避免损伤的发生。如果伴随的静脉挡住了突出椎间盘，可以电凝烧灼这些静脉。

突出椎间盘的暴露

突出椎间盘的暴露策略：通常我们会发现神经和神经节被游离脱出的椎间盘挤向外侧和头侧（图 18.8c）。一般情况下单独去除游离脱出的椎间盘就足够了。如果纤维环的破孔很明显，应考虑清除椎间隙里的退变椎间盘组织。用神经剥离子探查根管，确定没有残留脱出的椎间盘碎片之后，可以用糖皮质激素浸泡的明胶海绵覆盖神经。

关闭切口

可以放置引流管，但根据我们的经验一般不需要，不需要缝合肌肉。

L5/S1 间隙需要特别考虑。由于 L5/S1 椎间隙、L5 横突及髂骨翼的特殊解剖学关系，应该由熟悉该节段以上节段微创入路手术技术的外科医生实施腰骶部水平的经肌间隙暴露的微创手术。反复的术中 X 线透视检查确认是必要的。如果有困难的话，可以改成常规的开放性入路。

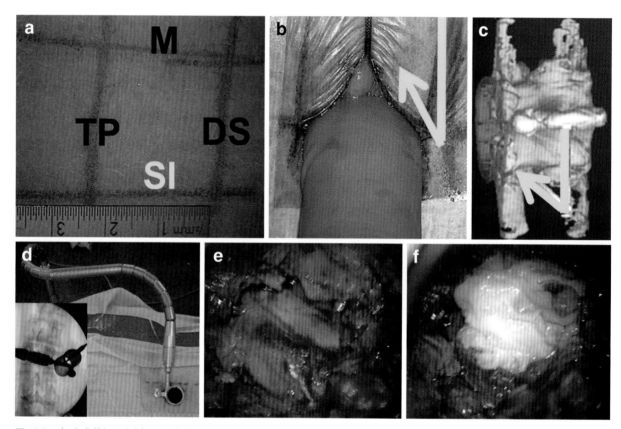

图 18.8 （a）术前标记左侧 L3/L4 椎旁：中线（M），椎间盘平面（DS），椎间盘上位横突的下缘（TP），水平线（SI）和皮肤切口。（b）钝性分离肌间隙，在多裂肌（中间）和胸最长肌肌肉（外侧）之间进入（箭头方向）。（c）手指指向 L3 横突的内侧部分和上小关节（黄色箭头所指）之间的交汇点。三维 CT 显示目标点。（d）指向目标椎间盘的可膨胀管状撑开器。（e）L3 神经被脱出的椎间盘组织。（f）挤向外侧，头侧

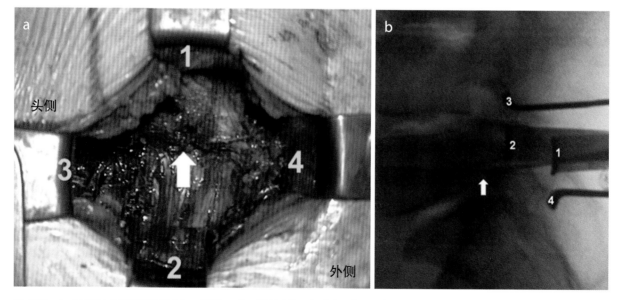

图 18.9 （a）L5/S1 左侧椎旁的手术切口视图：4 个不同长度的细长叶片。①关节突关节（内侧）。②横突平面（外侧）。③横突（头侧）。④翼部（尾侧），白色箭头显示 L5 神经根所在的位置。（b）术中透视片：白色箭头指向目标区域

18.3.2　椎间盘突出复发

自从外科手术应用于椎间盘突出疾病以来，独立文献报道椎间盘突出存在 7% ~ 10% 的复发率。处理复发的椎间盘突出通常并不意味着做与第一次手术一样的"重复"手术。复发椎间盘手术的特点将是需要被特别关注的。

术前准备

我们认为使用显微镜是必需的，因为它有助于分辨疤痕组织和神经组织。

绕过大部分瘢痕组织是势在必行的。这可以通过使用比上一次手术更宽的术野来实现，该方法暴露更低的椎板上缘或椎弓根的内侧壁，从而可以找到未被瘢痕组织所覆盖的硬膜。复发的向头侧有脱出椎间盘碎块的手术可以采用经椎板入路，这样可以通过一个之前未涉及的区域进入，避免在椎板间的瘢痕组织中分离。

术前 X 线片可以显示上次手术切除骨质的范围。尤其是既往手术是在其他地方做的，这更是至关重要的。如果对 X 线片有疑问，应该进行 CT 扫描来显示骨性结构的边界，以便指导手术入路。

增强 MRI 可以显示发现瘢痕组织与复发突出椎间盘组织之间的区别，并能鉴别它们。但是，这个方法仅限于在第 1 次手术后 3 年之内进行。此外，也应该仔细评估终板的 Modic 改变和脑脊液漏的情况。

手术体位

与第一次手术相同。

软组织入路

对目标区域进行透视确认是必需的，因为皮肤上的手术瘢痕是可能出现移动的，与体位和皮下软组织瘢痕增生都有关系。

在椎板间入路中，建议仔细地进行锐性骨膜下分离至椎板间隙窗。术中应能清晰看到上位椎板的下缘、内侧残留的小关节和下位椎板的上缘。

用钝的磨头磨除骨头，而最常用的进入点是在头侧硬膜外瘢痕组织和无瘢痕组织的硬膜之间的区域。如果这种方法失败了，那么椎弓根内侧缘和神经根肩部之间的区域是另一个选择。

突出椎间盘的暴露

充分的神经根减压根源应使神经根相对于纤维环和突出的间盘有一定的活动度。术中局部使用糖皮质激素可能会有一定的帮助。

从神经根上"剥离"纤维瘢痕组织损伤硬脑膜的风险非常高，且并不会有更好的临床效果。在用枪钳咬除之前，如果硬膜和瘢痕组织同时被拖起，应该特别注意，这是硬脑膜被撕裂或即将被撕裂的迹象！

可以从侧面进入椎间隙，这样可以远离被瘢痕组织覆盖的硬脑膜，降低突出椎间盘对神经根的压力。重复使用生理盐水冲洗椎间隙会把更多的椎间盘组织冲出来。我们不推荐刮除终板，包绕在髓核组织外的纤维环被打开后应用不同长度和角度的髓核钳取出髓核组织。硬膜囊上会留下一个小的纤维瘢痕组织。没有证据表明勉强行"神经解剖"能带来更好的临床结果。

18.4　术后护理

18.4.1　简单的手术

鼓励患者在手术后 6h 即下床活动。术后第 1 天即可坐起。术后第 1 天上午即可以开始理疗，通常住院时间为 1 ~ 3d。

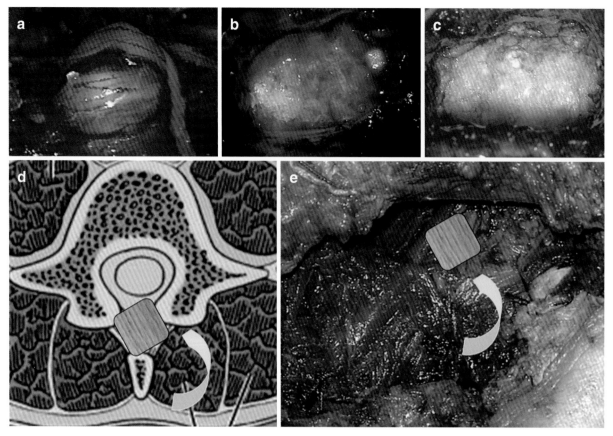

图 18.10　（a）不适合直接修补大块硬膜缺损。（b）缺口已经在里面被具有止血功能的（黄色表面）胶原蛋白（Tachosil®）覆盖。（c）硬膜外也是如此，具有止血功能的黄色表面向内（三明治技术）。（d）将无张力的肌肉瓣放在硬膜上，以填塞硬膜外空间（图画所示）。（e）从左侧看到的术中区域。该棕色方块指向硬膜外腔

18.4.2　标准的硬膜修复程序

应采取 48h 的绝对卧床休息，头部处于头低位位置（Trendelenburg）。如果术中脑脊液漏明显，应采取静脉滴注异丙嗪 + 镇痛方案。

18.4.3　切口闭合时非常困难的硬膜修复

可以在硬膜缺口的上一节段行蛛网膜下腔引流术，引流管可以置于胸腰段。可以用水平放置的引流袋收集脑脊液。脑脊液引流持续 1 周以上可能会引起轻度的头痛。

18.5　并发症

有文献列出了几个"通用"并发症如深静脉血栓形成、肺栓塞和尿路感染（以上并发症实际上还是比较少见的），而腹膜后大血管损伤和术后视力障碍（高危因素：糖尿病、手术时间长等）等并发症更罕见。

显微手术与非显微手术相比，有明显低的术中并发症的发生率。经验丰富的外科医生的手术并发症的发生率（2.2%）与初学者的（10.7%）相比也明显低一些。复发手术的并发症的发生率

明显偏高。

最常见的并发症，甚至可能需要再次手术的有：节段错误、硬膜撕裂/脑脊液漏（2%～7%）、神经根损伤（0.06%）和椎间隙感染（0.4%～1%）。关于前面 2 个并发症的报道如下：

18.5.1　节段错误

- 手术目标区域应该尽可能平行于地面。
- 脊柱穿刺针（较于腰穿针，更昂贵，而且不透 X 线，特别是对于肥胖患者）垂直于背部，离中线 1 横指宽，垂直于椎板，在手术区域的对侧，并指向目标间隙的上缘。
- 标记相应的水平线及中线和皮肤切口。
- 将 C 臂调为侧位片，并在其引导下安放手术套件。
- 确认程序。确认正确的节段和左、右方位。
- 逐级扩张的撑开器。注意，对于肥胖患者，很小角度的偏移可以导致外科医生手术时进入错误的节段。
- 在用磨钻磨除骨头前用 C 臂透视再次确认手术节段。
- 在翻修手术中不要依靠上次手术的瘢痕来定位，而应该借助 C 臂透视来定位。
- 术中还应该通过 C 臂透视检查再次确认。

18.5.2　硬膜撕裂

每个硬膜撕裂的案例都需要进行个性化的治疗（取决于撕裂的具体位置、形状和大小病变，潜在伴随的马尾神经损伤和外科医生的显微手术技巧等），这还只是提到了最重要的一些因素（图 18.10）。

（1）直到看到整个撕裂的硬膜才能清除骨头。

（2）仔细观察。

（3）如果有必要，刺激神经纤维。

（4）用贴片贴在硬膜内（如将 Tachosil® 的黄色表面贴到硬脑膜上）。

（5）闭合硬膜，最好通过缝合来闭合。

（6）硬膜外贴片（与步骤 4 相同）。

（7）保持局部压力（例如 4kPa 压力 ×30s）。

（8）硬膜外肌瓣（来自椎旁肌肉为了填补硬膜外死角）。

（9）多层闭合（肌层深部锚定到棘突上）。

（10）如有必要，硬膜下置管。

当然不是每次都有必要进行上述所有的步骤，首要的目标是有一个严密的硬膜闭合。如果失败，随后 3 个步骤成为强制性的：封闭硬膜开口（4+6），达到切口良好闭合（9），并降低术后脑脊液的压力（10）。

18.6　批判性评价

成功的腰椎间盘显微手术也基于外科医生对患者情况的理解，显微手术不是探查手术，并且显微镜本身不做手术。

评价的上半部分强调术前准备的重要性。慎重评估突出椎间盘的位置、大小和形状及其与椎间隙的关系以及与出口根和行走根的关系，是否有侧凸以及神经根和神经根管的关系，这些都需要性能优良的 MRI 来指导软组织入路和了解脊柱的病理改变。对于每一个椎间盘突出案例均应制定相应的个性化手术方案。在这时，皮肤的小切口、减少肌肉创伤、尽可能多地保留骨头钻孔和移除脱出的椎间盘碎块成为实施椎间盘显微外科手术的基本原则。

评价的下半部分指出，虽然"小切口漂亮"，但是追求小的切口本身不能成为最终的目的。特别是在开始时，显微外科技术有它固有的学习曲线，所以当出现问题时，应考虑中转较大的切口去完成手术。但是随着经验的积累，所有困难的情况都会通过显微镜的辅助更加有效地解决。

开放和显微手术之间的差距将由显微技术和内镜技术所弥合。而机器人纳米手术也将在不久的未来得到实现。最终的目标都是：以最小的医源性创伤得到最好的临床结果。

18.7   关键点

（1）尽管本章主要涉及腰椎间盘突出的外科手术技术，但在正确的适应证下选取合适的时间，使用个性化的手术技术是影响临床结果最重要的因素。

（2）使用显微镜可以带来很多的好处。

（3）显微手术最重要的方面是事先对手术入路进行"精心规划"。

（4）一种方法能应用于所有腰椎间盘突出症患者的理念已经过时了，目前都是根据具体的病理改变选择损伤尽可能小的方案进行手术，如椎板间入路、经椎板入路和棘突旁入路等多种方式。

（5）在可能的情况下尽可能使用肌间隙入路和逐级扩张系统，可以减少术后并发症的发生率，尤其是对于肥胖患者。

第 19 章　腰椎间盘翻修手术

克里斯托夫·梅仁（Christoph Mehren）

H. 迈克尔·迈尔（H. Michael Mayer）

译：王文军　晏怡果　易伟宏　罗为民

19.1　前言

随着腰椎间盘手术数量的不断增多，翻修病例的数量也在不断增长。尤其是复发型椎间盘突出以及椎间盘源性椎管再狭窄，对脊柱显微手术提出了许多挑战。

早期的腰椎间盘切除术以及有限椎间盘切除术（Fragmentectomy）采用的是微创手术技术。显微外科技术或内镜技术处理腰椎间盘突出已经成为国际标准。然而，不管采取何种手术技术，文献中报道椎间盘突出复发的概率依然在 1% ~ 38%。

由于随访时间以及检测突出复发的方法不同，椎间盘突出复发率在数据上也存在巨大差异。如果患者术后症状已解除，一般不会再复查 MRI。然而从椎间盘切除术后 2 年定期复查的 MRI 来看，56% 的患者出现了无症状的椎间盘再次突出。

椎间盘突出的复发是多因素作用的。许多研究已经证明了潜在的风险因素。性别（男性）、抽烟、重体力劳动似乎是其独立风险因素。但最有可能影响复发率的主导因素还是遗传倾向，它能继续甚至加速椎间盘的退变。椎间盘的高度和矢状面运动范围与高复发率相关。另外，纤维环的功能以及突出的类型可以提示腰椎间盘切除术后的临床效果。椎间盘突出复发再手术的发生率最低即具有最好临床疗效的类型是伴有小的纤维环缺损的游离性椎间盘突出，其发生率为 1%，其次是纤维环有小的撕裂状的包容性椎间盘突出，其复发率和再手术率可达到 10%。而椎间盘脱出以及纤维环后方巨大破口的患者，其突出复发率可增至 27%，再手术率可增至 21%。无小片状突出的包容性椎间盘突出的患者，再突出或持续性坐骨神经痛的发生率为 38%。

19.2　初次手术的手术技术

人们对不同手术技术引起椎间盘突出复发的风险并不十分清楚。流行病学数据显示，内镜下椎间盘切除术似乎比"开放性"显微镜下手术拥有更高的复发率，但这缺乏随机对照研究的证实。

同样的问题还有，有限的椎间盘摘除相对于大范围椎间盘切除是否会减少突出复发的机会。已有随机对照研究显示其临床结果似乎具有可比性，然而纤维环损伤的形态学表现以及椎间盘高度可能起着更为重要的作用。

卡瑞吉（Carragee）的研究似乎也证实了这一点。从临床结果来看，术后腰痛的发生率与椎间盘突出的复发率比较，两者呈截然相反的趋势。研究显示椎间盘切除组的突出复发率更低，但是 2 年随访发现，其术后腰痛的发生比例是"有限"椎间盘摘除组的 2 ~ 2.5 倍。

所以，依据目前的研究结果还不能形成共识。然而比较一致的观点认为，较高的椎间盘高度的缺失以及较大范围的纤维环损伤往往具有较高的复发率。

19.3 诊断注意事项

对于复发性椎间盘突出而言，MRI（带或不带对比增强）是首选的诊断工具，它能精确定位椎间盘复发突出的位置从而有助于制定准确的手术入路。MRI 同样能够区分椎间盘组织和瘢痕组织，并且能显示椎管内瘢痕化的范围（图 19.1 ~ 图 19.3）。

如果存在做 MRI 检查的禁忌（例如体内有起搏器、人工心脏瓣膜、金属夹等），可以用 CT 和脊髓造影 CT 来代替。CT 可以显示评估第 1 次手术所造成的骨缺损的程度。

我们也可以通过在术前完善患者站立位和过屈、过伸位 X 线片检查来评估脊柱节段的排列情况、整体的矢状面平衡以及其总体不稳定性的表现。

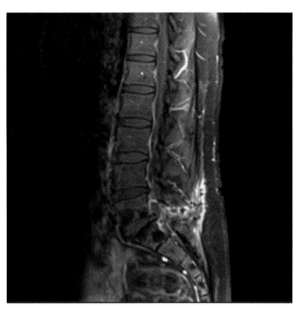

图 19.2　椎间盘组织在造影剂下并未显示增强信号，所以对于有疑惑的病例，可以用其与瘢痕组织相区别

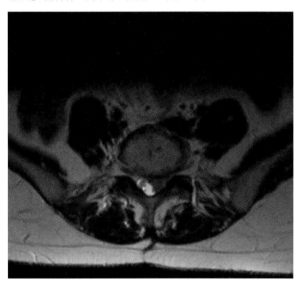

图 19.3　横断面 MRI（T2 加权像）清楚显示了 S1 左侧神经根受突出椎间盘组织压迫

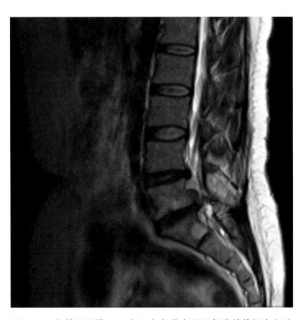

图 19.1　矢状面腰椎 MRI（T2 加权像）显示复发性椎间盘向头侧脱出

19.4 手术指征

相比于初发的椎间盘突出，复发性椎间盘突出采取保守治疗成功的机会更小。

可以这样来解释，在椎管内的神经结构因为粘连或者瘢痕组织而导致其移动度缩小，无法"避让"。另外，很大一部分复发型椎间盘突出都带有终板组织，质地坚硬，不像单纯的髓核组织可以缩小。

手术指征和不同手术方式的选择取决于患者的临床表现。

如果神经根压迫症状是最主要的，那么选择手术时首要考虑的是减压或者椎间盘再切除。除非影响总体稳定性或者症状以腰痛为主，否则没有必要额外增加内固定。

手术治疗方式可以选择从内镜下或者显微镜下行游离髓核摘除术或者椎间盘切除术到融合重建术。除了脊柱功能单位退变性变的自然过程外，初次手术采用的手术方式与产生的节段性失稳和连续性椎管狭窄关系密切。椎板切除、小关节过度损伤以及医源性峡部不连，都是产生术后节段性不稳定的原因。换而言之，微创技术如内镜下或显微镜下手术，因为其对骨性结构破坏小而能够减少术后节段性不稳定的发生，所以在做翻修手术时术者同样也可以使用微创技术。

不管前次手术采用何种手术方式，对于以坐骨神经痛为主要临床表现的患者，只需要再次处理椎管。而如果神经根的压迫来自节段性不稳定，那么辅助内固定以达到脊柱融合是必要的，多数时候这些患者都会有明显的腰痛。

到目前为止，对于复发型椎间盘突出的治疗还没有明确的规范。一项针对美国神经外科和脊柱外科医生的调查显示，他们对于有 1 次和 2 次复发的椎间盘突出的手术治疗策略明显不一样。手术方式的选择包括有显微椎间盘再切除术、显微椎间盘再切除并原位融合术、椎弓根钉固定后外侧融合、后入路腰椎椎间融合术（PLIF）/ 经椎间孔腰椎椎间融合术（TLIF）或者前入路腰椎椎间融合术（ALIF）联合后路内固定。有 15 年以上手术经验的外科医生更喜欢选择单纯显微椎间盘切除术，与此形成鲜明对比的是只有几年手术经验的年轻外科医生会更多地选择显微椎间盘切除联合 PLIF/TLIF。总的来讲，如果随机抽取 2 位脊柱外科医生，他们对有过 2 次复发的椎间盘突出所提出的手术治疗方案不一样的概率为 69%。

19.5　手术技术

前一次的手术操作影响着翻修手术的策略。相比于第一次手术，再次手术时医生面对的是瘢痕组织和由于骨缺损导致的解剖标识的改变。原则上，所有手术技术（内镜手术、显微手术，融合或非融合的开放手术）都能在翻修术中得到应用。而恰当地选择手术方式也要考虑到术者自身的经验。显微镜下椎间盘再切除 / 再减压的手术步骤会在后面进行介绍。

术前需要弄清楚椎间盘复发的确切位置以及周围毗邻的是神经根还是瘢痕组织。采用磁共振增强扫描能得到最好的效果。X 线片可以显示骨性结构标志（例如小关节边界、椎板边界、峡部）。必要时行 CT 可以看到前次手术时椎板切除、半椎板切除、关节突切除的范围和程度。同样 CT 可以显示突出椎间盘的骨化趋势（图 19.4）。

透视下定位目标椎间隙，在椎间盘水平上或能最大范围显露突出的部分的上方做 2cm 皮肤切口，然后从剩余的椎板上方向下进行锐性分离至椎板与下方小关节的交界区。必须沿骨膜剥离，沿着残留的上位椎板向下锐性分离至上位椎板与下关节突交界区。一定要有可靠的骨质边缘界限暴露。必须安全地从椎板边缘和下关节突的内侧边缘分离出瘢痕组织。如果 MRI 显示硬脊膜有膨隆并紧邻椎板边缘，则操作时需十分小心。用 1 个小的钝性剥离器或者金刚磨钻，由上位椎板的尾端开始切除直到显露椎板下方正常的黄韧带和硬膜。一旦正常的硬脊膜显露出来，则从下关节突内侧缘开始分离瘢痕组织，直到上关节突的边缘被显露出来。

在骨与周围瘢痕组织之间进行钝性分离，直到显露出口根的外侧边界。沿着神经根肩部进行减压直到显露尾侧的椎弓根。如果纤维增生明显，那么可以留一层瘢痕组织在神经根或是硬膜

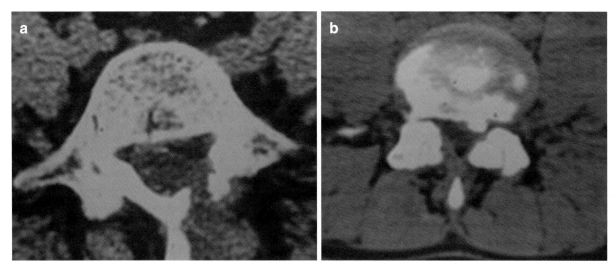

图 19.4　（a）左侧椎板的骨缺损。（b）左侧侧隐窝中钙化的椎间盘组织

囊上，以避免撕裂硬脊膜。

　　在分别显露神经根和硬脊膜外侧缘边界后小心地向中央牵拉神经根。神经往往会与椎间盘相粘连，这时应当将神经置于原位，并沿神经的外侧切开瘢痕组织，这样便可以安全地到达复发椎间盘。再使用钝性剥离器或者小的神经拉钩就可以清楚显露突出的椎间盘了。

　　手术操作的最后，应当再次检查神经结构尤其是硬膜的完整性以及减压是否充分。仔细止血，并且清洗切口和硬膜外，大部分病例不需要留置引流管。患者在血液循环和意识恢复稳定后可以立即站立起来。如果椎间盘再突出的风险较高，则建议术后佩戴软腰围 4 ~ 6 周。

19.6　何时需要辅助内固定

　　如果患者在手术前有明显的腰部疼痛，或者有明确的影像学证据证实该脊柱单位已严重失稳，那么在行显微椎管减压的同时应当加以内固定。

　　椎弓根钉棒系统可以重建脊柱的生理曲度。神经结构的减压可以在类似的显微外科技术下进行。出于稳定性的考虑，能通过 PLIF 或者 TLIF 完成 360° 融合当然更好，而对于椎间

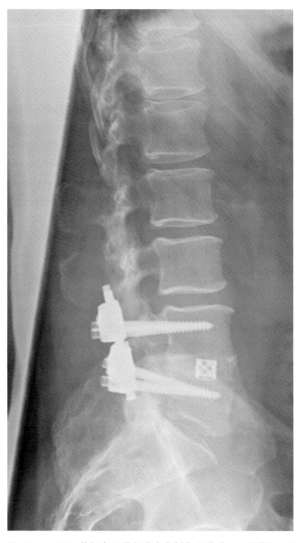

图 19.5　L3/L4 椎间盘显微切除术中侧位 X 线片，8 年前行 L4/L5 椎间融合术

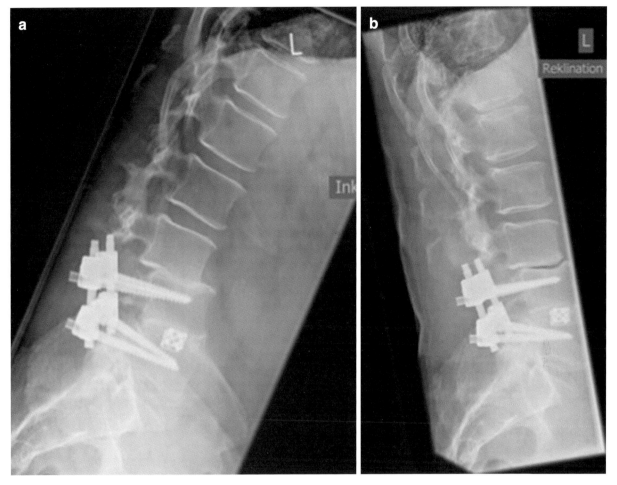

图 19.6　L3/L4 椎间盘切除 3 年后过伸位 X 线片（b）及过屈位 X 线片（a）

盘间隙较高或者严重失稳者，也可以通过前方腹膜后入路完成 ALIF 手术。如果能将神经根与周围纤维组织分离开，那么后路椎间融合术就能顺利完成。如硬膜外存在明显纤维化组织时，则硬膜可移动的范围小。技术上应当选择像 TLIF 样的手术方式从硬膜旁边进入椎间盘，这样可以减少撕裂硬膜的风险以及发生术后神经根的激惹症状。联合 ALIF 则稳定性更佳、融合率更高（图 19.5 ~ 图 19.8）。

19.7　预防复发

是尽可能多地切除椎间盘有可能会引起椎间盘退变加速与更容易产生下腰痛这样的负面影响，还是单纯的游离髓核摘除有潜在高复发率的风险，关于椎间盘切除量的考虑，每一次治疗决策都成为一次挑战。手术决策取决于术者的综合考虑和评估：到底哪项技术能使患者获得更多的益处。从现有的文献来看，预防椎间盘突出复发的一些尝试如特殊技术（纤维环缝合）的帮助或

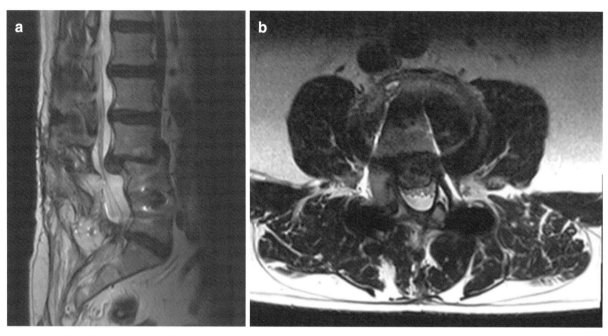

图 19.7 （a）腰椎 MRI 显示巨大的复发性椎间盘突出。（b）合并 L3/L4 节段的严重失稳

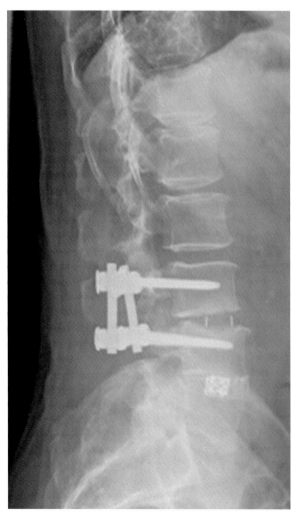

采用植入物（如 Barricaid）修补纤维环背侧缺损等方法并没有明显地改善其术后临床效果，而且缺乏长期随访的结果。就棘突间撑开装置而言，几乎没有椎间盘突出复发的数据。到目前为止，人们通常认为这些植入物并不能预防椎间盘突出的复发。

图 19.8 L3/L4 节段椎间盘再切除并前后融合侧位 X 线片

第五部分
腰椎间盘退变性疾病外科治疗的疑点、
决策及手术技巧

第 20 章　手术决策的理念进展

詹姆斯·P. 劳伦斯（James P. Lawrence）

托德·J. 阿尔伯特（Todd J. Albert）

译：宋跃明　丰干钧　黄　勇　刘　洪

20.1　前言

椎间盘退变的病理及其与下腰痛之间关系的研究已经取得了一定的进展，但人群中大多数人的一生中均会出现下腰痛的症状，使生活备受困扰和折磨。其中一小部分患有退变性疾病（DDD）的下腰痛患者，会持续存在慢性腰痛症状而需要长时间进行治疗，将消耗巨大的社会人力和财力。治疗典型的腰椎间盘退变性疾病的传统治疗方式之一为保守治疗，包括应用消炎止痛药物、制动、行为习惯的改变以及躯干肌肉的锻炼和重塑。目前腰椎间盘退变性改变的发病特点和尚不明确的疼痛发生机制限制了人们对 DDD 的认识以及对该疾病的进一步治疗。正确评估患者的病理改变对最终选择手术方案至关重要，手术应该建立在对病理改变及其引发的后果的深刻理解的基础上，并且确定选择手术对患者来说是最佳治疗方案。DDD 的手术治疗选择需要基于全面的病史采集和查体、影像学评估以及术前个性化的治疗。然而，患者是否适合手术治疗需仔细考虑，决定的过程充分反映了医学的科学性及艺术性。DDD 的手术方式有椎间盘切除植骨融合术、后方动态固定、椎间盘髓核置换和其他手术方式，明确每种手术方式的适应证也是一个具有挑战性的过程。

20.2　DDD 的病理改变

目前 DDD 是否选择手术治疗的困难在于同样的影像学改变可分别存在于有症状的患者及无症状患者中。特别是在老年人群中，椎间隙高度降低、终板硬化、骨赘形成等典型的 DDD 影像学改变可能仅仅是老化过程的表现。因此，症状与影像学病理改变相结合是非常重要的。

20.3　患者评估

20.3.1　病史

对于已经确定保守治疗无效的部分有症状的 DDD 患者，其手术治疗的预后受多方面因素的影响。对患者的评估不光需要获得全面的病史，同时也需要了解其他的有利于鉴别诊断的重要信息并且对预后做出深入判断。此外，应该详细询问病史，排除其他的继发获得性因素。

多达 3% 的下腰痛患者的症状是由其他非脊柱相关疾病引起的，应仔细鉴别和评估。胃溃疡、腹主动脉瘤、肾病以及胰腺炎均可表现为下腰痛，需要进行相应的专科治疗。患者提供病史中的危险信号包括不明原因的体重减轻、盗汗、发热或者全身不适。所有既往腹部或腰部手术均需要仔细问询及评估。

患者既往治疗方式包括药物治疗、理疗以及穿刺注射治疗（包括小关节及中束支阻滞，选择性神经根阻滞和硬膜外注射），需要仔细描述及记录治疗效果。同时，这些特殊操作的病历记录也是很重要的，而不是仅仅直接收集于患者。患者对这些治疗方式的反应可以反映患者的依从性以及对术后症状改善情况的预测。

20.3.2　体格检查

完整的体格检查需要获取的信息包括疼痛的部位、评估患者腰部的活动范围、压迫引起神经症状的区域及帮助排除鉴别诊断（骶髂关节疾病及髋关节骨关节炎）。

虽然有症状的 DDD 患者有时会表现出肌肉痉挛，但往往不会出现局部压痛的临床表现。通常该类患者会因疼痛而出现腰部屈伸、旋转和侧屈活动受限，而一般情况下不会出现运动、感觉以及腱反射的改变，肌张力变化通常为阴性。沃德尔（Waddoll）标准中归纳了一系列评估非器质性疾病引起的下腰痛的情况，有利于鉴别临床疾病。

患者存在神经损伤（神经根型或脊髓型）的表现为肌力减退、感觉障碍或步态不稳，其定位需要证据充分的查体以及全面的影像学检查，并明确神经损害的原因，还要和独立的盘内病变相鉴别，后者一般不会引起神经功能障碍。

相关观察性研究显示脊柱术后症状缓解情况受到患者康复积极性、心理状态、保险情况、药物及吸烟史的影响。患者的心理状态虽然对临床预后有明显的影响，并且用如明尼苏达多向人格量表等方式进行量化研究，但其与术后效果的相关性仍尚未明确。

20.4　诊断性影像学检查

能够预测满意的手术效果的影像学表现包括单个或两个节段的局部病变、明确的椎间盘塌陷、莫迪克（Modic）改变的存在以及病变节段椎间盘造影阳性而邻近节段阴性。

20.4.1　X 线片

下腰痛患者若 6 周没有改善症状，需完善站立位 X 线片。站立位 X 线片可以明确患者腰椎冠矢状位的序列、评估椎间隙高度，并且辨别是否存在病变如峡部裂（图 20.1）、滑脱（图 20.2）或退变性改变 [骨赘形成、莫迪克（Modic）改变]。对于需要进行手术治疗（特别是椎间融合）的患者，影像学检查还需评估终板的形态，因为终板可能影响内置物与骨的接触面，从而引起内置物移位或下沉。对于单纯腰痛的患者，如果常规检查的腰椎正侧位片不能鉴别病变，过伸过屈位 X 线片也没有明显优势。然而，过伸过屈位 X 线片对于评估患者是否存在节段不稳的危险因素（例如创伤、后路减压术、先天畸形或炎性疾病如类风湿关节炎）十分有效，同时可提供患者拟手术节段活动度的详细信息（图 20.3）。

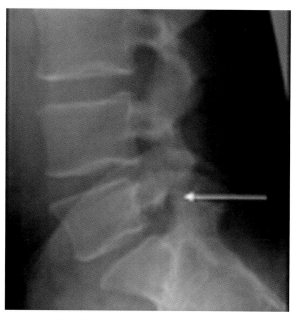

图 20.1　腰椎侧位 X 线片显示峡部缺损（箭头所指）（峡部裂）

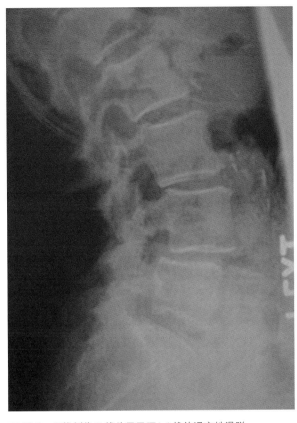

图 20.2　腰椎侧位 X 线片显示腰 L4 椎体退变性滑脱

20.4.2　CT

虽然 CT 不是单纯腰部不适患者的常规检方法，但其可以对顽固性的 DDD 患者提供有效的术前评估。CT 对骨组织高质量的显像使其可显示关节突关节退变（图 20.4）和峡部裂（图 20.5）。此外，CT 可以间接地评估骨密度，同时可详细测量骨解剖结构（椎体及椎弓根），从而计算出内置物的尺寸。定量 CT 可以作为骨密度测量的一种替代方法，但其对人体的辐射较大。

20.4.3　MRI

MRI 能显示清楚脊柱正常解剖结构及异常病理改变，有助于诊断及选择治疗方式（图 20.6）。MRI 的常规应用对于明确椎间盘疾病（突出、纤维环撕裂、髓核脱水）、退行性变（终板水肿、关节突关节退变）或其他硬脊膜受压表现

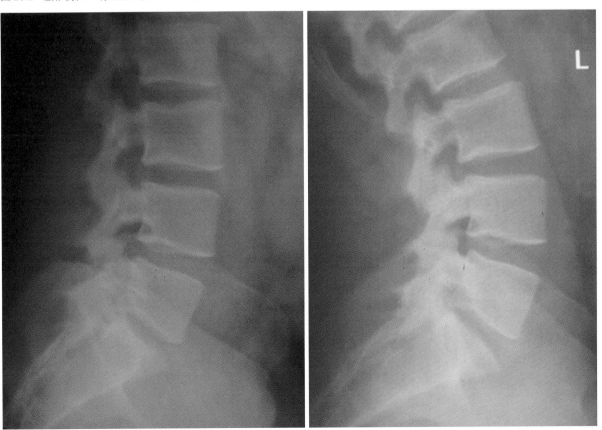

图 20.3　慢性下腰痛患者的腰椎过伸过屈位 X 线片。显示椎间盘塌陷、椎间高度降低、不伴有 L5/S1 节段的不稳定

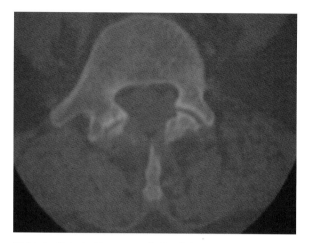

图 20.4　轴向 CT 显示 L4/L5 右侧关节突关节炎

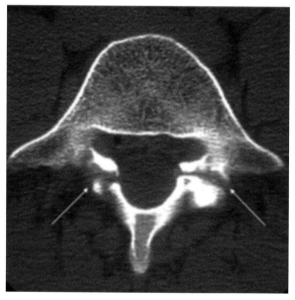

图 20.5　轴向 CT 显示双侧关节突关节间部（峡部）骨折（箭头所指）

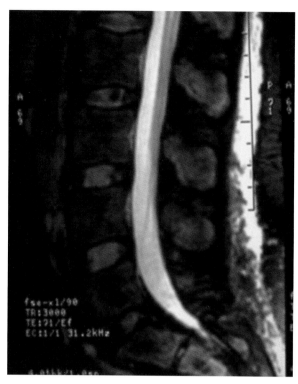

图 20.6　矢状位 T2 加权像 MRI 显示椎间盘退变性疾病（L5/S1）椎间盘脱水改变，椎间隙高度降低

20.4.4　骨扫描

不管是双能 X 线吸收测定法、双光子吸收测定法，还是定量 CT 测量，骨扫描应被用于所有怀疑有骨量减少或骨质疏松患者的检查中，特别是对于绝经后的女性、大于 50 岁的男性以及长期吸烟的患者。双能 X 线吸收测定法相较于其他方法有费用低以及辐射少的优点，所以目前双能 X 线吸收测定法成为测量骨密度的标准方法。

20.4.5　椎间盘造影

正如前面章节所讨论的，椎间盘造影的作用主要是作为临床诊断的辅助影像学评估方法。目前椎间盘造影的应用范围有限，主要用于明确存在多节段病变患者的责任节段和辨别是脊柱源性的疼痛还是非脊柱源性的疼痛。尽管很多研究对椎间盘造影阳性结果的预测价值提出质疑，但它

（黄韧带肥厚、关节突关节肥大）均十分有帮助。然而，正如博登（Boden）的研究显示，很多 MRI 上的异常发现（如椎间盘退变、纤维环撕裂、椎间盘膨出和关节突关节炎）常见于无症状人群中。基于这种现象，评估患者 MRI 影像时还需了解患者的病史、体格检查、年龄以及出现症状的可能原因。MRI 最主要的优势在于可以评估患者硬脊膜受压的原因、椎间盘退变的分期和关节突关节的退变情况。然而，对椎间盘退变性疾病的 MRI 表现没有一个明确的分级标准。

仍是唯一可诱发盘源性疼痛和在存在多节段病变的患者中确认其责任节段的方法。必须要知道椎间盘内充足的增压对纤维环的承受力有要求，而承受力差的纤维环可能使椎间盘造影出现假阴性的情况。近期的研究显示，尽管使用了最先进的技术，椎间盘造影对髓核细胞、纤维环以及椎间盘自身仍会有一定的损害。穿刺注射以及椎间盘内增压会对椎间盘带来机械性损害，造影剂以及局部麻醉药对椎间盘内环境也存在显著的不良影响。虽然椎间盘造影对下腰痛保守治疗无效并且明确仅存在单一椎间盘退变性改变而没有其他病变的患者具有诊断价值，但椎间盘造影存在的副作用使其已不常被使用。

20.4.6　诊断和治疗目的的疼痛管理

腰椎小关节封闭、内侧支神经阻滞和射频消融是适用于关节突关节源性的下腰痛的诊断与治疗方式。此外，这些技术被延伸用于缓解骶髂关节源性的下腰痛。既往研究显示，封闭治疗（关节内封闭和内侧支神经阻滞）应用于小关节介导的疼痛的诊断与治疗具有安全、准确以及可重复的特点。有趣的是，类固醇激素的应用并未增强封闭的效果。基于科克兰（Cochrane）的系统回顾研究显示，诊断性麻醉药物阻滞推荐等级为 1 级，治疗性内侧支阻滞和射频消融推荐等级为 2 级。

然而，诊断及治疗性穿刺的成功并不能预测手术效果的成功。事实上，既往一篇文献指出，相较于其他治疗方式，在佩戴临时外固定装置时，手术患者的疼痛缓解效果较好。当然，这篇报道时间久远，但是仍可得出结论，尽管这些技术在下腰痛的诊断和治疗上有效，但并不能说它们就可以准确判断手术的预后。

20.4.7　脊髓电刺激（SCS）

对于慢性腰腿痛和胸腰椎手术后残存的神经缺失症状（术语叫作"腰椎手术失败综合征"），

SCS 是一种有效的治疗方法。同时，其对复杂性局部疼痛综合征的治疗也有一定的效果。相关证据尚不足以证实其应用于主诉为下腰痛的椎间盘退变性疾病的效果。但其对于主诉为腿痛的椎间盘退变性疾病的治疗效果已得到证实。

20.5　手术相关临床资料

有关 DDD 手术治疗的临床资料包括对比研究腰椎融合术和保守治疗的随机对照研究以及对比研究其他手术方式和腰椎融合术的随机对照研究。尽管很多个案报道了后路棘突间固定或椎间盘置换治疗盘源性腰痛，但目前尚缺乏证据证实其确切治疗效果。

2001 年，福瑞泽（Fritzell）发表了里程碑式的文章，第 1 次通过随机对照的方式对比了手术和非手术治疗慢性下腰痛的效果。值得注意的是，文中 33% 的手术治疗组患者和 9% 的对照组患者在术后 2 年随访时下腰痛症状存在显著改善。此研究的不足点有：①对照组腰痛患者的腰痛原因未介绍。②仅通过病史、查体和 X 线片进行诊断，而没有进行 MRI 和椎间盘造影的检查。③手术组的患者进行了 3 种不同的手术方式：后外侧植骨未安置内固定、后外侧植骨安置椎弓根螺钉以及 360° 植骨融合。④另外，保守治疗组的治疗方案也各不相同。⑤同时，理疗、穿刺注射治疗及其他疼痛治疗方式（针灸等）也没有被标准化。随后，挪威的学者布洛克斯（Brox）也发表了一篇随机对照研究，对比后外侧植骨融合术与认知干预和锻炼对慢性下腰痛的缓解情况。研究者采用较明确的非手术治疗方法，涵盖了患者的学历、腰椎活动度以及理疗的强度对其的影响。1 年随访时，试验组和对照组在下腰痛及肢体障碍的 Oswestry 功能障碍指数（ODI）评分上无统计学差异。菲尔巴克（Fairback）等也进行了类似的随机对照试验，对比手术治疗和保守治疗的效果，他们发现，试验组和对照组在 2 年随访时功能障碍均有好转，但两者间 ODI 评分和往返步行试验有少量差异。2007 年，米尔扎（Mirza）对这些文献进行了系统评价，认为相较于认知行为疗法或系统的康复疗法，手术仅能缓解部分的盘源性腰痛。2013 年，曼尼恩（Mannion）报道了 3 个随机试验的长期随访结果，显示在慢性下腰痛的治疗中，手术治疗与保守治疗（多学科的认知行为疗法和康复锻炼）在平均 11 年的随访中没有明显的差异。

大量的随机对照试验对腰椎间盘置换术治疗盘源性下腰痛的效果进行评估，对照组均为腰椎融合术。总体来说，两者之间的临床效果包括功能预后、疼痛改善、药物使用以及丧失劳动力方面无统计学差异，而 ProDisc-L 是一个例外，在对 ProDisc-L 进行的器械临床研究豁免试验（IDE）中显示，进行腰椎间盘置换术的患者较椎间融合术的患者，可获得更低的 VAS 评分、更高的 ODI 评分以及更好的术后劳动能力。然而，尽管文章得到较好的结果，但约 50% 的患者对临床效果不满意。此外，在黄（Huang）等的综述中显示，按照美国食品和药品管理局（FDA）标准，腰椎间盘置换术在人群中的应用存在明显的禁忌。

当用健康相关生命质量（HRQOL）评价手术治疗的临床效果时，不仅仅是评价量表数据的统计学差异，其临床相关评分改善情况和改善程度也同样非常重要。应用功能评分如 ODI 评分评估时，ODI 评分的变化程度（δODI）是对手术治疗功能康复效果更准确的评价。而最小临床重要差异（MCID）可用于对患者所获得的较少程度改善的临床效果进行评价。MCID 评分将 ODI 评分细化，评分范围 5.2 ~ 16.3 分均有明确定义。克帕（Copay）和格兰斯曼（Glassman）等对来自腰椎学习小组的患者进行前瞻性的研究，建议对 ODI 评分达到 12.8 分的患者行手术治疗。

正是在这样的背景下，近期很多学者对腰椎手术包括 DDD 手术的治疗效果进行了研究。

温斯坦（Weinstein）等对脊柱疾病疗效研究试验纳入的退变性腰椎滑脱患者进行研究，结果显示，手术组在 2 年随访时 ODI 评分降低了 24.2 分，而非手术组仅改善了 7.5 分，两者相比，手术组评分降低 16.7 分（相当于 MCID 评分的 12.8 分）。在对腰椎间盘置换术进行的大样本研究中，ODI 评分是一个功能预后评估中的重要工具和临床效果总体评估的统计参数，但目前临床效果的评价标准尚不明确。布鲁门塔尔（Blumenthal）等在查瑞特（Charite）假体的重要研究中发现，椎间盘置换术组患者术前 ODI 评分为 50.6 分，在术后 6 周、3 个月、6 个月、9 个月、12 个月和 24 个月分别降至 37.7 分（降低 12.9 分）、29.9（降低 20.7 分）、27.5 分（降低 23.1 分）、26 分（降低 24.6 分）和 26.3 分（降低 24.3 分）。齐格勒（Zigler）等有关 ProDisc-L 的关键性研究也应用 ODI 评分作为评价功能预后的一个指标。被研究人群存在较高的原始 ODI 评分（63.4 分），比查利特（Charite）研究中高 25.3%，这可能是因为应用了另外一套能得到高 ODI 评分的评分量表。在术后 6 周、3 个月、6 个月随访时，实验组 ODI 评分较对照组均有明显的统计学差异，这种趋势一直保持至末次随访（术后 24 个月）。尽管未公布准确的数据，腰椎间盘置换术后 ODI 评分波动在 34.5 ~ 47 分之间，术后 24 个月随访时 ODI 评分平均为 34.5 分。与基线水平相比，ODI 评分出现了降低 28.9 分（46.1%）的变化。美国食品和药品管理局标准认定 ODI 评分改善 15% 以上的情况称作"ODI 好转"。尽管在腰椎间盘置换术后 ODI 评分明显改善，实验组在 24 个月时仍存在不同程度的功能障碍，表现为平均 34.5 的 ODI 评分（同样的情况在融合术后也出现，24 个月随访时 ODI 评分为 39.8 分，降低 22.9 分，改善率 36%）。此外，因为手术方式的适用范围不同，所以两种试验纳入患者的初始功能障碍评分也不同。这些数据显示，尽管存在统计学意义，且根据 FDA 标准和 MCID 标准均可证实其效果，手术效果有改善但仍存在残留的持续的功能障碍（Charite 试验平均 ODI 评分 26.3 分，ProDisc 试验平均 ODI 评分 34.5 分）。

总结

患者对于椎间盘退变性疾病手术的选择需要进行合适而全面的评估，包括对疾病的病理学及病理解剖学的认识、患者对既往治疗的反应及动机、对选择适宜的手术方式的讨论以及对医患双方对手术预期效果的说明。

正如之前所描述的，椎间盘退变性改变或 MRI 上表现的所谓的"黑盘"是无症状人群正常的椎间盘老化的过程或者是可引起伤残性疼痛及功能障碍的病理变化。区分两种情况的关键点包括详细病史、体格检查、影像学检查以及正确的疼痛管理流程。椎间盘造影在这种情况下大多是无效的。最后，针对缺乏相关病史、体格检查以及保守治疗效果差的"黑盘"患者，侵入性检查是没有明确定义的角色。当然，病理解剖学（寻找疼痛触发点）结合社会心理学方法（包括引起 LBP 的社会心理学因素）应该被用于存在功能障碍的下腰痛患者的评估中。

总而言之，手术治疗应针对存在明确功能障碍、病史时间长（＞6 个月）和保守治疗无效的患者。病史、体格检查、治疗过程以及影像学表现均有助于诊断及鉴别诊断。存在继发性疼痛、心理或精神疾病、较低的积极性、不足的补偿机制或吸烟/麻醉药物使用史情况的患者手术取得满意效果的可能性较小。一旦进行决定手术治疗，通过仔细评估椎间盘造影、靶向封闭和影像学来确定病理解剖情况（如关节炎、峡部裂、终板病变或者节段不稳等）是不是适合行保留部分运动的非融合手术，将有助于决定手术方式的选择，如椎间盘切除椎间融合术、盘内手术以及保留部分运动的非融合手术等。对手术治疗循证依据的理解以及预测手术效果指标的认识非常关键，能帮助选择正确的适应证，保证远期疗效。而随着时间的推移，各种研究能提供给患者和外科医生的相关信息会越来越多。目前，临床证据显示椎间盘退变性疾病的所有手术治疗的效果均不太令人满意，甚至是在大部分严格纳入最佳适应证的对照研究中，功能障碍在术后也只是部分改善。因此，对椎间盘退变性疾病的手术选择应保持警惕。最后，外科医生应充分掌握专业知识，根据患者的情况选择治疗方案。

第 21 章 融合与非融合问题

瑞恩·P. 庞顿 (Ryan P. Ponton)
艾瑞克·B. 哈瑞斯 (Eric B. Harris)
艾伦·海莉布兰德 (Alan Hilibrand)
译：宋跃明 丰干钧 黄 勇 徐 准

21.1 前言

在过去的几十年中，腰椎融合技术取得了巨大的发展。椎弓根螺钉固定、侧路椎间融合技术、重组人骨形态发生蛋白和微创手术等方法的出现，使每年融合手术量大幅增加。随着老年人口的增加，更多的患者愿意寻求合适的治疗方法来缓解疼痛、恢复功能并且维持正常活动的生活方式。虽然外科技术在不断地改善和提高，但是人们对腰椎间盘退变性疾病的融合手术指征一直存在争议。本章的目的是回顾当前腰椎融合手术的临床证据，并为此类具有挑战性的众多患者人群的病情评估、临床检查和手术决策提供建议。

21.2 概述

腰椎退变性疾病的临床症状表现多样，因此区分该疾病的各种病理过程非常重要。为患者制定治疗计划中，应首先考虑合理的保守治疗方法。如果保守治疗效果不佳，患者的症状持续存在，应再次仔细评估影像学及其他诊断性检查后，方可制定手术计划。

腰椎退变性疾病的临床表现为 5 种基本形式：轴性下腰痛、腰椎管狭窄、腰椎神经根病、退变性腰椎滑脱和退变性脊柱侧凸。这些症状可以单独发生或者合并出现。手术方案的制定、融合的必要性等取决于多方面的因素，将在以下的各种疾病中进行逐一讨论。

21.3 轴性下腰痛

慢性轴性下腰痛造成较高的社会经济负担，中重度腰痛的终身发病率为 30% ～ 50%。绝大多数的未合并畸形的单纯性腰痛可以通过非手术治疗得到成功治疗。非手术治疗方式包括药物治疗、短期卧床休息、物理治疗和按摩治疗。药物包括非甾体类抗炎药（NSAIDs）、对乙酰氨基酚、肌肉松弛剂和短效麻醉剂。

在上述治疗进行初步尝试后，硬膜外和／或关节突关节封闭也可能是有效的。进行非手术治疗 6 个月以上症状仍未缓解的患者可能需要行融合手术。然而，人们对于椎间盘源性轴性腰痛患者行融合手术的有效性却缺乏共识。多项研究表明，融合术后对背部疼痛仅有轻微的改善。由于这些不乐观的结果，许多外科医生主张在手术干预前用诊断性试验分辨出疼痛源。在这种情况下，诱发性椎间盘造影是最常用的测试手段，尽管既往文献对其是否能真正预测脊柱融合的效果仍有争议。

2006 年的一项关于椎间盘造影确诊的轴性下腰痛患者和不稳定性脊柱滑脱患者行单节

段融合手术的配对病例对照研究中，卡瑞吉（Carragee）等发现 2 年随访时，椎间盘造影组中结果满意率只有 43%，而对照组有 92%。

在最近的一项系统评价中，没有任何一类慢性腰痛患者能够被鉴别出以确定脊柱融合的治疗效果是可预测和有效的。他们得出的最佳证据不支持在临床实践中使用诱发性椎间盘造影作为选择治疗患者的依据。显然，研究者们对椎间盘造影是否能预测轴性下腰痛融合术后的效果缺乏共识。基于以上事实，在为轴性下腰痛患者制定治疗计划时，我们应该切记椎间盘造影仅仅是一个要考虑的诊断要素而已。

我们考虑了轴性下腰痛患者中的所有因素，而对于这一类患者中，仅对保守治疗至少 6 个月但疗效欠佳的患者建议行融合手术。对于保守治疗失败并有单节段退变性疾病的影像表现的患者，我们由经验丰富的疼痛治疗专家来实施诱发性椎间盘造影。只有当椎间盘造影的结果与 MRI 的结果一致而邻近的椎间盘无阳性发现时，我们才建议进行手术治疗。

21.4 腰椎管狭窄

与轴性下腰痛不同，腰椎管狭窄（LSS）是否需要融合的问题更为简单明了。如果非手术治疗不能缓解这一类患者的症状，大多数患者从手术减压中能得到有效的症状缓解。对于单纯性腰椎管狭窄并且不存在退变性脊椎滑脱或脊柱侧凸的患者，可以只采用单纯减压治疗。大量研究表明，减压手术对缓解腿部疼痛和感觉异常、下肢无力以及跛行症状有良好的效果。

影像学证据提示存在不稳定的腰椎管狭窄的患者，有明显的融合手术指征。明显的失稳可以在过伸过屈位 X 线侧位片上以退变性腰椎滑脱表现而得到证实。此外，在正位 X 线片上看到的侧向滑动也可能提示不稳定。最后，在横断面 T2 加权像 MRI 图像上观察到的增多的

关节突关节液是一个更细微的变化，是明显的临床失稳的表现。对于腰椎失稳的患者，只进行单纯减压治疗，更有可能导致腰椎失稳的加重和遭遇因后方包括棘上韧带、棘间韧带、黄韧带以及关节突关节和峡部的稳定结构复合体损伤的继发性腰痛。即使在术前没有腰椎失稳的患者中，切除超过 50% 的关节突关节或脊椎峡部也可导致医源性的腰椎失稳，造成不良预后和可能需要再次手术的可能。

最近美国的一项研究评估了 2004—2009 年全国腰椎管狭窄（LSS）患者合并和未合并腰椎滑脱和脊柱侧凸的外科治疗方法的趋势。结果显示，与单纯减压相比，融合治疗 LSS 的数量有所增加。如前所述，临床医生必须考虑到患者多方面的因素，包括已被证明对腰椎手术有不良影响的肥胖症。一项研究表明，肥胖腰椎管狭窄患者的手术效果较差，另一项研究表明，其因手术时间延长，增加了感染的概率。

在当今有先进的影像学检查的时代，我们应该常规对患者行腰椎正侧位和过伸过屈位的腰椎 X 线片检查以排除退变性脊柱侧凸或腰椎滑脱。如果在术前计划中仅行 MRI 检查，那腰椎滑脱和脊柱侧凸都很容易被漏诊。如果在非手术治疗失败并且有症状的腰椎管狭窄的患者中发现了脊柱侧凸或脊椎前移，我们常规的治疗方案是行减压和在脊柱侧凸或不稳定的节段进行融合。应该充分告知患者，手术目的是缓解下肢疼痛，而缓解腰痛的效果是难以预测的。

21.5 腰椎神经根病

如果非手术治疗失败，伴有或不伴有狭窄的髓核突出的继发性神经根病可以通过椎间孔扩大减压和髓核摘除术得到良好的治疗。与症状性腰椎管狭窄一样，我们建议仅在合并退变性脊柱侧凸或腰椎滑脱的情况下对腰椎神经根病患者进行融合手术。

一些脊柱外科医生认为，对复发性椎间盘突出的治疗进行融合手术是必需的。因为对同侧或对侧复发的患者再次行髓核摘除术需要切除更多的椎间盘组织和后方结构，例如椎板或关节突关节，进一步损伤同一节段的解剖结构，增加了节段不稳定的风险。最近的一项研究评估了美国脊柱外科医生对复发性腰椎间盘突出症的治疗方式，研究强调在治疗计划方面缺乏共识，因为一些外科医生推荐再次行微创髓核摘除术，而另一些外科医生推荐行微创髓核摘除术联合后入路腰椎椎间融合术 / 经椎间孔腰椎椎间融合术（PLIF/TLIF）。

腰椎神经根病的患者很少伴有明显腰痛。在这些患者中，如果通过椎间盘造影或 MRI 显示有明显的单节段椎间盘退变的证据，表明腰痛与神经根病的病因相同，则可考虑合并行融合治疗。然而应该注意的是，研究表明，这种腰痛通常单独用髓核摘除术即可以解除。

影像表现腰椎神经根病患者合并有退变性脊椎滑脱或脊柱侧凸时，不管是否存在明显的腰痛，都应该强烈地建议行减压融合术，术前未能识别腰椎不稳定且术中未解决这些问题可能会导致术后进展性腰椎失稳和相应的腰背部疼痛。

21.6　退变性腰椎滑脱

伴有或不伴有内固定的减压融合术能有效治疗症状性退变性腰椎滑脱。大量的回顾性和前瞻性研究已经证明各种融合技术可取得满意的治疗效果。因为腰椎滑脱通常是动态的而不是静态过程，站立过伸过屈位 X 线片可能是识别腰椎滑脱所必需的关键检查，仅用 MRI 检查则可能漏诊。先进的影像学检查应该用来确定腰椎管狭窄的任何区域以确保充分减压，融合手术可能只限于明确不稳定的节段。

21.7　退变性脊柱侧凸

随着美国人口的老龄化和对生活质量与成本问题的更多关注，退变性脊柱侧凸已成为一个相当大的健康问题。许多年龄在 60 岁以上、患有机械性腰痛的女性患者会出现退变性脊柱侧凸。大部分患者无明显的神经根性症状或跛行症状，因此无明确的手术指征。然而，当这些患者出现腰椎管狭窄症状或神经根病保守治疗无效时，减压固定融合术是合适的治疗方法。先进的影像学检查通常显示出椎间盘退变、椎间孔狭窄和神经根压迫，但有时难以发现脊柱侧凸。此类畸形患者多合并旋转畸形，可以通过使用椎弓根钉棒系统矫形减少畸形的程度。如果存在大的旋转畸形和明显的侧向滑脱，导致了跨越多个节段的侧凸，则有时会推荐行 360° 环状融合技术来恢复前柱的完整性，获得良好的侧凸矫形效果，并改善患者后期的生活质量。

尽管脊柱侧凸手术有风险，但对这一类人群的手术干预的需求也在增加。最近的一项系统性评价分析了 16 项研究，其中包括 553 例退变性侧凸患者，报道显示，尽管总体并发症的发生率为 49.0%，再手术率为 15.3%，但手术仍然是退变性侧凸患者的有效合理治疗方案。

总结

在没有合并脊柱侧凸和腰椎滑脱的情况下，腰椎退变性疾病的治疗中通常无需融合。对很少数的单节段退变与椎间盘造影一致的病例，很多外科医生会考虑行融合手术。尽管没有文献支持这一理论，但是 L5/S1 以上节段复发性椎间盘突出症的患者接受再次手术时，进行融合手术可能更有利。最后大量研究表明，对退变性脊柱侧凸或腰椎滑脱患者行融合手术不仅能获得良好的治疗效果，而且可以阻止腰椎失稳和畸形的进一步进展。

第 22 章　腰椎间盘退变的生物力学

E. 艾米利·阿尔伯特（E. Emily Abbott）
比约恩·罗博（Bjorn Lobo）
爱德华·C. 本泽尔（Edward C. Benzel）
译: 宋跃明　丰干钧　黄　勇　徐　准

22.1　前言

　　腰椎间盘退变性疾病是 45 岁以上患者腰痛和行动不便的最常见原因之一。腰椎间盘突出症的诊断和治疗有时令人困惑，虽然磁共振成像（MRI）是用于识别腰椎间盘突出的首选影像学检查，然而患者的影像学表现和临床症状并不完全相关。椎间盘退变是一个广义的概念，其包括伴有临床功能障碍的患者的椎间盘的大体观和影像学的所有改变。这些变化可能导致腰椎的正常生物力学紊乱，比如伴有相应临床表现的病理性和功能失调性的椎间运动。

22.2　椎间盘的结构

　　人类脊柱包含 23 个椎间盘（6 个颈椎，12 个胸椎和 5 个腰椎），而在寰椎（C1）和枢椎（C2）之间以及骶尾椎之间是没有椎间盘的。椎间盘位于 2 个相邻椎体之间，其上、下被软骨终板所包围，前方为前纵韧带，后方为后纵韧带。椎间盘包含成纤维细胞、软骨细胞和少数脊索细胞，并由中央髓核，周围纤维环，以及上、下软骨板组成。

　　髓核由不规则排列的 Ⅱ 型胶原和弹性纤维聚集疏松的蛋白多糖构成。蛋白多糖的主要成分为聚蛋白多糖，富含阴离子，可提供较高的胶体渗透压，促进髓核水分的吸收，这对缓冲外力冲击至关重要，因渗透肿胀形成的静水压力能缓冲脊柱压力。

　　纤维环由 Ⅰ 型胶原纤维形成的纤维板按同心圆排列组成。纤维层排列与软骨终板成 30° 夹角，相邻纤维层排列方向相反，交叉排列成 120° 夹角。纤维环外层纤维通过夏伯（harpey）纤维紧密地附着于 2 个椎体的骺环之间。纤维板这种斜向排列方式有助于抵抗轴向旋转应力，正如肌腱抵抗其纵向应力一样（图 22.1）。研究表明，纤维环横向和纵向撕裂不仅降低了其纵向抵抗力而且增大了轴向旋转度。

　　上、下软骨板主要由透明软骨组成，并借助钙化软骨紧密与相邻椎体连接。软骨板可作为椎体血管营养成分与椎间盘之间的半透膜，成人和儿童的椎间盘无血管，营养物质必须通过相邻的终板或毛细血管进入纤维环。相比之下，婴儿的椎间盘是有血管的，因此营养物质通过动脉或小动脉进入纤维环。

22.3　椎间盘间隙的功能

　　椎间盘间隙占脊柱高度的 20% ~ 25%。当脊柱承受轴向载荷时，椎间盘可作为相邻的不可压缩椎体的减震器，在日常活动中承受各种压力载荷，姿势对椎间盘内静态压力的影响已被许多研究所证实。随着成长，体重上升或当从平卧位

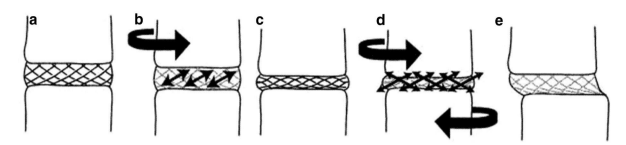

图 22.1 （a）纤维环纤维排列方向与终板成 30° 夹角。（b）此种排列有助于抵抗较大的扭转应力（箭头）。（c）事实上，与抵抗牵张或压缩力相比，纤维排列方式最有利于抵抗扭转应力。（d）如果纤维环纤维松弛，扭转抵抗力消失。慢性不稳定和机械性疼痛可能发生。（e）纤维环韧带松弛后影像学上更多表现为慢性不稳定和半脱位

改为站立位时，椎间盘的载荷压力将增加，尤其在下腰椎水平。当人体处于双膝关节屈曲的平卧位时，腰椎将处于一个前凸轻度减少的放松体位，椎间盘在这个体位上所受的压力最小，主要由周围的韧带和肌肉产生。当处于站立位时，由于承受轴向体重载荷，椎间盘的压力增加。静止时，大部分压力承载在椎间盘的中心，并且比仰卧位的压力大 4 倍。当髓核被轴向载荷压缩时，其发生径向扩张并被纤维环包围。纤维环的胶原纤维被置于张力下，从而充当被膜以包裹髓核。当脊柱弯曲时，髓核向应力较小的位置移行，而纤维环在弯曲凹侧面凸起。例如，向前弯腰时使腰椎更加后凸。处于这种姿势时，腹侧纤维环的压力增加，髓核向背侧压力较小处移动。这种髓核背侧移位使背侧的纤维环因为髓核的作用处于紧张状态（图 22.2 ）。

脊柱受力不对称时，椎间盘提供了一定程度的硬度，并被椎间盘外的结构如脊柱韧带、肌肉以及周围关节突关节所加强。为了达到即具有稳定性又有运动性的目的，椎间盘的每个组成部分分担着不同而又关键的作用。

压力状态下，髓核在保持终板间受力均衡和椎间盘高度方面起着重要作用。椎间盘的渗透属性对于维系这些作用非常重要。该渗透系统基于髓核水化、纤维环以及软骨终板的水渗透运转的半透膜的性质。

水的移动由几个因素决定。椎间盘水分的吸收动力来自椎间盘外的静水压和髓核内大量基质形成的胶体渗透压；水分排出动力来自椎间盘外的胶体渗透压和椎间盘内静水压。软骨终板和纤维环是水分移动的半透性屏障。随着脊柱轴向载荷的增加，椎间盘内静水压增加，椎间盘内的水分排出。当水分减少时，带有负电性质的黏液样基质变得更加稠密，从而使水分重吸收到椎间盘中，得以维持以下平衡：椎间盘内静水压 + 椎间盘外胶体渗透压 = 椎间盘外静水压 + 椎间盘内胶体渗透压。随着压力的变化（例如日常姿势的变换），水分在椎间盘内基质和骨髓之间移动来保持这种平衡。这些水分的移动促进营养物质和代谢废物的运输，并可能对椎间盘的功能完整起重要作用。

如前所述，坚固的椎体终板传递轴向载荷至椎间盘。它们也可作为半透膜，允许水和营养物质从椎体的骨髓内血管弥散到相邻无血管椎间盘间隙中。椎体终板的破坏与椎间盘退化相关，后面我们将对这一内容进行进一步的详细讨论。

22.4 椎间盘间隙的退行性变

许多原因可能使椎间盘的主要成分减少从而导致退行性化。最常见的椎间盘退变在 L4/L5 节段，与单一节段相比，多个节段退变更常见。相比于正常髓核，退变的髓核对能量的分

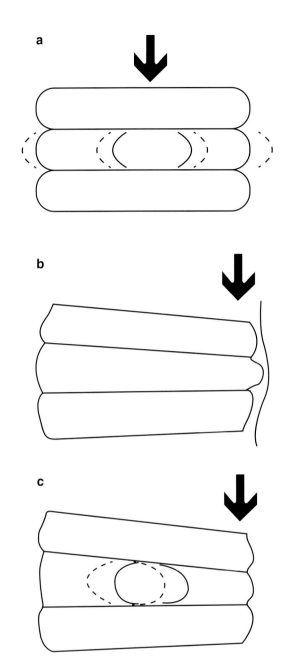

图 22.2　（a）轴向载荷下椎间盘的受力均衡。（b）偏心载荷导致纤维环在受力较大的方向凸出（例如弯曲位的凹侧）。（c）髓核向受力较大的反方向移动。虚线提示偏心载荷时髓核移动的位置

成。椎间盘的力学特点与双相特性以及纤维环、髓核和软骨终板的组成成分有关。

退变椎间盘表现出相互关联的变化。纤维环撕裂的发生，伴随着软骨细胞和成纤维细胞不能够再产生可抵抗移动髓核扩张压力的合适纤维。这些撕裂早在青年时期就可发生，主要表现为 3 种不同的形式：环状、横向和纵向撕裂。横向和纵向的撕裂在退变过程中更具有临床意义，因为其导致节段运动在旋转时明显增加，且屈曲与伸展时也有一定程度的增加，但在侧向弯曲中并不明显。还有人发现，背侧纤维环的横向撕裂可作为髓核突出的通道并导致神经根压迫。如果纤维环的外层保持完整，突出的椎间盘仍有恢复到原来位置的可能。

退变椎间盘的水分含量降低与蛋白多糖降解有关，且在髓核中最显著。人们观察到退变椎间盘的水分丢失可高达 70%，导致髓核和椎间盘的其他成分脱水。在体内和体外研究中人们已经发现退变椎间盘中的髓核静水压的降低。这种水分的丢失降低了髓核载荷的能力，进而导致纤维环的载荷增加，并逐渐加重椎间盘退变。

终板的破坏可能是由骨小梁微损伤所引起的，并且在 MRI 上表现为椎间盘膨入到椎体。随着终板的完全破裂，髓核碎片可能会突入到椎体内。当它们钙化时，就被称为许莫氏结节。终板表面的破坏使其丧失了转移压缩载荷的能力，从而导致髓核静态压丢失而失去了承受压缩载荷的能力，随后压力传递至纤维环，且在周围逐渐形成纤维软骨瘢痕。跨越椎间隙的韧带的钙化可导致脊柱节段的进一步固定。随着压力的增加，可能会发生纤维环皱折向内进入髓核并向外突出终板边缘，从而导致椎间盘高度进一步降低。

椎间盘的高度在减小关节突关节的关节面压力方面起重要作用。随着高度的减小，椎弓中的载荷可能会增加到总压力的 50%。随着关节面上压力的增加，关节面将发生骨关节炎的变化，进而导致关节面损伤和肥大。

散能力下降，膨胀压力和压缩模量降低。此外，纤维环的压缩强度增加，并且椎间盘基质功能进行性破坏，导致生物力学功能减弱。与退变相关的影像学表现包括：椎间盘高度减少，关节突关节间隙狭窄，终板炎和硬化，椎管狭窄，侧隐窝狭窄，椎间盘的失水化、纤维化、弥散性突出，纤维环隐裂和黏性变以及椎体骨赘形

22.5　脊柱不稳定性

　　椎体运动节段的不稳定性可以定义为关节的病理性活动或运动的增加。卡尔开德－威利斯（Kirkaldy-Willis）和法凡（Farfan）则反对单独使用这一概念，因为无症状的个体也可能存在运动增加。因此，他们提出临床不稳定性的概念，并将其定义为导致临床症状的异常关节运动增加，如疼痛或畸形。椎间盘是脊柱的主要运动单元。当椎间隙受到退变、损伤或椎间盘切除的损伤时，可能会发生不稳定，并会导致脊柱进一步退变。

　　评估退变腰椎间盘的力学不稳定必须参考其他几个概念。克瑞斯梅尔（Krismer）在 1997 年将不稳定定义为与以下力学异常相关的运动：过度的前屈后伸运动、病理性伴随运动区、扩大的中性区（NZ）和病理性旋转中心。瞬时旋转轴（IAR）是指在任何给定平面运动保持不动的旋转轴。中性区（NZ）是指施予外加力后小关节反馈给予最小的阻力而引发的运动区。中性区（NZ）的极限或"终点"是首先表现出巨大运动阻力的点。当关节运动超过中性区（NZ）的极限时，随即进入弹性区。弹性区可观察到关节运动对载荷具有较大阻力，并且关节运动与载荷呈线性相关。在弹性区的极限处，载荷达到一个屈服点，此时载荷会导致受影响的结构发生不可逆性变形或破坏（图 22.3）。因此，中性区和弹性区的总和组成了关节的最大运动范围（ROM）。中性区比（NZR）定义为中性区与运动范围的比值（NZ/ROM），用作不稳定性的力学指标。高中性区比（NZR）与关节过度松弛（或不稳定）的临床情况相关。随着退变性椎间盘疾病的进展，运动范围（ROM）、中性区（NZ）和中性区比（NZR）均会有所增加。

　　通过腰椎间盘退变的临床和影像学观察，许多体外和体内研究被用于确定椎间盘的一个或多个功能结构的破坏是如何导致不稳定的。

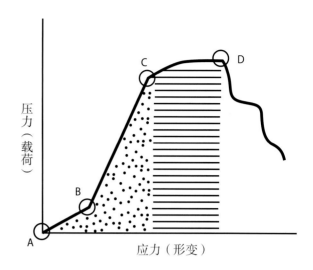

图 22.3　生物组织的典型应力—应变曲线，例如韧带。（AB）中性区。（BC）弹性区。当弹性变形达到极限（屈服点）（C），出现不可逆性变形（开始不可逆性变形）。（CD）塑形区，组织结构发生不可逆性改变。断裂点（D），组织破裂以及载荷消失。散点与虚线区域面积代表强度，而散点区域代表弹性变形力

　　然而，椎间盘退变与明显不稳定之间的关系尚不清楚。卡尔开德－威利斯（Kirkaldy-Willis）和法凡（Farfan）假设腰椎间盘退变有 3 个阶段：暂时性功能障碍、不稳定和稳定。

　　暂时性功能障碍可能在年轻患者中通过急性损伤引发，例如创伤或导致退变的功能性变化（椎间盘变形）。椎间盘内组织移位和椎间盘突出可产生无相应影像学表现的疼痛。不稳定阶段通常发生在中年患者中，其中机械性疼痛伴有脊柱不稳定、椎间盘高度丧失和关节炎性变化。稳定阶段在老年人中最常见，随着年龄的增长而逐渐变硬的椎间关节重新稳定。

　　通过使用尸体模型，一些研究者研究了生理压力对腰椎的作用以及由此导致的运动节段变化。这些研究发现了终板损伤最为常见，其能使髓核的载荷能力迅速降低，进而增加了纤维环的载荷。赵（Zhao）等研究者评估了腰椎运动节段的水分丢失和终板破坏的影响。当水含量降低时，他们发现屈曲和侧弯脊柱活动范围的中性区比（NZR）增加，弯曲刚度降低。发生终板破裂时，这些变化更大。此外，当椎间盘受到压缩载荷时，水平位移也有所增

加。水平位移伴随角旋转可能导致瞬时旋转轴（IAR）向旋转方向的位移增加。值得注意的是，脊柱伸展时瞬时旋转轴（IAR）向下关节突移动。这种现象与伸展时观察到的下关节突载荷增加有关。这些结果表明，随着初始功能障碍，关节在屈曲和侧弯中变得更加松弛。随着进一步损伤或愈合不良，关节可能进入不稳定的阶段，表现为异常节段运动增加，这又可能产生机械性腰痛。

　　然而，尸体研究并没有揭示愈合的细胞机制。受牵引的椎体出现的骨赘形成、关节突肥大以及撕裂纤维环的瘢痕修复，是随年龄的增长和椎间盘退变引起的反应性变化。这些变化虽然改变了运动节段，但通常会导致运动更加僵硬。随着反应性变化的进一步发展，运动节段可能进入稳定阶段，其中先前松弛的运动节段将会变得越来越僵硬。

第 23 章　邻近节段疾病：是腰椎退变的自然史，还是融合的结果？

马克·P. 克斯奥（Mark P. Coseo）

尼尔森·S. 撒度（Nelson S. Saldua）

艾瑞克·B. 哈瑞斯（Eric B. Harris）

艾伦·海莉布兰德（Alan Hilibrand）

译：宋跃明　修　鹏　李忠洋　刘　洪

23.1　前言

脊柱融合术是有症状的腰椎退变性疾病外科治疗的金标准。在过去的 10 年中，腰椎融合术的数量在美国显著上升。然而，腰椎融合术对邻近节段的潜在影响引起了人们的广泛关注。腰椎活动节段的丢失影响了腰椎的力学特性并增加了椎间盘内的压力以及终板、脊柱关节的载荷。长期随访研究显示，腰椎融合术后邻近节段退变率超过 80%。目前的问题是：邻近节段退变以及由此引起的疾病（即邻椎病）是腰椎融合术后的结果，还是腰椎间盘疾病进展的自然史。

23.2　邻近节段疾病的定义

邻近节段疾病是指有症状的椎体的邻近节段在术后发生退变性改变，而邻近节段退变是指手术后邻近节段影像学上的异常改变，可以是无症状的。邻近节段疾病没有明确的分类体系，由一系列的临床体征和症状构成，包括轴向腰痛、不稳、狭窄以及上、下邻近节段的神经根病。

23.3　腰椎退变的自然史

随着年龄的增长，腰椎容易发生关节炎性改变。在纯粹的压缩应力下，健康的椎间盘呈现出均匀的应力分布，生理性载荷通常沿着终板均匀分布。而退化了的椎间盘，应力向纤维环集中，发展成椎间盘膨出和突出。此外，脊柱后方承受了更大的横向应力。退变的节段更易承受剪切应力并且对载荷的分散能力更低。对于中度的椎间盘退变，在压缩应力下有更大的位移，因为脊柱功能单元的瞬时旋转轴向下移动并且向外侧有更大的活动度，这些都使中度退变的脊柱活动单元活动增加。然而，另一方面，当退变进展的时候，活动也在减少。这种退变性改变往往出现在 L5/S1 节段，紧接着是 L4/L5 节段，随后是 L3/L4 节段，并出现在没有症状的患者身上。很多研究都显示，影像学的退变和症状是相分离的。无症状患者的 MRI 研究显示，60 岁以上的患者，超过 50% 都出现腰椎异常。甚至在无症状的患者中，腰椎退变也会随着时间而进展。在 2002 年的一项研究中，艾尔菲林（Elfering）等用 MRI 检查了 41 例无症状的患者，通过超过 5 年的随访观察发现，41% 的患者出现了腰椎间盘的退变，然而，在退变性改变和症状之间没有统计学上的明显联系。

如果腰椎退变是自然进展的结果，那么该病是否有人群易感性呢？很多研究显示，腰椎退变性疾病似乎具有某种遗传易感性。大多数类似的研究都来自双胞胎研究。巴蒂（Battie）等发表 116 例芬兰同卵双胞胎的 MRI 结果，调查者发现，家族和遗传的影响占了上腰段椎间盘退变性疾病因素的 61%，在下腰段中占了 34%。另一个经典的双胞胎研究，萨姆布瑞克（Sambrook）等回顾了 172 例同卵双生和 154 例异卵双生双胞胎的 MRI 结果，结果证实腰椎严重疾病具有 64% 的遗传可能性，而腰椎退变性疾病有 74% 的遗传可能性（95%CI，64% ~ 81%）。随后的巴蒂（Battie）等的芬兰同卵双生和异卵双生双胞胎的研究证实，腰椎退变性疾病具有高的遗传影响率，他们预计不同腰椎节段和表型的遗传可能性为 29% ~ 54%。同卵双生中具有更高的共患率明确地证实了腰椎退变性疾病的发生具有基因易感性。

然而，人们并没有发现导致这种风险增加的特征性的基因，但是在寻找对腰椎退变产生最大影响的基因方面也取得了一些进展。编码炎症性细胞因子的多态性基因以及导致椎间盘内过表达的基质金属蛋白酶都被认为是重要因素。被关注得最多的是在腰椎退变中引起炎症反应和易感性增加的 MMP-2、MMP-3、IL-1 的表达。除此之外，健康的椎间盘含有高浓度的蛋白多糖和Ⅸ型胶原。某些编码这些蛋白的基因多态性也显示出与腰椎退变性改变有相关性。无孢蛋白是细胞外基质中一种富含亮氨酸的重复性蛋白，无孢蛋白的 D-14 等位基因比例过高也与骨关节炎和腰椎退变的风险增高相关。

虽然某些与腰椎退变相关的等位基因已经被鉴定出来，但是仍然有许多未知基因的存在。随着基因测序变得更快，计算功能也越发强大，跨多个人群的基因组研究变得更加可行，这些不仅有助于描述导致腰椎退变性疾病进展风险增加的表型，还可以对抵抗疾病进展的基因片段进行识别。虽然腰椎退变性疾病的整个基因影响机制不明确，从研究中有证据表明有一些人群的确具有易感性。这些都使得邻近节段的疾病看起来更像是自然史的进展，而不是腰椎手术的结果。

23.4　邻近节段性疾病的患者因素

除了遗传因素，某些患者的因素也增加了融合后邻近节段疾病的患病风险。有证据显示，小关节不对称以及椎板倾斜能够导致疾病的发生。欧库达（Okuda）等研究了 87 例行 PLIF 手术的 L4 退变性滑脱的患者，发现后路 L4/L5 椎体间融合后，L3/L4 小关节不对称及 L3 椎板水平化与 L3/L4 的退行性变比重增加有关。研究者提出，小关节的不对称和椎板斜坡角的增大会导致脊柱运动单元的异常运动，从而引起椎间盘压力增加，最终导致退变。在随后的研究中，研究者又发现对邻近节段性疾病再次行手术治疗的患者，其小关节不对称和椎板水平化的发生率较高，尤其是融合部位的上位节段。

患者的年龄也是邻近节段性疾病的高危因素。在一个 3188 例行腰椎融合术患者的回顾性研究中，安（Ahn）等研究发现，年龄增长与邻近节段再次手术的必要性有相关性。值得注意的是，研究者发现男性再手术的风险更大。哈罗普（Harrop）等也得到相似的结论，高龄与邻近节段疾病的发生有相关性。

肥胖以及吸烟史在邻近节段疾病中也扮演着重要的角色，但也有一些学者报道称，没有证据表明较高的 BMI 或尼古丁的摄入与退变性疾病相关。卓（Cho）等回顾了 154 例病例的研究表明，年龄、BMI、术前存在上位邻近节段的退变性改变等因素都会增加邻近节段性疾病再手术的风险。

23.5　邻近节段疾病的患病率

一些长期性研究证实了术后邻近节段退变发展的影像学证据。虽然邻近节段退变是很常见的，但是邻椎病的发病率却比较低。一项纳入了 94 个研究、共包含 34 716 例患者的 META 分析显示，邻近节段退变总的患病率在 21.8% ~ 37.4%，邻椎病的患病率是 3.2% ~ 12.1%。哈罗普（Harrop）等在另一项 META 分析中得到的患病率也与其相似，退变的患病率是 34%（314/926），而邻椎病的患病率在 14%（173/1216）左右。也有充分的证据显示手术部位附近邻椎病的发生率较高。瑟勒斯切（Celestre）等的一项研究显示，在行 L4/L5 融合术的患者中，发生邻近节段退变的节段中，L3/L4 占 75%，而 L5/S1 占 25%。而且 90% 的邻椎病出现在上位节段。

对这些 META 分析结论进行解读时，必须明确这些结果是回顾性研究，且症状评估、随访时间和影像学研究均存在差异。但是的确有证据显示，腰椎融合术后，邻近节段退变以及邻近节段疾病的发生率明显升高。同样，这些研究也显示融合的上位节段是高发部位。

23.6　融合是一个危险因素吗？

腰椎的运动是十分复杂的，因为功能性脊柱单元活动时没有固定的旋转中心，而腰椎的运动特性是非线性的，因此给研究者带来了许多困难。腰椎具有黏弹性，在体内均有运动耦合现象。这使得人们对融合后的腰椎进行体外研究是十分困难的。然而，目前仍有一些体外模型用来研究融合对邻近节段的影响。在一项尸体研究中，维恩霍菲尔（Weinhoffer）等分别采用未固定的、单节段双侧 L5/S1 固定以及多节段双侧固定 L4 ~ S1 的模型来测量椎间盘所受的压力。研究者发现，在融合部位的上方，椎间盘所受压力明显增大，当多节段融合后，压力增大更加明显。1996 年的一项类似的尸体研究中，乔（Chow）等也证实了这一点。单节段 L4/L5 融合增加了上位椎间盘所受的压力，而双节段 L4 ~ S1 融合导致了上位椎间盘所受压力更加明显。同时，该研究测量了融

合前后的脊柱活动性。研究者发现，单节段或双节段固定会使得邻近节段的活动增加至接近其功能活动范围的极限。相似的另一个运用小腿—腰骶离体标本实验也得到了相同的结论。舒诺（Shono）等运用这种模型研究单节段、双节段和 3 个节段融合后脊柱的弯曲、伸展、侧向弯曲以及旋转的活动性。随着融合节段的增加，融合部位近端活动也随之增加。这个结论在一个体内实验中也得到了验证，阿克塞尔松（Axelsson）等运用 6 例因低度腰椎滑脱而行融合的患者的 X 线立体摄影进行脊柱融合前后的活动性分析。测量术前、术后 L4/L5、L5/S1 节段的活动性，研究发现，融合以后近端节段活动性增加。虽然这些研究都关注到了活动节段的丢失，但是对这些结论必须进行辩证地理解。现在的体外实验都没有完全地重建出脊柱运动的复杂性，而体内实验又因为样本量的关系，受到一定的限制。近年来，虽然我们在建立准确程度更高的、复制体内脊柱活动的模型上取得了一些进步，但体外实验模型的建立还需要进一步改进。

融合之后引起邻近节段载荷异常，继而导致邻椎病的发生，是一种符合理论的生物力学改变。然而，对于非融合的手术，是否会增加患病风险呢？一些学者假设单纯减压性的椎板切除术能够改变腰椎生物力学因素，从而使其更易患病。生物力学研究显示，椎板切除术中切除的后方成分增加了手术节段弯曲、伸展、旋转的活动。扬森（Jansson）等应用瑞典综合性的国家数据库分析了在 10 年间随访了 9664 例因椎管狭窄行减压性椎板切除术的病例，发现 11% 的患者症状加重并需要再次进行手术。这些类似的结果显示，造成邻椎病的不只是融合手术，其他非融合手术也可以使退变发生。

虽然现有数据表明在融合节段周围的椎间盘压力以及节段活动性都增加了，但是这是否增加了邻椎病的患病风险呢？假设腰椎活动节段的丢失被很好地模拟出来，或者引起症状性退变的话，能够准确描述脊柱活动性的模型也

许可以为该假设提供依据。融合术之后的确发生了邻椎病，但是目前为止，文献中还没有确定性的证据支持是由于融合术导致了邻椎病的发生。

23.7　手术干预：融合的方式有影响吗？

目前有很多方式来完成腰椎功能单位的融合，然而采用不同入路或融合方式是否会影响邻椎病的发病风险还不是十分清楚。一些学者认为后路椎弓根螺钉系统固定较前路手术更易导致邻椎病的发生。陈（Chen）等于 2008 年的一项研究运用 CT 来评估后路椎弓根螺钉固定融合腰椎后的上位小关节受侵犯的发生率。在这个研究组中，47% 的患者融合后出现了上位小关节突的侵犯。融合界面的上位小关节侵犯可能增加了退变的风险。如果说后路融合导致了邻椎病的风险增加，相对而言，就是前路手术导致邻椎病的风险较低。有一些等级Ⅳ的数据证明了这个结论。虽然没有直接检查邻椎病，斯特鲁布（Strube）等研究发现，单纯 ALIF 后和前后路联合腰椎融合术后相比较，患者在满意度、ODI 量表评分、VAS 评分都有显著的差异。韦（Wai）等应用 MRI 对 39 例接受 ALIF 的患者进行了至少 20 年的随访研究，其中只有 3 例患者需再次进行手术。研究者发现，30.7% 的患者发生了显著的退变，但是在这组人群中有 17.9% 的患者保留了邻近节段。结论是这组患者的邻椎病的发病率与未融合患者的邻椎病的发病率相似。闵（Min）等的研究比较了 48 例 L4/L5 退变性滑脱行 ALIF 或者是行 PLIF 的患者，研究发现 ALIF 组邻近节段的退变率为 44%，PLIF 组为 82.6%，但两种手术方式导致邻椎病的发生率没有统计学差异，人们很难确定这两组不同的邻近节段退变的发生率所具有的临床意义。这很有可能是与脊柱退变的自然进展有关，而不是与融合相关。虽然这些研究

提示标准的前路融合手术与邻椎病的发生可能相关，但是同样也证实了融合的方式对邻椎病的发生没有影响。阿布杜（Abdu）等分析了 SPORT 试验的结果发现，后外侧原位融合术 / 后外侧融合以及 360° 融合三者间 4 年的随访结果没有显著差异。由于文献中结论的不一致性，人们对于融合方式是否会影响邻椎病的发生还没有定论。

一些潜在的可避免的手术操作也与邻椎病的风险增加有关。比如融合术中过度撑开，增加了脊柱后方结构的载荷，是引起早期退变的原因。在一项 85 例患者行后路 L4/L5 融合的研究中，凯托（Kaito）等发现，85 例患者中的 13 例在随访 2 年后出现了邻椎病，患病组中，L4/L5 节段有 6.1mm 的撑开，然而在没有症状组中只有 3.1mm 的撑开。也有研究提出维持融合术后邻近结构的矢状面平衡是非常重要的。另一项研究回顾了 430 例有腰痛患者的 MRI 结果，克罗查纳（Keorochana）等发现，有脊柱前凸过度（＞50°）及脊柱前凸不足（＜20°）的患者，退变的风险较正常生理曲度都有所增加。居瑞索维克（Djurasovic）等的研究证实融合节段的脊柱前凸不足与邻近节段退变有相关性。这些研究结果都清楚地显示外科操作在腰椎融合术中的重要性，尤其要注意避免术中的过度撑开和术后矢状面序列的改变。

23.8　运动保留的手术：关节置换术就能避免邻近节段退变吗？

随着人们对邻椎病的关注增多，腰椎间盘以及脊柱功能单元关节置换术逐渐发展起来。假体手术的目标是置换掉病变节段并移除疼痛源，尽量保留正常脊柱的力学性能和活动性可以降低邻椎病的发生风险。在近期的一项 META 分析中，哈罗普（Harrop）等纳入了 27 项回顾性研究，比较了腰椎融合术和关节置换术邻椎病的发生率，发现融合组的发病率为 14%（173/1216），

而关节成形术的发病率仅为 1%（7/595）。另一项 META 分析纳入了 2 年随访 1584 例患者，发现关节成形术组中 ODI 评分以及 VAS 评分较融合组显著改善。这些结果都使假体手术显得很有前景。然而受限于纳入 META 分析中的这些研究的性质，对这些结论都必须采取谨慎的态度去解读。对腰椎关节置换术的长期随访结果还少有文献报道。最长的随访报道是欧洲的一组病案报道。大卫（David）等对 106 例行单节段腰椎关节置换术的患者进行了 13.2 年的随访，在这组病例中，82.1% 的患者获得了优良的结果，其中90.6% 的患者仍然保留了平均 10.1° 的前屈后伸活动度，其中只有 3 例（2.8%）发生邻椎病。黄（Huang）等报道了 42 例患者行腰椎关节置换术进行为期平均 8.7 年的随访，发现邻椎病的发生率为 24%，但是他们注意到腰椎关节置换术后活动度 > 5° 的患者均没有产生邻近节段退变。斯佩（Siepe）等对 93 例腰椎关节成形术后 53.4个月的患者进行了 MRI 的研究，发现邻近节段的退变率为 10.2%，但是每例都十分轻微。与融合术后相比，椎间盘置换术后的邻近节段的活动范围变化更小。巴尔格（Berg）等比较了 72 例融合术和 80 例椎间盘置换术 2 年的随访研究显示，椎间盘置换术更能保留术前的邻近节段的活动性。

与其他部位的关节置换术相比，腰椎关节置换术还在初级阶段，术后保护邻近节段方面有不错的前景。然而置换椎间盘后，后方结构承受了异常载荷也是需要关注的一个问题。这促使了关节置换术的不断发展，包括全腰椎功能单位重建术等。随着这项技术的进步，将来会有更多的研究来讨论腰椎关节置换术与融合术相比在预防邻近节段性疾病方面是否有更好的作用。

总结

目前人们已经证实邻近节段疾病的发生是一个多因素的过程。在遗传及环境等复合因素的作用下，有部分人群更易患腰椎退变性疾病。然而，也有充分的证据显示，手术干预在其中也起了重要的作用。融合手术可能加速了腰椎退变的进程，优良的手术操作、对后方解剖结构的较少破坏以及维持矢状面曲线也在预防邻椎病的发生上起到重要的作用。随着腰椎关节置换术的不断发展，其有望在治疗腰椎疼痛源同时减少邻椎病的发生方面优于目前的融合术式。

第 24 章　如何获得最好的腰椎前凸

基恩－保罗·斯泰布（Jean-Paul Steib）

伊安·菲利普·查尔斯（Yann Philippe Charles）

译：宋跃明　修　鹏　李忠洋　刘　洪

腰椎融合术是全世界都常见的手术方式，尽管如此，腰椎前凸并不都能得到恢复。然而腰椎前凸对于在平衡位置下的站立和行走都十分重要。在生长发育阶段，脊柱形成了腰椎的生理性前凸，为儿童能够站立提供条件。前凸随着日常活动以及姿势（比如坐立、躺、站立）而变化。脊柱退变发生时，腰椎前凸也会随着时间的推移而发生改变。背痛也能够影响脊柱前凸。最好的评估腰椎前凸的方法就是通过测量站立位的侧位平片来评估。其他的影像学检查，比如 CT、MRI 等都不能够很好地反映脊柱前凸，因为这些用来评估的参数都必须是站立位下获得的。然而，其测量方式仍然存在争议。目前测量大体的脊柱前凸似乎是最现实的方法。腰椎前凸是脊柱矢状面平衡的关键所在。腰椎前凸具有个体化的特点，但是却与骨盆参数有着明显的相互关系。手术过后，前凸不足会影响正常步态，使脊柱不平衡，同时引起邻近节段代偿性的腰椎过度前凸，这最终可能导致新的退变性疾病，即邻近节段退变的发生。因此，建立合适的腰椎前凸对于腰椎融合来说是十分重要的。脊柱融合术的一个重要目的就是重建生理前凸，将脊柱融合到一个合适的位置上。2/3 的腰椎前凸出现在 L4 ~ S1 节段，而 2/3 的脊柱融合也位于这个区域，因此，术后有良好的腰骶段腰椎前凸是手术成功的象征。现今，腰椎间盘置换术仍然是治疗腰椎间盘退变中比较受欢迎的方法。假体作为一种工具，可以使患者在不同的日常生活中找到最适合自己的前凸角度。在本章中，我们将描述手术中达到理想的腰椎前凸的方法。

24.1　手术台上患者的体位

患者在手术台上的体位是手术成功的第一步。

俯卧位：胸膝卧位减少了腰前凸，在非融合性的椎管减压或者是微创下椎间盘部分切除术中是十分有用的，因为这种体位扩大了椎板间的空间。然而对于腰椎固定融合手术，就要避免采用这种体位，最好的体位就是髋部不屈曲的平卧。这种中立位保持了自然的脊柱前凸姿势，且有助于通过器械矫形获得合适的前凸融合位置。

仰卧位：在患者背后垫 1 个卷枕，或者折弯手术台都可以增加患者的腰椎前凸。采用这种体位可以帮助调整和设置前路手术中的节段性前凸。但是另一方面，这种体位会使手术因为牵拉髂血管而变得复杂，它会使椎间盘的暴露变得困难和危险。因此，平卧位是腰椎前路手术最合理的选择。

24.2　脊柱的松解：松解小关节

　　后路固定融合术的目的是将腰椎融合在前凸的位置。后路手术中，打开关节突是松解脊柱的一种有用的方法，反过来又能增加腰椎前凸，并在关节面植骨。松解可以用凿子或是锯子切掉一些下关节突（关节突关节的头端）。这种双侧的松解使节段的活动性增加，尤其是对于有骨赘的骨关节炎患者。后方加压操作使后方结构的缩短，张开前方椎间隙，最终可放入椎间融合器（Cage）来完成手术。

椎间盘部分

　　椎间盘的暴露，可以从前路、后路或是前后路联合手术来达到。后路手术（PLIF 或者是 TLIF）用椎间融合器来维持椎间隙高度并行椎体间融合。前路手术（ALIF）中，切除部分的前纵韧带以及大部分的椎间盘，置入具有稳定系统的单独椎间融合器可撑开椎间隙，恢复节段性的前凸。在前后路联合手术中，在后路手术畸形矫形（脊柱后侧凸，创伤后骨连接不正）之前采用前路椎间隙的松解也是非常有用的。前路手术也可以采用微创腔镜辅助。切除2/3的椎间盘组织并将上、下终板去皮质化是十分重要的。前路切除的肋骨可以用来植骨（图24.1），肋骨可以用作非结构植骨或支撑植骨，剩余的椎间区域可填充来源于椎体的松质骨。术后CT检查可见肋骨加松质骨植骨使得前柱出现大面积的骨性融合区域。在胸腰段前后路联合手术中，切除后方结构，植入的柔韧性骨移植物有一定的活动性，这有利于进行恢复腰椎前凸的操作。

截骨术

　　椎间的骨性融合是手术恢复腰椎前凸的一个阻碍。

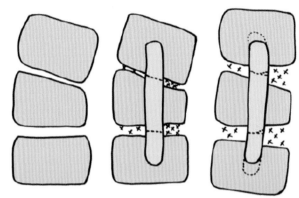

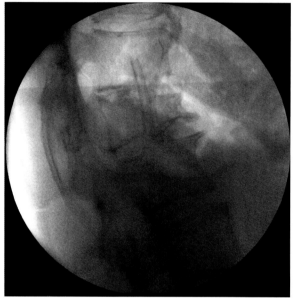

图24.1　肋骨作为非结构植骨或支撑植骨

　　在前柱尚未融合时，史密斯－皮特尔森（Smith-Petersen）截骨是松解腰椎最容易的方法。截骨矫形是从法西（Farcy）氏截骨术开始的（图24.2），它是通过移除上关节突（关节突的尾侧）来完成的。在暴露了上关节突后，用刮匙刮除关节侧方的软组织和分离椎弓根峡部的血管，然后直接用锯子将上关节突切除，锯片要垂直于关节的横截面并邻近于横突上缘。之后用凿子去完成截骨以保证关节面向椎间孔方向安全分离。一旦关节面被切断，用深入关节腔的刮匙将其移除，最终清除连接在关节面上的黄韧带。以同样的步骤完成对侧的操作。对隐窝和椎间孔应当尽可能避免采用电凝止血，这是十分重要的。

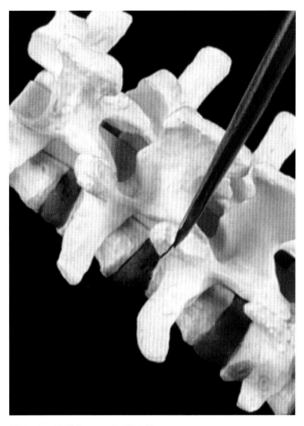

图 24.2　法西（Farcy）氏截骨

24.3　固定

　　钩或者椎弓根螺钉都可以帮助恢复前凸和固定脊柱。

　　钩可以将椎体后方进行锚定，在脊柱后方结构上加压，从而产生脊柱前凸。另一方面，后方撑开可在椎间盘层面上形成后凸。在腰椎，钩只能用在椎板上，而不能放在中立位，钩与骨头之间要保持足够的张力来保证稳定性。因为这个原因，椎板钩呈爪行抱住椎板从而桥接相邻的两个椎体。椎弓根螺钉不同于钩系统，可以放在中立位，进行脊柱三柱固定。现今，钩系统在腰椎的使用十分有限，只有在一些特殊情况或者是椎弓根螺钉植入非常困难时，才将钩系统作为备选。

固定棒

　　很显然，腰椎的固定棒需要依据其腰椎的生理性前凸进行弯曲。直的固定棒不适合使用在脊柱手术中，固定棒的形状和弯曲度都是使腰椎达到最佳前凸的关键所在。在使用低切迹的脊柱内固定时，符合生理弯曲的固定棒比桥接脊柱的固定棒要好。

24.4　复位

加压

　　钩：正如之前提到的，使用钩时需要拉紧和压缩后方结构来达到前凸（图 24.3），后方结构的压缩会使得椎间隙变窄及上位的椎体上抬。

螺钉

　　椎弓根螺钉在前后方都将椎体进行锚定。不论固定棒是直的还是弯的，单轴的螺钉压缩不会引起前凸（图 24.4）。因此，为了达到矢状面上的线性恢复，前凸弯棒是必需的。如果螺钉和固定棒的方向是 90°，那么钉棒的旋转中心就在后方。万向螺钉和钩一样，施加在后方螺钉上的压力通过前柱的撑开来导致前凸（图 24.5）。

平移

　　运用 Persuader 固定棒系统固定的平移法是现在很受欢迎的一种方法。这种技术常规使用于 MIS 经皮固定中，随着这种实践的开展，需要注意的是不能将椎体向后拉向固定棒，如果棒的弧度太小，就会造成创伤。这种方法必须将前凸的端椎向后拉，而将顶椎向前推。必须使用精确的弯棒，在矢状面上对顶椎进行平移和旋转之前，将棒子弯曲成前凸的角度。万向螺钉有利于连接

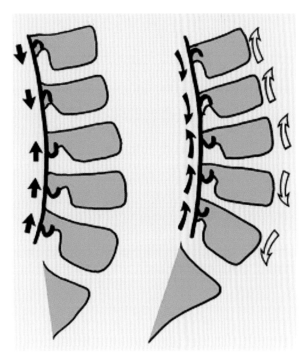

图 24.3　使用钩对后方结构进行压缩

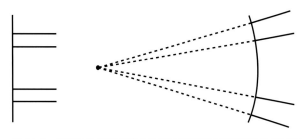

图 24.4　使用单轴螺钉和前凸角度的固定棒对后方结构进行压缩

多节段固定系统的钉棒。然而，螺钉必须在矢状面上呈一条直线，通过棒的弧度对腰椎进行前凸矫形。

原位弯棒

原位弯棒的原则是模拟脊柱的形状并使得固定棒与脊柱的形状一致。变更了之前的平移法，用事先弯曲的固定棒的方法进行矫形，固定棒植入未矫正的脊柱时不受到应力作用。当固定棒植入到位后，我们安装螺帽限制棒脱出，但螺帽不予以锁死。将弯棒工具对称地放在左、右两侧的固定棒上，之后通过推移弯棒器，在体内进行弯棒。这种操作可使螺钉移动，随后椎体被矫正以获得前凸矫形。这种操作并不危险，因为螺钉是推向前方而不是向后拉（图 24.6）。弯曲要顺着固定棒重复进行，每次少量重复地施加。这种复位在钉和棒呈 90° 的单轴钉棒系统中容易，使脊柱获得固定棒弯曲的形状（图 24.7）。

24.5　植骨

融合材料植骨融合是维持矫形后长期前凸的保证。固定的目的是在脊柱融合前获得并维持矫

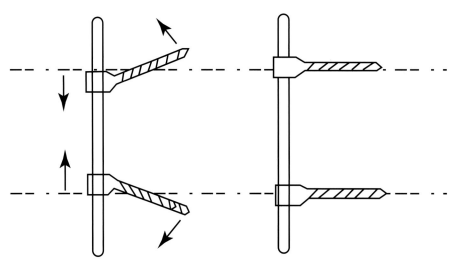

图 24.5　后方压缩万向螺钉导致腰椎前柱的撑开和节段性前凸

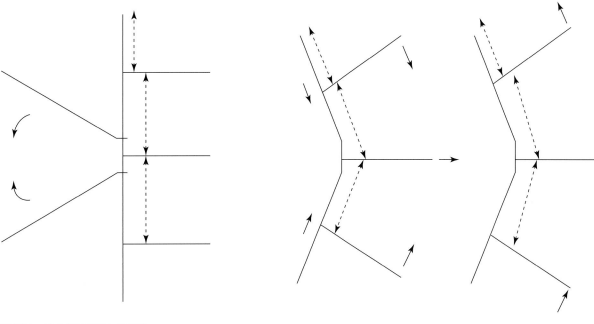

图 24.6　弯曲棒将螺钉向前推移

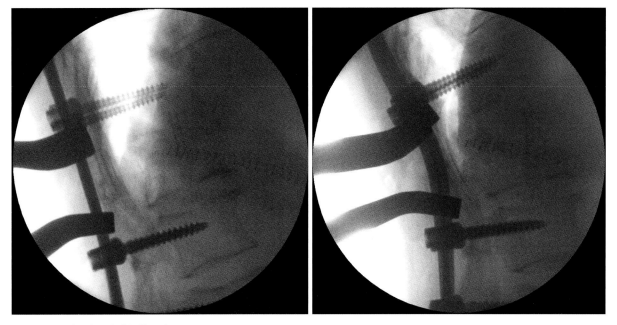

图 24.7　通过原位弯棒进行前凸矫形

形位置。不融合或者假关节的形成可导致内置物微动，然后是大的移动以及伴随椎弓根螺钉周围骨溶解（影像学上的晕圈征）的内固定松动，最后是内固定的断裂，最终的结果是腰背痛和前凸矫正的丢失。融合的成败与植骨的位置（前方，后方，360°融合）有关系。在随访中，对怀疑未融合的病例，运用影像学（测量节段性前凸、螺钉、固定棒的断裂）方法、CT（椎体间融合的证据）以及同位素 CT（融合不够或融合过度）等方法来确认是否融合是十分重要的。运用 CT 和同位素 CT 在确定不融合的区域上是十分实用的。

24.5.1　融合材料

自体骨

　　取髂骨植骨是融合术的金标准也是获得融合的最佳方法。取骨所造成的疼痛（取骨区并发症）与手术操作有关系。取松质骨操作最好不要导致骨皮质碎裂和破坏骶髂关节。此外，髂嵴的重建对于避免臀中肌牵拉而产生疼痛来说是必需的。髂骨可以用作骨条或者是三面皮质骨块。

截骨的碎屑

　　在某些情况下，从椎体上切除的骨量对于植骨常常是足够的。需要从骨头上完全剥离软组织以避免形成假关节。获取的植入骨不要和关节突上的软骨和椎体上的死骨混在一起。

骨替代品

　　还没有足够的证据或是共识证实骨替代品获得骨融合的可能性。它们被用在处理好的植骨面上用于诱导或者是促进融合。

24.5.2　后路融合

　　由于脊柱前柱未融合导致前柱保留了部分弹性，所以在后方椎弓水平的后方融合不足以维持前凸。这种植骨的位置在张力侧不利于维持矫正。后外侧融合是位于2个横突之间，在椎体后壁和椎体之间的层面。这种类型的融合更接近屈伸活动的旋转轴。因此后外侧融合位于中立位，具有较好的能力来维持前凸矫正。关节突融合是最佳的，因为它和2个后柱结构在1条直线上，并在通过关节移动的层面上。通过关节突的融合能够获得足够的稳定性。

24.5.3　前路融合

　　PLIF、TLIF、ALIF、XLIF以及其他的椎间融合器（Cage）都被广泛地运用于临床。椎间融合器（Cage）的置入方法与时俱进。置入椎间融合器（Cage）的目的是为了增加前方支撑，桥接上、下两终板（图24.8、图24.9）。从力学角度分析，椎间融合对节段性的前凸提供了最强的支撑。置入各种椎间融合器（Cage）而引起的并发症包括神经根牵拉、关节切除后的脊柱不稳、血管和神经根损伤等。避免这些并发症的发生非常重要。椎间盘前方平行撑开不会提供前凸，椎间融合器（Cage）一旦放入后，终板就不能保持平行状态。脊柱节段性的前凸要由前侧融合器来构成。前方的支撑有助于维持前方椎间盘的张开。当术前较窄的椎间盘被手术撑开后，前方就有必要进行植骨。后方节段性前凸矫正后2个终板之间的间隙是内固定装置的1个力学薄弱区域，需要1个前柱的支撑来填充。

24.6　全腰椎间盘置换

　　很明显，全腰椎间盘置换术与融合术最大的不同就是保留了脊柱的活动性，这样就允许在体位改变时，节段性生理前凸发生相应的变化。外科医生没有设定固定脊柱的前凸，而这种内植物可以允许患者根据他的体位来调整自己的腰前凸。患者取仰卧位下行手术，平躺在手术台上。在仰卧位没有腰前凸。腰椎的伸展拉伸了骶前血管使得通过前方入路到达椎间盘变得困难。一旦椎间盘被暴露出来，前方就会显著地张开。随着椎间盘组织被摘除，前方的椎间隙被逐渐撑开。不推荐过度撑开以避免关节突面的疼痛性失代偿。后纵韧带在退变的腰椎中通常都缩短了。为了使两终板平行分开并给假体留有足够的位置，推荐进行后纵韧带的松解（图24.10）。假体在

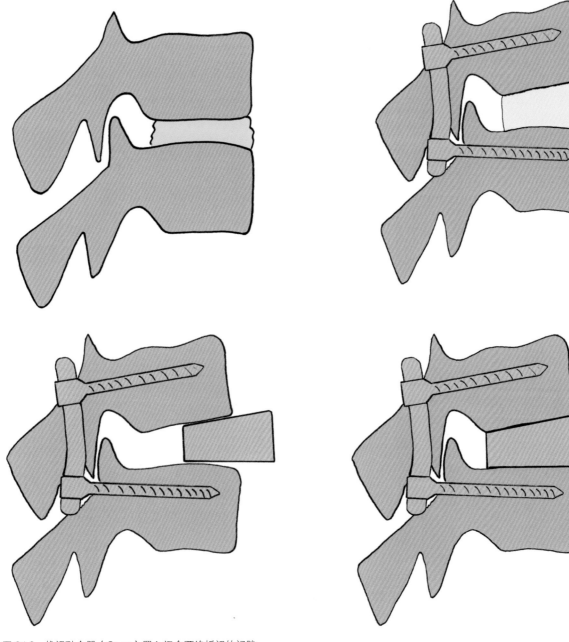

图 24.8 椎间融合器（Cage）置入闭合两终板间的间隙

维持终板平行时就放进去了。后纵韧带的松解将
会使前凸自动调整并提高脊柱屈曲的活动度。全
椎间盘置换术在骨盆入射角过大时不推荐使用，
因为这时节段性前凸在 L4/L5、L5/S1 相对较大，
这会阻碍假体的正常功能。节段性的屈伸位不稳
定以及相应的关节突退变也是全椎间盘置换术的
另外 2 个禁忌证。

总结

　　腰椎前凸是腰椎手术中需要被考虑和重建
的重要因素。外科医生所要做的就是使患者获
得和保持基于骨盆投射角的最佳的矢状位角度。
而腰椎手术最主要的缺点之一就是前凸缺乏，

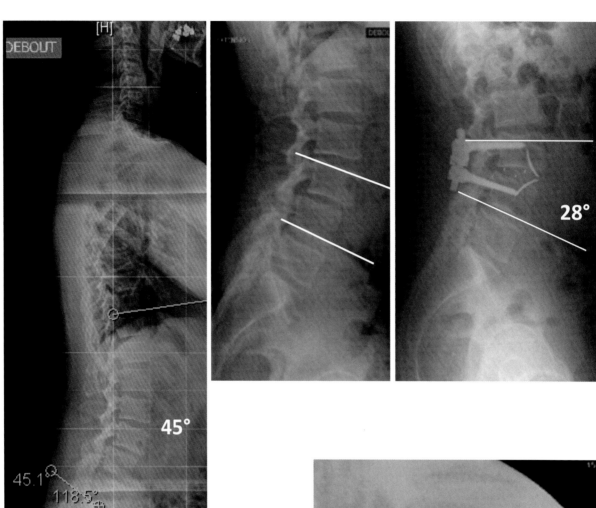

图 24.9 前路椎间融合器（Cage）置入后的腰椎前凸角的变化

这会导致邻近节段的退变以及可能的短期或中期内的临床预后较差。我们描述了一些腰椎手术的技术要素，包括获得腰椎生理前凸的一些小技巧。

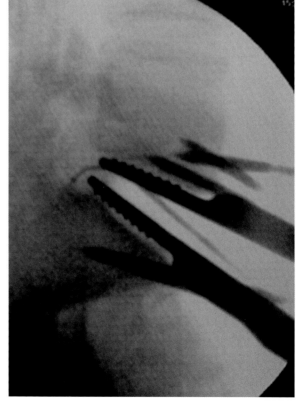

图 24.10 使得两终板平行分开并给假体留有足够的位置，推荐进行后纵韧带的松解

第 25 章　植骨替代材料

阿雷姆·雅格布 (Alem Yacob)

格伦·S. 拉索 (Glenn S. Russo)

强纳森·N. 吉瑞尔 (Jonathan N. Grauer)

译：宋跃明　修　鹏　李忠洋　徐　准

25.1　前言

脊柱融合术是一种常见的手术方式，常在退变性疾病、畸形、创伤、肿瘤等疾病中应用。在美国，每年有 200 000 ～ 250 000 例患者行脊柱融合术，腰椎融合占主要部分。每年脊柱融合术包含了过半的植骨术。脊柱融合去除了两节段的活动性，从而达到增强稳定性、维持序列和保护神经的目的。融合是相邻节段骨性桥接在一起的生物学结果。

为了促进生物性的融合，脊柱节段可以采用内固定或不用内固定来制动。加用内固定的脊柱融合为脊柱节段提供暂时的稳定性，有助于脊柱融合。然而，如果最终没有达到生物学的融合，随着时间的进展就可能会出现内固定的松动断裂。

自体骨仍然是脊柱融合的金标准，最常用的是髂骨或是来自融合 / 减压区域的骨。自体骨移植在供体方面受到一定的限制，并且需要第二处的取骨手术，随之带来的是相关部位的手术风险。因为有这些风险的存在，髂骨自体移植 (ICBG) 的使用在近 10 年中有所减少。自体骨替代品和骨移植填充剂的使用越来越多。

针对上述考虑，人们展开了许多骨替代品的相关工作以试图补充甚至是替代自体骨。本章将会讨论脊柱融合下的生物学过程以及替代物促进融合的机制。

25.2　脊柱融合的生物学

脊柱融合是一个连续的紧密调控的细胞和分子生物学的过程，该过程依赖于融合环境的生物学条件。骨形成必须具备 3 种细胞物质：骨原细胞、骨诱导因子、骨诱导性基质。骨原细胞是填充在融合处的前体细胞，并且会诱导成骨细胞的形成。骨诱导因子是一些可以使骨原细胞聚集和分化的蛋白。最终，骨诱导性基质担任了支架的作用，在支架中可进行骨发生和血管新生。

在脊柱融合处的骨形成过程开始于炎症反应，持续性的修复过程，最终完成骨重构。总的来说，这是骨折愈合过程的一个写照。在炎症反应阶段，融合处的周围包裹着含有炎症细胞的血肿，并且会有新生血管生成，具有成骨潜能的细胞也会聚集。之后，在修复阶段，血肿会开始机化，通过膜内成骨和软骨内成骨构成新生骨，移植骨被逐渐吸收。最终，在重塑过程中，就有新生骨组织的形成以及移植骨的吸收。

许多因素可能影响患者的骨性融合。可能是局部的因素、融合处的稳定性或者是宿主的全身性因素。

就局部的融合环境而言，融合部位的准备是十分重要的。需要将融合的位置表面皮质骨充分暴露，这些都为融合部位提供了局部的骨性细胞以及血供。扩大骨性成分的面积，可增加融合的概率。尽量减少邻近位置的创伤，保留周围的血供，例如肌肉边缘，可为融合区域提供更多的前体细胞和血液供应。

融合处的稳定性对于骨生成是十分重要的条件。这些往往是通过固定来实现的，但是支具和制动有时也可以达到目的。当这些新生骨进入以后，就会按照沃尔夫（Wolf）定律发育成熟。这就解释了为什么新骨更容易在压力下生长而不是在张力下生长，也说明了为什么前柱椎间结构进行融合会更有优势。

从宿主的系统性因素层面上来说，尼古丁的摄入以及营养等因素都影响了骨生成。例如，吸烟的患者更易出现假关节，因为尼古丁的摄入影响了血管生成、骨代谢以及骨再生。相似地，一些影响系统性炎症反应的药物，如非甾体类抗炎药等也会抑制骨的生成。除此之外，甲减或是生长激素的下降也会增加不融合的风险。也有一些研究表明营养状态也会影响骨愈合。

腰椎融合是最常见的融合部位，传统上的后外侧植骨是最常见的融合方式，它在相邻的横突之间形成新生骨。据报道，未固定的后外侧融合的不融合率达 40% ~ 60%。为了减少活动和对支具的依赖，进而促进生物性融合，内固定已经成为融合手术的标准方法。

可直接支撑腰椎前柱的椎体间融合技术应运而生。这种技术可增加融合表面的面积，减少后方结构的机械载荷，尤其是在后方行微创手术时，考虑到有限的后方植骨床面时，则更为合适。

自体的皮质骨和松质骨骨块是脊柱外科医生进行植骨时的首选和标准。它被广泛使用的原因是它能够提供骨再生所需要的所有元素（比如骨原细胞、骨诱导因子、骨诱导性基质）。然而，如同之前讨论的，也有许多理由不支持使用自体骨，这些都为骨替代物的使用提供了契机。

通常骨替代物包括同种异体骨、重组骨诱导因子和陶瓷材料。

25.3　矿化的同种异体骨

同种异体骨是人类移植物中最常见的组织，在骨科中运用广泛，其中就包含脊柱融合。同种异体骨从已故的捐赠者中而来，比起自体骨而言，变得更加容易取得，少了许多限制。矿化的同种异体骨（新鲜冷冻以及干燥冷冻）是非骨化性的，具有骨传导以及轻微的骨诱导作用。

同种异体骨包含皮质骨、松质骨或者是两者的混合体，皮质性的异体骨可以通过其自身抵抗压缩载荷的能力起到支撑作用，但是难以被整合和吸收。松质骨的抗压缩能力差，且容易被吸收，为骨传导提供了更加复杂的框架。

同种异体骨通过冰冻法（新鲜冰冻）或者是冻干法（冷冻干燥法）制得，以一种消除易感因子的方法从人类尸体上取得，减少它的抗原性并将其保存起来。这种灭菌过程削弱了骨的强度（与新鲜的异体骨相比较）、明显减少了骨诱导蛋白和骨原细胞。

同种异体骨有一个潜在的问题，那就是可以传播病毒，例如人免疫缺陷病毒（HIV），在一些新鲜冰冻的非脊柱异体骨中也发生过传播 HIV 的情况，但是在干燥冷冻异体骨中还没有发生过。

当将结构性的异体骨植入到承受压缩力的前柱时，就会有相对较高的融合率，在颈椎和胸腰椎都有相似情况。单节段的 ACDF 异体骨移植融合率和自体骨相似，但是在多节段的 ACDF 中，融合率却有所下降。这跟之前提到的骨形成的沃尔夫（Wolf）定律有关。

在后路脊柱融合中，松质异体骨较皮质异体骨更有优势，因为它能够使新生血管更易长入，同时也具备更好的骨诱导功能。后路融合中，也不需要用皮质骨来提供结构性支撑，因为其压缩应力已经足够小。当将非结构性的异体骨放置在张力的环境中，例如在后柱中，它就会比相同位置下的其他异体骨有更低的融合率。因此，对于后路中的异体骨的运用，往往是被用于补充自体骨而不是单独的植骨。

然而在小孩的脊柱侧凸人群中，就存在例外，在后外侧融合中，同种异体骨可以直接作为植骨的一个选择。在这类患者中，同种异体骨的融合率与自体骨相似，明显降低了取骨相关的并发症的发生率。

25.4　脱钙的同种异体骨骨基质

脱钙骨基质（DBM）在 20 世纪 90 年代早期就被引进，由尸体骨衍生而来，具有更少的骨传导性能和低度的骨诱导性能。

捐献的骨骼通过酸蚀来进行脱钙（移除钙以及磷酸盐），暴露细胞外基质、复合 I 型胶原以及非胶原蛋白，包括低浓度的骨形态发生蛋白（BMP）以及一些表达的生长因子。尽管有一些专利化的技术用于上述流程，一旦它们被提取出来，这些产物就会和载体联合使用，用于改进或者改善它们的加工处理性能（比如做成糊剂、骨粉、片状或是凝胶）。

研究表明，市场上的 DBM 的骨诱导性能不论在同一品牌还是在不同公司品牌比较下，都有一些可变性。一项研究比较了市面上的 DBM 产品的骨诱导性能，在裸鼠实验中，其融合率从 0 ～ 80% 不等，这在一定程度上反映了不同剂型 DBM 有较大的可变性。而这可能是由于不同的 DBM 中骨诱导因子的成分和量的差异所导致的。

DBM 在一些动物实验中被用作自体骨移植的填充剂。动物实验显示后外侧融合采用 DBM 和异体骨的复合物的融合率较单独异体骨组相对较高。

在一个多中心前瞻性的自身对照试验中，研究者在后外侧腰椎融合术中对比了一侧为 Grafton DBM 凝胶 / 自体骨组和另一侧髂骨组。在 2 年 120 例患者的随访中，在 Grafton DBM 凝胶 / 自体骨侧 42 例（52%）患者出现了融合，而在自体骨侧有 44 例（54%）出现融合。结论

是 Grafton DBM 凝胶 / 自体骨和髂骨植骨有相似的融合率，Grafton DBM 凝胶 / 自体骨的使用可以减少髂骨移植的量。

另一个多中心前瞻性随机临床试验，将 46 例行单节段后路腰椎融合术的患者，分为接受 Grafton DBM 凝胶 / 自体骨以及髂骨移植组。2 年随访时，影像学上未发现 GraftonDBM 凝胶 / 自体骨组的融合率（86%）和髂骨移植组的融合率（92%）有区别，研究者认为 2 种植骨的方法没有明显差异。

有一项研究比较了单节段和双节段在应用椎板骨（也就是自体骨）和脱钙骨基质 50 ：50 的混合物进行后外侧融合的情况。根据动力位影像学评价，研究发现，单节段融合率为 98%，而双节段的融合率为 96%，术后 1 年的随访中，都得到了相似的临床疗效的改善（SF-36 量表）。

在一项行后外侧非固定的腰椎融合术的研究中，79 例患者行了平均 4.9 个节段的椎板切除术以及平均 2.0 个节段的非固定后外侧融合术，手术中采用椎板自体骨以及 DBM 植骨。术后 6 个月，其中 17.3% 的患者在影像学上（CT 和动力位 X 线片）出现了假关节。13 例诊断为假关节的患者中，只有 1 例患者有症状且需要再次进行手术。

这些研究都支持在腰椎融合中使用脱钙骨基质，从而减少自体骨在达到同样融合率中的需求。这些研究在后路及后外侧融合，以及单节段或双节段融合中都有相似的结果。

对于 DBM 在 ALIF 中的运用很少有临床结果报道。一项研究回顾性地研究了 50 例使用了 DBM 和羟基磷灰石的患者在前路以及后路融合术中的情况。研究者的目的是为了评估羟基磷灰石在脊柱前路手术中的效果。96% 的患者在术后 3 ～ 5 年内达到了影像学上的融合。研究者的结论是联合钛网和羟基磷灰石以及脱钙骨基质的复合物，用于坚强固定下前路腰椎椎间的 360° 融合时是有效的。

在前路融合中，很少有使用 DBM 的报道，反映了前路较后路而言，有更好的植骨融合环境。

25.5 人工合成材料

脊柱融合中，另一种可以替代自体骨的选择就是人工骨诱导支架，比如陶瓷材料。β-磷酸三钙、羟基磷灰石、硫酸钙等都是可以促进新生骨发生的陶瓷材料。

这些产品在单独使用都不会很好地发挥功能，因为他们只提供了骨诱导性基质。因此它们只能用作骨移植的补充物，需要与其他能够提供骨诱导因子以及成骨特点的材料联合。

这些人工的骨移植补充材料已被广泛使用，由于它们不具有免疫源性反应，同时也不会传播疾病，来源也较为广泛。陶瓷材料固有的缺点是强度不够，且易碎。当将陶瓷材料植入到前柱时，需要通过固定来保护它免受压缩载荷的影响，直到新生骨生成。与同种异体骨相似，在脊柱后方，陶瓷材料在拉伸应力下的生长同样不如自体骨。

其他的生物活性材料，例如 DBM、骨诱导生成因子、离子（例如硅酸盐、镁）都可以混合陶瓷骨诱导基质构成复合移植体，从而增加新骨形成。硅酸盐以及一些生物活性离子在骨代谢以及激活骨细胞和血管生成方面都扮演着重要的角色。一项动物实验表明，与对照组相比，虽然镁的参与并没有使融合产生明显变化，但是骨融合的质量在组织学和扫描电镜的观察评估中却有着明显的改善。

我们对于陶瓷材料的关注点，包括前柱承受压缩载荷的能力、产生成骨因子和骨诱导因子的能力以及材料的吸收率等。陶瓷材料的力学特性涉及孔隙率和吸收率之间的平衡。当孔隙率上升的时候，表面积随之增加，这会增加陶瓷材料与局部骨融合环境的接触。少孔的材料吸收更慢，长时间使用会导致其成为半永久性的材料。这并不是理想状况，因为会产生排异反应，并且是潜在的感染灶。

在一项非随机、回顾性的临床研究中，研究者评估了硅酸盐在 1 ～ 2 节段的腰椎退变综合征后外侧融合中的影响。运用硅酸盐羟基磷灰石陶瓷材料作为骨替代物，不需进行额外的髂骨移植骨，研究显示，在 2 年的随访中，CT 证实后外侧融合率为 77%。

之前我们提到，索尔格特（Thalgott）等评估了在前路以及后外侧融合中，人造的珊瑚状骨诱导移植替代物的临床及关节融合效能。珊瑚状的羟基磷灰石的孔与松质骨的孔相似。一个回顾性的病案报道纳入了 50 例（包括 14 例吸烟的，29 例行腰椎翻修手术）行 1 ～ 2 个节段的腰椎椎间融合术以及后外侧融合术的患者，研究显示植入含有 DBM 和羟基磷灰石的钛网的达到了 96% 的成功率。

25.6 骨形态发生蛋白以及骨诱导因子

骨形态发生蛋白（BMP）的发现归功于 19 世纪 60 年代尤瑞斯特（Urist）和他的同事们的工作。BMP 在自然状态下具有骨诱导性，通过诱导多能间充质干细胞来诱导骨骼生成。随着基因重组技术的发展，大量纯化的骨诱导因子可以批量生产以供临床使用。很多获得强阳性结果的动物实验支持 rhBMP-2 的临床试验研究的不断开展。这种重组人骨形态发生蛋白（rhBMP）的效用性，包括 rhBMP-2 和 rhBMP-7（又称为成骨蛋白 -1）也在许多临床试验中开展研究。

在一个多中心前瞻性的随机试验中，279 例腰椎退变性椎间盘疾病的病例被纳入研究，所有患者都进行了 ALIF，并使用了含有 rhBMP-2（1.5mL/mg）的可吸收胶原海绵载体或者是自体髂骨的腰椎椎间融合器（LT-CAGE，Medtronic）。在接受了 rhBMP-2 的患者中，2 年的融合率为 94.5%，植入髂骨的融合率为 88.7%。研究结论是 rhBMP-2 与腰椎融合器的结合是这种手术中很好的骨替代物。随着大量研究结果证实，FDA 批准了这种结合了 rhBMP-2 的可吸收胶原蛋白海绵（INFUSE，Medtronic

Sofamor Danek，Memphis，TN）联合螺纹状的椎间融合器可使用于 L4 ～ S1 节段腰椎退变性椎间盘疾病的前方融合手术。

其他一些使用 INFUSE 的研究也在开展，包括一些被用于未获批准的队列研究（比如颈椎），还有一些正在进行的随机对照试验（比如在后外侧融合中使用更高浓度，称为 AMPLIFY）。

在获得了喜人的初步成果之后，狄马尔（Dimar）等发起了一项随机的前瞻性研究，这也是 FDA 对 rhBMP-2 开展的调查性的药物豁免（IDE）。这项研究调查了 463 例行单侧后外侧固定融合术的患者。研究者比较了自体髂骨和含 rhBMP-2 的骨基质的区别。这种骨基质是 $20cm^3$ 牛 I 型胶原型的块状载体，含有 15% 羟基磷灰石以及 85% 的 β - 磷酸三钙粒子制造出的复合抗压植骨体。所有患者都有单节段的腰骶段退变性疾病（没有超过 I 度滑脱）。研究结果显示，除了 rhBMP-2 组在手术时间上更短，且能够有效降低出血量之外，术后 24 个月时，rhBMP-2 基质组有 96% 的融合率，而髂骨植入组只有 89%（P=0.014）。

关于 rhBMP-2 相关的致癌风险，有研究表明，24 个月的 AMPLIFY 试验中，实验组为 3.3%，对照组为 0.9%（P=0.107）。随访结果在 60 个月时递交给了 FDA，显示在同一个研究组中，rhBMP-2 组肿瘤发生率为 5.0% ～ 6.3%，而髂骨移植组为 2.2%（没有给 P 值）。在 2011 年，基于一些 rhBMP-2 会引起癌症发生率增加的数据，FDA 撤回了美敦力公司对高剂量的 rhBMP-2（AMPLIFY）在后外侧腰椎融合术中应用的申请批准。

在一项比较未获批准使用的 rhBMP-2 和自体骨移植的回顾性研究中，70 例行单节段或双节段后侧腰椎椎间融合术（PLIF）和经椎间孔腰椎椎间融合术（TLIF）的患者被纳入研究，结果报道了相似的影像学融合率（自体骨 89.5%，rhBMP-2 组 94.1%，P=0.61），然而在并发症的发生率上，rhBMP-2 组更高（41.2% : 10.5%，P=0.05）。并发症包括神经根病、神经根炎、邻近节段性疾病、异位骨化和椎体骨溶解。

近些年，随着这些获批与未获批的融合物的使用增加以及一些并发症的出现，这些融合物的有效性和安全性都日渐受到人们的关注。出人意料的是，在 13 个产业相关的 BMP-2 研究中，的确有一些手术并发症，但是人们最终认定，与 BMP-2 相关的以及未预料到的不良事件的发生率为 0。

卡瑞吉（Carragee）等比较了 13 个产业相关的 rhBMP-2 研究中发表的数据，纳入了 780 例患者，并且将这些数据与现有的 FDA 汇总数据、随访报道和组织数据库分析进行了比较，结论是目前 rhBMP-2 不良事件的发生率为 10% ～ 50%。

卡瑞吉（Carragee）的这项研究还发现，ALIF 发生移植物移位、下沉、感染、泌尿生殖器事件、逆行射精等的发生率要高于对照组。并且，结果提到 PLIF 与神经根炎、异位成骨、骨溶解和较差的疗效相关，并且发生率较对照组都较高。研究者最后质疑了之前 rhBMP-2 研究的方法和有偏倚的报道。

面对一些对于融合物产生并发症的质疑，美敦力公司主动提交了融合物的临床试验的结果，并提供资金来对 2011 年耶鲁大学开放数据访问的分析（YODA）进行支持。YODA 项目随后委任了 2 个外部学术团体来独立分析这些参与者数据并报道他们的结论。

胡（Fu）等的研究表明，INFUSE 在 ALIF 和 PLIF 中与自体髂骨移植都有相似的效果。研究发现，INFUSE 与颈椎前路融合手术中的并发症（不良事件、伤口并发症、吞咽困难以及发音障碍）风险的增加相关联以及与所有入路和节段的癌症风险增加相关，并且该研究也因报道上的偏倚而不能得出真正的风险。研究者指出，早期完整的并发症报道对于临床医生和患者都是有帮助的。

西蒙德（Simmonds）等的研究显示，INFUSE 与自体髂骨相比的确增加了融合率，但是与融合后疼痛的减少没有关系。并且，这些数据都暗示着不良事件的增加，但是由于 rhBMP-2 的报道样本量都很小，且都不是随机对照试验，所以无法得出融合物负面的结论。与其他的研究结果类似，他们的研究发现，INFUSE 的致癌率是其他髂骨植入物的近 2 倍，他们认为尽管如此，致癌率还是十分低的，因此无法肯定这种风险是否有确切的临床意义。

BMP-7，也叫成骨蛋白 -1（OP-1），一直是人们研究的热点，然而却没有被 FDA 批准。OP-1 的基因在 19 世纪 80 年代就被鉴定出来，2001 年，在人道主义器械豁免（HDE）下被批准使用于长骨骨折，基于一些较好的动物实验和早期临床试验的结果，2004 年，FDA 批准了 OP-1 可使用于腰椎后外侧融合术中。基于一项临床试验中，OP-1 没有显示出优势，FDA 顾问小组拒绝了在腰椎后外侧固定融合术中应用 OP-1 的上市许可。

25.7　基因治疗：胞内信号蛋白

基因治疗的优点主要在 2 个方面：首先，目前的复制技术可以产生互补核糖核酸（cDNA），比生产骨诱导蛋白更便宜；其次，DNA 的输送相比蛋白质的输送，也许可以通过级联的激活长期提供骨诱导蛋白。

重要的是，基因治疗需要一个载体来携带胞内蛋白。在一项实验中，cDNA 被一种腺病毒所呈递。或者采用质粒传递，但是转染率比预期的要低。随着这些新的骨诱导蛋白潜在的细胞分子机制被阐明，临床指征可能会扩展用来替代自体骨，从而在脊柱融合或者骨科其他领域中运用。

一些细胞信号蛋白，如 LMP-1、NELL-1 和 rhGDF-5，也在离体基因治疗领域进行研究。LMP-1 是一种骨诱导因子，可加强细胞对外源性 BMP 的应答。NELL-1 是一种主要表达在编码表皮生长因子的神经组织中的软骨细胞系蛋白。这种蛋白最早被报道过表达在颅缝早闭的患者中。重组人生长和分化因子 -5（rhGDF-5）是

另一个信号分子，同时也在科学界引起了一些注意。

基因治疗技术可以使这些分子在生理水平局部释放，期待这些技术能够使骨诱导信号在周围组织有更强的表达。然而目前基因治疗的安全性和有效性还没有得到充分的确认，临床广泛应用仍需进行进一步的探讨。

25.8　自体干细胞

自体骨髓也是另外一种用于脊柱融合的骨原细胞和骨诱导材料的来源。这种技术最大的优点就是骨髓抽取比髂骨移植有更少的并发症。当和骨诱导基质混合使用时，骨髓抽取形成的复合物可以替代自体骨。

在一个动物实验中显示，骨髓抽取用作骨移植的填充物有效增加了兔子后外侧融合手术中的融合率。这个技术最主要的局限性在于肝素化的骨髓会减弱成骨的潜能。所获得的间充质干细胞也十分有限，10 000 个细胞中有 1 个。然而，脂肪组织中有更多这种细胞（4000 个有 1 个），以此为基础，一项研究运用 BMP 信号通路在脂肪干细胞中诱导细胞分化为成骨细胞。此外，另一个研究者用这些干细胞和 AdBMP-2（腺病毒携带 BMP-2）进行转染，进而运用在裸鼠后外侧融合术中。

为了进一步解决干细胞来源有限的问题，一些研究尝试通过在骨诱导基质中选择性地保留这些细胞或是通过体外培养增加间充质干细胞的数量来增加抽吸的骨髓中骨前体细胞的有效浓度。

在一项前瞻性的随机研究中，24 例行单节段、双节段和三节段的腰椎融合术的患者随机在脊柱融合的一侧接受了自体骨髓（来自髂嵴）和自体骨的混合物移植，另一侧为自体髂骨。最后的结论是：在腰椎融合中，运用自体骨髓与自体骨的混合物和单纯自体髂骨移植的融合率在影像学上没有差异。

利用干细胞的骨替代移植物一直是人们研究的热点，然而对于自体骨髓移植或骨移植替代物能否作为自体骨的替代品，还是只能作为骨的填充物，目前还很难下定论。

总结

近些年骨移植替代物的发展十分迅速，也有很多已为临床所用，但自体髂骨至今仍是融合的标准方法，因为它是唯一包含成骨细胞、骨诱导因子以及骨诱导性基质的移植物。

至今为止也没有一种单一可以提供所有骨发生元素的方法，未来的植骨研究重点将会放在创造新的复合植骨上。这些复合植骨将包含多种生物活性物质、协同作用进而增加脊柱的融合率。对于脊柱融合中复杂的分子和细胞内的级联反应的理解将有助于植骨技术的持续发展。随着新方法的进展，比如基因治疗，相关的研究需要用来评估其有效性、安全性以及成本效益等因素。

然而，不论未来怎么发展，复杂手术成功的关键还是依靠最基本的原则，本质就是可靠的融合，包括选择合适的患者、选择合适的植骨材料、优化生物性环境、植骨床的准备以及在骨生成中维持足够的生物力学稳定性等。

第 26 章　骨质疏松患者脊柱融合技术

保罗·F. 海尼 (Paul F. Heini)

译：宋跃明　丰干钧　黄　勇　徐　准

26.1　前言

　　人口老年化是一个全球性现象。正如老年相关性退变性疾病一样，骨质疏松症广泛存在于老年人中。在大多数情况下，只要老年患者骨质疏松程度不严重（腰椎骨密度 $T > -1.5$），脊柱退变性疾病的常规治疗方法就同样适用。但当外科治疗脊柱退变畸形和 / 或节段性不稳合并严重骨质疏松症（$T < -1.5$）时，问题随之而来。一些体外和体内实验研究都表明椎弓根螺钉的把持力与骨量有密切联系。骨—螺钉界面在脊柱完成融合之前均处于一种高载荷状态，因此，应当具体评估每个椎弓根螺钉的情况。

　　虽然现在合并重度骨质疏松症的脊柱融合病例较少，但在不久的将来，这将是临床工作的常见问题，因为越来越多的患有退变性脊柱疾病的老年患者将寻求积极的外科治疗。如果对骨质疏松性脊柱进行重建稳定性的外科干预，可能使生物力学平衡极易遭到破坏，导致螺钉松动，增加相邻椎体骨折的风险和加速相邻节段的退变等一系列不良事件。手术治疗骨质疏松性脊柱疾病时必须考虑到以上并发症的问题。虽然目前尚缺乏相关并发症的可靠数据，但值得注意的是，研究报道的老年人进行畸形矫正术时发生骨折和交界性后凸的风险分别为 13% 和 26%，在合并严重骨质疏松症的患者中将会更高。

　　骨水泥强化已经广泛应用于治疗骨质疏松性椎体骨折，尤其是伴有进行性椎体塌陷的急性期骨折。另一方面，随着这项技术的广泛使用，两个通过实施椎体成形术和假手术的随机对照研究对这项技术提出了质疑。对于合并严重骨质疏松的患者，使用骨水泥提高脊柱稳定性是十分必要的。德国最近的一项调查显示，近 80% 的脊柱外科医生在日常工作中使用骨水泥椎弓根螺钉进行固定。

　　对于骨质疏松性脊柱的固定方式，一些外科医生建议使用多个固定点的长节段固定，而有些学者提倡联合应用螺钉和钩固定以增加椎弓根螺钉的把持力。后一种固定方式对周围结构提供最佳稳定性。钩可有效地阻止螺钉拔出，并且体外研究表明，混合固定系统的刚度提高了接近 50%，达到了与骨水泥强化相似的效果。

26.2　特别注意的问题

　　对于合并骨质疏松症的脊柱退变性疾病的老年患者，需要注意及讨论以下问题：

● 骨质疏松性骨折或节段性不稳相关的椎管狭窄症。

● 退变性脊柱侧凸的治疗选择。

● 邻近节段退变和交界性后凸。

● 椎间盘成形术——前柱支撑的替代选择。

26.3　骨质疏松性骨折或节段性不稳所致的椎管狭窄症

椎管狭窄症是一种发病率随人口老龄化急剧增加的退变性疾病。通常，骨质疏松患者合并腰椎管狭窄因没有明显的症状所以并未引起注意。然而，轻度的压缩性骨折可能使无症状性的椎管狭窄急剧加重，引起坐骨神经痛甚至马尾综合征等症状。这种情况下需要通过手术达到减压和重建稳定性的目的。稳定性可以通过骨水泥强化骨折椎体或内固定来达到。手术方案可根据患者的全身基本情况以及脊柱局部的特殊情况（畸形、滑脱、骨质疏松的严重程度）来选择。由于存在脊柱不稳，单纯的减压通常并不适合于这类患者。

只有当轻度椎体骨折且无相关关节失稳的征象时，方可考虑简单的椎体成形术、后凸成形术或支架成形术合并减压治疗。还有一些学者联合进行棘突间的稳定术。在技术上，先根据需要通过微创手术清除椎管内异物达到减压的目的，必要时可经皮骨水泥加固，然后联合实施后凸成形术或支架成形术。椎体成形术的手术操作可参考其他文献。

对于椎管狭窄合并节段性不稳的患者，比如腰椎滑脱伴或不伴有骨折，需要考虑行稳定性重建和融合手术。

聚甲基丙烯酸甲酯（PMMA）用于增强脊柱内固定的稳定性是一种经典的方法。椎体成形术内固定的应用原则与正常骨折一致。为了提高椎弓根螺钉的稳定性，在常规开放或微创实施椎体成形术时，将椎弓根螺钉先于骨水泥置入。此种方法可以采用任何常规的内固定系统。另外，空心或侧孔螺钉可以采用标准螺钉置入方法，随后骨水泥通过螺钉注入，每枚螺钉的骨水泥注射容积为 1 ～ 4mL。骨水泥泄漏是主要的并发症，因此必须注入高度黏性的骨水泥——新一代骨水泥产品（Vertecem® or Confidence），这种骨水泥具有较长工作时间、

可进行安全强化和为调整螺钉位置提供充足时间的特点。对于固定椎体是否需要用骨水泥进一步强化尚存争论。一项初步研究发现，一种可用于术中评价骨质量的工具的确可为是否需要骨水泥强化提供重要的信息——然而，其还并未在临床上广泛应用。如果增加螺钉的大小（长度和 / 或直径）仍不能达到良好的固定效果，可以考虑使用骨水泥。目前为止，除了手术工作量增加和注射风险，骨水泥的使用似乎没有负面影响。而且，长节段的固定造成骨折风险增加。当脊柱 T 值非常低时，可优先考虑骨水泥强化内固定。然而，采用标准双能量 X 线吸收测量法（DEXA）评估骨密度本身并不是骨水泥强化治疗的可靠指标，而临床工作中往往发现使用骨水泥可带来减少螺钉松动和提高螺钉旋入扭矩的益处。在实施多节段固定术时，末端固定椎的骨折风险较高，因此，即使在只有"骨量减少"的脊柱退变性疾病的患者中，也应该考虑使用骨水泥强化头端椎体的螺钉。此外，相邻椎体预防性地进行骨水泥强化或椎体成形术已被越来越多的人认可（图 26.1）。

26.4　退变性脊柱侧凸和脊柱失平衡

老龄化退变性畸形的情况复杂，其中姿势异常最为常见，通常并存有中央管狭窄和椎间孔狭窄。传统后路长节段固定的开放手术拥有较高的并发症风险。

研究表明，经腰大肌入路的侧方腰椎体间融合术能通过较小的创伤达到非常良好的畸形矫正效果。然而在合并有骨质疏松症的患者中，融合器下陷和继发性矫形丢失的问题随之而来。预防性骨水泥强化能够帮助克服这一缺点并且为融合器提供良好的支撑，这需要用大量的骨水泥填充。同时在侧路矫形术之前可行椎体成形术，可以分一期或两期手术完成。研究者首

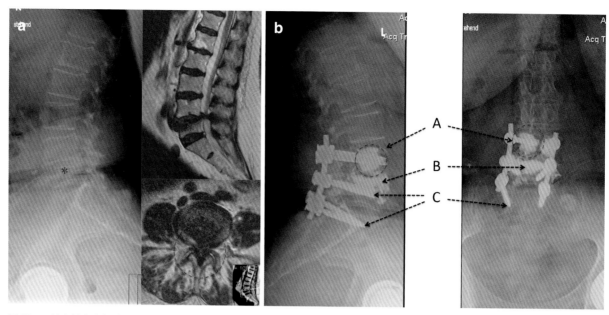

图26.1　健康状态良好的84岁肥胖妇女。正常坐位时L5椎体发生自发性骨折,患者坐位或站立位时均出现急性发生的双侧腿痛。(a)侧位X线片显示L5轻度压缩性骨折(＊),MRI显示骨水肿,导致椎管狭窄。(b)治疗包括减压以及L4椎体骨水泥强化椎弓根螺钉固定。每个螺钉注入3mL骨水泥(A),椎间隙压通过椎间隙成形术填充(B)。L5和S1的椎弓根螺钉表现出足够固定强度而未行骨水泥强化。对于螺钉的直径与长度选择最大化(C)

选的是分期手术策略,尤其当涉及治疗多个椎体时,手术应在局部麻醉/镇痛的作用下进行。当合并多个节段畸形的病例时,需要分期进行手术,因为一次手术使用骨水泥的量不应超过30mL,以免发生脂肪栓塞。通过小切口侧方入路矫正脊柱侧凸畸形是该术式的主要方法,当脊柱旋转畸形较轻,单独采用此种术式能取得良好的效果(图26.2)。当伴有严重的脊柱旋转畸形时,还需要行后路经皮椎弓根骨水泥来强化螺钉固定术。

研究者观察了通过侧方入路采用椎体成形术和节段性矫正治疗的60例退变性脊柱畸形患者(侧凸/腰前凸丢失),7例患者由于在侧方入路手术后3个月内出现了继发性矫形丢失,继而进行后路经皮椎弓根骨水泥强化螺钉固定术,总体上取得了良好的临床结果。然而,60%的患者在术后早期出现手术相关不适和副作用,包括疼痛、腹股沟及大腿前侧的麻木和术侧腰大肌无力。应用髂骨植骨的价值有限,尤其是在骨质疏松患者中,骨诱导性替代材料

和同种异体骨材料也表现出较差的融合率和较高的继发性矫形丢失率。在只行椎体成形术和节段性矫正治疗的患者中我们发现,骨形态发生蛋白2(BMP-2)对植入物的融合有良好作用。但需要说明的是,目前尚没有关于此类疾病应用BMP-2的有效证据,并且没有出现大量应用BMP-2导致的并发症的报道。治疗节段水平分布和1年随访的临床结果如图26.3所示。

26.5　骨质疏松性脊柱中的交界性后凸

后路畸形矫正常见的并发症包括邻近节段退变和椎体骨折,目前对于固定的程度和范围导致交界节段发生并发症的风险尚无统一结论。一些因素与交界处并发症的发生相关,除了矢状面平衡这一重要因素外,肌肉衰减症也是重要因素。此外帕金森病等神经退变性疾病对此

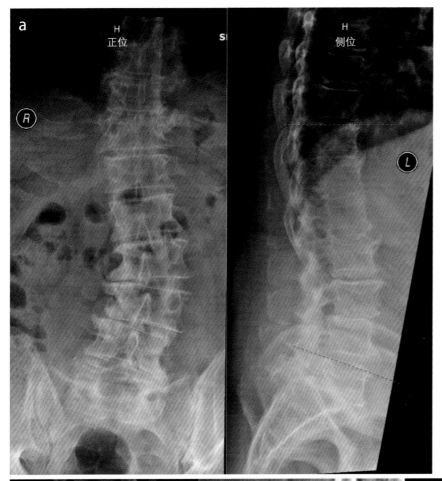

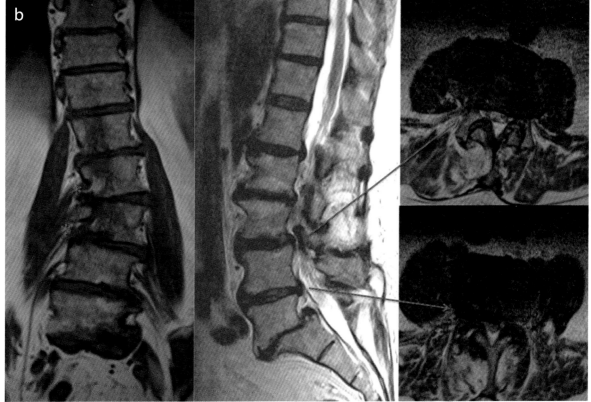

图 26.2　退变性脊柱侧凸和椎管狭窄，一位表现为腰背痛的 80 岁女性老年患者。（a）腰椎正侧位 X 线片显示出腰椎前凸丢失和左腿缩短导致的退变性脊柱侧凸。（b）MRI 表现出 L3/L4 和 L4/L5 水平椎管狭窄以及 L2/L3 和 L3/L4 水平的椎间孔严重受压（＊）。（c）CT 在 L2/L3、L3/L4 和 L4/L5 椎间隙出现真空现象（＊）。（d）治疗先行 L2 ~ L5 连续性椎体成形术，然后经右侧方入路行节段性前凸矫正。获取髂骨植骨并去皮质化加强融合。2 年后随访 X 线片显示腰椎前凸较术前恢复且保持良好。所有节段并未完全融合。患者对术后结果非常满意，腿痛症状消失以及残留无需用药物治疗的轻度腰痛。该患者采用椎体成形术取决于其较差的一般情况：合并有肥胖、糖尿病以及肾脏疾病。双能量 X 线吸收测量法（DEXA）测量腰椎的 T 值为 −2.0。CT 未显示出在侧凸凹面表现出任何相关的反应性骨硬化（c）。考虑以上因素决定行骨水泥强化

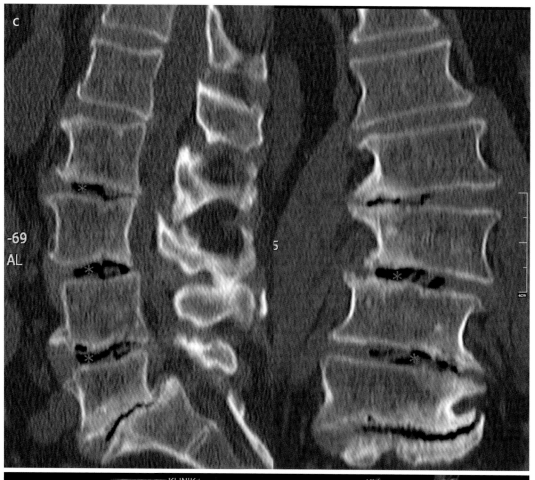

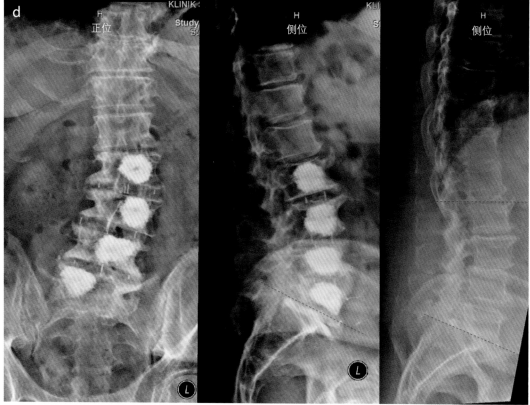

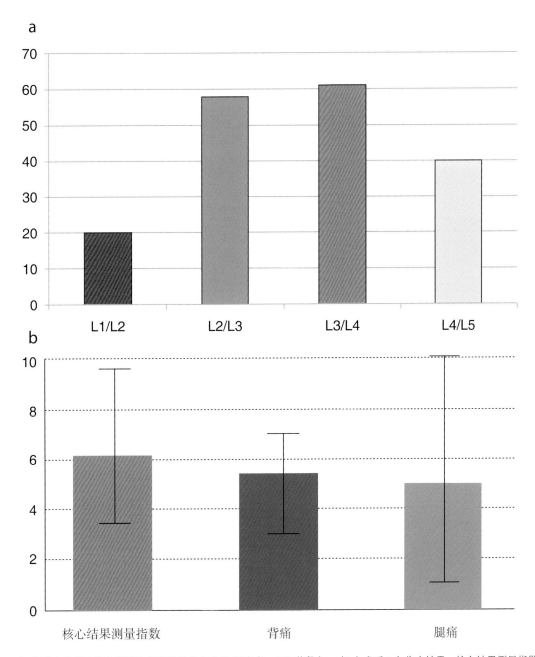

图 26.3 （a）退变性脊柱侧凸矫正治疗的节段分布（60 例患者，179 节段）。（b）术后 1 年临床结果。核心结果测量指数 / 个体参数（平均值，最小值，最大值）

也有重要影响。并发症常出现在术后早期，常出现在固定椎邻近节段，比较术后站立位的全脊柱 X 线片与卧位的 CT 或者 MRI，会发现交界区的不稳。当出现交界处并发症时，常常需要延长固定节段，此时可能需要使用骨水泥椎弓根螺钉固定和经皮骨水泥强化。通过采取"椎间隙成形术"可以提供前柱支撑以避免前路手术（图 26.4）。

26.6　椎间隙成形术：应用聚甲基丙烯酸甲酯（PMMA）支撑前柱

在伴有椎间隙狭窄的节段性不稳的病例中，当患者采用卧位于手术台时，椎间隙高度即可恢复，而且也伴有一定程度的椎体骨折导致的

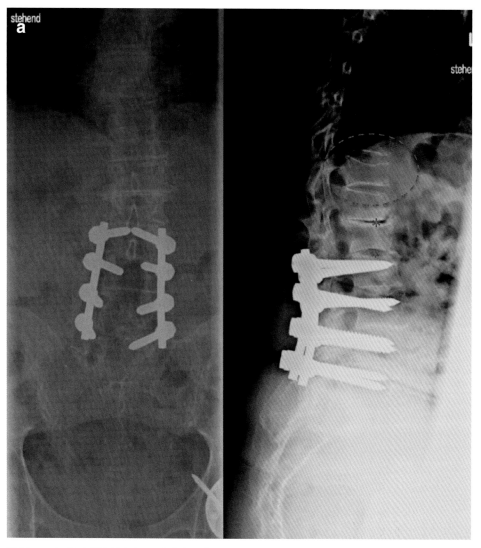

图 26.4 （a）78 岁女性患者，5 年前行腰椎 L2 ~ L5 融合减压术，因重度邻近节段退变导致新发左腿
症状就诊。T12/L1 和 L1/L2 水平椎间隙塌陷（*）。此外可见 T11 压缩性骨折（图中虚线圈内）。（b）
行减压术并融合节段延伸至 T10 水平，在 T12/L1 和 L1/L2 水平椎间隙注入骨水泥。术后早期（6 个月）
邻近节段骨折，在 T9/T10 水平压迫脊髓导致下肢轻瘫。再次行减压手术并将融合节段固定至 T7 水平并
实施预防性椎体成形术至 T4 水平。（c）患者末次手术后 2 年的临床结果良好

后凸畸形。椎间植入物（TLIF，PLIF 融合器）
可提供有限的支持，在正常骨质患者中能起到
良好作用，但在骨质疏松患者中是导致融合器
下陷的高危因素。此外，为了切除椎间盘和安
放融合器，手术操作范围需要进一步扩大。而
无论是通过椎管入路的开放手术还是通过腰椎
安全三角的椎间孔入路的微创手术，椎间隙间
骨水泥注入均能提供良好的前柱支撑，且椎间
隙成形术能提供一个拥有最大支持界面的定制

植入物。对于椎间盘中空且塌陷但相邻节段运
动尚可的病例，行椎间隙成形术的疗效较好。
处理的椎间盘的纤维环必须保持完整且中空。
将椎体成形术的穿刺针管置于椎间隙中，注入
高度黏性的骨水泥至椎间盘——完整的纤维环
限制骨水泥的流动以防止泄漏，手术操作必须
在密切透视下进行。此外，对于不稳定的节段
必须重建脊柱稳定和融合（图 26.5）。

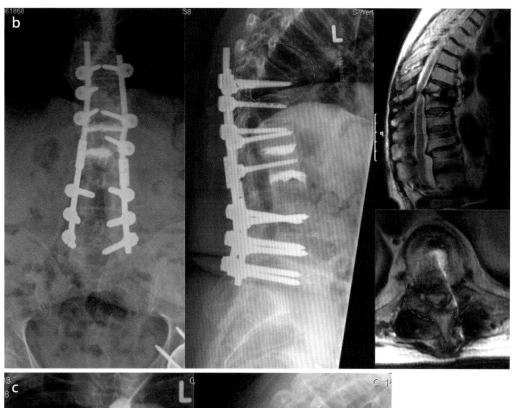

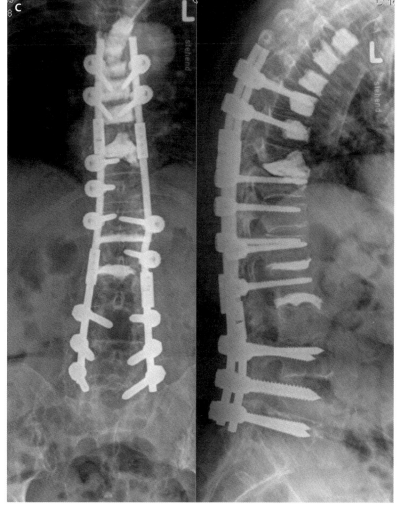

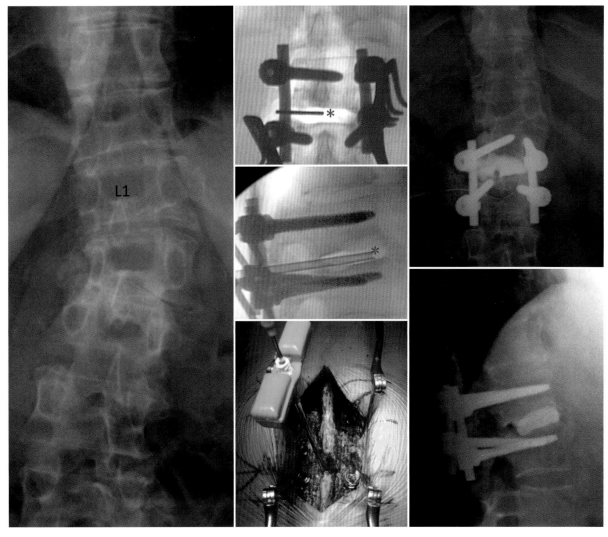

图 26.5　前柱支撑的椎间隙成形术。此患者由于 L1/L2 椎间隙塌陷导致相应椎间孔神经根受压。术后椎间隙明显撑开（＊）。填充套管通过硬膜囊外的椎管进入椎间隙，中空的椎间隙由 PMMA 填充。此外附加实施椎弓根螺钉固定融合术。椎间隙成形术提供了一个定制的椎间盘以提供最佳的前柱支撑

总结

　　人口老龄化给社会各个方面带来巨大的经济负担，尤其给医疗领域带来巨大的挑战。对于脊柱外科医生来说，骨质疏松性脊柱退变性疾病是最棘手的问题。对于一般脊柱疾病（狭窄、畸形、不稳）已有许多有效的治疗方法，但当患者合并骨质疏松症时，常规治疗方法可能失效（比如，减压术可能引起继发性椎体骨折，椎体骨折可能使无症状型椎管狭窄急性加剧导致坐骨神经痛和

轻瘫而需要进行急诊手术，节段性不稳可能引发邻近椎体骨折等）。目前为止，使用骨水泥是克服骨质疏松所引起的力学性能不足的最有效的办法。PMMA 可以强化椎弓根螺钉的锚定力，而且可防止邻近椎体的骨折。当然骨水泥的使用也有特殊风险（骨水泥泄漏 / 栓塞、脂肪栓塞），必须权衡利弊。除了骨质疏松所带来的力学问题以外，医生必须考虑到患者全身基本健康情况，对每个患者都应在认真权衡利弊之后再制定出个体化的治疗方案。

第27章 腰椎椎间融合术的选择：TLIF

大卫·斯特劳斯（David Straus）

里卡多·B. V. 方特斯（Ricardo B. V. Fontes）

文森特·C. 特劳尼利斯（Vincent C. Traynelis）

译：宋跃明 詹新立 周忠杰 吕秋男

27.1 介绍及文献回顾

应用后路腰椎椎间融合技术治疗椎间盘退变性疾病（Degenerative Disk Disease，DDD）起源于1953年克劳沃德（Cloward）对椎间盘源性疼痛的概念及其治疗的描述。事实上，在20世纪初，腰椎椎间融合术（Lumbar Interbody Fusion，LIF）就偶尔被应用于治疗脊柱结核及其他脊柱感染性疾病。早在1906年，穆勒（Muller）就报道了经腹腔入路的腰椎椎间融合技术治疗脊柱结核。而在脊柱退变性疾病中的应用，当时却被看作禁忌。这是因为当时大多数脊柱外科医生，特别是具有神经外科背景的脊柱外科医生，认为对于退变性脊柱疾病，只有椎间盘突出直接压迫或引起继发的炎症反应造成的腿痛才是手术的唯一指征；而这种情况下，仅仅行椎间盘切除术就可以解决了。当术后出现腰背痛时，也一直被认为是运气不佳，患者缓解了难忍的腿痛症状，就需要接受腰痛的出现。

为了解决腰背痛的问题，在椎间盘切除后，有医生尝试进行非内固定的局部融合，例如希布斯（Hibbs）法。但是手术疗效不令人满意，而且被认为是没有必要的。丹迪（Dandy）在1944年曾说过一句著名的话："彻底切除椎间盘，清理椎间隙，足以导致间隙的塌陷和椎体间融合。"凡·威格能（Van Wagenen）和丹迪（Dandy）等可能在1953年之前就开始在椎间盘切除后在椎间隙内植入自体骨了，但第一个实施并详细描述后路腰椎椎间融合手术细节的是克劳沃德（Cloward），而且他还进行了病理生理理论研究来支持这种手术方式，对植骨进行了仔细的设计，并且设计了一系列的器械来帮助牵拉开神经根和硬脊膜。克劳沃德（Cloward）的研究结果非常好，融合率很高，以至于他坚称椎间盘切除后都应该进行椎间融合。

尽管克劳沃德（Cloward）对他的手术技术大加赞扬，但他慢慢也认识到了关于神经根牵拉、取骨区并发症、椎间植骨块的退出、住院时间延长，以及为了达到融合需要支具固定和卧床休息等都是需要认真考虑的因素。另一方面，融合率远远没有达到所描述的100%，而且由于破坏了椎体终板，经常出现椎间隙塌陷。许多支持非内固定后路腰椎椎间融合的学者依旧认为保留后方关节突关节的完整性能够避免脊椎的失稳，术后残留的疼痛可能与减压不完全有关。1988年，基于椎弓根螺钉的后路固定技术应用于腰椎椎间融合手术，由于能够重建后方的张力带结构，使得减压可以更彻底。术后可以早期活动，不必使用支具。如今，PLIF常与椎弓根螺钉固定联合应用。是否同时采用横突间植骨具有很大争议，关于其有效性的随访结果也不相同。然而，即便用现代的融合技术，与以往文献中没有使用内固定的腰椎椎间融合术相比，仍有报道称融合率是相似的。

随后的一项重要进步发生在20世纪90年代，哈姆斯（Harms）等报道了经椎间孔腰椎椎间融合术（TLIF）。该手术入路通过椎间孔到达椎间盘，比克劳沃德（Cloward）描述的PLIF更偏外侧，因此无需对硬膜囊或神经根进行牵拉等操作。虽然最初该技术为在开放切口下切除单侧椎间盘，然后进行双侧椎弓根螺钉固定，但在随后的15年，陆续出现了一些改良技术。这些改良包括采用更为侵入性操作，以获得更好的融合率，例如双侧TLIF切除椎间盘。另一方面的改良是微创化，如单侧椎弓根螺钉固定和"小切口"（经肌间隙入路，直视下植入椎弓根螺钉）及微创技术（通过管道系统植入椎间融合器，辅以经皮椎弓根螺钉固定）。

微创TLIF的目的在于减少对周围结构的损伤，其疗效已被术中失血量、肌肉损伤的血清标志物、住院患者麻醉药品的使用量、住院时间、术后恢复工作的比例，以及术后影像学改变等指标证实。然而，只要成功融合，各种技术的远期结果相似。能够准确定位病变节段、伴有神经根性症状的患者，最典型的就是腰椎滑脱症患者，术后都可以获得良好的治疗疗效。TLIF治疗腰背疼痛和翻修手术的疗效相对差一些，但当非手术治疗无效时，仍然可以选择TLIF。虽然缺少大数据研究的证据，但一系列研究发现这些不同TLIF技术的长期临床疗效常常是类似的。与常规切口相比，在失血量、术后疼痛、住院治疗时间、肌肉损伤等方面，小切口技术可能具有更佳的成本优势。然而，小切口手术会增加患者和外科医生的射线暴露。虽然各报道之间存在差异，最近一项META分析并没有发现小切口技术的移植物移位率、植骨不融合率、再手术率等方面会明显上升，也没有发现常规开放手术的硬膜损伤及感染的概率会增加。微创与开放TLIF的手术时间总体上是相似的。个别报道显示在两个术式手术时间存在明显差异，考虑与操作者对技术的熟悉程度有关。

目前腰椎椎间融合术常规应用内固定。最常用的是双侧椎弓根螺钉内固定，可提供椎间固定和重建后方张力带结构。虽然单侧的椎弓根螺钉固定可能也满足要求，但临床报道提示单侧固定

可能存在后遗症。另有证据表明，双侧椎弓根螺钉内固定的生物力学最接近于腰椎的自然状态，而非内固定和单侧内固定的椎间融合，特别在侧屈时，脊柱稳定性更差。最近两个小型的随机对照研究显示，单侧椎弓根螺钉固定与双侧椎弓根螺钉固定相比，前者对根性症状的改善疗效不如后者，且伴有更多的椎间融合器移位。也有文献报道其他的固定技术，例如关节突螺钉技术等。但由于报道的病例有限，无法对这些技术进行评估。

腰椎椎间融合术中有多种椎间融合器可供选用。自体髂骨在脊柱手术中应用广泛，且已被证明具有良好的疗效。但因取骨区的并发症，人们开始寻找其他的替代方案。机械加工的同种异体骨、生物相容性的可吸收的椎间融合器，以及BAK、钛合金、PEEK、陶瓷等不同材质的椎间融合器都被用作植骨材料。如果使用椎弓根螺钉固定，椎间融合器的形状并不会明显改变其生物力学性能。植骨材料的下沉主要与患者自身因素，尤其与骨密度相关。

目前，关于理想的腰椎融合技术，文献中并没有达成共识。相比于后外侧融合，环形融合理论上具有诸多优势。根据沃尔夫（Wolff's）定律，撑开型的椎间植骨融合具有最高的融合潜能，植骨材料置于脊柱前中柱的承受载荷的界面之间，而且椎间隙比脊柱的后外侧具有更好的血供。从生物力学角度看，腰椎椎间融合可以恢复椎间隙高度、腰椎前凸、腰椎的冠状面和矢状面平衡，以及对椎间孔的减压。经后路进行椎间融合的优势还包括可以经过同一切口直接完成神经减压。但是，在对一个或两个节段的融合手术的临床研究中，并没有证明PLIF/TLIF比后外侧融合更具优势。经常被引用的一个来自瑞典腰椎研究小组（Swedish Lumbar Spine Study Group）的随机研究表明，对于退变性慢性腰痛患者，融合手术较非手术的疗效更好。而对手术组3种不同的技术进行亚组分析（原位融合、内固定加后外侧侧融合、360°融合——约25%为PLIF），各组结果没有统计学差异。同一研究小组的另一项研究，比较

了后外侧融合和 PLIF 治疗峡部裂型腰椎滑脱的病例，也没有证明组间存在差异。脊柱患者试验研究表明，手术治疗的腰椎退变性滑脱中，未行内固定的原位融合、椎弓根螺钉固定加后外侧融合、PLIF 各组之间，远期的治疗疗效无明显差异。当然，就如学者们自己提出来的，以上的结论都是来自非随机、非双盲的研究，可能存在明显的选择上的偏倚。

目前并不明确应用 rhBMP-2 对这些研究的影响，在美国虽然 rhBMP-2 未经临床试验认可，但已在 TLIF 中大量应用。近年来，关于应用 rhBMP-2 带来的并发症的报道增多，例如术后的根性刺激症状、异位骨化，以及椎体的骨赘形成等。另外，针对长节段的固定融合，需特别关注矢状面上的脊柱平衡时，环形融合的生物力学优势更为明显。在治疗重度滑脱和 / 或进行翻修手术时，由于 TLIF 经过椎间孔这一优势，手术者可以完全避开前次手术后椎板缺损造成的风险完成椎间融合。鉴于该手术方式在历经 15 ~ 20 年显示的安全和可靠结果，研究者将 TLIF 作为下腰椎融合技术的选择。

27.2　手术指征及手术技巧

尽管缺乏确切的 1 级证据来阐明腰椎椎间融合的准确的适应证和禁忌证，但这些手术技术已经成为腰椎手术的核心步骤，是治疗各种不同病因、需要进行腰椎融合的常用方法。腰椎椎间融合常常被用来治疗稳定或不稳定的腰椎滑脱症、退变性畸形、假关节形成，以及复发性髓核突出导致的神经根性疼痛。腰椎椎间融合也可用于退变性椎间盘疾病引发的节段一致的顽固性轴性腰痛患者。腰椎椎间融合的主要禁忌证为椎体或终板无法承受压力（常见的原因包括创伤、肿瘤、感染或骨质疏松）。考虑到 PLIF 技术需要牵拉硬膜囊和神经根来完成椎间植骨操作，其手术的禁忌证包括硬膜外瘢痕形成、病变节段位于 L3

（主要考虑的是牵拉圆锥带来的风险）以上，存在合并变异的神经根等。

如上所述，腰椎椎间融合术与后路腰椎融合术（Posterolateral Lumbar Fusion，PLF）相比具有许多重要的生物力学优点，包括 360° 融合、椎间孔减压、改善融合环境。另外，该技术也成为腰椎融合的重要方法，尤其当其他技术不适合的时候。前入路腰椎椎间融合术（ALIF）提供了与 LIF 相似的生物力学上的优势，但为了达到 360° 融合，需要分期或前后路联合手术，增加了手术时间和失血量。与手术入路相关的并发症包括逆行射精、内脏和血管损伤等。侧方入路腰椎椎间融合术（LLIF）的优势与 ALIF 相似，尽管避免了 ALIF 的并发症，但是其手术风险在于可能损伤腰丛，而且为了显露手术视野，需要损伤髂腰肌。LIF 是腰椎融合的重要技术，具有较好的风险收益比，已经成为治疗腰椎退变性疾病的重要手术方法。

在手术室中应该能够查阅患者的影像资料。大多情况下，这包括 MRI 或 CT 脊髓造影、站立位屈伸功能位 X 线片和普通 CT 片。仔细检查确定影像中的病变部位与临床症状的一致性。通过平扫 CT 可预判椎弓根螺钉长度和大小。要注意识别腰骶移行椎的变化，如果存在这种变异，术中需要特别注意，并借助透视定位。全身麻醉诱导成功后，患者翻转到开放的杰克逊（Jackson）手术床上，所有骨突部位要铺放好棉垫，以防受压。注意保证患者脊柱的生理曲度，从而使内固定时，脊椎具有合适的弧度。通过透视，确认手术节段并标记皮肤切口。采用标准方法消毒铺巾。我们目前基本放弃了正中手术切口的 PLIF 术式，而会选择经椎间孔入路，减少对神经根的牵拉。传统开放 TLIF 手术，正中切口，切开表皮和真皮浅层，止血。对目标椎体进行影像学确认后，再进一步显露椎板、关节突关节、峡部以及横突，注意避免损伤关节周围的软组织以及融合节段以外韧带结构，尤其是位于头侧的韧带结构（图 27.1a）。

TLIF 往往需要完全切除单侧关节突关节。

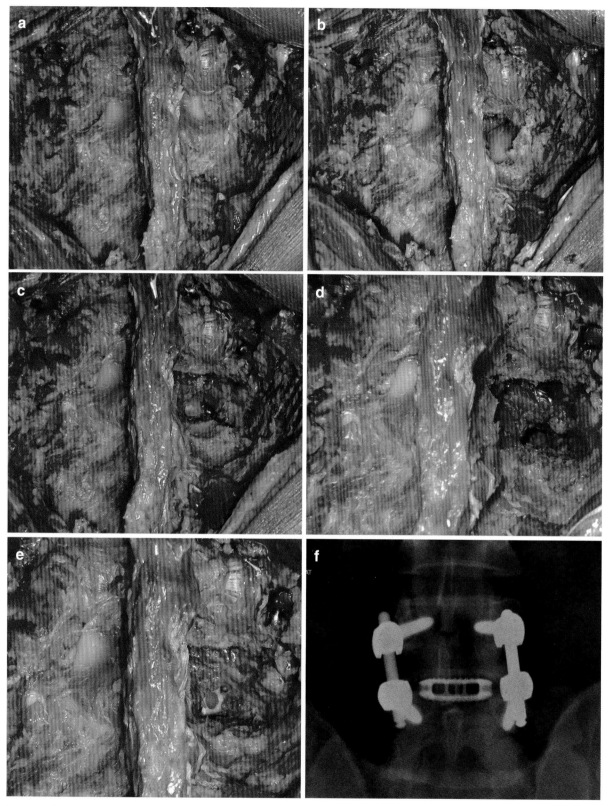

图 27.1 右侧 L4/L5 开放性 TLIF 手术步骤。（a）显露椎板、关节突关节、横突。（b）在右侧 L4 峡部水平截骨。（c）切除 L5 右侧上关节突，显露右侧 L4 神经根和 L4/L5 椎间盘。（d）彻底切除椎间盘，无需牵拉 L4 神经根。（e）成 45° 角植入椎间融合器，使其放入的位置跨越中线。（f）术后的 X 线片证明椎间融合器和椎弓根螺钉的位置理想

尽管一些医生可能更喜欢保留椎板和关节突的内侧这一桥梁结构，但我们力求最大限度地彻底完成神经的减压。减压首先是切除半椎板，然后从峡部水平横行截骨（图 27.1b）。切除尾侧椎骨的上关节突的残余部分，直至其椎弓根水平（图 27.1c）。根据中央管狭窄的程度，切除黄韧带，暴露硬脊膜的侧缘。出行根的腋部常需显露，切除椎间盘的时候，很少需要牵拉神经和硬膜（图 27.1d）。

硬膜外静脉丛的出血可以用双极电凝和止血剂控制。切开纤维环，切除后方的骨赘。用刮匙、咬骨钳、椎间盘铰刀切除椎间盘。切除椎间盘以及行椎间植骨时，应斜向对侧 45°（相对于直接朝向腹侧进行 PLIF 椎间植骨）进行操作，从而使椎间植骨区跨越椎体的中线（图 27.1e）。

根据手术医生的喜好，可以选择不同的操作器械处理软骨终板。在 X 线透视引导下，完成椎间植骨。椎间植骨块的位置因人而异：在考虑到矫正畸形时，植骨位置偏前利于增加前凸；而植骨位置偏后可增加对椎间孔的间接减压。从生物力学角度考虑，TLIF 手术中的椎间植骨块应越过中线，而避免冠状面失衡，植骨区域应该超过终板表面的 20%，并避开终板中央结构最薄弱的区域。采用常规方法进行单侧或双侧椎弓根螺钉固定，后外侧植骨融合，止血并缝合切口（图 27.1f）。一些医生，尤其是对不融合高风险的病例，会在椎间（同种异体骨的内部或外部）或后外侧植骨中应用 rhBMP-2。

我们团队也更倾向于在小切口和管道辅助下行 TLIF。利用透视或术中导航，于中线旁 4cm 处做手术切口。在肌间隙（Wiltse 入路）通过一系列的管道扩张，建立手术操作通道。TLIF 手术中，可扩张通道（小切口组件），或 26mm 固定管径操作通道的理想位置应放置在同侧椎弓峡部。神经减压及椎间隙的准备也是通过相应长操作杆（Bayoneted Shaft）而不影响术者视野的工具完成的。可逐级扩张的工作管道可以提供 45 ~ 50mm 的工作空间，从而可以直视下对单运动脊柱节段植入椎弓根螺钉。除此之外，也可以采用经皮固定系统。由于小切口开放 TLIF 技术有增加辐射暴露的缺点，可选择 o-arm 代替 C 臂透视，从而减少辐射暴露，并提高椎弓根螺钉植入的准确性。

27.3　并发症

PLIF 和 TLIF 均具有较高的融合率，二者的融合率相似，在大多数的文献报道中可高达 90%（平均融合率为 93.2%）。一篇近期发表的综述报道神经损伤的发生率为 4.9%（0 ~ 7%），脊神经根炎的发生率为 5.3%（0 ~ 11%），内固定或植骨材料的松动/移位率为 10.6%（0 ~ 35%），硬脊膜撕裂的发生率为 7.3%（2% ~ 14%），感染率为 3.7%（0 ~ 9%）。与 TLIF 相比，PLIF 具有更高的神经损伤并发症，这在一定程度上预示着 TLIF 的应用较 PLIF 更多。

植入椎间融合器是 PLIF/TLIF 不同于其他后路内固定融合技术的步骤，因此也带来一定的风险。在椎弓根螺钉固定技术出现之前，椎间融合器或椎间植骨材料向后移位突入椎管是外科医生非常担心的并发症，不过如今已很少出现了。椎间融合器应该紧贴椎体终板，理想状态下，应该能够轻微地撑开椎间隙。不过这种撑开程度不能过大，以免引起终板受损或骨折，特别是对骨质疏松的患者以及采用近期出现的可膨胀型的椎间融合器的时候。对于骨质疏松的患者，通过对椎弓根螺钉进行撑开可以降低终板骨折的发生率，这是因为椎弓根螺钉牢固锚定于椎弓根骨皮质内，受骨质疏松影响相对小。另外，也可以采用椎间隙两侧交替撑开的方法。

在椎间盘切除及椎体终板准备时，椎间盘纤维环的前部应该尽量保护，绝不能损伤。在手术中应该极度小心，尤其是在使用椎间盘自动切除装置和可扩张椎间融合器的时候。椎间植入物不慎脱入椎体前方，可造成大血管的损伤，尤其是发生在 L4/L5 及以上节段时是灾难性的。一旦发

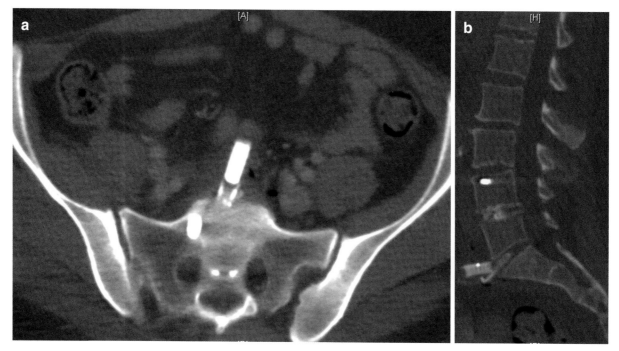

图 27.2　（a）腹部 CT 的横断面。（b）矢状面重建。显示纤维环的前方被破坏，椎间植入物脱入腹腔。由于发生在 L5/S1 节段，处于主动脉分叉以下，该病例接受了经腹腔的 ALIF

生，需要在普外科或血管外科医生的协助下立即剖腹探查才能够挽救患者生命（图 27.2）。

正如前面讨论的，后路腰椎椎间融合的融合率报道不一。目前没有依据说明哪种技术更具优势。在我们看来，椎间盘切除的彻底性是决定融合率的重要因素，而非是采取哪种手术方式。TLIF 对神经根的牵拉更小，但是需要格外小心避免损伤背根神经节，背根神经节的损伤会导致术后难以治疗的感觉障碍。

总结

后路椎间融合技术是一种安全且经过时间验证可产生良好疗效的手术方式，即便是在非常广泛的减压后，也能够重建局部的稳定性。与治疗脊柱退变性疾病的其他手术技术一样，后路椎间融合技术的疗效取决于医生对患者的主诉、查体、影像学表现的相关性的诊断能力，以及合适的手术方式的选择。

第 28 章　前入路腰椎椎间融合术（ALIF）

塞思·M. 齐德曼（Seth M. Zeidman）

丹尼尔·J. 霍（Daniel J. Hoh）

译：宋跃明　周忠杰　吕秋男　舒小林　浣溢帆

前入路腰椎椎间融合术（Anterior Lumbar Interbody Fusion，ALIF）是一项有价值的手术技术，可以彻底地切除椎间盘，恢复并维持椎间隙及椎间孔的高度，增加腰椎的前凸角，并对引起疼痛或不稳定的活动节段进行稳定性重建。相比于后路融合手术，ALIF 的优势在于可以保留包括椎旁肌肉、骨与韧带复合体等在内的后方稳定结构，而且不需要对神经根进行直接操作。前方入路更有利于椎间盘的切除，方便安放更大的椎间融合器。尽管单纯的 ALIF 经常用作腰椎融合手术，但常与后路固定联合应用，从而获得较单纯前路手术更加具有生物力学稳定性的脊柱功能重建。

ALIF 的历史反映了脊柱外科手术的发展历程。手术技术、手术器械、融合辅助材料的发展促使 ALIF 不断进步，提高了手术的安全性和治疗疗效。在过去的几十年，诸多手术方式和手术材料被开发出来，不论是到达椎间隙的手术入路，还是最终获得融合都变得更加方便。这些入路包括采用标准的经腹腔、腹膜外，或经腹腔镜入路和各种微创入路。各种椎间植骨材料（如自体植骨材料、同种异体植骨材料、人工合成材料、骨生物材料等）以及椎间融合器（不同的设计可以恢复椎间隙的高度、增加腰椎前凸，或附加固定能力）也被应用，增加了椎间融合的概率。

对腰椎前路椎间融合术的真正了解，就是要对如何不断提高患者治疗疗效的手术本质特色的了解，即通过较轻的组织损伤、更好的恢复脊柱序列和生物力学环境以及对神经组织的保护最终获得坚实的椎间骨性融合。

28.1　历史

腰椎的前方手术入路最早是由卡帕尼尔（Capener）和伯恩斯（Burns）于 1933 年报道的。他们描述了经腹腔入路治疗腰椎滑脱的手术经验。1948 年，莱恩（Lane）和摩尔（Moore）研究证实了经腹腔入路，同种异体骨作为椎间植骨材料的 ALIF 在治疗腰椎退变性疾病中的良好治疗疗效。20 世纪 50 年代，克劳沃德（Cloward）总结了应用 ALIF 治疗腰椎退变性疾病相关腰背痛的患者疗效，但是由于较高的不融合率（30% ~ 40%），该技术并没有获得进一步的发展。20 世纪 50 年代以前，大多数的腰椎前路手术都是经腹腔、在广泛的显露下完成的。随着腰椎前路椎间融合手术应用的逐渐广泛开展，该入路的手术指征也扩大了。香港手术是由霍奇森（Hodgson）和斯托克（Stock）1956 年报道的，采用 ALIF 技术成功治疗了一些脊柱结核患者。1957 年，索斯维克（Southwick）和罗宾逊（Robinson）介绍了腹膜后入路，使手术具有了更少的并发症。经腹腔的手术入路需要在前腹膜和后腹膜上做 2 个切口，相比之下，腹膜后入路通过在腹膜腔外到达脊柱前方，从而可保证腹膜腔的完整性。因此，腹膜后入路具有更少的术中及术后的肠道并发症。

20 世纪 90 年代以来，腰椎前路手术又逐渐开始受到欢迎。伴随着新的椎间融合器以及固定器械（如带螺纹或锥状的钛合金椎间融合器）的出现以及微创手术技术（如内镜技术、腹腔镜技术、小切口技术）的发展，前路手术也越来越趋于流行。

28.2 手术指征

28.2.1 椎间盘退变性疾病

ALIF 常用来治疗腰椎退变性疾病。虽然存在争议，治疗腰椎间盘退变相关的慢性腰背痛仍是 ALIF 最常见的手术指征。慢性腰背痛的病因常难以确定。持续存在腰痛的潜在病因包括椎间盘退变、峡部裂、退变性滑脱或医源性节段不稳等。

来自临床、基础实验、流行病学的研究发现，椎间盘病变与慢性腰痛存在非常密切的关系。但是，目前针对椎间盘病变，合适而准确的诊断和治疗方式仍缺乏共识。X 线片联合其他的诊断方法，为准确诊断所必需。一些功能性检查，如脊椎注射和椎间盘造影对于判断疼痛源起着重要的作用。诊断性注射，包括硬膜外填充、神经根和关节突关节的选择性阻滞等可以更好地判断疼痛源，临床均较为常用。然而，目前缺乏可靠证据支持或反对应用注射技术来作为腰椎融合的节段筛查工具。诊断性椎间盘造影（Provocative Discography），包括椎间盘刺激和椎间盘形态评价两种作用，经常被用来区分椎间盘源性疼痛及其他来源的疼痛。尽管有大量的相关文献，但对于诊断性椎间盘造影的准确性以及后续的临床应用仍存一些争议。

腰椎的椎间盘造影应该由经验丰富的医生来完成。在无菌条件下，应用双针技术和影像透视辅助确保进针的位置准确。评估穿刺针的位置可以通过以下方法：注射造影剂的量、造影剂的分布情况、患者对疼痛的反应，尤其是局部疼痛以及与之前主诉疼痛的相似性等。在椎间盘造影后，经常会做 CT 来进一步评估椎间盘的形态以及退变的程度。

大多数近期的文献支持在特定的情况下应用椎间盘造影。椎间盘造影的指征包括但不局限于以下几点：

（1）进一步评价异常的椎间盘，以评估椎间盘的退变程度，并结合临床症状。这些症状包括椎间盘手术后的复发性疼痛、极外侧的椎间盘突出等。

（2）患者具有持续性、严重的疼痛，而其他诊断检查无法确定是否由椎间盘源性病变引起者。

（3）对术后症状缓解不满意的患者，考虑可能存在疼痛性假关节形成、后路融合伴有症状性椎间盘，或者可疑椎间盘突出复发等。

（4）在实施融合手术前，用以评估在计划融合范围内的节段是否为疼痛源以及拟融合节段以外的邻近椎间盘是否会引起症状。

（5）评估拟行微创治疗的患者，确定突出的椎间盘为包容性，或在髓核溶解术或经皮等微创手术前评估造影剂的分布情况。

尽管对慢性腰痛的手术指征存在争议，当所有的保守治疗（镇痛药、神经阻滞、理疗、支具等）无效时，ALIF 已经成为治疗腰椎退变性疾病的一种备受欢迎的手术方式。ALIF 非常适合椎间盘退变性疾病。ALIF 通过增加椎间隙高度、撑开狭窄的椎间孔，间接地对出口神经根进行减压。另外，ALIF 与该椎间隙上、下椎体进行融合，重建局部的稳定性。

28.2.2 退变性滑脱

ALIF 也是治疗退变性滑脱、其他退变性的或医源性的腰椎不稳的一种有效方法。然而，对这一类患者需要进行后方的固定，重建后方韧带复合体以及局部的稳定性。一些学者可能会认为对于伴有轻度滑脱（Ⅰ度）的峡部裂患者、轻度退变性滑脱患者可以通过单纯的 ALIF 治疗。对于Ⅱ度滑脱，单纯的 ALIF 是否能够获得良好疗效目前并没有定论。生物力学数据显示，单纯应用 ALIF 技术治疗Ⅲ度以上的滑脱或较大的退变性滑脱容易形成假关节。因此，对于Ⅲ度以上的滑脱，强烈建议 ALIF 联合后路的固定融合。单纯的 ALIF 手术只适用于Ⅰ度滑脱。

28.2.3　脊柱手术翻修

对既往接受后路手术的病例再次进行后路翻修手术是非常危险的。这种情况下，采用前路手术可以避免许多风险，提高翻修手术的成功率。前路手术可以避免从瘢痕组织中操作，减少了神经损伤和硬膜撕裂的风险。另外，一些患者虽然通过后路手术获得了确切的后方骨性融合，但依旧会存在腰部疼痛。其中的一个潜在原因可能就是在融合节段中包含有病变的椎间盘。达到了明显后外侧融合但依旧存在的腰痛，或是复发性腰痛，发病原因可能是在已经后外侧融合的脊柱运动节段中，仍存在可以引起疼痛的退变椎间盘。即便是坚固的后外侧融合，依旧可能无法对该疼痛性椎间盘提供足够的保护。前方的椎间融合可以明显缓解患者的疼痛，改善患者功能，提高这类患者对手术的满意率。

28.2.4　其他手术指征

ALIF 在治疗脊柱畸形中也起到了重要的作用。结构性的椎间支撑植骨可以有效地减少金属棒—螺钉与骨之间界面的应力。另外，前方结构性的植骨或椎间融合器，承受着应力载荷，已经被证明可以提高局部的稳定性，增加整个结构的刚度，减少后方内植物失败率，并允许应用直径更细的金属棒，后者可能有助于增加脊柱融合的成功率。因此，在临床上，矫形时发现内固定器械承受较大应力时，可以联合应用 ALIF 来辅助

矫形，分担后方内固定的载荷，促进植骨融合。

对于化脓性脊柱炎，前方入路可进行病灶清除，自体骨植骨融合也是一种行之有效的方法。ALIF 可以彻底清除感染组织，获得正常的、利于融合的骨面条件。应用自体骨植骨可以避免远期的不稳定以及随之而来的慢性疼痛。近来很多研究关注钛合金和其他人工合成材料的植入物，以及骨生物活性成分在脊柱感染病例中的安全性及其应用。

28.3　手术禁忌证

对于腰椎来说，ALIF 的手术适应证非常广泛，而手术禁忌证相对较少。总体而言，ALIF 的手术禁忌证主要包括入路相关的禁忌证以及骨质质量相关的禁忌证两个方面。对于以前存在相关疾病或先前接受过腹部或腹膜后手术的病例，前路手术发生并发症的风险非常高。在这种情况下，建议有经验的泌尿外科、血管外科或普通外科医生协助显露术野。我们还可以选择后路手术，避免再次前路手术随之而来的风险。

ALIF 的另一个禁忌证是严重的骨质疏松，因为 ALIF 手术中的椎骨块位于压应力环境下，要求相邻的椎体骨质要完整。对于骨质疏松症的患者，容易出现椎体终板的损伤，导致椎间植骨材料的下沉、移位至椎体内部，致使出现脊柱不稳、畸形、疼痛和潜在的神经损害。对于需要 ALIF 的骨质疏松症患者，建议给予后方椎弓根螺钉固定，减少前方植骨块和椎体终板界面之间的应力载荷。

28.4　手术技术

腰椎前方入路对椎体和椎间盘的显露、植骨床的准备以及必要时的内固定都提供了非常好的

视野。但在手术显露过程中，许多血管、内脏器官、肌肉、泌尿生殖系统和神经均有损伤的风险。靠近减压、植骨、内固定部位的结构发生损伤的风险更大，距离较远的结构，由于过分地游离和牵拉也会受到损伤。详细了解相关区域的解剖和可能造成的医源性损伤，对减少相关并发症的发生率是至关重要的。

ALIF 可以单独应用，也可以与脊柱后路融合一起联合应用。具体采用哪种方法很大程度上取决于手术医生的偏好、所受的训练和经验。在儿童和成人患者中，采用单纯的前路或是前后联合入路有许多因素要考虑。前路手术可能更适用于年轻、骨密度正常、病变比较局限的病例，而畸形严重、骨密度处于临界状态、多节段病变的患者可能更适用于联合手术入路。微创技术——切开或腹腔镜——需要注意更多的术中细节和术前手术规划。虽然整体技术是比较复杂、可变的，但都可以分为以下 4 个基本部分：

（1）术前计划 / 模板：手术前，外科医生需要研究各种影像学检查，以确定植入物的大小和型号。这些植入物用于帮助椎间界面融合。

（2）入路 / 显露：多种方法可到达腰椎前方。这包括腹腔镜下，开放手术切口，小切口，无气腹的球囊辅助腹膜外内镜技术（Balloon–assisted Endoscopic Retroperitoneal Gasless，BERG）等。

（3）椎间盘切除和椎间隙准备：显露好椎间盘以及相应上、下椎体终板后，外科医生可以进行椎间盘切除术。完整地切除椎间盘，同时要保持骨性终板的完整性。纤维环的后缘没有必要游离，但在某些特殊情况下，有必要切除纤维环后缘。保持椎体终板的完整性对防止植骨块或椎间融合器的下沉至关重要。应仔细而轻柔地用锉刀刮除软骨终板至其渗血，但勿破坏终板的完整性。以上步骤完成后，测量植骨块或植入物的大小，选择最大型号的假体植入椎间隙。

（4）内固定器械 / 设备：椎间隙准备好后，将植骨材料或椎间融合器植入椎间隙，促进两相邻椎体融合。通常加用一些促进骨融合产品或成骨活性材料促进植骨融合。

28.4.1　腹腔镜 / 经腹腔入路

腹腔镜和经腹腔入路技术均是有效的 ALIF 入路。这两种方法都需要通过腹腔和腹膜腔。虽然腹腔镜手术仅使用很小的通道切口，但与较大的经腹腔的腹部切口比较，腹腔镜手术在 L5/S1 手术中并未显示出确切的优势。

对于经腹腔路径，外科医生应依次做皮肤切口，切开皮下组织、筋膜、肌肉，切开腹膜前壁进入腹腔。牵开腹腔脏器，切开腹膜后壁，显露大血管（主动脉、腔静脉、髂总动脉、静脉）和脊柱的前部。

在 20 世纪 60 年代，哈蒙（Harmon）报道了前路在避免神经根损伤方面具有优势。他还描述了前路具有输血少、住院时间缩短、疼痛减轻以及高融合率等优势。泽德布利克（Zdeblick）和大卫（David）报道 50 例接受经腹腹腔镜或开放性腹膜后途径的研究。他们发现腹腔镜组的并发症发生率明显增高（4% 对 20%），而且伴随暴露范围的减少，融合率也有所下降。由于逆行射精发生率的增加以及手术时间的延长，他们最终放弃了腹腔镜技术和无气腹的球囊辅助腹膜外内镜技术。他们发现，无论是小切口的开腹手术还是传统的侧肋下方开放切口手术，均具有较低逆行射精的发病率，同时减少失血量，缩短手术时间，降低成本。另外可使用标准内固定操作器械。

28.4.2　无气腹的球囊辅助腹膜外内镜技术（Balloon–assisted Endoscopic Retroperitoneal Gasless，BERG）

应用无气腹的球囊辅助腹膜外内镜技术进行 ALIF 也有报道。该入路与腹腔镜完全腹膜外疝修补技术的入路类似，采用气囊衬垫和二氧化碳气腹。该方法也被称为腰椎镜（lumboscopy），该入路具有微创的优势，不需要侵犯腹膜。最近的 46 例患者的研究报道有 3 例（7%）并发症，有 1 例需要取出内固定。

加泽里（Gazzeri）等分析了他们的一组单纯应用内镜的脊柱前路手术结果，并对内镜辅助下腹膜后入路的腰椎前路手术做了文献回顾。他们认为 BERG 是一种安全、有效、简单、技术要求较低的手术方式，而没有腹腔镜或传统入路相关的并发症。

28.4.3　小开放切口

小开放切口的腹膜后的入路具有很多理论上的优势，但是，最终对该手术方式的选择与否依旧取决于个别外科医生的喜好。该入路在腹膜后间隙，采用钝性分离，显露术野。该入路中，腹膜囊被推向侧方，将腹膜与大血管分离，从而显露脊柱前分，该入路不进入腹膜腔。

对于脊柱前路手术，开放性腹膜后入路的术野显露存在技术上的挑战，但是值得采用。前方入路可以显露整个椎间盘，与只能显露部分椎间盘的后路手术相比，其优势独特且明显。加上腰椎人工间盘置换术的出现，小切口的应用逐渐流行。

小切口腹膜后手术入路，上腹下神经丛游离后，与腹膜一起，由左向右推开，防止手术损伤。这与经腹腔入路相比是一个明显的优势，后者手术剥离直接发生在上腹下丛处，增加了该结构损伤的风险。

28.4.4　同种异体股骨环（Femoral Ring Allograft，FRA）

同种异体股骨环（FRA）是 ALIF 理想的材料。其具有骨传导性，而且具有较大的表面积，可以提供直接的稳定性。FRA 最终被吸收与宿主自体骨爬行替代。与后外侧植骨融合不同，ALIF 中的 FRA 处于压应力下，根据沃尔夫定律，ALIF 更容易得到植骨融合。然而，单独应用 FRA 而不采取固定措施时，具有较高的假关节形成率，提示在给予融合节段及植骨块提供完全稳定的力学环境时才利于植骨融合。

FRA 主要由皮质骨构成，虽然也会出现与松质骨类似的骨整合过程，但是由于骨质密集，骨整合过程要慢一些。骨质密集限制了血管化，骨整合只能出现在骨吸收后。在早期，这一过程会使植入物的稳定性下降，原因是骨吸收过程较新骨形成更为迅速。与松质骨骨整合的病理过程相比较，皮质骨的这一过程被称为"逆向爬行替代"。如果植骨块承受了过高的外力，就可能出现微骨折，如果此时再血管化不完全，则就会在逆向爬行替代达到骨性融合之前出现明显的骨折。在植入后的 6 个月，其结构支撑能力可下降到其初始强度的 40%～50%。同种异体骨也会造成患者移植骨/椎体终板界面处宿主骨的吸收（骨溶解），导致局部失稳。

28.4.5　螺纹皮质骨销钉（Cortical Bone Dowels，TCBD）

作为椎间植骨的选择，同种异体螺纹皮质骨销钉（TCBD）在 20 世纪 90 年代中期曾经短时间流行过。然而，一个队列研究发现单独应用皮质骨销钉，其手术失败率以及皮质骨销钉相关并发症超过 17%，该组患者术后疗效不佳的发生率也比较高。应当指出的是，辅以前路或后方的固定，或联合应用成骨生长因子，重组人骨形态发生蛋白 -2（rhBMP-2）时，TCBD 的失败率也出现了下降。

布尔库斯（Burkus）等对 131 例患者采用 TCBD 固定，对单节段 ALIF 的腰椎疾病患者随机分组，一组接受 rhBMP-2，另一组接受自体骨植骨。在 12 个月时，接受 TCBD 和 rhBMP-2 组的所有患者均发现有新骨形成，而且有影像学依据显示同种异体骨整合入相邻椎体终板。相反，TCBD 联合自体骨植骨治疗组的患者，只有 89% 的在术后 1 年出现融合，且术后 24 个月时，融合率降低到 81.5%。鉴于 TCBD 联合 rhBMP-2 组具有 100% 的融合率，在联合应用骨诱导成分时，TCBD 可以单独用于 ALIF。另外，由于带有螺纹，TCBD 能够在骨—植入物界面起到稳定作用，对抗局部的活动，不易脱出。

28.4.6 带螺纹的圆柱形钛笼

带螺纹的圆柱形钛笼属于椎间融合器的一种，可以提供一定程度的固定作用，不需要获取大块的结构性植骨块，同时可以提供广泛的承重面。在目标椎间隙上、下椎骨的软骨下骨上，钻开一螺钉通道，然后将椎间融合器旋入。带螺纹的圆柱形钛笼并不是像椎弓根螺钉一样固定于椎体上，但它们确实可以提供一定的稳定性。对椎间隙撑开作用导致的韧带样纤维环处于张力状态，联合压应力共同维持植骨装置的稳定性，直至发生骨性融合。然而，有数据显示，由于软组织的松弛，纤维环的韧带样的张力在15min内即会迅速减小。纤维环固有的蠕变生物特性使得纤维环张力逐渐放松，并失去维持局部稳定性的能力。这也是为什么在日常活动中，没有后路椎弓根螺钉固定时，由体重和肌肉活动给椎间隙及椎间融合器造成的预载荷会存在变化。因此，在发生完全骨性融合之前，应用带螺纹的圆柱形钛笼进行单纯的ALIF，无法完全稳定脊柱。由于应用带螺纹的圆柱形钛笼的单纯ALIF生物力学上的不足，这种术式主要适用于纤维环张力过高、椎间隙变窄的患者，以及活动范围很小的L5/S1节段。该术式不建议应用于多节段的融合手术，也不适用于更高的目标节段。

螺纹钛笼的另一个局限性是为了获取足够的融合器旋入通道，必须切除部分终板软骨下骨的骨质。尤其当椎间隙较高时，需要进行更多的扩髓，这将破坏相邻椎体终板的完整性，增加融合器下沉的危险。已发现，在应用螺纹钛笼的单纯ALIF中，L4/L5较L5/S1节段更容易出现融合器的下沉。下沉也与扩髓深度过深或和较大的融合器尺寸有关。对于单节段、采用两个标准的螺纹钛笼的病例，术后发生下沉的风险较低。

萨索（Sasso）等前瞻性地研究了在L4/L5或L5/S1行ALIF中，采用FRA或带螺纹的圆柱形钛笼。两种融合器均用自体髂骨植骨填充。在术后12个月时，带螺纹的圆柱形钛笼治疗组，97%的患者获得了椎间融合。而相比之下，FRA组只有40%的患者获得影像学融合。在术后24个月时，97%的钛笼组依旧是显示为融合，而只有52%的FRA组融合。虽然背部功能指数（Back Disability Index）和神经功能评分两组没有显著差异，但钛笼组有着较高的融合率和更低的二次手术固定的发生率。

钛笼的一个常见的不足是其不透射线，不容易通过X线片对新骨生长、整合、融合进行评估。聚醚醚酮（PEEK）是透射线的，采用PEEK材质的类似的带螺纹的圆柱形椎间融合器已经被设计出来。采用PEEK材料的椎间融合器，术后更容易评估融合器内部的植骨融合情况。但与钛合金材料一样，PEEK融合器不会与骨性终板嵌合，导致其抗拔出力不足，因此很少被单独应用。然而，现在先进的三维CT重建已经可以评估椎间融合情况了，即使是针对钛合金的椎间融合器。

28.4.7 带螺纹前凸形椎间融合器

设计带螺纹的锥形或前凸形融合器，目的在于能够更好地恢复腰椎的生理前凸（图28.1）。保持融合节段的生理曲度十分重要。即使仅单个节段，其前凸的丢失也将影响相邻节段的力学环境以及整体脊柱的序列。此外，上下表面平行的椎间融合器，其对椎间隙的过度撑开会导致后方关节突关节也被撑开，导致节段刚度下降，或者在过伸时出现活动度过大。

一项回顾性研究纳入了因椎间盘退变性疾病接受单纯ALIF治疗的患者，目的在于确定椎间隙的准备和融合器的设计是否影响临床疗效。研究人员观察到，在处理椎间盘时保护骨性终板利于增加椎间隙前后方的高度。他们还发现使用前凸或锥形椎间融合器，与普通的圆柱形融合器相比，可以更好地恢复腰椎生理前凸。该研究发现，对终板的保护以及应用前凸形椎

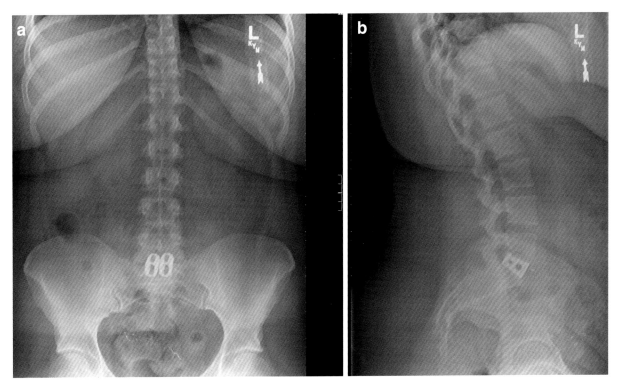

图 28.1　后前位 X 线片（a）和侧位 X 线片（b）显示 L5/S1 前方椎间融合，应用了具有前凸形态的钛合金椎间融合器

间融合器可以使患者的临床治疗疗效在术后 3 个月开始出现优势，而且这种优势维持到术后 2 年之后。

对椎体终板的（前后方向的）非对称绞削，植入上下面平行的圆柱形融合器也可以恢复腰椎前凸。椎间盘后骨质切除多些，在植入圆柱状的椎间融合器时，上、下椎骨将随着发生矢状面的旋转，终板贴合于融合器上，从而形成前凸。但是，对于椎间隙后方的骨质削除过多会影响融合器对椎间隙的撑开作用，继而影响对椎间孔高度的恢复。

28.4.8　后路脊柱固定：椎弓根螺钉及经椎板螺钉

单独应用前路椎间融合器的临床疗效报道不一。因此，许多情况下，会加用脊柱后路内固定，或联合应用后外侧植骨融合（360° 融合）来增加稳定性，提高融合率，并提高临床疗效（图 28.2）。加用后路固定已被证明可以提高脊柱在多个方向的稳定性，提高融合率。霍尔特（Holte）等发现，FRA 联合应用后路脊柱内固定的融合率可以达到 98%，而单用 FRA 融合率仅为 75%。最近的一项研究采用薄层 CT 进行评估，发现椎弓根钉固定组的融合率为 89%，而单用 ALIF 组融合率为 51%。

椎弓根螺钉棒系统仍是脊柱内固定的生物力学的金标准。固定在棒上的椎弓根螺钉对脊柱的活动，在各个平面上均具强大的控制力。然而，传统开放式的椎弓根螺钉植入方法，带来了较高的并发症发生率。为了寻找椎弓根螺钉植入的解剖标志，需要做后路切口，并进行广泛的肌肉剥离和牵拉。这会导致组织损伤增加，增加失血量，延长手术时间，增加术后疼痛，延长术后恢复期，并具有神经根或关节突损伤的潜在风险。

脊柱后路固定还可选择微创技术。经椎板关节突螺钉可通过一个小切口或在导丝引导下经皮植入，从而减少手术并发症。有研究对单独应用 ALIF 或 ALIF 分别联合应用经椎板螺钉、单侧椎

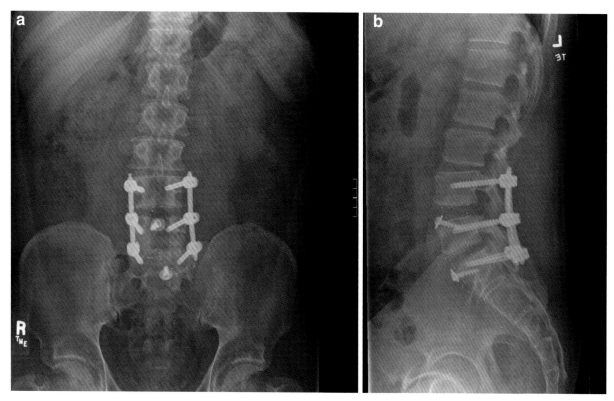

图 28.2　后前位 X 线片（a）和侧位 X 线片（b）显示 L4/L5，L5/S1 前方椎间融合，应用同种异体股骨环椎间植骨，同时辅以后方椎弓根螺钉内固定

弓根螺钉、双侧椎弓根螺钉固定治疗的患者的融合率采用高分辨 CT 来评估融合情况，结果发现，行单侧或双侧椎弓根螺钉固定的患者具有较高的融合率（分别为 89% 和 88%），与之相比，采用经椎板螺钉固定组的融合率仅为 58%，单独应用 ALIF 组为 51%。然而，贝斯特（Best）和萨索（Sasso）发现，与椎弓根螺钉固定相比，应用椎板螺钉组的疼痛评分更低，并发症更少，再手术率也更低。近来，已经可以在导丝的引导下，经皮植入空心的椎弓根螺钉。已经设计出来新型连接棒，经皮完成椎弓根螺钉的连接。然而，与传统的开放式椎弓根螺钉植入比较，经皮椎弓根螺钉固定的远期的稳定作用、促融合能力，以及手术并发症等方面仍有待确定。

28.4.9　前路脊柱固定：腰椎前路钢板系统

1959 年，汉弗莱斯（Humphries）等首次报

道了在 ALIF 后，应用前路钢板进行固定。而直到最近，由于某些原因，前路腰椎钢板固定都没有得到普及。主要的问题在于前路中存在的血管、胃肠道、泌尿系统等结构使得局部显露受限。另外，用于固定的内植物往往过于笨重。早期的固定系统，因固定材料的松动移位以及螺钉的退出而备受困扰。不过，最近已经研发出低切迹的腰椎前路钢板及螺钉系统，螺钉固定于骶板上的骨皮质，固定更为牢固。新近又研发了新的固定系统，其固定螺钉从椎间融合器中穿过，因此具有更低的切迹，也避免了钢板的移位，而且直接对椎间融合器进行固定。于是，由于前方入路的优势，腰椎前路内固定联合前路椎间融合逐渐受到了欢迎。

与单独应用椎间融合器相比，联合应用前路钢板固定提高了目标节段的结构刚度，减少了活动度。格莱泽（Glazer）等的研究发现，在人体尸体腰椎标本上，应用前外侧内固定后，FRA 固定的稳定性得到提升。同样，库泽皮里

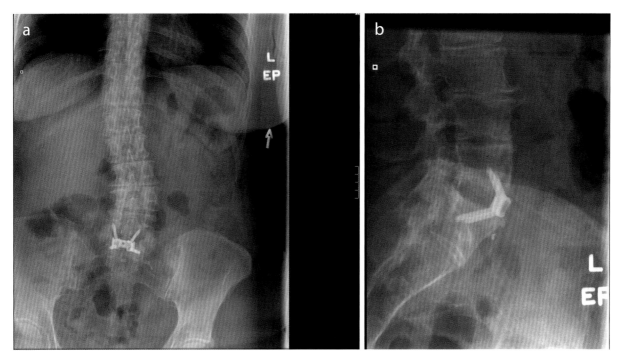

图 28.3 后前位 X 线片（a）和侧位 X 线片（b）显示 L5/S1 前方椎间融合，应用椎间融合器—螺钉复合固定器械

（kuzhupilly）等研究也发现，将螺钉穿过 FRA 固定于相邻椎体上，FRA 的稳定性显著改善。格莱泽（Glazer）等发现，在限制屈曲、伸展、轴向旋转和剪切力方面，三角形的前路钢板可以起到与椎弓根螺钉棒系统相当的作用。然而，椎弓根螺钉棒固定在限制侧方弯曲的能力仍然优于前方的钢板固定。应该指出的是，在这项研究中，其测试是在标本切除椎间盘以及双侧小关节突后进行的，与临床常见应用内固定的情况不一样。最近的研究数据表明，1 枚螺钉，通过椎间融合器打入邻近椎体上，可以提供与椎间融合器联合椎弓根螺钉固定相同的稳定性，该稳定性疗效至少不比椎间融合器联合后方的经椎板关节突螺钉固定疗效差（图 28.3）。

28.5 植骨材料

自体骨仍是植骨材料的金标准。自体移植骨同时具有成骨活性、骨诱导和骨传导特性，这些是获得植骨融合所必需的。另外，在获取自体骨时，可以连带有皮质骨，使其具有抗压能力，从而可以作为支撑植骨。以前，医生会获取结构性的髂骨块来完成 ALIF。然而，取髂骨伴有较高的并发症率，例如慢性疼痛、失血、感染和髂骨骨折等。此外，由于髂骨块的大小不一，承载载荷的能力有限，因此容易出现骨折，特别是在没有后路固定的情况下。另一方面，自体骨的松质骨容易获取，装入 FRA 或合适的椎间融合器内后，可以同时具有理想的力学支撑性能和同种自体骨的促成骨融合能力。

针对 ALIF 的植骨材料，研究者们已经开始寻找自体骨植骨的替代方案。一种方法即是从邻近的椎体上获取局部骨质，取骨后造成的空腔则用 β－三磷酸钙填塞。这种方法已在动物和临床研究中被评估，并已被证明是有效的。另一种有效的方法是从邻近椎体上获取圆柱状的自体骨块，而且比取髂骨具有更低的并发症。然而，当计划采用后路椎弓根螺钉固定时，则要精心考量取骨区域的位置以及螺钉的方向，确保螺钉不会打入骨缺损区，不影响内固定的强度。

同种异体骨 FRA 是常用于 ALIF 的植骨材料，很受欢迎，原因是能够提供较宽大的载荷接触面、有成品供应以及可避免取自体骨相关的并发症等优点。FRA 主要是骨传导材料，缺乏骨诱导和成骨活性，因此 ALIF 中单独应用 FRA 的融合率比较低。采用 FRA 的 ALIF 一般需要进行坚强的脊柱固定，或加入具有成骨或骨诱导作用的成分以促进植骨融合。

骨形态发生蛋白（BMP）的发现和随后利用人类基因重组技术生产合成的 BMP 使 ALIF 发生了革命性的改变。BMP 是一组骨诱导蛋白，属于 βTGF-β 超家族。已经确定了不同类型的 BMP，可以促进骨和软骨的形成以及血管生成。BMP 与骨髓间充质干细胞受体结合，引发一系列复杂的反应，导致细胞分化和增殖，促进体内骨形成。由于具有强大的骨诱导活性，骨形态发生蛋白中的 BMP-2 和 BMP-7 受到广泛重视。

商业化的重组人骨形态发生蛋白-2（rhBMP-2），例如 InFuse（美敦力，孟菲斯，田纳西州，美国），已成为一种应用最为广泛的促进植骨融合的产品。美国食品和药品管理局（FDA）已开展研究，评估 rhBMP-2 联合锥形椎间融合器促进前路椎间融合的安全性和有效性。研究人员发现，rhBMP-2 是安全的，可以有效地替代自体骨移植融合，从而避免供区并发症。最近的临床试验已证明在腰椎后外侧融合或腰椎前路融合手术中，rhBMP-2 与自体髂骨植骨相似。但应当指出的是，BMP-2 不仅增加骨形成，同时也增加骨的吸收。这可能是因为 BMP-2 刺激祖细胞同时向成骨细胞和破骨细胞分化。这一特点与临床观察的一样，在单纯的 ALIF 手术中，与 FRA 填充自体髂骨骨髓相比较，联合应用 FRA 和 rhBMP-2 会增加植骨块碎裂和不融合的概率。可能是由于 rhBMP-2 增加了破骨细胞的活性，导致股环移植物 FRA 及相邻椎体终板的吸收增加、移植物断裂、塌陷侵蚀、骨不连。因此，使用 rhBMP-2 复合 FRA 时，一般建议联合后路椎弓根螺钉固定，在上调破骨细胞活性时，可维持足够的稳定性，

直至新骨形成。

28.6 并发症

ALIF 的并发症可以分为手术入路相关并发症以及与椎间盘切除、植骨、内固定相关的并发症。很多并发症与手术入路相关，不过，恰当地显露后，椎间盘切除、植骨以及内固定相关的并发症发生率很低。ALIF 真正的优势就是显露充分后，利于椎间盘切除、准备植骨床、植入具有生物力学强度的植骨材料和内固定，而且不干扰神经组织和硬脊膜。

经腹腔或腹膜后入路，ALIF 手术显露过程中，有损伤风险的重要组织结构可列举出很长的一串名单，包括腰大肌、小肠、结肠、直肠、膀胱、肾脏、输尿管、膈膜、内侧弓状韧带、食管裂孔、胸导管、腰骶丛神经、内脏大神经、膈神经、交感神经链、上、下腹下丛，腹主动脉、下腔静脉、节段和根动脉、髂总血管、髂腰静脉、骶正中动脉等。

28.6.1 血管损伤

ALIF 的最严重的并发症可能就是大血管的损伤。对于不同的椎体节段，ALIF 存在损伤髂动脉和静脉的风险。显露时发生的血管损伤的裂口可大可小，但短时间内就可造成大量的失血，危及生命。前路手术中血管损伤的发生率为 1%～15%。静脉损伤的处理更为困难，静脉损伤后不易修复，即使是有经验丰富的血管外科医生处理也比较困难。对于初次腰椎前路手术，由于病例选择、手术入路，以及静脉损伤程度的判断标准的不同，文献报道的静脉损伤的发生率在 0～25%。

一项回顾性研究，纳入了 338 例患者，345 次腰椎前路手术，其大血管并发症的发生率为 2.9%。其中 9 例损伤累及髂总静脉，1 例为主动

脉损伤。对于存在或既往存在脊椎感染性疾病或椎间盘炎，或是以前接受过脊椎前路手术、滑脱、明显骨赘形成、腰骶移行椎，以及椎间融合器向前移位脱出的病例，由于血管周围存在明显的粘连和瘢痕，前路手术血管并发症的风险增加。正确区分这些血管，轻柔地将血管从腹膜和脊椎前方钝性分离，可以最大限度地减少血管损伤的风险。灵活应用止血剂可以帮助控制小血管造成的轻微出血，同时保持血流畅通。对于一些需要从根部切断的血管，需要予以适当的缝合或结扎，否则这些血管切断后会收缩，可能导致出血难以控制。在某些情况下，血管不能安全地游离或移开，或出血难止，则需要中止手术，而待患者的病情稳定后采用后路手术。

28.6.2　逆行射精

腰椎前路手术导致逆行射精的最初报道于1965 年。自那以后，关于逆行射精的真实发病率一直存在争论，文献报道的结果在 0.42% ~ 22%。许多人认为术后逆行射精的发病率被低估了，因此对逆行射精真实发病率缺乏共识。逆行射精发生在男性患者中，是显露 L5/S1 椎间盘时独特的潜在并发症。逆行射精是由于损伤了位于 L5/S1 椎体的腹侧的交感神经——上腹下神经丛。上腹下神经丛由腰部的旁正中交感链构成，两侧损伤会导致逆行射精。在椎间盘前方的一个交感神经的小分支具有对瓣膜机制的控制作用，控制精液在性交过程中被排出。在椎间盘水平进行组织分离可能会导致这些神经损伤，从而影响对控制瓣膜的协调支配，导致精子被射入膀胱而不是尿道。虽然许多患者描述射精的感觉是不变的，但为了重新获得生育能力，必须采用特殊的精子采集技术或术前进行精子储备。虽然逆行射精的发病率尚不清楚，但大概 1/3 的患者在 1 ~ 2 年后症状完全或部分缓解。

一些因素可能会增加术后逆行射精的风险，如外科医生的经验，使用单极电刀、腹腔镜或经腹入路已被发现与逆行射精风险的增加相关。

一项腹腔镜下应用螺纹钛笼的 ALIF 研究，纳入 215 例患者，观察到的逆行射精发生率为 5.1%。另有一项相似的研究，采用螺纹骨销或钛笼，在腹腔镜下进行 ALIF，15.9% 的男性患者出现逆行射精。关于经过腹腔和腹膜后入路在逆行射精并发症方面的比较，一项对具有 15 ~ 20 年手术经验的 20 名医生的调查显示，在 4500 例腰椎前路融合手术中，逆行射精的发病率与手术入路无明显相关性。研究者认为，细致的手术技术，在椎间盘操作前辨别神经，并避免使用电灼烧可以降低逆行射精的风险。其他的建议包括沿着主动脉的右侧和右髂总动脉做腹膜后的切口，可以降低逆行射精的发生，这是因为一般左侧的交感神经功能更为主要。将包含有神经结构的组织瓣由右向左掀开可以减少意外损伤腹下神经丛的概率。通过向腹膜后组织的注水，使腹膜逐渐与神经分离，也是一个非常有用的办法。

28.6.3　髂腹股沟神经 / 髂腹下神经损伤

髂腹股沟神经和髂腹下神经外侧支的损伤容易发生在它们跨越髂嵴的部位，这种并发症在 ALIF 手术中很少被报道。髂腹股沟神经或髂腹下神经损伤后，患者表现为大腿内侧麻木或感觉异常。ALIF 术后出现髂腹股沟神经或髂腹下神经损伤的患者，大多数症状在术后 6 个月内完全缓解。

28.6.4　交感神经丛损伤

腰部交感神经链沿着椎体外侧走行，在腰椎前路显露中存在损伤的风险。交感神经链损伤的患者，典型主诉为手术入路的对侧下肢发凉。出现这种矛盾结果的原因是由于交感神经张力缺失，导致损伤同侧的血管舒张，这反而给患者一种对侧发凉的感觉。但不管怎样，在腰椎前路手术后任何一侧肢体的温度降低都需要评估患者肢体远端动脉的搏动情况，评估动脉栓塞的可能。

最后要说的是，交感神经损伤是前路手术不可避免的并发症。幸运的是，虽然少数可能出现长期的感觉减退，但大多数患者没有长期而显著的后遗症。

28.6.5　淋巴囊肿

手术损伤局部的淋巴循环可导致淋巴囊肿。虽然淋巴囊肿在胸部、骨盆以及腹股沟区手术中较为常见，而且在腹主动脉周围存在大量的淋巴管，但该并发症很少发生在需要显露腹腔的脊柱手术中。然而，在 L5/S1 手术中，需要特别小心淋巴的损伤，在髂血管的周围，淋巴损伤的风险较高。经腹部入路较少出现淋巴囊肿，可能与经腹入路中腹膜对渗出的淋巴液吸收能力较强有关。相比之下，腹膜后入路，由于腹膜腔保持完整，漏出的淋巴液可能会聚集于腹膜后间隙。当术后出现腹膜后积液，考虑存在淋巴囊肿的时候，主要的鉴别诊断包括脓肿、输尿管损伤、胰腺损伤伴假性囊肿形成、脑脊液漏形成假性硬脊膜膨出等。值得注意的是，在术后淋巴囊肿的少数病例报道中，手术中均未注意到的淋巴损伤。

28.6.6　前路腰椎手术的翻修

随着前路手术的普及，其翻修手术也随之增加。虽然有前路翻修手术并发症的报道，但并发症的发生率仍不清楚。初次手术后局部的瘢痕组织以及血管、内脏的粘连，使得再次手术出现意外损伤的风险上升。前路翻修手术以及椎间融合器取出术相关的并发症，发生的风险为初次手术的 3 ～ 5 倍。特别是对同节段的翻修，并发症发生率远远高于对相邻或更高节段的翻修。

28.6.7　邻近节段退变

假关节形成是任何脊柱融合手术的主要并发症。文献报道的 ALIF 的融合率一般较高，可达到 90% ～ 95%。对于单节段融合以及不吸烟的患者，融合率更高。如此高的融合率并不令人奇怪，因为 ALIF 能够更有效地进行终板的处理，允许放入更大的椎间融合器，而且椎间植骨处于压应力环境下，因此更加容易融合。不融合更容易出现在吸烟、之前手术失败、多节段融合，以及以前接受过放疗的患者中。还需要注意的是，临床上良好的疗效并不一定需要获得影像学的融合，因为一个稳定的、纤维性的椎间连接同样可以达到节段稳定作用，从而缓解临床症状。

一个更值得注意的潜在问题是，ALIF 后融合节段上下邻近节段的退变。在尸体实验中，生物力学研究已经证明，融合节段的邻近节段，其椎间盘内部的压力会增加。动物研究业已证明，坚强固定节段的邻近节段，其小关节的活动度以及应力增加。椎间盘内部压力的增加，或其内部存在应力不对称或局部的应力集中时，会引起其内部蛋白多糖的改变，最终导致椎间盘退变或髓核突出的风险增加。

与后路融合相比，邻近节段的退变更易发生在前路腰椎融合手术中。在一个腰椎前路融合手术实验模型中，用螺钉和线缆固定的尸体标本显示，其上一节段具有更大的活动度。应用丙烯酸甲酯模拟前方或后方融合，艾索斯（Esses）等的研究显示，与后方融合的标本相比，前方融合的标本，其上方的节段具有更大的活动度。关于对邻近节段的影响，前方融合者与前后方均融合者相似。

还需要说明的是，关于上下平行的椎间融合器与前凸形椎间融合器对邻近节段退变的影响。比较明确的是腰椎若固定于后凸序列，会导致其近端节段的后柱的应力载荷以及椎板的压应力增加。融合节段为后凸时，其近端将形成代偿的前凸。后者会导致该节段的后方韧带复合体缩短。相似的，如果植入一个锥状的或前凸形的椎间融合器，会引起邻近节段出现类似的代偿机制。在采用一对锥状椎间融合器进行 ALIF 的动物模型中发现，在屈曲载荷作用下，邻近椎间隙的椎间压力以及活动度明显增加，提示其是对融合节段前凸增加的代偿。

总结

腰椎前路椎间融合是脊柱外科医生需要掌握的重要基本技能。前路椎间融合的优势在于可以更充分地显露椎间隙，更彻底地切除椎间盘，更好地处理软骨终板、准备植骨床，还可以更容易选择和安放合适大小的椎间植骨材料。若有必要，可以进行前路内固定。另外，前路手术对于保护神经结构，减少对硬脊膜干扰具有优势，特别是对于既往接受过后路手术的患者。由于椎间融合器或椎间植骨材料位于前方，处于压应力的力学环境下，ALIF 具有更高的植骨融合率。当和后路固定联合应用时，可以更坚强地进行稳定性重建。因此，在压应力较大的生物力学环境下，如脊柱矫形手术以及复杂的重建手术中，前路手术可以作为脊柱融合非常有用的补充。尽管 ALIF 存在一系列前路手术相关的风险，但是经过培训的、具有相关经验的脊柱外科医生，有多种手术技术方法可以选择，也可以在经验丰富的血管外科、泌尿外科、普通外科医生的帮助下完成手术。最后，之所以要选择 ALIF 手术，而非其他融合技术，主要从患者对疾病的病理生理改变、解剖和医疗并发症的理解以及相应的外科医生的个人擅长、教育培训、经验及专科技能等方面综合考虑。

第29章 经腰大肌入路椎间融合术

李·A. 谭（Lee A. Tan）

玛尼希卡·K. 西瓦尔（Manish K. Kasliwal）

理查德·G. 费斯勒（Richard G. Fessler）

译：宋跃明　王　亮　胡博文　吴博文

29.1　前言

脊柱融合术被广泛地应用于如肿瘤、脊柱不稳、畸形、椎管狭窄等各类腰椎病变的治疗中。当今脊柱微创技术（Minimally Invasive Spine Surgery，MISS）出现了巨大的进步，能够在减少传统开放前路或后路手术创伤的同时，取得相同的临床疗效和功能恢复情况。微创手术的优势包括暴露时更小的组织创伤、更轻的术后疼痛、更短的住院时间以及能更快地回归日常生活，吸引了医患双方的高度关注。经腰大肌侧方入路的出现让外科医生在传统的前方入路以外又多了些选择，应用于侧方入路的器械主要包括 NuVasive 公司的 XLIF 系统（极外侧椎间融合）、史塞克公司的 CA ARIA 系统、美国强生公司的 COUGAR 系统、美敦力公司的 DLIF 系统（直接腰椎椎间融合）、Globus Medical 公司的 MN Transcontinental 系统。应用这些器械可穿过腹膜后脂肪和腰大肌到达腰椎的前侧方（图 29.1）。整个过程创伤更少，同时又减少了潜在的并发症，如传统前路手术造成的术后肠梗阻、肠和血管损伤、逆行射精等。此外，这种手术入路无需更多助手帮助主刀医生，可单独完成，并且相对于传统前路或后路手术而言，该术式通过保留前纵韧带和后柱张力带可为脊柱提供更好的稳定性。

最早进行经腰大肌微创入路的尝试来源于皮门塔（Pimenta）和伯吉（Bergey）分别于 2001 年及 2004 年对内窥镜的应用，脊柱内窥镜演变

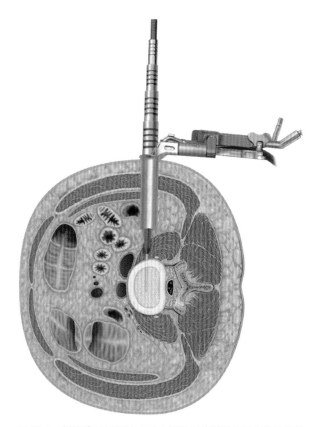

图 29.1　插图演示了经腰大肌入路的工作通道 [图片授权于美敦力公司，该技术由加里迈克尔逊（Gary K. Michelson）于 2004 年发明]

自迈克菲（McAfee）和费德（Fedder）于 20 世纪 90 年代开始的内窥镜微创腹腔镜手术。奥兹古（Ozgur）随后于 2006 年将其改良为显微镜和可扩展的管状牵引器行腰椎融合术。近年来，经腰大肌入路获得了极广泛的应用，已经扩展到了脊柱骨折、肿瘤、畸形患者的椎间盘切除及椎体间融合术中。

29.2　适应证

腰大肌入路提供了一个相对安全并且容易操作的前方及侧方的脊柱及椎间盘手术通道，而且不需要过多干扰腹膜或者移动大血管。这种侧方入路可以让外科医生在更靠脊柱前柱的位置放置较大的支撑体，并促进椎间高度及腰椎前凸的恢复，提供良好的纵向支撑。恢复椎间隙的高度后便可完成椎间孔间接减压及后纵韧带的松解。如需额外的稳定性，则可通过侧方金属板或经皮后路内固定实现（图 29.2）。福格尔（Fogel）一项最新的生物力学研究显示，侧方单纯植入椎间融合器能够显著降低椎体屈伸活动度，侧方金属板、后路棘突钢板或双侧椎弓根螺钉能在侧方弯曲及轴向旋转时提供额外稳定性，但不同固定方式间提供的稳定性没有统计学差异。最初由奥兹古（Ozgur）提出的侧方椎间融合适应证是椎间盘退变合并腰背痛但不伴严重中央椎管狭窄的患者。随后的研究指出腰大肌肌间隙入路更多的应用在椎间盘退变性疾病及邻近节段病需要融合的病例当中，多为 L1 ~ L5 节段。随着对腰大肌入路的熟悉和脊柱内固定技术如可张开椎间融合器的发展，对该侧方入路的应用扩大到脊柱骨折、肿瘤和脊柱畸形的治疗中。腰大肌入路应用在腰椎人工椎间盘置换中同样取得了良好疗效。表 29.1 总结了腰大肌入路的适应证。该技术相关的禁忌症包括异常的血管走行遮挡了手术入路、明显的脊柱滑脱、腹膜后手术史和严重的椎间隙塌陷。

29.3　解剖

腰大肌入路相关的解剖结构包括腹外斜肌、腹内斜肌、腹横肌、腹横筋膜、腹膜后脂肪、腰方肌、腰大肌及腰丛。对局部解剖的彻底理解是获得最佳手术效果和避免并发症的基础。腹外斜肌、腹内斜肌和腹横肌是侧腹壁的 3 层肌层。腹

表 29.1　经腰大肌入路的适应证

腰大肌入路行腰椎椎体间融合
腰椎间盘退变性疾病
轻度脊柱滑脱（Ⅰ度或Ⅱ度）
邻椎病
不需后路减压的椎间盘塌陷所致的神经根管狭窄
退变性脊柱侧凸
腰大肌入路行人工椎间盘置换
腰椎间盘退变性疾病
腰大肌入路行椎体次全切
爆裂骨折
脊柱肿瘤
脊柱畸形

横肌深面是覆盖腹膜后脂肪的腹横筋膜。腹膜后脂肪外观为特征性的黄色，是暴露腹膜后间隙的解剖提示。在腹膜后间隙，腰方肌发自末位肋骨及上腰椎横突并止于髂嵴内缘。腰大肌位于腰方肌前方，起于腰椎侧方及横突，向下汇入髂肌，止于股骨小转子。腰椎横突和腰方肌是腰大肌后方边界的良好解剖标志。

腰丛由腰椎神经根及少部分 T12 神经根组成（图 29.3a），走行于腰大肌浅层及深层之间。腰丛的主要分支包括髂腹下神经、髂腹股沟神经、生殖股神经、股外侧皮神经、闭孔神经股神经以及腰骶干。腰丛上部常位于 L1/L2 椎体的后 1/4，随着向下走行逐渐前移。除了生殖股神经以外，绝大部分腰丛分支都位于 L1 ~ L4 椎体的后 1/2，使 L2 ~ L4 椎体的前半部分成为腰大肌入路手术的理想区域。乌里韦（Uribe）和摩洛（Moro）在尸体研究中精确描述了腰丛解剖与腰大肌入路的关系，并将椎体前后缘之间区域分为 4 个部分，如图 29.3b 所示的区域 Ⅰ（前 1/4）、区域 Ⅱ（中部靠前 1/4）、区域 Ⅲ（中部靠后 1/4）、区域 Ⅳ（后 1/4）。L1/L2 ~ L3/L4 节段预防直接神经根损伤的安全区位于椎体的中后 1/4（区域 Ⅲ 中点），L4/L5 节段的安全区域位于椎体的中点（区域 Ⅱ、Ⅲ 分界处）。生殖股神经

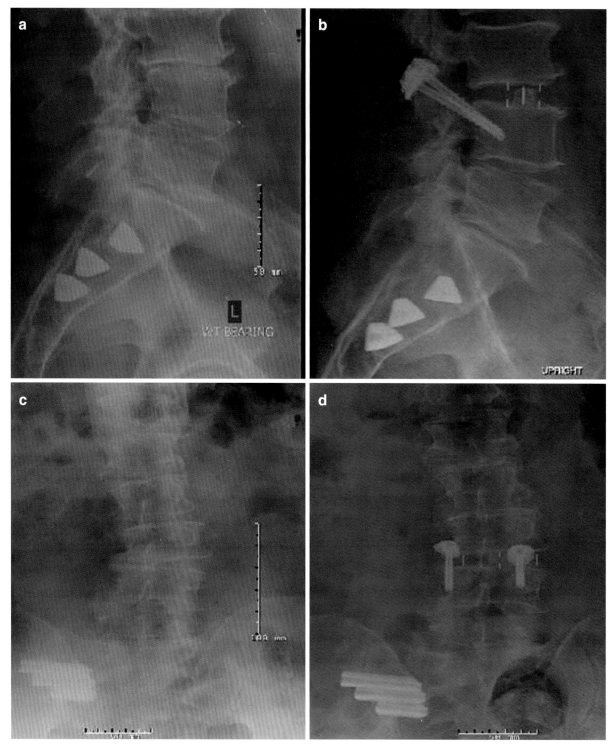

图 29.2 （a、c）1 例 L3/L4 椎间盘退变合并非对称椎间盘塌陷致神经根管狭窄患者的术前 X 线片。（b、d）该患者行 L3/L4 腰大肌入路腰椎椎体间融合，同时后方植入关节突螺钉，术后 X 线片显示椎间盘高度恢复，椎间孔区得到间接减压

由 L1 及 L2 神经根组成，位于相对腰丛其他神经更靠前的走行区（L2/L3 节段为区域 Ⅱ，L3/L4 和 L4/L5 节段为区域 Ⅰ），采用腰大肌入路时易出现神经损伤，尤其好发于 L3 及其以下节段，

并导致大腿内侧和会阴区域的疼痛和感觉异常。除了腰大肌内的神经，依然有损伤其他神经如髂腹股沟神经、髂腹下神经及股外侧皮神经的可能，因为腹膜后区域的这些神经走行于后方腹壁，经

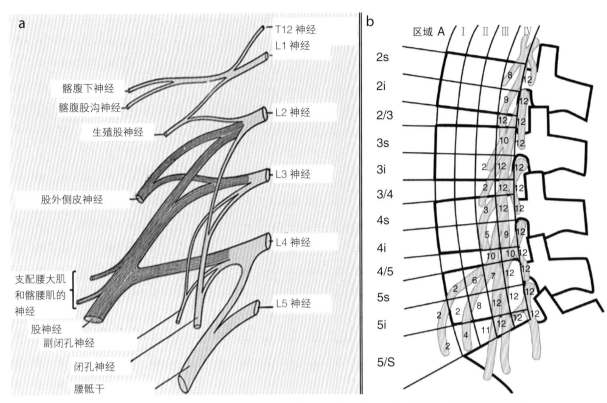

图 29.3　（a）图示意腰丛解剖。（b）图提示腰大肌入路的"安全区"（图片 2004 年由美敦力公司授权后转载）

腹部肌肉到达髂嵴及腹壁处时会陡然斜行向前下方穿过手术管道区域，此要点需牢记。L4/L5 节段采用腰大肌入路有较高的腰丛损伤风险，常受限于高位髂骨的遮挡。弯曲手术台或切除部分髂骨有助于在高位髂骨遮挡时建立侧方通道。L1/L2 椎间盘的腰大肌入路可能因低位 12 肋受限，此时需行肋骨切除或肋间入路。虽然在尸体上进行过手术尝试，但对 L5/S1 节段显然并不推荐选择腰大肌入路手术，因难以避免该节段腰丛损伤产生的神经并发症。

29.4　手术技术

29.4.1　术前准备

术前仔细读片和制定手术计划对于每次手术操作都非常必要，尤其在经腰大肌入路手术中更

加重要。腰大肌、脊柱曲度、邻近血管（主动脉、腔静脉、髂血管），以及髂嵴和胸 12 肋的位置都需要术前仔细研究，以保证侧方入路可安全到达预定手术节段。任何既往的腹腔手术或腹膜后手术史都应该注意，因为瘢痕可能导致术侧的解剖更加复杂。虽然选择哪一侧入路取决于外科医生的喜好，但选择凹侧入路可以通过一个皮肤切口治疗多节段病变。当治疗单节段病变时，或者伴明显旋转的脊柱侧凸时，凸侧入路可以提供较短的到达椎间盘的手术路径并具有张开较大的椎间盘空间。总的来说，椎间盘的前 1/2 部分应当作为靶向区域（图 29.4a）；在轻度脊柱滑脱时，应以下方椎体作为参照。重度脊柱滑脱和严重脊柱畸形的患者会有极高的并发症风险存在，对此改变手术入路的选择时应该加以考虑。

29.4.2　神经电生理监测的设置

实时腰丛及神经根的肌电图监测是解剖分

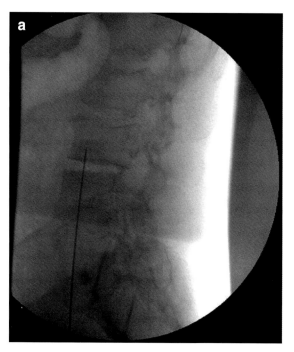

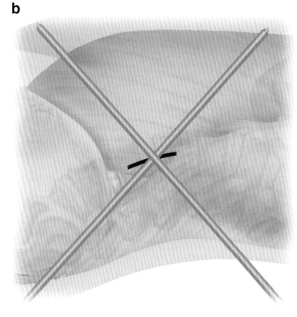

图 29.4 （a）术中 X 线片提示使用克氏针确定前 1/2 椎间盘位置。（b）插图显示克氏针标志皮肤切口的方法（图片 2004 年由美敦力公司授权转载）

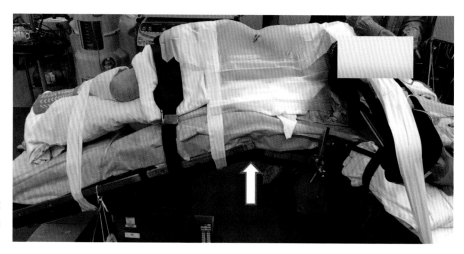

图 29.5 术中患者体位。注意髂骨位于手术床下折处（箭头所指）

离腰大肌安全植入管状牵引通道的最主要的保障。应设置神经刺激探针来保证分离肌肉和放置管状通道的安全。与麻醉师团队的清晰沟通和配合也非常重要，可防止麻醉诱导时使用长效肌松剂或其他能影响术中肌电图监测的药物。为这类手术入路设计的扩张器可通过绝缘的电刺激表面单向整合肌电图的刺激容量。当扩张器旋转进入腰大肌时，使用触发性的肌电图监测（tEMG），刺激区域局限于圆形区域有利于预测运动神经位置。通常来说，tEMG 的回应阈值

低于 5mA 提示直接接触，5~10mA 提示较为贴近，11mA 及以上提示距离腰大肌内的神经更远。

29.4.3 患者体位

患者侧卧位于射线可穿透、可折式手术台上，其矢状面 90°垂直于地面，髂骨放置于可折式手术台折叠处（图 29.5）。下侧腿伸直同时膝关节轻度屈曲，上方腿屈曲来放松同侧腰大肌以帮助暴露。垫好所有受压位置。随后用胶带将患者

固定于手术台上，也可加用软垫。折叠手术台以增大髂骨和胸腔夹角帮助方便进入椎间盘区域，这一点对于进入被髂骨遮挡的 L4/L5 椎间盘区域至关重要。摆体位时需核实肌电监测已正确放置。

29.4.4　透视定位

放置 C 臂前首先行前后位 X 线确定患者已摆正侧卧位。2 枚克氏针作为定位针定位目标椎间盘节段，1 枚放置于目标椎间盘中点，另 1 枚放置于 2 等分前后椎体的位置（图 29.4b）。定位后标记 3.81cm（1.5 英寸）的皮肤横切口。当治疗多节段病变时，位于目标节段的中点行一纵向或斜向切口。

29.4.5　手术技术

常规手术准备，消毒铺巾后，沿标记的手术切口切开皮肤及皮下脂肪层，显露腹外斜肌筋膜。随后沿着肌纤维方向剪开筋膜，使用弯血管钳（Kelly clamp）钝性分离侧腹壁肌层（腹外斜肌、腹内斜肌、腹横肌）。腹横筋膜位于腹横肌深面，继续向腹膜后间隙行钝性分离。看到特有的黄色腹膜后脂肪就可确认进入了腹膜后间隙。于腹膜后脂肪和腰方肌深面钝性分离后，可显露触及腰大肌。腰椎横突标志腰大肌的后界。手指触诊确定腹膜内容物已被推移至前方，预防管状撑开器植入时损伤腹膜。

1 枚可释放 8mA 电刺激的神经刺激探针经仔细引导后，插入腰大肌中，置于目标节段椎间盘区域前半部分（图 29.6a）。侧位 X 线可以确认探针位置。植入探针时如果发现任何神经结构，探针的位置需向前移动来避开穿过的神经。在放好探针后，行正位和侧位透视来确认探针位置。1 枚克氏针通过探针套管放入目标椎间盘区域，再次行正位和侧位透视确认克氏针的位置正确。一级撑开器通过克氏针的向导放置于目标椎间盘上，撑开时，需要密切注意肌电图的变化。肌电图的变化可能提示神经受压并有必要重新放

置撑开器。在放置好最后一级管状撑开通道后，将撑开器的叶片放置并固定在合适深度。撑开器可继续撑开，为术中提供更好的视野。稳定的垫片或克氏针被用来固定撑开器在适当的位置。再次行正位和侧位透视确认撑开器的位置。一过性的肌力下降、瘫痪和感觉减退是最常见的神经系统并发症，这些损伤有时是永久性的。腰大肌表面钝性分离后直视下植入方法可能更安全，它通过避免或减少对腰大肌的损伤以降低并发症发生率。切开纤维环后，采用类似常规的前路和后路的手术方法完全切除椎间盘。椎间盘切除后，将 Cobb 剥离子放入椎间隙，并在透视引导下用骨锤敲击松解对侧的纤维环或者骨赘（图 29.6b）。轻柔敲击直到有落空感表明完成了适当的松解。仔细打磨终板，清理所有残余软骨及椎间盘组织。

椎间隙内逐级放入更大的试模来获得理想的椎间隙高度，从而完成椎间孔的间接减压。一旦透视提示获得了理想的椎间隙高度，就可在透视引导下，放入椎间融合器。需小心放入大小合适的椎间融合器以覆盖两侧的骨突环从而减少下沉的发生率。如果不行后路内固定，这时可选择侧方钉板系统加强固定。在注意止血后，取出撑开器系统。需记录撑开腰大肌的时间并尝试缩短撑开时间，这样可减少神经的受压和牵拉。间断缝合腹外斜肌筋膜，避开穿过肌肉的神经，常规缝合皮肤。

29.5　潜在的并发症

尽管经腰大肌入路有诸多优点，但它仍有不少并发症。有文献报道，最高达 63% 的患者出现术后感觉障碍包括一过性的大腿疼痛及感觉异常，其中绝大部分患者在术后 1 年内症状缓解。还有 0.7% ~ 33.6% 的患者被报道有术后的运动功能减退如髂腰肌无力并在术后 2 ~ 3 周后改善，该症状被认为是腰大肌切开及撑开器植入

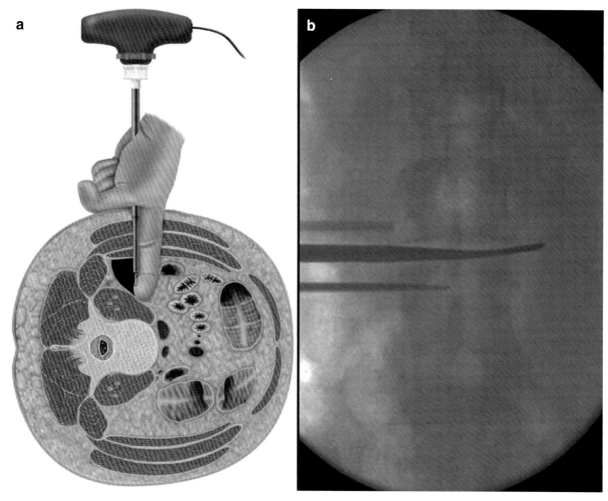

图 29.6 （a）插图演示使用手指引导刺激探针穿过腰大肌。（b）术中 X 线透视提示用 Cobb 剥离器松解对侧纤维环（图片 2004 年由美敦力公司授权转载）

时的损伤导致。许多手术医生不认为一过性的髂腰肌无力是该入路的手术并发症，这种症状的出现是可预期的。其他更严重的、永久性的并发症包括腰丛或神经根损伤发病率为 3.4%。术后的腹壁局部麻痹（假疝）有 4.2% 的发病率。髂腹股沟神经、髂腹下神经、股外侧皮神经不在腹膜后隙而是斜行向下向前到达髂嵴和腹壁，理解这一点才能减少神经的损伤。具有灾难性但罕见的并发症包括肠道、肾脏、输尿管和血管损伤，术中及时请普外科和血管外科会诊能够减少这类并发症并改善患者预后。熟悉局部解剖和术前仔细读片对于预防这类并发症至关重要。术前向患者详细和透彻地解释交代可能出现的相关并发症是有必要的。

总结

总而言之，腰大肌入路有较多的优点并且提供了微创进入胸腰椎前方及侧方的一条手术通道。但是，如同其他的手术入路一样，选择合适的患者、严格的手术指征和细致的手术操作是获得良好疗效的关键。手术医生需要了解经腰大肌入路的局限性及可能的并发症，以便与患者进行坦诚的术前沟通。对于脊柱外科医生来说，与前后入路一样，经腰大肌入路也是一种重要的有价值的手术技术。对于具有良好适应证的患者，它可以达到非常好的手术效果。

第 30 章　斜入路腰椎椎间融合术

克莱门特·希尔威斯特 (Clément Silvestre)
皮埃尔·鲁索利 (Pierre Roussouly)
译: 宋跃明　王　亮　胡博文　徐　准

30.1　前言

随着脊柱融合术的应用增加, 脊柱外科医生需要掌握各类手术方式。腰椎椎间融合是一种比较常用的手术技术, 用来治疗脊柱滑脱、椎间盘退变性疾病、复发性椎间盘突出、假关节形成、脊柱畸形等。因此, 治疗策略从单纯后外侧融合、单纯前方融合及发展到 360° 融合。后两种手术方式 (如 PLIF 或 TLIF) 需进行椎体间融合, 可以通过后方入路完成, 也可以在二期前路手术时完成, 如前入路腰椎椎间融合术 (ALIF)、斜入路腰椎椎间融合术 (OLIF)、垂直 / 极外侧腰椎椎间融合术 (DLIF 或 XLIF)。这些为到达椎间隙而采用的不同手术入路各有优缺点。ALIF 能够直接到达椎间盘区域并提高融合率, 但也带来损伤髂血管、腹腔及内脏、输尿管及自主神经系统的风险。传统的前路经腹膜后入路还可导致疼痛、肌肉松弛、腹壁疝的并发症。为尝试减少传统暴露方式的并发症, 研究者们设计出了各类微创技术来降低传统 ALIF 术后疼痛、腹壁松弛或腹壁疝的发生。腹腔镜技术曾被提及, 但未被广泛推广, 其主要原因是学习曲线陡峭、技术复杂和脊柱视野受限, 以及与开放手术相比, 在并发症和疗效方面缺乏明确的优势。相反, 小切口技术得到行 ALIF 的外科医生更广泛的认可, 因为它可直接进入椎间盘区域并且于直视下操作, 术中可更彻底切除椎间盘, 理论上也可获得更好的融合, 同时能降低并发症的发生。

梅耶 (Mayer) 描述了一种小切口腰椎前方入路, 经腹膜后可到达 L2/L3 ~ L4/L5 椎间盘, 经腹膜可到达 L5/S1 椎间盘, 作为后路内固定融合术的二期手术。他将该技术应用于 25 例患者后观察到了可靠的前方融合, 且术中失血较少, 无手术并发症。该技术行一个长 4cm 平行于腹外斜肌肌纤维斜行皮肤切口, 通过肌肉撑开建立通道, 如需暴露两个椎间盘, 切口可延至 6cm。凯斯 (Kaise) 报道了 51 例行梅耶 (Mayer) 提出的单节段或双节段的前路椎体间融合的患者, 发生术中和术后即刻并发症的概率分别为 3.9% 和 17.6%。他们还认为小切口技术能降低逆行射精的发生率。塞拉弗 (Saraph) 对比了梅耶 (Mayer) 的技术与传统腹膜后入路前路融合术。经过 5.5 年的随访, 两组患者的融合率和并发症的发生率接近, 但是小切口组的患者术中失血量更少, 手术时间更短和术后腰背痛更少。传统手术组 (n=33) 中有 3 例患者出现术后腹肌无力, 而小切口组 (n=23) 则没有这类并发症。近年也提出了各类其他的前路小切口入路, 但是这些技术需要切开腹直肌鞘并推开腹直肌, 理论上增加了腹壁潜在并发症的发生率。当然, 这些技术在需要更直接的经前方入路时仍然有用。

最近, 本文作者使用了一种微创腹膜后前方入路, 我们称为斜入路腰椎椎间融合术 (OLIF)。这种入路与梅耶 (Mayer) 的前路腰椎融合术类似。在 20 世纪 90 年代至 2000 年初创伤更大的手术方式导致腹壁疼痛或腹壁松弛等并发症发生率较

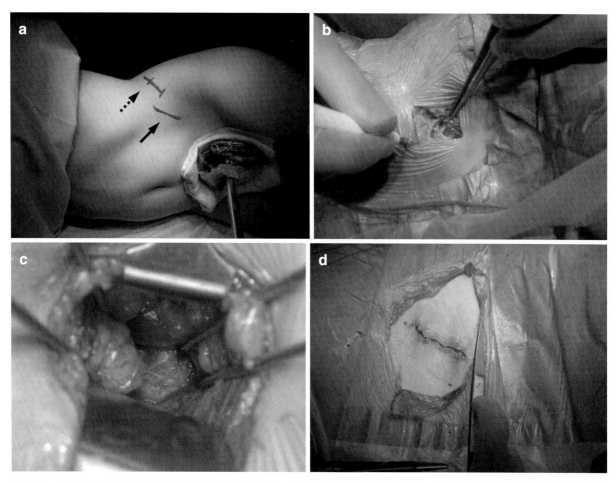

图 30.1 （a）腹侧区沿着平行于腹外斜肌肌纤维方向行 4cm 长皮肤切口（实线箭头所指）。使用 C 臂确定 L4/L5 椎间盘节段（虚线箭头所指）。（b）沿腹外斜肌、腹内斜肌、腹横肌肌纤维方向分开。（c）到达椎间隙区域后使用手持撑开器及斯氏针撑开。（d）关闭手术切口

高，这归结于较长的后方切口有损伤腹壁肌肉内神经的风险。研究者选择的手术入路相对于梅耶（Mayer）的切口移动了一点儿，该微创 OLIF 最初共收集了 179 例病例，报道了与此技术相关的潜在并发症。现在，随着手术技术提高，我们的病例数量已达到 733 例。

30.2 材料和方法

斜入路腰椎椎间融合术（OLIF）

患者行侧卧位，利用 X 线透视明确目标脊椎节段的位置。于腹外侧平行腹外斜肌肌纤维方向，以目标节段为中心行一 4cm 长皮肤切口（图 30.1a）。该切口垂直于髂前上棘与肚脐连线的中外侧 1/3 处（靠近髂前上棘），与麦氏（McBurney）切口类似。我们可以定义这个点为肌层的一个较软的点，事实上类似颈部和 C6 椎体，在这里深触诊可以直接到达或触及脊柱，有时还可感觉到腰大肌，甚至在肥胖的患者上也能实现。这类入路常由左侧进入，但对于腰椎右弯的患者也可从右侧进入。经此肌肉撑开通道，沿肌纤维方向逐层分开腹外斜肌、腹内斜肌、腹横肌（图 30.1b）。钝性分离到达腹膜后隙，向前推开腹内容物后，识别腰大肌。必须强调的是此时应将腰大肌移向后方，同时将交感神经节及输尿管推向前方。该步骤在腰大肌鞘内操作会更加安全。重要的是要尽量减少对腰大肌的牵拉，以便减少

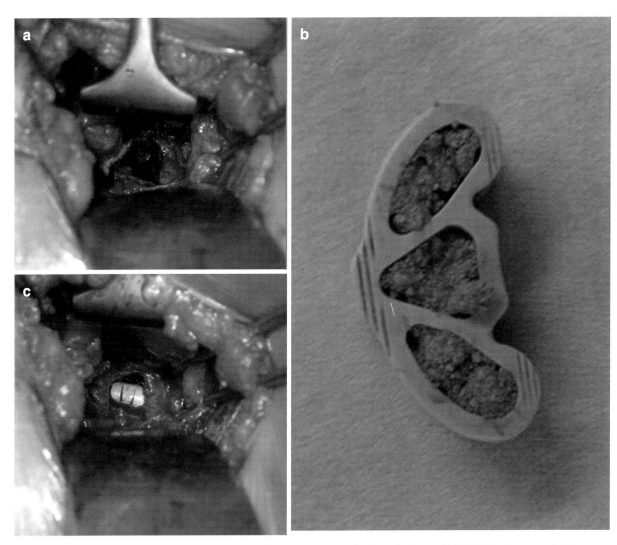

图 30.2 （a）暴露椎间盘区域。（b）将香蕉形 PEEK 椎间融合器装满骨替代物。（c）打磨终板后将椎间融合器击入椎间隙

继发于腰丛及腰大肌纤维损伤的术后疼痛及烧灼感的发生率。可用 4 枚斯氏针暴露椎间盘而无需结扎节段血管（图 30.1c）。在纤维环前外侧开 1cm 大小的窗口来完成椎间盘的切除和椎间融合器的植入。术中定位确定正确的手术节段后继续行椎间融合术，术中定位还可明确纤维环前外侧切口的位置并对椎间盘切除和植入内植物提供帮助。节段血管通常不必结扎，除非需要暴露整个椎体。在 L4/L5 节段，椎间盘区域可能被髂腰静脉遮挡，需要将其结扎。

通过"推拉窗"技术，4cm 切口最多可显露到 3 个节段的椎间盘的范围，而不需要延长手术切口，因此可减少腹壁疝的发病率。该微创技术非常适用于暴露 L2/L3 ~ L4/L5 椎间盘，在极少数情况下也可用于暴露 L1/L2 和 L5/S1 椎间盘。L1/L2 节段暴露时受限于胸廓，仅对移动较好的水平浮肋才能进行。对于 L5/S1 椎间盘，入路受限于髂骨翼并且需要牵开髂血管。

切除椎间盘后（图 30.2a），打磨椎体上、下终板暴露软骨下骨。将装满移植骨粒或其他骨替代物的合适形状的椎间融合器（图 30.2b）植入暴露好的椎间隙。如果需要，可从同一切口取出自体髂骨。随后关闭腹部肌层，通过皮下缝合及皮内缝合关闭皮肤（图 30.1d）。虽然该手术过程没有使用放大镜或手术显微镜，但在需要时，也可使用以改善视野。另外，头灯及撑开器深入切口内的小灯在很深的切口或肥胖患者中显得十分实用。

30.3　结果

现在描述最先的 179 例患者的术后结果。主要结果及并发症与之前依然相同，尽管研究者已经到达了学习曲线的顶端。

患者平均年龄为 54.1 ± 10.6 岁（范围：$14.9 \sim 77.4$ 岁）。148 例女性平均年龄为 54.5 ± 11.0 岁（范围：$14.9 \sim 77.4$ 岁）及 31 例男性平均年龄为 52.2 ± 8.7 岁（范围：$27.2 \sim 67.7$ 岁）。有 118 例患者为首次手术，61 例患者为再次手术。很少出现前路手术后再次翻修的患者。诊断及手术时机见表 30.1。平均体重为 67.1 ± 14.5kg（范围：$35 \sim 116$kg），平均 BMI 为 24.8 ± 4.1（范围：$15.6 \sim 38.6$）。

4 例伴有脊柱侧凸及 1 例伴有 L4/L5 退变性脊柱滑脱的患者采用了右侧入路。

表 30.2 提供了不同手术节段对应的出血量、手术时间、平均住院日等具体信息。手术节段包括 4 例 L1/L2 节段，54 例 L2/L3 节段，120 例 L3/L4 节段，134 例 L4/L5 节段和 6 例 L5/S1 节段。

表 30.1　术前诊断

诊断	患者数量（例）
初次手术病例	
脊椎畸形	65
脊柱滑脱	32
椎间盘退变性病 / 小关节病变	19
创伤后继发脊柱后凸	2
再次手术病例	
假关节	18
邻椎病病	18
脊柱畸形或失平衡	13
椎管狭窄 / 椎板切除后综合征	10
脊柱滑脱	2

31% 的患者为单节段手术，60% 的患者为双节段手术，9% 的患者为 3 个节段的手术。图 30.3 显示 1 例 L2 ~ L5 3 个节段行 OLIF 的患者，图 30.4 显示 2 例分别于 L1 ~ L3 和 L4 ~ S1 节段行 OLIF 的患者，显示该技术在 L1/L2 和 L5/S1 节段使用的可能。

这批患者中有 3 例患者，以及随后患者中的

表 30.2　手术节段和相关的术中出血、手术时间、平均住院日的关系

手术节段	患者数量（例）	术中出血（mL）	手术时间（min）	平均住院日（d）
单节段	55	53.9 ± 78.3	42.4 ± 16.8	6.5 ± 2.3
L1/L2	1	150	50	4
L2/L3	5	60.0 ± 82.2	44.0 ± 17.1	8.2 ± 1.9
L3/L4	7	41.4 ± 35.2	37.9 ± 16.0	6.1 ± 2.6
L4/L5	43	53.0 ± 83.5	42.7 ± 17.4	6.4 ± 2.3
双节段	108	124.1 ± 319.1	57.4 ± 14.8	7.5 ± 4.0
L1 ~ L3	2	200.0 ± 212.1	67.5 ± 10.6	12.5 ± 2.1
L2 ~ L4	29	104.5 ± 104.5	58.3 ± 14.9	7.9 ± 4.0
L2/L3，L4/L5	2	500.0 ± 707.1	72.5 ± 17.7	4.0 ± 1.4
L3 ~ L5	68	123.6 ± 378.6	55.7 ± 15.0	7.2 ± 4.0
L4 ~ S1	6	75.0 ± 61.2	63.2 ± 10.1	8.0 ± 3.5
3 个节段	16	93.8 ± 106.3	70.3 ± 26.4	6.7 ± 3.4
L1 ~ L4	1	200	75	16
L2 ~ L5	15	86.7 ± 106.0	70.0 ± 27.3	6.1 ± 2.3

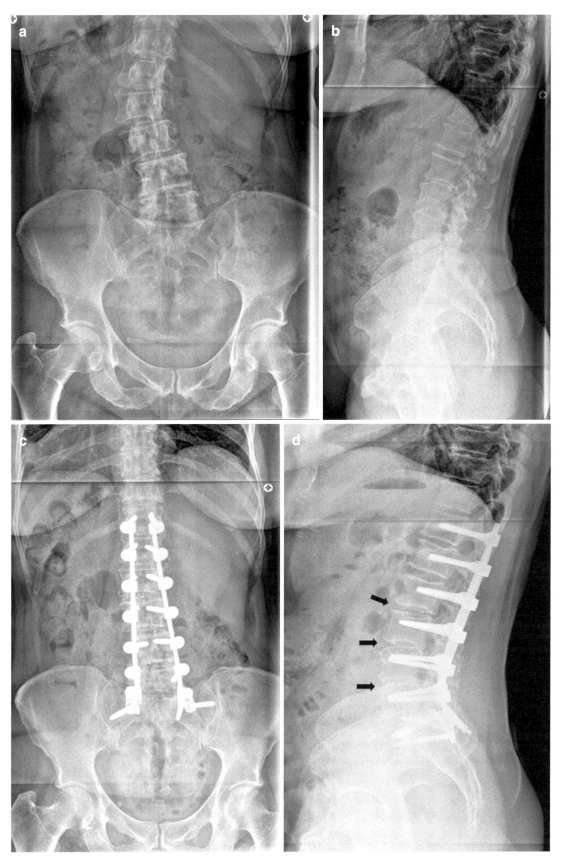

图 30.3　45 岁女性退变性侧弯患者的术前 X 线片（a、b）和术后 X 线片（c、d），患者行 3 个节段的 OLIF，可见 L2 ~ L5 节段 3 个椎间融合器的影像（箭头所指）

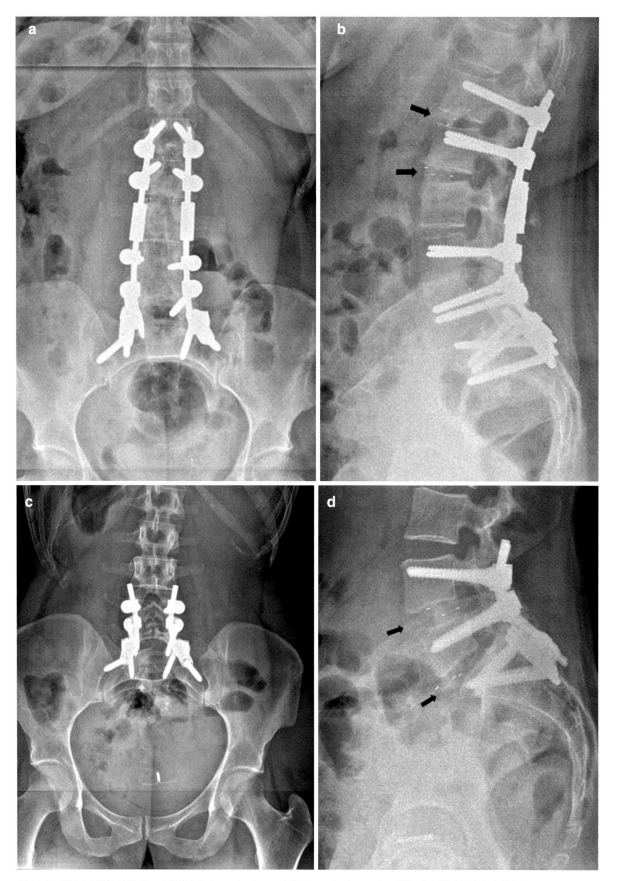

图 30.4　OLIF 术后的 X 线片，节段分别为 L1 ～ L3（a、b）和 L4 ～ S1（c、d）。椎间融合器影像（箭头所指）

极少部分患者出现了 1 个节段的 OLIF 入路手术失败的情况，主要是由于椎间隙过于狭窄，或者因为 L4/L5 椎间盘对应了重要的髂腰血管，推开血管的风险太大。有时因为突出的肋骨阻挡难以进入 L2/L3 节段，仅能进行 L3 ~ L5 的 OLIF。

所有患者术中平均失血量是 99.5 ± 254.0mL，每个节段平均失血量为 56.8 ± 131.3mL。单节段手术出血最少（53.9 ± 78.3mL），双节段手术出血最多（124.1 ± 319.1mL）。98% 的病例出血量在 400mL 以内。

所有患者的平均手术时间为 53.9 ± 18.7min，每个节段的平均手术时间为 32.5 ± 13.2min。单节段患者平均手术时间最短（42.4 ± 16.8min），双节段患者平均手术时间增加为 57.4 ± 14.8min，3 节段患者则为 70.3 ± 26.4min。所有患者的平均住院时间为 7.1 ± 3.5d，单节段手术患者为 6.5 ± 2.3d，双节段手术患者为 7.5 ± 4.0d，3 个节段手术患者为 6.7 ± 3.4d。但是其中部分患者是由于等待转入康复中心而延长了住院时间。现在的平均住院时间已经降至 4 ~ 5d。虽然住院时间有时可能会更少，但根据我们健康系统的政策，患者住院时间不能少于 4d。

其主要的并发症已经在表 30.3 中列出。最常见的并发症为术后切口疼痛（2.2%），紧随其后的为交感神经链损伤后的下肢症状（1.7%）。没有出现术后腹壁肌肉无力，也没有腹壁疝和逆行射精发生。

在早期病例中，有 2 例患者在左侧入路的 L3 ~ L5 节段 OLIF 术后出现神经损伤。如果考虑所有的病例（共计 733 例），则还有 1 例出现神经损伤。第 1 例患者出现左侧 L4 神经根支配区域感觉异常和 L3/L4 支配区域的肌力减退（4级），可能是由于恢复椎间盘高度时导致神经根牵拉所致。这例患者的手术过程正常，而且术后 X 线片未提示任何椎间融合器的移位。神经根的损伤持续存在，但是她随后被诊断为胰腺癌并在 4 个月后去世。第 2 例患者术后出现右侧 L4/L5 神经根支配区域的麻木和瘫痪（肌力 0 级），同时右侧 S1 支配区域术后肌力降为 3 级。术前，

表 30.3　并发症

并发症	患者数量（例）
切口疼痛	4
交感神经链损伤后的下肢症状	3
神经损伤	2
髂静脉损伤及双侧股深静脉血栓形成	1
髂静脉损伤	1
骶髂静脉损伤	1
伪膜性结肠炎	1
肠梗阻	1
腹膜损伤	1
脑血管意外	1
术后下肢周围血管缺血	1
同侧短暂的腰大肌轻瘫	1
同侧短暂的腹股沟麻木	1
症状性假关节炎需 ALIF 翻修手术	1

她早在年轻时因脊髓灰质炎后遗症出现了右下肢肌力的下降。CT 提示 L3/L4 及 L4/L5 节段 36mm 规格的椎间融合器向椎管内突出并压迫右侧硬脊膜，随后从原手术切口为患者行翻修手术，并在 L3/L4 和 L4/L5 节段换用 30mm 较短的椎间融合器，但患者的神经根损伤未能恢复。经历这次事件后，我们制作了新形状的植入物，我们还改善了植入的通道，使植入物置于更好的居中位置，替换了之前的侧斜位通道。

最后 1 例神经根损伤的病例是由于手术过程中手术入路选择过于靠后，而且手术医生向前而不是向后推挤腰大肌，导致患者在椎间盘切除时损伤了 L4 神经根。患者出现了神经根不全损伤，经过几个月的康复训练后得以恢复。

1 例 L3 ~ L5 节段行 OLIF 患者出现了术后同侧臀部肌力下降（4 级），但患者术后 15d 时恢复正常。根据该例患者一过性肌力下降的特点，这一并发症被归为术后手术切口的疼痛所引起（对腹壁肌肉或腰大肌的操作导致）。另 1 例 L3 ~ L5 节段行 OLIF 患者术后出现左大腿上部

内侧感觉减退，在9个月的随访时已经恢复正常。据推测可能是由于术中对腹外斜肌和腹横肌间的髂腹股沟神经的牵拉导致，该区域对应 L4/L5 节段并靠近髂嵴前部分。

2 例患者术中出现髂静脉损伤，均使用不可吸收缝线缝合。其中一个患者术中失血 100mL，术后由于股深静脉血栓出现双下肢水肿，需进行抗凝治疗。还有 1 例患者出现了术中髂腰静脉损伤，导致了 1000mL 出血，结扎后可止住出血。1 例患者因术前合并周围动脉疾病导致术中失代偿，术后出现了外周缺血导致的双下肢静息痛。通过非手术治疗，包括液体疗法和服用阿司匹林，症状有所好转。1 例患者出现了左侧脑血管意外，继发于房间隔动脉瘤导致的卵圆孔未闭合，他接受了溶栓治疗并且脑血管意外后没有残留损害。

30.4 讨论

查阅目前的文献，我们提供了斜入路的最大病例数的队列研究。但与其他的关于该入路的研究结果不同，该项研究显示经过改良原技术并通过"推拉窗"方法，使同一 4cm 切口可显露 3 个节段的椎间盘区域。它还指出该技术可以在合适的病例中到达 L1/L2 椎间盘，这些患者的浮肋相对水平并且可被牵开。对于 L5/S1 椎间盘，OLIF 通过腹膜后入路到达有 6 例患者成功，1 例患者手术失败。1 例患者需要行 L5/S1 融合术后翻修，原因是 L4 ~ S1 节段行 OLIF 术后出现了症状性假关节形成。由于经腹膜后的 OLIF 入路对 L5/S1 进行处理时，手术过程更加复杂，且需要牵开髂血管和髂骨翼，研究者强烈建议可以采用其他入路，如梅耶（Mayer）提出的前方腹膜后入路。

令人惊讶的是，这批患者的手术时间（53.8±18.7min）相较前一批患者的手术时间明显减少。研究者假定 3 个因素可能影响到该结果。首先，研究者未使用显微镜，因此减少了操作步骤，尤其是需要术中透视时。其次，所有的手术均采用相同的腹膜后入路，而之前报道的病例在 L5/S1 节段采用经腹腔入路。最后，植骨融合时均采用替代骨，而不是增加手术时间的取自体髂骨植骨。虽然自体髂骨在同一切口即可取出，但研究者为避免取髂骨处的并发症而未进行自体取骨，且研究者认为使用替代骨已达到满足临床需求的骨融合率，并且本研究所有的患者均采用了后路内固定加强稳定。

总的来说，微创 OLIF 和传统前路手术有相同的风险（并发症的类型和发生率）。在这批病例中，最常见的手术并发症是术后切口疼痛（2.2%）和交感神经链损伤后的下肢症状（1.7%）。有 3 例患者发生血管损伤（髂血管或髂腰血管）（1.7%），但在小切口中仍可以成功修补。采用 OLIF 有很多潜在的优势。首先，因为这是一种肌肉撑开入路，发生腹壁疼痛的概率下降，且较易使用"推拉窗"技术，使小切口能够暴露多个手术节段的视野。其次，OLIF 的手术切口较传统前路手术更加靠前，避开了损伤邻近的支配腹壁肌肉的神经干的概率。因此这批患者并未出现腹壁弛缓或腹壁疝。再次，OLIF 技术只需要少量的向后方推移腰大肌来植入香蕉形的椎间融合器，因此减少了腿痛和腰大肌疼痛的发生率。最后，OLIF 技术能降低平均住院时间，虽然这需要进一步确定。在本次研究中，平均住院时间只有 7.1±3.5d，但是还有一点被提及，有些患者是由于等待转至康复中心而延长了住院时间。

根据研究结果，年龄、体重、BMI 和手术节段数量和并发症的发生率无相关性。该技术已被安全的用于体重达 116kg 和 BMI 为 38.6 的患者。而且患者在手术台上的体位让内脏和脂肪都移到了前方，从而使手术入路更加容易。

OLIF 中使用的是一个香蕉形状的椎间融合器，该设计可帮助植入椎间融合器更方便并减少神经损伤的发生。使用这种椎间融合器，只需要剥离更少的腰大肌来敲入椎间融合器，而且椎间融合器的凹侧减少了损伤中央部位硬膜囊的风险。虽然如此，仍有 1 例患者出现了神经损伤，对侧神经根的损伤仍可能出现，所以要强调直视下或透视下对椎间融合器的位置进行充分评估。为了减少这类并发症的发生，研究者建议使用 30mm 长度的椎间融合器，并在腰骶段使用更短的椎间融合器。在最初的 179 例患者中，研究者使用了为 TLIF 研制的普通香蕉形椎间融合器，但相应配套的工具不适用于 OLIF 入路的手术。现在，随着新设计的椎间融合器的应用，以及对植入装置的改良，椎间融合器能够更好地位于椎间隙中心的位置，在椎间盘内的植入轨迹也是严格按照侧方垂直进入，减少倾斜。因此，出现对侧神经根损伤的风险下降了，而且使用长度 > 36mm 的椎间融合器也不会增加损伤风险。

所有这些进行前路融合同时行后路融合固定的技术都有自身的优势和缺点。手术医生需根据

自身的技能和患者病情的需要选择最合适的技术。因此，表 30.4 列举了各类技术的优势和不足，以为制定最佳的手术策略提供参考。

30.5　进展

可见，OLIF 技术是一种安全的微创技术。随着技术的发展和广泛应用，手术医生的技术也有不断提高。事实上，行后路经椎弓根截骨后，通过 OLIF 入路我们可以完成部分椎体次全切，从而提供更强的脊柱稳定性，避免断棒和假关节形成。整个手术流程完全相同，仅行较短的皮肤切口，使用撑开器牵开。4 枚斯氏针放置于截骨节段的上、下椎体上。随后切除上、下两个椎间

表 30.4　各种技术的优势和不足

	OLIF	DLIF	TLIF
手术时间	减少后路操作	减少后路操作	增加后路操作
	需要二期行小切口手术	需要二期手术	一期 360° 融合
处理椎间盘范围	2 ~ 3 个节段	1 ~ 2 个节段	1 ~ 2 个节段，3 个节段少见
神经根损伤风险	几乎没有	需要神经监测，损伤可能较高	术后常见神经根损伤
椎间盘形状	可以处理任意形状椎间盘，即使后方完全闭合	可以处理任意形状椎间盘，即使后方完全闭合	椎间盘后方张开更易操作
椎间盘高度	可以处理任意椎间隙高度椎间盘，椎间隙很宽（>14mm）也可操作	可以处理任意椎间隙高度椎间盘	如椎间隙狭窄时，放入 10mm 或 12mm 椎间融合器较为困难
进入 L5/S1	选择合适的病例	不能	可以进入，但较困难
进入 L2/L3	可以进入	不能	可以进入，但较困难
进入 L1/L2	选择合适的病例	不能	选择合适的病例

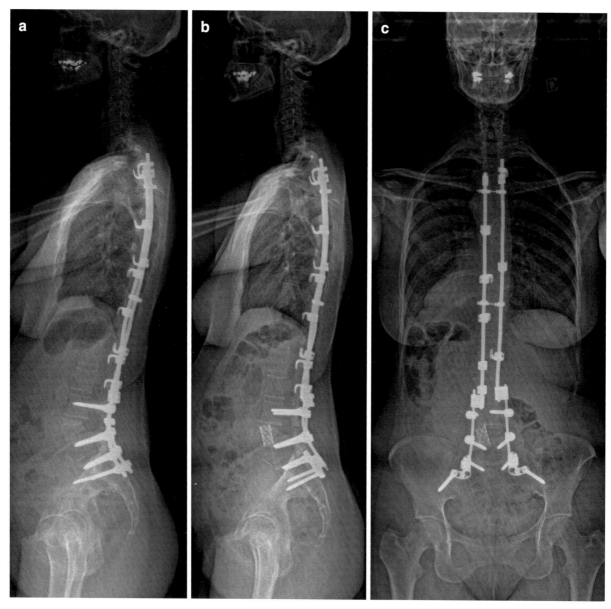

图 30.5 PSO 截骨术后行 OLIF。（a）术前的 X 线片。（b）经 OLIF 部分椎体截骨后的 X 线片

盘。处理脊柱椎弓根血管是必要的，因为常常有大量纤维组织覆盖这些血管，因此，它们的辨认、切断和结扎有时会比较困难。然后，使用骨剪行椎体截骨。选用与截骨形态相匹配的融合器，并最终将其植入（图 30.5）。

当然，OLIF 可单独行前路融合，使用市场上的自稳的椎间融合器或者同时联合前路内固定系统（图 30.6）。

总结

这项技术通过"推拉窗"方法适用于 L2 ~ L5 最多 3 个节段的手术操作，手术安全有效。它与传统前路手术具有相似的并发症风险，但是却降低了腹壁肌肉弛缓和腹壁疝的风险。对于合适的病例，这种技术也适用于 L1/L2 和 L5/S1 节段，虽然由于髂骨翼的遮挡和牵拉髂血管

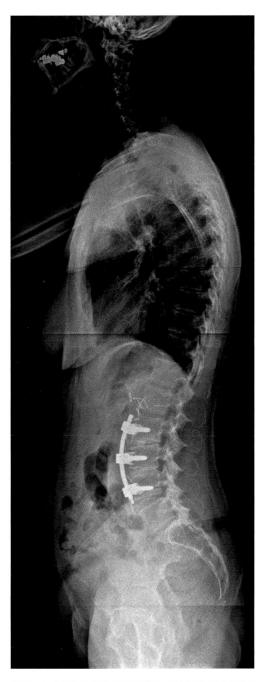

图 30.6　仅用 OLIF 入路行前路融合的患者术后 X 线片

的风险更推荐在 L5/S1 节段使用其他手术入路。随着植入物的研发和手术技术的发展，植入椎间融合器时损伤对侧硬脊膜和神经根的风险变得很小，手术过程现在也变得十分安全了。因此，除了椎间盘切除和椎体间融合术外，OLIF 技术还可用于其他方面。

第 31 章　使用内固定的后入路腰椎椎间融合术（PLIF）在腰椎退变性疾病中的应用：手术原则、适应证、技术要点、疗效、并发症和误区

奥利维尔·劳内（Olivier Launay）
吉勒斯·佩兰（Gilles Perrin）
塞德里克·巴里（Cédric Barrey）
译：宋跃明　杨　曦　朱　策　王　明

31.1　前言

　　腰椎椎间融合术历来是腰椎滑脱症、退变性侧凸及腰椎管狭窄伴腰椎不稳症的一种治疗手段。它同样适用于术前存在腰椎畸形或不稳，或考虑行单纯椎板开窗减压术后节段失稳或畸形会加重的患者。

　　伯恩斯（Burns）在 1933 年报道了第 1 例前入路腰椎椎间融合术（Anterior Lumbar Interbody Fusion，ALIF），通过植入自体胫骨骨块治疗青少年腰椎滑脱症。1944 年，布里格斯（Briggs）和米利根（Milligan）首次报道后入路腰椎椎间融合术（Posterior Lumbar Interbody Fusion，PLIF），他们将减压切除的椎板剪成条块，而后植入椎间隙。1946 年，杰森纳（Jaslow）对 PLIF 进行了改良，使用切除的部分棘突来行椎间植骨。直到 1953 年，克洛沃德（Cloward）首次取自体髂骨行椎间植骨，有效地提高了骨融合率，融合率超过 85%，这使得 PLIF 逐渐流行起来。随着椎弓根螺钉固定技术的出现，腰椎椎间融合术的疗效逐渐出现争议，但尽管如此，如林（Lin）、布兰奇（Branch）和塔克达（Takeda）等很多学者仍对这项技术十分推崇。随着脊柱骨的生理学、生物力学的不断发展，以及人工椎间融合器的出现，后入路椎间融合术再次受到关注。巴格比（Bagby）和克里斯（Kulisch）设计了 BAK 椎间融合器，它是一个带孔不锈钢笼结构，中间可填充自体碎骨。其原理是通过将 2 个平行的融合器装置植入椎间隙，撑开并维持椎间隙高度，同时依靠该装置通过对相邻骨性终板撑开—压缩原理获得即刻稳定性。近年来，椎间融合器应用越来越广泛，也出现越来越多不同材质的融合器，如钛网、碳纤维、聚醚酮醚（Polyether Ether Ketone，PEEK）等。最后，附加椎弓根螺钉技术的使用显著增加了内植物的稳定性，相比于单独使用的椎间融合器，其整体融合率更高。

31.2　基本理论

　　腰椎间盘的退变和损伤的病因包括老化、劳损和创伤。椎间盘的退变使得椎间隙高度丢失、椎间盘突出、韧带松弛（最终导致椎间不稳），进而导致关节面的应力增加，引起畸形、小关节的增生及半脱位（脊柱退变性滑脱）。同时，应力的增加还会导致黄韧带的增生和肥厚。以上病变，包括椎间隙高度的丢失、小关节及黄韧带的增生、终板骨质增生都可能导致中央型椎管狭窄、侧隐窝和椎间孔狭窄。在此基础上，先天畸形或后天病变还会加重椎管狭窄。

　　来自前方的腰椎骨质增生、椎间盘突出结合后方的小关节的退变和黄韧带的肥厚可导致神经根和马尾神经的受压。退变性滑脱好发于中年妇女，且常在 L4 椎体。由于椎体向前滑移，导致脊神经根和马尾神经在滑脱下方椎体后上缘和上

位椎板下缘腹侧面受到卡压的同时，也会导致小关节的半脱位。

影像学检查对腰椎退变性疾病的诊断和治疗是不可或缺的。对于椎管形态的测量有多种方法。值得注意的是，目前所测量的椎管的绝对或相对狭窄的方法都仅是单纯的影像学方法，但均未必与实际的临床症状密切相关。腰椎 MRI 是诊断椎管狭窄和马尾神经受压的标准手段，其特异性为 68% ~ 75%，敏感性为 87% ~ 96%。腰椎 CT 主要用于椎体骨质条件（包括骨质疏松等情况）的评估，从而来指导手术方案的制定。对于一些特殊的病例，如曾接受过腰椎融合术的患者，由于受金属内植物产生的伪影影响，MRI 显示不清，此时还可行腰椎 CT 脊髓造影来辅助诊断。建议常规行全脊柱正侧位 X 线和腰椎动力位 X 线检查，前者用以评价矢状面的平衡，后者用于判断有无节段性的不稳。如果还需要排除其他疾病，电生理检查也是很有帮助的。

脊柱融合术的主要目标是切除症状椎间盘并重建一个或多个节段的稳定性来解决患者疼痛症状。后路腰椎融合术（Posterior Lumbar Fusion，PLF）的方法较多。其中，椎间融合术应用越来越广泛，一方面是由于其优异的重建脊柱稳定性的能力，另一方面是近来对盘源性腰痛的认识不断加深、处理也更加积极。其原理主要是切除部分或整个病变的椎间盘，并向椎间隙植入植骨块以促进融合，从而解除患者疼痛症状。植骨融合后不仅可以消除引起症状的生物力学不稳因素，而且也避免了因没有支撑的椎间隙塌陷变窄而导致远期症状的风险。生物力学研究表明，椎间融合术的稳定性明显优于单纯后路融合术。不仅如此，与横突间植骨融合相比，椎间融合术的植骨接触面也显著增加。

椎间融合术有两大目的：一是减轻疼痛，二是固定症状节段。但疼痛来源的椎间盘的切除可能会导致椎间隙高度的丢失、椎间孔的狭窄和小关节的退变，进而引起神经根的压迫。因此为了恢复椎间隙和椎间孔的高度，必须在椎体间进行植骨重建。最终，所植入的骨将与相邻椎体融合

形成一个整体。椎间融合术对伴有假关节形成、腰椎滑脱、脊柱不稳，以及椎板切除术后综合征的患者尤其重要。

有证据表明，针对椎间盘源性疼痛患者，椎间融合术疗效优于单纯后路融合手术。卫斯理（Weatherley）用椎间盘造影的方法来定位需要行后路融合术的疼痛节段。近期有研究者报道，对于已行后路融合手术后（后方已经融合），但临床上依然表现为持续性疼痛的患者，选择通过前路切除残留疼痛椎间盘并行 ALIF 可获得确切疗效。生物力学研究发现在单纯后路椎弓根螺钉固定融合术后，手术节段内椎间盘在屈曲时所承受的压应力和非手术节段相差无几。这些研究从生物力学和临床两方面均支持椎间融合术更有利于缓解椎间盘来源的疼痛。无论是 ALIF 还是 PLIF 都可以有效地缓解椎间盘来源的疼痛，特别是对于那些通过术前椎间盘造影确定有影像学改变的椎间盘，而非椎间融合术则对疼痛的缓解疗效较差。此外，应用椎间融合器行椎间融合术可以提高手术融合率，同时比单纯植骨更能增强手术节段的即刻稳定性。

对于前路或后路椎间融合术，有种类繁多的椎间融合器可以选择。回顾文献，前路或后路手术的选择尚无绝对的准则。影响手术入路选择的因素很多，其中包括矢状面平衡、病变程度、脊柱解剖、病史、手术史（既往手术的瘢痕会增加手术难度）、血管变异（如血管的钙化会增加前路手术的难度），以及手术医生的个体技术和经验等。

退变性腰椎管狭窄症的手术治疗的主要目标是充分减压的同时避免医源性不稳，恢复腰椎生理曲度和矫正及预防畸形。通常情况下，通过适当撑开椎间隙或扩大侧隐窝（或神经根管）就能充分减压神经根。有时可能还需要大范围的切除骨性椎管以达到减压目的。对大部分以间歇性跛行为典型症状的腰椎管狭窄症的患者，减压手术疗效良好。文献报道，单纯减压手术后远期失稳发生率为 5% ~ 10%，出现退变性滑脱的发生率为 10% ~ 18%。尽管远期的节段滑移不会导致

严重的临床症状，但是术中利用融合器进行椎间融合术维持椎间隙高度的同时，有效预防术后的失稳还是很有必要的。

31.3 适应证

腰椎椎间融合术的主要适应证是成人脊柱不稳和／或畸形，如腰椎滑脱症、退变性侧凸、腰椎管狭窄伴腰椎失稳症。对于不伴畸形或不稳的腰椎管狭窄症，可以不需要切除椎间盘，而只行单纯的后路减压，包括椎板切除或椎板开窗、小关节突部分切除、神经孔的减压。对于伴有脊柱不稳的腰椎管狭窄症，原位腰椎融合也是值得推荐的。由于存在早期的手术失败（椎板切除术平

均失败率达到 20%）和晚期进一步加重，如医源性不稳（5% ~ 18%），再狭窄（7%）和邻近节段椎间盘突出（10%）。因此，对于术前影像学提示术后极可能出现节段不稳的患者，应仔细评估其影像学检查，严格把握手术指征。

腰椎椎间融合术也适用于复发型腰椎间盘突出症（需要切除大量骨性结构以显露椎间盘）、极外侧或巨大型的椎间盘突出、融合术后翻修或盘源性腰痛。由于腰痛疼痛机制不完全明确且存在争议，所以对其选择手术治疗也是存在相应争议的。腰痛通常被归结于腰椎节段性不稳症，这类不稳通常由椎间盘的退变或小关节综合征引起，即使没有发现腰椎过度活动或退变性滑脱的存在。

综上所述，减压手术后融合的指征（图31.1）是：

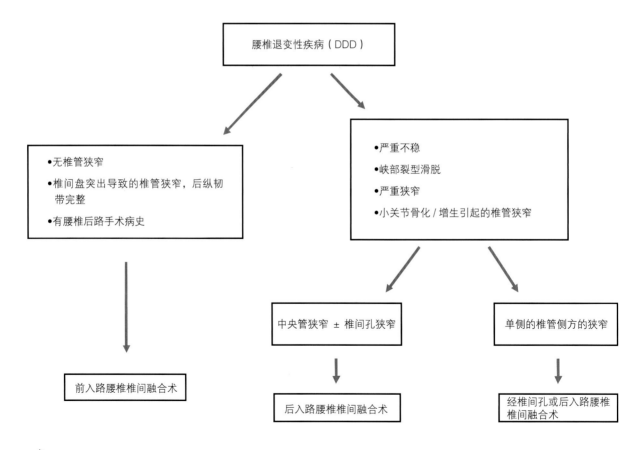

以上情况均可行前后联合入路融合术，但需两次手术

图 31.1   腰椎管狭窄的融合手术指征

- 小关节关节面呈完全矢状位。
- 关节突完全切除后。
- 腰椎退变性侧凸伴椎管狭窄。
- 退变性侧凸。
- 椎管内滑膜囊肿伴 / 或不伴椎体前移。
- 平背畸形腰前凸消失。
- 退变性腰椎滑脱症。
- 复发型腰椎间盘突出症。

- 继发于减压手术失败后滑脱。

31.4 技术要点（图 31.2）

行 PLIF 时，患者采取俯卧位并使腹部悬空以减少腹内压和改善静脉回流。患者双上肢前伸，

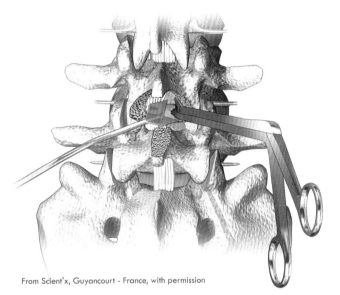

From Scient'x, Guyancourt - France, with permission

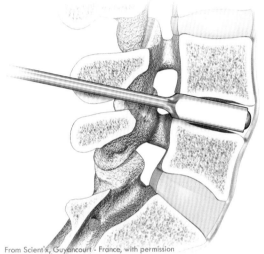

From Scient'x, Guyancourt - France, with permission

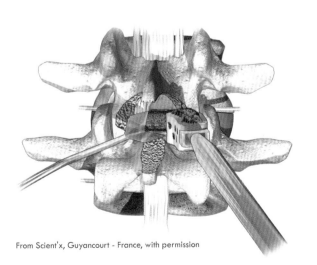

From Scient'x, Guyancourt - France, with permission

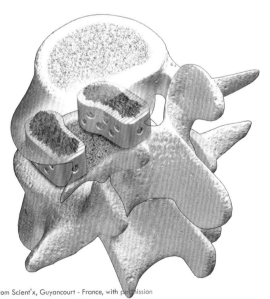

From Scient'x, Guyancourt - France, with permission

图 31.2 PLIF 手术的 10 个主要手术步骤。（1）彻底显露两个邻近椎体。（2）双侧小关节的切除：上一椎体的下关节突和下一椎体的上关节突。（3）植入椎弓根螺钉。（4）在保护双侧神经根（上 + 下）的情况下切除椎板。（5）从两侧完整切除椎间盘。（6）撑开椎间隙。（7）用刮匙或专用锉刀清理上、下终板。（8）植入填满自体骨的前屈椎间融合器。（9）预弯钛棒。（10）放入钛棒后于两侧螺帽之间加压

置于搁手板上，肩外展控制在 80° 以内以预防臂丛神经损伤。

　　沿棘突连线作后正中纵向切口，用单极电刀逐层切开皮下各层组织，直至深筋膜层。双侧小心切除深筋膜层以保留棘上韧带，于骨膜下剥离椎旁肌，显露棘突、椎板及关节突关节。术中侧位 X 线透视定位手术节段。随后，剔除椎板、峡部、关节突以及横突表面的软组织，其中包括关节囊和关节间滑膜。在减压前植入椎弓根螺钉，既可以降低植钉过程中损伤硬膜和神经根的风险，也可以减少术中椎管开放时间（潜在减少硬膜外出血总量）。植钉后再次行透视。用撑开器对螺钉头侧行轻微的撑开，有利于之后椎间融合器的植入。切除小关节突，将切除的骨组织剪碎，留作植骨备用。切除椎板的同时扩大神经孔，充分减压硬膜囊和神经根。

　　在大多数情况下，不需要行全椎板切除，只需要部分切除上位椎板就可以达到减压和植入椎间融合器的目的。为了避免出血，我们需要用电凝凝结硬膜外静脉；先凝结硬膜外静脉，然后分离神经结构，显露椎间盘。如果遇到椎体穿支静脉出血，则需要使用止血纱压迫止血。术中使用神经剥离子保护硬膜囊和神经根。然后切除椎间盘和终板，用锉刀仔细去除上、下软骨终板。植入试模以逐步撑开椎间隙并最终确定适合的椎间融合器型号（图 31.3）。在植入融合器之前，将椎间隙前方填塞之前减压所获的植骨块碎骨粒。根据我们的经验，椎间融合器的高度应 > 10mm，大小应 > 25mm，以保障脊柱的稳定性和椎间骨融合率。并且楔形（前凸角 > 8°）椎间融合器要优于方形椎间融合器，因为其可以保留局部的前凸角和矢状面平衡从而避免平背畸

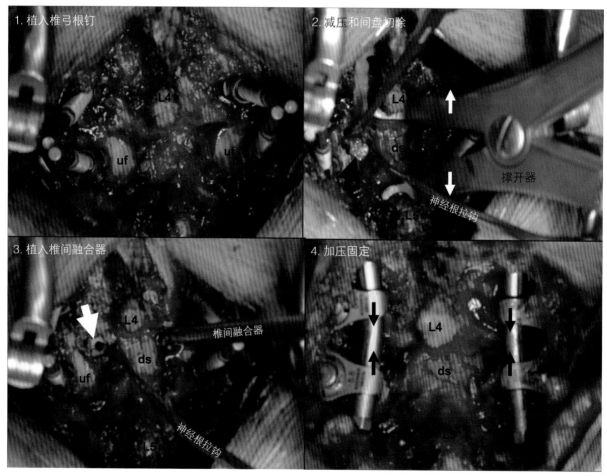

图 31.3　后入路腰椎椎间融合术中一些主要步骤。牵开 4 根主要相邻神经根对于避免神经损伤是非常关键的，比如 L4/L5 节段，左、右两侧的 L4 和 L5 神经根。在一侧进行椎间撑开有助于完成对侧的减压 (uf，上关节突；ds，硬膜囊)

形。将填充满自体骨（仔细剔除表面的软组织）的 2 个椎间融合器分别植入双侧椎间隙后，确保其位置位于双侧椎弓根内侧面。然后利用椎弓根螺钉和连接棒进行节段加压以恢复曲度和促进融合。确认无明显出血后，留置引流管，逐层关闭切口。

特别是对于老年患者。同时，对于骨盆投射角较大的患者，推荐使用 ALIF，它可以较好地恢复矢状面平衡，并且促进骨融合。要重视这一参数，因为 L4 ~ S1 节段前凸角度占全部腰椎前凸角度的 2/3。当我们计划在此区域行融合手术时，术前必须将矢状面曲度参数考虑进去。

31.5　优势 / 缺陷

与后外侧横突间植骨融合术相比，PLIF 在生物力学方面更具优势，因为其能够撑开并维持椎间隙高度（同时扩开椎间孔），保护了神经根，恢复脊柱前柱的承重能力的同时也控制了水平和纵向的不稳定性。钛网或 PEEK 的椎间融合器都可用于 PLIF 中，因为它们既可满足生物力学要求，也可以允许术后生物性骨生长。椎间融合器的应用能够保障椎间隙恢复到生理高度，同时有效预防后期的椎间隙塌陷。填充融合器内部的植骨块来源于减压切除的松质骨粒。假如单独行 PLIF 或 ALIF，而不加以后方的固定，则不能提供脊柱 360° 的稳定性，会极大地增加术后假关节形成、再脱位和其他并发症的风险。椎弓根螺钉固定系统首先能够保证在骨融合之前脊柱屈伸、侧屈和旋转的稳定性，其次还能促进骨融合的发生，最后还可以提前让患者不佩戴支具下床活动（骨质疏松除外），预防腰椎前凸角度的丢失和邻近节段的不稳定等。

对于既往已行椎管减压而需翻修手术的患者，选择 PLIF 不仅疗效不佳，也不安全。由于初次手术瘢痕以及神经根粘连或移位等因素，PLIF 翻修术中损伤硬膜和神经根的风险均明显提高。对这类患者，更适合选择 ALIF 或经椎间孔腰椎椎间融合术（Transforaminal Lumbar Interbody Fusion，TLIF）进行翻修手术。因为这些入路可以避开初次手术所形成的椎管内瘢痕的影响。PLIF 的另外一个缺点是术中出血量较多，

31.6　并发症（表 31.1）

后入路腰椎椎间融合术可有效地为硬膜囊和 / 或神经根提供环形减压，且可联合椎弓根钉棒固定系统，重建脊柱前中柱的稳定性。但是 PLIF 也有其相应手术并发症。除手术入路相关风险之外，内植物的使用会增加相关并发症的风险。手术并发症分为围手术期并发症（< 1 月）和远期并发症（≥ 1 月）。

31.6.1　围手术期并发症

文献报道，单节段 PLIF 围手术期并发症发生率为 18% ~ 37.5%，而双节段 PLIF 围手术期

表 31.1　PLIF 手术并发症

围手术期并发症	远期并发症
硬膜囊撕裂，脑脊液（CSF）漏：4% ~ 17%	假体沉降：少见
	假关节形成：2% ~ 15%
神经并发症： 　一过性（放射痛、麻木）：3% ~ 17% 　永久性（放射痛、麻木）：0 ~ 7.5%	椎间融合器移位：少见
	邻近节段病变（非 PLIF 独有）：3% ~ 11%
切口深部感染：0.5% ~ 5%	
血肿：1.2%	
植钉位置不佳：4%	
腹部大血管损伤	
肺栓塞：0.4%	

并发症发生率则高达46%。德约（Deyo）等发现腰椎融合手术的并发症率是非融合手术的2倍。在众多融合手术技术中，PLIF被认为是技术要求较高和学习曲线较长的一种术式。

PLIF术中风险最高的操作步骤是在切除椎间盘或植入椎间融合器时，需要反复多次牵拉含马尾神经的硬膜囊以及神经根。对于腰椎管狭窄的患者，其神经通常与周围组织粘连紧密，且因为受压而处于高张力状态，如果术者在手术减压过程中过度地关注椎间盘而忽略了这点，牵拉神经的操作非常容易造成神经损伤。文献报道，如果不处理椎间盘，腰椎后路融合术神经损伤并发症率仅为2%。霍桑德（Hosonod）等发现手术持续时间是神经并发症唯一高风险因素，所以他们建议对术前有神经症状的患者，术中应减少对硬膜囊或神经根的牵拉时间。还有学者发现完整切除小关节比部分切除小关节的神经并发症率低。因为彻底切除小关节，不仅减少了术中对硬膜囊和神经根牵拉的强度和时间，而且可提供更大的操作视野从而降低神经并发症的发生率。

PLIF的围手术期并发症如下：

- 硬膜囊撕裂，脑脊液漏：4% ~ 17%。
- 神经并发症：一过性的神经损伤（放射痛，无力）3% ~ 17%；永久的神经损伤（放射痛，无力）0 ~ 7.5%。
- 切口深部感染：0.5% ~ 5%。
- 血肿：1.2%。
- 植钉位置不佳：4%。
- 腹部血管损伤。
- 肺栓塞：0.4%。

31.6.2　远期并发症

由于椎间融合器的移位或下沉导致椎间隙高度的丢失是最常见的远期并发症。它最常见于骨质疏松的患者，但总体来说发生率较低，在笔者的病例中仅发生1例。

远期并发症中假关节形成并不常见，其发生率＜2%。还有包括椎间融合器的后移也是PLIF

的远期并发症之一，其原因主要包括融合器尺寸不适合、融合节段数较多、融合器放置位置靠后以及L5/S1节段的手术等。为减少这些并发症，应注意PLIF手术基本技巧和要点：

- 退变的椎间盘必须全部切除，上、下软骨终板应刮除彻底。
- 植入融合器过程中要注意保护骨性终板。
- 选择合适大小的椎间融合器。
- 通过椎弓根螺钉对椎间隙行适度的加压。
- 尽量使用带前凸角度的椎间融合器。

有前瞻随机对照试验表明，与自然退变病程相比较，融合手术会加速邻近节段的退变，这是因为脊柱融合后脊柱运动的生物力学特性发生改变，使邻近节段的椎体间盘内压和小关节载荷应力增加。腰椎融合术后5年随访显示，邻近节段病变的发生率为5.2% ~ 18.5%，其再手术率为3% ~ 11%。生物力学研究表明，双节段融合术后邻近节段椎间盘内压力较单节段融合术后显著增高。这也能解释多次行PLIF术后邻近节段病变发生率较初次PLIF显著升高（44% vs 5.2% ~ 18.5%）。德约（Deyo）等在一项纳入31 543例行腰椎管狭窄症手术患者的研究中指出，脊柱手术史是翻修手术的高危因素，其风险比为1.58。以上这些说明，因邻近节段病变接受PLIF的患者与初次接受1个或2个节段PLIF的患者相比，需要额外手术的风险更高。另外，年龄也是邻近节段病变发生的一个高危因素。

31.7　PLIF 与 TLIF

椎间融合术可以保留脊柱的承载能力、恢复局部生理曲度、增加植骨块表面的压缩应力以促进植骨融合。腰椎椎间融合内固定术在生物力学上可以使三柱均获得稳定，已成为脊柱疼痛相关疾病的常规手术治疗方法。PLIF、TLIF和ALIF是3种最常使用的手术，3种手术均使用椎弓根螺钉行内固定并最终实现360°环形融合。但这3种术式又各有优缺点。

在行PLIF术中，还可以配合后外侧植骨融合，进一步提高稳定性和融合率。由于L3节段以上因术中牵拉神经根而致脊髓圆锥或马尾神经损伤的风险较高，因此PLIF通常只用于L3以下的节段。哈姆斯（Harms）和杰森兹克（Jeszenszky）对PLIF进行了改进，提出了TLIF技术，它和PLIF同样有效且更简单安全，甚至有学者认为它的疗效优于PLIF。TLIF的技术优势包括：有效避免硬膜囊和/或神经根的牵拉损伤风险，L3以下节段的操作安全性更高，减少椎管内的出血和瘢痕形成。哈姆斯（Harms）和杰森兹克（Jeszenszky）在提出TLIF时，以及随后很多学者在生物力学研究中，都建议联合使用后路椎弓根螺钉固定技术以提高脊柱稳定性。

大部分脊柱外科医生都很熟悉PLIF和TLIF，它们都只需要单一入路。PLIF和TLIF成了治疗腰椎退变性疾病最流行的术式。但这两种术式之间存在一些不同之处。TLIF需要完整切除一侧的关节突关节，保留对侧的椎板、关节突和峡部。PLIF则需要切除双侧的椎板，同时切除全部或部分双侧关节突关节，以便允许植入适宜大小的融合器。对于椎间融合器的选择，TLIF通常只需要植入一个半月形的椎间融合器，而PLIF则需要植入两个方形或圆柱体形的椎间融合器以增大植骨接触面和提高承重能力。PLIF术在植入椎间融合器前需要切除部分后纵韧带，而TLIF术中可以保留绝大部分后纵韧带。

PLIF术中处理椎间隙是从双侧共同进行的，因此与TLIF相比，其椎间盘及上、下终板的处理更为彻底。

西蒙（Sim）等通过生物力学研究发现，PLIF的即刻稳定性要优于TLIF，特别是在侧屈载荷状态下。对于单节段的TLIF，椎间融合器的位置并不是影响术后即刻稳定性的主要因素。尽管如此，将椎间融合器放置位置尽量靠前对稳定性提高还是有一定作用的。

TLIF与PLIF的另外一个不同点是：由于骨盆的遮挡，在L5/S1节段进行TLIF会使手术难度大大增加，从而造成椎间融合器植入位置不满意。

31.8　手术小技巧

在暴露过程中，应当尽量避免撕裂硬膜或损伤神经根，同时注意减少来自椎管内（硬膜外静脉）的出血。

在牵拉神经根后准备处理椎间盘时，椎体滋养静脉非常容易出血且不易止住。此时最好的处理办法是使用止血纱填塞止血。

植入椎间融合器之前，应最大程度撑开椎间隙以便于植入更高的椎间融合器（通常高度为10～12mm）。间隙撑开的高度应比拟选融合器高度高1～2mm，以确保融合器能够顺利到达椎间隙对侧。这也有利于充分减压神经根，维持节段稳定性（同时避免椎间融合器脱出）。

去除软组织的自体骨碎颗粒被填充至椎间融合器中，但融合器的骨融合面积依然不够；为了提高融合率，在植入椎间融合器之前，建议先将部分碎骨粒植入到椎间隙前方。

影响PLIF腰椎前凸曲度恢复的5个因素：

（1）患者体位。

（2）椎间融合器类型的选择（选择解剖型椎间融合器）。

（3）合适的椎间融合器的尺寸。

（4）理想的椎间融合器的放置位置（椎体前为佳）。

（5）植入椎间融合器后进行椎间隙加压操作。

31.9　典型病例

临床典型病例详见图31.4～图31.7。

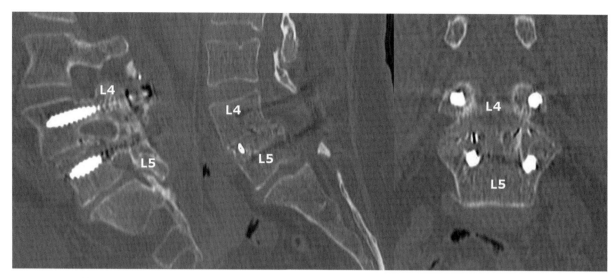

图 31.4　CT 矢状面和冠状面提示 PLIF 术后 L4/L5 椎通过植骨重建后获得坚强融合

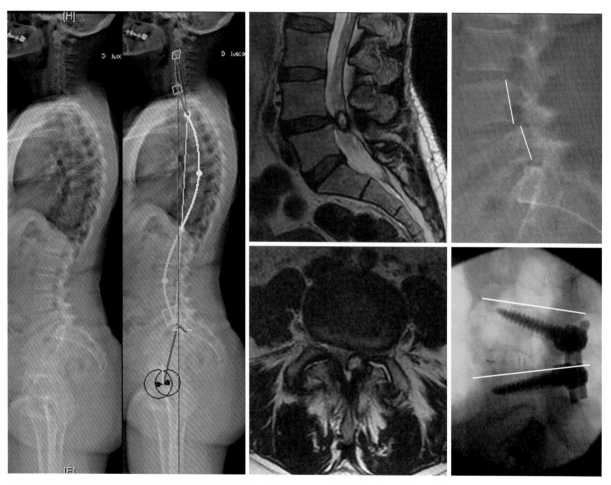

图 31.5　54 岁女性患者，L4/L5 椎滑脱症并椎管内囊肿，行 L4/L5 PLIF 的术前、术后影像学资料

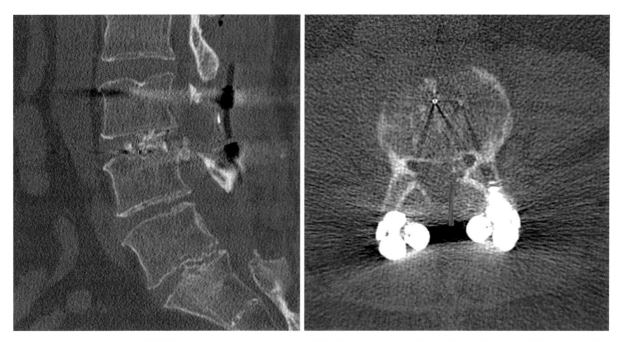

图 31.6　56 岁男性患者，腰椎管狭窄症，行 L3/L4 PLIF，术后左侧疼痛。术后 CT 显示植入的碎骨块移位至左侧侧隐窝（红色箭头所指），立即再次手术减压神经根，并摘除移位的植骨块

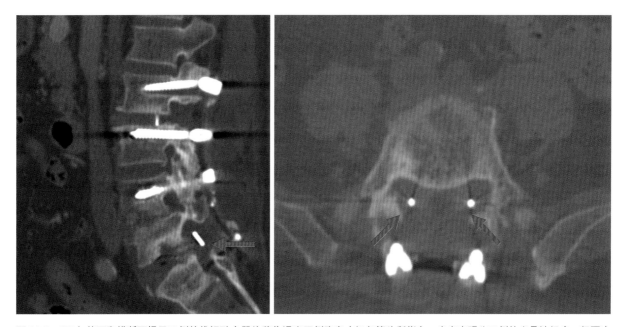

图 31.7　CT 矢状面和横断面提示双侧的椎间融合器均移位退出至侧隐窝（红色箭头所指）。患者表现为双侧的坐骨神经痛，行再次手术重置椎间融合器

第六部分
微创技术

第 32 章 椎间盘退变性疾病：退变的分级，下腰痛及盘内治疗的临床观察

简 – 路易斯 · 胡森（Jean-Louis Husson）

吉恩 · 伦巴第（Jean Lombard）

弗洛里安 · 奎夫（Florian Cueff）

译：王文军 欧阳智华 张杨洋 薛静波

32.1 椎间盘退行性变的分级和下腰痛（新分级系统使用的原因）

32.1.1 脊柱退变的具体过程

虽然柯尔迪 – 威利斯（Kirkaldy-Willis）和法尔范(Farfan)提出了脊柱退变相关的重要理论，但并非十分完美。因为作为重要的研究点（包括细胞学、基因学等），他们提出的理论并没有从组织学角度证明椎间盘和韧带结构中是否有早期损伤，也没有证明脊柱的过度活动会引发和加速脊柱退变的进程。

32.1.2 获得性退行性椎间功能障碍（ADIVD）

为了避免使用"失稳"这一专业名词（因为这仅仅与 Kirkaldy-Willis 分级中的 Ⅱ 期相对应），我们提出了一个新的概念——获得性退行性椎间功能障碍（Acquired Degenerative Intervertebral Dysfunction，ADIVD），即指可获得的、由于退行性变引起的相关节段椎体功能的力学性能紊乱。ADIVD 包括了正常脊柱稳定结构中的所有病变，并且可以用定性或定量来记录运动紊乱的程度。

32.1.3 新的进展性脊柱退变四期分级

这个新分级概念可以让我们具体描述因 ADIVD 所引发的每个阶段脊柱退变失稳的具体过程（图 32.1）。这个四期分类包括柯尔迪·威利斯（Kirkaldy-Willis）和法尔范（Farfan）提出的 Ⅰ 、Ⅱ 和 Ⅲ 期，但是我们增加了 0 期，其特点是存在最小功能障碍。

0 期：最小功能障碍

这是椎间盘内弹性下降的最初阶段。

病变仅在组织学检查中可见，并很少表现为急性腰部症状。

Ⅰ 期：轻度功能障碍

这是椎间盘退变的中间阶段，具有部分稳定性的丢失，其特点为下腰部疼痛和小关节紊乱的短暂发作，可以在一个或多个节段发生并引起疼痛。这个阶段与 Maigne 描述的致痛的轻度椎间功能障碍（Painful Minor Intervertebral Dysfunction，PMID）的概念相对应。

Ⅱ 期：中度功能障碍

这对应柯尔迪 – 威利斯（Kirkaldy-Willis）分级中的椎间隙不稳定阶段。这是盘内弹性下降

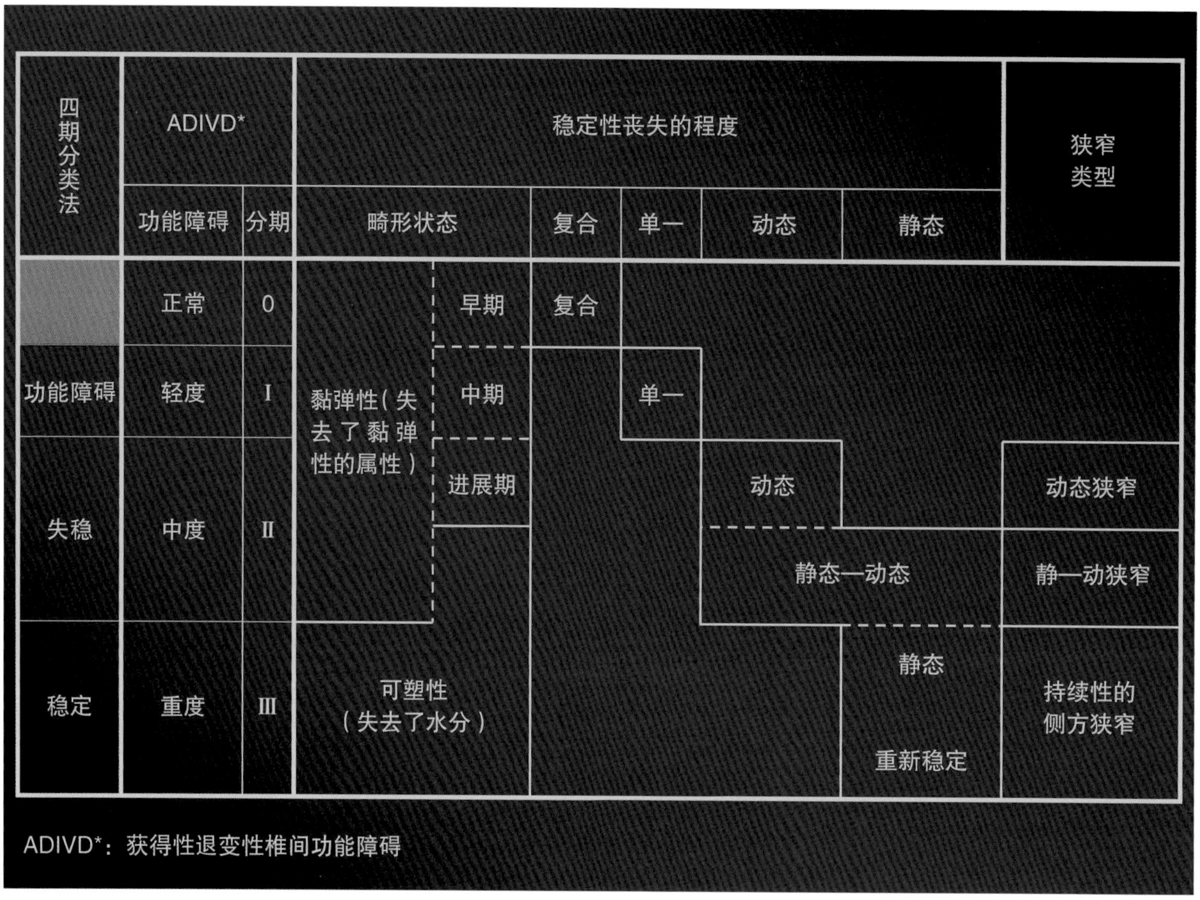

四期分类法	ADIVD*		稳定性丧失的程度					狭窄类型
	功能障碍	分期	畸形状态	复合	单一	动态	静态	
	正常	0	早期	复合				
功能障碍	轻度	I	黏弹性（失去了黏弹性的属性） / 中期		单一			
失稳	中度	II	进展期			动态		动态狭窄
						静态—动态		静—动狭窄
稳定	重度	III	可塑性（失去了水分）				静态 / 重新稳定	持续性的侧方狭窄

ADIVD*：获得性退变性椎间功能障碍

图 32.1　图示获得性退变性椎间功能障碍（ADIVD）导致的进行性失稳

的进一步加重，具有动态、渐进的稳定性损失。这个阶段出现了腰椎进行性狭窄的影像学表现和下腰部不适及下肢根性疼痛的临床症状，椎管内容积有了一定变化，但从解剖学上观察未有明显的改变。在此解剖基础上如发生椎间盘突出、小关节突骨关节炎或退变性关节炎，就会因狭窄使神经根管的容积进一步改变，从而引发神经源性跛行。随着进一步发展，由于水分持续丢失，椎间盘髓核弹性下降，引发了永久性侧隐窝狭窄，再加上脊柱稳定性变差（如骨赘的形成、异常运动）的因素会使得椎间盘髓核的弹性进一步降低。

在腰椎功能表现方面，所有的学者一致认为机械性腰痛伴有假性的根性疼痛或称为 Maigne 牵涉痛更常见，而真正的根性疼痛则是十分罕见的。

各种临床检查技术与实际测量的结果没有明显相关性。一组研究使用螺旋 CT 比较了可疑脊柱失稳患者和正常对照组患者，结果否定了格拉夫

的假说，认为小关节分离不能作为脊柱失稳的病理学标志，因为在正常对照组的患者中也观察到了小关节的分离。在躯干旋转过程中或当脚跟撞到地面时引发的关节突关节疼痛只是脊柱失稳许多临床表现之一。在关节内注射利多卡因或皮质类固醇后，因小关节失稳引发症状的患者疼痛缓解时间比单纯小关节炎引起的疼痛缓解时间短暂。

Ⅲ期：重度功能障碍

这是退变的终末阶段，其特点是椎体结构楔形变连接以重建稳定性，或出现容汉斯（Junghanns）退变性脊椎前移或旋转脱位从而导致成年人退变性腰椎侧弯。临床包括疼痛等症状可以由骨性结构引起，或者相邻棘突摩擦（鲍斯特鲁普氏病，Baastrup'disease），也可由后方小关节退变引起，或者多因素共同所致。

32.1.4　补充检查

缺乏典型临床表现、多样化的特性、运动与疼痛强度之间缺乏明确联系使得理解 ADIVD 十分困难。这也是为什么医生需要各种检查手段辅助诊断的原因。标准前后位、侧位片和双斜位片作为最基础的诊断方法，加上纳逊（Nachemson）在 1944 年首次提出的动立位片。随后大量的研究都希望能够定义节段椎体的活动度，量化它并统一标准，来更好地揭示病理学的特点以及建立可重复性的数据。虽然这些研究质量都很高，但还是没有形成统一的定论。然而，怀特（White）和潘杰比（Panjabi）通过研究发现单个脊柱单位有 6° 的自由度。双能源 CT 即可动态评估，在极限旋转状态主观地评估小关节的分离情况，而不需要真正地去实际测量，这也是目前唯一能够动态测试的技术。磁共振成像（MRI）可以发现髓核脱水的早期表现，其特点为 T2 的信号降低。莫迪克（Modic）强调，椎体信号改变强度、椎间盘退变程度和临床症状及解剖学变化之间缺乏相关性。普菲尔曼（Pfirmann）随后提出了基于腰椎间盘退变 MRI 分型的分类方法。

32.2　椎间盘退变治疗概述

保守治疗包括几种众所周知的非手术和康复治疗方法。在目前用于治疗腰椎间盘突出症和盘源性腰痛的各种盘内治疗中，我们介绍两个大家最熟悉的高频射频消融（RF）和髓核植入。

32.2.1　射频消融技术治疗腰椎间盘突出症和盘源性腰痛

32.2.1.1　简介

经皮间盘射频消融（Radiofrequency Ablation，RFA）技术是治疗下腰痛或盘源性放射痛的一种

重要的治疗手段。当木瓜凝乳蛋白酶化学溶解髓核技术已不被使用时，射频技术开始被人们所接受。RFA 技术与髓核溶解技术是同时出现的，后者使用的是化学物质。

所有的射频消融术都是经椎间孔入路，和椎间盘造影一样，经出行根下方的坎宾（Kambin）三角进入。使用细导管将可调节的热能传送到腰椎的特定部分；该导管连接到预先编好程序的 RFA 发生器，它可测定盘内阻力。射频结束后拔出导管。手术必须在合格的无菌环境下进行 X 线透视，整个过程采用局麻，需要配合一定的镇静，需要预防性使用抗生素，术后不需要卧床。

RFA 技术目前确切的机制还不太清楚。它可能是通过椎间盘内减压或破坏椎间盘的外周神经及新生血管以及改变椎间盘的胶原蛋白来实现治疗目的的。

这项技术的临床疗效取决于适应证的良好把握和规范的技术操作。这项技术适用于年轻的、经过严格保守物理治疗无效的患者，或者作为椎间盘稳定手术之前的一种检测。即使短暂有效，它也可以作为椎间盘置换术或者椎间融合的指征，因为射频有效本身就说明了疼痛的根源在于椎间盘。当然，即使 RFA 技术无效，也不会妨碍进一步行其他的手术治疗。

32.2.1.2　历史与分类

在 20 世纪 70 年代中期，医生们仅用木瓜凝乳蛋白酶进行化学髓核溶解。木瓜凝乳蛋白酶于 1963 年首次提出，与同期手术治疗相比其功效（70% ～ 80% 优良率）已经在几项随机研究中得到证实。但因为经济原因使得全球在 2001 年停止了木瓜凝乳蛋白酶的制造和销售，因此射频等其他经皮椎间盘内的治疗方法得以迅速开展。RFA 技术治疗的两种主要类型：

- 靶向髓核治疗，如椎间盘减压术（如 ArthroCare 公司的 Nucleoplasty 技术）。
- 针对环状纤维化病变，使用椎间盘内电热治疗（Intradiskal Electrothermal Therapy，IDET）

行纤维环成形术（如NeuroTherm公司的SPINECATH和ACUTHERM技术）。在这些技术中，Nucleoplasty和ACUTHERM技术适用于有神经根压迫的症状，SPINECATH适用于其他独立的椎间盘疾病。

32.2.1.3 优点

经皮进行椎间盘内RFA技术具有手术时间短（少于20min）、手术相关并发症发生率相比传统手术明显降低等优点，其他优点如下。

- 经皮椎间盘内RFA使用局部麻醉，可以便于术者术中与患者交流并密切观察疼痛和神经系统症状。
- 手术本身没有破坏椎管结构，不会形成硬膜外瘢痕组织粘连，也不会波及腰椎后部的肌肉群。
- 术后感染的概率极低。
- 对椎间盘结构的破坏极小。

32.2.1.4 相似的发病机制

经皮椎间盘手术主要用于椎间盘退变性疾病早期（椎间盘水化阶段）。

椎间盘突出症引发的疼痛是由于椎间盘压力过大以及环状纤维裂隙突出和增生的神经支配引起的。椎间盘突出症只是退变阶段过程中的一部分。

以下是几种解释发病原因的机制：

- Ⅰ型胶原变性（使得髓核硬度增加、脱水更加严重）。
- 髓核空洞化导致体积减小、纤维环片段重新整合（椎间盘髓核成形术）。
- 破坏纤维环破裂口周围的炎性新生血管及新形成的疼痛感受器。
- 分解突出的椎间盘团块（纤维环成形术）。

32.2.1.5 适应证和结果

经皮射频消融（RFA）技术针对盘源性下腰痛的患者，椎间盘是否突出与神经根是否有受压并不是该技术适应证的考虑因素。每次治疗效果

的关键取决于患者的适应证的选择。同时，还受到射频操作技术优劣、导管放置位置、椎间盘导航定位技术的运用和外科医生经验等多方面的影响。

影像学评估至少应包括站立位和动力位X线、MRI平扫和CT。

适应证：

（1）盘源性的下腰痛以及包容性的椎间盘突出症引发的根性痛，物理保守治疗6个月以上无效者。此外我们还需要认真考虑个人因素，例如社会和职业状况及个人收入情况。椎间盘源性下腰痛诊断可能包括支具佩戴测试的结果，以及小关节阻滞后的阴性结果。其他诊断包括阳性造影结果并且影像学上证实后部结构的破裂。建议在进行射频消融之前进行椎间盘造影术，评估椎间盘压力（射频的目的就在于降低盘内压），并排除存在有非包含性的椎间盘突出。

（2）可进行一到两个节段的射频术。因为两侧髂嵴对椎间盘的阻挡，该手术在L5/S1的男性中更难进行。

（3）MRI：椎间盘呈0型莫迪克（Modic）改变。

（4）X线显示椎间隙高度在站立位X线上保持70%以上。

禁忌证：

怀疑关节源性的腰痛，脱垂型的椎间盘突出，脊柱前后滑脱，有临床症状的腰椎管狭窄，椎间隙高度不对称，脊柱侧凸，1型Modic变化（椎体终板炎症变化），塌陷的椎间盘，椎间盘造影时有硬膜外的渗漏（说明不是包含性的椎间盘突出）。

32.2.1.6 椎间盘RFA技术

椎间盘RFA技术主要包括两种治疗，其目的分别在于控制单独的椎间盘退变以及包容性的椎间盘突出。

椎间盘退变的治疗

- SPINECATH IDET是一种纤维环成形术，

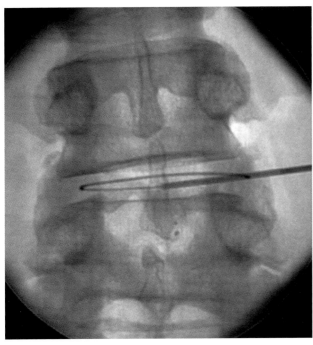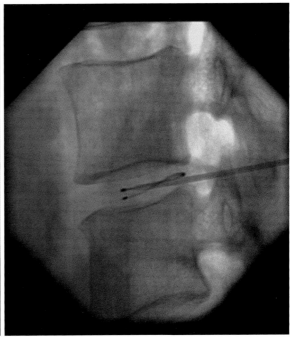

图 32.2　在 A/P 左和右外侧荧光透视上展开 SPINECATH IDET（NeuroTherm）的位置示意图

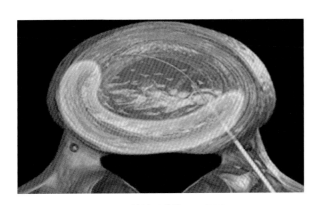

图 32.3　SPINECATH 导管的最佳位置示意图

其中双极 RFA 导管插入环的后部或侧面部分（直到达到纤维环裂缝）。使用透视确认导管位置（图32.2），然后将热能（40～60℃）在 5cm 区域内传送到椎间盘。放置导管达到最佳位置可能比较困难，因为整个后环必须被覆盖而不反折（图32.3）。手术过程中下腰部疼痛的诱发是手术有效的表现。

　　一些非随机临床研究文献报道发现该技术术后 1 年时患者疼痛减轻 50%。在 Oswestry 功能障碍指数（Oswestry Disability Index，ODI）评分上，有两项随机研究发现 SPINECATH IDET 技术与安慰剂结果对比有明显改善。

　　● 经皮椎间融合 RFA 热凝（PIRFT）技术用于单极射频髓核成形术；因为结果的不理想以及缺乏可靠的基础研究，ALAR、RADIONIC 和DISKIT 已经逐渐被放弃。

包容性椎间盘突出的治疗

　　● 椎间盘激光切吸技术于 1986 年首次提出。这实际上并不是一种 RFA 技术，而是使用激光二极管使髓核汽化的技术。该技术的目的在于治疗由于包容型椎间盘突出引发的根性疼痛患者。细针或导管插入椎间盘的中心，然后向外侧偏移直至朝向怀疑突出的位置。间歇释放 1200～1600J 的能量以汽化部分髓核。这种技术对操作者的要求比较高，并且需要安放位置理想的导管。而茨维塔尼奇（Cvitanic）发现30% 的病例出现了继发性终板炎症性病变以及少数伴有一过性腰痛的高温引发的椎间盘炎性病例。

　　有几项研究报告发现约 70% 的病例手术后6～8 周疼痛得到减轻，疗效较好。这种手术最

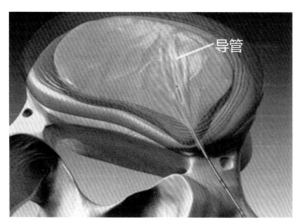

图 32.4　椎间盘内的导管定位图（ArthroCare 公司 – 髓核成形术）

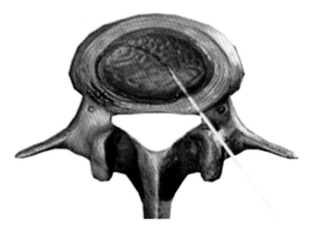

图 32.5　用于治疗椎间盘侧方突出的 ACUTHERM™ 减压导管（NeuroTherm）的示意图

佳的手术对象为包容性椎间盘突出或者同样因包容性突出既往使用射频治疗（核成形术）失败的患者。但是，这种技术的确切功效到目前为止未得到文献证实。

• 椎间盘髓核成形术是 ArthroCare 公司推出的新技术。这种技术通过 RFA 导管低温消融（冷消融）以诱导髓核空洞形成（图 32.4）并降低盘内压力。因为产生比激光较少的热量（40 ~ 70℃），所以这种技术对椎间盘终板损伤的风险相对较低。椎间盘突出部位为中央型或旁中央型的轻度退变患者为这种技术的适应证。在动物模型试验中发现这种治疗方式改变了细胞因子如 IL-1 和 IL-8。相关队列研究显示术后 VAS 评分明显降低，70% ~ 80% 的病例有良好的疗效。

• ACUTHERM IDET 技术是从导管靶向椎间盘减压 SPINECATH 系统（相同的 RFA 发生器）衍生出的纤维环成形技术。此技术运用导管加热椎间盘—神经根压迫刺激区域，改变胶原蛋白并通过干燥使突出部分的体积缩小来达到减压效果。这种技术同样适用于椎间孔突出型的患者(图 32.5)。

其他经皮技术

其他经皮技术主要指化学髓核分解技术（注射化学药剂）和经皮椎间盘切除术（机械减压作

用），例如：

• Hexatrione 核溶解技术，但由于存在椎间盘钙化的风险而被放弃。

• 臭氧髓核溶解术。

• 纯酒精髓核溶解术。

• 椎间盘胶（Discogel）髓核分解技术。

Discogel(法国 Gelscom 公司制造的凝胶乙醇）是一种可植入装置，是治疗包含性椎间盘突出症很有前景的方法。它能改善从椎间盘周边到中心的水扩散达到治疗目的。凝胶的黏度特性使酒精不会泄漏到盘外。初步实验结果是令人鼓舞的。目前，由法国红十字会资助的关于此项目研究正在进行中。我们将很快了解用 Discogel 技术治疗的 35 例患者的临床疗效。

32.2.1.7　结语

外科医生经过一定的培训后，不难掌握经皮椎间盘 RFA 技术。这项技术的微创特性使得对于椎间盘和椎体结构的破坏极小，且并发症较低，但是需要特定的仪器和一次性消耗品（如 RFA 发生器和导管）。

它们的主要目的是在疾病的早期（非手术阶段）治疗盘源性下腰痛，并且用于补充治疗椎间盘突出症的传统开放手术。但是由于这种技术的远期效果仍不明确，使得这些技术的使用受到了一定的限制。

32.2.2　髓核植入：记忆螺旋状人工髓核的初步临床疗效

32.2.2.1　介绍

椎间盘髓核消融术的临床疗效已经在临床和生物力学上做了相关评估。在体外研究中，布林克曼（Brinckmann）发现椎间盘高度进行性下降和再突出与切除髓核组织的质量呈正比。椎间盘高度的丢失可能导致后部的小关节突关节软骨过度活动和生物学上的改变。髓核摘除后，运动学研究显示在屈曲 / 伸展和侧向弯曲中，旋转中心的运动范围和位移明显增加。这些变化可能引发脊柱相关性疼痛，最终可能需要手术治疗。

32.2.2.2　记忆螺旋状人工髓核的设计原理

我们的目的是设计一种简便方法，通过某种微创的操作手段将新设计的"记忆螺旋体"植入替代髓核，这种微创手术是髓核切除治疗腰椎间盘突出症手术的延伸，能维持手术节段和相邻椎间盘的生理性活动状态。这种"记忆螺旋"人工

髓核可以通过特定的制造过程实现记忆效应，其基础原理是聚碳酸酯聚氨酯弹性体（Sulene PCU 以前由 Centerpulse 公司生产，现为 Zimmer 公司生产）在分子水平上被修饰所形成的。植入物在未展开状态进入椎间隙内，然后自动恢复其预先形成的螺旋形状并完全填充空腔而不需要进行机械固定（图 32.6）。

通过恢复或维持最大限度的椎间盘高度来保持正常的腰椎生理曲度，并尽可能保持双侧小关节一致，以上可以减少小关节源性疼痛的发生。该设计提供了椎间稳定性，减少疼痛，保留了节段的活动度，并可以避免其他附加手术的必要。

为了达到这些目的，这种记忆螺旋状人工髓核要具有以下特性：不可压缩并有一定弹性，并且能够承受各个方向上的连续循环载荷，不具有机械轴或固定的旋转中心以便不因异常载荷导致的关节功能紊乱或邻近终板局部超载荷。这种新植入物的旋转中心在手术中不需要像其他植入物那样精确定位。而植入物的旋转中心可随运动状态变化而相应动态调整。

植入物必须尽可能完全填充通过经皮椎间盘切除后产生的空隙。这可以恢复椎间盘内部的预

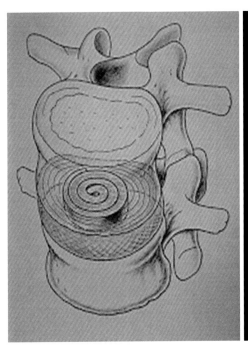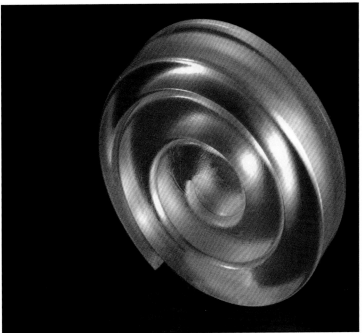

图 32.6　记忆螺旋状人工髓核设计图（左图）和实物图（右图）

载荷，并因此恢复外层纤维环中Ⅱ型胶原纤维愈合所需的生物力学条件（其半衰期约7个月，之前有明显的椎间盘退变性疾病除外）。在这种情况下，外层纤维环功能会有部分的恢复，并且能有足够的强度维持其"新"核，而不至于引起椎间盘脱垂或使"新"核脱出到椎管中。

这种植入物确实不同于其他髓核替代植入物，因为它保留了相邻的椎体终板，并通过保持处于一种功能状态，可避免或延迟外层纤维环的持续退化。

该植入物必须具有生物相容性、可靠性，并且不会随时间的推移发生任何材料学上的退化。另外，通过相同的手术入路应该容易将这种植入物取出。

32.2.2.3 材料与方法

植入材料的属性

作为内植物材料最重要的属性如下：非压缩性的、高度抗压性、拉伸和剪切力强、耐疲劳性和抗撕裂性等。螺旋植入物采用具有良好生物相容性（ISO 10993，FDA三方指导）和生物稳定性的聚碳酸酯聚氨酯弹性体制成。这种材料目前已被广泛用于其他学科的体内植入，但目前尚未有植入椎间盘的报道。在动物实验方面，将这种植入物放置在两只绵羊的颈椎盘中进行生物相容性测试，在术后第3和第6个月后发现，该材料在椎间盘内具有良好的生物相容性。

人工髓核几何形状

新型人工髓核具有螺旋形状。使用特定的制造方法，使得聚碳酸酯聚氨酯弹性体在分子水平上发生修饰改变以赋予其形状记忆属性（图32.6）。由于记忆螺旋状人工髓核可塑的特性，所以这种材料可通过纤维环上开一个小口植入（这个开口与用于治疗椎间盘突出症的开口一致）。如埃德兰（Edeland）所建议的，目前没

有任何理论上的或实际上的不能使用记忆螺旋状人工髓核的依据。这种"新的髓核"可以恢复椎间盘内部的预载荷，并能够自我锚定在间盘内。因为椎间盘高度恢复后纤维环外层纤维的有序化和承载能力，而使得纤维环恢复其基本功能，从而保护植入的人工髓核，并且可以自动闭合植入人工髓核时纤维环上的手术切口，也不需要手术凝胶去封闭切口。

通过测量大量患者的L3/L4、L4/L5和L5/S1所获得的椎间盘高度发现，理想的植入物厚度为6mm和8mm。这也是目前记忆螺旋状人工髓核可用的两种尺寸。

机械性能

植入物必须能够承受数百万次循环压缩而不会撕裂或磨损。对于此，相关的疲劳试验在生理条件（37℃林格氏溶液）下进行，通过1200N压缩载荷在多个方向(轴向压缩、±5°离轴压缩)下放置多达5000万次循环并通过动态和静态压缩测试证实新型植入物可以满足这一目标。

在3具人体标本的生物力学研究中评估"记忆螺旋状人工髓核"对于L4/L5椎间隙过伸过屈似的影响。按以下分组顺序测试3个不同条件：完整的椎间盘组，髓核切开术（椎间盘摘除术后）组，椎间盘摘除后植入螺旋植入物组。虽然椎间盘摘除术使得椎间隙的高度有所下降并增加了小关节的压力，但螺旋植入物可以恢复丢失的椎间隙高度，并使小关节恢复正常位置。尽管样本量较小，无法进行统计学检验（$n=3$），但是从完全屈曲到完全伸展测量的曲线可以让我们得出结论：螺旋植入物不会改变目标节段的整体运动学（图32.7）。

为了确定植入物对相邻椎体终板变形程度的影响，使用测压计测量了7个功能性脊柱单元。在轴向压缩、偏心屈曲、伸展、侧弯（左右）、前后剪切和内外侧剪切下施加高达500N的载荷。3组实验按以下顺序测试：完整的椎间盘组，髓核切开术（椎间盘摘除术后）组，椎间盘摘除后

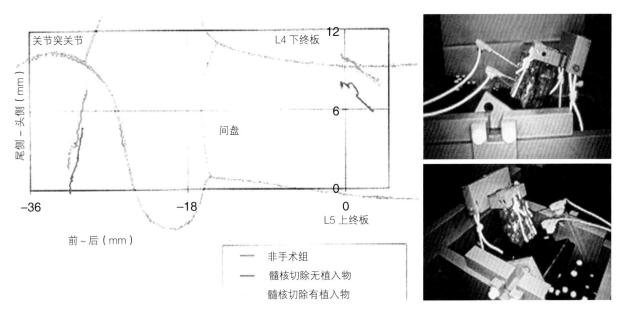

图 32.7　L4 / L5 椎间隙的矢状面（从屈曲到完全伸展）原位测量的运动学曲线。分别测量完整的椎间盘组、髓核切开术（椎间盘摘除术后）组以及椎间盘摘除后植入螺旋植入物组（左图）；右图为 FasTrak 模拟器实物图（绿线：完整组；红线：切开椎间隙但不放入螺旋植入物；黄线：切开椎间隙并放入螺旋植入物）

植入螺旋植入物组。结果发现椎间盘摘除后植入螺旋植入物组的终板中心部分相对于完整状态没有明显形变（后部剪切力除外），而相对于髓核切开术组，终板中央形变增加，并且减小了关节上的载荷。整个实验过程在任何方向加压的情况下植入物位置都不发生变化。

患者的选择

在患者选择方面我们采取了严格的纳入和排除标准，首先采用临床试点研究，再在欧洲进行多中心研究。

入选标准：年龄 18 ~ 65 岁，临床表现：①单节段的根性疼痛。②由旁外侧突出或者 Ⅱ 期椎间盘退变性疾病 [柯尔迪 – 威利斯（Kirkaldy-Willis）分类的不稳定性] 继发的椎间退变引起的根性痛，且根性痛为主，重于腰痛，保守治疗效果不明显的患者。这几种入选标准还必须满足病灶局限于 L2 ~ S1 之间的某一单一节段。MRI用于确认纤维环没有明显的病变并仍具有一定的恢复功能的能力；目标节段后缘椎间盘高度至少为 5mm。

排除标准：既往有脊柱手术病史；多节段的脊柱疾患（椎间盘突出症、获得性退变性椎间功能障碍等）；中央型椎间盘突出；可能导致定位水平的错误（双侧高度突出的椎间盘，椎间盘突出疝入椎体终板的）；明显的椎管、侧隐窝或椎间孔狭窄；有症状的小关节退变性紊乱；腰椎滑脱分级大于 Ⅰ 级；腰椎峡部裂；严重骨质疏松症；活动性感染；骨肿瘤或先天性骨畸形；合并其他相关疾病以及体重超过正常值的 40%。

研究变量：根据研究方案，患者在手术前接受查体和影像学检查，术后第 3、第 6、第 12、第 24 和第 60 个月复查跟踪随访。临床疗效评价根据赫斯基森（Huskisson）评价标准、使用镇痛剂的类型和计量、神经学评估（感觉，运动，反射）、测量拉塞格（Lasègue）标志（直腿抬高试验）时的角度变化、腰背痛和下肢痛的视觉模拟评分法（VAS），并根据 ODI 的变化评价患者满意程度。

影像学评估结合正侧位 X 线片与 MRI 检查。MRI 可评估植入物的位置、椎间盘高度以及纤维环的功能。在植入后第 2 和第 5 年使用动力位 X线片评估手术节段运动情况。使用动态双能源螺

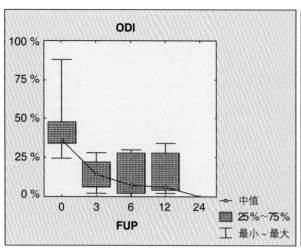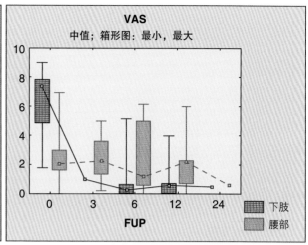

图 32.8　采用记忆螺旋状人工髓核（FUP）随访患者的疼痛（VAS：视觉模拟评分法）和功能结果（ODI：功能障碍指数），随访至植入后几个月

旋 CT 测试术后 2 年小关节的功能情况。

32.2.2.4　结果

在 2001 年 9 月发起了前瞻性、初步的、非对照性、多中心欧洲研究，回顾了 9 例患者的临床表现和影像学结果。其中男性 8 例，女性 1 例，手术时平均年龄 37.4 岁（23 ~ 51 岁），术后随访 6 ~ 64 个月。所有患者的手术指征均为伴有根性症状的椎间盘突出症，其中 6 例伴有腰痛。所有患者中 L5/S1 6 例，L4/L5 3 例。手术采用右侧入路 6 例，左侧 3 例。人工髓核的平均直径为 21mm（范围：17 ~ 24mm）。

图 32.8 中提供了整个回顾研究的临床表现。术后所有患者的腰背部疼痛及下肢根性痛 VAS 评分明显降低，在目前的研究中未出现术中并发症，随访期间没有发现神经功能缺失，所有患者术后 ODI 均得到改善。3 例患者的 MRI 可见内植物的改变。尽管没有临床症状，仍将这 3 例内植物做了预防性的取出。

我们分别使用临床表现、X 线和 MRI 对内植物进行评估，并寻找内植物位置变化的直接的或间接的表现及其可能带来的影响。最长的随访者是一位 24 岁的女性助理护士，在 1997 年 5 月 27 日进行了"记忆螺旋状人工髓核"植入。当时的临床症状为右侧 L4/L5 椎间盘突出引起持续

的 L5 神经根放射性疼痛，伴持续性腰痛及下肢和足部运动障碍（图 32.9a）。由于保守治疗无效，她接受了手术椎间盘切除术 + 记忆螺旋状人工髓核植入术并在手术后第 3、第 6、第 12、第 24、第 48 和第 64 个月进行了随访评估。术后第 64 个月的临床随访发现患者腰背部疼痛消失，弯腰时手指可触及地面，伸展正常无活动受限，无社会、专业或娱乐方面的功能障碍（图 32.9b）。患者对手术非常满意，术后患者生育了 2 个孩子，并在产后顺利回到了原来的工作岗位。

MRI 用于评估内植物的水平位置、形状以及平移、旋转或位移时的变化。在 9 例患者中，6 例无变化（图 32.10a），其中包括 1 例随访 64 个月的患者（图 32.10b）。其余 3 例在术后 12 个月的临床评估时均表示满意，但 MRI 显示 2 例椎间盘水平位向后平移，中心部位发生旋转，切割平面显示椎体移位，另 1 例患者发生假体位置未复原并假体后移。根据 MRI 结果，这 3 例患者均再次手术移除了人工髓核，用以预防其带来相关并发症。

我们发现随访 64 个月后纤维环外层形态和功能保持良好（图 32.10b），MRI 也证实了髓核假体置换较多的直接征象，并通过 X 线片（图 32.9b）和 MRI（图 32.10b）发现其对维持患者的椎间盘高度起到了积极的作用。

最先的 3 例患者术后第 1、第 2 和第 5 年动

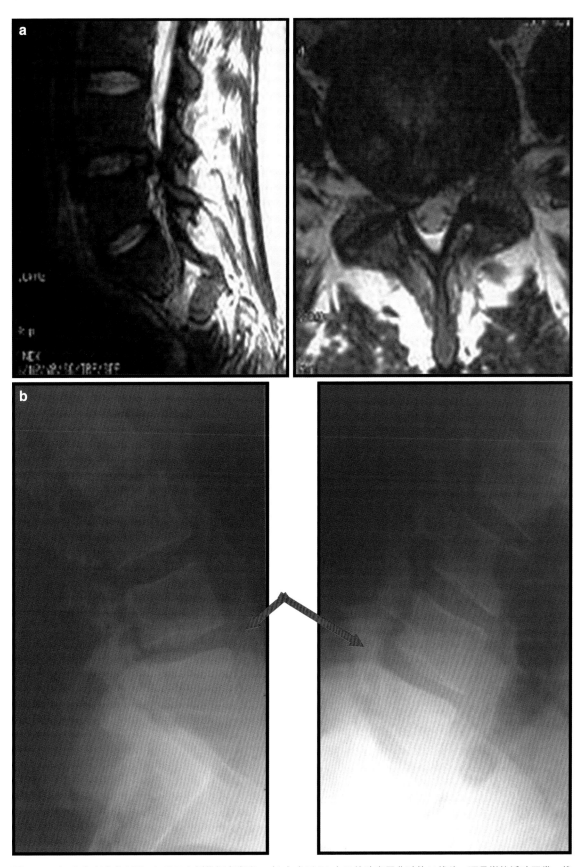

图 32.9　（a）患者术前 MRI：L4/L5 左侧椎间盘突出。（b）术后 64 个月的动态屈曲过伸 X 线片。可见脊柱活动正常，椎间隙高度良好

a

| 术后即刻 | 术后 3 个月 | 术后 6 个月 | 术后 12 个月 |

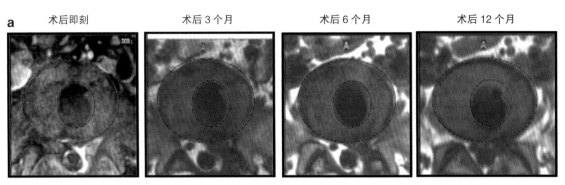

30 岁男性，L5/S1 椎间盘突出

b

3 个月 64 个月

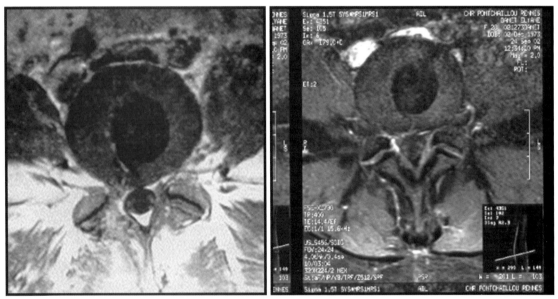

图 32.10　（a）为术后 12 个月的患者结果。可见人工髓核的位置、形状、卷绕、平移、旋转或切割平面没有变化。（b）为术后 64 个月的 MRI 检查，可见植入物无变化

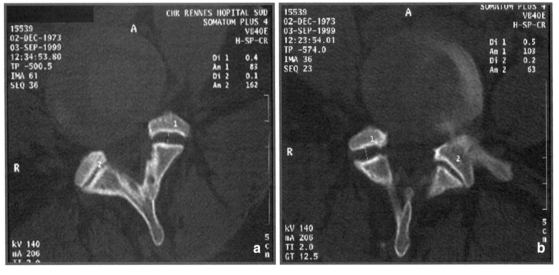

图 32.11　术后 24 周 CT 结果，小关节无明显异常

态观察 X 线片显示，屈曲 / 伸展功能正常，并且恢复或维持了正常的腰椎前凸（图 32.10b）。早期的 2 例患者在术后 2 年和 5 年时采用 CT 评估旋转功能，结果发现患者小关节功能几乎得到了完整的保留（图 32.11）。

32.2.2.5　结论

记忆螺旋状人工髓核通过恢复脊柱的运动功能，维持椎间盘的高度及小关节的合理位置，更好的载荷分享，能够重建脊柱的生物力学稳定性。生物力学测试已经证明，脊柱植入物可以稳定地保持在原位，并且对前柱的载荷分布给予良好的支撑。

到目前为止，接受这种植入物的患者已经获得了显著的疗效，并且对手术非常满意。在这种情况下，记忆螺旋状人工髓核似乎是切实可靠和有效的，但它只适合于外层纤维环完整的患者。由于目前的适应证中还不包括既往开展过椎间盘切除术的患者，下一步植入物设计将进一步完善这方面的研究。相对于其他髓核植入物（例如假体盘核 PDN）而言，记忆螺旋状人工髓核有一套标准的植入方法，而且具有形状记忆功能，将来或许还可以微创植入，这样一种非融合技术是有效的且易于推广应用。

32.3　不同阶段腰椎退变的保守治疗及手术治疗

获得性退变性椎间功能障碍（ADIVD）的治疗指征首先取决于前述退变性腰椎损伤稳定性新分类所对应的 4 个功能阶段。但还需考虑到其他几个标准：腰椎管狭窄（动态或静态）、畸形、后方小关节骨关节炎、椎间盘状况、莫迪克（Modic）分级和菲曼（Pfirmann）分级评估纤维环的恢复潜能，以及椎间盘后方的高度（大于或小于 5mm）（图 32.12）。

阶段 0：最小功能障碍

此阶段目标是防止观察到的退变进一步恶化，主要通过健康的锻炼方式，例如日常运动来维持肌肉的稳定能力。

阶段 I：轻度功能障碍

此阶段主要是运用止痛剂、肌松剂和非甾体类抗炎药（NSAIDs）进行 48 ~ 72h 的保守治疗以减轻急性期疼痛，同时进行按摩和保守物理治疗。如果是小关节周围或棘间韧带引起的疼痛，可能需要进行关节内注射。康复治疗也是有意义的，通过加强对腰椎、腹部和骨盆肌肉的锻炼稳定腰椎及骨盆，并通过特定的姿势拉伸松弛骨盆前、后的肌肉，来重新恢复脊柱—骨盆—股骨复合体的稳定性。

阶段 II：中度功能障碍

第一步还是先行保守治疗，其中包括：标准化的药物治疗［止痛剂、肌松剂和非甾体类抗炎药（NSAIDs）］；使用支具固定胸椎和骨盆，加强腰腹肌力量，重建脊柱—骨盆—下肢股骨复合体的平衡。

经规范严格的保守治疗无效后，出现如下两种进展的情况才考虑手术治疗：

• 动态腰椎管狭窄，如果没有成角移位畸形或后方小关节炎，可复位的，且椎间盘后方高度大于 5mm 时，且根据 MRI 的莫迪克（Modic）分级和菲曼（Pfirmann）评分，纤维环仅细微变化并可逆转，则可以考虑进行髓核置换。

• 椎管体积发生改变但无解剖学变化，或脊柱失稳但可通过动态固定重建稳定性且后方小关节没有合并骨性关节炎。

• 如果因为椎间盘突出、椎体后滑脱、小关节炎等继发神经根管狭窄，则可先康复治疗联合在泳池中行轻度的椎体牵引；如果上述治疗无效，只要没有小关节的骨性关节炎及退变畸形，

ADIVD* 功能障碍	狭窄类型	椎间盘后方高度 >5mm	可逆的纤维环改变	可复原的	关节突关节炎症	平移畸形	治疗指针	
正常		+	+	+	–	–	阻止其进展	
轻度		+	+	+	–	–	保守治疗	
中度	动态	+	+	+	–	–	外科减压	髓核移植
中度	动态	+	–	+	–	–	外科减压	髓核移植 + 动态内固定
中度	动态	–	–	+	–	–	外科减压	髓核移植 + 动态内固定
中度	静态	–	–	+	–	–	外科减压	全椎间盘置换
中度	静态	–	–	–	–	–	外科减压	融合术
重度	持续性侧方	–	–	–	+	–	外科减压	融合术
重度	持续性侧方	–	–	–	+	+	外科减压	融合术
重度	持续性侧方	–	–	–	+	+	外科减压	融合术

ADIVD*：获得性退行性椎间功能障碍

图 32.12 获得性退行性椎间功能障碍保守治疗和手术治疗的指征

则可以进行全椎间盘置换；否则，建议联合间盘手术或者神经根减压进行融合手术，特别是在受到两个节段影响的情况下。在这个阶段的任何手术操作都需要保证脊柱的矢状位平衡。

阶段Ⅲ：重度功能障碍

最初仍先使用保守治疗，同时避免过度增加椎体活动而影响脊柱自我稳定性的重建。这个阶段的目标应该是通过刺激脊柱周围的抗重力肌群及自稳调节肌群来纠正不稳，主要包括骨盆前后肌群。不稳明显且伴有风险的患者应佩戴支具。手术治疗仅在保守治疗无效后进行。手术的目的是减压神经根，并予以融合或非融合治疗。

总结

临床医生需要仔细地去量化评估患者的疼痛，但仅通过体格检查又很难做出准确的判断，因为患者的疼痛症状缺乏让医生能做出正确决策的各种标准，不论是临床的、形态学上的、静态的、动态的、电生理的、组织学的还是病理学的，所以最后医生往往只能给出自己主观的治疗决策。

这些主观上的不确定性以及由于语义可能被误导的风险，使得我们提出“获得性退变性椎间功能障碍（ADIVD）”，以更准确地描述进行性腰椎退行变的病理学、生物力学和临床现实，并帮助设定诊断标准和手术指征。我们希望这能帮助医生在众多的方法中更容易地选择适当的治疗方式。

第 33 章 腰椎注射：循证医学证据

拜伦·J. 施耐德 (Byron J. Schneider)

尼尔·瓦吉斯 (Neal Varghis)

大卫·J. 肯尼迪 (David J. Kennedy)

译：王文军 欧阳智华 阙伊辰 薛静波

33.1 前言

腰椎穿刺术经常用于腰痛患者的诊断和治疗。腰椎中大量潜在的疼痛感受器，包括椎间盘，上、下关节突，以及毗邻的神经根等。与手术治疗相似，穿刺术治疗也是通过特定的靶向定位。既往研究中报道了许多腰椎穿刺术，在此对相关文献进行总结与分析，以期指导临床工作者更好地掌握腰椎注射术。不能将下腰痛的缓解程度作为腰椎穿刺术有效性的唯一评判标准，同时也并非所有的腰椎穿刺术都能取得同样的效果。例如文献证实无影像引导（又名"盲穿"）的腰椎穿刺术，准确性很低，因此不可能成为靶向定位。无影像引导注射，如肌肉激发点注射术不仅准确性非常低，而且疗效欠佳，因此此类穿刺术方式在本章中不予以讨论。另外还有其他穿刺术方式目前尚无可信的数据报道，因此也不予以讨论。本章将重点集中于影像学引导下的最常见的腰椎穿刺术，接下来的章节将囊括常见腰椎注射术的基本原则、循证医学证据和手术指征。本章将介绍针对腰椎间盘、关节突和硬膜外间隙的穿刺术。

33.2 腰椎间盘关节

1911 年，乔尔·E. 戈德斯维特 (Joel E. Goldthwait) 首先提出腰椎关节突（又称 Z 关节

或小关节）病变可能会引起腰痛。随后小关节疼痛感受器的发现给乔尔·E. 戈德斯维特 (Joel E. Goldthwait) 的观点提供了理论支持。最近，卡普兰 (Kaplan) 证明腰椎关节疼痛可能由关节囊肿胀引起。腰椎关节疼痛是腰痛最常见的原因，这取决于如何下诊断。在患者感受到腰痛的整个周期中，高达 45% 的腰痛可以由腰椎关节疼痛引起。关节炎是腰椎关节疼痛最常见的原因，此外，其他原因如创伤、感染、滑膜摩擦、炎症性关节炎、绒毛结节滑膜炎以及假性关节炎也会导致腰椎关节疼痛，腰椎关节退变的危险因素包括年龄、遗传、关节及椎间盘退变以及异常的脊柱序列。

尸体标本研究发现，近 60% 的人在 30 岁时出现小关节骨关节炎的迹象，而到 60 岁时，几乎所有的人都会出现小关节骨关节炎，其中最常见的节段是 L4/L5。

33.2.1 诊断

骨关节炎退化的程度与疼痛程度没有直接的相关性，目前尚没有特定的阳性体征或影像学结果可以准确识别患有小关节疼痛的患者。临床研究发现以下一些因素提示腰痛可能由小关节引起，这些因素包括年龄超过 65 岁、躺下时腰痛缓解、咳嗽时腰痛加重、屈曲时腰痛加重以及椎旁压痛等。尽管这些现象提示小关节炎有导致腰痛的可能性，但这些并不具有特异性。一项研究

表明，体格检查对小关节炎相关性腰痛的诊断并无诊断价值。在一份 2008 年的文献回顾中，伯格德克（Bogduk）指出，"多项研究未能发现任何指示腰椎关节源性疼痛的临床特征，从而使诊断性阻滞成为诊断该疾病的唯一手段"。

穆尼（Mooney）和罗伯逊（Robertson）于 1976 年首次报道关节内关节穿刺，关节内穿刺是指将麻醉剂注射到小关节中以评估患者的疼痛是否通过阻滞小关节本身而减轻。然而，在卡普兰（Kaplan）的初步研究中，证明腰椎关节源性疼痛可能由关节囊肿胀引起，他还表明，通过注射麻醉脊神经内侧分支，排除了 9 位受试者中的 8 例患者的疼痛反应，这引申出脊神经内侧分支阻滞的概念，可以将其定义为"用于测试患者的疼痛是否由一个或多个脊神经内侧分支介导的诊断程序"，换句话说，腰痛在阻滞脊神经内侧支后缓解提示了腰痛来源于被阻滞的神经。洛德（Lord）等使用三重安慰剂对照组作为标准。研究发现小关节内阻滞的敏感性和特异性低于诊断性的脊神经内侧支阻滞。利用适当的影像学引导技术，脊神经内侧支阻滞可证明为具体目标靶点。因此，脊神经内侧支阻滞是诊断小关节疼痛的优选方法，并且具有比关节内阻滞更优越的特点，因为它们操作简便安全，且具备更高的灵敏度和特异性，并已被证明可以准确模拟射频脊神经消融术的效果。

33.2.2 相关解剖学

腰椎关节是一个关节滑膜关节，在关节囊内包含一个关节间隙，前面的关节囊与黄韧带相混合。关节囊为新月形，其凹面面向棘突，导致与前部的冠状方向相比，关节的后部更倾向于矢状方向。这是关节内穿刺时很重要的一个标志，提示在穿刺针进针的最后，穿刺针的方向应偏向冠状位，较冠状的方向允许下腰椎更好地抵抗剪切力。有两个凹陷位于下关节突的上、下两端；下凹部较大，而上凹部更靠近脊神经，因此下凹部为关节内穿刺的目标。

小关节的神经支配已有详细的描述。背侧神经从椎间孔的脊神经产生并分支到内侧，中间和外侧分支。L5 的背侧神经是一个例外，因它没有中间分支。小关节受到背侧内分支的支配，再次是 L5 背侧支，除了在分支到内侧和外侧分支之前支配相应的小关节。背侧的内侧分支位于上关节突（SAP）和横突之间，并穿过乳突副韧带。因此，任何给定的腰椎内侧分支实际上沿着椎体低于从其出现的脊髓神经的椎体。例如，沿 L5 椎体由 L4 内侧分支支配。所得到的命名是每个小关节由小关节本身水平以上的分支支配。例如，L4/L5 小关节由 L3 和 L4 背侧的内侧分支支配。

33.2.3 禁忌证

绝对禁忌证包括全身或局部感染、易出血体质和妊娠。相对禁忌证包括对使用的药物过敏。

33.2.4 关节内穿刺

穿刺过程在患者处于俯卧位时进行。使用带有正侧位透视的 C 臂机正确识别目标水平。然后将穿刺针定位到识别的目标小关节的后关节空间所需的最小倾斜度。局部注射麻醉剂。之后根据 C 臂机影像结果提示，将穿刺针朝向后下关节空间插入。穿刺针继续前进直到关节囊被穿透（图 33.1）。一旦关节囊被穿透，使用正侧位透视以确定穿刺针的位置是否正确。此时，经穿刺针注入少量非离子对比剂（图 33.2），此时应该注意非离子对比剂是否进入血管，如果对比剂在没有进入血管的情况下流入关节囊，则注射给药。注射剂通常是麻醉剂和类固醇的混合物，然而，关节内容积非常小，仅适合 1 ~ 1.5mL 的注射量。国际脊髓干预协会（International Spine Intervention Society，ISIS）指南的第二版提供了该穿刺过程的完整说明。

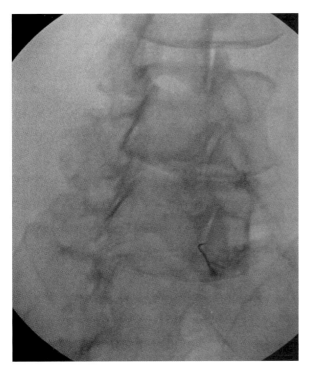

图 33.1 穿刺针进入 L5/S1 右侧关节突关节

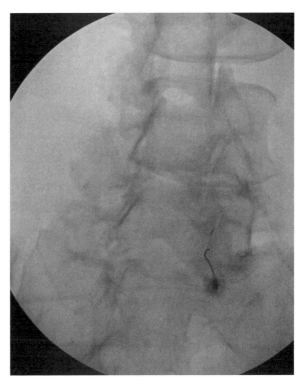

图 33.2 L5/S1 关节突关节内注射

33.2.5 内侧分支阻滞

    C 臂透视时，往往根据需要转换到更倾斜的视图，有利于更好地观察目标（图 33.3）。目标是位于横突的上边界与交叉处的缺口之间的上关节突和横突的空间。可以用少量局部麻醉剂将浅表皮肤麻醉，随后使用穿刺针将其引入并指向目标点，直至碰到骨面为止。值得注意的是，穿刺针不能离后背的上关节突太远，也不能离横突太远；必须使用正视图和侧视图来确保穿刺针位于正确的位置（图 33.4）。注射少量的对比剂，同时在透视下观察，以确保穿刺针位置正确，并且未刺到血管（图 33.5）。如果遇到血管，应重新定位针头并重新注射对比剂，以确保流量减轻。接下来，注入少量（0.3 ~ 0.5mL）的高浓度麻醉剂。应避免使用较大量的麻醉剂，以减少麻醉剂的意外扩散。L5/S1 小关节的封闭治疗略有不同，因为 L5 背侧支沿与横突相反的方向交叉穿过骶骨。该位点穿刺的位置位于骶骨和 S1 上关节突之间的上连接点以下 5mm，当按照指南执行该位点注射时，没有明显并发症的相关报道。

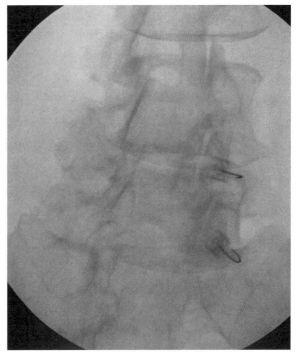

图 33.3 穿刺针在 L4 内侧分支和 L5 背侧支之间倾斜穿刺阻滞 L5/S1 小关节

    只有在不遵循手术指南并且针头错位的情况下才会发生技术性的并发症。该穿刺过程的完整说明可从 ISIS 指南获得。内侧分支阻滞的目的是将

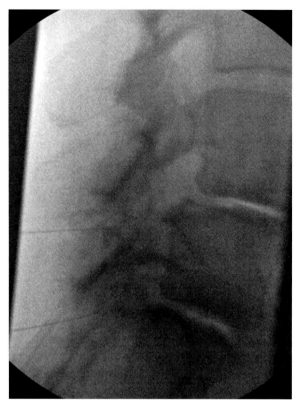

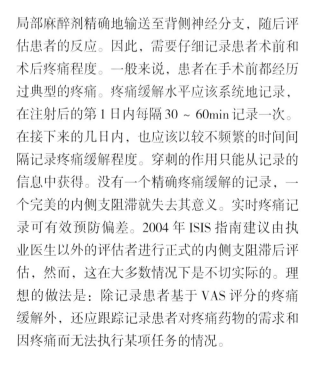

图 33.4 诊断性内侧分支的深度视图

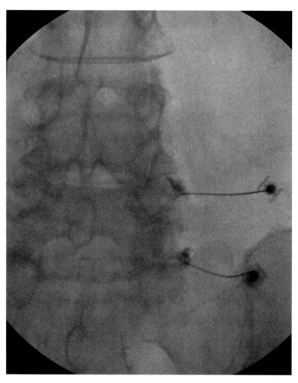

图 33.5 正位检查诊断内侧分支与造影剂注射，以确保没有异常的血管流影

局部麻醉剂精确地输送至背侧神经分支，随后评估患者的反应。因此，需要仔细记录患者术前和术后疼痛程度。一般来说，患者在手术前都经历过典型的疼痛。疼痛缓解水平应该系统地记录，在注射后的第 1 日内每隔 30 ~ 60min 记录一次。在接下来的几日内，也应该以较不频繁的时间间隔记录疼痛缓解程度。穿刺的作用只能从记录的信息中获得。没有一个精确疼痛缓解的记录，一个完美的内侧支阻滞就失去其意义。实时疼痛记录可有效预防偏差。2004 年 ISIS 指南建议由执业医生以外的评估者进行正式的内侧支阻滞后评估，然而，这在大多数情况下是不切实际的。理想的做法是：除记录患者基于 VAS 评分的疼痛缓解外，还应跟踪记录患者对疼痛药物的需求和因疼痛而无法执行某项任务的情况。

33.2.6 关节内关节注射

  在诊断实用性方面，关节内关节注射已经不

再广泛使用，勃肯迈尔（Birkenmaier）发现使用麻醉药物进行关节内注射以评估疼痛缓解效果的有效性不如内侧支阻滞。3 项随机对照试验评估关节内注射作为诊断手段的可靠性，其中两项报道结果是不明确的，另一项的结果是非常负面的。除了改善诊断实用性之外，其他方面内侧分支封闭也逐渐替代了关节内封闭，源于内侧分支封闭具体执行起来更简便，更安全及更易控制，并且疗效良好，能准确判断责任神经。

  关节内关节注射的治疗效用数据有限。在不受控制的研究中，腰椎关节内类固醇注射的成功率差异很大，报道的成功率为 18% ~ 63%。仅公布了两项评估腰椎关节的关节内类固醇注射效率的随机对照试验。在其中一项研究中，比较关节内外注射 8mL 麻醉剂和关节内注入 8mL 麻醉剂、8ml 生理盐水，发现两组间 3 个月无差异。然而，由于小关节只能容纳 1 ~ 2mL 的液体，因此这项研究的有效性有待商榷。另一项研究评估了关节内麻醉注射后疼痛立即缓解的患者，随机分组接受关节内皮质类固醇或关节内盐水注射。前 3 个月组间无差异，然而在 6 个月时，关节内类固醇组的疼痛改善在统计学上更有意义。研究者将此归因于某些患者在研究中接受的相似疗法，因此即使所有的患者均未改善，6 个月的结果仍具有统计学意义。

Dolan 在 1996 年报道，单光子发射计算机断层扫描（Single-Photon Emission Computed Tomography，SPECT）扫描的阳性结果可能与关节内类固醇注射后 3 个月内更多的疼痛缓解水平相关。同样，艾哈迈德（Ahmad）和阿克曼（Ackerman）发表了一项关于 SPECT 成像后观察到腰背痛和孤立性小关节炎的患者的研究，并比较了小关节内注射类固醇和麻醉药阻滞及脊神经内侧支注射类固醇和麻醉药阻滞的临床疗效的比较。在小关节内注射组中，12 周时疼痛缓解率大于 50% 的患者比例为 61%，与内侧支组（26%）相比，统计学差异明显。普马蒂科斯（Pneumaticos）的一项研究还发现，与 SPECT 无关节异常的患者相比，SPECT 阳性成像患者小关节内注射治疗后 1 个月和 3 个月临床疗效显著改善。但是，6 个月时两组间差异不明显。

另一项最近的研究比较了对于特定小关节源性腰痛患者小关节内类固醇注射与肌内类固醇注射后对腰背痛缓解的效果，研究小关节内注射类固醇后对于患者腰背部活动和减少 NSAIDs 用量有着一定的优势。然而，这些结果的有效性却有限，研究中没有对照组，关节内组的所有受试者在 L3/L4、L4/L5 和 L5/S1 处接受双侧注射，而不是特意选择最有可能参与疼痛过程的关节。其他研究者报道，关节内类固醇注射并不比未注射更好。鉴于以上文献，很可能仅有一小部分人群对于关节内类固醇有着明显反应，就如在 SPECT 上看到的关节炎类型一样。

与类固醇相反，透明质酸是已用于治疗小关节介导的腰背痛的另一注射剂。透明质酸已被用于骨关节炎的其他关节，理论上可改善滑膜缺损的黏弹性，从而减轻疼痛。福克（Fuchs）等评估了 6 个月随访期间关节内透明质酸与关节内类固醇的有效性，发现两组在 6 个月内疼痛评分和功能均有显著改善。在所有数据的最终测量中，除了类固醇组症状缓解较快之外，两组之间无明显差异。遗憾的是，这项研究没有包括一个对照组，因此在一定的程度上限制了该项数据的有效性。然而，与类固醇相比，透明质酸的副作用较小。

鉴于存在更好的诊断测试方式和有限的证据证实治疗性关节内注射的治疗效应，关节穿刺注射的确切适应证一直没有正式发表。

33.2.7　内侧支阻滞

内侧分支阻滞具有良好的诊断实用性，因此可以有效地诊断患有慢性或亚急性腰痛的患者，这种疼痛被认为是由内分支支配的结构介导的，在大多数情况下是小关节，并且参与腰背部疼痛的发生。并非所有腰痛患者均需要内侧支阻滞。不需要阻滞的一般是指那些低水平的疼痛，不会导致功能上的限制，当疼痛被认为是源于其他结构，或疼痛仍处于急性期时，第一步治疗是保守治疗，这种情况之下内侧支阻滞是没有明显的指征的。在进行内侧支阻滞作为诊断测试之前，通过病史询问和体格检查（如果不是通过其他诊断测试）排除更为严重的可能导致腰痛的原因，如感染和肿瘤也很重要。

要充分解决内侧支阻滞的使用需要更深入地讨论内侧支阻滞的假阳性结果和假阴性结果，同时，应弄清楚单个的内侧支阻滞有着什么样的临床意义，需要阻滞多少个内侧支，包括最终如何确认内侧支阻滞的结果是真阳性结果等。

虽然在本教科书的其他地方对射频消融（Radiofrequency Ablation，RFA）进行了全面的讨论，但实际使用内侧支阻滞出现阳性的结果与预测对射频神经切断术疗效直接相关。由于内侧支阻滞的阳性结果的标准变得更加严格，RFA 成功的可能性也在增加。一般来说，当内侧支阻滞需要几乎完全的症状缓解以进行 RFA 时，RFA 的有效率是非常高的，而当内侧支阻滞后症状没有完全的缓解会导致随后 RFA 的有效率下降。当将疼痛缓解作为一项指标时，研究发现，在慢性疼痛病症中，仅有 30% 的疼痛缓解在临床上是有意义的。其他研究表明，50% 的疼痛减轻可改善患者的生活质量。在其他有关疼痛缓解的文献中报道，疼痛缓解 50% 是最常用的评价指标。对于内侧支阻滞的阳性结果有更加严格的标准对学术是有利的，并且对 RFA 的有效率有着一定的影响。不管这些理论差异如何，在最基本的水平上，内侧支阻滞的疼痛缓解意味着患者的疼痛由麻醉的神经介导，如果疼痛没有缓解，则认为目标神经不会造成患者的痛苦。尽管如此，仍必须采取额外的保障措施，以尽量减少假阳性出现的机会。同时还必须考虑假阴性的可能性。

33.2.7.1 假阳性

根据阳性率的定义，据报道，单个的内侧支阻滞的假阳性率可以从 17%～41%。许多人认为，当使用单个的内侧支阻滞时，这种高假阳性率使其结果没有临床意义。为了减轻假阳性率，已经提出了双重和三重阻滞。双重阻滞包括用不同持续时间的两种不同麻醉剂进行两次，并评估患者的疼痛缓解是否与每次麻醉的持续时间一致。为了防止由于患者潜在的倾向于要求阳性的反应而导致的误差，如果可以实现疼痛缓解，则不能在缓解期内暗示和诱导患者。三重阻滞除了双重阻滞外，还用生理盐水作为安慰剂进行阻滞。由于各种原因，包括成本、效率问题，还有使用安慰剂药物进行侵入性手术的伦理问题，使三重阻滞通常不能被执行。ISIS 建议将双重对比阻滞作为安慰剂对照组的替代物。比较局部麻醉阻滞的真正阳性结果应当同患者报告疼痛缓解的持续时间结合，与其对应于所使用的麻醉剂的预期期望持续时间进行比较，确认患者在两个阻滞时经历疼痛缓解，是除外长效麻醉剂使用的结果。

一项针对颈椎小关节疼痛的研究发现，虽然

双重阻滞的特异性比例为 88%，但敏感性仅为 54%。因此，与其他诊断测试相比，12% 的假阳性率比使用单个阻滞时低得多，并且在可接受的水平之内。然而，低敏感性也表明，在执行阻滞时也必须考虑假阴性。虽然假阳性检测的风险使患者可能经历不必要的射频神经切断术，但是假阴性可能比假阳性危害更大，因为这会阻止患者进行潜在的有益治疗。

33.2.7.2 假阴性

理论上，假阴性会随着对阳性结果采用更严格的判断标准而增加。有许多原因可能导致假阴性反应的发生，包括但不局限于疼痛感受器，不准确的技术，过量或不足量使用局部麻醉剂，以及注射液的血管吸收。手术相关的疼痛可能妨碍患者正确识别其疼痛症状的缓解。幸运的是，与传统的多个内侧支阻滞方法不同，有证据表明单一入路的单针阻滞多个内侧支可以减少手术相关疼痛。在有多个疼痛感受器的情况下，也可能仅局部疼痛缓解。疼痛可以同时来源于对侧，另外的节段水平或另一种导致疼痛的结构。如果这些其他可能的疼痛感受器继续引起疼痛，患者可能难以感受到小关节介导的疼痛的缓解，导致假阴性反应。有人认为，阻滞后预期完全缓解的疼痛是不合理的，因为小关节的退变，且疼痛很少来源于单个的潜在疼痛的部位。放射学研究表明，在椎间盘没有发生退变的情况下，明显的小关节退变是不会发生的。更重要的是，椎间盘高度的丧失可以加速小关节退变。相反，其他研究表明，多发疼痛发生参与 5% 的腰痛患者疼痛的形成。无论如何，如果仅通过内侧支阻滞实现部分疼痛缓解，同时麻醉其他疼痛源部位，仍然可以使疼痛感受器得到彻底的疼痛缓解和确认。不幸的是，关于麻醉注射用于诊断其他腰痛来源的文献和技术尚不足以将这一理论论据付诸实践。

对于非常规疼痛模式下的患者，通过足够的疼痛缓解来表明内侧支阻滞的阳性反应是困难而且是不切实际的。麻醉剂的血管吸收也可能导致假阴性，这在 3.5% 的腰椎内侧支阻滞术中会发生。通过使用实时造影剂注射可以降低血管吸收的风险。还假设除了内侧分支阻滞之外，小关节有潜在的异常神经支配。在卡普兰（Kaplan）研究中发现，在 9 例患者中有 8 例，麻醉内侧分支阻断了小关节囊扩张的疼痛反应，其他患者被假定为具有异常神经支配。如果目标神经错过并且没有浸润在麻醉剂中，也可能会发生假阴性。一项比较颈椎（不是腰椎）阻滞容量相关（0.25mL ： 0.5mL）的研究发现，两种情况下，有 7% 的概率错过目标神经，低容量组的异常扩散发生率是高容量组的 2 倍多（低容量组 38%，高容量组 16%）。另一项在腰椎内侧支阻滞后进行 CT 以评估对比位置的研究发现，目标神经在所有 120 次注射中都注入注射液。所有的阻滞应该用低容量（0.25 ~ 0.3mL）进行注射和实时透视监测，以确保不被静脉摄取。

33.2.8 关节囊注射

关节囊肿胀在 MRI 中显而易见，如果肿胀位于关节囊的前方可能导致根性疼痛。如果有症状，症状通常是根性疼痛或狭窄，产生这种症状的原因是关节囊毗邻脊髓神经根。关节囊穿刺阻滞术是可以尝试的。一项研究发现通过关节囊阻滞术治疗，大约有 72% 的患者症状可以得到显著的改善。同时首次阻滞的症状复发率为 37.5%，再次阻滞的复发率为 45%。另一项研究发现 46% 的手术是可以避免的。关节囊穿刺阻滞术的技巧为通过椎间孔入路穿破囊壁，随之在关节囊内注入大剂量的麻醉剂和对比剂。

33.3 硬膜外类固醇注射

使用硬膜外类固醇靶阻滞脊神经根可以预测疼痛是否为根性疼痛。椎间盘突出和椎管狭窄是造成根性疼痛最主要的原因。研究发现神经根减

压的程度与根性疼痛缓解的程度并非直接关联。研究发现脊髓神经根的纯机械压迫会产生感觉异常和运动障碍，而并不产生疼痛。因此造成神经根性疼痛的原因除单纯机械压迫之外还有其他。多项研究发现炎症是造成患者神经根性疼痛的主要原因。炎症因子如磷脂酶 A2、前列腺素 E2、白细胞三烯、一氧化氮、免疫球蛋白和细胞因子如白细胞介素 –6 和肿瘤坏死因子 α 都参与了根性疼痛的炎症过程。这些生物炎症标志物的异常参与了脊神经根背支神经节的异常放电过程。此外，许多炎症因子如磷脂酶 2 聚集在髓核细胞中并与炎症如巨噬细胞聚集在突出的椎间盘内。减压手术获得的神经根组织的切片中也可发现炎症存在于这些神经根中。皮质类固醇可以抑制磷脂酶 2 和炎症部位的白细胞聚集，同时防止粒细胞、肥大细胞和巨噬细胞的脱颗粒和有害介质的传播，此外还能稳定神经元膜的异位放电。因此从理论上讲，类固醇局部给药的方式可以缓解症状。

33.3.1 禁忌证

禁忌证包括易出血体质，注射部位有局部感染，全身感染，心血管不能耐受，糖尿病血糖控制不佳，青光眼控制不佳，马尾综合征，怀孕，以及对局部麻醉药或类固醇药物过敏。

类固醇药物的注射方式

经骶管和经椎板间硬膜外类固醇注射

经骶管外类固醇阻滞（Caudal Epidural Steroid Injections，CESI）是指通过骶骨或椎板间隙向硬膜外注射类固醇药物。1957 年，赛瑞可斯（Cyriax）首次报道使用 CESI 来缓解疼痛。1921 年，帕吉（Pages）首次描述了椎板间硬膜外注射。椎板间硬膜外注射是将药物注射入硬膜后方与黄韧带前方的硬膜外腔隙。然而有关这两种技术疗效描述的文献不多，并且在许多方面效

果不及椎间孔硬膜外类固醇阻滞，因此本章对以
上两种技术不做进一步的详述。

经椎间孔硬膜外类固醇注射

罗贝奇和卡普拉（Robecchi and Capra）于
1952 年首次描述了经椎间孔硬膜外类固醇注
射（Trans Foraminal Epidural Steroid Injection，
TFESI）。TFESI 将类固醇药物注射到受影响
的神经根相邻的硬膜外腔。与其他方法相比，
TFESI 精准靶向阻滞受影响的脊髓神经根背支，
理论上治疗效果最佳。德比（Derby）首先提出
经椎间孔入路注射在理论上是有优势的，因为它
可以直接将药物注射在纤维环的后方和硬膜外腔
的腹侧。

技术要领：患者采取俯卧位，无菌单覆盖。
用局麻药麻醉皮肤。使用前后位透视，首先通过
正侧位 X 线透视图来确定目标椎体的下终板进
而确定目标椎体的椎间孔间隙。然后在椎弓根下

方倾斜进针，当从前正侧位透视观察时，穿刺针
向内偏移的位置以椎弓根 6 点钟方向的位置为界
（图 33.6、图 33.7）。穿刺针始终在正侧位透视
下的安全三角中逐层深入。安全三角由相应的椎
弓根的基底部、椎体的外侧边缘和神经出口根的
外侧边缘组成。穿刺针位置必须由正侧位 X 线
再三确认。正位片透视用于确认针头位置是否偏
内，偏内将会增加损伤硬膜的风险（图 33.7）。
侧位透视用于确定穿刺的深度（图 33.8）。然后
注射显影剂来评估椎间孔的扩张程度，注射过程
中必须确保显影剂没有在血管内或鞘内扩散（图
33.9）。经确认适当的对比度后，注射小剂量的
注射液，通常由 1 ~ 2mL 的麻醉药组成，然后
再注入 1 ~ 2mL 类固醇溶液。

并发症和副作用

TFESI 并发症的总发生率为 5.5% ~ 9.6%。
多次注射比单次注射的发生率更高。最常见的并

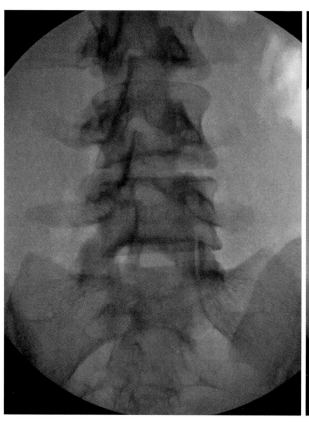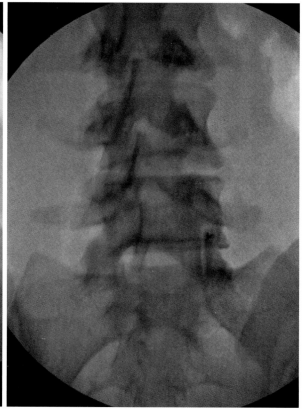

图 33.6　经椎间孔斜视图（无针）

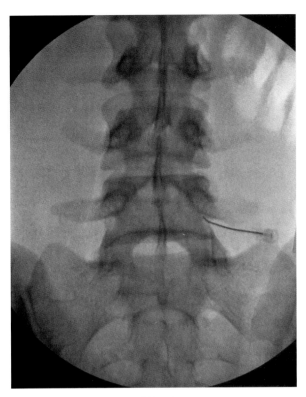

图 33.7 经椎间孔斜视图（带针头）

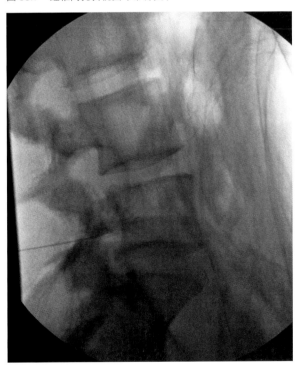

图 33.8 TF 侧视图

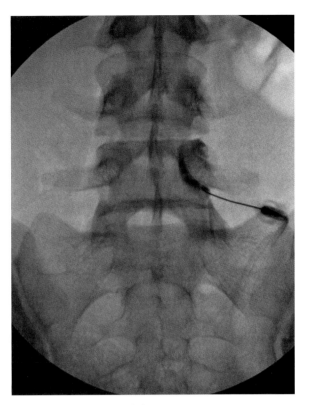

图 33.9 注射显影剂后正位片

头痛、呕吐、创口渗血和血压升高。麻醉药物、显影剂和类固醇药物都可引起过敏反应。类固醇也可引起水钠潴留、高血压、情绪异常、月经失调、糖尿病和医源性库欣综合征。出血是另一个可能的并发症。患有凝血功能障碍或服用抗凝药物的患者出血并发症的风险增加。出血导致硬膜外血肿造成脊髓和神经的压迫的情况很少见，据报道在 15 万次注射中仅发生过 1 次。在这种罕见的情况下，终止手术是有必要的。感染是所有阻滞术的另一种已知风险。感染风险包括硬膜外脓肿、椎间盘炎、骨髓炎和脑膜炎。由于接近盆腔和腹腔，革兰阴性菌感染可能性最大。如果针头前进太多靠近腹侧或外侧，可穿过腹腔而导致感染的发生。严重感染极少，发生率仅为 0.001% ～ 0.1%。一旦发生，70% 的严重感染往往需要进行手术干预，并且往往不能完全恢复。53% 的感染表现为疼痛的增加，这种疼痛往往出现在注射后 7d 左右。

硬膜损伤是 TFESI 的另一个潜在的并发症。硬膜受损可导致头痛，如果难以确诊，可通过脑

发症包括注射部位疼痛，血管迷走神经样反应（3.5%），根性疼痛加重，轻度头痛，由脊髓神经直接创伤引起的疼痛加重、恶心、非体位性

脊液的反流或通过透视图上的定位来确诊。此外麻醉剂的鞘内注射可引起马尾炎、蛛网膜炎或脑膜炎。椎间盘内注射也可能发生在 TFESI 期间。椎间盘内注射的主要问题是椎间盘炎，如果出现椎间盘炎，通常会预防性地使用抗生素治疗。

对于所有腰椎 TFESI，血管内注射率报道高达 11.2％，S1 TFESI 高达 21.3％（图 33.10）。50 岁以上患者血管内注射的风险是双倍增加的。大多数血管内注射发生在静脉。值得注意的动脉内注射是脊髓血管的动脉内注射。提供脊髓前 1/3 血液供应的腰膨大动脉由于其位于神经孔中而经常发生动脉内注射。腰膨大动脉的解剖结构存在变异性，据报道，63％ 的腰膨大动脉位于神经孔的左侧，而 85％ 的腰膨大动脉位于T9～L2 水平之间。据报道，TFESI 过程中动脉内注射颗粒状皮质类固醇可导致脊髓梗死进而导致截瘫。

萨姆克（Smuck）报道间歇性透视仅能确定57％的血管内注射。更重要的是，类固醇在硬膜外扩散的同时并不能排除伴随血管是否吸收。数字减影血管造影术也可实现连续荧光辅助检查，以进一步增强检测血管内注射的能力。

麻醉测试可以用来降低动脉内注射的风险。

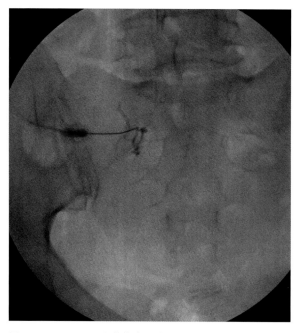

图 33.10　S1 TFESI 上的静脉注射

利多卡因可作为用于测试的麻醉剂，在对比剂注射完成后再注入测试用的麻醉剂并评估患者的反应，建议观察所有的不良反应，如四肢发力、耳鸣、口腔金属味、头痛、头晕，以及感觉运动异常等。如果阳性，应该立即终止手术。备好数字减影血管造影仪器并使用麻醉测试，然而即使有这些保障措施，但仍有不可逆的截瘫发生。除了以上潜在的危险情况，血管内摄取也可能降低 TFESI 的效率。另外，使用非颗粒状、不含防腐剂的皮质类固醇如地塞米松也可降低动脉内注射的风险。

33.3.2　剂量和注射次数

对于 TFESI，类固醇的使用没有标准剂量，尽管在最近的文献综述中，麦克维卡（MacVicar）发现使用低剂量（40mg）的甲基泼尼松龙或高剂量（80mg）的甲泼尼龙或者当量的曲安奈德或倍他米松在文献中报道较多，而地塞米松的使用较少。目前也没有文献专门报道实现疗效最优化的理想注射次数。然而，麦克维卡（MacVicar）汇集了所有研究报告的数据，报道了疼痛至少缓解 50％ 的患者的分类数据（共有 9 项研究，总共纳入了 727 次注射），并显示 94％±2％ 的患者只需接受 1 次 TFESI 就能取得满意的疗效。在赫拉曼（Ghahreman）的一项研究中，疼痛得到缓解的 15 例患者中，只有 5 例患者需要进行第二次阻滞术，没有患者需要超过 2 次以上的阻滞术。

33.3.3　CESI 治疗椎间盘突出引起的根性疼痛循证医学

33.3.3.1　CESI 的疗效

关于 CESI 治疗椎间盘突出的数据是非常有限的。更多的问题是大多数可用的研究使用非透视下 CESI。非透视下的骶管和椎板间硬膜外类固醇阻滞呈现出 30％～40％ 的硬膜外缺失率。目前的安全标准规定了这种注射需要使用透视。这进一步弱化了现有文献的有效性。还值得考虑的是，通过 CESI 注射的最佳效果平面为 L3/L4 水平，但多数只能达到 L4/L5 水平，L4/L5 水平是疼痛最常见的发生及分布水平，已有该水平的疼痛可以使用 CESI 治疗的报道。

1971 年首次报道了 CESI 可能对根性疼痛有益。1987 年，马修斯（Matthews）公布了一系列非透视 CESI 患者的结果，患者在术后 3 个月时疼痛得到缓解，而在术后 1 个月、6 个月和 12 个月时疼痛并未见明显改善。直到 1991 年，布什（Bush）和希勒（Hiller）发表了一项随机的安慰剂对照研究报告才为 CESI 的治疗提供了更为显而易见的证据。报告指出，与安慰剂组相比，接受 CESI 治疗的患者在术后 4 周后的活动度和生活质量都得到明显的改善。遗憾的是，该研究没有区分由于狭窄和椎间盘突出引起的根性疼痛，且纳入的样本量较小（$n=23$）。此外，手术过程并没有在透视的情况下进行。1 年后，安慰剂组合 CESI 组的组间差异不再存在，即 CESI 组的活动度及生活质量的改善程度与安慰剂组并无区别。

丁瑟（Dincer）等对比了接受非透视 CESI 治疗与服用 1 个月的非甾体类抗炎药（NASIDs）治疗的 64 例由于椎间盘突出引起的根性疼痛的患者的疗效，发现 CESI 组与 NASID 组相比，VAS 评分在术后 2 周、4 周和 12 周的都有明显的统计学差异，功能障碍指数（Oswestry）评分在术后 2 周和 4 周均有显著的统计学差异。

另一项研究旨在研究对比使用内镜技术在受影响的神经根周围的靶向注射类固醇药物和不通过透视的 CESI 对比是否具有更好的疗效。研究纳入的对象为根性疼痛的患者，但排除了疼痛症状超过 18 个月或更长时间的"慢性狭窄"的患者。两组患者的根性疼痛症状在术后 6 周、3 个月和 6 个月都得到了显著的改善，组间比较差异无统计学意义。虽然没有空白对照组，但 CESI 组的结果可以作为独立于内镜组的队列进行评估，该研究可以作为 CESI 可以改善患者低于 18 个月的根性疼痛的症状并将改善效果维持 6 个月左右的证据。

目前尚没有直接研究数据评估透视引导下的 CESI 治疗由于椎间盘突出导致的根性疼痛的疗效。充其量只能利用可用的这些文献，包括 CESI 和其他研究的亚组分析的数据，得出透视引导下的 CESI 可能为急性和亚急性的根性疼痛的患者提供短期的疼痛缓解效果。

33.3.3.2 经椎板间硬膜外类固醇注射（ILESI）的疗效

有关经椎板间硬膜外类固醇注射（Inter Laminar Epidural Steroid Injection，ILESI）疗效的文献目前报道较少。下面的这项研究可能是评估 ILESI 疗效最有用的研究，卡特（Carette）在新英格兰医学（NEJM）上发表了一项随机双盲试验的研究疗效。该项研究包含了 158 例由于椎间盘突出导致的根性疼痛的患者，分为使用甲基泼尼松龙进行 ILESI 治疗组与生理盐水椎板间注射组，最终发现 ILESI 组的患者在注射后 3 周、6 周时腿部疼痛的症状均得到明显的改善，但到第 3 个月时，两组之间疼痛改善的差异并不明显。所有评估的指标包括 ODI 在内，两组在 3 周、6 周及 12 周时均没有明显的差异。2003 年，瓦拉（Valat）等发表了一项随机双盲对照试验的研究结果，比较非透视下生理盐水椎板注射组与非透视下类固醇椎板注射组在治疗疑似椎间盘突出导致根性疼痛的 85 例患者的疗效。初始的评价标准以 20d 时患者的疼痛症状"解决"或"明显减轻"视为成功，而"更为严重"或"轻度缓解"视为失败。使用 NASIDs 镇痛或其他手术治疗也视为失败。20d 后，两组之间的差异并不明显。然而，一旦失访的患者（85 例患者中有 11 例患者失访）排除后，类固醇组的治疗成功率显著高于生理盐水组（$P < 0.054$）。到第 35 天时，所有患者的治疗效果相同。2009 年，帕尔（Parr）回顾了椎板间类固醇注射治疗下腰部疼痛的最佳文献，包括上述两项研究，并得出结论，"限制非透视下椎板间类固醇注射治疗所有类型的疼痛，除了继发于椎间盘突出及神经根炎的短期的疼痛"。可

能更重要的是，帕尔指出以上结论并不能纳入现代介入性疼痛管理实践，因为上述没有一项使用透视。严格来说，这些证据并不支持透视引导下的腰椎硬膜外注射。近年来，研究 CESI 疗效的相关文献越来越少，更不用说支持透视下椎板间类固醇注射的研究了。在很大程度上可能是大量椎间孔硬膜外类固醇注射术应用在临床实践中的重大转变。

33.3.3.3 经椎间孔硬膜外类固醇注射（TFESI）的效能

可以肯定的是，关于骶管内类固醇注射和椎板间类固醇注射的文献报道是有限的，在许多情况下，尚未发现这些干预措施比假手术更有效。然而，仔细阅读现有的经椎间孔注射治疗根性疼痛的文献，结果显示经椎间孔注射效果明显，对于椎间盘突出引起的根性疼痛效果尤为显著。然而，一些系统的回顾性研究认为所有类型的硬膜外类固醇注射的效果都是相同的，因此低估了 TFESI 的有效性。在过去 20 年中，有关 TFESI 的使用和有效性的有价值的研究越来越多。一些早期的研究证实 TFESI 对于由椎间盘突出引起的根性疼痛治疗效果显著。1977 年，维纳（Weiner）和弗雷泽（Fraser）等报道发现 30 例严重腰椎神经根疼痛的患者在接受 TFESI 治疗时，有 27 例患者疼痛立即缓解，28 例长期随访的患者中有 22 例（79%）患者的症状得到良好的改善。2000 年，瑞奥（Riew）实施了一项随机对照双盲研究，旨在评估了经椎间孔单纯麻醉药阻滞与经椎间孔麻醉药联合类固醇阻滞的手术缓解效果，研究对象为 55 例因为根管狭窄或椎间盘突出导致腰椎神经根疼痛而被安排手术的患者，最终麻醉联合类固醇注射组的患者症状的缓解率为 71%，而单纯麻醉药组的患者症状的缓解率仅为 33%，且这一症状改善效果维持了 5 年时间。该文章报道了根管狭窄患者和腰椎间盘突出的患者的分层数据，但没有提供原始数据，也没有在病理学上评价 TFESI 是否具有预防手术的效果（椎

管狭窄与椎间盘突出）。然而，他们在报告中指出，在接受类固醇联合麻醉剂阻滞的非手术的群体中，狭窄患者的治疗效果往往都是"腰痛明显缓解"（P<0.008），而椎间盘突出症患者仅仅只是倾向于"腰痛明显缓解"（P<0.07）。王（Wang）等在 2002 年也证明了 TFESI 的治疗效果。在这项回顾性研究中，共有 69 例症状明显的腰椎间盘突出症患者纳为研究对象，他们由在接受保守治疗如抗感染治疗和理疗无效后需要进行椎间盘摘除术的患者组成，这项研究平均随访 1.5 年，最终发现仅有 16 例（23%）的患者在接受 1 ~ 6 次 TFESI 后进行最终的手术治疗。以上 3 项研究为 TFESI 的治疗效果提供了强有力的证据，即对于由髓核突出引起的根性疼痛患者，TFESI 是一种有效的手段，可以使很大部分患者规避手术治疗。

TFESI 除了具备规避手术的效果外，还有文献报道其作为一种疼痛症状缓解方法的确切疗效。患者常常把 50% 的疼痛缓解程度视为症状得到了"显著的缓解"，因此 50% 的疼痛缓解也被视为治疗根性疼痛有效的临界值。随后，大部分关于硬膜外类固醇注射（ESI）的文献使用了这一点（50% 的疼痛缓解程度）来定义症状显著改善。另一个值得考虑的重要因素是：当需要使用观察数据如 VAS 等用于评估治疗效果时，如果数据的均值需要用于统计学结果分析，那么这些数据必须符合正态分布。除此之外，数据还应具备评估模式和四分位数，而不是平均值。反应阳性和反应阴性的结果可能导致最终的疼痛评分的平均值毫无意义。疼痛评分很少分布在正常的正态分布中，这就强调了分类结果在评估怎样的治疗效果为有效，哪些患者获得了有效的治疗效果的必要性和重要性，这些是评估上述研究类型可靠性的关键一步。

大量的研究评估了不同规模的患者的 TFESI 的治疗效果，最终发现疼痛显著改善时的疼痛缓解程度为 38% ~ 75%。1998 年，卢茨（Lutz）报道了一项前瞻性研究结果，研究对象为 69 例患者，其中 52 例（75%）获得了显著的长期疗

效。报告称注射前和注射后疼痛评分降低 50% 以上，在平均随访时间为 80 周的患者中，平均接受 1.8 次注射后功能水平便能回到或者接近其患病前的功能水平。最近，一项大型的回顾性研究报道了 2024 例接受单一腰椎 TFESI 治疗的椎间盘突出或椎间孔狭窄引发的根性疼痛的患者的治疗效果，报道指出，45.6% 的患者在 2 个月时疼痛缓解 50% 以上。对于疼痛持续时间低于 3 个月的患者，其治疗的成功率在 2 个月时为 68.3%。遗憾的是，该项研究的数据并没有区分椎间盘突出和腰椎管狭窄。在赛特瓦（Cyteval）的一项研究中指出，在研究对象仅有椎间盘突出导致的根性疼痛而保守治疗又无效的 172 例患者的亚组中，其中 65 例（38%）在 2 周时疼痛至少缓解 50%，88% 的患者疼痛缓解的维持时间持续 1 年。纳罗兹尼（Narozny）的另一项研究发现在接受 TFESI 治疗后的因椎间盘突出导致的根性疼痛的 20 例患者中，有 12 例患者在 6 个月时疼痛至少缓解了 60%。吉昂（Jeong）报道了两种不同的椎间孔途径治疗由椎管狭窄或椎间盘突出导致的根性疼痛的研究。整体上，在第 4 周时，122 例接受神经节前途径的患者中有 99 例（89%）在 4 周时获得良好或优良的疗效（疼痛至少缓解 50%），而 127 例接受神经节途径的患者中有 90 例（70%）疗效良好。以上两组之间的差异在 6 个月时不再显著。整个研究对象中，由椎间盘突出引起的根性疼痛而接受 TFESI 治疗的患者作为单一队列对 TFESI 治疗的效果评价是有价值的。整体上，接受 TFESI 治疗的 222 例患者中有 142 例（64%）在术后的 6 个月仍然保持良好或显著的疗效。而在椎间盘突出引起的根性疼痛的患者中，191 例接受 TFESI 治疗的患者中有 118 例（62%）在 6 个月随访中疼痛至少缓解 50%。

如上所述，在随机对照试验中比较来自非正态分布的数据而非预先确定的指标的数据的疼痛平均分时，随机误差将会进一步扩大。2001 年，一项随机对照试验首次比较了经椎间孔类固醇注射和经椎间孔生理盐水注射的治疗效果，经

TFESI 治疗后患者的疼痛改善程度在第 3 个月或第 6 个月与组内疼痛改善程度的平均值相比并无明显差异。然而，在评估椎间盘突出引起的根性疼痛的患者的 TFESI 的治疗效果时发现类固醇组的患者在治疗根性疼痛和预防残疾方面都具备短期的优势。经过 1 年的随访发现 TFESI 组与对照组相比可有效地规避手术治疗的进程，并且与对照组相比能为每例患者平均节省 12 666 美元的医疗费用。其他设计良好的研究纳入了预先确定好的指标，已经反复验证了 TFESI 治疗椎间盘突出对于根性疼痛的良好疗效。2002 年，瓦德（Vad）发表了一项随机（选择患者）对照试验，比较了 TFESI 和扳机点注射治疗继发于髓核的腰骶部根性疼痛的效果。该项研究成功记录了之前确定好的 3 类观察指标，如患者满意度、罗兰·莫里斯（Roland Morris）评分和 VAS 评分的改变。经过平均 1.4 年的随访周期后，接受 TFESI 治疗的患者的成功率为 84%，而接受扳机点注射的成功率为 48%。迄今为止，评估 TFESI 疗效的最佳实验研究是由赫拉曼（Ghahreman）等在 2010 年设计的，这项研究为前瞻性随机研究，研究对象总共分为 4 组，分别为通过 TFESI 方式注射局麻药组（TFESI 组）、注射生理盐水组、肌内注射类固醇组和肌内注射盐水组，通过预先确定的指标来比较 4 组患者的治疗效果，最终发现 TFESI 组中有 54% 的患者在一个月内疼痛至少缓解 50%，而其他 3 组患者的疼痛缓解程度为 7%~21%。TFESI 组中疼痛缓解的标准为"功能和残疾程度的显著改善以及其他保健方式的使用量下降"，与其他组相比，TFESI 组的远期（1 年）疼痛缓解程度也优于其他组，然而这些结果并未达到统计学上的显著差异。研究者认为 1 年 25% 成功率的性价比是优良的，因为其他可选择的治疗方式（如手术）的花费会远远高于 TFESI 的费用。此外研究发现与 TFESI 相比，作为对照/安慰组通过椎间孔途径注射生理盐水的患者在 4 周时疼痛缓解 50% 的例数仅有 3 例。最后，这项研究明显表明通过联合药物（类固醇）和给药途径（经椎间孔途径）的方式是一种独特的化学治疗措施，

这种治疗方式不同于系统性类固醇治疗和通过椎间孔镜注射其他药物的治疗方式。

2013 年，麦克维卡（MacVicar）等对所有发表的涉及 TFESI 治疗效果的数据文献进行了综述。在描述了实用研究和解释性研究的成功数据之后，麦克维卡（MacVicar）等总结指出有关 TFESI 治疗由椎间盘突出引起的根性疼痛的文献证据"充分"和"高质量"。同时指出"约60% 的患者在 TFESI 治疗的 1 个月后和 2 个月后疼痛缓解 50% 以上，但是仅有 40% 的患者的疼痛缓解效果能够持续 12 个月之久"。尤为重要的是，他们的结论指出 TFESI 是一种有效的治疗方式（尤其是对于那些椎间盘突出、压迫并不严重、症状急性发作期的患者），与安慰剂的治疗效果相比具备统计学差异，可通过改善功能而减轻疾病负担，降低手术治疗的需求及减少治疗花费等。

33.3.4 TFESI 反应的预测

在鲁茨（Lutz）发表的前瞻性病例系列中，在疼痛少于 36 周的患者中，TFESI 成功率接近 80%，而持续时间更长的症状患者仅有 65%。同样，在吉昂（Jeong）的研究中，单因素分析表明，不管症状是由狭窄或还是椎间盘突出引起的，症状持续时间不超过 6 个月的患者中，不到 6 个月的疼痛治疗效果更好。在单节段 TFESI 治疗椎间盘突出症或椎间孔狭窄引起神经根性疼痛的 2024 例患者进行的大型回顾性研究中发现，神经根性疼痛时间小于 3 个月的患者对单节段 TFESI 治疗有着显著的缓解。在赛特瓦（Cyteval）关于 TFESI 的研究中，由于椎间孔狭窄或椎间盘突出症引起的神经根性疼痛的研究中，疼痛缓解 75% 的状态的平均持续时间为 3 个月，而疼痛缓解小于 25% 的状态的平均持续时间为 8 个月。麦克维卡（MacVicar）的综述汇集了 3 项研究的数据，其中包括疼痛缓解的持续时间，以及其他入选标准及其对 TFESI 成功率的影响。他们得出结论，虽然 6 个月内患者疼痛的统计学差异

更明显，但这时的临床疗效并不理想，结论是 70% 的急性疼痛患者可以缓解疼痛，高达 60% 的慢性疼痛患者也可缓解疼痛。同样值得注意的是，组合数据中两组数据之间存在 95% 的重叠区域。

一项对 71 例椎间盘突出导致神经根性疼痛患者采用 TFESI 治疗的回顾性研究，将临床症状和影像学特征作为治疗阳性的评判标准，定义治疗阳性为注射后 1 个月疼痛至少缓解 50%。研究发现 TFESI 治疗效果与椎间盘突出神经根压迫的程度相关。轻度的神经根压迫对 TFESI 治疗有 75% 的反应率，而重度的神经根压迫只有 26% 的反应率。对于中央型的椎间盘突出症，重度的神经压迫定义为脑脊液回流受阻、脂肪闭塞和神经根扭曲变形。对于椎间孔型或远外侧型椎间盘突出，重度的神经压迫定义为在椎间孔 4 个方向上的脂肪闭塞或神经根的形态变形。症状持续时间，神经系统症状出现，异常神经系统体征发现，椎间盘突出程度、突出位置和突出形态都被纳入评估范围，发现其对 TFESI 的预测反应并无直接关联。另外在赫拉曼（Ghahreman）的研究中发现进展至需要手术的情况与椎间盘突出的大小之间没有关联。

33.3.5 比较研究

显而易见，与支持 CESI 和 ILESI 的证据水平相比，支持 TFESI 缓解根性疼痛的证据是强有力的，因此临床实践推荐主要使用这种方法。此外，有学者研究将 TFESI、CESI 和 ILESI 的临床疗效进行了对比。在对 40 例腰椎间盘突出症患者的回顾性研究中，克奥菲尔（Schaufele）发现 20 例接受 TFESI 的患者中有 14 例（70%）在 0 ～ 10 次疼痛评分中至少有 2 分的改善，有 20 例（45%）接受透视下引导 ILESI 的患者症状得到改善，然而后续的随访仅仅维持 19d。托马斯（Thomas）的一项前瞻性随机试验比较了透视引导下 TFESI 和非透视引导下的 ILESI 对 31

例腰椎间盘突出症患者的研究，发现 TFESI 组（VAS 改善 56.8mm）6 个月的平均 VAS 疼痛评分比在 ILESI 组（VAS 提高 40.3mm）在统计学上显著降低（$P<0.04$）。该研究受到小样本量的限制，是在 ILESI 非透视引导下进行的，缺乏分类数据。尽管如此，这仍是支持 TFESI 优于 ILESI 的宝贵证据，且研究具有预期和随机的设计特点。拉多斯（Rados）在 2011 年发布了一项类似的前瞻性随机试验，对其中 64 例患者比较了透视导向 TFESI 和引导性 ILESI 对腰椎间盘突出症患者的影响。比较两组患者的平均疼痛评分和平均 Oswestry 评分，发现两组间差异均有统计学意义（$P<0.05$）。6 个月时，比较 VAS（TFESI 84% vs ILESI 75%）至少提高了 2 个百分点的患者比例，VAS 至少有 50%（63% TFESI vs ILESI 53%）的改变或 Oswestry 至少有 10 分改变（TFESI 66% vs ILESI 50%）的患者比例，发现两者之间并没有显著的统计学差异，但 TFESI 有更优的临床疗效。总的来说，3 项研究认为使用 TFESI 比使用 ILESI 能更好地缓解间盘突出引起的神经根性疼痛。

李（Lee）报道了一项针对 233 例保守治疗无效的患者进行的回顾性非随机对照研究，在 233 例椎间盘突出或者椎管狭窄引起的神经根性疼痛患者中比较 TFESI、CESI、ILESI 的疗效。患者在 2 个月时疼痛至少缓解 50% 时，李（Lee）发现 TFESI 和 ILESI 对于椎间盘突出症或脊柱狭窄患者的治疗均优于 CESI。仅在椎间盘突出症引起的根性疼痛患者中进一步评估亚组数据，38 例中有 25 例（65.8%）在用 TFESI 治疗的 2 个月时至少有 50% 的疼痛缓解，而 14 例（21.4%）使用 CESI 治疗的患者中只有 3 例疼痛缓解 50%，16 例接受 ILESI 治疗的患者有 51.6% 疼痛缓解 50%。总体来说，该研究提供了相对较强的证据，证明 CESI 不如 ILESI 和 TFESI，而在统计学上无统计学意义，这也弱化证实了 TFESI 可能优于 ILESI 的其他现有证据。阿克曼（Ackerman）评估了 90 例 L5/S1 椎间盘突出症患者，随机分为 CESI 组、ILESI 组和 TFESI 组，

随访 24 周。该时间段的注射次数在 1 ~ 3 之间。在 12 周的随访时，TFESI 组相比于 CESI 组或 ILESI 组，疼痛部分或完全缓解的趋势更高，但结果没有统计学意义。在 24 周时，与 ILESI 组相比，CESI 组和 TFESI 组在统计学上更有可能提供"完全缓解"的证据，但 CESI 组和 TFESI 组之间相比没有差异。在现有的研究中，有 3 个研究支持 TFESI 优于 ILESI，并且具备显著的统计学意义。在包括 CESI 在内的两项研究中，TFESI 被发现优于 CESI，另一个研究认为 TFESI 相当于 CESI。从整体来看，直接比较数据显而易见，TFESI 在 3 种方法中提供了最佳的结果。阿克曼（Ackerman）还发现"完全疼痛缓解"与硬膜囊腹侧药物扩散之间的相关性。经椎间孔途径是最有可能实现硬膜囊腹侧药物扩散的方法。这为解释 TFESI 的有效性至少提供了一些理论上的支持。

33.4　腰椎间盘

椎间盘病变是产生腰痛的病因之一。椎间盘受到脊髓神经分支的调配，灰质和腰腹侧神经痛的疼痛感受器受到支配。疼痛感受器密集于椎间盘的纤维环，一般来说，纤维环的外 1/3 具有较多的神经支配，中间 1/3 也有一些神经支配，而内部 1/3 几乎没有神经支配。通过将注射造影剂置于髓核中来评估椎间盘的状态，这种方法在 20 世纪 40 年代首次描述。这导致了侵入性椎间盘造影术的发展，这是将造影剂注射到椎间盘的髓核中，以试图复制患者的疼痛，从而诊断疼痛的来源。在椎间盘造影时，荧光透视成像用于确定造影剂的位置，而不是椎间盘的形态学评估。如果需要对阳性刺激性测试做进一步的解剖学认识，则可以继续追踪随后的椎间盘的 MRI 或 CT。在很大程度上，由于需要鉴别多个退变的椎间盘中的哪一个是主要的疼痛的来源，因而使用影像学评估椎间盘并进一步行椎间

造影以确定疼痛主要来源的椎间盘，因为许多
形态学异常的椎间盘在造影时并不会产生疼痛
的反应。

33.4.1 椎间盘造影的一般原则

椎间盘造影术的一般原则是对患者的疼痛发
生器的椎间盘进行加压，会重现疼痛，而不是强
调无症状的椎间盘，正常的椎间盘加压后应该是
无痛或者是一种陌生不经常发生的疼痛感。重现
患者疼痛的描述，称为一致性疼痛，产生另一种
疼痛的描述，称为不一致性疼痛。由于椎间盘造
影是刺激性的，所以这种刺激会增加假阳性风险。
这需要对椎间盘造影进行内部控制，这与传统的目
标节段邻近盘造影不同。因此，根据国际疼痛和
国际脊柱介入学会的要求，椎间盘突出症的诊断标
准为对目标椎间盘的激发再现患者的一致性疼痛，
并且相邻椎间盘的激发不会再现一致的疼痛。

33.4.1.1 注意事项

适应证

这种注射的主要目的是为了准确地判断疼痛
发生器，以便指导治疗方式。目前还没有可用的
研究证明，与临床医生凭经验选择患者不同，还
没有哪一种方法比椎间盘造影术选择患者可以更
好地对相应治疗方式产生有效性。在找到适当的
药物或介入治疗之前，椎间盘造影仍然可以作为
外科计划中的一部分，脊柱外科医生正在试图尽
量避免融合手术，或者如果手术节段已经确定，
椎间盘造影术可以用来评估是否应该融合额外其
他的节段。

禁忌证

绝对禁忌证：患者不愿意接受手术或无法耐
受手术，未经治疗的局部感染和妊娠。

相对禁忌证：对所涉材料的过敏，出血体质

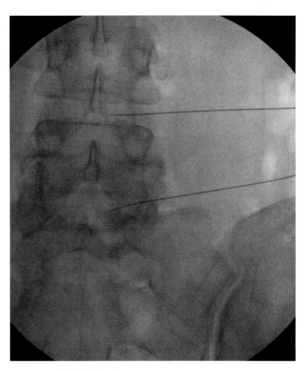

图 33.11　注射前椎间对比 AP 图

或正在进行抗凝治疗，全身感染，以及可能导致
手术不安全的解剖学变异。

抗生素预防

应使用抗生素预防措施，如头孢唑啉 1g，
克林霉素 900mg 或环丙沙星 400mg 静脉注射。
椎间盘造影导致的感染性椎间盘炎的发生率在不
使用预防性抗生素的情况下为 0.05% ~ 1.3%。
META 分析显示在没有使用抗生素的情况下椎间
隙感染的概率为 0.23%。

手术并发症

短期并发症包括：过敏反应，血管迷走反应，
疼痛加重，出血，感染和腹侧血管的损伤。最需
要重视的是感染性椎间盘炎。

长期并发症

一项 10 年匹配的队列研究用以评估无症状

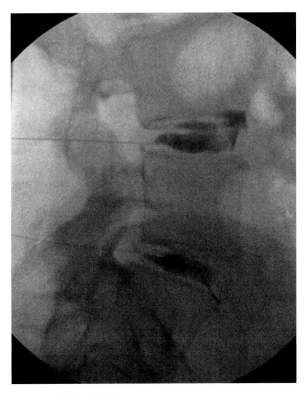

图 33.12　椎间对比侧位图

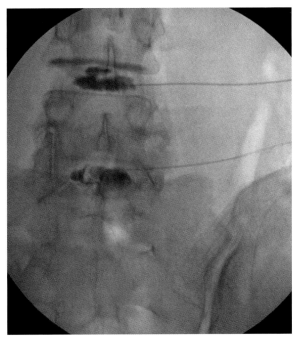

图 33.13　注射后椎间对比 AP 图

患者进行 3 个节段的椎间盘造影，并进行 MRI 检查评估，与并没有进行椎间盘造影的患者的 MRI 匹配队列进行比较。评估 7 ~ 10 年后再次观察腰椎间盘退变、莫迪克（Modic）改变和椎间盘突出的情况。研究表明，接受过椎间盘造影的椎间盘，其退变的进展要显著加快。更重要的是，发现新发的椎间盘突出与椎间盘注射的部位有明显关联。使用原始数据计算 95% 的统计区间，与公布的卡方分析不同，Modic 改变和退行性变化的统计学差异并不显著。

技术要领

使用腰椎的正侧位 X 线来正确识别目标椎间盘。通常，首先选择怀疑是主要疼痛来源的椎间盘的相邻椎间盘。使用双针技术来减少感染的可能性，然后针穿过关节突下进入椎间盘的中心，同时注意避免刺到腹侧支。通常从疼痛侧的对侧进针，避免术中疼痛的误报。确保准确放置前后位和侧位视图（图 33.11）是至关重要的。一旦穿刺针正确达到椎间盘中心，就拔出针芯，并连接一个压力传感器压力计，传感器是一个包含抗生素和介质的封闭系统。然后在活检镜下缓慢注射造影剂（图 33.12、图 33.13）。一旦造影剂可见，就开启压力并记录。应注意开启压力的数值，因为开启压力较低可能提示纤维环破裂，压力较高可能提示针头位置不正确。恒压向椎间盘内注射继续，直到遇到以下 4 种情况之一则应停止：患者出现腰痛，对比剂溢出椎间盘，压力超过 689kPa，或注射造影剂的量 >4mL。如果出现与术前类似的疼痛，应记录发生这种情况的压力。在手术过程中，还应进行假的刺激，还要告诉患者加压目的是为了判断在没有刺激的情况下患者的疼痛是否能复制。完整的程序指南可通过 ISIS 指南获得。

结果分析

注入的流体体积与施加的压力呈正比例。如果施加足够的压力，任何椎间盘都可能会出现阳性反应。因此，重要的是确定刺激性椎间盘造影术所使用的压力。有研究发现当压力小于 344kPa 或开启压力小于 103kPa 时，就会导致疼痛的出现。同时还必须考虑疼痛的强度，如果仅引起轻微的疼痛，则必须考虑增加压力以排除假阳性的可能性。因此有些研究者提出，只有疼痛强度达到原来的 70% 才能被认为是阳性的。显然，用来将反应视为阳性的标准越严格，假阳性率就越低。

假阳性

Holt 发表了一项对事前并不知情的志愿者进行的研究，这些志愿者接受了椎间盘造影，研究者发现了 37% 的假阳性率。但这项研究遭到了反对，据报道，椎间盘造影术的假阳性率低至 1%。一项系统综述报道，这种技术的假阳性率不超过 10%，可能低至 6%。对椎间盘造影术的假阳性率有大量研究和争论，由于这种技术的刺激性质，因此理论上存在较高的误报率。也有理由认为无症状的个体不能有误认为是一致性疼痛，因为他们没有基础疼痛。

卡拉格（Carragee）报告无症状患者的假阳性率为 10%（95% CI，0 ~ 29%），慢性疼痛患者为 40%（95% CI，10% ~ 70%），躯体形式障碍的患者为 75%（95% CI，33% ~ 100%）。另一项仅研究无症状患者的研究发现，没有人在压力为 137kPa 或更低的压力下表现出疼痛，这表明无症状患者使用 137kPa 的阈值实际上消除了假阳性反应。椎间盘造影术的支持者指出这种研究中的无症状组，证明椎间盘造影术的假阳性率在较低的范围是可接受的。然而，无症状患者首先不应该进行椎间盘造影术。鉴于此，椎间盘造影术的假阳性率必须包括慢性疼痛患者的发生率。博格德克（Bogduk）等应用德比（Derby）上述研究的测量标准，并应用卡拉格（Carragee）进行上述研究，并确定假阳性率在慢性疼痛患者中从 40% 降至 30%，而在躯体形式障碍的患者中，假阳性率由 75% 降至 33%。对 50 例患者的研究报道发现，在躯体形式障碍的患者中，假阳性率无差异。

最后得出结论，包括无症状个体在内的椎间盘造影术的假阳性率不应该超过 10%，而在慢性疼痛患者中，假阳性率可能更高，使得对这种阳性反应更加难以解释。

治疗有效性

椎间盘造影术作为诊断测试的有效性目前仍然有争议。卡拉格（Carragee）的一项研究试图将造影与构建的临床疗效的"黄金标准"进行比较，并给具备阳性反应并在注射过程中没有出现任何并发症的患者进行了 360° 单节段融合，包括椎间盘切除术。假定主要疼痛发生器的去除应该可以完全缓解患者的疼痛。将结果进行严格的队列匹配研究，对于单节不稳的脊柱滑脱患者也采取相同的处理。这种假说的基础是这两种病变的消融手术在缓解疼痛和功能恢复方面同等有效。通过测量疼痛评分，Oswestry 功能障碍指数（Oswestry Disability Index，ODI）评分，药物使用量和恢复正常工作的时间，阳性造影组中只有 27% 的患者具有非常有效的临床疗效，而脊柱滑脱组中为 72%。在评估较不严格的最小可接受结果测量时，发现类似的结果。与临床疗效理论金标准相比，阳性预测值仅为 42% ~ 43%。换句话说，椎间盘造影具有阳性反应的患者中，仅有少于一半的患者在融合手术后得到了疼痛的缓解。这似乎与科尔霍恩（Colhoun）在 1988 年报道的数据形成对比，在科尔霍恩（Colhoun）的报告中，89% 的椎间盘造影术阳性的患者对融合手术反应良好，52% 的阴性患者对融合手术反应良好。科尔霍恩（Colhoun）的研究中缺乏椎间盘造影的阳性结果的确定标准，同时，椎间盘造影阴性的 52% 的患者对融合手术反应良好，说明该研究还包括了除椎间盘源性疼痛以外疼痛的疾病。

33.4.1.2　椎间盘造影后 CT 或 MRI 的改变

理论上，椎间盘造影后的 CT 或 MRI 具备价值，因为它可能会显示其他方法无法看到的纤维环破裂。这可能提供额外的诊断依据，否则会漏诊因髓核脱出而引起化学性神经根炎。达拉斯（Dallas）椎间盘量表描述了纤维环撕裂程度等级，内层 1/3 破裂为 Ⅰ 级，中间 1/3 破裂为 Ⅱ 级，外层 1/3 破裂为 Ⅲ 级，Ⅳ 级破裂是指有 30° 以上的破裂口。有证据表明，纤维环破裂的程度越大，患者感受到的痛苦也就越大；0 级和 Ⅰ 级的纤维环破裂患者很少有感到痛苦的，而 Ⅲ 级或者 Ⅳ 级纤维环破裂的患者有 75% 会感受到一致性的疼痛。

33.4.1.3　镇痛药

　　用镇痛性药物来评估患者疼痛病因，是比椎间盘造影更吸引人的理论替代方案。不是对椎间盘进行加压并寻找相似的疼痛，而是在注射局部麻醉剂之后，镇痛药物造成疼痛缓解。因此，不需要正常椎间盘作为对照是其显著优点。它也不需要目前椎间盘造影需要进行压力测量的步骤。德比（Derby）等比较了局部麻醉注射后缓解疼痛的患者比例，发现有 4 种不同方案与椎间盘造影相比，能达到相同的疼痛。第一组经麻醉和对比混合进行压力控制的椎间盘造影术，发现 7% 的患者疼痛缓解大于 50%，3% 的患者疼痛缓解大于 80%。第二组在注射麻醉药物期间单独用麻醉剂进行注射，同时评估其一致性疼痛。该组有 40% 的患者报告疼痛缓解 50%，20% 的患者报告疼痛缓解 80%。第三组仅将麻醉剂注射到使用对比的椎间盘造影呈阳性的椎间盘。该组显示 46.2% 的患者报告疼痛至少缓解 50%，30% 的患者报告疼痛至少缓解 80%。最后，第四组导管留置在椎间盘造影阳性的椎间盘中，并在手术后 45min 注射麻醉，该组显示 80% 的患者疼痛至少缓解 50%，25% 的患者疼痛至少缓解 80%。

　　值得注意的是，所有的 4 个组都显示出与椎间盘造影术相似的阳性测试率（28% ~ 41%）。然而，当发现椎间盘的疼痛缓解时，组间差异显著。使用 50% 的疼痛缓解作为临界值，只有

2 个组具有相似的效率（40% 和 46%），另外 2 个组位于这个效率的两侧（7% 和 80%）。使用 80% 的疼痛缓解作为临界值表明 3 个组之间效率相似（20%、35%、30%），另一种显示较低的反应百分比（3%）。理论上，与椎间盘造影术相比，出现的不良反应率可能归因于测试期间的假阳性或镇痛试验期间的假阴性。如果将 80% 的疼痛缓解作为阳性的结果，那么 20% ~ 30% 的椎间盘在造影术后都会出现阳性反应，可以假定椎间盘造影具有 70% ~ 80% 的假阳性率，或者镇痛药麻醉椎间盘具有 70% ~ 80% 的假阴性率。没有明确的参考标准，两者之间的差异不能完全定义。明确的镇痛药物仍然缺乏具体实施的标准化方案，手术过程中缺乏标准化的检测参数，以及在将其作为椎间盘性疼痛的可行诊断工具之前解释测试结果的标准方法。无论是潜在的可以用来代替椎间盘造影的测试，还是可以与制定两者复合标准一起使用的测试，包括对椎间盘造影和止痛药麻醉呈阳性反应的问题都需要通过未来实践来回答。

33.4.1.4　潜在的治疗方法

　　除了椎间盘造影或止痛药物的诊断价值之外，药物的最终目标不仅是诊断，而且还包括提供安全有效的治疗。已经有几种治疗椎间盘源性腰痛的治疗方法，包括椎间盘内皮质类固醇、亚甲蓝和纤维蛋白胶。理论上亚甲蓝具有神经反应作用和作为 NO 合酶的直接抑制作用，亚甲蓝被认为是可能的有效的椎间盘内治疗剂。彭（Peng）等在随机安慰剂对照试验中发现，亚甲蓝与安慰剂注射后，疼痛、满意度和残疾评分显著改善。随后，金（Kim）等试图重复这些研究发现，然而在第一年的前瞻性研究中就以失败而告终，到目前为止，仅有彭一人研究亚甲蓝在椎间盘内的应用。最具潜力的治疗有髓核置换和纤维环置换。已经研究了合成聚合物材料和天然生物聚合物作为可注射的髓核组织替代物。其中许多能够匹配天然髓核组织的压缩和剪切模量。然而，在

这些可行的治疗选择之前，仍有大量的问题需要研究。此外，理论上分析，可注射的髓核替代物仍然存在通纤维环上的穿刺部位再突出的问题，并且如前所述，有证据表明，这可导致椎间盘突出和退化。谢克（Schek）等已经发布了一种具有可调谐机械性能的纤维蛋白凝胶黏合剂，其可以作为一个活塞构件而不会对周围组织造成机械压应力。还试图生产环状纤维环替代物的生物材料，然而，迄今尚未发现能够匹配自然纤维环的机械性能的材料。更有希望的是支持纤维环细胞生长的材料支架。正在进行许多尝试来进行髓核和纤维环修复材料的研发，然而，目前，这些材料在成为可行的治疗方法选择应用于患者之前，还有许多工作有待进一步的开展。

对于椎间盘造影，目前没有确凿证据表明其能证实椎间盘源性疼痛，再加上其远期的并发症，这种干预措施，其确切效用也是值得怀疑的，其适应证也极其有限。在可能经历融合的慢性腰痛患者中，如果患者愿意将其他节段也为阳性反应的节段进行融合以增加 50% 以上手术成功的机会，那么手术计划中的椎间盘造影仍然存在一定的作用。否则，除了开发可以减轻椎间盘造影的远期并发症的新技术，椎间盘造影术的临床实用性是微乎其微的。

总结

正确选择合适的腰椎穿刺术可以很好地帮助诊断和治疗患有脊柱病变的患者。腰椎穿刺术是靶向的，从诊断的角度来看，必须在透视成像设备引导下完成。要正确地治疗，还必须谨慎地选择患者，同时遵循正确的技术指南。因为，在规范的情况下，已有大量文献证明这些影像学引导的腰椎穿刺术对某些腰椎疾病的有效性。

第 34 章　腰椎内镜手术概论

阿斯田·瑞顿（Sebastian Ruetten）

马丁·康普（Martin Komp）

塞米赫·厄兹德米尔（Semih Oezdemir）

帕特里克·哈恩（Patrick Hahn）

译：王文军　易伟宏　康　禹　曹　勇

34.1　术语及定义

腰椎内镜手术描述的是与腰椎椎管减压相关的外科技术，其是在持续的视野控制以及通道灌洗、经微小创口下进行的手术。它并不是需要管状撑开器的内窥镜辅助手术；更确切地说，它是一种经皮工作通道利用内窥镜完成手术的单孔技术。除了能够减少手术创伤，腰椎内镜手术同时还具有关节镜的优点，比如良好的手术视野和光源。目前主要有两种不同的手术入路：①全内镜下椎板间入路。②全内镜下椎间孔入路/椎间孔外入路。

34.2　手术原理

在过去的 90 年里出现了许多不同的腰椎手术方式，同时，这些术式也在不断改进，其着重点主要在于减少手术创伤以及在手术干预过程中改善术野。大约 40 年前出现的显微镜辅助技术，今天仍是脊柱减压手术的标准技术。

20 世纪初曾有报道：通过全椎板切除或部分椎板切除建立工作通道，从而到达椎管内。30 年来，随着椎间盘病理学的研究发展，与之相关的替代手术方法也有了进步。在 20 世纪 40 年代末，后外侧入路曾用于椎体活检术；20 世纪 70 年代初开始，经皮穿刺手术也已开始应用；同期，显微镜开始用于显微外科手术，显微外科手术已

成为经椎板间椎管减压的金标准。20 世纪 80 年代初，内窥镜开始逐渐被使用。最初，内窥镜是用于开放减压手术后对于椎间隙的检查，以确定减压是否充分，后来发展为后外侧入路经椎间孔内窥镜技术，该技术也成了治疗腰椎间盘疾病患者的最常见的手术方法。关于内窥镜辅助手术的文献自 20 世纪 90 年代初就已经有发表，这些文献报道了可视化下使用内窥镜监测开放手术部位的情形。内窥镜手术的后外侧经椎间孔入路是指经椎间孔通过出口根和行走根之间到达椎体间隙，经该入路可直接摘除椎间孔内外的脱出游离的椎间盘组织。还有一种被称为"In-Out 技术"的手术方法，通过逆行切除术摘除突出到椎管内的椎间盘组织。换言之，就是通过从纤维环缺口到达椎间盘内，由盘内开始将突出的椎间盘组织切除。然而，该技术由于脊柱特殊的解剖结构和病理学环境而受到诸多限制，一直未在临床上使用。因此，在持续可视化的情况下建立能够直接到达椎间盘与腹侧硬膜之间的工作通道对于充分减压是必需的。工作通道的建立，避免了在手术中采用后外侧入路，尤其是在靠近尾端的节段，当椎间孔太小而使内镜偏移，以至无法从硬膜外到达椎间盘的情况发生。

由于这些问题，侧路经椎间孔入路/椎间孔外入路全脊柱内镜手术得到了不断的发展。内镜通过液体灌注为手术提供清晰的视野（图 34.1a），能持续地观察重要的解剖部位，从而顺利到达椎管内。手术切口的体表定位不需要借助

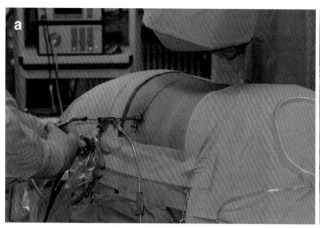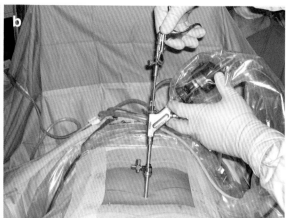

图 34.1　（a）外侧经椎间孔入路脊柱内镜手术。（b）椎板间入路脊柱内镜手术

精确到厘米的工具，只需要在射线透视监控的情况下做出个体化的解剖学决策。虽然侧路手术有着明确的适应证，但是由于存在需要切除骨质的可能性，也因此会受到限制，而这些都与骨盆和邻近器官给手术入路造成的偏移和阻挡息息相关。

经椎间孔入路的限制因素促进了全内镜下椎板间入路的积极探索。该入路使那些在椎间孔入路手术适应证范围之外的病例也能进行内镜手术治疗（图 34.1b）。

如今，新的手术入路与先进的技术发展相结合，首次使得可视化下全脊柱内镜手术做到与传统开放手术相当。经椎间孔入路与椎板间入路相比，前者在适用范围上受到更多的限制，但它也同时最大限度地保留了正常的组织结构。解剖学和病理学条件决定了经椎间孔入路与椎板间入路手术量之比大概为 3 ： 7。

34.3　病例选择

34.3.1　适应证

手术指征必须按照现在的标准以根性症状、神经源性间歇性跛行以及神经功能不全为基础的标准来确定。单纯的腰背痛往往不宜采用减压手术来获得缓解。存在继发病变的，如失稳等，可

能需要同时联合其他手术。

目前明确的解剖学指征如下：

（1）游离的、非游离的椎间盘组织脱出到椎管内。

（2）游离的、非游离的椎间盘组织脱出到椎间孔内或椎间孔外。

（3）独立、局限的游离型或非游离型再发性椎间盘突出。

（4）由骨质增生、韧带增厚或椎间盘突出引起的侧方椎管狭窄或侧隐窝狭窄。

（5）由骨质增生、韧带增厚或椎间盘突出引起的中央型椎管狭窄。

（6）关节突囊肿引起的椎管狭窄。

（7）在一些特殊的病例中，植入物的位置处于椎间隙。

（8）在一些特殊的病例中，用于椎间盘炎症或硬膜外脓肿的椎体间清创及引流。

34.3.2　经椎间孔 / 椎间孔外入路适应证

所有的椎间孔内或椎间孔外的椎间盘突出或者关节突囊肿引起的椎间孔狭窄都是椎间孔入路手术适应证。

对于椎管内的椎间盘突出，由于手术活动范围受到限制，需要考虑以下纳入标准：

（1）脱出的椎间盘组织头侧和尾侧最大限度地接近于上、下节段椎弓根的起点处（图

34.2a）。

（2）X 线侧位片提示该节段的骨盆覆盖影最高点接近于上位椎弓根的中部（图 34.2b）。在外侧椎管狭窄的病例中，只有因椎间孔内 / 外的关节突囊肿造成的椎间孔狭窄才能视为经椎间孔或椎间孔外入路的适应证。

34.3.3　椎板间入路适应证

（1）参照所引标准，所有不能通过椎间孔入路解决的椎管内椎间盘突出或关节突囊肿都被认为是椎板间入路适应证。

（2）椎板间技术可用于椎管内所有椎间盘突出症手术的替代，其适用范围包括椎间孔入路纳入标准。

（3）由于骨 / 韧带 / 椎间盘病变引起的侧隐窝狭窄。

（4）关节突关节囊肿引起的侧隐窝狭窄。

（5）由于骨 / 韧带 / 椎间盘病变引起的中央型椎管狭窄。

（6）关节突关节囊肿引起的中央型椎管狭窄。

34.3.4　禁忌证

（1）考虑到具体的技术可能性和每个外科手术的纳入标准，所有减压手术的禁忌证都视为脊柱内镜手术的禁忌证。

（2）由于病理性因素如失稳、畸形等引起的单纯性腰背痛。

（3）马尾综合征，在这种情况下通常考虑传统手术，特别要考虑到手术治疗指南。

34.4　脊柱内镜手术的优缺点

34.4.1　优点

常规的开放性外科手术在今天是不可或缺

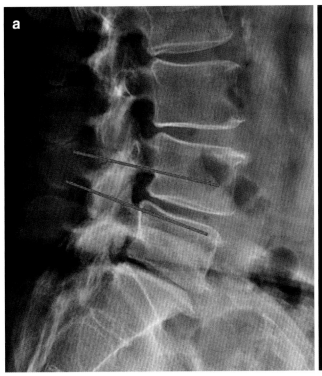
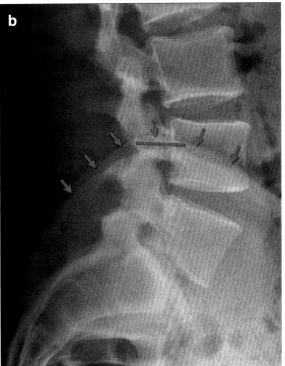

图 34.2　（a）椎间孔入路的最大活动限度（红线由上、下椎弓根的止、起点线发出）。（b）椎间孔入路所能承受的骨盆最高点（箭头指向髂嵴，横线为骨盆最高点）

的，今后仍然如此。这些手术可能引起的并发症和间接损伤是相似的。新技术必须尽可能保证获得与既往手术相同的外科目标。

全内镜手术是真正的微创手术，具有一定优势。这在很大程度上来自常规开放手术中显微镜辅助手术的优点。因此，全内镜手术可以被视为手术技术进步的新阶段。

（1）由于极好的可视化、良好的照明、25°内窥镜扩展视野，给外科医生手术带来了方便。

（2）由于手术时间短、恢复速度快、早期活动度恢复率高以及术后护理成本低等特点，使内镜手术具有一定成本效益。

（3）减少创伤及其对周围组织、椎管稳定结构和硬膜外腔带来的损伤。

（4）使翻修手术更容易。

（5）降低并发症发生率，如硬膜损伤、出血、感染等。

（6）显示器影像给助手提供了基础训练。

（7）患者更容易接受。

34.4.2　缺点

（1）手术的选择必须遵从不同入路的入选标准。

（2）经椎间孔入路手术内镜的活动范围受到限制。

（3）若术中遇到不可预见的障碍，难以扩大手术范围。

（4）内镜下无法完成对硬膜的缝合。

（5）具有挑战性的学习曲线。

（6）经腰椎椎间孔手术入路具有造成急性神经损伤的风险。

34.5　术前计划

该手术的术前准备工作与常规的显微外科手术的术前准备工作相同。

34.5.1　辅助检查

与所有显微外科手术一样，手术计划必须在术前以影像学证据和临床症状为基础。目的是根据病理状况尽可能少地切除椎管结构，并对神经进行充分减压。常规 X 线检查及腰椎磁共振成像检查是必需的，从而确保侧路经椎间孔入路工作通道不会因腹部结构而偏移。尤其是在 L4/L5 近头侧的平面需要特别注意，如果影像学资料不够清晰，应在对相应的节段行腹部 CT 从而进行术前的评估和计划。

34.5.2　患者须知

患者需要了解自身的疾病，该病可能是一个长期的过程和影响；尽管这是微创手术并有许多优势，但就像做常规开放手术一样，必须让患者了解所有已知的副作用、并发症及可能的恢复情况。关于全内镜手术，需要强调的是，即使采用微创手术，也可能无法完全避免瘢痕形成。同样，在手术过程中可能需要改行开放性手术，或随后在额外的手术中有可能出现不可预见的并发症。

34.5.3　术前准备

该手术的术前准备工作与常规的显微外科手术的术前准备工作相同。术前使用一次抗生素预防感染。

34.5.4　手术麻醉

全内镜手术通常可以在局麻或全麻下进行。全麻具有优势，因为对患者和外科医生来说都方便，允许根据需要进行体位摆放，并且还易于进行椎管内的复杂操作。椎板间入路使用局部麻醉的情况下，需要进行手术路径的逐层麻醉以及神经结构的麻醉。由于存在炎症过程，单独的硬膜外麻醉往往是不够的，因此必须进行鞘内给药局部麻醉。此外，系统性镇静对于体位固定是必需的。某些手术体位需要调整重要的麻醉参数，而纠正麻醉问题也存在诸多困难。

在经椎间孔入路手术中，在通过椎间孔时存在损伤出口神经根的风险，因此，需要和患者术中进行口头交流，以降低这种风险的可能性。所以，局麻在脊柱内镜手术的运用较为普遍。

34.5.5　手术体位

在透视设备两球管平面之间，患者俯卧位躺在可透视手术台上进行手术。患者髋部和胸部躺在卷曲垫上使胸腹部悬空，以放松腹部和胸部器官。根据解剖和病理学，手术台在腰椎水平上可调节为前凸或者后凸体位。

34.5.6　手术设备

可透视并且可电动调节的手术台和 C 臂透视机是必需的。除了手术器械和内窥镜外，通常还需要流动液体下内镜手术操作的设备，如显示器、摄像系统、光源、文档编制系统、液体泵、动力磨钻系统及射频电刀。可用于关节镜或内窥镜的设备也将被用到。根据适应证，棒状内窥镜的外径约为 6.9mm 或 9.9mm；内窥镜包含了在内的镜头以及工作通道，其直径分别是 4.1mm 或 6.5mm。内窥镜视角为 25°，所使用的工作套管具有斜面，能够在没有清楚的解剖标志的区域中创造良好的视野和操作区域（图 34.3）。

34.6　手术技术

34.6.1　侧方经椎间孔入路

首先，皮肤切口是经过定位的。其目的是尽可能以相切的方式到达椎管。在 L4/L5、L3/L4 平面 X 线侧位片中，下关节突关节后侧连线通常作为穿刺时不能向腹侧越过的边界（图

34.4a）。为了避免损伤腹腔脏器，应单独对手术节段椎间盘层面行腹部 CT 以便进行评估和术前计划，当检测结果不明确时，应尤其对手术节段的头侧进行影像学评估。根据扫描结果，选择个体化、不偏外的手术入路。

通过皮肤切口将无创脊髓穿刺针平行于椎间盘插入至目标区域。穿刺针的针尖应位于纤维环背侧与椎弓根内侧缘的交点。在插入导丝并移除穿刺针后，插入导管扩张器。一定要确保扩张器在椎间盘水平可顺利进行操作，并且不会向头端移位，因为这可能导致脊神经出口根的损伤。取出导丝，将带有斜面的工作套管沿扩张套管插入椎间孔。当到达适当的位置时，正位片提示套筒开口应位于椎弓根内侧缘，侧位片提示套筒开口的 1/2 位于腹侧硬膜外腔隙并到达纤维环背侧（图 34.4b、c）。从这里开始，在可视化、并在不加任何特殊添加剂的等渗生理盐水连续灌注下进行减压。整个系统处于开放的标准状态，灌注液可以自由流出。如果进一步深入硬膜外腔的话，可能需要在可视化监控下完成。

将纤维环碎片切除以便于进行内部分离显露，直到成功暴露并定位突出的椎间盘组织；再使用髓核钳完整或者分块切除突出的椎间盘组织；彻底切除后，减压区的视野显示通畅、无阻碍。在先前分离暴露的基础上，背侧后纵韧带仍然可见，必要时可以将其切开。直到游离的椎间盘组织被摘除，然后便能对椎间隙进行彻底清理（图 34.5）。即使术区之前进行过手术，也能够采用该术式；手术完成后，取出工作套管等器械并关闭切口，无需留置引流管。

34.6.2　椎间孔外入路

椎间孔外入路适用于椎间孔 / 孔外病变或者解剖 / 病理学的异常状况，这些状况由于椎间孔直径的限制或者出口神经根的异常位置而不能使用安全、直接的椎间孔入路。

在 X 线的监控下，将穿刺针穿到椎弓根尾侧；这是一个安全区，在此区域内操作不会损

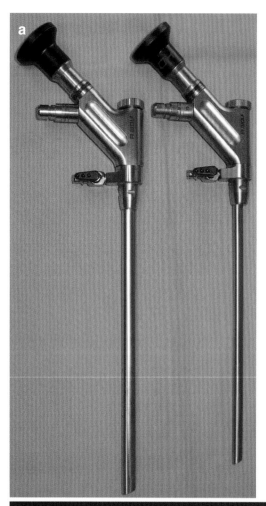

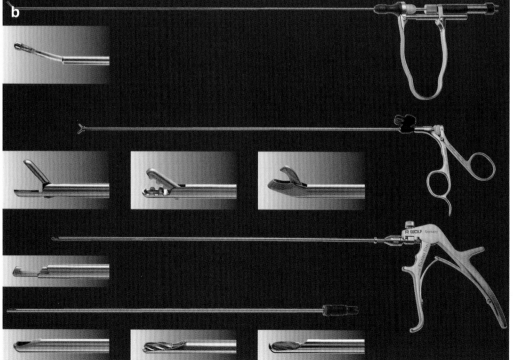

图 34.3 （a）各式各样的内镜及镜内工作通道。（b）不同的内镜手术器械

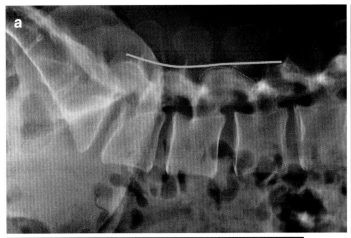
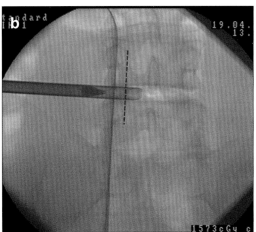
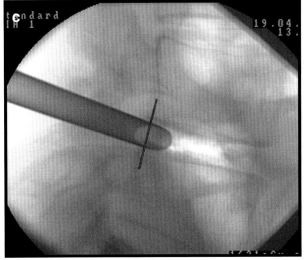

图 34.4　（a）在做皮肤切口时，后方的绿线不能与下关节突（红线）在腹侧交叉。（b）手术套筒开口的一侧位于椎弓根内侧缘（红色虚线为椎弓根内侧缘连线）。（c）手术套筒的斜开口一半位于腹侧硬膜外间隙，一半位于背侧纤维环内（红线为椎体后壁）

伤出口神经根。随后放入扩张器和工作套筒（图 34.6a）。从这里开始，在可视化、不加任何特殊添加剂的等渗生理盐水连续灌注下进行减压。整个系统处于开放的标准状态，灌注液可以自由流出。

显露椎弓根、上关节突、椎间盘，暴露椎间孔。手术套筒同时也用作一种手术器械，可以将出口神经根向头侧和腹侧牵开。椎间孔外入路穿刺点应尽量偏外，这样就无需大的操作而能从上位神经根下方进入。

然后手术从这个位置继续进行，例如在此通道中直接减压、通过此通道进入椎管或在此通道中行预先的骨质切除。

对于椎间孔内 / 椎间孔外侧椎间盘突出，手术入路的选择是由游离的突出组织的位置所决定的。出口神经根随着工作套筒进一步移动并被识别，进而确定椎间盘突出的位置、分离、切除。为了在脊神经下方进一步向头端深入，可用髓核钳将神经抬高。再以相同的方法，将椎管内头侧的游离椎间盘组织切除，然后便能对椎间隙进行彻底清理（图 34.6b、c）。

对于椎间孔 / 椎间孔外关节突关节囊肿的情况，脊神经和囊肿的暴露及精确识别显得尤为重要。然后将囊肿切开，去除内容物，最后尽可能切除囊壁。

如果工作通道活动范围受限，或者无法建立，可以通过切除部分骨质扩大入口，但通常都是为了实现向背侧和尾侧的移动。根据病变情况，可

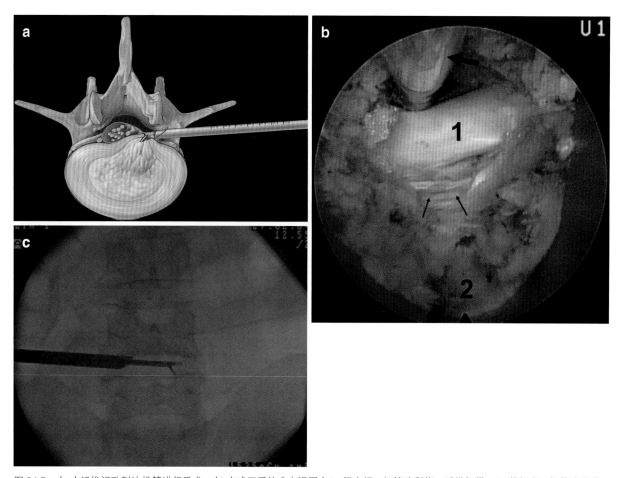

图 34.5 （a）经椎间孔到达椎管进行手术。（b）减压后的术中视野（1：行走根；细箭头所指：后纵韧带；2：椎间盘；粗箭头所指：射频电极）。（c）术中 X 线图像

在上关节突的腹侧和下位椎体椎弓根的头侧行部分骨质切除。

对于 L5/S1 和 L4/L5 节段水平，采用椎间孔外入路常出现一些特殊情况，这是由于骨盆和横突对手术入路造成了影响。S1 椎弓根是脊柱套管的目标位置。由于骨盆的存在，穿刺针实际上需要通过后路才能到达终点，也会因此变得陡峭。在插入扩张器、工作管道和内窥镜之后，剥离暴露与常规侧路手术方法的过程大致相同，但是由于选择的工作通道较陡，实施手术的方式将会不同。这可能导致在骨结构暴露后，出口神经根直接从其背侧被分离和暴露，类似于椎板间入路手术。手术套筒也必须以相似的方式使用。减压的精确完成也取决于不同个体的实际情况，无需留置引流管。

34.6.3 椎板间入路

皮肤切口尽可能靠近后正中线以通过椎板间隙，在头尾侧方向的定位取决于病变的位置。

在 X 线正位透视引导下，以钝性分离的方式，将扩张器植入至黄韧带的外侧缘，或者关节突关节的下关节突的位置。然后在 X 线侧位片的控制下开始操作。将具有斜面的工作套管通过扩张器对着黄韧带的方向插入。然后在可视化、等渗生理盐水的持续灌洗下进行序惯性的手术操作，且整个系统处于开放的标准状态，灌注液可以自由流出。

为了到达椎管内，将黄韧带横向切开 3～5mm。由于韧带具有弹性，后续手术在此切口的基础上便能顺利进行。通过旋转手术套筒，其可以当作辅助手术器械使用，例如，套筒向内

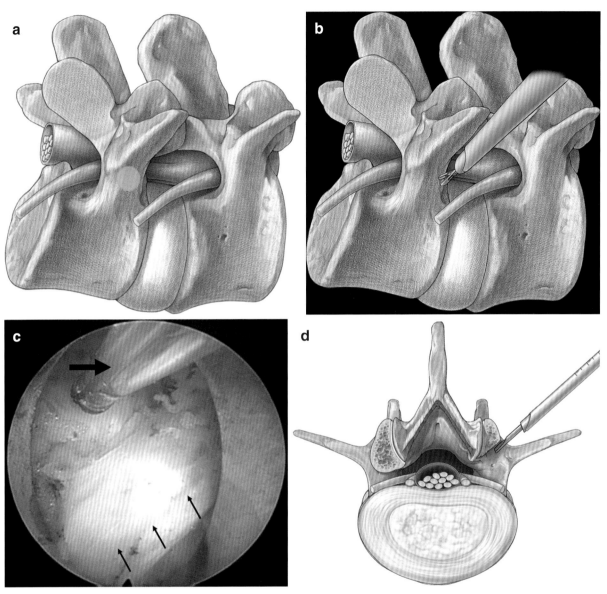

图34.6 （a）椎间孔外入路套筒的目标位置（绿色圆点）。（b）椎间孔外入路手术由近尾端椎弓根开始。（c）椎间孔内减压后的术野（细箭头所指：出口根；粗箭头所指：射频电极）。（d）切除骨质以扩大椎间孔.

侧方向推动神经组织可起到神经拉钩的作用。

在对突出椎间盘手术之前需要对神经结构进行辨认，尤其是外侧边界的识别。如果行走根处的侧隐窝不在视野当中，可使用枪钳去除部分上关节突骨结构；如果侧隐窝处有足够的空间，应将套筒的斜面沿着外侧椎管骨质进入，这样是为了将神经向内侧推开。套筒通过旋转不断与椎管基底部接触，如果手术套筒不能通过侧隐窝直接进入，可以借助于动力进行暴露。在植入动力后，旋转套筒之前，先要在神经根腋下进行局部减压。

同时，这可以防止部分突出的椎间盘与神经结构一起被推向内侧。突出的椎间盘组织成功暴露后切除，最后彻底清理椎体间隙（图34.7a～c）。

如果骨性窗口的直径较小，或者突出的椎间盘组织体积过大，导致不能通过手术通道，可以使用磨钻及其他的手术器械扩大窗口。切除部分下关节突，则椎管内侧及尾侧就被显露出来了。经下关节突最低点开始，靠内侧缘在黄韧带表面做一切口；沿着下关节突内侧缘由尾侧朝向头侧椎板进行骨质切除。由于手术入路需沿着椎板的

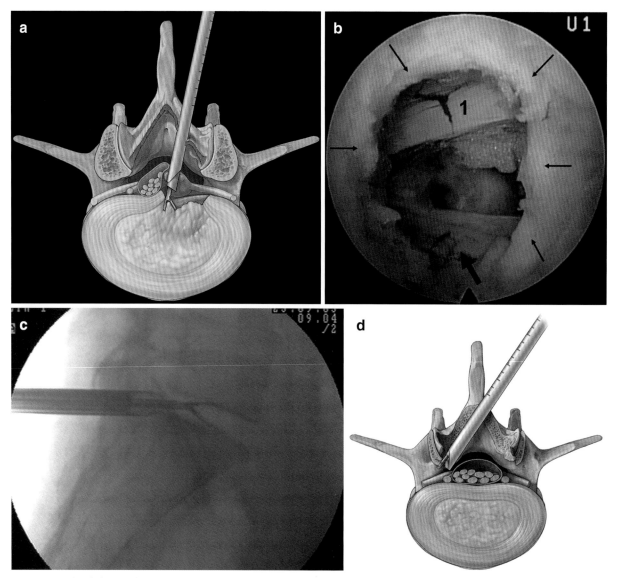

图34.7 （a）经椎板间入路到达椎管内进行手术。（b）减压后的术野（小箭头所指：黄韧带；粗箭头所指：行走根；1：硬膜囊）。
（c）术中X线图像。（d）切除对侧骨质

骨性边缘从尾端直接穿过黄韧带进入椎管，因此需先用磨钻将此处椎板削薄，然后再用枪钳进行骨质切除。

在进行翻修手术时，无需在术前对黄韧带进行评估，可直接沿下关节突关节植入扩张器和手术套管。翻修手术的手术入路因人而异，并需结合考虑瘢痕的程度以及之前的手术形式。如果存在明显的瘢痕形成，那么可以沿着椎板骨性边缘及下关节突腹侧分离暴露，这是行之有效的方法。如果不能直接进入侧隐窝，则需要切除上关节突的内侧缘骨质，经骨性结构向着进入椎管的方向建立一个通道。一旦侧隐窝被充分暴露，便可植入工作套筒。根据瘢痕形成的程度，工作套筒的旋转可以使组织整体向内侧移位。神经组织也因瘢痕形成而被固定，增加了术中操作时神经损伤的风险。因此，需要谨慎调节分离神经时的力度。如果仍不能通过侧隐窝进入椎管，则如前文所述，需进一步切除部分骨质。

综上所述，当对侧隐窝狭窄的病例进行手术时需进行适当的骨质切除。作为手术标准的一部分，需要切除下关节突关节的内侧或者头侧部分椎板，直到上关节突关节头侧端显露。经验表明，尾侧骨切除是否充分取决于是否达到尾侧椎弓根中部水平。黄韧带通常是病变的一部分，因此需将侧方区域黄韧带在术区从头端至尾端彻底切除。根据不同病例的病变特征，视情况对上关节突关节内侧用枪钳或磨钻进行骨质切除，直到侧隐窝完全暴露。通过旋转手术套筒将神经组织推向内侧。如果压迫源于突出的纤维环或者腹侧的骨赘，则必须将之切除。

如果单侧入路用于中央型椎管狭窄，则需将一侧狭窄处的黄韧带切除至中线以扩大减压范围。神经背侧减压技术用于单侧入路行对侧减压时，根据病变特征，在尾侧椎板暴露过程中需将骨质切除范围扩大至棘突。在同侧减压完成后，将手术套筒插入对侧，切除对侧黄韧带、椎板、下关节突以及上关节突内侧缘，直到对侧椎管和侧隐窝完全暴露（图 34.7d）。在显微外科手术中，中央型椎管狭窄同样也可以通过神经背侧减压技术达到对侧充分减压。对侧侧隐窝头尾端细致的减压操作经常受到减压侧的影响。因此，双侧侧隐窝狭窄且有神经根性症状时，需考虑运用双侧独立入路的手术方法完成减压。这能够保持椎管中部结构的完整性，并且不受到侧隐窝狭窄病变的影响。

脊柱内的关节囊肿通常发生在一侧，根据囊肿的程度和位置可导致一侧或中央狭窄症状。除了切除囊肿之外，还需如前所述进行椎管扩大。切开黄韧带后，将囊肿剥离并完全暴露在视野中；尽可能将囊壁与硬膜分离；切开囊肿，清除内容物，尽可能切除囊壁，必要时使用磨钻将囊肿与关节的接触面彻底切除。

34.7　术后护理

住院时间的长短取决于手术实施的情况，单纯的椎间盘摘除或简单的减压治疗可短期住院治疗，或者说，如果患者在家中能得到充分的护理，可在门诊就诊治疗。麻醉恢复后应尽快恢复活动。

术后引起正常的疼痛无需服药。也不需要任何康复治疗，但具有神经缺失症状的患者除外。指导患者进行简单的等距行走和协调性练习，患者学会后无需监督可自行锻炼；术后 6 周内应在每天日间佩戴腰围。活动强度可根据病变情况及患者自我主观感受适当增加。在无特殊病情变化的情况下，伤口愈合后便能恢复正常工作和运动。只有在活动时疼痛加剧的情况下需要强行制动。在经过较为复杂的手术后，术后的治疗方案通常会更加严格，并取决于个体情况的差异以及手术本身情况。

34.8　并发症及其预防

众所周知，显微外科手术存在并发症的可能，并且得到大量文献支持。虽然微创手术能够降低并发症的发生率，但在统计学上，这是无法完全避免的。理论上说，常规开放手术中的并发症都有可能出现在微创手术中，主要包括以下几种：

术中并发症：手术节段错误、硬膜外出血、减压不彻底、硬膜损伤、神经损伤、血管损伤、脏器损伤。

术后即刻并发症：持续根性症状或术前症状缓解不明显、马尾综合征、尿潴留、对血管或器官的损伤所引发的并发症。

术后迟发并发症：软组织感染、脊柱关节炎、脑脊液漏、血管或器官损伤带来的迟发性后果、根性症状加重、手术所致的症状（腰椎手术失败综合征）。

就全内镜手术而言，需要强调的是，当术中出现并发症，必要时需由一侧入路或双侧入路的微创手术转为开放手术。特别是在技术层面上，内镜下是无法进行硬膜缝合的。从理论上说，如果手术时间延长，忽略了灌注液不能流出的堵塞作用，则不能完全排除椎管内和邻近结构压力增加的后果。因此，手术应开放灌注系统，使得灌注液可以排出。

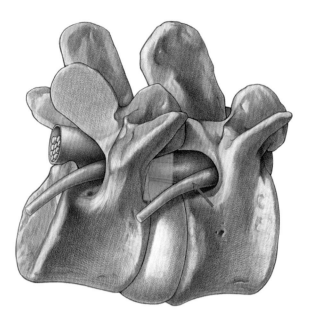

图 34.8　严格保持从椎间孔尾端区域（绿色区域）通过以避免损伤出口根（红箭头所指）

　　在椎板间入路手术时，应尽量避免手术套筒对神经进行长时间持续过度的向内牵拉，只能间歇性牵拉，以避免神经受损的风险。

　　在椎间孔入路手术中，损伤出口神经根的风险无法彻底消除。该并发症在建立工作通道时发生的风险最高。如果要规避此类风险，则需要严格保持在椎间孔尾端底部进行操作（图 34.8）。另一种情况，当椎间孔径狭窄，必要时需选用孔外入路进行手术。当进行侧路手术时，必须要确保腹腔脏器不会阻碍通道的建立，这一点在 L4/L5 水平头侧端进行手术时需特别注意。如果结果不明确，则需要在手术椎间盘水平进行腹部 CT，以进行评估、拟定术前计划并测量通道的建立。检查结果的重要性在于明确手术指征并选择合适的手术通道。

　　特别是在学习过程中，在初期手术中并发症发生的风险较高，这一点对于任何新的技术而言都是一样的。尽可能多观察学习手术操作、多当助手辅助手术以及参加能在尸体上进行练习的学习班是有利于学习该技术的。一定要严格遵照全内窥镜手术的纳入标准。在入门阶段，应选择那些在观察解剖结构后预估不会出现太多难题的简单病例进行手术。如果遇到问题，术中转传统开放手术是一种有效的解决办法。尽管如此，我们也需要记住：在学习过程中即便遇到问题，也不能一味逃避。

34.9　综合评价

　　由椎间盘突出或椎管狭窄引起的神经根受压症状的手术治疗方法不断发展，其目的是在最佳可视化条件下提供足够的减压，同时减少手术引起的创伤，降低创伤所造成的负面后果。当新的术式被引进时，必须以常规标准手术所达到的临床疗效为最低标准，同时必须以手术技术的进步和临床疗效的改善为目标。具有内窥镜工作通道和配套手术设备的新型同轴内窥镜的开发为所有椎管内外的腰椎间盘突出症、椎管狭窄进行全内镜手术提供了技术平台。为了确保彻底减压，在对椎间盘突出和椎管狭窄的患者进行手术时必须保证在持续可视化下进行全内镜下手术。侧路经椎间孔入路手术的发展促进并优化了到达椎管内的通道建立，同时也在持续可视化下进行。这样也解除了后外侧入路手术所带来的问题。但是，侧路手术具有严格的纳入标准和排除标准，因此在应用上受到一定限制。如今，椎板间入路适用于因技术原因而不能进行椎间孔入路手术的情况。

　　日渐成熟的全脊柱内镜手术目前已取得了与常规显微外科手术相一致的疗效。同时，在长期随访过程中定期的检查表明，该术式优势明显。

　　尽管经过过去 10 年的发展，全内镜手术在使用上仍有明确的限制；开放手术和最大限度的侵入性手术在目前是必要的，今后也是如此。但外科医生必须掌握这种手术，这不仅仅是为了能够为患者提供最适合其个体情况的手术方案，就如同在进行其他手术时一样，也要求他们能够安全处理在全内镜手术过程中可能出现的任何问题和并发症。全内镜手术的发展不能被认为可替代现有的标准手术，而应作为脊柱手术的整体概念中的补充手段和替代方案。

34.9.1　脊柱内镜手术在椎间盘突出症中的应用

常规手术对腰椎可能造成的负面影响是众所周知的，并在文献中有所记载。文献和基础的比较研究表明，全内镜手术可以缩短手术时间，减小手术创伤，降低并发症发生率。这与已经发表的椎间和硬膜外微创手术的优点相一致。目前对全内镜手术的研究水平表明，由于手术减少了对骨质和韧带的切除，并结合了对椎体间隙进行无创伤切除的技术，可以避免发生腰椎失稳。全内镜手术可以将纤维环缺损降到最小，这显然发挥了某种保护性作用。术后并不需要进行康复训练，并且能较高水平地恢复正常的工作和运动能力。并无证据表明该类手术会造成发病率的上升。在研究中通过对内镜手术与常规手术的文献记录进行比较发现，两者的术后复发率无显著性差异。可以用同样的技术进行翻修手术。相对于广泛的刮除椎间隙组织，椎间盘突出和纤维环破损的类型对椎间盘突出症复发有着更大的影响。目前已明确全内镜手术用于治疗椎间盘突出大体上没有相关缺点。同时有研究表明，全内镜手术在手术操作上较常规手术具有一定优势，并且能够在到达椎管结构的手术路径的范围内减少组织创伤。经椎间孔入路手术减少了对骨质和韧带的切除，从而降低了手术创伤，也因此被认为是全内镜手术的首选入路。然而，其应用受到解剖学、病理学等先决条件的严格限制，使得椎板间隙入路在临床上应用范围更为广泛。

34.9.2　脊柱内镜在复发型椎间盘突出症中的应用

术后椎间盘突出复发从来都无法被彻底避免。据相关文献记载，根据不同类型的突出及纤维环破损情况，复发率为 5% ~ 20%。在对复发性椎间盘突出进行手术时，如果硬膜外瘢痕已经

形成，损伤神经和硬膜的风险将会增加。为了避免这类损伤的发生，通常需要扩大术区暴露范围，需要考虑的是，这样也会加大手术创伤，从而可能导致诸如术后节段性失稳、加速退行性变、硬膜外瘢痕形成、增加蛛网膜炎的并发症。这些并发症可能引起相应的临床症状，也为进一步翻修手术制造了困难。硬膜和椎旁肌之间的瘢痕组织导致两者粘连，可能出现所谓的马尾栓系症状；而对于维持脊柱稳定的结构，切除范围的扩大加重了术后不稳的发生。手术入路对脊神经背侧分支所支配的区域造成的损伤可能对运动系统的稳定性和协调性造成负面影响。因此，翻修手术与初次手术一样，目的都是利用技术设计尽量保留组织。采用全内镜手术进行翻修时，决定其预后和疗效的因素大致与初次手术所提及的相同，主要是减少了手术时间、组织损伤以及手术后并发症。与传统的显微镜辅助技术相比，脊柱内镜技术并没有明显的缺陷。纳入标准与排除标准同前。由于经椎间孔入路能绕开前一次手术形成的硬膜外瘢痕组织，因此对再发性椎间盘突出有着显著的疗效。

34.9.3　脊柱内镜在椎管狭窄症中的应用

同样的问题再次被提出，与椎管狭窄症相关的手术治疗方法是否能与椎间盘切除术一样在脊柱内镜下完成呢？外侧和腹侧区域的关节突以及软组织由于病变，通常切除的范围较大，因此，任何可能因手术导致的失稳都需要被考虑在内。过度减压或随之而来的失稳和畸形，到头来可能仍需行脊柱融合。可借助各种各样的组织保护技术来试着减少手术创伤。使用全内镜手术的一个先决条件便是要有合适的、并且能在可视化的条件下进行骨切除的磨钻，这样才能给狭窄的椎管充分减压提供技术上的支持。采用全内镜技术进行手术时，决定其预后和疗效的因素大致与初次手术或翻修手术所涉及的相同，主要是手术并发症、组织损伤以及减少手术次数等几个方面。同样，全内镜手术在椎管狭窄症中的应用与其他传

统显微镜辅助手术相比没有明显的缺点。由于解剖学和病理学上的限制，只有小部分椎管狭窄症能达到椎间孔入路的纳入标准。因此，这种手术方法仅限于在一小部分病例中使用。

34.10　脊柱内镜在其他部位的应用

根据病理学和解剖学原理，经椎间孔入路手术和椎板间入路手术是有可能用于胸椎手术的。其适应证为没有明显的脊髓压迫的胸椎间盘突出症，经保守治疗无效、症状无缓解的患者。一般情况下，只有病变部位偏外侧才具备手术条件，由于存在脊髓损伤的风险，应尽量避免对脊髓做任何操作，而侧路经椎间孔内镜手术则因胸腔内脏器的位置因素被排除在外。双侧开口的手术步骤与腰椎手术大致相同，其适用范围可能上至颈胸段，下至胸腰段。胸椎内镜还可用于脊柱后方病变，例如关节突囊肿、硬膜外脓肿，或者胸椎

管狭窄。与腰椎不同，在进行胸椎内镜手术时，不论是在建立工作通道时还是在手术过程中，总体而言，造成神经或周围组织损伤的风险都比腰椎内镜手术高。考虑到解剖界限、病理学因素以及临床症状，传统手术可能是胸椎手术的唯一合适选择。

前路经椎间盘髓核摘除术和后路椎间孔切开术适用于颈椎内镜手术。只有具有更严格的可视化标准小型内镜和小型内镜手术套管才能用于前路颈椎间盘髓核摘除术。在进行一些特殊的手术步骤时，由于无法做到可视化，所以不得不在 X 线透视指导下完成，同时也存在在椎管中内镜活动受限、无法进行充分骨质切除等难题。后路椎间孔切开术不仅能从背侧提供良好的内镜活动范围和全程可视化，还能让颈椎间盘得以保留；从标准后路椎间孔切开术我们知道，在手术操作过程中存在损伤脊髓的风险，故手术选择应针对病变主要位于外侧的病例。颈椎内镜还可用于脊柱后方病变，例如关节突囊肿、硬膜外脓肿，或者颈椎管狭窄。

第 35 章　通道下腰椎间盘突出微创手术：适应证与技术

卡特·S. 杰拉德 (Carter S. Gerard)

里卡多·B. V. 方特斯 (Ricardo B. V. Fontes)

劳拉·A. 斯奈德 (Laura A. Snyder)

李·A. 谭 (Lee A. Tan)

理查德·G. 费斯勒 (Richard G. Fessler)

译：王文军　王　程　张　健　张　坚

35.1　前言

腰椎间盘突出症髓核摘除术是脊柱外科最常见的手术之一，其最终目的就是神经根减压从而缓解神经根性症状。1829 年，A. G. 史密斯 (A. G. Smith) 教授在美国文献中首次报道了腰椎间盘突出引起神经受压的外科手术治疗方法。这些年来虽然手术的目的没有改变，但外科技术已经取得了长足的发展。在 20 世纪初，经硬膜外的全椎板切除手术就已经被半椎板切除所取代。在 20 世纪 70 年代，亚萨吉尔 (Yasargil)、卡斯帕 (Caspar) 和 威廉姆斯 (Williams) 等介绍了显微外科技术治疗腰椎间盘疾病，这种技术的设想首先用于颅脑手术，其遵循的原则即在脊柱手术时，他们应用最小创伤及最谨慎的原则处理硬脊膜及神经根。神经方面的操作原则大多数是在当时制定的，从那开始，围手术期神经系统并发症的发病率一直保持稳定。总的来说，进一步的技术提高将尽可能地减少软组织及骨质的损伤，福贝尔 (Faubert) 和卡斯帕 (Caspar) 在 1991 年首次介绍了管道扩张系统，以此为基础，1997 年富利 (Foley) 和史密斯 (Smith) 推动了显微内窥镜技术的发展。这些技术的进步使得微创手术 (Minimally Invasive Surgery, MIS) 越来越受脊柱外科医生的欢迎。

通过管道扩张系统行腰椎间盘切除术，外科医生可以处理绝大多数的椎间盘突出症（图 35.1），并且使后方组织结构的损伤最小化。对于椎间盘切除术，多个前瞻性随机对照研究分析了微创与开放手术的预后，结果显示无明显差别。其他研究发现，通过管道扩张系统分离肌肉能够减轻术后疼痛，减少出血，降低感染率，并减少对椎旁肌肉和韧带的损伤。减少对周围解剖结构的损伤不仅对术后即刻的满意疗效至关重要，而且可以避免医源性腰椎滑脱等远期并发症。在这一章中，我们描述了一种微创腰椎间盘切除术/椎间孔技术，管道扩张系统提供到达椎间孔的通路，我们运用这个通路进行手术，能够保留中线结构，并且最低程度地损伤肌肉。

35.2　手术方法

一旦确诊腰椎间盘突出症并且决定行手术治疗，对患者应完善检查以评估手术入路及其身体状况。值得一提的是，肥胖患者使用管道扩张系统进行手术可能会获得更多的益处。在标准的开放手术中，为了提供足够的术野暴露，肥胖患者的切口往往需要延长至标准长度的 2～4 倍，而使用管状撑开器，所有患者的切口长度都是相同的。患者应完成一整套完整的术前检查并且需要符合全身麻醉标准。大部分患者可术后住院留观 1d。如同门诊患者一样，接受安全的治疗。单独地看，年龄不应成为绝对手术禁忌证；医生已经成功地为许多 90 多岁的患者完成了该项手术。

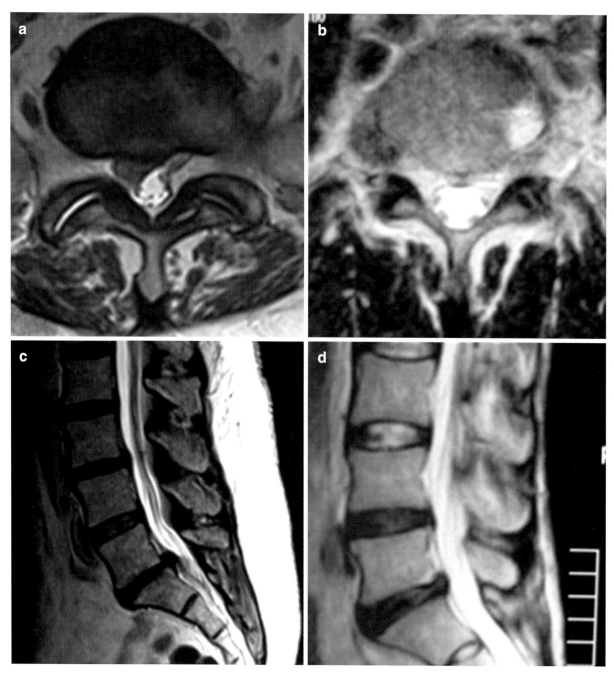

图 35.1 （a、b）使用管状通道系统行椎间盘切除术治疗 L5/S1 右侧旁中央椎间盘突出。（c、d）影像学提示椎间孔突出，可以通过本章描述的远外侧技术解决

而且对于独居的老年患者或含有其他合并症的患者术后在院留观 1d 更合适些。

35.2.1　手术器械

　　像 MetRx（Medtronic Sofamor Danek，Memphis，TN）这样一个管道扩张系统是必需

的，这套系统必须包括所有必要的行通道建立的器械，如扩张器、撑开器和撑开器臂等，而且还应该包括加长的并有防眩涂层的器械，例如各种型号大小的刮匙、枪状咬骨钳及髓核钳等。如果使用常规显微镜，枪状器械和带角度的磨钻同样很有帮助。

　　管道扩张器可以用于手术显微镜或 30° 的

内窥镜。我们认为，在行椎间盘切除术时，相比较常规显微镜而言，内镜提供了更好的外科解剖术野。MetRx 提供的连接口使我们能够连接各种不同的内窥镜，它们能提供 16mm 或者 18mm 的工作通道。在行逐级扩张时，需要侧位透视像来定位，电生理监测不作为常规使用。

35.2.2　麻醉和体位

该手术可以安全地在全麻、局麻或硬膜外麻醉下进行。如果是在全麻下进行手术，肌松剂将使我们难以对神经根进行操作时获得患者的任何反馈信息。任何可以自由悬空腹部的框架、体位、床的组合装置在手术中都是可以的，这样可以防止压力传导到硬膜外静脉，引起不必要的出血（图 35.2）。主刀医生应站在患者的患侧，固定于床边的自由臂应安放在对侧；通常情况下，需要与患者的髋关节在同一水平。内窥镜的视频监视器也被放置在手术台对面，这样外科医生就可以直观地面对它。如果用显微镜代替内窥镜，显微镜座可以放在 C 臂机底座对面。在任何情况下，把 C 臂机放在手术台的底部是最方便的。

35.2.3　旁中央型椎间盘突出的手术技巧

腰部区域常规消毒铺巾，C 臂机也应该无菌覆盖，使其位于手术台下方的位置，方便其能够快速行影像学确认。侧位透视定位目标节段时从尾侧往头侧数，注意椎体出现移行椎的情形。根据椎间盘突出碎块的位置可行特殊调整。当定位标记物在准确的位置时，手术切口在预定侧中线旁开 1.5cm 处。

局部浸润麻醉手术部位，同时助手将夹具和牵引臂固定在手术台上（图 35.3）。然后用 11 号皮刀做一个 20mm 的小切口，并暴露皮下脂肪。用不锈钢导针或者克氏针穿过切口及软组织至椎板。通过这种入路定位，特别是患者固定于威尔逊（Wilson）架时，需要 C 臂透视确认导针的位置，防止其穿过椎板间隙到达椎管，导致脑脊液漏的

发生。最安全的方法是直接垂直进针，这样导针就只会触碰到关节突关节或者横突，而不是椎板。当导针前端触碰到关节突关节上时，使用一级扩张器沿着导针扩张后移走导针；在椎间盘平面，在棘突椎板交界处的内侧角上使用扩张器扩张是安全的（图 35.3）。然后逐级增大扩张器，最后，沿着扩张器放置工作管道。以上这些都是旋转植入，所以并没有撕裂背腰部筋膜和底层肌肉组织，而是仅仅沿着肌纤维分离而已。另外，重要的是在这个阶段需要保持扩张器始终靠在骨面上，并且利用术中透视，以确认穿刺轨迹及位置，这样就最小化了组织的损伤。不管是直径 16mm 或者 18mm 的内窥镜，还是直径达 22mm 的显微镜，都可使用这种工作管道。然后连接自由臂并确保工作管道的位置，取出扩张器。最后透视检查，确认内窥镜与工作管道连接完好。术中工作管道重新定位时，仍需要再次透视确保位置正确，一个看起来很小的调整都可能引起定位至错误的椎间隙。

用单极电刀和髓核钳清除椎板表面和下关节突剩余的软组织，注意从侧方的骨结构开始显露。在试图去除肌肉之前，应沿着工作套管将周围肌肉组织完全分离（图 35.4）。如果不这样做，将会导致更多的出血并且工作通道下缘将卷入更多的肌肉。在首次分离时，电切似乎比电凝更管用。肌肉清除完毕后，再用直刮匙探查并清除椎板尾部边缘残留的软组织。外科医生的视野应该集中在棘突椎板交界处，此时应根据情况调整工作管道。利用直的和上弯的刮匙从内侧由椎板上方向侧方、下方分离黄韧带。然后通过透视确认椎板与目标椎间盘的具体位置。确定节段以及方位后，用 3mm 和 4mm 的椎板咬骨钳沿头端进行部分椎板咬除。为了防止对硬脊膜和神经根的损伤，我们经常用弯刮匙来确认并分离黄韧带与椎板。一般情况下，椎板切开减压需要扩大神经根管；枪钳的尖端能进入黄韧带，标志着椎板头侧已打开，而硬脊膜就在旁边暴露出来。在椎板和关节复合体的交界处，我们运用高速磨钻进行下关节突内侧部分的切除，直到上弯刮匙可以轻易地到达神

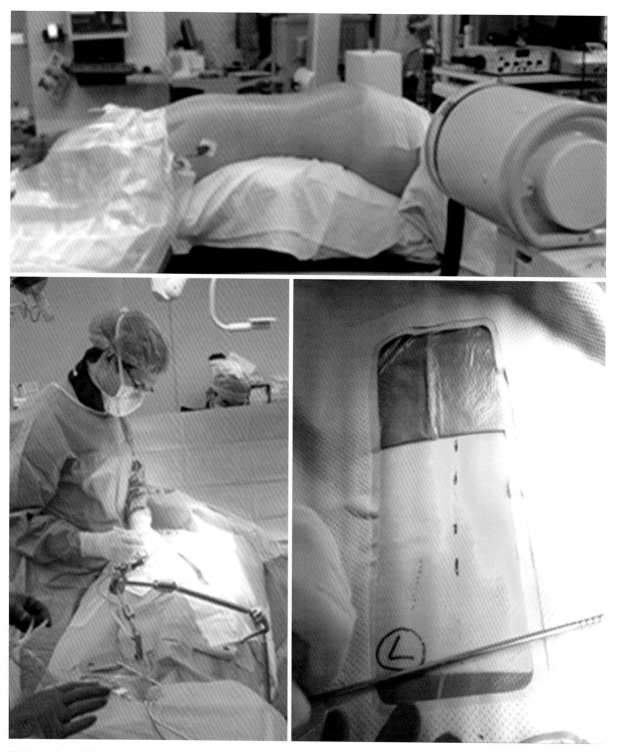

图 35.2 （a）患者位于 Wilson 架上，充分暴露手术椎间盘节段的高度。（b）自由臂在髋关节水平对侧连接。（c）距离中线 1.5cm 做一长约 2cm 的手术切口标记

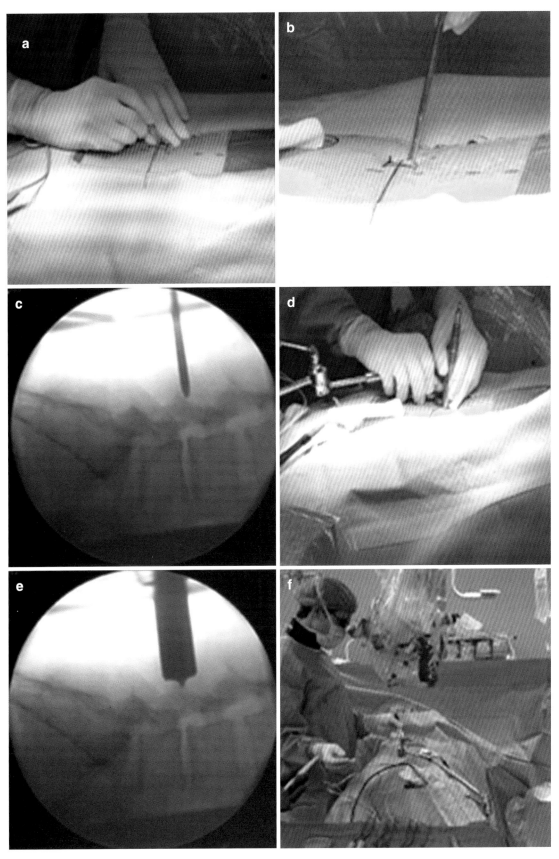

图 35.3　（a）切开皮肤及腰部深筋膜。（b、c）插入导针并触及椎板。（d、e）从小到大依次放入扩张器扩张，最后放入管状工作套筒。（f）连接自由臂，将显微镜或者内窥镜移至术野上方

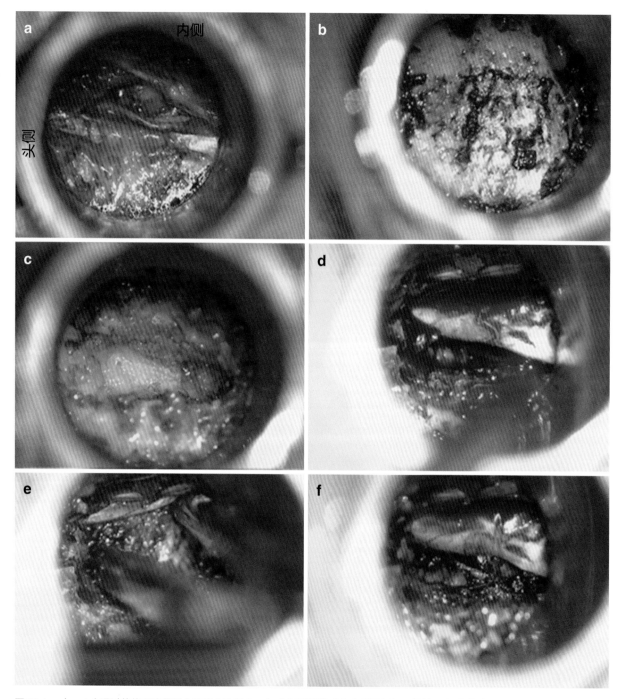

图 35.4 （a、b）通过灼烧和咬骨钳去除残余的肌肉。（c）运用骨钻或者磨钻局部切开椎板。（d）去除黄韧带，暴露神经根。（e）并向内侧牵拉神经根。（f）切除椎间盘并且扩大椎间孔，充分减压神经根

经根管时为止。这时，我们稍微调整管道，使其侧向平移，并且在透视条件下利用探针或者上弯刮匙来评估根管及椎板切开的范围，这是非常有帮助的。进行这些操作后，神经根管内侧扩大减压就完成了，其可以作为一项标准独立的或常规的外科操作，而这些仅是行旁中央型椎间盘切除

术的起始部分。骨蜡能很好地解决骨质出血的问题。在大多数情况下，骨质的切除可显露出口关节韧带下行神经根的肩上及侧边，该神经根经根管出口往尾侧走行。

小心切除黄韧带，用钝的、精细的神经剥离子来钝性分离黄韧带与硬脊膜。如果另外开了一

个入口，神经剥离子也是可以使用的。弯曲刮匙不仅可以分离硬脊膜与韧带，还能分离椎板边缘的韧带，暴露骨性结构。对于去除韧带，直角枪钳比 60° 的枪钳更有用。我们使用上弯刮匙从上关节突分离韧带。腰椎间盘突出症患者，神经根可因为椎间盘的突出而扭曲，因此可能需要更为仔细地切除内侧关节突关节，充分显露神经根肩部。一旦神经根肩部显露充分后，轻柔地将其向内侧牵拉，这时可以观察到突出的椎间盘碎块或包容性的椎间盘突出。但如果是腋下型椎间盘突出，这一幕是很难看到的，我们需要仔细解剖、分离神经根腋下，并需要先摘除部分椎间盘碎块。一种神经根拉钩与吸引器的组合式器械或者一个钝头吸引器可用于牵拉硬脊膜至内侧。然后可用各种不同型号的枪钳摘除突出的椎间盘碎块。如果我们能够大概知道突出椎间盘的位置，但是并不能在直视下看到，可用小刮匙或钝性钩探查硬脊膜的腹侧，但需要透视确认探查的节段、位置。

如果在后纵韧带和纤维环之间仍有髓核碎片，拉钩拉开神经根，可使用双极电凝在低功率时进行硬膜外静脉丛的电凝止血。尽量减少神经根周围的电凝操作，同样神经根腋下的操作也要尽量少。随后切开纤维环，用髓核钳取出髓核。我们常规不过度探查椎间盘内部空间，也不摘除内部的髓核，只是针对松动的以及易摘除的椎间盘组织。当使用有 30° 斜面的内窥镜操作时，内窥镜可以正对内侧，进而减压中央型椎间盘突出，而手术显微镜难以完成这个操作。当处理钙化的纤维环或者椎间盘周围有较大骨赘时，使用下弯刮匙，可以将骨赘刮断至纤维环的破口内，同时充分减压神经根。在减压最后，使用球形探针探查神经根管来确认减压是否充分。

在尽量减少电凝的同时达到止血效果，可以用许多不同的材料进行简单的填塞压迫止血。我们不主张缝合纤维环缺损。在直视下松开自由臂，取出工作管道，用双极电凝凝结较明显的肌肉内动脉出血。以常规方式缝合筋膜以及皮下组织层。

35.2.4 椎间孔间盘突出的手术技巧

对于根管型以及极外侧型椎间盘突出的病例，利用通道 MIS 是非常有帮助的，它避免了肌肉的广泛剥离。对于这类情形，切口位置就不是旁中央型椎间盘突出的中线旁开 1.5cm 处，而是位于中线旁开 5 ~ 6cm 处。撑开扩大如前所述。初始扩张器放置的最佳位置是在横突根部或者峡部侧缘，二者位置选其一。在神经根暴露后，禁止使用单极电凝，利用直刮匙分离横突上的肌肉，向侧方及尾侧清理。一旦确认椎间孔外侧骨质有所遮挡，可以使用高速磨钻或椎板咬骨钳进行椎间孔扩大减压。出口神经根在椎间孔的头侧，并向椎间孔的尾侧走行。向头侧牵拉神经根，从而运用常规方式暴露目标椎间盘并行椎间盘切除术。椎间孔的暴露范围是根据我们预期要切除椎间盘的量来判断的（例如，软性的椎间盘突出与椎间盘突出合并钙化或者相邻骨赘增生，这两者的暴露程度是不同的）。

35.2.5 建议和诀窍

使用管道扩张系统操作本质上与标准的显微外科技术并没什么不同。在使用内窥镜时，保持工作装置与吸引器相平行，避免相互交叉，这一点是很重要的。

（1）管道扩张器可反复移动：通过不断地松紧、调整自由臂，管道扩张器的小工作区能够获得数倍于之前的工作范围。同时，如果需要观察另外的手术区域，我们可以像"扫码"一样微调管道扩张器。管内带有最后一级扩张器时，可以更有效地完成通道调整，同时创造一个更长的力臂，整个过程中助手需要不断地松开和锁紧自由臂。利用这种方式，外科医生可以更好地观察相应解剖及神经的压迫位置。为了避免定位至相邻的节段，每次调整通道后反复透视定位是很重要的。

（2）双极电凝对于软组织和黄韧带收缩的使用：管道扩张器定位明确后，软组织可能填塞于管道下方并且阻挡了术野。这时可使用带特定角度的双极电凝在通道下方电凝软组织并使其回缩。这也可用于处理那些多余的有可能突入椎管的黄韧带以及纤维环。

（3）巨大的椎间盘突出需要广泛的暴露：针对非常大的、脱出的椎间盘碎片，推荐完整地切除一侧半椎板来实现更广泛的暴露。我们强烈建议，在试图将神经根牵拉至内侧时，需要完全直视下观察到突出物的头端和 / 或尾端的正常解剖位置。先部分摘除椎间盘碎片从而部分松解神经根是可以进行的，在进行神经根牵开之前可以进行此类操作。

（4）关节突部分切除：虽然在开放手术中，术后脊柱不稳是一个需要考虑的问题，但是在使用微创工作通道（直径 16 ～ 18mm）时，外科医生应时刻意识到术野始终是极小的。因此，在管道侧方成角以及额外切除 2 ～ 3mm 的关节面不太可能导致不稳定，就像下文所讨论的一样。在资深术者开展这一手术的 14 年中，只有 1 例行微创切除椎间盘的患者出现了脊柱不稳的临床症状。因此，在神经根不能清楚地显示时，我们主张切除剩余的部分关节面，而不是盲目地牵拉神经根或者硬脊膜。

（5）使用有吸引作用的拉钩：在开放的显微椎间盘切除手术中，需要常规使用神经根拉钩，同时助手也需要使用吸引器。在管道扩张通道的约束条件下，助手无法同时协助完成这两个任务。在许多市售的管道扩张系统中都有神经根拉钩联合吸引器装置，这种吸引器拉钩非常有用，能使助手同时完成这两个任务。主刀医生可使用两个解剖器械进行操作，特别是将神经根和硬膜与突出的椎间盘分离时会非常有帮助。

35.3　术后护理

患者在术后能立即下床活动，我们 80% ～ 90% 的椎间盘切除手术是在门诊做的。

患者使用很少的麻醉药与镇痛药后出院，术后 2 周到门诊复查。根据医生的具体判断使用非甾体类消炎镇痛药和类固醇药物。

35.4　潜在的并发症及其防治措施

较大块的椎间盘突出需要反复过度牵拉神经根，这可能导致急性神经根损伤。在这些病例中，快速使用甲强龙已被证实非常有效。如果术中怀疑有神经根损伤，可在手术局部使用类固醇激素。虽然术后出现疼痛，但症状通常在 7 ～ 10d 内缓解。对于术后出现神经根性症状的患者，适应证选择得当时，如果随访 6 周症状仍无缓解，应怀疑术中减压不彻底或者遗留有椎间盘碎片。同样的，术后早期症状改善与症状复发提示存在再次急性椎间盘突出的可能。这就需要再次复查 MRI 来确定上述可能存在的 2 种情况，然后再决定是再次手术探查还是持续止痛治疗。另外，我们发现这些急性复发的患者，在进行重新探查时可能会和初次手术一样得到同样的改善。

针对开放椎间盘切除术后出现临床脊柱不稳并发症这一问题，进行融合手术是公认的，而这些占所有开放手术的 6% ～ 9%。保留韧带、椎间盘和小关节组成的后张力带是防止不稳定的关键。为了方便暴露并切除侧方的椎间盘，可能需要切除小关节。但是，在切除时应慎重保守，切除量应小于总体的 40%，以避免椎体发生显著的失稳。虽然缺乏前瞻性数据，但是一系列病例表明，微创技术出现医源性不稳的发生率较低，这基于保留后方张力带及较少的切除关节突，生物力学数据也支持该结论。另外如果出现持续的背部疼痛，可能需要进行手术部位的固定融合术。虽然积极切除椎间盘能显著降低复发的可能性，但是椎间盘高度的丢失直接关系到随后的不稳定和不良的结果，但在这种情况下，这种并发症在开放手术和微创技术中都是不可完全避免的。因此，椎间盘切除术应注重突出碎块的摘除，一旦神经根充分减压后应立即停止继续切除椎间盘。

　　意外损伤硬脊膜在椎间盘切除术中是一个已知的并发症，占 4% ~ 9%。实际上这种并发症的发生率可能在微创手术中更高，因为狭窄的通道和学习曲线两方面的限制。但是，由于微创技术在手术结束时不遗留无效腔以及完美的软组织复位，发生症状性硬脊膜膨出需要再次手术的可能性更小。虽然使用管状通道完成椎管内手术是比较常见的，其中包括硬脊膜修补术，但是通过 16 ~ 18mm 完成这一操作是非常具有挑战性的，而且也是根本没必要的。对于小至中等大小的硬膜破口，我们仅仅在破口处覆盖肌肉、脂肪、吸附血液的明胶海绵（Pharmacia and Upjohn，Kalamazoo，MI）或者覆盖一层纤维蛋白胶或硬膜封闭剂的硬脊膜替代物（图 35.5）。患者在医院卧床留观，第 2 日早上开始下床活动。对于较大的硬脊膜撕裂，我们通过 2 ~ 3d 的腰部脑脊液引流，这可以帮助手术部位的愈合。此外，对于较大的硬脊膜撕裂，我们可能需要在硬脊膜上缝合 1 ~ 2 针。

　　微创椎间盘切除术中，在定位和切除椎间盘时，血管和腹腔内部损伤是潜在的并发症。据估计，椎间盘切除术中动脉损伤的发生率约为

0.05%，但其死亡率高达 65%。在扩张步骤中，透视是必不可少的，它能确定探针的深度，并需确保其绝对不要越过横突。在椎间盘切除术中，运用透视能确认通道在椎间盘内的深度，所以不会触碰到前方纤维环。另外，前面所提到的一般规则，即在必要的条件下最小限度地切除椎间盘，也应该足够避免操作至椎体前方。由于前方纤维环的自我封闭效应，术中我们经常看不到切口内动脉的出血。当怀疑前方有血管破口，同时伴随着血流动力学不稳定时，应该立即行复苏和积极的腹部探查，及时处理，这些并发症是可以补救的。

总结

　　尽可能地减少对周围组织的损伤这一理念是脊柱微创手术被世界各地的外科医生迅速采用的直接原因。在这个背景下，对于充分完成最终的手术操作，管道扩张器是非常有价值的，腰椎间盘切除术只是其中最简单的操作。微创椎间盘切除术被广泛地接受是有许多因素推动的结果，其

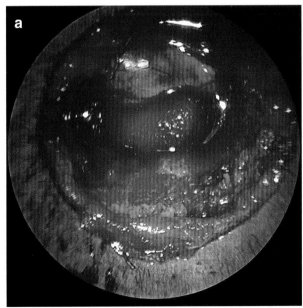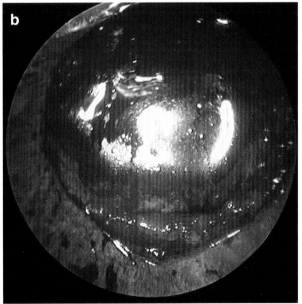

图 35.5　意外的硬脊膜撕裂，可以在缺口处放置一小块明胶海绵（a），然后使用硬膜封闭剂（b），最后关闭切口

中包括外科医生易于使用、患者的需求、更好的结果（因为暴露损伤最小化了）。现在，大多数正在培训的外科医生或多或少地也在接受微创技术的培训。鼓励那些掌握开放技术的医生应用并掌握在管道扩张系统辅助下的椎间盘切除术。这样，就能为患者提供最好的医疗服务。

第 36 章　微创经椎间孔腰椎椎间融合术（TLIF）：
适应证与技术

理查德·阿萨克（Richard Assaker）

艾德·扎伊里（Fahed Zairi）

穆罕默德·阿拉维（Mohamed Allaoui）

译：王文军　晏怡果　谢　勇　谭菁华

36.1　前言

在过去 20 年中，脊柱仪器设备和微创入路的发展以及对脊柱生物力学理念的理解使得脊柱融合手术的使用率急剧增加。据估计，仅在美国每年进行近 30 万例脊柱融合手术。目前，特别是在腰椎，约 75％ 的病例是由于脊柱退行性变导致的。在所有技术中，经椎间孔腰椎椎间融合术（Transforaminal Lumbar Interbody Fusion，TLIF）是非常受欢迎的，因为它可以通过使用单一的后方入路而达到 360° 融合。TLIF 能得到普及是因为它具有最小的硬膜外组织剥离或者可以应用于翻修病例等优点。这种技术的主要缺点与手术入路的弊端直接相关，它需要正中切口和广泛的软组织牵拉。椎旁肌的剥离和牵拉将导致失血增加、术后疼痛和肌肉坏死等情况，这可能引起脊柱运动节段的动力学和稳定性改变。为了避免这些缺点，特别是为了保留正常肌肉解剖结构，引入了微创 TLIF，近年来其已成为越来越普及的技术。我们在此阐述微创 TLIF 的适应证、手术技巧和并发症。

36.2　适应证和禁忌证

微创 TLIF 通常与开放 TLIF 具有相同的手术适应证：峡部裂或退行性轻度腰椎滑脱、椎间盘退行性疾病和腰椎手术失败综合征等需要融合固定的翻修手术。然而，微创入路存在一些限制，必须通过详尽的放射学评估进行筛选。与开放手术一样需要术前放射学评估，包括站立位全脊柱 X 线片、CT 和 MRI。骨盆参数应在立位 X 线片上进行评估。应该确保椎弓根在侧位和正位片上能很好地识别。MRI 上仔细评估椎间孔形态，包括其尺寸和出口神经根位置。而 CT 能更好地评估小关节复合体。微创入路的重要禁忌证包括以下几个方面：

（1）节段数量：最常见的是使用微创 TLIF 治疗一个节段。然而，许多报道已经证明了微创 TLIF 治疗两个相邻节段也是可行的。实际上，采用可扩张的撑开器可暴露两个相邻的椎间孔，而不影响椎旁肌肉。但是，目前可用的设备不能用于超过两个节段的融合手术。

（2）重度脊柱滑脱症：借助于许多工具的应用，允许外科医生进行复位操作，使微创 TLIF 成为轻度（Ⅰ度或Ⅱ度）脊柱滑脱症的有效治疗方案。目前，重度脊柱滑脱需要较大幅度复位，仍然是微创手术的禁忌证。

（3）大骨盆入射角：术前需要行站立位脊柱全长 X 线检查，盆腔入射角大的患者，需要恢复腰椎前凸。这种情况不是一个绝对的禁忌证，但是我们要熟知这将引起平背的风险。如果仍然倾向采用这种方法，我们建议先尽可能靠前柱植入椎间融合器（Cage），再进行双侧关节突的切除加强后部加压，以增加脊柱生理前凸。

（4）解剖学因素：我们术前应确保椎弓根在X线平片特别是在正位片上清晰可见。在这种情况下，开放式的手术是比较合适的。但是，使用CT引导的新导航技术将克服这个限制。神经根发育异常，如结合根，也是TLIF的禁忌证。根据我们的经验，在这种情况下，我们不会植入椎间融合器，因为结合根阻碍了椎间融合器植入的空间。由于术前不能发现，我们将手术方式改为微创下的后路融合和固定术。如果情况允许，椎间融合器也可通过前路植入。

36.3　手术技术

36.3.1　患者体位

患者应放置在可透射线的手术床上，允许正位和侧位透视（图36.1）。在胸部与骨盆垫可透射线的垫圈以确保腰椎的生理学曲度。注意，过度的脊柱前凸可以缩小椎间孔，并使经椎间孔入路手术更加困难。腹部和胸部必须悬空，以避免升高胸腔内压力或使腔静脉受压。在铺单之前行正位和侧位透视，以可视化定位椎弓根的位置。定位针可以经皮放置以更精确地定位椎弓根和椎间盘的位置。绘制体表标志以定位这些关键结构的投影点（中线，椎弓根）。

36.3.2　螺钉植入

椎弓根螺钉可以通过如富利（Foley）等所述的经皮方式植入，或通过扩张通道进行植入。当选择单纯的经皮技术时，必须有高清的透视仪和标准的透视图像作引导（图36.2）。外科医生使用C臂透视机以便获得准确的正位视图，上终板不能有重影。椎弓根应该清晰可见并位于椎体的上部，棘突必须在中线。侧视图应使双侧椎弓根重叠且只有一个椎体后壁的影像。一旦外科医生获得可靠的正位和侧位影像，即可在椎弓根中植入吉马斯弟（Jamshidi）穿刺针。在透视引导下，将其穿过2cm皮肤切口并对准椎弓根的外侧缘。在正位透视上中针的尖端在椎弓根的外侧皮质处，而在侧位透视上位于椎弓根的后缘。然后将吉马斯弟（Jamshidi）穿刺针敲入椎弓根深部，使其在正位透视上的"猫眼"的中心和侧位透视在椎体的后缘。一旦吉马斯弟（Jamshidi）穿刺针正确放置，即将克氏针通过穿刺针植入椎体。移除吉马斯弟（Jamshidi）针，空心丝锥攻丝，以准备空心螺钉的植入。一旦完成一侧螺钉植入就可以放置钛棒，但在椎间融合器植入前不锁定。

36.3.3　可扩张撑开器的植入

微创入路的主要原理是通过减轻软组织剥离与牵拉来减少对肌肉的损伤（图36.3）。充分透视对正确放置扩张器是至关重要的，以最小的肌肉损伤来创建一个椎间盘的"工作通道"。另一

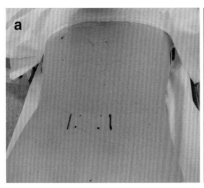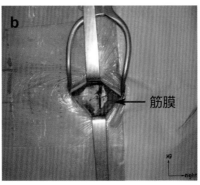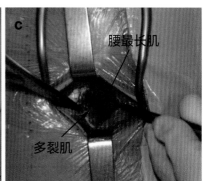

图36.1　（a）微创手术入路皮肤切口标记在椎弓根入口的侧面点。（b）胸腰筋膜开口。（c）肌肉间隙入路

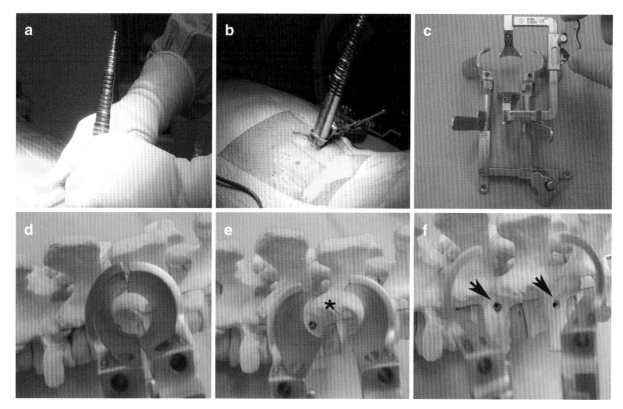

图 36.2　吉马斯弟（Jamshidi）穿刺针最佳放置位置。（a）正视图。（b）侧视图。（c、d）克氏针沿着穿刺针植入椎体。（e）扩张后（* 为治疗椎体）。（f）空心丝锥攻丝沿着导丝植入椎体（箭头所指：导丝路径）

方面，这个"工作通道"限制了解剖标志的暴露。要熟悉两个技术要点：首先，妥善地处理和放置扩张器。其次，以小的骨骼暴露来确定整体解剖结构。经一侧椎间孔的方法是基于单侧神经根受压，以实现受影响的神经根的最大限度的减压。皮肤切口的位置必须在正位透视上确定，在椎弓根的外侧缘 1 ~ 2cm 处做 3cm 皮肤切口。注意对于超重患者，切口可能更靠外才能获得足够的倾斜角度。如威尔茨（Wiltse）等所述，腰骶筋膜纵向显露并在多裂肌和最长肌间平面进行钝性分离。沿椎旁肌肌纤维方向平行分离，建立到达横突与关节突交点之间的通道。然后识别上、下椎弓根的进钉点，确定目标椎间盘。在该平面，横向扩张器以关节突关节为中心并沿椎间盘的方向植入撑开。适当长度的撑开器沿扩张器植入，抵靠关节突关节固定。目前有许多专用于此种手术的撑开器。我们建议使用可扩张式撑开器，它可以适应患者的解剖结构并可以根据需要可扩大暴露范围。撑开器通过柔性臂固定在手术台上。

可以组合使用横向撑开器来扩大目标节段的暴露范围。横向撑开器在手术过程中可持续牵开肌肉，建议每 30min 放松一次，以减小肌肉创伤和坏死的风险。扩张式撑开器的一个主要优点是可直接显露椎弓根螺钉的进钉点。在这种情况下，根据外科医生的偏好，可以使用手术显微镜或手术放大镜。因为光线质量、视频传输和教学目的的原因，我们更喜欢使用手术显微镜去提升可视化效果。

36.3.4　经椎间孔入路

使用电刀和镊子暴露关节突关节的背侧和侧面（图 36.4）。典型的暴露包括椎弓根螺钉进钉点和实现后路融合的横突。然后使用高速钻或骨刀进行关节突关节切除。在此步骤中，切除的骨块必须保存下来作为骨移植物，这就是为什么首选是骨刀而不是磨钻。上位椎体的下关节突被完全切除，椎板可以部分磨除或使用枪状咬骨钳部

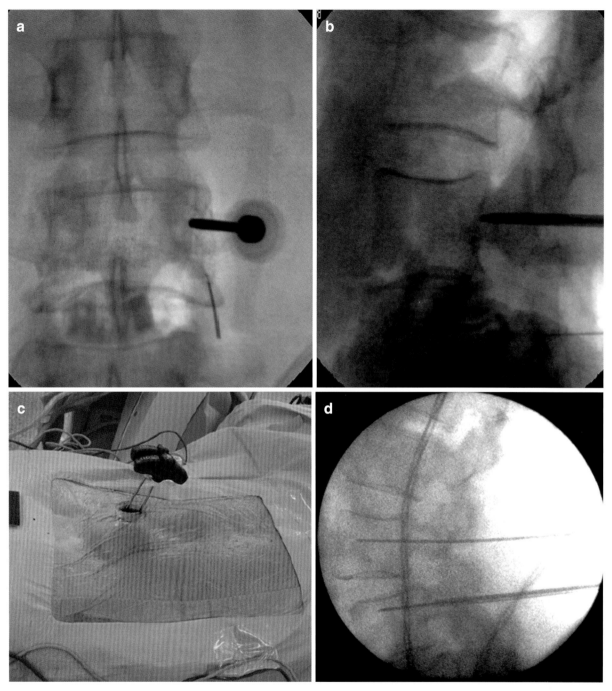

图 36.3 （a、b）通过透视 AP 位和侧位来确定吉马斯弟（Jamshidi）针的最佳位置。（c、d）克氏针通过吉马斯弟（Jamshidi）针植入椎体。（e）确定进钉点后。（f）万向螺钉通过导丝植入。

分咬除以暴露神经根管。在椎管狭窄的情况下，也可以使用这种方法进行广泛的椎板切除术。下位椎体的上关节突切除或磨除，不能破坏椎弓根和影响螺钉锚定。为了更好地识别，椎弓根应先标记与扩孔。椎间孔被打开后，小心地去除韧带以暴露出口根和行走根。外科医生应该熟知这两

个神经根特别是出口根的位置。可以使用双极电凝和神经剥离子进行硬膜剥离。在此步骤中，需要使用"枪刺"样工具，以便在小型工作通道中使用显微镜进行以达到最佳视觉效果。外科医生要一步一步地操作确保硬膜囊外侧缘、行走根外侧与出口根内侧之间有足够的操作空间。必须完

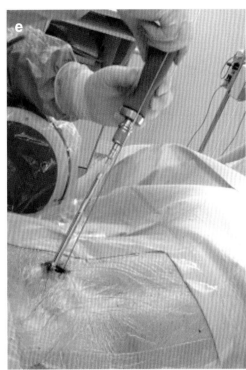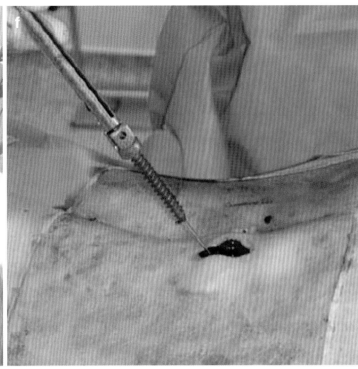

图 36.3　（续）

成安全和广泛的椎间盘暴露，神经根的移动牵拉操作要小心谨慎。然后切开椎间盘，使用髓核钳和刮匙铰刀进行同侧椎间盘切除。

36.3.5　椎间融合器植入和植骨

使用连续撑开器逐步撑开椎间隙，直到达到最理想的减压和适合椎间隙的高度（图 36.5）。有时首先必须使用骨刀来切除骨赘，以便进入椎间盘。一旦达到所需的撑开高度，可以通过另一侧的钛棒锁定再来维持。移除撑开器，完成椎间盘切除。终板必须使用专门的直角和成角的刮匙和刮刀进行仔细地处理。在椎间隙内填充骨移植材料。根据我们的经验，使用双相磷酸钙（BCP）和切除的自体骨进行移植，这种植骨材料报道的融合率高达 90%。目前，一些团队使用 rhBMP-2，报道融合率为 100%。然而，已经报道了许多并发症，例如术后脊髓炎、骨质溶解和有症状异位骨化形成。由于其使用有风险，读者应了解微创 TLIF 中 rhBMP-2 使用相关的并

发症。将适量骨移植材料植入椎间隙中，试模后再选取适当的尺寸的直的或特定形状的 TLIF 椎间融合器植入椎间隙。在椎间融合器植入过程中，应注意神经根特别是出口根的保护，可使用神经根拉钩来保护神经根。最后，在直视下将同侧钛棒锁定。在锁紧之前，通过后方加压来锁定椎间融合器并增加脊柱生理前凸。后方植骨时，椎间孔减压侧放置引流管。

36.4　微创入路的疗效 / 优点

36.4.1　临床疗效

许多研究表明，微创入路与常规方法两种技术可以达到类似的临床疗效。在这些研究中，微创入路与常规方法相比，背痛、腿痛和功能评分没有显著差异。这意味着没有明确的证据表明肌肉保护有利于改善患者术后的功能状态。需要更

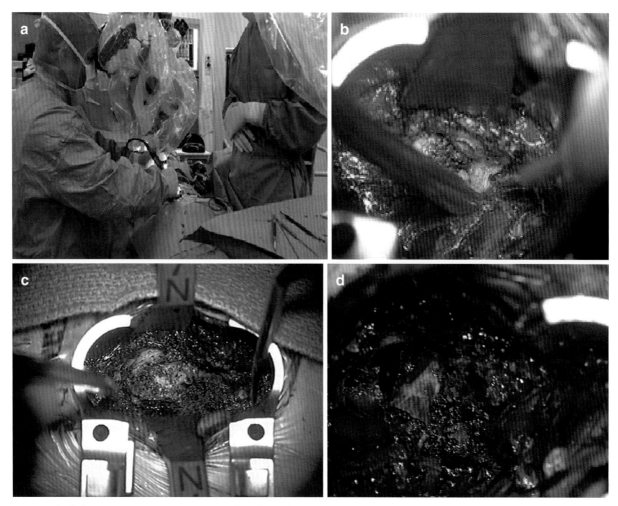

图 36.4　操作步骤。（a~c）显微镜用于肌肉剥离，并使用电刀暴露右侧关节突关节。（d）在硬膜囊和出口根之间进行了广泛的椎间盘切除术

长时间随访的随机试验来证明。然而，近来的研究表明，微创入路减轻了术后疼痛并减少了止痛药物的使用，较短的住院时间与小的手术创伤有关。

36.4.2　并发症

微创入路的主要优点是总体并发症发生率显著降低。微创入路显著减少了输血，输血非常罕见。此外，感染的风险也降低，这是一个重要的问题，特别是对于高感染风险的患者。手术过程中和手术后也有一些其他并发症报道。在外科医生刚开始使用这种手术方式时，椎弓根螺钉的位置不良并不罕见，通常这是由于透视不足或缺乏经验导致。C臂的质量及其操作对微创入路植入椎弓根螺钉的安全性至关重要。许多研究表明，对有经验的外科医生而言，螺钉植入的准确性至少与开放手术具有相同的安全性。可能会遇到脑脊液漏，且在通道下完成硬膜囊撕裂的修补是非常困难的。对于小的撕裂推荐使用蛋白胶、生物胶和脂肪组织瓣进行修补。然而，这种并发症在文献中很少报道，在我们的经验中也很少遇到。经过斜方和外侧进入、硬脊膜显露小以及显微镜可能可以充分解释其原因。然而，为了减少经椎间孔入路的相关风险，特别是对于神经根的暴露，必须遵守学习曲线。我们建议从经肌肉通道下腰椎间盘切除和减压开始学习微创经验，也可以在解剖实验室进行培训。

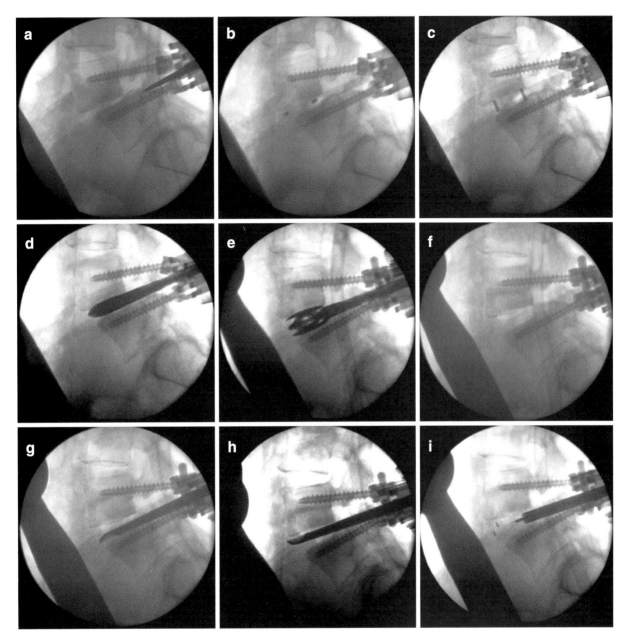

图 36.5　椎间隙撑开和椎间植骨移植的步骤。（a）骨刀可用于切除骨赘并进入椎间盘。（b ~ e）椎间隙逐步撑开。（f）锁定对侧钛棒。（g、h）维持撑开，使用髓核钳和刮匙。（i）处理终板，将移植物和宽 PEEK 椎间融合器尽可能置到椎间隙前方

36.5　展望

这种技术的主要缺点是射线暴露。这不仅对患者而且对于外科医生也是重要的关注点。椎弓根螺钉和融合器的植入的操作以及减压操作都需在严格的正位和侧位透视下进行。患者和外科医生的放射线暴露量在微创入路中比在开放性手术中大量增加。外科医生的射线暴露需要被重视，需要严格的保护和仔细监测。如果进行大量的微创手术，眼睛和甲状腺的年剂量可能会超限。已经开发了许多新的方案和导航辅助透视系统，以克服这个缺点。CT 导航系统是最近提出的。它提供了极好的精度和非常低的辐射照射，特别是对于外科手术医生团队（图 36.6）。近来这些技术的发展可能会提高手术的安全性，同时降低手术时间和放射暴露。

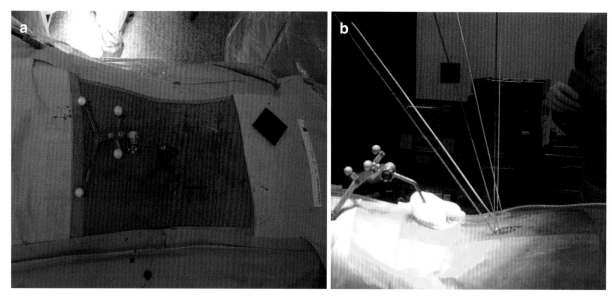

图 36.6 （a）CT 导航系统框架固定在棘突上。（b）导航系统下引导克氏针的放置

总结

  微创 TLIF 是一种安全有效的技术，可实现 360° 融合治疗各种腰椎退变性疾病。外科医生必须非常熟悉这种技术的缺点，而且为了患者利益最大化需要遵从该手术的学习曲线。

第37章　微创手术应用于腰椎融合、椎管狭窄、退变性脊柱侧凸、腰椎滑脱症的可行性

克里斯托弗·C. 吉利斯（Christopher C. Gillis）

理查德·G. 费斯勒（Richard G. Fessler）

译：王文军　晏怡果　彭　文　李　政

37.1　前言

脊柱微创手术（Minimally Invasive Spinal Surgery，MISS）是近年来脊柱治疗的最新革命之一。与"开放"技术相比，微创技术被认为是采用较小的组织损伤，保护肌肉和韧带复合体，并通常使用管状肌肉撑开器。以这些原则作为指导，采用微创技术完全可以实现腰椎融合、腰椎管狭窄减压，纠正或稳定退变性脊柱侧弯和滑脱。下文将通过对比开放技术来讨论其有效性，并对目前可实施的技术进行简要说明。

在其他所有外科分支专业的手术中都发展了小切口和组织保护的理念，并且在过去50年中这种理念在脊柱手术中迅速扩展。目前主要技术的进展体现在术中脊柱成像，改良的显微镜、内窥镜视频成像技术，以及通道扩张和牵引系统的迅速发展。大多数MISS技术均采用肌肉逐级扩张和管道牵引技术。以显微内窥镜椎间盘切除术的手术适应证为基础，MISS的适应证迅速扩大到各种手术和疾病。目前颈椎、胸椎和腰椎的前路及后路手术均可采用MISS技术。在过去的10年中，随着更多外科医生训练并成为该技术的专家，MISS已迅速发展到能够解决椎管内肿瘤甚至脊柱畸形。在本章中，我们专注于涉及腰椎的相关文献和技术。

本章将按照微创技术的演变顺序将主要内容分为三大部分进行讨论：①腰椎管狭窄症减压。②腰椎滑脱的治疗。③腰椎侧凸矫形。

37.1.1　腰椎管狭窄症减压

腰椎管狭窄症是一种已被公认并详细阐明病因的神经系统疾病，通常由肥大的小关节、韧带、椎间盘突出、骨赘增生和潜在的滑脱等因素综合所导致。这种综合的退变性关节炎改变被称为脊椎关节病，该疾病普遍存在于相对运动较多的颈椎和腰椎中。减压是65岁以上腰椎管狭窄症患者最常采用手术治疗。腰椎管狭窄结果可能导致神经根或马尾的压迫，导致间断性神经源性跛行或臀部或腿部的强烈放射性疼痛症状。通常患者可以尝试非手术治疗方法，其中包括镇静、抗炎和神经性止痛药物，硬膜外类固醇注射和物理治疗。当患者出现症状逐渐加重，并且采取保守治疗症状无法缓解或者导致活动明显受限出现生活质量下降时，则考虑手术治疗。

脊柱患者疗效研究试验（Spine Patient Outcomes Research Trial，SPORT）证明了手术治疗能显著提高患者疗效和预后并且可以产生持续长时间的有益效果。腰椎管狭窄的传统手术方法是一个开放的、有或无关节突切除的椎板切除减压术。开放手术方式的困难是无意间产生的医源性的脊柱不稳，从而导致需要通过额外的附加手术来稳定脊柱。影像学和尸体研究已经证实了开放手术减压的有效性，同时也证实了其对原有解剖支撑结构的破坏，其中包括椎旁肌肉组织、棘上韧带、棘间韧带和小关节。目前认为，手术导致的肌肉萎缩和后方支撑韧带的损伤导致了脊柱

远期不稳定性。对这些问题的认识推动了微创脊柱外科手术的发展。通过使用逐级管状扩张器和撑开器进行肌肉分离，保留了肌肉组织的完整性并将肌肉萎缩降至最低。采用外侧手术入路，中线后方的韧带也保持了完整性。解剖结构的维持和组织的保护是微创手术的主要目标，它可以减少远期脊柱不稳的发生。一般认为 MISS 技术与开放式手术相比，脑脊液（Cerebro Spinal Fluid，CSF）渗漏率更高。同时当采取单侧手术入路时，对侧减压的能力问题也一直存在争议。随着技术的改进和长期随访的文献报道，这两个观点都被驳斥了。MISS 技术被广泛使用，腰椎减压术是其中最常见的适应证之一。

据报道，开放性椎板切除术 64% ~ 83% 的患者可达到临床疗效的改善，硬膜囊损伤的概率高达 18%。我们可以将此数字与伊坎迪里奥提斯（Polikandriotis）等的综述进行比较，他们报道了 320 例接受脊柱内镜腰椎间盘切开术和椎板切除术治疗的患者，平均术后随访 18 个月。所用的手术技术与资深专家所倾向的手术方式非常相似，而且手术都是在门诊的基础上进行的。手术并发症发生率为 2.2%，所有并发症均为脑脊液漏（注：开放椎板切除术为 18%）。

37.1.1.1 技术说明

最受专家青睐的微创技术被描述为显微内窥镜腰椎管狭窄减压术（Microendoscopic Decompression for Stenosis，MEDS）。X 线透视用于确定手术节段并在旁正中线至中线区域做一长约 18mm 的手术切口。用手术刀进行刺入切开，使用克氏针或导针进一步定位狭窄节段椎体的关节突区域。一旦节段确认无误，逐级扩张器沿克氏针插入，直到产生足够的空间插入 18mm 直径的管状撑开器。撑开器通过固定铰接臂固定在手术台上（图 37.1）。一旦插入撑开器，一些外科医生更愿意使用显微镜或在直视下放大镜下继续切开。然而，专家更喜欢使用一个特别设计的安装在撑开器内侧的内窥镜（图

37.2）。通过侧方路径到达椎板，一旦在术侧进行半椎板切除术，便可以将通道向内侧倾斜，并且通过专门设计的具有可伸缩单侧导板的钻头，可以在棘突下方打磨对侧椎板。对侧侧隐窝的视野良好，可以很好地通过从单侧入路进行对侧减压（图 37.3）。

罗森（Rosen）等在一篇回顾性研究中描述了对于大于 75 岁的腰椎管狭窄症患者治疗方法的有效情况。其结果显示在视觉模拟评分法（VAS）评分、功能障碍指数（ODI）和 SF-36 上，表现出比基础数据存在显著改善。由于不同的评估方法，年龄分组和减压以及融合的患者结合在一起，难以将这组特定的患者组结果与开放技术进行比较。这篇文章的结果对于腰椎病 MISS 技术的概念至关重要，因为脊柱狭窄和退变性疾病与年龄增长以及我们所面临的日益老龄化的患者人群密切相关。与年轻患者相比，老年患者的结果更好，再手术率仅为 2%，住院时间明显短于其他"开放"技术系列（29h vs 3.9 ~ 11.6d）。总体而言，本文的病例追踪时间平均仅为 7 个月，但现行理论认为，随着时间的增加，MISS 技术的好处将日益显现，因为解剖结构的保护会减少术后不稳及相邻节段退变的发生，从而延迟再次手术时间。

史密斯（Smith）等通过尸体标本生物力学测试，比较了单侧 MISS 腰椎减压与双侧减压和广泛关节突切除术，评价指标包括屈伸、轴向旋转和侧屈的运动度。与 MISS 相比，传统单侧减压的标本前屈、后伸、同侧侧弯和轴向旋转运动范围的统计学显著增加，提示开放手术存在相对不稳定性。这在广泛切除手术显得更加明显，在所有测试方向特别是轴向旋转中出现显著的过度运动。

37.1.1.2 棘突间装置

考虑到棘突间装置的普及，有必要简要讨论棘突间装置与腰椎管狭窄症减压。加泽里（Gazzeri）等讨论了这一装置有关的争议及其对

图 37.1　用于 MIS 手术的设备的照片。显示了套在克氏针上分离肌肉的系列扩张管，18mm 管状撑开器。管状撑开器具有叉形连接臂，以连接到固定于手术床的关节臂

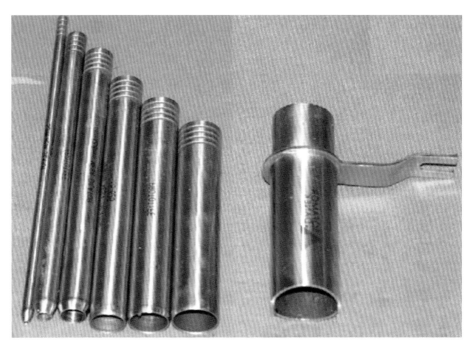

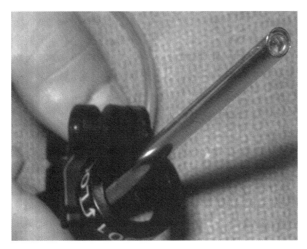

图 37.2　用于 MEDS 的专用内窥镜的照片。该内窥镜安装在管状撑开器内，如图 37.1 所示

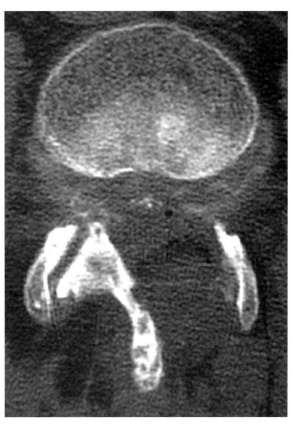

图 37.3　轴向计算机断层扫描（CT）显示左侧 MEDS 和骨质减压状况

退变性腰椎疾病的缓解能力。虽然这不是一个完全的微创手术，但安装棘突间装置仍旧遵循了最小的解剖学破坏的原则。棘突间装置用于治疗一系列的腰椎疾病包括腰椎管狭窄、腰椎不稳、关节疼痛综合征以及盘源性下腰痛。据报道，使用棘突间装置的优势包括局部麻醉、骨骼和软组织保存、降低硬膜外瘢痕形成的风险、降低脑脊液漏的风险、易于翻修等。更加严谨地使用棘突间装置腰椎减压，其适应证是针对那些腰椎屈曲可缓解狭窄性疼痛症状的患者。目前认为缓解疼痛

的机制是腰椎屈曲拉伸了造成后方压迫和狭窄的肥厚黄韧带。一旦韧带被棘突间装置持续地屈曲拉伸，那么便可增加椎管及椎间孔大小，从而减

轻下肢症状。加泽里（Gazzeri）等，报道了棘突间装置对椎管的平均扩张率为 18% ~ 22%，椎间孔面积增加了约 25%。棘突间装置可以通过小的、组织保护的中线切口甚至经皮穿刺植入。市场上有很多不同类型的该设备。唯一具有 1 级证据的装置是 X-Stop。文献显示，使用 X-Stop 装置的短期结果与非手术治疗相比有显著的益处。与开放性减压相比，X-Stop 组在 24 个月时症状或功能差异无统计学意义。然而，X-Stop 组的再手术率显著增加（26% vs 6%）。总体而言，目前的证据不支持棘突间装置有益于手术减压，无论是开放还是微创的方式。

使用 MISS 的主要需要考虑的因素是开始使用该技术时遇到的学习曲线。所有的手术技术都有学习曲线，而在复杂的脊柱和颅底手术等先进的神经外科领域，在外科医生应用新技术的初始阶段，往往发生并发症的发生率更高。根据技术与外科医生目前已经使用或熟悉的技术的相似性，一些技术比其他技术具有更陡峭的曲线是可以理解的。一般来说，熟悉相关手术技术需要积累约 30 例患者的治疗经验，而对某种技术的掌握可能会需要更多病例的积累。在学习过程中遇到的早期并发症包括硬脊膜破裂、神经根损伤、下关节突骨折、手术节段错误、感染和新的神经功能障碍。艾库塔（Ikuta）等通过回顾性分析 114 例患者，发现前 34 例患者的神经系统并发症发生率为 18%，后 80 例患者下降至 6.3%。

可以对腰椎管狭窄进行微创脊柱手术。文献证实 MISS 在临床患者结果评价中相当于或优于开放手术。它的优势在于更少的失血量、更短的总体手术时间、更短的住院时间、术后麻醉剂使用量减少、感染率降低、症状性脑脊液漏发生率降低，以及患者返回工作所需的时间减少等。同样，如史密斯（Smith）等的生物力学研究所示，MISS 具有组织破坏较少、降低脊柱不稳的发生率以及延迟未来翻修手术的时间的优点。因此可以得出以下结论：一旦掌握了该技术，MISS 减压技术就是一种优于传统开放手术的优越技术。

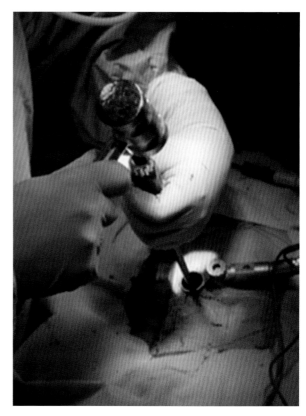

图 37.4　通过 MISS TLIF 的管状撑开器进行截骨术的手术照片

37.1.2　腰椎滑脱的治疗

微创 TLIF 技术在另一章中被详细阐述，它是一种已成为当前治疗腰椎滑脱症金标准的 TLIF。我们提供了一个简短的文献总结，列出微创 TLIF 的有效性与可行性（图 37.4）。

MISS TLIF 正在逐渐推广，并且已经显示出其能减少围手术期并发症，具有可比较的临床和放射学结果。与开放技术相比，MISS TLIF 的优点在于其术后疼痛减轻、术中失血量减少、术后住院时间缩短、恢复正常活动时间缩短、邻近椎间盘疾病再手术率降低。例如，帕克（Parker）等论证了 MISS TLIF 具有明显优势，术后止痛药物仅使用 2.6 周，而在开放病例中为 6.5 周；而且在第 8.3 周时恢复工作，而开放病例为 16.3 周。李（Lee）等示 MISS TLIF 的平均手术时间为 166min，而开放时间为 181min。平均失血量为 50.6mL 相对于开放手术的 447.4mL，平均住院时间为 3.2d 相对于开放手术的 6.8d。

佩雷斯 - 克鲁兹（Perez-Cruet）等对 304 例 MISS TLIF 手术患者平均随访 47 个月，对其术后生活质量进行研究。结果发现，对于无论是否存在狭窄的症状性腰椎滑脱和退变性椎间盘疾病的患者，MISS TLIF 能提供明显症状改善。该技术存在高融合率（≥ 95%，6.8 个月多数达到）、非常低的椎间融合器失败率（1%）以及极低的相邻节段疾病再次手术概率（2%）。观察其生活质量评分：视觉模拟评分法（VAS）评分在短期内提高了 35.7%，并且该优势能长期保持；Oswestry 功能障碍指数（ODI）与 SF-36 身体和精神复合评分分数一样获得了短期与长期的显著提高。

金姆（Kim）等通过磁共振成像（MRI）分析讨论了大家关心的经单侧入路获得双侧减压的问题。矢状 T1 MRI 用于定量和定性测量椎弓根正中水平的椎间孔狭窄，并在轴向 T2 MRI 上定性和定量测量中央椎管的狭窄。他们发现单侧 TLIF 后的所有测量值均有显著改善。对侧减压是通过通道的尖端向内侧成角提供一个达到对侧侧隐窝路径以及放置椎间撑开器导致椎间孔的间接撑开减压而实现的。通过植入椎间撑开器恢复椎间盘的高度，目前认为是通过椎间盘膨出的减少以及黄韧带的复张，从而达到腰椎管中央狭窄减压。

在技术的改进中，达达莱（Dahdaleh）等研究了使用单侧和双侧经皮手术的想法。这项研究是作为单中心随机对照试验完成的，随访时间约 1 年。结果显示，各组之间在其临床结果（经验证明的结果评分测量）中脊柱前凸矫正或融合率方面没有显著差异。生物力学研究已经证明了在开放式和 MISS 技术中双侧椎弓根螺钉的优越性，但单侧融合可能对于临床测量和放射学结果上的改善而言是足够的。TLIF 术后单侧融合是一种选择，但仅适用于单节段疾病。

佩雷斯 - 克鲁兹（Perez-Cruet）等和帕克（Parker）等研究了 MISS TLIF 与开放手术相比的成本效益。帕克（Parker）等计算了 MISS

TLIF 手术与开放手术相比起 2 年治疗平均费用差额为 8731 美元。王（Wang）等其研究结果显示，双节段 MISS 手术患者与开放手术患者相比，住院费用减少了 2106 美元，但其两者在单节段上无明显差异。麦克格特（McGirt）等观察了手术部位感染概率，其中开放手术为 6.1%，而 MISS 手术为 4.5%，而开放手术用于治疗感染的费用为 3 593 862 美元，MISS 手术仅为 1 024 950 美元。

滑脱的复位

在腰椎滑脱的治疗中，对于迈耶丁（Meyerding）分级 1 或更高的患者而言，复位是一个需要考虑的问题。是否复位或原位融合的抉择仍然是一个经常被讨论的关于复位益处的问题，恢复脊柱解剖结构会改善矢状面平衡，从而提高其神经减压效果与植骨融合率。而复位的缺点则包括神经功能损伤和手术时间的延长。一篇最近的资深专家文章报道了 MISS TLIF 在 282 例患者中的应用，其中 162 例予以复位，120 例未予复位。至少随访 1 年。研究者发现手术时间、住院时间、并发症发生率等差异均无统计学意义。而予以复位的患者其估计失血量和融合率（84.5% : 70.8%，$P < 0.05$）明显升高。通过 MIS 方法可以实现复位，从而达到该研究中更高的融合率，且并不会提高神经系统并发症的发生率。如果不能实现复位，那么原位融合也是一种可以接受的替代方案。

因此，MISS TLIF 是一种已被接受且有效的可用于滑脱复位的技术。MISS 手术治疗效果与开放手术大致相同。而且其术中并发症的发生率较低，能够更快恢复患者的基本活动，并且近期的研究表明，在成本效益分析方面可能有优势。

37.1.3　腰椎侧凸矫形

成年退变性脊柱侧凸越来越受到脊柱外科医生的重视，其通常伴有腰椎关节炎和不同程度的神经根病变或脊柱狭窄。鉴于发达国家人口老龄化，发病率预计在不久的将来会有所增加。腰椎脊柱侧凸的矫形传统上是通过开放性外科手术进行的，其涉及严重的并发症和失血率。

最新的 MISS 技术涵盖了创伤最大的开放手术，脊柱侧凸畸形矫正。MISS 矫形技术在过去 10 年中出现，并且是一个不断发展的领域。伴随着这些手术的发展，通过在适当的水平进行截骨和 TLIF 并结合经皮椎弓根螺钉和组合微创技术用于矫正各种冠状面和矢状面的腰椎畸形成为可能。早期的该类技术，尽管内部组织保留筋膜和肌肉，但会在皮肤表面留下多个小切口，这往往是不美观的。目前已经发展到可通过一个正中切口用于筋膜的剥离，并通过远外侧肌肉间隙的入路（类似于威尔茨 Wiltse 入路）到达小面关节，在此基础上可进行多级截骨术和植入椎间融合器。MISS 被进一步增强，目前可通过肌间隙入路进行经皮螺钉植入，以及经外侧经腰大肌入路（DLIF，XLIF，LLIF 等）直接进行前柱的操作来实现冠状面矫正。一些外科医生还主张通过松解前纵韧带等结构，来实现前柱更加广泛的操作。我们将简要讨论这些技术和证据来支持它们的使用。

腰椎侧凸矫形的主要目标是减轻疼痛，其次要目标是神经减压，构建或维持冠状和矢状平衡以及结构的稳定性。畸形矫正的发展源自对 MISS TLIF 的讨论。腰椎畸形矫正和融合的基本部分是单个运动段的完全切除和融合重建，这是通过 MISS TLIF 实现的，或者正如我们将讨论侧路腰椎椎间融合术（Lateral Lumbar Interbody Fusion，LLIF）。这涉及一个单节段中央椎管和椎间孔局部神经的减压、融合以及椎间盘摘除后椎间融合器的植入，并且依赖内固定装置对当前节段畸形进行稳定和重建。因此，在理论上，通过对在脊柱微创手术（Minimally Invasive Spinal Surgery，MISS）TLIF 的基础上进行扩展，我们可以实现各种腰椎疾病的多节段减压、融合和矫形。

安纳德（Anand）等报道了他们大量的长期经验，对 187 例患者通过 MISS 技术对脊柱侧凸进行矫形。这篇文章对胸椎和腰椎畸形均有涉及，但其报道了最长的随访结果，我们将以此作为出发点。他们发现该技术是可以实现并且有效的，但在对于术前测量值小于 100mm 的患者术中矫正达到正常矢状位角度的能力有限，矢状面偏移（Sagittal Vertical Axis，SVA）理想值小于 47mm，并且其纠正骨盆入射角（Pelvic Incidence，PI）对腰椎前凸（Lumbar Lordosis，LL）影响的能力有限（PI-LL ± 10°）。获得的最大 SVA 矫正为 89mm，并且 PI-LL 只能在术前 38° 或更低的患者中达到正常。平均降幅达到 61%。他们还注意到其中 5 例患者发展为 L5/S1 假关节。安纳德（Anand）等的结论表明他们的周围技术对于在进行术前畸形测量，并根据上述值判断存在技术困难的患者是有效的。从此开始，需要重视的技术包括外侧经腰大肌入路椎体间融合术和 MISS 经皮椎弓根钉棒植入术。在需要 L5/S1 固定的患者中，使用经骶轴向腰椎体间融合。外侧经腰大肌入路的局限性可能是在矢状面矫形上存在缺陷，类似阿科斯塔（Acosta）等所研究发现外侧经腰大肌的方法并不能改善腰椎前凸。

如前所述，一些外科医生主张在进行外侧经腰大肌入路椎间植骨技术时松解前纵韧带（Anterior Longitudinal Ligament，ALL）。在畸形矫正中，通常需要向前松解以实现更大的畸形矫正，并且可以认为，在没有这种松解的情况下，达到实现最大修正的能力受到限制。在 MISS 畸形矫正中，直接前路方法被外侧经腰大肌入路所取代，一些外科医生认为，根据所需的矫正程度，可能需要前纵韧带的松解才能实现有效矫形。然而，ALL 的松解与术中并发症的发生显著相关。特别是大血管的损伤和 / 或椎间融合器植入后的前移位，其结果可以被认为是较高风险的方式。由于该风险与 ALL 松解相关联，因此最好避免在不熟悉该手术方式时进行使用。另一种经外侧入路并允许更大的畸形矫正效果的新技术是由越来越多的超大角度椎间融合器的出现带来的。使用这些具有比通常的 TLIF 或 PLIF 椎间融合器更大角度的椎间融合器，可以通过单侧入路来矫正严重的矢状位畸形。在某些情况下，单纯外侧入路可能实现畸形的矫正。专家更倾向于先进行前外侧椎间植骨融合获得较直的术后影像，然后再进行后路手术。总体而言，不断发展的外侧入路椎间植骨技术，成了 MISS 畸形外科医生技术之一。随着技术的不断进步，畸形矫正水平也会随之提高。

达达莱（Dahdaleh）等在文献综述中，详细研究了外侧经腰大肌入路手术及其在畸形矫正中的作用。该技术涉及一个通过腰大肌侧方的小切口（图 37.5）。将牵拉装置安装到手术台上，适合椎体前后径椎间融合器用于腰椎椎间融合。冠状畸形可以矫正 3.0°~5.9° 每节，矢状位可以矫正 2.2°~3.3° 每节。外侧入路椎间融合也可实现椎管和椎间孔的间接减压，并且外侧入路在恢复生理前凸上较 TLIF 具有更大的优势。外侧经腰大肌入路的并发症包括损伤在腰大肌中走行的腰丛神经。可表现为腹股沟和前外侧大腿感觉异常和同侧腰肌或股四头肌肌无力。手术后出现麻木的概率为 18%~40%，肌无力的概率为

25%~55%。大多数这些症状在 6 个月至 1 年的随访中恢复（图 37.6）。

对于有适当的矢状面平衡和单纯冠状面侧凸的患者，可以使用单独的经皮螺钉与外侧椎间融合技术。当需要更广泛的矢状位矫正时，根据畸形程度，如前所述，需要比单独的经皮螺钉更广泛的后方工作。这种更广泛的后路操作可以基本上用 MISS TLIF 方法进行，允许到达包括椎板、椎间盘、黄韧带以及关节突和椎间孔区域。这允许行小关节截骨术以及史密斯·彼得森（Smith Peterson）小关节截骨术以实现更大程度的矢状畸形矫正。

为了证实我们从文献中推测出来的理论，丹格尔马杰（Dangelmajer）等进行了 META 分析，比较了 MISS 腰椎侧凸矫正和开放手术患者选择和结果的差异。他们纳入了 12 项研究用于分析，其中 8 项采用外侧椎间融合或 XLIF 技术，4 项研究减压没有融合。分析显示，选择 MISS 的患者比提供开放手术的患者年纪更大，具有更多的医学合并症。对于较大的 Cobb 角度和较大的矢状不平衡度的患者，因为更严重畸形而进行了开

图 37.5　LLIF 手术患者体位。患者取侧卧位，用豆袋予以辅助固定，手术床的弯折位于髂嵴下方，用于最大限度地增加髂嵴和肋骨之间的空间，以提供最大的侧方暴露

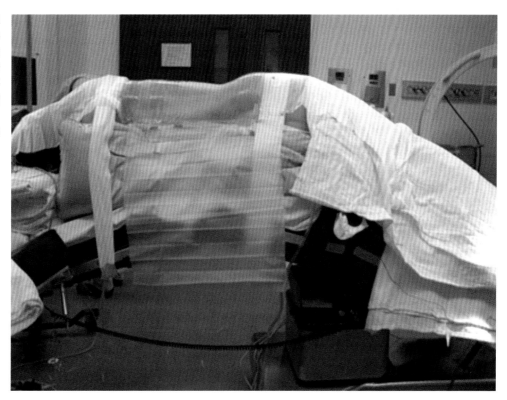

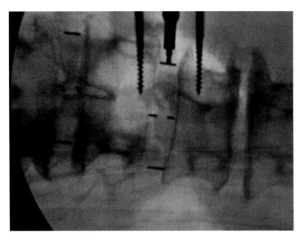

图 37.6 术中透视图像，说明通过 LLIF 方式植入椎间融合器。在椎体的上方和下方有针脚，以稳定侧壁空间上的管状撑开器。下方的节段已植入椎间融合器

放手术，其再次手术率较高。总体而言，两组并发症无明显差异，但鉴于患者选择差异，不能将其作为 MISS 与开放性畸形手术的直接比较。鉴于我们所讨论的，这些结果并不意外，MISS 畸形矫正有局限性，在严重畸形的情况下，开放性手术是有利的，并且那些可能无法耐受开放手术（老年人，内科合并症）的患者将更好地耐受并发症低的 MISS 手术。

目前，MISS 技术不如开放性畸形技术那么通用，个别报告详细描述了不完全矫形或假关

节形成导致矢状面畸形，尽管该技术有能力实现优异的冠状矫正。为了检验目前什么畸形可以 MISS 矫正，孟马尼尼（Mummaneni）等创建了 MISS 畸形校正的决策算法。他们通过在两个不同的时间点向 11 名训练有素的脊柱外科医生提供 20 个代表性病例来测试其算法的可靠性。在他们的调查中，有非常好的组内可靠性和中等的组间可靠性（组内 K 值为 0.86，组间为 0.58 和 0.69）。总体而言，与安纳德（Anand）等的研究几乎相同。因为最严重畸形需要开放手术，其值给定为 SVA>7cm，具有僵硬的弯度刚性曲线；LL–PI 错位大于 30°，骨盆倾斜大于 25°；和/或胸椎后凸大于 60°。畸形值小于这个的轻度患者可以考虑 MISS 手术联合从一到两个节段的 TLIF，对于具有中度畸形的患者，需要那些更广泛的 MISS 技术，包括外侧椎间融合、保留肌肉的微创、小切口后路手术联合经皮椎弓根螺钉等。

MISS 脊柱侧凸矫形是一种新发展的技术，目前在畸形矫正程度上具有技术上的限制。随着技术，特别是外侧椎间融合的继续发展壮大，畸形矫正技术的限制将慢慢减少。在这些限制之内，MISS 畸形矫正仍是一种被接受和可能的手术选择。单纯 MISS 技术或与截骨术相组合的手术都是脊柱畸形矫正领域的新兴方式。

第 38 章 　腰椎术后顽固性腰痛和根性痛的注射治疗

李·R.沃尔夫（Lee R. Wolfer）

理查德·德比（Richard Derby）

李杰恩（Jeong-Eun Lee）

译：王文军　王　程　赵延胜　姚女兆

如何正确诊断和治疗腰椎术后持续性腰痛或伴下肢根性痛的患者，一直以来都非常有挑战性。腰椎术后如果症状没有得到改善，这些患者通常会被诊断为腰椎术后失败综合征（Failed Back Surgery Syndrome，FBSS）。这个概念早在 1970 年之前由脊柱外科医生报道手术疗效时提出。一些非手术专家认为腰椎术后失败综合征容易确认，但难以精确定义，所以仅用来模糊地描述腰椎术后持续腰腿痛的病因。它可以用来委婉地表述各种疾病导致的腰腿痛。由于缺乏 MRI 和诊断性或治疗性的脊柱介入操作，伯顿（Burton）等错误地将腰椎术后持续性疼痛归因于看似的心理合并症。基于他们每年治疗超过 800 例 FBSS 患者的累积经验，伯顿（Burton）等认为这类患者极少治愈，因为 FBSS 实际上是一系列器质性疾病，病变过程中的心理因素和持续的慢性疼痛行为使其更加复杂。不幸的是，这个概念意味着心源性的疼痛和自我意识下的疼痛，针对这样的疼痛去做任何检查和治疗都是没有意义的。腰椎术后持续性腰痛患者，起初并没有心理问题或与术后疼痛无关。然而，在这类人群中会存在心理并发症。例如发病前期（亚健康）状态和一些因持续疼痛所引发的生理反应。随着致力于疼痛治疗和运动医学的医生和团体的增加，腰痛的诊断和非手术或非介入性治疗方式方面已经形成了一系列保守治疗方法，如积极的疼痛药物治疗、功能康复、改变行为方式和心理咨询。然而，在一部分患者中，保守治疗或许是最好的辅助治疗方法，也或许使其最终错过了确诊和治疗真正疼痛源的机会。

30 年前提出的 FBSS 是非特异的和非诊断性的［撕裂（斯利普曼，Slipman）］。但现在我们认为腰椎术后失败综合征（FBSS）是一个过时的、不准确的定义。目前更准确的定义是，即使是在技术上结构上均获得成功的腰骶部手术后，仍存在持续性的腰腿痛。有文献命名这种症状是腰椎术后综合征（PostLumbar Surgery Syndrome，PLSS）。PLSS 定义为一种疾病，实际上代表一组术语和症候群，即患者腰椎手术后不能达到医生和患者的预期目的，仍持续存在腰腿痛。随着现代影像学的进步、更准确的诊断和包括脊柱介入性操作和再手术的治疗方法的使用，腰椎术后持续性腰腿痛的患者中超过 90% 的人能够找到明确的病因并得到相应治疗。

腰椎术后持续腰腿痛患者的诊断和治疗相对于慢性腰腿痛患者更具挑战性。目前，这些腰椎术后持续性腰腿痛最常见的原因是：复发或者残留的椎间盘再疝出，新发的椎间盘突出，椎间盘内部撕裂所致的疼痛，骶髂关节痛，关节突源性疼痛，腰椎不稳，纤维化（硬膜外、神经周边、神经本身），神经性疼痛，继发性腰椎管狭窄和邻近节段退变。极少数患者是手术并发症或手术失败。

本章的目的是向读者介绍关于目前针对诊断和治疗 PLSS 的最常用的脊柱介入注射技术。由于保险公司和政策制定者对手术决策的影响，在此也将简单地介绍 PLSS 的流行病学、历史学和社会经济学等内容。保险公司、政府、研究人员和其他利益相关者均得到 PLSS 在脊柱手术中比例增加警示，另一个同样的警示是非手术治疗的患者介入治疗比例增加。质疑者指出，这些治疗方式是不可靠的并具有一定的风险：并未得到科学验证，并不能达到长期的功能改善作用。一些介入治疗已经经历了时间的考验，如硬膜外注射，诊断性的关节突关节和骶髂关节阻滞，以及内侧神经支切断术。但是还有一些治疗，如现有的神经根或椎间盘的射频治疗，在将来可能并不会广泛使用。在过去 10 年，脊柱介入注射治疗飞速发展，但由于没有明确的适应证，因此，目前脊柱介入医生已经意识到严格把握这些治疗的必要性。否则，到最后，医生和患者在这些不必要的脊柱介入治疗前，都将是失败者。由于过去脊柱介入医生使用介入操作用于诊断和治疗未能严格把握适应证，保险公司及决策者采取了相应的干预措施。

　　介入治疗直接作用于脊柱前、中、后柱疼痛源的周围，对大部分患者来说，他们需要通过接受诊断性腰椎介入注射来确认其疼痛或根性症状来源。患者腰椎术后一旦表现为持续性的腰腿痛，医生最主要的任务就是需要根据患者的病史、体格检查、影像学和诊断性 / 治疗性脊柱介入操作来明确诊断。诊断性或治疗性的脊柱介入注射的作用是帮助外科医生精准定位疼痛来源，以达到最佳手术疗效。一旦诊断明确，脊柱外科医生根据目前最新的、有循证医学根据的技术进行治疗，本章提出的关于 PLSS 治疗方法是目前基于循证医学论证可行的方法。

　　同任何手术一样，脊柱手术也有风险，也不能完全消除疼痛和改善功能。理论上，在对患者进行手术治疗或者翻修手术之前，必先尝试非介入治疗、保守治疗和介入治疗。例如，在以慢性下腰痛为主的患者中，根据国际脊柱介入注射治疗协会标准，脊柱介入注射治疗应用于关节突关节疼痛和骶髂关节疼痛。在腰椎融合之前要行椎间盘造影诱发试验，患者必须符合其标准。如果

脊柱介入医生不严格把握诊断性阻滞指征，结果就会欠满意，同时保险公司和决策者也会降低报销比。反之如果能严格把握关节突封闭、骶髂关节封闭、硬膜外注射等的使用指征，医生和患者都会受益。如果用高标准来定义一个成功的手术，并使用更严格的手术指征，那么 PLSS 的发生率也会降低。

　　伯顿（Burton）等脊柱外科专家早已经预见性地做出了一些陈述，这些意见在当今仍然适用，它可以帮助脊柱专家们达到尽可能好的治疗效果。他们的陈述如下：解决 FBSS 问题的答案不是失败后去弥补，而是应该尽量避免腰椎手术失败的根本因素。它取决于避免医源性的损伤，正确的诊断以及在正确的诊断基础上进行的治疗。同时，对下腰痛需要进行预防保健，采取早期的、积极的、全面的保守治疗也有积极作用。保守治疗可能并未正确使用，疗程也不足。芬尼松（Finneson）指出，在他们看来，其实 80% 的手术患者是可以避免手术的。确实有手术指征时，应该建立在明确的诊断基础上，进行恰当的操作，这样才能避免 FBSS 的发生。

38.1　慢性下腰痛的流行病学

　　为了理解腰椎手术后持续性腰痛或放射痛的病因，简单回顾一下下腰痛的流行病学是很重要的。根据 2010 年全球疾病负担研究，下腰痛比任何疾病致残率都高。致残率用每年致残数来评估总体流行趋势。1990—2010 年，致残数从 580 万上升到 810 万。这些患者带来了巨大的社会和经济负担。在美国，1998 年腰痛患者的直接医疗支出是 907 亿美元。大部分慢性腰痛患者放弃了保守治疗而寻求具有诊断和治疗意义的脊柱介入操作。也有一小部分患者既没有保守治疗又没有介入治疗而直接选择了手术治疗。

　　在美国成人中，慢性疼痛的发病率是 2% ~ 40%，平均为 15%。慢性脊柱疼痛是慢性

疼痛最常见的原因。据称人一生中脊柱疼痛的发病率是 54% ~ 80%。一些研究报道了慢性功能障碍性腰痛发病率逐年增加。电话调查 4000 多名北卡罗来纳州居民显示，1992 年的发病率是 3.9%，2006 年是 10.2%。

其他研究者把医疗保健使用情况作为慢性脊柱疼痛患者的研究替代指标。马丁（Martin）等研究了 1997—2006 年医疗保健在美国成人慢性脊柱疼痛患者中的医疗支出、医疗使用和健康状况的趋势。评价的脊柱疼痛人数从 1997 年的 148 万（占人口的 10.8%）增加到 2006 年的 219 万（占人口的 13.5%）。对每个脊柱相关疼痛的患者的住院、门诊、药费及急诊服务医疗费用支出进行随访发现，从 1997—2006 年，因脊柱相关疼痛来门诊就诊的人数增加了 49%，这是门诊费用增长最大的影响因素。据报道，在这些有脊柱疾病的患者中，对阿片类药物的医疗费用从 1997 年的 2.46 亿增长到 2006 年的 19 亿，增长了 660%。

38.2　对非特异性腰痛的再认识

一个医生对下腰痛的认识程度将决定他对患者采取的治疗方式。内科医生、保险公司或卫生部门管理者均认为 80% 的腰痛是非特异性的或特发性的，不需要接受注射治疗和手术治疗。大部分医疗保健医生、保险公司和卫生部门管理者都认为大多数腰痛没有明确的致病因素，不需要予以特殊的关注。因此这些下腰痛患者将被告知他们疼痛的原因是精神源性的或者继发于精神源性。与之相反，脊柱外科医生或脊柱介入医生则认为他们明确了 90% 以上的腰痛的病因，并对下腰痛采用积极的治疗。

当初提出 "80% 腰痛是非特异性的" 这一观点并不是一个简单的流行病学切点，这句话用来指导脊柱专科治疗已经将近 50 年。这个统计数据被当成依据，限制了对下腰痛患者滥用手术治

疗或介入治疗，避免了给下腰痛患者带来一些不必要的痛苦。首诊医生和许多神经外科专家认可这一统计数据，对患者按医疗原则采用保守治疗这个统计数据也让外科医生们不再轻易对腰痛进行手术治疗，不再像其他骨科手术那么积极。

1982 年，著名的脊柱外科专家奥古斯都・A. 怀特（Augustus A. White）引用了一项研究，研究者发现，有 79% 的男性首次腰痛的原因是不确定的（女性为 89%）。从那个时候起，人们便普遍接受了 80% 的下腰痛是特发性的或非特异性的。这一统计数据被过于广泛地用于各种急慢性腰痛。再仔细回顾一下那篇文章，出版于 20 世纪 60 年代，年代久远，其入选患者腰痛时间不足 2 周，诊断手段仅仅依靠病史和体格检查。这个有 60 年历史的观察性研究的结果一直被不正确的用于初诊腰痛患者和腰椎术后持续性腰痛患者的诊断与治疗。治疗慢性腰痛的依据分为了两派，每派都坚持自己的观点。而这一分歧产生的历史原因便在于是否接受 80% 患者不能找到病因的观点。

从 20 世纪 70 年代末开始，透视和介入操作中造影剂的使用，大大提高了介入的精准性，它能够复制疼痛，也能阻滞疼痛，从而明确疼痛的靶点。国际脊柱介入治疗协会（ISIS）制定了慢性腰痛诊断和治疗的介入操作指南，在指南中引入并改进了这些技术，使得这些技术的应用达到了高峰。施瓦彻尔（Schwarzer）的研究使用精准的诊断性介入注射作为诊断标准，博哥德克（Bogduk）根据他们的结果认为 70% ~ 80% 的腰痛患者可得到明确诊断。施瓦彻尔（Schwarzer）等认为关节突关节（9%）、骶髂关节（15%）、椎间盘（39%）为主要的疼痛来源。虽然得到了具体疼痛来源的发病率，曼奇坎蒂（Manchikanti）等使用同样的技术，在 120 例连续的患者中明确关节突关节（40%）、骶髂关节（2%）、椎间盘（26%）为其中 68% 的患者的主要疼痛来源。尤其近 20 年内，使用诊断性脊柱介入注射（关节突、骶髂关节阻滞、椎间盘造影）的高质量的随机对照研究已经明确否定 80% 的腰痛是非特异性的或特

发性的这个观点。这些技术同样可用于明确腰椎术后持续性腰腿痛的病因。影像学的发展也非常有助于明确下腰痛的病因。在 20 世纪 50 年代，唯一的影像学检查是 X 线。而现在，MRI，尤其是在腰椎术后，被认为是一种不可或缺的检查。

非特异性和特发性腰痛的理论被不同的杂志引用了 50 年之久，实质上引用者却根本没有对原文进行认真的解读。这篇文献仅仅研究了 20 世纪 50 年代急性下腰痛（小于 2 周）的患者，而不是 21 世纪的慢性功能障碍性下腰痛患者。在 1966 年，狄兰（Dillane）等发表了一篇题为"急性下腰痛综合征：一个来自常规实践的研究"的研究报道。在这个研究中，收集了 1957—1960 年的急性少于 2 周的持续性下腰痛患者的患病率。在这个研究中未行 X 线检查，因其并不能可靠地诊断出椎间盘突出。特鲁普（Troup）的观点也认为 X 线不能可靠地诊断椎间盘病变。在那个时候，大家尚未充分认识盘源性腰痛和椎间盘撕裂可能是下腰痛的原因，只明确了突出的椎间盘可造成坐骨神经痛。狄兰（Dillane）等报道，79% 的男性和 89% 的女性的腰痛原因是不明确的（表 38.1）。报道中的原因不明确的男性腰痛患者占 79%，接近 80%。因此，产生了 80% 的下腰痛是特发性的和非特异性的说法。女性患者更神秘，90% 是原因不明的。因此不难理解为什么有很多医生把下腰痛归因于心理因素或者只要足够的休息就能恢复。狄兰（Dillane）等认为大多数患者（62%）在 2 周内能恢复，但也有 45%

表 38.1　腰痛的原因

腰痛原因	男性(%)	女性(%)
原因不明	79.3	88.9
劳损	10.9	4.3
椎间盘病变 [a]	7.6	5.6
强直性脊柱炎和肿瘤	0.5	0.6
直接损伤	0.5	—
其他	1.1	0.6

a：只有客观证据表明神经根受压导致麻痹或肌肉萎缩时，才能确定椎间盘脱出的诊断

的患者在 4 年内复发。

狄兰（Dillane）等报道的患者群体并不是脊柱外科医生常规面对的群体。然而，非特异性下腰痛却持续存在，被部分医生用来反对对下腰痛患者或者腰椎术后疼痛患者进行介入治疗。许多医生坚持认为脊柱相关疼痛是心理因素，寻找疼痛来源毫无意义，缺乏证据，只需予以药物治疗、认知行为治疗、功能康复和物理治疗。有趣的是，罗奥（Rowe）1969 年发表了一篇重要的文章，稍晚于狄兰（Dillane）的研究，却一直被忽视了。罗奥（Rowe）对 Kodak 公司 500 例有慢性腰痛的患者进行了长达 7 年的研究。他非常好地陈述了他进行如此长时间的研究的理由，认为如果只是短期的观察腰痛患者，从病因学一个方面出发得出的结论将是片面的。经验表明背部疼痛的特点是间断性的、偶发的并容易复发，只有对人的一生进行连续的研究才具有意义。罗奥（Rowe）对 80% 的患者进行了诊断，54% 为椎间盘导致的疼痛（盘源性腰痛和椎间盘突出），14% 为炎症性背痛，另有 10% 为多因素。罗奥（Rowe）没有使用 CT、MRI，也没有采用诊断性的脊柱介入技术来明确关节突关节或骶髂关节疼痛，也没有报道椎间盘造影术。而且在 20 世纪 60 年代末，由于霍尔特（Holt）对椎间盘造影术进行了负面报道，椎间盘造影术被放弃。但是后面发现霍尔特（Holt）的研究并不可信，因其为了让囚犯参与研究而给予囚犯奖励。

总之，在 20 世纪 60 年代末，提出了大部分下腰痛是属于非特异性的和特发性的观点。这一观点是基于一个单一实践性研究，且是少于 2 周的急性下腰痛。随后在 1982 年，著名的脊柱外科专家奥古斯都·怀特（Augustus White）和阿尔夫·纳克森（Alf Nachemson）对特发性腰痛和非特异性腰痛做了专题汇报。和狄兰（Dillane）同一时期发表的研究被忽视了。瓦特狄兰（While Dillane）等作为全科医生，正确报道了他们关于治疗急性的短于 2 周的下腰痛患者的经验。但他们的研究结果应该仅限于 2 周以内的急性患者，而不应该盲目扩大范围。然而，他们的统计结果

却被医学院、研究者、保险公司及卫生部门决策者应用至所有的腰痛患者，这其中大部分又是慢性下腰痛患者。这个统计数据原始研究的临床背景和关联性实际上已经缺失，非特异性腰痛和特发性腰痛的概念被一些人作为反对脊柱外科手术和介入技术的理由。就像腰椎术后失败综合征的病因最后大部分被明确一样，非特异性腰痛和特发性腰痛的病因大部分也能得到明确。当前的资料已不支持这些概念。

38.3　腰椎术后失败综合征的历史

在寻找目前最好的诊断和治疗前，应该先对腰椎术后失败综合征或腰椎术后持续性疼痛的历史做些了解。腰椎术后持续性腰痛的患者表现为一组异质性人群，由于手术技术、诊断和脊柱介入技术的发展，腰椎术后下腰痛的患者群体在不断地变化。直到 20 世纪 80 年代早期，才出现了同一医生或同一医院对一系列患者进行研究报道，但没有循证的、高质量的研究。对历史进行简要的回顾发现，不管是腰椎术前还是术后的腰腿痛的诊疗水平都已经取得了明显的进步。20 世纪 80 年代发表了一些关于腰椎手术疗效的综述，由于缺乏 MRI 和诊断或治疗性的脊柱介入操作，对大部分 PLSS 患者都无法明确诊断。研究者们将许多患者的 PLSS 归功于心理因素和首次疼痛发作后的继发改变。在隆（Long）等的报道中，44% 的患者找不到疼痛原因，21% 的患者被认为正常，21% 被诊断存在术后改变或轻度的脊柱僵硬，但这与患者的持续性腰痛并不一致。很多患者最后被诊断为精神源性的或继发的疼痛。那时候的疼痛科医生也缺乏好的诊断方法，疼痛治疗专家在那个时候也缺少诊断手段，把大部分腰椎术后持续性疼痛诊断为中枢性疼痛综合征，而不是正在经历的、可逆的周围性病变。医生对中枢性疼痛综合征患者和"获得性慢性疼痛"采用的治疗措施包括功能锻炼、药物治疗认知行为治疗。

我们对 7 个重要的定量研究进行了回顾（表 38.2）。在 1981 年，伯顿（Burton）等发表了第一篇关于腰椎术后失败病因的定量研究文章。这篇文章报道了外科医生治疗腰椎术后失败综合征

表 38.2　腰椎术后失败综合征研究比较（%）

	伯顿（Burton）等	伯顿（Burton）等	隆（Long）等	伯纳德（Bernard）	弗里奇（Fritsch）等	瓦古斯帕克（Waguespack）等	斯利普曼（Slipman）等	德帕尔马（DePalma）等
手术								
椎管狭窄	64	72	5	29	—	—	21.5	—
椎间孔狭窄	—	—	—	—	—	—	12.4	—
中央管狭窄	7	14	—	29	—	—	5.9	—
侧隐窝狭窄	57	58	—	—	0	29	3.2	0
椎间盘破裂或退变	—	—		29	12	25	21.5	11
严重的关节强直	—	—	5	—	—	—	—	—
不稳	—	—	—	2	12	5	0.5	0
滑脱	—	—	—	4	—	—	1.6	—
再发或残留	12	16	1	33	62	11	12.4	0
另一间隙突出	—	—	—	7	22	—	—	—

续表

	伯顿（Burton）等	伯顿（Burton）等	隆（Long）等	伯纳德（Bernard）	弗里奇（Fritsch）等	瓦古斯帕克（Waguespack）等	斯利普曼（Slipman）等	德帕尔马（DePalma）等
侧凸	—	—	1	—	—	—	—	—
假关节	<5	—	—	29	—	14	—	—
异物	<5	—	—	—	—	—	—	—
手术节段错误	<5	—	—	—	—	—	—	—
创伤性脊膜膨出	—	—	1	—	—	—	—	—
跗管综合征	—	—	1	—	—	—	—	—
髋部骨折	—	—	1	—	—	—	—	—
压缩骨折	—	—	1	—	—	—	—	—
滑液囊肿	—	—	—	—	—	—	1.1	—
血管性跛行	—	—	—	—	—	—	1.1	—
假性膨出	—	—	—	—	—	—	0.5	—
非手术								
蛛网膜炎	6	16	13	11	—	1	0.5	0
硬膜外或硬膜内纤维化	6	8	14	—	4	—	14.6	0
术中神经损伤	<5	—	6	—	—	—	1.6	—
慢性机械性疼痛	<5	—	—	—	—	—	—	—
过渡期综合征	<5	—	—	—	—	—	—	—
未知的	<5	—	—	—	—	6	5.6	0
正常	—	—	21	—	—	—	—	—
轻微的关节强直	—	—	21	—	—	—	—	—
肿瘤	—	—	4	—	—	—	—	—
肌肉骨骼畸形	—	—	3	—	—	—	—	—
退变的关节强直	—	—	—	9	—	—	—	—
机械性下腰痛	—	—	—	—	—	—	9.1	—
神经根病变	—	—	—	—	—	—	5.4	—
放射痛	—	—	—	—	—	—	4.8	—
去适应作用	—	—	—	—	—	—	3.8	—
关节突综合征	—	—	—	—	—	—	2.7	18
骶髂关节综合征	—	—	—	—	—	—	1.6	43
复杂的局部疼痛综合征	—	—	—	—	—	—	0.5	—
纤维组织肌痛	—	—	—	—	—	—	0.5	—
椎间盘炎	—	—	—	—	—	1	0.5	—
软组织激惹	—	—	—	—	—	—	—	14
神经性疼痛	—	—	—	—	—	9	—	0
心理性的	—	—	—	—	—	3	—	—

患者的经验，他们年均治疗这类患者约 800 人次。作者对 20 世纪 70 年代腰椎术后出现持续腰痛的患者做出了总结：腰椎术后失败综合征对医生而言，是一个巨大的难题。这种患者极少能被治愈，因为 FBSS 实际上是一系列器质性疾病，同时还带来经济负担和获得性慢性疼痛。尽管大部分患者的疼痛在接受治疗后有不同程度的减轻，但想完全缓解非常少见。这还有部分原因是疼痛难以具体量化，以及受相关的心理、职业特点、社会因素、经济因素、受教育程度等多方面的影响。在 20 世纪 70 年代，影像学诊断局限于 X 线、CT、脊髓造影和椎间盘造影等检查，MRI（尤其是术后 MRI 增强）对诊断 PLSS 很有帮助。

对腰椎术后失败综合征，伯顿（Burton）等首次进行了全面的综述报道（表 38.2），近 75% 的持续性疼痛是可以消除的，病因为侧隐窝狭窄（占 58%）、残留或复发的椎间盘突出（占 12%～16%）。未经手术诊断的病因（没有MRI）包括蛛网膜炎（6%～16%）和硬膜外纤维化（6%～8%）。随着 MRI 和脊柱介入的应用，诊断的敏感性和特异性在随后的 30 年得到了极大的提高。外科医生通过提高手术和翻修技术来减轻或消除一些术后持续性疼痛问题，如残余的侧隐窝或椎间孔狭窄，再发或残留的椎间盘突出，反复磨损的根性症状或创伤性神经炎，硬膜外纤维化和蛛网膜炎。

隆（Long）等选取了 78 例收治在约翰霍普金斯大学（Johns Hopkins）医院多学科疼痛治疗中心的患者进行前瞻性研究，患者平均住院18d。他们的中心此前有 1541 例疼痛患者，当中 2/3 的患者是腰腿痛。其中最典型的患者进行了 3 次脊柱手术和 6 次脊髓造影，也存在滥用麻醉药和精神类药品的现象。大约 1/3 的患者主要诊断为脊柱手术后的医源性并发症。研究者从1979—1981 年收治的患者中选取 78 例为研究对象，他们平均年龄 43 岁（19～67 岁），平均疼痛时间是 7.2 年。其中最早的手术在 20 世纪70 年代早中期。53 例（68%）患者提起了诉讼或得到了赔偿。该研究是仅有的一个选取同一疼

痛门诊的 PLSS 患者为研究对象的研究。患者由神经外科医生和骨科医生分别评估。从人口统计学上来说，这类人群在腰椎术后持续性疼痛方面疼痛是最重的。研究者总结了他们的发现，指出67% 的患者没有达到神经外科的手术的基本标准。26 例（33%）患者达到了手术标准。18 例（40%）患者达到了再次手术标准。研究者发现 52 例持续性腰痛患者，术前的影像学正常或显示非特异性的椎间盘退变。这些患者也有潜在性的精神异常。16 例（21%）患者没有发现身体疾病而被归为正常。另外 16 例（21%）患者有轻度术后变化，但不足以造成致残性疼痛。27 例（35%）患者发生了术后并发症（64 例患者经历了 171 次手术，平均 2.6 次）。13 例（17%）患者有脊柱强直病变，6 例（8%）患者则出现了新的诊断。研究者发现精神心理因素对持续性疼痛的显著影响：10例（13%）患者有一个明确的精神诊断，34 例（44%）患者有人格障碍。34 例患者是正常的。因此，57% 患者被归为有严重精神疾患。67 例（86%）患者有反应性的抑郁症。在疼痛药物使用方面，研究者详细报道了异常的疼痛药物使用情况：58 例（74%）患者滥用麻醉药品，9 例（12%）患者有药物成瘾性，54 例（69%）患者有戒断症状。概括来说，最常见的诊断包括 16例（21%）患者"正常"，16 例（21%）患者预期的术后改变或轻微的关节强直和各种精神疾患。预期的术后改变定义为：不需要使用介入技术，也没有棘手的难以解释的疼痛。因此，42%的患者没有明确的疼痛的病因。剩下最常见的诊断为手术并发症（33%）：局部的硬膜外瘢痕有11 例（14%），蛛网膜炎 10 例（13%）和创伤性神经炎 5 例（6%）（在 78 例患者中，手术并发症发生率是 12%）。6 例患者有难以明确的腰腿痛原因，不能正确诊断。回顾历史，隆（Long）等诊断持续性疼痛的能力，由于缺少先进的 MRI和诊断性的脊柱介入技术，而受到影响。大部分患者被误诊为精神问题。

伯纳德（Bernard）报道了在一个实践研究中分析 45 例患者 PLSS 的病因。他对持续性腰痛

的检查手段行之有效——采用多种影像学手段并进行了腰椎术后平均 2 年的随访。这位研究者认为增强 CT、MRI 和 CT 引导下椎间盘造影对明确诊断是十分重要的。单一的影像学研究仅能发现 61% 的手术异常。下面的变量对预测手术的成功具有统计学意义。没有需赔偿的损伤（P<0.04），顺利返回工作岗位（P<0.002），达到一个坚强的融合（P<0.0012）。没有统计学意义的变量（P>0.05）如下：年龄、无诉讼、既往手术次数、心理学的诊断和术后诊断。伯纳德（Bernard）的研究在影像学对获取具体诊断方面起了巨大作用。CT 造影对 40% 的病例诊断起决定性作用。然而，它漏诊了共计 21 个相邻节段的椎间盘突出。椎间盘突出的诊断仅能通过在 CT 引导下的椎间盘造影明确。增强 CT 能发现侧隐窝狭窄和小的容易被 CT 脊髓造影遗漏的椎间盘突出。在这个研究中，因为 MRI 才被引进，而被限制使用。增强 MRI 对鉴别椎间盘突出和瘢痕组织是高度敏感的和具有特异性的。在患者椎间盘的 T2 相，信号降低，然而，如果椎间盘突出是真正的疼痛源，进行椎间盘造影则是必要的。椎间盘造影发现了 25 例有症状的椎间盘突出患者。腰椎造影在 32/34 的患者中起决定作用。研究者没有发现糟糕的精神状态将导致不良的手术预后。研究者指出，精神状态不佳的疼痛患者会在疼痛缓解后得到改善。45 例患者中 36 例行了融合手术。融合用于再发的椎间盘突出、盘源性腰痛或不稳。36 例患者中，34 例取得了坚固的融合。达到坚固的融合预示一个优良的结果（P<0.0012）。术前未进行诊断性的关节突阻滞或骶髂关节阻滞。当然，这些患者中可能有部分患者本身合并有小关节的病变，但是融合手术将解决多个疼痛源，包括椎间盘、关节突以及失稳。

弗里奇（Fritsch）等回顾性分析了 1965—1990 年 182 例 FBSS 翻修病例。研究者报道了 1500 例腰椎间盘摘除中，需要再次医疗介入的概率达 10.8%。136 例患者总共行了 182 次翻修手术。44 例（34%）患者翻修了多次。影像学辅助诊断如下：54 例（40%）患者行 CT 脊髓造影，41 例（33%）患者行 CT，4 例（4%）患者行 MRI。很明显，MRI 比 CT 提供了更多的诊断信息，而且，CT 引导下的脊髓造影所用的造影剂所造成的蛛网膜炎的风险不能低估。需再次干预的原因主要是复发、坐骨神经痛以及神经功能障碍。84% 的患者诊断如下：椎间盘突出复发（44%），椎间盘突出复发合并新发的椎间盘突出（22%），新发的椎间盘突出（22%），4% 的患者主要诊断为硬膜外纤维化。再次手术的另一个原因是脊柱不稳占 12%，主要根据病史、X 线、CT 和体格检查。单纯行椎板切除术是翻修的高风险因素。翻修的患者中有超过 60% 的患者出现硬膜外纤维化和不稳。

另一个关于腰椎手术长期失败原因的高质量文章由瓦古斯帕克（Waguespack）等发表。这篇文章第一次应用了诊断性脊柱介入注射来验证疼痛靶点。1955—1997 年，研究者对 181 例腰椎术后持续性腰痛患者经过了大量的诊断性检查：高分辨率 CT、MRI、动力位 X 线、脊髓造影，还有诊断性脊柱介入注射和心理测评。随着 MRI 的出现以及手术技术的发展，残余狭窄率降到了 29%［在伯顿（Burton）等研究中为 58%］。4 个其他的持续性腰痛的病因为：残留或再发的椎间盘突出（7%），椎间盘疼痛（17% 在手术节段，3% 在非手术节段），神经性疼痛（9%），不稳定（5%）。认识到脊髓造影剂的副作用，并推广了 MRI 的使用后，蛛网膜炎很少再发生。通过椎间盘造影术（尽管有争议），可发现椎间盘破裂是轴性腰痛的一个主要原因。

另外两个高质量的研究是由脊柱介入医生报道的。斯利普曼（Slipman）等研究了 197 例患者和明确了 23 种不同的诊断。他们发现 55% 的腰椎术后持续性腰痛患者有手术方面原因，95% 的患者能得到诊断。常见的诊断是：残余的椎管狭窄（21.5%），残留的或再发的椎间盘突出（12%），椎间盘破裂后疼痛（22%），神经纤维化（14.5%）。德帕尔马（DePalma）等使用关节突关节阻滞、骶髂关节阻滞、椎间盘造影和内植物阻滞来评估 28 例存在腰椎融合术后持续性腰痛患者。转诊患者会带来一些偏差，一些疼痛患者因做脊髓电刺激而被转诊至其他的医疗中心。PLSS 的诊断和治疗得到了显著提高，德帕尔马（DePalma）等不再像过去诊断为残留的椎管狭窄，残留或再发的椎间盘突出，或硬膜外纤维化。他报道了 PLSS 的病因如下：骶髂关节痛（43%），疼痛性椎间盘破裂（IDD）（25%），关节突关节疼痛（18%），骨性疼痛或软组织激惹（14%）。所有患者均得到了明确诊断。伯顿（Burton）（1981）和瓦古斯帕克（Waguespack）等的早期研究没有报道骶髂关节作为潜在的疼痛靶点。斯利普曼（Slipman）等报道了骶髂关节疼痛发病率为 1.6%，德帕尔马（DePalma）等报道为 43%。在瓦古斯帕克（Waguespack）等的研究中，疼痛性椎间盘破裂发病率相对稳定为 17%。斯利普曼（Slipman）等报道为 22%，，德帕尔马（DePalma）等报道为 25%。所有的研究者都使用椎间盘造影来诊断椎间盘破裂。关节突关节疼痛有很大变化，从早期的没有，到范维克（Van Wijk）等报道的 2.7%。再到诺斯（North）等报道的 18%。福丁（Fortin）等也报道了更多的和内植物相关的疼痛，而先前

的研究者报道的仅为 14% 左右。

38.4　脊柱融合和脊柱注射：社会经济学争议

为了更好地评估每年腰椎术后持续性腰痛患者的数量，首先需要准确地估计每年的脊柱外科手术量以及手术成功率。在 1997 年，脊柱手术有 293 000 多台，花费约 50 亿美元。在 2002 年，在引进椎弓根螺钉和椎间融合器使用不久（基于脊柱专业所有来源的数据资料），大约有 100 万台手术，60 万台未安装内固定，40 万台安装了内固定。在 2002 年，骨科专业数据显示，未安装内固定病例增长率为 3% ～ 5%，安装内固定病例增长率为 6% ～ 8%。在 2002 年，由于脊柱内植物的引入以及社会老龄化，脊柱市场增长了22%。到 2004 年，仅脊柱融合就消费了 160 亿美元，对此持批评意见的研究者指出，美国腰椎融合手术量是世界之最（图 38.1），第二至第五

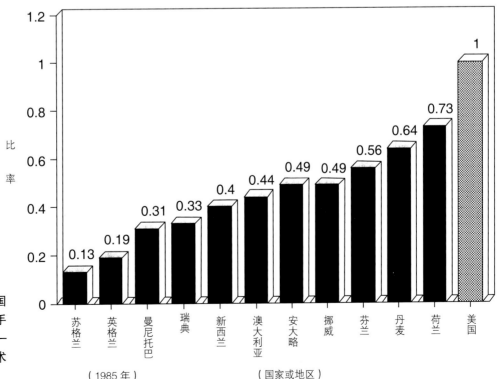

图 38.1　选择的国家或地区 1985 年手术量与美国 1988—1989 年间腰椎手术量平均数之比

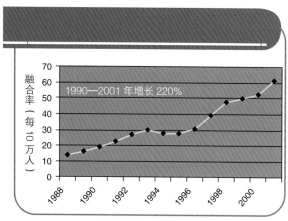

图 38.2　腰椎手术融合率

分别为瑞典、荷兰、澳大利亚和英国。

德约（Deyo）报道了从 1990—2000 年，腰椎融合手术增长了 220%，但临床疗效却无明显改善（图 38.2）。在 2007 年，反对融合的论文被美国国家媒体广泛传播，使脊柱融合手术处于深度审查，促使美国脊柱手术量下降。

根据脊柱融合手术量和成本，政府和保险公司开始审查腰椎融合术的必要性，尤其是对椎间盘退变性疾病的治疗。在 2010 年，保险公司 CIGNA 为腰椎融合手术制定了新的政策：在行腰椎融合术之前，患者必须先进行 6 个月以上的医生指导的功能锻炼和理疗。

卫计委决策者和保险公司也越来越关心脊柱融合的相关风险。一个研究者报道了腰椎融合手术会增加死亡率。杰瑞利（Juratli）等审查了在华盛顿州 1994—2001 年腰痛患者行腰椎融合手术后的死亡率。总共 2378 例患者经历了手术。到 2004 年，有 103 例死亡。与镇痛相关的死亡是这些患者死亡的最主要原因，约占 21%。与止痛药相关的死亡风险发生在 45 ~ 54 岁腰椎退变性疾病，接受内固定或椎间融合手术患者是最多的（比率为 7.45）。腰椎术后死亡率增加的原因需要进一步调查，到底是内固定后需要镇痛的原因还是进行单纯骨融合增加了死亡率。

在 2008 年，由于经济萧条和其他因素的综合因素，脊柱手术量开始下降。影响手术量的因素包括多篇批评腰椎融合手术的论文的发表，来自政府和保险公司对手术率、手术费和结果的审

查，以及医生的自查。在 2011 年，根据健康与生活质量研究机构的调查，总共有 465 000 台脊柱融合手术。全球数据研究公司报道，在 2013 年，87% 的脊柱手术是融合手术。

根据脊柱专业专家分析，可以预计到每年脊柱融合手术量都会下降。太阳法案（2013 年）期望阻止脊柱外科医生和工业的结合和创新。由于以下多个因素，GlobalData 降低他们的预测，脊柱融合手术每年增长率从 10% 降到 2020 年的 5%，比如更严格的报销政策、迫于经济压力的医疗改革、医生丧失了对患者治疗的自主权、热点向非融合手术的转移和椎间盘生物治疗的转变。在 2014 年 1 月，千禧研究小组称到 2022 年全球非融合手术量将增长 3 倍，超越 16 亿，主要是由于发生于亚太平洋地区、巴西、印度和中国的数量增加。

由于在过去 10 年脊柱介入注射治疗的急剧增长，脊柱介入专家也经历严格的审查和控制。根据医疗保险和医疗救助服务中心（CMS）的数据，从 2000—2011 年，治疗慢性腰痛的疼痛介入技术（IPM）明显增多。在这个时间段 IPM 总共增长了 228%（图 38.3）。这个时间段接受介入的人口增长了 18%。增长最快的是关节突注射和骶髂关节阻滞，依次为 386% 和 310% 每 10 万人口率。其他类型注射治疗增长如下（总的增长率和每 10 万人口增长率）：硬膜粘连松解术分别为 168% 和 127%，其他类型神经根阻滞分别为 150%、111%。总的 IPM 手术每年平均增长 11.4%，最高 13.7%。

在 2008 年，美国卫生和公众服务部门总调查员（OIG）注意到了这方面的暴发式增长。63% 的脊柱介入操作并没有达到医疗指征。随后，从 2008 年起，关节突关节阻滞治疗下降了 6%。诺里迪亚（Noridian）最近的一次审查认为 60% ~ 95% 的关节突关节阻滞是没有医疗指征的。美国卫生和公众服务部门在 2008 年指出，2006 年疼痛的介入诊疗花费超过了 20 亿。其中 63% 关节突关节阻滞和 34% 的经椎间孔的硬膜外阻滞并没有达到医疗指征，导致 2003—2007

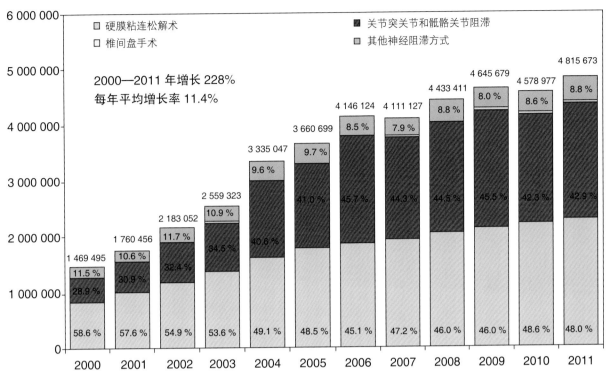

图 38.3　不同类型手术分布（2000—2011 年）

年总共 17.5 亿美元的不适当支出。

脊柱介入专家和脊柱外科医生一样，面临来自政府和保险公司的压力。疼痛医生在考虑每个手术的风险和技术难度的同时，还需考虑来自保险公司的外在压力和当前的医疗成本改革的外在环境。本章的另一个目的也是为正确的对 PLSS 患者进行诊断和治疗提供依据，让医生能够合理运用脊柱介入技术。

38.5　腰椎手术结局：简要回顾

脊柱外科和脊柱介入医生都受到了相关部门严格的审查，被要求严格把握手术和介入操作的相关指征。保险公司和卫生部门也对外科医生如何诊断和治疗下腰痛患者做出了具体要求。脊柱外科的专家需要有循证医学支持做出诊断和治疗决策，来避免外界的批评。脊柱外科医生和介入医生都需要把握严格的手术指征，改善操作技术，

并发表高质量文章，否则患者将会减少。初次手术或者翻修手术的成功率越低，保险公司和卫生部门就会拒付。脊柱外科专家们必须正确理解如何保证成功率。这需要有一个正确的评判标准，而不是研究者单独对每个患者询问其是否对手术疗效满意。外科医生和介入治疗的结果需要客观的评判指标，避免偏差，这些指标包括功能状态（ODI 评分）、药物使用是否减少和恢复正常工作。研究类型也很重要，回顾性研究的科研级别明显低于随机对照研究。简言之，对保险公司和政府来说，患者手术不成功就是失败。然而，在脊柱专家眼中，患者只要获得一定程度的疼痛缓解，都是有意义的。

根据 20 世纪 60—80 年代的文献，FBSS 多次被引用，多达 40% 的经历腰椎手术的患者被诊断为 FBSS。使用严格标准，据报道，显微镜下椎间盘摘除术和腰椎融合术后持续腰腿痛的概率分别为 20% 和 67%。因腿痛而行显微镜下腰椎间盘摘除术的患者预后最好。融合手术的预后则变化很大。由于每个研究者对是否应该手术以

及手术成功与否的判断标准均不一致，报道的结果相差也很明显。也有一部分外科医生在选择融合手术治疗椎间盘退变性疾病的时候非常慎重。对每个研究都应该仔细查看，尤其是研究者如何定义手术成败。PLSS 真正的发病率是很难评估的，因为这个综合征本身具有异质性，手术成败的定义不一致，每年所进行的手术量、类型及结果等数据也不容易获取。慢性脊柱疼痛和腰椎手术后持续疼痛都造成了巨大的个人和社会成本。在医疗体制重建和改革日益加剧的时代，脊柱外科专家也受困于各类指南以及各类脊柱手术和介入操作的限制。

关于手术结果，许多研究结论都受到广泛质疑，因其报道了超过 90% ～ 95% 的成功率。神经外科医生阿希（Asch）等使用严格的标准来评估显微镜下椎间盘切除术后的成功率，下肢痛缓解率（VAS）为 80%，腰痛缓解率为 77%（VAS 评分定义 0 ～ 4 分为成功，5 ～ 10 分为失败）。这些数字意味着 20% ～ 23% 的显微镜下椎间盘摘除术可被视为不成功。圣地亚哥 – 迪帕（Santiago-Dieppa）等（2014）报道了未使用内固定治疗后老年腰椎管狭窄患者的手术结果，发现在 7 年随访中，持续性背痛和腿痛的发生率约为 60%，31% 的患者需要重新手术治疗。关于腰椎融合，福瑞兹奈特 [弗里茨尔（Fritzell）] 等报道了 63% 的成功率，37% 的患者无效或更差。据了解，融合作为外科医生治疗 DDD 的最后手段，成功率也只有 33% ～ 43%。

如何定义成功的脊柱手术始终存在争议，那些经常使用的指标变异显著，缺乏独立评价。目前，对脊柱手术成功的原始判断标准便是融合。卡拉奇德·程（Carrageeand Cheng）对 165 例患者的脊柱融合术进行了一项研究，来定义成功手术的最低标准。总结来说，这个最低标准是：疼痛至少降低 3/10，功能障碍指数（ODI）改善，达到 20 分以上，停用阿片类药物，并恢复一些日常工作。值得注意的是，这一标准将 ODI 评分从 11 分增加到 20 分。而过去设定的一直是 11 分，那样真实改善情况并不显著。能达到 20

分以上，则意味着至少改善了一个伤残等级。ODI 评分系统反映了伤残等级，根据分值的高低，分为不同的等级。从 0 ～ 20%，表示极少的残疾；20% ～ 40%，中度残疾；40% ～ 60%，严重残疾；60% ～ 80%，瘫痪；80% ～ 100%，卧床不起或更甚。阿希（Asch）和卡瑞吉（Caragee）的研究都值得推荐，他们二者都将功能改善标准设定为 ODI 提高到 20 分以上。

依据现有文献，使用最严格的手术成功的定义，米尔扎特 [米尔扎（Mirza）] 等治疗疼痛性椎间盘突出 / 盘源性疼痛的成功率为 33%，失败率为 67%。文献报道的腰椎融合失败率在 30% ～ 67%。由于设置的成功标准的门槛较低，报道的手术有效率被严格地审查。随着成功标准门槛升高，许多反对融合的研究者报道的成功率也显著下降。通常来说，融合成功率最好的是用来评价腰椎滑脱症（78% ～ 91%），而不是退变性椎间盘疾病。米尔扎（Mirza）等对退变性椎间盘疾病采用融合术就持保守态度。从统计角度来综合定义"成功"：罗兰（Roland）评分改善 30%，疼痛改善 30%，不再依赖阿片药物和返回工作（如果相关）。这个成功的定义似乎是迄今为止出现在专业文献中最为严格的定义。然而，尽管提高了标准，在 1 年随访中，外科手术干预效果优于非手术干预。非手术治疗获得 15% 的有效率。另外有一些更详细的关于脊柱手术的调查研究后面会进一步讨论。

本章节希望能够依据目前的报道结果给大家提供一个比较客观的数据，包括所有关于脊柱融合积极的以及消极的评价的文章，但这并不是在做系统综述。我们尽全力对一些发表的报道进行识别，知道他们的手术方式已经预测了相应的手术结果。手术医生往往会低估患者术后的疼痛，所以需要选用合适的成功的定义来做评估。在整个骨科领域，外科手术疗效报道因医疗需要变得越来越严格，在医疗改革过程中，也受到来自医生以外利益相关的人员的外部压力。现在评价标准包括功能障碍指数（Oswestry Disability Index）、药物使用情况和恢复工作与否。最终，扩大定义范围对患者和医生都是好事。为了估计腰痛和 / 或下肢放射痛患者的人数，对常见腰椎手术的数据结果进行回顾分析，如显微镜下椎间盘切除术、脊柱椎管狭窄减压术、腰椎融合术和腰椎人工椎间盘置换术。为了更好地预估腰椎手术的成功率，本文对最近的文献进行了简要的重点回顾，包括最新的综述、随机对照试验和大量队列研究。

38.6　腰椎显微镜椎间盘切除术成功率

对于显微镜腰椎间盘切除术，文献中的患者满意率从 40% ~ 98% 不等，显微镜腰椎间盘切除术能达到开放性椎间盘切除术 88% ~ 98% 的满意率。然而，在同一研究中，若按疗效等级评价，则患者疗效不是很理想。显微镜下椎间盘切除术术后的结果分别为：极好（39%），良好（34%），满意（19%），失败（9%）。此外，术后随访可以发现，时间越长，满意度越低。弗里奇（Fritsch）等报道了 1965—1990 年 182 例椎间盘切除翻修术的结果。80% 的患者，短期评估结果令人满意，但长期（2 ~ 27 年）随访满意度减少至 22%。

阿希（Asch）等质疑显微镜下腰椎间盘切除术后 90% ~ 95% 的成功率。他们认为，75% ~ 80% 的成功率比声称超过 90% ~ 95% 改善率的研究更为"真实"。他们对 212 例患者的外科手术结果进行了前瞻性研究。独立人员专门收集并分析数据结果。他们指出，当结果由外科医生而不是独立人员报道时，可能会在文献中出现潜在的偏差。独立人员汇报的结果往往没有外科医生报道得那么满意。最近，增加了功能评估以加强术后的评价。阿希（Asch）等报道如下：下肢放射痛减轻 80%；腰痛缓解 77%；改善下腰痛功能指数 78%（ODI<40）；手术结果满意度 76%；恢复正常日常活动 65% 和返回工作

61%。工人获得的补偿情况和年龄增长对结果有负面影响。他们的数据中 20% ~ 25% 的患者在显微镜下椎间盘切除术后仍持续疼痛。他们报道的结果与最新的研究报道的结果是一致的。克辛格（Klessinger）报道了腰椎显微镜下椎间盘切除术后有 25% 的轴性下腰痛（120/479），术后复发率则在 9% 左右。

关于椎间盘切除术是否有必要掏盘内髓核，麦克格特（McGir）等做了一个 META 分析，他们收集了 1980—2007 年的 54 篇文章，进行了短期和长期（2 年）随访，对比腰背痛或下肢放射痛的结果。结果显示，仅摘除突出物，不掏盘内髓核组（LD 组），2 年后腰腿痛复发率为 11.6%，而掏盘内髓核组（AD 组）为 27.8%，LD 组相对于 AD 组患者的疼痛减少了 2.5 倍。AD 组手术中将使用刮匙尽可能刮除髓核组织，而 LD 组手术中则仅仅少量的进行髓核清除。AD 组因间隙高度丢失导致退变加速，同时术后发生腰腿痛的概率增高，受到广泛批评。LD 组则可能椎间盘突出复发率更高。总体而言，本文提出，10% ~ 30% 的患者可能会持续存在轴性下腰痛或下肢放射痛，取决于如何行显微镜下椎间盘切除术。再次手术疗效不太理想，根据多项研究，复发性椎间盘突出症手术后仅有 60% ~ 82% 的患者获得改善。硬膜外充满瘢痕组织的患者进行再手术的成功率低至 17% ~ 38%。最近，卢里（Lurie）等倾向保守疗法，在 2014 年报道了对腰椎间盘突出症的手术和非手术治疗的脊柱患者疗效研究试验（SPORT）结果，随访了 8 年。研究人员发现外科手术组患者的疼痛、身体功能和 ODI 的结果均优于非手术治疗组。

38.7　腰椎管狭窄单纯融合术的成功率

圣地亚哥 - 迪帕（Santiago-Dieppa）等报道了在 20 年内，在单中心进行腰椎关节融合

术的 376 例患者的长期随访（平均随访时间 7.7 年）结果。主要观察结果有：症状改善程度，相邻节段退变（ASD）发生情况，再次手术率。所有患者的平均年龄为 61 岁，由于多节段的椎管狭窄导致神经源性跛行。随访显示，患者背痛从 91.5% 降至 61%；神经根性症状减少 81% ~ 58%。ASD 发生率为 18%（69 例）。由于无效或症状加重需再次进行内固定手术的患者为 31%（115 例）。总体来说，60% 的患者仍有背部疼痛，42% 的患者持续有下肢根性痛，31% 的患者需要再次手术。

38.8　腰椎融合术成功率

关于腰椎融合成功率的研究差别很大。成功率也因诊断和成功的定义而有很大差异。腰椎融合后并发症包括：内固定失败（7%），髂骨供区疼痛（11%），神经损伤（3%）和假关节形成（15%）。20% 腰椎手术患者因持续性疼痛或手术相关并发症而进行了再次手术。第 2 次腰椎手术成功率下降为 30%，第 3 次手术成功率为 15%，第 4 次手术成功率约为 5%。

飞利浦（Philips）等发表了一篇对因椎间盘退变性疾病导致的慢性腰腿痛患者而行腰椎融合手术的 3060 例患者的系统评价。腰痛的平均改善率为 37/100，ODI 评分为 22 分，SF-36 评分为 12 分。患者满意度平均为 71%。这些结果提示约 30% 的患者对手术疗效不满意，再手术率是 12.5%。

卡瑞吉（Caragee）等比较了腰椎椎间盘源性腰痛疾患和不稳定的腰椎滑脱疾病的腰椎融合手术疗效。在腰椎滑脱组，32 例患者中有 23 例（72%）达到了有效的手术成功标准，而盘源性腰痛组的 30 例患者，只有 8 例（27%）达到相同的疗效。在可接受的最低疗效比较中，腰椎滑脱组，31 例患者，29 例（91%）达到要求标准；而在盘源性腰痛组，30 例患者，只有 13 例（43%）

达到要求。从这个数据来看，腰椎滑脱疾病腰椎融合手术失败率约 10%，而盘源性腰痛组融合手术失败率为 57%。

在一个 2 年随访的随机对照试验中，弗里茨尔（Fritzell）等报道了对于平均患有 8 年严重的轴性腰痛的患者，融合术优于常规行家庭医生指导的物理治疗。所有初期结果显示手术干预，有明显的统计学上的改善。腰痛下降 33%（64→43），非手术组位腰痛仅下降 7%（63→58）。ODI 评分下降 23%（47→36）。在手术组，63% 的患者认为自己明显改善（29%）或好转（34%），非手术组为 29%。在融合手术组，29% 的患者认为明显好转，非手术组为 14%。在恢复工作上，手术治疗组优于常规治疗组。总的来说，38% 的患者物理治疗效果欠佳，患者认为无改变（24%）或更差（14%）。在每一个数据测量上，手术组的确优于非手术组。对有平均 8 年腰痛病史的患者，治愈几乎是不可能的。因此，治疗的目的是降低患者的疼痛程度。概括来说，25% ~ 33% 的手术患者和较之 4% ~ 8% 的非手术患者有明显改善。此外，抑郁症在手术组降低了 20%，非手术组降低了 7%。在其中，28% 的随机到常规治疗组的患者，在 2 年内最终选择了手术治疗。这个研究显示，手术治疗腰椎间盘退变性疾病优于常规治疗组，63% 的患者感觉明显改善或好转了，37% 的患者没有改善或更加严重。在这个研究中，有效是指 VAS 评分下降 2 分（如从 6 分到 4 分）和 ODI 下降 11%。与更严格的独立结果指标相比，手术成功的标准是最低限度的。总的来说，29% 的患者认为明显改善，34% 的患者有好转，24% 的患者无改善，14% 的患者进一步恶化。数据显示有 38% 的失败率。而其他 3 个 RCT 研究融合与强化康复和认知行为治疗的随机对照试验，结果显示融合并不优于其他方法的干预治疗。

布罗克斯（Brox）等对经后路椎弓根螺钉固定融合和认知行为治疗（CBT）及功能锻炼治疗 1 年的疗效进行了对比，使用 ODI 作为主要观察指标。持续性下腰痛 1 年以上的 25 ~ 60 岁的患者，影像学显示 L4/L5、L5/S1 椎间盘退变，ODI 评分至少达 30%。研究对象的平均年龄约 43 岁，下腰痛的病史约 10 年，24% 的融合组和 22% 的认知行为治疗和功能锻炼组恢复了工作。70% ~ 80% 的患者有的请病假休养，有的正在康复治疗，有的有残疾抚恤金。在挪威（Norwegian）医疗保险系统，超过 1 年的病假患者有享受康复或得到残疾抚恤金的权益。大约 50% 的患者使用镇痛药且 40% 为吸烟者。在合并症方面，70% ~ 80% 的患者没有明确描述。来自 SPORT 的研究显示，有糖尿病和抑郁症等合并症的患者，手术疗效更差。研究对象随机分为融合组和认知行为治疗组。在 1 年随访中，在只有 3% 的失访率的情况下，两组在 ODI 评分上无明显差异。手术组 ODI 从术前 41 降至术后 26（15 分），与认知行为治疗组 ODI 从治疗前 42 降至治疗后 30（12 分）相比较，无统计学意义。独立观察员评价其成功率，手术组为 70%，CBT/ 运动组为 76%。手术组的并发症发生率为 18%，手术组成功率为 70%，手术组失败率为 30%。布罗克斯（Brox）等还研究了 4 年随访结果。15 例（23%）患者接受了再次手术。ODI 下降 14.7 分，从 44.1 分下降到 29.7 分，无显著统计学差异。两个随机分组研究报道了疼痛减轻和功能恢复方面，随访 9 年时均比初次随访时更好。多次手术患者需要服用止痛药物，且不能工作。2006 年，布罗克斯（Brox）等又发表了关于慢性下腰痛 1 年以上的患者中内固定融合与认知行为疗法结合运动的比较研究结果，所有患者既往有椎间盘切除手术史并存在有持续的下腰部疼痛。主要的观察指标是 ODI 评分。融合组平均 ODI 从 47 分下降到 38 分，而 CBT/ 运动组平均 ODI 从 45 分减少到 32 分。在 1 年的随访中，如果将如此小的 ODI 减少定义为治疗成功的标准的话，研究者报道的两组成功率均可达到 50%，表明使用内固定腰椎融合术治疗椎间盘切除术后持续性腰痛患者仍存在腰痛患者达到 50%。曼尼恩（Mannion）等在 11 年时间内，对融合组和 CBT/ 运动组进行长期随访，患者自我报道结果的 ODI（−0.7vs−0.8）没有显著性差异。

然而这项研究失访率高达 45%。值得注意的是，4 年后 25% 的手术患者接受了手术。总之，在布罗克斯（Brox）等的各种 RCT 中，他们的早期研究报道了 1 年失败率或无恶化率为 30%。中期研究报道的"失败率"为 50%。

最近，米尔扎（Mirza）等发表了一项基于社区的研究，比较了盘源性腰痛的手术与非手术治疗。这个研究组是反对腰椎融合术快速增长和使用融合手术治疗盘源性腰痛的。米尔扎（Mirza）等选了 495 例患者，有 86 例（17%）患者接受了手术。运用从未使用的复合标准 [罗兰（Roland）评分改善 30%，疼痛改善 30%，无阿片类药物使用和工作]，手术组 1 年成功率为 33%，保守治疗组为 15%。长期随访对于评估手术组的治疗效果至关重要。根据 1 年随访，33% 的患者成功，67% 的患者未达成功标准。

38.9　腰椎间盘置换术的成功率

我们关于全椎间盘置换术的数据是有限的。这里总结了 2 个 RCT 研究结果，仅仅是比较全椎间盘置换与腰椎融合的疗效和 2 个不同的全椎间盘假体植入物。齐格勒（Zigler）等（2012）报道了一项前瞻性随机对照试验比较腰椎融合术与 ProDisc L 用于单一水平 DDD 的 5 年随访结果。全椎间盘置换组的优良率高于融合组 12.5%。两组 77 例（77%）患者对手术均满意。两组患者 VAS 评分下降 48%，ODI 减少也接近相同。这些结果表明 TDR 和融合患者有着相似疗效，两组患者的满意度为 77%。83% 椎间盘置换患者与 68% 的融合患者表示会再次选择手术。

盖伊（Guyer）等在 2014 年比较了 2 种不同的椎间盘置换植入物 2 年随访结果。手术成功定义为 VAS 减少，ODI 减少了 15 分，无并发症，无再次手术。2 种假体成功率相似：埃弗莱克斯（Kineflex）人工间盘为 68%，查利特（Charité）人工间盘为 67%。在 2 年的随访中，每组中都有超过 90%

的患者满意。在埃弗莱克斯（Kineflex）研究中 10.3%进行了再次手术，而在查利特（Charité）研究中这一数据为 8.4%。总共 32% ~ 33%的患者不符合手术成功的标准。很可能的原因是过高的自我满意率与传统结果指标之间的差距，这种现象在应用新药或新医疗器械中并不罕见。

38.10　PLSS 患者的诊疗流程

诊疗流程对腰椎手术后残留疼痛的治疗是非常有价值的。脊柱外科医生或介入医生运用病史、体查、影像学和诊断 / 治疗脊柱介入注射来鉴别和治疗腰椎手术后的持续性疼痛。脊柱和疼痛专家越来越多地关注患者的合并症，因为治疗这些病症可能有助于患者获得更好的手术疗效。

明确 PLSS 的原因有多种途径：手术后时间，腰部和下肢症状的严重程度，以及手术的入路。简而言之，克诺克（Crock）描述了两种术后失败类型："彻底失败"和"暂时疼痛缓解后的失败"。他强调，彻底失败通常与错误的诊断有关。起始疼痛缓解后的失败也可能是由于技术错误、内固定失败或椎间盘残留。在几周内暂时缓解疼痛，可能是椎间盘突出再发或感染。手术后 6 个月以上出现疼痛可能是因为椎间盘突出复发或新的突出，脊柱后柱疼痛（关节突关节 / 骶髂关节）或硬膜外纤维化。远期失败如下：手术部位或相邻部位的稳定性丢失或狭窄，相邻的关节突关节疼痛，骶髂关节疼痛，疼痛的内部椎间盘破裂（IDD）和假关节形成。科斯图克（Kostuik）总结了融合后的失败原因（表 38.3）和背部与腿部症状。另一种直接的方法是将脊柱分成三柱，即前、中、后柱，分析失败原因（表 38.4）。

表 38.3　腰椎融合手术失败原因

时间	腰痛为主	下肢症状
早期（数周）	感染	内固定或骨水泥造成的神经损伤
	错误节段融合	
	融合不充分	
	精神心理压力	
中期（数月）	假关节形成	内固定松动
	椎间盘破裂	早期邻近椎间盘退变
	早期邻近椎间盘退变	骨移植的位置
	不合适的调整	
	骨移植的位置	

表 38.4　三柱分析腰椎手术后持续性腰腿痛常见的原因

后柱	中柱	前柱
关节突关节	放射痛	盘源性疼痛：在手术节段或邻近节段疼痛性医源性椎间盘退变
骶髂关节	神经根病变	再发或残留的椎间盘突出
软组织：融合疾病	硬膜外纤维化	假关节形成
肌筋膜疼痛	过渡综合征或顶点疾病	邻近节段疾病
	蛛网膜炎	

38.11　病史

　　准确的病史能帮助明确很多患者疼痛的原因。患者应详细描述其术前和术后疼痛（疼痛的严重程度，间歇性疼痛或持续疼痛，或夜间疼痛，某种体位加重或缓解疼痛等），尤其是有无疼痛性质或部位发生变化。损伤性神经痛和神经性疼痛的特点是外科医生所熟知的。随着 2013 年汉娜·阿尔伯特（Hannah Albert）发表的关于椎间盘 Modic 1 型改变的研究，对有持续的、强迫的、深度的轴性疼痛描述的患者给予了更多的关注，这些患者的疼痛通常经保守治疗无效甚至加重，如物理治疗。阿尔伯特博士认为，Modic 1 型的 MRI 改变是由于短棒菌苗感染的椎间盘和终板感染，可以采取口服阿莫西林 – 克拉维酸 100d，每天 3 次的方法进行治疗。

　　医生体查时要决定患者疼痛主要是轴性腰骶部疼痛、下肢疼痛还是腰骶部和下肢联合痛。原发性持续性腰痛不同于原发性下肢痛。最近认为持续性下肢痛与脊髓刺激有关。对于腰骶部纤维化引起的 PLSS，一些专家认为脊髓刺激治疗可作为首选治疗方案。建议读者从本书外获得关于此技术更详细的描述。在美国，FBSS 是使用脊髓刺激治疗最常见的病因，镇痛的有效率能够达到 52%～72%。一项来自意大利国家内固定系统登记部门的研究分析显示，在 71% 的阳性反应中的 81% 的患者中脊髓刺激治疗对疼痛控制有积极作用，降低了药物需求。

　　如果轴性腰部疼痛是主要的症状，必须考虑椎间盘、关节突关节和骶髂关节的病变，内固定也是导致疼痛的因素之一。按照雷韦尔（Revel）的标准去判断疼痛是否由关节突病变引起，诊断性关节突封闭无效或疼痛复制。雷韦尔（Revel）的关节突疼痛标准是：年龄大于 65 岁，疼痛不因咳嗽而加重，因过伸、过屈而加重和躺着休息后疼痛好转。雷韦尔（Revel）的结果是不能复制的。而且，他只用单一的诊断性神经阻滞来验证关节突疼痛。这种情况下，单一的关节突封闭假阳性是 49%。关节突关节疼痛诊断的金标准是双重的、比较性的诊断性阻滞。然而，L5 以下的轴性疼痛对病史是敏感的和对骶髂关节疼痛是特异性的，使用双重对照骶髂关节诊断性阻滞是有效的医生在评估轴性疼痛时要尽力明确是腰痛还是骶骨痛。

　　医疗合并症也应该重视。据说，这个研究的第一作者评估了所有慢性下腰痛患者、潜在性的腰椎手术患者和 PLSS 患者是否有肥胖、糖尿病、腹型肥胖、代谢综合征、亚临床甲减、维生素 D 缺乏、性功能减退、男人更年期、女人更年期和骨质疏松症。如果内固定被考虑用于融合，或者如果患者存在假关节，最近的 DEXA 扫描骨密度可用于评估骨质健康状态。骨密度越低，从骨质减少到骨质疏松，骨骼保护椎间盘的能力越小，椎间盘和后柱以及软组织（肌肉、筋膜和韧带功能障碍）的轴向载荷增加的风险越大。在女性和男性的无创性 / 骨质疏松症患者中内固定失败的可能性更大。许多接受手术治疗的妇女进入更年期，不再具有由雌激素提供的骨保护作用。外科医生要仔细观察他们的女性患者是否处于更年期。妇女进入绝经年龄的判断标准为 51 岁。雌激素是男性和女性骨代谢的重要激素。雌激素与更年期骨矿物质密度（BMD）的丧失相关：腰椎 10 年累积损失为 11%。血清雌二醇（E2）浓度可预测骨折的风险。总 E2 水平 <5pg/mL 的老年妇女，独立于年龄和体重外，髋部和脊柱骨折的风险增加 2.5 倍；在男性中，也有类似表现。

　　同样，我们现在也明白，男性也经历过与年龄相关的睾酮减少。外科医生可能会考虑询问男性患者活力减少、抑郁症、性功能减退和肌肉乏力，以评估男性患者是否进入了更年期。从实验室的观点来看，一些研究者认为性腺功能减退症者的总睾酮少于 400ng/dL，总睾丸激素低于 275ng/dL 是明确的性腺功能减退症者表现。睾酮减少的男性也似乎更容易发生骨质疏松症。降低肌肉力量也可能影响脊柱稳定性和术后恢复的疗效。我们正在等待 2015 年发表关于睾丸激素试验的论文结果，其假设是睾酮治疗会增加男性患者脊柱的骨密度。

外科医生已经确保患者戒烟至少 6 个月或完全戒烟。NSAID 也是不鼓励使用的。新研究表明，外科医生和生物激素专家可以做更多的工作来帮助实现手术的最佳疗效。这显然是一个新兴的研究领域。克尔纳（Koerner）从脊柱患者疗效研究试验（SPORT）中确定了椎间盘切除术后最佳疗效相关的患者因素。4 年随访中，与外科手术或非手术治疗 ODI 最大改善相关的患者因素包括：更高的术前 ODI 评分，体重指数（BMI）<30，无抑郁，有保险，没有诉讼或工人赔偿要求待处理，症状出现 <6 周。有糖尿病的患者手术与非手术治疗无明显差异。了解这些因素，对于患者和外科医生决定是否进行手术是有用的。社会心理学问题、抑郁、焦虑等应该被及时识别并治疗，因为它们可以使患者的疾患更难以诊断和治疗。在治疗腰椎手术后持续性腰痛和 / 或下肢放射痛时，谨慎地确定和改善尽可能多的危险因素：血化验指标的异常、肥胖、糖尿病前期、糖尿病、酒精摄入、吸烟、抑郁和激素紊乱。有学者倾向于使用生物同源激素代替合成激素。一些外科医生可能会考虑实验室检查以帮助分层和优化患者的手术疗效，或者将患者先接受激素替代治疗专家的治疗。简而言之，一些关于维生素和激素功能方面的研究将会发表。优化激素健康后，健康有活力的组织、骨强度和愈合能力似乎在降低腰椎手术后持续疼痛的发生率方面是有意义的。当把潜在的手术患者按照术后腰腿痛患者处理的方法处理后，接受了一个完整的激素和实验研究，可试图消除任何愈合障碍。有学者发现上述医学合并症在脊柱患者中尤为常见，特别是在腰椎手术后持续疼痛的患者中。这是一个研究领域，但很少有论文发表。

慢性疼痛患者，包括腰痛患者，维生素 D25 羟基（维生素 D3）不足是众所周知的。中重度维生素 D25-OH 缺乏定义为 <10ng/mL，与 Modic Ⅰ型变化在统计学上有显著相关性。另外 2/3 的患者的维生素 D25-OH>20ng/mL，这些研究者认为"正常"。许多研究者不同意这一量值作为正常

的阈值，更不用说是骨骼和肌肉愈合的"最佳"值。不同意见的研究者将最佳量定义为 >50ng/mL。

维生素 D3 可能与骨骼健康、跌倒预防、免疫功能、癌症预防和 2 型糖尿病有关。然而，关于维生素 D3 缺乏与最佳量的定义仍然存在争议。因此正常范围定义为 20 ~ 100ng/mL。缺乏是基于研究者定义的范围是从 20 ~ 50ng/mL。目前最有趣的是对"最佳"与"正常"维生素 D 含量的关注。一些医生可以优化维生素 D3 水平和预防 2 型糖尿病等可控因素，从而使患者能够实现脊柱手术治疗的最佳疗效。骨骼健康的最佳水平 >50ng/mL。根据第三次国家健康和营养检查，61% 的白人和 91% 的黑人患有维生素 D 不足 [25（OH）D<32ng/mL]。最近的研究表明，对于骨折和肠道吸收钙的最佳保护来说，需要最小 25（OH）D 水平为 32ng/mL。如果患者维生素 D 缺乏，骨骼健康的钙补充剂将无效。如果患者患有癌症或心脏病，一些研究建议获得 70 ~ 100ng/mL 的血浆水平。维生素 D3 摄入量为 2000IU，可在数月内将血液浓度提高 20ng/mL。有些患者可能需要服用 5000 ~ 8000IU 维生素 D3 来获得达到这个水平。目前建议的美国每日用量（USRDA）为 600IU，维生素 D3 被认为是不足的；加拿大的 RDA 为 800 ~ 2000IU/d。手术前至少 3 个月，术前维生素 D25- 羟基水平达 50U 以上至少保持 3 个月。最后，任何类型的类固醇激素（雌激素 / 睾丸激素）和 25- 羟基维生素 D 的组合与骨折风险增加有关。

大多数 PLSS 患者也使用鸦片类药物，其具有抑制下丘脑—垂体—肾上腺（HPA）轴的作用。Valverde-Filho 等（2014）研究了慢性脊柱痛和口服吗啡诱导的神经内分泌和非癌症患者的代谢变化，推荐给疼痛中心。研究者比较了 3 组患者：使用鞘内吗啡泵（0.2 ~ 10mg/d）患者、口服患者（60 ~ 120mg/d）和接受非阿片类镇痛药的患者。所有组疼痛评分都有改善。在阿片类药物中，性欲的降低、潮热、月经周期功能障碍等方面较非阿片样物质组发生的频率更高。睾酮降低（低肌营养不良性腺机能减退症）在吗啡组

（分别为 58% 和 70%）与非阿片样物质组（17%）中显著普遍。这项临床研究报道了与实验室结果一致的临床症状。总胆固醇 >200mg/dL 和高敏感度 CRP（c– 反应蛋白）在阿片剂组中的频率更高。最后，接受吗啡治疗的男性患者骨矿物质密度低于正常值（P=0.014）。生长激素、甲状腺激素、肾上腺皮质激素的分泌也有一定的下降，但达不到统计学意义。

由于对神经和肌肉的副作用，研究者不推荐使用他汀类药物。在最低剂量时，他汀类药物是可能起最小效果的"有效剂量"药物。在 RCT 的 META 分析中，与安慰剂相比，肌肉不良反应与安慰剂相比更大。诸如代谢综合征、甲状腺疾病和与线粒体功能障碍相关的遗传突变等因素可以放大他汀类药物的药物。有新出现的证据表明，他汀类药物可引起其他不良反应，如神经病变和认知障碍。鼓励患者多阅读文献，以获得住院患者的最佳手术结果，特别是对于腰椎手术后持续性神经病变或神经根疼痛患者。

38.11.1　体格检查

对于 PLSS 患者，外科医生重复进行术前脊柱的体格检查，并进行一些补充。术前和术后是非常重要的，寻求新的疼痛靶点和可能被忽视的疼痛靶点。在某些情况下，患者可能会出现臀上皮神经卡压（适用于局部手术松解），此神经从内侧嵴上的骨质纤维隧道直至 L4/L5 中线 7 ~ 8cm 处。不常见的是，骨关节炎也可以影响下腰部、小腿和小腿区域。在有症状的终末期髋关节骨关节炎患者中，存在腰背痛在统计学上更常见。罕见的是，髋关节撕裂也可以影响坐骨结节或大腿前部区域。骨关节炎（即内旋减少）和髋臼盂唇 / 股骨髋臼冲击试验（即屈曲—内收—内旋转 –FAIR 试验）的髋关节检查在术前和术后至关重要，用于筛查不典型的髋关节疼痛。必须进行神经系统检查以评估局灶性缺陷、椎间盘突出术后的残留。如果患者对称反应不对称或缺乏踝关节刺激，那么这种神经病变可能伴有周围

性神经病变（最有可能是由于 2 型糖尿病、酒精性或亚临床型甲减）。这些区域之外的异常对整个治疗尤其是神经恢复有不利影响。如果患有糖尿病，与非糖尿病患者相比，进一步的手术干预可以预期具有统计学上显著差异的结果。这种发现也适用于各种药理学和介入性治疗的功效，有助于患者对治疗期望的咨询。

一些脊源性的疼痛的体格检查并不可靠。比如关节突源性的腰痛，诊断性关节突关节阻滞是金标准。因 PLSS 的最新定量研究报道说，骶髂关节承担 PLSS 持续性腰背痛的 43% 的责任，更多的注意力应放在其精确的诊断和治疗上。来自骶髂关节的典型疼痛位置为髂后上棘下方 10cm 处和侧方 3cm 处（图 38.4）。这种参考方式是从无症状的受试者接受侵袭性关节造影术中获得

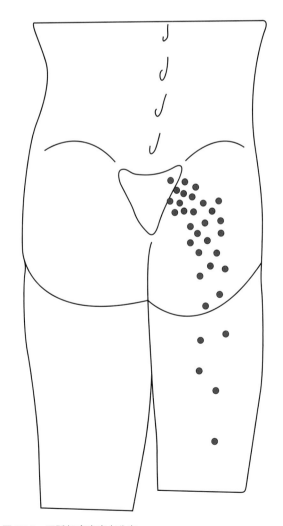

图 38.4　腰骶部疼痛痛点分布

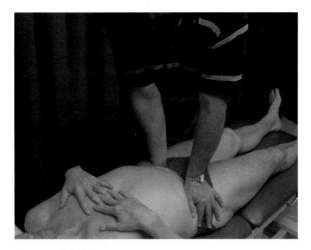

图 38.5　分离试验

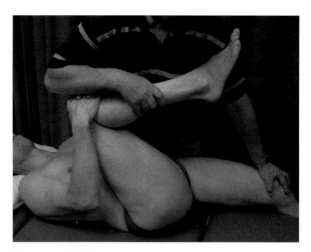

图 38.7　压缩试验

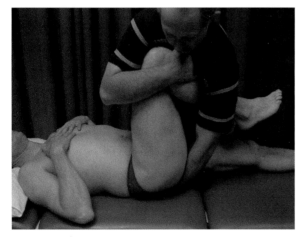

图 38.6　大腿推力试验

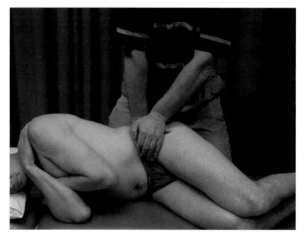

图 38.8　挤压试验

的。研究人员已经表明，基于与透视引导的骶髂关节阻滞的结果相关的研究，电击 ≥ 3/5 次刺激性骶髂联合测试是高度预测骶髂关节疼痛的。5 个骶髂关节测试包括分离、压缩、大腿推力、挤压试验和骶骨推力。图 38.5 ~ 图 38.9 演示了 5 个 SIJ 测试。

38.11.2　影像学

为了帮助确定患者腰椎手术后持续疼痛的原因，影像学是脊柱干预措施有效的第一步。首先，获得矢状平面和站立位的负重放射照片（AP/ 侧向 / 屈曲—伸展位）以评估融合椎体的稳定性。更理想的是，这些图像可以与术前 X 线片进行比较。大多数学者认为椎体大于或等于 4mm 的

滑移为临床上脊柱不稳定的表现。使用矢状和冠状重建的薄截面（2 ~ 3mm）CT 评估椎间盘的水平。高分辨率 CT 可以检测假关节（缺乏骨桥）、椎间孔狭窄、骨移植物或骨水泥移位，以及移位 / 不对齐的内植物。内植物松动被认为与应力疲劳有关，通常也与内植物周围存在 2mm 透光带有关。与内固定物相关的并发症通过 CT 进行评估，需要排除患有腿部疼痛的患者。经椎弓根螺钉植入术后，神经根刺激的发生率为 1%，通常是由不适当的低位和内侧位的螺钉引起的。

如果手术没有达到预期的手术结果，通常需要术后 MRI 检查。最佳 MRI 的检查方式是采用 T12/L1 ~ L5/S1 区段的 T2 加权成像，每个截面为 1mm 的薄层扫描融合平面。金属伪影减少序列（Metal Artifact Reduction Sequences，MARS）

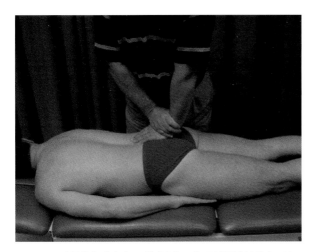

图 38.9　骶骨推力试验（同时测试左、右两侧骶髂关节）。注：垂直方向的力作用于骶骨中线处骶骨曲度的顶点，指向前方，在骶髂关节与骶骨的 nutated 处产生一个向后的剪切力

可用于更好地显示融合平面的成像。术后造影剂（钆）T1 加权成像对发现残留 / 复发性椎间盘突出症、新的椎间盘突出症、脊髓神经扩大 / 增强、神经性 / 硬膜外纤维化和 / 或蛛网膜炎特别有用。然而，术后 MRI 必须根据临床症状谨慎解释 MRI 影像的表现。术后早期（术后 6 个月），防止过度解释纤维化的现象是特别重要的。因为瘢痕组织增生的程度在头 6 个月内逐渐降低。在 34 例成功进行椎间盘切除术患者的 MRI 检查中，有 6 例（18%）患者术后 6 周内存在鞘内神经根增强，大多数受试者（63%）在 6 个月时观察到小关节增生，8 例（20%）患者神经元具有残留效应显示增强模式，该表现提示是椎间盘髓核的显影。格雷思（Grane）等报道了无症状椎间盘切除术后，患者残留 / 复发性椎间盘突出症的发生率为 19%。如果患者在 12 个月前接受了 MRI 检查，则可以更明显地观察到硬膜外瘢痕的形成。

"节段性或机械不稳定性"已被用于宽松地诊断患有退变性脊椎滑脱和旋转平移错位患者的疼痛来源。拉蒂格（Lattig）等报道了出现脊椎滑脱（DS）和旋转平移（RT）等异常运动的患者，常规 MRI 提示该患者出现小关节积液（平均渗液面积 2.15mm^2）。研究者分析了单独减压或融合减压术后 160 例手术后患者的状况。研究

中，患者平均年龄为 69 岁。25%（40/160）的患者检查未提示小关节积液，立位脊柱 X 线片和仰卧位脊柱 MRI 提示滑脱率 ≤ 3%。在 77%（108/140）的患者中，X 线和 MRI 之间的滑脱率 >3%（平均 10.6%，范围为 4% ~ 29%），平均小关节积液的面积大小为 2.15 ± 0.85mm^2。平面积液的程度与立位 X 线片与仰卧 MRI 的滑脱增加显著相关（P<0.001）。此外，右侧 / 左侧差异的程度与旋转平移的存在具有相关性 [旋转平移（RT）1.31 ± 0.8mm^2，而无旋转平移（RT）0.23 ± 0.17mm^2，P<0.0001]。如果患者具有 3% 滑脱率的迹象，小关节积液面积 >2.15mm^2 或不对称的小关节积液，则脊神经的内侧分支阻滞将有助于确定这些部位是否是产生疼痛的原因。目前，还需要更多的研究来确定 MRI 提示的小关节积液的面积对于在手术决策中选择最佳手术治疗方案（单独减压与减压融合）的作用。

自从汉娜·阿尔伯特（Hannah Albert）在 2013 年出版有争议的研究结果以来，Modic 1 型改变一直受到很大的关注。阿尔伯特（Albert）等认为，这些终板 Modic 1 型改变与终板和 / 或椎间盘的痤疮丙酸杆菌感染有关。而这不是典型的"椎间盘炎"或骨髓炎，因此患者的血常规检查会提示白细胞计数和沉降率正常。血培养提示阴性结果。阿尔伯特（Albert）的研究工作遵循巴里·马歇尔的研究，他的研究发现了胃溃疡事实上是由幽门螺旋杆菌引起的，并需要用抗生素治疗。在 1 年的随访中，阿尔伯特（Albert）发现在完成了 100d 抗生素疗程后，Modic 1 型改变的患者背痛和残疾率出现统计学上的显著降低。最近，另一组研究提示患者出现 Modic 1 型改变与其 1 年后出现的腰痛有关。一些患者的 Modic 1 型改变能够通过 MRI 检查发现，而在这些患者中，有更多的患者在返回工作岗位 1 年中出现疼痛，并且在这 1 年中，残疾和手术失败的发生率也更高。Modic I 型改变也是唯一的 MRI 提示结果与临床疗效呈负相关的退变性病变的影像学表现。

盖茨（Gates）等对腰椎手术后 SPECT 的患

者进行了评估。共评估了 63 例脊柱手术后持续性背痛的患者。至少 2 年后，50% 的患者进行了扫描，第 1 至第 2 年间 25% 的患者进行了扫描。骨扫描可以检测手术节段或高于 / 低于手术节段的生物力学应力。使用骨 SPECT 可检测假关节、异常关节突吸收、椎间盘病理和骶髂关节炎。在 63 例患者中，检测到 132 处骨扫描病变。总体来说，132 处病变中有 75 处（57%）在手术区域被发现，手术区域外有 57 处（43%）异常。60% 的关节突、椎间盘和椎体异常位于手术节段，29% 的高于手术节段（主要是关节突），11% 低于手术节段（关节突和骶髂关节）。最常见的异常如下：37% 关节突（$n=51$），22% 椎间盘（退化性椎间盘疾病、术后反应性发现、无并发椎间盘炎）（$n=29$），15% 假关节（$n=20$），14% 的骶髂关节（$n=18$）和 7% 的椎体病变（$n=9$）及其他病变。15 例（25%）患者共有 18 个骶髂关节摄取。4 例患者没有发现骨折，3 例患者在手术部位上方的椎体中发现骨折。许多患者有不止一处病变。

假关节会导致手术部位异常活动。通常需要 6 ~ 9 个月才能在 X 线片上看到椎间植骨融合，需要 2 年的时间才能完全融合。基于使用 SPECT 的研究，在 1 年时融合节段示踪剂摄取增加提示假关节形成的可能性。所有骨 SPECT 均在手术恢复的通常窗口期或在手术恢复的通常窗口期之外进行。SPECT 可以作为手术后典型的持续性腰痛患者的有用的诊断工具。同时，可以使用其他诊断性阻滞来证实或推翻骨扫描发现，以区分无痛放射学发现和实际疼痛的靶点。

38.12　PLSS 的病因：三柱方法

三柱方法通常可用作诊断和治疗腰椎手术后持续性腰痛和 / 或神经根性疼痛的最常见手段。脊柱分为后、中、前柱。这种方法为临床医生提供 PLSS 的简单区分法则。在本章的剩余部分将

讨论持续性疼痛的主要病因以及目前最佳的基于证据的治疗方法。但是不涵盖术中和围手术期并发症，因为其他章节对这几个方面进行了很好的综述。本章不介绍鞘内注射泵和脊髓刺激器。研究者提出了脊柱注射的严格诊断和治疗标准，如果脊柱介入医生采用不太严格的诊断标准或使用次优技术，结果就会受影响。不良后果会给患者、脊柱介入医生和外科医生带来不利影响，导致付款人不愿意支付治疗费用。

38.12.1　后柱：关节突疼痛

腰椎手术改变后柱上的应力，并可能导致在骶髂关节或肌肉 / 韧带组织上产生新的疼痛因子。这种影响可能包括增加椎间融合之上或之下的节段运动，或由于切除部分椎间盘而增加或异常的节段运动。最常见的疼痛产生因子是关节突和骶髂关节及软组织。据德帕尔马（DePalma）等所言，在 28 例术后持续轴向腰椎疼痛患者中，75% 患者的疼痛是由后柱结构导致的：关节突 18%，骶髂关节 43%，硬 / 软组织 14%。其余 25% 的患者通过诱发性椎间盘造影诊断为疼痛性椎间盘内破裂。

在持续性轴向腰骶部疼痛患者中，关节突关节病变（ZJA）疼痛必须被认为是持久性疼痛的可治疗来源。在病理生理学上，我们知道腰椎前外侧椎体间融合后，增加的囊状应变位于相邻节段和索引节段关节突关节囊上。关节突关节有损害感受器和机械刺激感受器。机械刺激感受器也被认为在本体感受角色中起作用。利特（Little）等检查了单级 L4/L5 前外侧椎体融合对相邻关节突的影响。固定后 L3/L4 和 L5/S1 水平的椎间角和关节突应变增加。L4/L5 关节突囊分别显示同侧和对侧的下降和增加的应变，对应于前外侧椎体间固定。

鉴定临床"关节突综合征"的尝试基本上是无效的。雷韦尔（Revel）等报道，92% 的患者 7 项临床变量中占了 5 项，利多卡因阻滞可以缓解 75% 以上的疼痛。雷韦尔（Revel）的标准如下：

年龄大于 65 岁，咳嗽无疼痛，屈曲过度无恶化，前屈疼痛无恶化，前屈起身疼痛无恶化，伸展疼痛无恶化，卧位缓解疼痛。研究者指出，这些标准可用于选择患者进行关节突注射，然而这些特征不应被视为源于关节突关节的下腰痛的明确诊断标准。雷韦尔（Revel）的研究从未被重复。此外，我们知道单侧阻滞假阳性率高得令人无法接受（高达 49%），因此 92% 的 ZJA 患者难以复制疼痛。脊柱介入医生使用选择性阻断幸运地解决了这种诊断困境。

在非手术慢性腰痛患者中，慢性腰痛患者的特异性后柱疼痛产生因子，即疼痛性椎骨关节突关节病变（ZJA）患病率已达 15% ~ 40%。研究的第一批患者中有 15% 存在疼痛性关节突关节病变。研究对象主要为男性，平均年龄为 38 岁。第一项研究使用了优异的双阻断技术。第二项研究报道了疼痛性关节突关节病变的患病率 40%，研究对象主要为女性，平均年龄为 59 岁，仅进行了单次关节腔内注射，50% 以上的疼痛缓解。需要至少达到 75% 的疼痛缓解，局部麻醉内侧支阻滞的对照组患病率为 27% ~ 45%。相较于 90% 疼痛缓解的标准，在没有创伤史的老年女性患者中，患病率为 40%。

具体针对患者在脊柱手术后持续性腰痛、关节突疼痛的患病率的问题，研究者们已经进行了几项研究，根据不同的标准，患病率从 2.7% ~ 33% 不等。斯利普曼（Slipman）等报道了关节突疼痛患病率为 2.7%（没有报道阳性反应标准）。通过曼奇坎蒂（Manchikanti）等的报道，在后路腰椎手术的患者中，使用标准技术双重比较内侧分支（≥ 75% 为缓解），小关节介导的疼痛占 16%，单侧阻滞的假阳性率为 49%。手术由腰椎椎板切除术（61%）、骨融合（20%）、内固定融合（18%）、微创椎间盘切除术（8%）和其他（33%，包括椎间盘置换术）等组成。大于 80% 的疼痛缓解阈值被定义为阳性反应，筛选组产生了 49% 的沉降率。

德帕尔马（Depalma）等报道了关节突关节病变的发病率为 18%。克辛格（Klessinger）使用双侧阻滞 ≥ 80% 的缓解标准报道了腰椎间盘微创切除术后 8% 的小关节综合征患病率。同时希普（Siepe）等报道更高的患病率，可能是由于使用 ≥ 50% 的筛查阳性反应屏蔽阻滞。这些研究者研究了腰椎全椎间盘置换（TDR）后向患者单侧小关节内注射局部麻醉剂和皮质类固醇（>50% 缓解）后疼痛的病因，确定 TDR（ProDisc Ⅱ）后患者的关节疼痛发生率为 12.6%，大部分患者症状有所改善（86.4%）。关节小，注射缺乏特异性和敏感性，不被认为是诊断有症状小关节的标准。对于 TDR 在 L5/S1 的情况（21.6%），可观察到更差的结局和更高的后关节疼痛发生率和两级 TDR（33.3%）。TDR 可能损害索引段，但又能竭力减轻相邻节段的退变。

对腰椎手术后的持续疼痛的病因学研究显示，与非手术患者文献相比，阳性综合征的发生率较低，但还需要进一步的研究。众所周知，更严格的积极应对标准可降低患病率。

目前为了为患者提供最好的脊柱治疗，脊柱外科医生通过使用基于证据的标准来诊断关节突关节病变（ZJA），来确定他们的患者的病变截面。该标准使用的是双重比较麻醉内侧分支阻滞 ≥ 75% 的区域得到缓解方式，而 ≥ 75% 的区域得到缓解被认为是阳性的反应。国际脊柱干预协会最近更新了脊椎面评估的实践指南。其中报道的单个阻滞的假阳性率是很高的，分别为 37%、41%、47% 和 49%。当采用适当的技术时，由于无法识别血管内注射的局部麻醉剂，内侧分支阻滞是具有靶向特异性的，假阴性率较低，为 8%。许多外科医生也会对潜在手术患者术前进行关节突阻滞。

38.12.1.1　内侧分支射频消融（Radiofrequency Ablation，RFA）

在已经出版的多项临床指南和系统综述中提到了关于射频消融（Radiofrequency Ablation，RFA）的疗效和使用的不利结论。然而，这些评论中包括技术上不正确的电极放置和不符合纳入诊断标准的脊柱关节突的疼痛。正确的腰内侧支射频消融（RFA）技术对于治疗是至关重要的。博哥德克（Bogduk）等确定由希利（Shealy）在20世纪70年代和其他的研究人员在20世纪20年代使用的射频消融技术是不够的，这是因为他们使用的技术缺乏内侧分支神经解剖学知识。此外，研究人员证实了热射频（RF）电极是在其尖端周围进行凝固，而不是在尖端远处。这一发现使得通过"平行"而不是垂直于目标神经放置热射频（RF）电极，此后凝固内侧分支神经的研究成功率得到提高。范维克（Van Wijk）等的腰椎小关节射频消融（RFA）的放射核素发射计算机断层扫描（Radionuclide emission Computed Tomography，RCT）与假手术组没有区别，然而射频（RF）电极垂直放置而不是平行于内侧分支神经，会产生一个小的、无效的损伤，不如假手术组的治疗效果。

许多近来的射频消融（RFA）临床指南和系统综述也纳入了非脊柱关节引起疼痛的患者。回顾性研究报道了单一阻滞的假阳性率（≥50%的疼痛缓解作为阳性反应）可以高达50%。在许多研究中，阳性反应的标准设置得太低。诊断的确切程度与治疗结果呈正比。如果使用双重阻滞法，患者≥70%疼痛得到缓解或疼痛完全得到缓解，以及适当的电极放置使得患者更有可能从射频消融（RFA）中获益。关于射频消融（RFA）达到最佳治疗效果的操作和技术指南详见国际脊柱介入协会实践指南最新版本。

在使用正确适应证和技术的论文的回顾中，明确了内侧分支神经切断术在临床上是有效的。总之，使用50%疼痛缓解为阳性反应标准的研究获得了大约40%的成功率（定义为50%缓解疼痛）。如果在诊断阻滞后阳性反应的标准提高到完全缓解，56%的患者能够达到疼痛完全缓解，每次治疗的平均维持时间为13个月。德雷富斯（Dreyfuss）等使用严格的操作标准报道结果显示，60%的患者在12个月内获得90%的疼痛缓解，87%的患者获得至少60%的缓解。德雷富斯（Dreyfuss）等报道了良好的射频（RF）

神经切断术结果，用于双重阻滞后的主观缓解具有70%的截断值。克辛格（Klessinger）报道了射频（RF）神经切断术对椎间盘切除术患者关节疼痛的疗效。使用≥80%的疼痛缓解为双重阻滞标准，接受射频消融（RFA）后，报道了59%的患者在神经切断术后6个月至少50%的疼痛缓解。

脉冲射频（Pulsed RadioFrequency，PRF）治疗近来越来越受到关注。而对于PRF的治疗机制正在进行深入研究。经典射频（RF）温度达到70～90℃，以实现神经结构的热凝固。脉冲射频（PRF）似乎通过非热电磁场效应和非常短暂的热尖峰从45～50℃起作用。在尖端超过0.5mm处较少发生组织破坏。通常，脉冲射频（PRF）产生比射频（RF）更强的电磁场。最近的一项综述包括使用脉冲射频（PRF），脉冲射频（PRF）与硬膜外类固醇注射剂脉冲射频（PRF）与假手术的6项放射核素发射计算机断层扫描（RCT），以及脉冲射频（PRF）与常规射频（RF）的其余研究。先前用射频（RF）治疗DRG产生的短暂神经炎和运动功能障碍的研究表明，脉冲射频（PRF）的最佳治疗效果的证据是在颈椎的治疗中。范·赞德特（Van Zundert）等对伴有慢性根性疼痛的患者的颈椎DRG进行了脉冲射频（PRF）治疗。在治疗后3个月时，患者疼痛与假手术组相比减少了50%，VAS降低了20%。在腰椎的一项类似研究质量较差，无法评估疗效。

38.12.1.2 骶髂关节疼痛

评估单一脊柱外科医生诊断疼痛的患者中的368例患者，其中包括25%的患者进行了椎间盘切除术，根据诊断阻滞的评估，发现14.5%的患者患有骶髂关节痛（Sacroiliac Joint Pain，SIJP）。包括25%的先前椎间盘切除术，根据诊断阻滞的评估，发现14.5%的患者患有骶髂关节痛（SIJP）。由于骶髂关节疼痛可呈轴向、位于腰骶部，同帕荣雷氏病样疼痛，这是考虑腰椎前路和腰椎手术后的一个关键诊断（图 38.4）。早期研究 PLSS 报道无骶髂痛（表 38.2）；斯利普曼（Slipman）等报道了骶髂关节痛（SIJP）在异种 PLSS 人群中的 2.7% 的发生率。到 2011 年，德帕尔马（DePalma）等研究了与先前研究中患者数量相同的手术后持续性轴位性腰痛的患者，报道了这些患者中关节疼痛 43% 的患病率。

基于目前使用诊断阻滞，骶髂关节（Sacroïliac Joint，SIJ）疼痛的研究显示其似乎是术前和术后慢性轴向腰痛的被低估的疼痛来源。施瓦彻尔（Schwarzer）等是第一个使用诊断阻滞来诊断骶髂关节（SIJ）疼痛的。使用经验证的历史因素，患者的主观报告疼痛低于 L5，施瓦彻尔（Schwarzer）等通过单侧阻滞方法报道了慢性腰背痛患者骶髂关节疼痛患病率为 30%。使用双重阻滞比较技术，报道了患有慢性 LBP 患者的骶髂关节痛（SIJP）患病率为 2%（Pang 等报道的数据）、6%［曼奇坎蒂（Manchikanti）等报道的数据］和 18.5%［迈涅（Maigne）等报道的数据］。迈涅（Maigne）报道了单次筛查阻滞的假阳性率为 30% ~ 47%。

迈涅（Maigne）使用单一筛查阻滞方案对患者进行术后研究，报道了腰椎融合术后骶髂关节（SIJ）疼痛患病率为 32% ~ 35%。卡茨（Katz）等报道了骶髂关节为 32% 患者腰椎融合后持续性疼痛的原因。然而，研究者使用局部麻醉剂和皮质类固醇进行单次注射，其具有不可接受的假阳性率。阳性的反应定义为局部麻醉后，患者得到 >75% 的疼痛缓解和至少持续 10d 的疼痛缓解。迈涅（Maigne）和普兰丘（Planchon）报道了 35% 的患病率，使用单个阻滞技术，患者的疼痛缓解了 75%。然而，值得注意的是，他们还发现，骶髂关节（SIJ）疼痛的唯一病史因素是疼痛，与术前疼痛不同，骶髂关节疼痛通常在术后 3 个月以上出现。骶髂关节疼痛与髂嵴供体部位无关，或与骶骨融合无关。研究者也没有发现靠近骶髂关节附近进行取骨是骶髂关节疼痛的危险因素，与阿海姆（Ebraheim）等发现的结果一致。使用双重阻滞方案研究的爱昂（Liliang）等和德

帕尔马（DePalma）等分别报道了骶髂关节疼痛的患病率为 40% 和 43%。两组研究者都研究了在腰椎融合后 L5 以下持续疼痛的患者。

深入了解德帕尔马（DePalma）最近的研究工作，该研究评估了 28 例腰椎融合后的慢性腰背痛（CLBP）患者；融合病例中的 43%（12/28）有骶髂关节（SIJ）疼痛的症状。在德帕尔马（DePalma）治疗融合后慢性轴向腰骶痛患者的后期，SIJD 是疼痛最常见的病因，其次是 IDD 为 25%（7/28），关节突关节病变（ZJA）疼痛为 18%（5/28），融合内固定为 14%（4/28 例）。与 L5 相比，SIJD 阳性病例的患者中超过 80%（10/12）出现骶骨腰椎融合（P=0.0032）。德帕尔马（DePalma）的结论是，将骶骨纳入融合结构似乎是随后发展骶髂关节（SIJ）疼痛的危险因素。融合后骶骨的生物力学研究表明了骶骨融合会引起骶髂关节（SIJ）的活动度和压力的增加。

爱昂（Liliang）等评估了腰椎融合后 130 例持续性腰椎和 / 或放射腿部疼痛的患者。其中 52 例患者符合纳入标准，低于 L5 的疼痛和至少 3 次骶髂关节刺激性实验阳性。使用了三重阻滞标准，需要达到 >75% 的疼痛缓解。如果患者没有经历第三次诊断阻滞，则出现了 26% 的假阳性率。21 例患者或 40% 的患者符合骶髂关节（SIJ）疼痛标准。在最初的 130 例患者中，腰椎融合后出现持续疼痛患者为 16%（21/130）。爱昂（Liliang）等报道了以下预测因素：单侧疼痛（76%）与双侧疼痛（24%），3 次以上兴奋性物理检查试验的阳性反应，以及不同于术前疼痛性质的疼痛。L5/S1 融合与否或融合的数目并不能用于预测骶髂关节（SIJ）疼痛。

经腰骶融合术后，伊马尼（Emani）等报道，60 例长期融合骶骨的患者中有 15% 需要取出导致疼痛的植入物，主要是髂骨，而不是骶骨螺钉。在某些患者中，融合到骶骨后的疼痛是机械性的；在其他患者中，疼痛似乎是由于植入材料的磨损颗粒导致的软组织炎症反应。在用透视引导下局部注射治疗腰椎人工椎间盘置换术（TDR）

后持续性轴位腰痛原因的研究中，12% 的患者的骶髂关节被确定为疼痛原因。

　　融合后骶髂关节（SIJ）疼痛的病因有不同的假说。弗莱莫耶（Frymoyer）等报道，骶髂关节基本上是导致融合术后持续性疼痛的基础，对于腰椎融合患者（有和没有供体部位疼痛）与椎间盘切除术患者，仅进行成像比较，研究者可以发现骶髂关节的 X 线片的屈曲伸展移动性或退变性变化方面没有差异。随后的研究人员发现融合后患者 CT 显示退变增加。易卜拉欣（Ebrahim）等（2000）对 22 例髂嵴骨移植术后骶髂关节持续疼痛患者进行 CT 检查，发现关节滑膜部分破裂导致严重退变性病变。在关节韧带部分破裂的16 例患者中，10 例出现轻度退变性病变，6 例呈中度退变性病变。内侧滑膜部分破裂的 3 例患者关节显示出严重的退化。5 例患者出现内部破坏，没有出现退变性病变。总之，研究者得出结论，髂后嵴取骨后内表破裂的发生率高，随着内表滑膜部分的破坏，能观察到更严重的变性。较之 2 区、3 区，仅推荐 1 区为取骨区，以避免任何内表破裂。这项研究的缺点是缺乏与诊断骶髂关节阻滞的相关性研究。汉（Ha）等在腰椎融合术后 5 年的患者中进行了 CT 检查，并且没有进行骶骨固定。与对照组相比，75% 患者发生关节变性。在与骶骨融合的组中观察到更大的骶髂关节（SIJ）退变。

　　调查人员报道，当骶骨倾斜率减少（使骶骨更加垂直）和骨盆逆行增加时，融合后骶髂部疼痛增加（骶髂关节阻滞后骶髂关节疼痛的诊断≥75% 疼痛缓解）。这个骶骨位置与坐姿时骶骨位置相似，其中个体代偿导致腰椎前凸丢失，增加了髋关节压力。融合后疼痛更有可能是由于更垂直的骶骨（较少的骶骨倾斜率）和更多的盆腔倾斜。从力学上分析，腰椎椎旁肌必须施加更大的力量以维持直立状态的矢状位中线的序列，这在理论上导致肌肉"融合病"和小关节面以及骶髂关节后柱疼痛增加。随着时间的推移，这些研究的 META 分析发现其可能导致椎间盘的轴向载荷的增加。

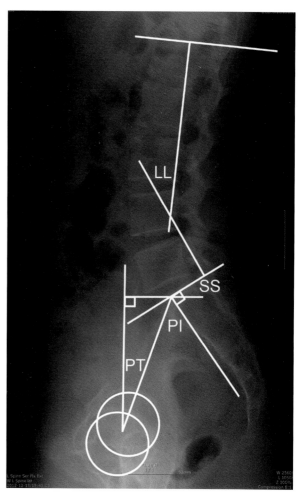

图 38.10　脊柱骨盆，侧位 X 线参数。LL 为腰椎前凸角，PI 为骨盆入射角，PT 为骨盆倾斜角，SS 为骶骨倾斜角。

　　在这些关于骶髂关节作为腰椎融合后持续疼痛的原因的研究中，DuvalBeaupère 标准用于辅助矢状面序列（图 38.10）。腰盆骨功能决定参数包括腰椎前凸角（Lumbar Lordosis，LL），盆腔入射角（Pelvic Incidence，PI），盆腔倾斜角（Pelvic Tilt，PT）和骶骨倾斜角（Sacral Slope，SS）（图 38.10）。

　　从解剖学上来说，骶髂关节由关节滑膜和韧带组成。骶髂关节前半至 2/3 是一个典型的滑膜关节，关节周围表面有透明软骨，而在关节的上部，骶骨和髂骨不是直接接触的，而是由前后骨间韧带连接的。另一个有趣的理论认为导致骶髂关节疼痛的主要部位是韧带结构。

　　骶髂关节引起疼痛的原因可能比第一主观感

觉更加复杂。争议仍然主要是背痛，混合背部和腹侧内脏的关节性疼痛，福丁（Fortin）解剖骶髂关节发现，该关节完全是由骶骨环 S1 ~ S3（S4）的后支组成的。穆拉卡米（Murakami）等认为，这些结构与骨间韧带和背侧长短骶髂韧带协同工作，因此潜在的关节外的骶髂关节疼痛是不容忽视的。霍维茨（Horwitz）研究认为，长而短的后骶髂韧带包含背侧支分支 S1/S2。研究表明，滑膜部分及骶髂关节的韧带都具有损害感受器。

穆拉卡米（Murakami）等使用疼痛激发试验筛选患者，然后患者接受透视下关节腔内或骶髂关节周围利多卡因注射。关节周围注射对所有患者均有效，而关节腔内注射仅对 25 例患者中的 9 例有效。所有关节腔内注射患者之后对关节周围注射做出反应。骶髂关节上的垂直载荷主要是通过后纵韧带和骨间韧带传导，研究对象也存在后囊退化或消失。研究者还发现，透视注射到骶髂关节中部 1/3 段最有效，缓解了 50% 以上的疼痛。在对骶髂关节疼痛的全面综述中，研究者提出了导致骶髂关节（SIJ）疼痛的关节内和关节外原因，临床研究证实了针对关节内和关节外类固醇注射的中期益处。

如果双重诊断关节突确定骶髂关节为疼痛产生因子，骶髂关节神经切断术可以考虑用于更长时间的疼痛缓解。冷光射频外侧支神经切断术已被证明可以提供短期和长期（长达 2 年）的显著缓解。汉森（Hansen）等对骶髂疼痛的治疗干预进行了系统评价，56 例研究中有 11 例研究符合纳入标准。证据表明冷光射频神经切断术对疼痛缓解有利，同时关节内类固醇注射、类固醇或肉毒杆菌毒素的关节周围注射、脉冲射频和传统的射频神经切断术对短期和长期缓解不利。

38.12.1.3　肌筋膜炎和脊柱融合病

肌筋膜炎可能是患者手术前症状的一部分。肌筋膜炎性或"融合病"导致的疼痛也可能是由于广泛的肌肉 / 筋膜剥离和肌肉内压力增加的持续的长时间收缩所致。"融合病"也可能是由于融合后脊柱代偿性过伸和骶骨更垂直的体位，从而导致竖脊肌和后柱载荷增加。有触发点的肌筋膜疼痛可接受触发点注射、肉毒杆菌毒素注射或干针疗法。然而，"融合病"的治疗与普通的肌筋膜炎是不一样的。

38.12.1.4　后柱疼痛的其他原因：臀上皮神经病变

斯特朗（Strong）和戴维拉（Davila）在 1957 年首次描述了臀上皮神经病变。在风湿病学著作中，30% ~ 50% 的慢性腰痛患者都存在"髂嵴疼痛综合征"（Iliac Crest Pain Syndrome，ICPS）。风湿病学家将髂嵴综合征描述为慢性腰痛的真正独特原因。该病症可以通过对内侧髂嵴的压痛（距离 L4/L5 中线 6 ~ 8cm）诊断出来。该病症的检测是可靠的，对于评分者区间可信度，k 值为 0.57。1999 年，对于 ICPS，博哥德克（Bogduk）表示，"没有证据表明其机制或原因"，它只不过是一种临床症状。博哥德克（Bogduk）认为 ICPS 的可能原因（但当时没有证实）包括：腰肌筋膜、髂腰韧带扭伤；多裂肌或臀大肌劳损；方形肌肉中的触发点活动；背支外侧支在髂嵴筋膜内的卡压。2005 年，阿克巴（Akbas）等报道，一名男子在同侧褥疮溃疡手术 6 个月后因严重的右侧腰痛入院。检查中，他在髂嵴内侧至中线的 6.5cm 和 7.5cm 处有两个压痛点。进行麻醉药和皮质类固醇局部注射后，疼痛在几分钟内消失。研究人员最近已经证明，髂嵴疼痛综合征的病因实际上是臀上皮神经在刚性骨纤维隧道（穿透内侧髂嵴胸腰带筋膜）中的卡压。患病率为 10%。臀上皮神经（Superior Clunial Nerves，SCN）为髂后嵴和上臀提供感觉神经支配。SCN 起源于 L1 ~ L3 神经，并且也穿透了腰大肌。艾米斯（Ermis）等通过超声诊断了 25 例臀上皮神经卡压，并用类固醇进行局部麻醉。最近，森本晃司（Morimoto）等报道了臀上皮神经病变的外科疗法。对 34 例患者进行了骨纤维隧道（具有臀上皮神经病变）的微创下减压。患者出现髂嵴中线 7cm 处的疼痛。平均疼痛持续时间约 5 年。疼痛既有单侧，也有双侧。对诊断阻滞使用利多卡因（75% 疼痛缓解）、皮质类固醇阻滞无效，之后进行手术治疗。骨纤维隧道的臀上皮神经病变消除后，所有患者的疼痛立即完全缓解。10 个月后，所有患者疼痛彻底缓解，没有患者经历疼痛复发。

38.12.1.5 技术说明：诊断性阻滞，使用镇静剂或没有使用镇静剂进行手术

最近的一项研究引起了镇静剂对诊断注射后有效性、准确性和治疗结果的影响的关注。根据该随机对照研究的结果，建议不要使用清醒镇静剂（包括异丙酚、咪达唑仑和芬太尼等药剂），因为很有可能得到假阳性诊断阻滞。为了正确诊断小关节介入或骶髂关节疼痛，需要双重比较麻醉关节突。具有假阳性结果的患者可能会被误诊，并且进行不必要的手术。阻滞使用镇静剂患者的疼痛缓解度显著高于疼痛日记评分中的疼痛缓解度，并且有更少的手术相关疼痛。重要的是，更多接受镇静剂治疗的患者疼痛缓解度在 50% 以上（70% vs54%，P=0.039）。

38.12.2 中柱

术后持续性腿部疼痛的病因

中柱疼痛的最常见原因有：复发性 / 残留性椎间盘突出症，新节段的新突出，硬膜外纤维化，以及随着时间推移出现的相邻节段退变。从历史上看，早期手术结果研究中，残留侧隐窝狭窄、极外侧型腰椎间盘突出症、游离型椎间盘碎片和蛛网膜炎是腰椎术后综合征（PLSS）的突出原因。在伯顿（Burton）等的第一次腰椎术后综合征（PLSS）定量研究中（1981），使用碘苯酯进行 CT 检查仍然很常见，研究者发现蛛网膜炎的发病率为 6% ～ 16%。开始运用磁共振成像（MRI）之后，蛛网膜炎的发病率变得很低。慢性腿痛是

腰椎手术后疼痛的最主要原因之一。由于原发性神经性腿痛的发生率和死亡率都很高，因此需要对神经根性腿痛进行批判性分析，寻找一个可纠正的原因。

椎间盘切除术的术后复发（同侧或对侧）率为 5% ～ 15%。使用钆进行的磁共振成像（MRI）是术后的主要研究方法，然而，它必须与临床表现密切相关。许多外科医生还建议硬膜外注射类固醇来治疗疼痛，而无需进行翻修手术。在术后 1 年复发性坐骨神经痛患者的磁共振成像（MRI）研究中，42% 的症状患者有椎间盘突出症，19% 的无症状患者有椎间盘突出症。

许多患有手术后持续或残留性腿部疼痛的患者，没有明显的确切病因，只需要足够的时间使神经从长期压迫和炎症中恢复。手术并发症可能伴随着时间的延长而减低，以及联合神经根和 / 或过度出血的存在。持续的术后腿部疼痛在极少数情况下可由蛛网膜炎引起（3%），不包括先前脊髓造影引起的损伤。蛛网膜炎有 3 种模式，虽然并不常见 [T2 加权磁共振成像（MRI）]：神经根丛集（Ⅰ型，最轻型），神经根周围粘连到硬膜囊的"空囊"（Ⅱ型，中等严重程度），填充椎体下方蛛网膜下腔的中间信号团块（Ⅲ型，严重）。约 6 个月无痛期后腿部症状的发作也可能表明硬膜外纤维化。并发症也可能由内固定移位引起。X 线和透视 CT 可以评估内固定位置。内固定后很少发现关节间骨折。髂嵴移植供区已被报道为弥漫性腿部疼痛的原因，然而，髂骨取骨技术明显改善，以保留臀上神经。内植物放置和髂嵴移植供区也得到改进，以避免破坏骶髂关节及椎间盘退变加速，其可能伴随腰骶痛以及类似于神经根性的腿部疼痛。长期发生的腿部疼痛可能表现为融合术后的邻近节段退变（ASD）。

当无法找到持续性腿部疼痛的确切原因时，病因通常被认为是硬膜外（包括神经内和神经周围）纤维化。关于硬膜外纤维化的真实发病率存在争议。抗黏附屏障凝胶的倡导者和粘连松解术者往往有更高比例的临床显著硬膜外纤维化，而

表 38.1 的定量研究中，硬膜外纤维化发病率为 4% ~ 15%，其是目前更可靠的流行病学估计。

托马斯（Thomson）和雅克（Jacques）报道了正在接受脊髓刺激治疗的患有严重神经病理性脊柱炎的背部疼痛患者的腰椎术后综合征（PLSS）患者的人口统计学。这些患者疼痛水平较高，残疾 / 无力工作，生活质量不如复杂性区域疼痛综合征、类风湿关节炎和纤维肌痛患者。他们可能是融合术后手术疗效最差的患者，并不代表所有患有融合术后持续疼痛的患者。与患有复杂性区域疼痛综合征（Complex Regional Pain Syndrome，CRPS）以前称为反射性交感神经营养不良（Reflex Sympathetic Dystrophy，RSD）或类风湿性关节炎的其他慢性疼痛患者相比，腰椎术后失败综合征（FBSS）患者严重残疾，功能障碍指数（ODI）为 56（被认为由于痛楚接近"残废"）和 27（低中度残疾）。人口统计方面，这些患者术后平均背痛发病率为 50%，腿痛发病率为 75%；类风湿性关节炎患者的背痛发病率为 34%，腿痛发病率为 60%。根据欧洲五维健康量表（EQ-5D），生活质量为 0.16 或非常差。78% 的腰椎术后失败综合征（FBSS）患者无法工作，31% 的 CRPS 患者无法正常工作。

在本研究中，纳入了加拿大、西欧和澳大利亚 PLSS 出现严重的神经性疼痛的患者。该 PLSS 亚组的患病率报道为 0.61%，类似于类风湿关节炎的患病率（0.5%）。为了估计在美国的患病率，我们必须观察国际脊柱手术率。切尔金（Cherkin）等（1994）提出了 20 世纪 80 年代中后期背部手术率的国际比较（图 38.1）。美国的脊柱手术率是加拿大、西欧和澳大利亚的 5 倍，是英国的 5 倍。腰椎术后综合征（PLSS）中，严重神经性腿部疼痛的患病率（1.2%）估计高于背部疼痛。根据 2012 年的人口普查数据，美国 3.14 亿人口中，患有腰椎术后综合征（PLSS）的人数将达到 380 万。

据伯顿（Burton）等报道，作为持续性疼痛的原因，硬膜外纤维化发病率为 6% ~ 8%。瓦古斯帕克（Waguespack）等报道硬膜外纤维化发

病率为 4%，是持续性腿部疼痛的主要原因。然而，研究者发现，44% 的腰椎术后综合征（PLSS）患者在再次手术时有一定程度的硬膜外纤维化。

38.12.3　前柱

导致腰椎术后持续性或再发性疼痛的前柱主要结构是椎间盘。在非手术的节段中，我们通过对内部破裂的椎间盘进行椎间盘造影术，诱发腰痛的阳性率为 26% 和 39%。各项定量研究见表 38.2，一些研究者将椎间盘破裂导致的疼痛和假关节形成导致的疼痛作为同一组进行研究，另外一些研究者则将它们分开进行研究。伯顿（Burton）和吴戈斯帕（Wageuspack）分别报道假关节引起的疼痛低于 5% 和 17%，弗里奇（Fritsch）则报道假关节不会引起明显的疼痛，伯纳德（Bernard）和斯利普曼（Slipman）分别发现 29% 和 22% 的破裂椎间盘会引起疼痛，德帕尔马（DePalma）等报道 25% 的破裂椎间盘会引起疼痛（4 例假关节，3 例椎间盘破裂）。

如果患者有明显的由椎间盘源性或假关节原因导致的邻近节段的疾病，可能需要扩大融合范围和修正外科手术指征。然而，却出现了一些新兴的治疗邻近节段盘源性疼痛的方法，包括高效的热疗，注射再生因子，比如富含血小板的血浆、生长因子以及葡萄糖等再生溶液。这些方面可能需要更多的研究。

病理性的退变间盘或手术后的间盘中的神经内生长，会导致持续性的疼痛，而疼痛也将导致症状的继续进展。盘源性腰痛已被大家广泛接受，但使用椎间盘造影术来鉴别盘源性腰痛仍存在争议。本书也有相关章节进行了介绍。本章的作者推荐使用国际脊柱干预协会指南。基于椎间盘造影术研究的 META 分析发现，如果国际脊柱干预协会指南和手术指征遵循椎间盘造影术的结果，假阳性率会低于 10%。有关椎间盘造影是否会引起椎间盘退变的问题，相关研究的综述发现，该方面的研究存在使用不标准的对照组的数据缺点，所以不能得出任何结论。相比普通人群

来说，对照组中的椎间盘出现 Modic 改变的概率
（11%vs39%）和椎间盘突出的概率更低，据这
种数据偏差将会得出椎间盘造影术会加速椎间盘
退变和突出的错误结论。而且，研究发现，轻度
椎间盘退变和背痛存在一定的联系。如果椎间盘
造影术真的会导致椎间盘破坏的话，我们将会面
对造影术后椎间盘突出的流行暴发。

38.12.3.1　椎间盘内的热疗

如果椎间盘损伤后引起的腰痛的部分原因是
脱髓鞘神经纤维内生长到椎间盘，损伤的纤维环
和髓核可能对机械和化学的刺激更加敏感。使用
热疗可破坏对疼痛敏感的神经纤维，从而减少或
消除引起疼痛的因素，达到减轻疼痛的目的。然
而，一项随机对照试验发现，时长 90s、温度为
70℃的经皮椎间盘热疗对疼痛的缓解不明显。海
蒙（Helm）等对椎间盘热疗进行了系统的综述，
43 项研究被纳入范围，然而只有 3 项随机对照
研究和 1 项观察研究证明其有效性。椎间盘内电
热疗法的证据比较客观。椎间盘射频消融术的证
据不足。最近的双极水冷式椎间盘烧灼术文献报
道较少，需要长期的观察研究来评价其疗效。

乌拉尔（Kapural）等首先进行了经椎间孔
射频消融术的随机对照研究，1894 例患者进入
试验，64 例患者被纳入标准。之前有腰椎手术
病史的，考虑到可能经过针对邻近节段椎间盘退
变的治疗，予以排除在外。使用两个冷盐水灌注
的双极射频探针，来破坏后外侧纤维环的疼痛感
受器。对照组采取同样的治疗，射频探针未放置
在椎间盘内，也不会产生电流。6 个月后，双极
射频组的患者的疼痛、身体活动障碍的程度均有
明显的降低，该组患者使用阿片类止痛药的剂量
降低了 16mg。其他相关的热疗将在本书的其他
章节予以讨论。

38.12.3.2　盘内注射

一项前瞻性双盲试验研究发现椎间盘内注射

类固醇类药物对盘源性腰痛无效，该治疗方法已
被遗弃。也有对椎间盘内注射诱导蛋白多糖复合
体形成的因子的研究，包括葡萄糖胺、软骨素、
高渗葡萄糖、二甲基亚砜。该项研究有 30 例受
试者，平均年龄 45 岁，有顽固性的下腰背部疼
痛，平均时长 8.5 年。随访中通过 RMDQ 量表
评价，发现治疗后患者的疼痛有明显的缓解。17
例（57%）患者在功能障碍评分和 VAS 评分上
分别下降约 72% 和 76%，有显著的改善。其余
的 43% 患者无明显改善。这些患者多是腰椎术
后失败、椎管狭窄、长期的功能障碍的患者。盘
内注射治疗的疗效需进一步研究。该治疗可作为
腰椎术后邻近节段退变的一种治疗方法。

综上所述，目前对于腰椎退行性变或假关节
引起的腰背疼痛的治疗标准是手术治疗。然而，
盘内注射是一种新兴的治疗方式。搜索最近的治
疗脊柱疼痛的商业网站，有 12 家新开的有关盘
内注射的公司，注射物包括富血小板血浆和生长
因子、干细胞、生长因子等。富血小板血浆目前
已成功应用在腘绳肌、回旋肌等肌腱撕裂，以及
骨性关节炎中，它从患者的血小板中提取，理想
的浓度是 4 ～ 6 倍，从而达到血小板的数量超过
100 万。血小板联合蛋白同化的生长因子包括：
PDGF、FGF、IL-1、IL-2、IL-8，以及 VEGF。
特里（Terry）等开展了第一个有关高浓度血小板
血浆对退变间盘的治疗研究。试验的纳入标准包
括：疼痛时间超过 3 个月，MRI 显示椎间盘高度
降低少于 50%，没有 V 级撕裂，椎间盘造影结果
阳性。41 例患者随机分组，11 例排除在外。19
例患者进入实验组，11 例患者进入对照组。1 年
后，实验组的患者的疼痛，以及 1 年中疼痛症状
最轻、最重的程度均有明显下降。根据 NASS 调
查发现，接受富血小板血浆治疗的患者满意度较
高。一些研究者认为生长因子因为释放高浓度血
小板血浆才能起作用,因为生长因子半衰期较短，
难以发挥长久的作用。一些研究者向椎间盘注射
转染的基因编码的活性蛋白椎间盘细胞。也有研
究者向椎间盘植入携带富血小板血浆的干细胞或
者生物支架，来重建椎间盘的结构和功能。

总结

腰椎术后综合征指的是腰椎术后出现持续性的腰痛和下肢放射痛，术后的效果没有达到患者及医生的期望。

30 年前，腰椎术后出现持续性的腰痛和下肢放射痛的大量病例未能进行腰椎术后失败综合征的诊断。随着更为严格的手术指征的把握，更先进的影像学检查，以及诊断性的神经阻滞的应用，70% 以上的持续性疼痛的病因已被阐明。目前腰椎术后失败综合征更合理的定义为：腰椎术后出现下腰背部和下肢的持续性和复发性的疼痛，即使在手术成功的情况下。

慢性下腰背部疼痛，不是非特异性的，也不是自发性的。对此，应该从患者的病史、体格检查、辅助检查，以及诊断性或治疗性的神经阻滞中寻找疼痛的原因。

脊柱手术的疗效被患者及医生所共同关注。对手术成功的定义，已经超过了符合骨科手术原则的要求。疼痛的缓解，功能的评估，药物的使用，工作和生活的影响程度也作为手术成功的评价指标。

过度肥胖（BMI>30）、2 型糖尿病、压力均是导致脊柱手术疗效不佳的原因。没有研究证实精神病理学因素是腰椎术后持续性疼痛的原因。但是，如果患者术前或术后有明显的精神症状，

精神方面的治疗也应该作为术后治疗的一部分。

最新研究显示慢性疼痛的患者以及长期服用阿片类止痛药物的患者常伴有低维生素 D、低睾酮、低雌激素、骨量减少或骨质疏松和合并其他的疾病。除了控制吸烟和术前使用非甾体类抗炎药之外，使用性激素对合并疾病的治疗可能会改善手术的疗效。

融合术后下腰背部持续性疼痛的常见原因有：关节突疾病、盘源性腰痛、骶髂关节疼痛、软组织的疼痛，以及邻近节段的疾病。

腰椎术后持续性下肢疼痛的常见原因有：复发或残存间盘的突出，或新的间盘的突出，病理性神经源性疼痛以及硬膜外纤维化。

不建议在患者有意识的情况下进行镇静（使用丙泊酚、咪达唑仑以及芬太尼），因为会明显提高神经阻滞的假阳性率。为了正确诊断疼痛来源于关节突关节或骶髂关节，双重对比阻滞是必要的。假阳性结果的患者可能更容易被误诊和进行一些没有必要的诊疗。在镇静状态下接受阻滞的患者在日常的疼痛评分中有明显的降低，以及诊疗过程中产生更少的疼痛。

如果脊柱的介入治疗采用不严格的诊断标准，或医生对手术指证把握不严，手术疗效可能不佳。疗效不佳的结果将会对患者产生负面影响，保险公司和政策制定者将不愿为这种治疗付费。

第 39 章　腰椎间盘退变性疾病的细胞移植术

克里斯蒂安·豪斯（Christian Hohaus）

汉斯·约格·梅塞尔（ Hans Jörg Meisel）

译：王文军　王　程　于小华　曹　勇

39.1　前言

腰痛是一种非常常见的症状，影响了将近 3/4 的人群的日常生活。其中 90% 的人们会在 3 个月内恢复，但是一部分患者长期的背部和腿部的慢性疼痛会导致生活质量的下降，有些甚至致残。一些异常的脊柱和椎间盘形态改变影像，包括椎间盘突出影像，在无症状的人群中被认为是正常的影像，但是这些有解剖结构改变的椎间盘可能在疼痛中起了关键作用。为什么一部分患者没有症状，而另一部分有症状的患者却需要治疗呢？

椎间盘突出被认为是椎间盘自然退变的一种延伸病变，有效治疗椎间盘退变的疗法已被认为是减轻背部疼痛的合理方法。以往的研究证明基因因素和相关营养的供应与椎间盘的退行性变过程相关。然而，在不同人群中的高患病率提示大量的未知因素可能导致症状的复杂性。

目前尚无有效的方法来延缓或逆转椎间盘退变，所以各种外科手术被用来治疗椎间盘退行性变和背痛。不幸的是，当前的各种手术方式都未能从结构和生理上解决问题。手术融合以后，导致了脊柱运动的受限，将过度的压力转移到邻近的脊椎节段。选择性融合手术中，有 5%～35% 的患者不融合，腰椎手术失败后再次行融合手术的患者的临床失败率高达 40%。组织工程学的出现为椎间盘的治疗提供了更多的方案。特别是使用细胞和基因治疗可提供特定性质或修复特性的组织，被认为是一种有效治疗的新兴方式。

大量的科学研究提供了有关椎间盘生物化学和生物力学的观察结果，并提出了对结构—功能—失效关系的深刻见解和观点 。最明显的是由于椎间盘变性所致的细胞和生物化学变化，包括椎间盘中细胞密度的下降并伴随着软骨特异性细胞外基质成分的合成减少，如 Ⅱ 型胶原蛋白和聚蛋白多糖。由于椎间盘的蛋白多糖含量减少，由此导致椎间盘基质持水性的丧失，再加上随之而来的脊柱承载力的下降，被认为是导致退行性椎间盘疾病的原因。

胶原蛋白在椎间盘的承载中起着重要的作用，椎间盘的衰老和退变归因于其细胞外基质含量的变化。在正常椎间盘中，至少存在 7 种不同类型（即 Ⅰ 型、Ⅱ 型、Ⅲ 型、Ⅴ 型、Ⅵ 型、Ⅸ 型和 Ⅺ 型）的胶原。虽然 Ⅰ 型和 Ⅱ 型胶原是含量最多的胶原，但其分布不同。纤维环 Ⅰ 型胶原含量多于 Ⅱ 胶原型，而髓核主要由 Ⅱ 型胶原组成。

椎体终板的钙化是影响椎间盘退化的另一个相关因素。终板调节营养物质和废物在夜晚卧床休息时流入椎间盘，并在人体活动时流出。因此，较差的渗透性不利于软骨细胞的代谢。

虽然椎间盘中的细胞仅占成人椎间盘体积的 1%，但其在基质合成和代谢转换中起着至关重要的作用。大多数椎间盘评估失败因其主要精力集中在研究椎间盘组织形态的退变，认为椎间盘组织形态学的变化进一步影响运动节段的生物力学性能。实际上在这一领域，机械性衰败仅仅是基质结构改变的必然结果，而细胞外基质依赖于细胞新陈代谢的平衡。鉴于细胞对于椎间盘代谢的价值，以补充基质的不足和恢复正常的细胞生物力学为目的，用椎间盘细胞替代、再生来增加其细胞群体是一种治疗方法。

最近的研究表明，椎间盘老化和变性常常伴随着椎间盘中的细胞数的减少，这归因于细胞的坏死和凋亡。椎间盘细胞保留了对基因遗传和体内刺激的反应能力，当被植回椎间盘时与周围组织整合，这也许是这项研究的一个更为重要的结果，而很多人一直在试图证明这一点。

考虑到这一点，我们设计了一个研究。用狗作为模型，做出假说认为对损伤的椎间盘进行修复在技术上是可行的。自体细胞能在特定的条件下重复培养，再经皮植入椎间盘，并且移植的椎间盘细胞将与周围组织整合，产生椎间盘细胞外基质，并期待能修复椎间盘的功能。

39.2　狗体内进行的软骨细胞移植试验

本研究的目的是验证通过将培养的自体软骨细胞移植到髓核中来实现椎间盘形态恢复的假说。由于大型哺乳动物的天然退变模型尚未被建立，因此本研究是通过破坏外层纤维环来构建退变模型的，这是一种已被确定的过去流行的方式。在机构动物管理及使用委员会（Institutional Animal Care and Use Committee，IACUC）的制度指导下，研究了重量 20 ~ 25kg 的 18 只 2 岁雌性狗，研究观察植入培养的自体分离细胞是否能修复损坏的椎间盘并阻止退行性变。在手术前，从每只狗中抽取 125mL 血液，作为自体细胞培养的血清补充剂。在外科手术过程中失血量微不足道，所以抽取的总血容量 6% ~ 8% 的血液并不会增加动物的死亡风险。

狗被分为两个组：4 只狗接受含有溴脱氧尿苷（Bromodeoxyuridine，BrdU）作为核标记的自

体细胞，其余 14 只接受无核标记的自体细胞。首先拍摄狗的 X 线片，预先记录其脊柱的病理基础状态。在全麻下，以 L1/L2、L2/L3 和 L3/L4 节段椎间盘作为手术节段，通过微创的方式在狗腰椎的后外侧采集椎间盘组织。从纤维环的外侧收集约 200mg 的组织，即 100mg 纤维环组织和 100mg 髓核组织。

取样的椎间盘细胞在培养物中通过数次传代培养扩增，目的是建立能产生基质并维持受损椎间盘膨胀体积的椎间盘细胞群。由德尔托公司完成在每个 L3/L4 椎间盘中扩增和移植的约为 600 万个细胞的过程。

在研究中，从 L1/L2 椎间盘移除组织，但没有进行软骨细胞移植。取样工具到达了 L2/L3 椎间盘附件但并没有侵犯它，用来作为手术对照。而对 L3/L4 椎间盘进行椎间盘去除术，12 周后进行软骨细胞移植。用可吸收缝线缝合切口，术后安置好狗。在此次研究中没有一只狗出现与手术相关的问题，并且所有狗均恢复了全部的功能。

评估椎间盘修复过程中细胞移植成功的一个重要标准是：确定基质再生是来源于移植培养扩增的椎间盘细胞，而不是由于椎间盘的自我修复能力。BrdU 是胸腺嘧啶核苷类似物，在 DNA 合成过程中被并入细胞核，随后可以用免疫组化学技术鉴定。因此，可以在修复后原位分析形态，并评估已经存在于宿主组织中被移植的细胞。为了验证椎间盘修复和基质再生的来源，可用 BrdU 作为细胞标记物。

在单层培养的最后 4d 中，在培养基中加入低浓度 BrdU（1 ∶ 1000）来标记 2 代细胞。为了描绘生长曲线，在 6 孔板上培养 1 代的单层细胞，并测定了每个孔的细胞数。用台盼蓝染色法检测细胞活性。

在采集椎间盘组织 12 周后，将自体椎间盘细胞培养物移植到每只狗的 L3/L4 间隙。L1 和 L2 之间的退变椎间盘作为未治疗的对照。细胞保存在 4 ~ 8℃，从德国的德尔托彻夜运来，进行移植。由于以前的手术从右侧进行，经培养的细胞通过左侧植入纤维环。将动物麻醉，右侧卧

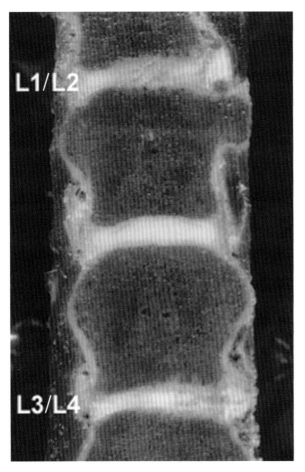

图 39.1　自体软骨细胞移植后 12 个月随访的大体病理标本。
L3/L4 节段移植自体软骨细胞，L1/L2 节段无治疗，瘢痕组织更
多，L2/L3 为正常椎间盘的对照水平

位，通过透视定位 L3/L4 水平。

　　动物在细胞移植后 3 个月（3 只狗）、6 个月（7
只狗）、9 个月（4 只狗）和 12 个月（4 只狗）
进行安乐死。在狗被杀死后，立即取出腰椎，对
组织进行分析（图 39.1），观察 MRI 和 X 线片，
并对脊柱冠状进行解剖切片以分析椎间盘高度。
组织分析包括光学显微镜和免疫组化，用来评估
BrdU 的含量（图 39.2）和胶原的表达。

　　这项研究评估了自体椎间盘细胞移植是否
可作为修复损伤的椎间盘和阻止椎间盘退变有
效的治疗方法。在这方面，观察到了一些重要
的现象：

　　（1）自体椎间盘细胞在培养后扩增，12 周
后通过微创手术植回到椎间盘。在一定的条件下，
移植前可进行表型鉴定并评估代谢能力。

　　（2）移植后的椎间盘细胞仍然有活力，可与
BrdU 标记物结合，组织学上显示移植后有增殖
能力。

　　（3）移植的椎间盘细胞产生包含类似于正常
椎间盘组织的成分的细胞外基质。通过组织化学
染色技术（如 Safranin O-fast green）可检测到蛋
白多糖的存在。

　　（4）通过软骨细胞移植后，再生的椎间盘基
质中用免疫组化证实了 Ⅱ 型和 Ⅰ 型胶原蛋白的存
在。

　　（5）在移植长时间后，移植细胞和保留椎间
盘的高度之间存在显著的统计学相关性。

　　虽然没有产生具有形态特征性的髓核细胞，
但在移植后，椎间盘中可以检测出细胞，考虑为
椎间盘细胞。所观察到的基质与细胞数目的比率
显著地表明，这些细胞正在产生一种软骨特性的
基质，这种基质对于胶原和蛋白多糖成分都是合
适的。没有坏死的证据，也没有任何迹象表明组
织血管化。椎间隙中无骨骼存在，并合成了基
质，这表明根据解剖需求能够进行有效的重建和
表达，移植后的细胞反应取决于细胞的表型特征
和解剖结构的生物力学。

　　研究中展示的椎间盘细胞的生存力及其基质
合成能力特别令人鼓励。椎间盘组织取样到细胞
移植之间间隔有 12 周，将细胞置于一个组成和
功能都有根本改变的环境中。在提供中央传输和
加压的条件下，模拟髓核所处的环境，制备移植
细胞。移植细胞的高细胞体积比、局部解剖结构
的可变特性和对载荷反应的固有能力都支持它们
在移植环境中有足够的生存能力。

　　细胞外基质的改变，生物力学的改变，形态
的变化和细胞活性改变可导致椎间盘退变。在激
活椎间盘细胞并实现基质转化的过程中，对椎间
盘的形态进行了积极的观察。控制细胞状态的能
力、潜在的给细胞附加遗传能力和来自椎间盘切
除术中的自体组织的可用性，使得该技术的前景
既具可行性又富有吸引力。

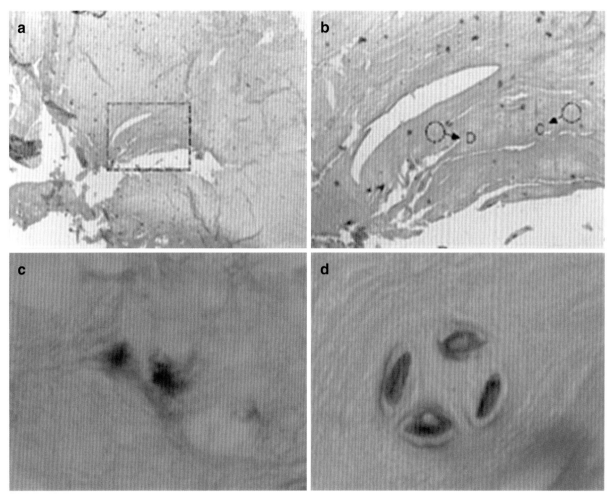

图 39.2　细胞移植后 6 个月，再生椎间盘的石蜡切片染色。检测到含有 BrdU 的软骨细胞，并使用 DAB 作为色原体进行免疫组织化学染色，部分被曙红复染。BrdU 阳性的细胞呈黑色。（a）核再生概况（25×）。（b）BrdU 阳性的移植细胞（200×）。（c、d）单个的移植软骨细胞，BrdU 阳性，细胞周围有新合成的细胞核基质（1000×）

39.3　EuroDisc 随机试验

在这些积极而有希望的结果之后，启动了 EuroDisc 随机试验开始纳入具有代表性的患者，包括有外伤史、椎间盘退变较低和经保守治疗无好转且考虑手术治疗的患者。

治疗椎间盘退变性疾病引起的下腰痛，介入手术是一种广泛应用且有效的方法。成功去除致病因素使患者的相关疼痛得到显著的缓解。然而，手术切除部分结构组织将影响椎间盘的功能，并且增加相邻的椎间盘的载荷。使用介入性细胞治疗的生物修复具有增加椎间盘新陈代谢的潜力，其潜在意图是恢复脊柱力学。

行外科手术治疗一个节段椎间盘的患者具备参加试验资格，超过一个节段的被排除。在参与之前，告知所有患者有潜在的风险，并签署了一份同意书。没有安慰剂组参与这项研究，参与临床试验的每个患者都接受椎间盘脱出的手术治疗，细胞移植的预期基础将主动治疗组与对照组分开。患者对治疗知情，在微创椎间盘手术后被随机分组。纳入标准限于患者 18～60 岁，且身体质量指数（BMI）在 28 以下。参与研究的排除标准包括硬化性改变、水肿、2 型或 3 型莫迪克（Modic）改变与腰椎滑脱以及其他公认的标准如妊娠等。

手术操作是由经验丰富的神经外科医生在全

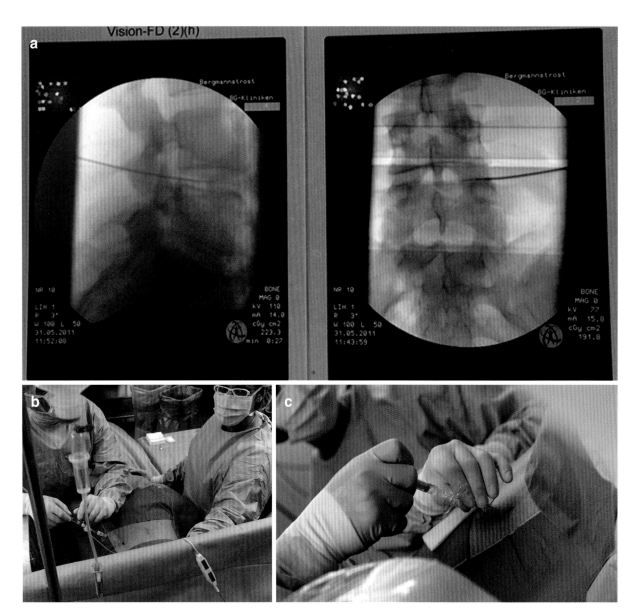

图 39.3　术中情况。（a）透视引导下在对侧行微创下的椎间盘穿刺。（b）压力容积测试。（c）细胞移植

身麻醉下，行微创通道下椎间盘切除术。由 G.don AG Teltow/Germany 按照药品生产质量管理规范培养从脱垂椎间盘中取出细胞。移植溶液中包含超过 500 万个活细胞。

使用最细的导针一次性穿刺来实现精确的移植，对患者和纤维环的损伤做到最少（图 39.3）。该技术是从文献中发现的，文献已经证明了纤维环损伤尺寸和椎间盘退变之间有特异相关性。需要一种简单的、最少的侵入性操作来减少手术切口创伤，在最少损伤纤维环的前提下注射细胞。在切除术后约 12 周后移植细胞，此时

纤维环已愈合，防止移植细胞外漏。在移植任何软骨细胞之前进行压力容积测试，以确保移植细胞能保留。

有 102 例患者参加了 EuroDisc 研究，初步判断标准为 1 年随访，2 年的时候进行中期分析，4 年的时候完成最终分析。主要临床评估标准是 Oswestry 腰痛残疾问卷调查（Oswestry Low Back Pain Disability Questionnaire，OPDQ），次要标准包括 SF-36、Prolo 评分、Quebec 腰痛残疾评分（QBPD）、MRI 和 X 线片评估。德国骨科学会（DGOT）推荐在临床试验中使用 Oswestry 腰痛

残疾问卷调查，该问卷测试有满意的测试质量且重复检测结果可靠。最后，SF-36 是用于评估患者的一般状况和生活质量的常用量表，以及 VAS 用于测量疼痛。

2006 年 1 月进行了中期分析，以评估干预是否有积极的阳性临床结果，是报告的基础部分。在 3 个月、6 个月、12 个月和 24 个月均成功地连续进行了评估。本研究中的信息很好地解释自体椎间盘细胞移植后 2 年内的进展情况。选取了前 28 例自体椎间盘细胞移植（ADCT）的患者进行了中期分析，他们随访先满 24 个月的患者。这 28 例患者被随机分为 3 个不同的组。

结合术前的情况，用 2 年随访的总得分结合 OPDQ 调查结果，以及 QBPD 的得分总和来进行疗效分析，结果见表 39.1。根据平均总和评分及 OPDQ 结果，对照组与接受自体细胞的患者组的差异很大。手术干预是积极的治疗，并且如预期的那样大大减少了患者的残疾和痛苦。在细胞移植治疗的患者中，总评分呈持续下降趋势，而对照组并没有持续改善。治疗干预 2 年后，与对照组相比，ADCT 组的总得分和残疾指数均低于对照组。

分别对 ADCT 组和对照组 QBPD 平均得分总和在椎间盘摘除术之前、细胞移植之前以及移植 3 个月后进行分析，显示两组的平均总和和中间值总和均降低。虽然 ADCT 和对照组的平均值和中间值在 1 年和 2 年的时候都下降了，但 ADCT 组的明显更低（表 39.2）。尽管这两组患者接受手术干预有所显著缓解，但仍有些波动。随着患者长达 2 年的随访，可见到 ADCT 治疗的患者疼痛评分更低（表 39.3）。

MRI 用于评估切除术后到随访 2 年的过程中各自椎间盘高度（图 39.4）。除了椎间盘高度之外，还可评价椎间盘水分的含量来作为评价基质含量的方法。分别分析手术节段（包括注入细胞组和未注入组）和邻近节段椎间盘的高度，同时也测量了相对椎体高度，作为评估患者人口统计学和形态学变异的方法。平均椎间盘高度与椎体高度的比较显示，两组间差异无统计学意义。

对每次随访时椎间盘水分含量的分析表明，

表 39.1 自体椎间盘软骨细胞移植后随访 2 年患者得分总和以及 OPDQ 残疾指数总计

		病例数	平均值	标准差	最小值	下四分位数	中位数	上四分位数	最大值
随访 -1	ADCT	12	28.42	9.30	13.00	20.00	29.50	36.00	45.00
	对照组	16	26.88	9.99	14.00	18.00	25.50	34.00	46.00
随访 0.5	ADCT	12	9.00	6.89	0.00	2.50	7.50	12.50	24.00
	对照组	15	8.40	4.69	1.00	4.00	9.00	13.00	15.00
随访 1	ADCT	11	6.73	8.56	0.00	0.00	5.00	12.00	28.00
	对照组	14	7.14	6.36	0.00	1.00	5.50	13.00	19.00
随访 2	ADCT	10	9.10	10.72	0.00	1.00	6.50	12.00	35.00
	对照组	14	7.79	7.42	0.00	2.00	6.50	12.00	26.00
随访 3	ADCT	11	7.82	8.46	0.00	2.00	4.00	15.00	25.00
	对照组	14	7.07	5.94	0.00	1.00	7.00	12.00	19.00
随访 4	ADCT	12	6.00	8.89	0.00	0.00	2.00	8.50	29.00
	对照组	16	7.56	6.52	0.00	2.50	6.00	13.00	19.00

残疾指数（%）

		病例数	平均值	标准差	最小值	下四分位数	中位数	上四分位数	最大值
随访 -1	ADCT	12	56.83	18.60	26.00	40.00	59.00	72.00	90.00
	对照组	16	53.75	19.97	28.00	36.00	51.00	68.00	92.00
随访 0.5	ADCT	12	16.06	13.73	0.00	5.33	15.00	25.00	48.00
	对照组	15	16.80	9.37	2.00	8.00	18.00	26.00	30.00
随访 1	ADCT	11	13.45	17.11	0.00	0.00	10.00	24.00	56.00
	对照组	14	14.29	12.72	0.00	2.00	11.00	26.00	38.00
随访 2	ADCT	10	18.64	21.53	0.00	2.00	13.89	26.67	70.00
	对照组	14	15.62	14.80	0.00	4.44	13.00	24.00	52.00
随访 3	ADCT	11	15.64	16.92	0.00	4.00	8.00	30.00	50.00
	对照组	14	14.14	11.88	0.00	2.00	14.00	24.00	38.00
随访 4	ADCT	12	12.00	17.79	0.00	0.00	4.00	17.00	58.00
	对照组	16	15.19	12.99	0.00	5.50	12.00	26.00	38.00

随访 -1：切除术；随访 0.5：细胞移植后分为 ADCT/ 对照组；随访 1：ADCT/ 对照组 3 个月随访；随访 2：ADCT/ 对照组 6 个月随访；随访 3：ADCT/ 对照组 12 个月随访；随访 4：ADCT/ 对照组 24 个月随访

表 39.2　自体椎间盘软骨细胞移植后随访 2 年患者 QBPD 总和

总计

		病例数	平均值	标准差	最小值	下四分位数	中位数	上四分位数	最大值
随访 -1	ADCT	12	45.08	17.60	23.00	31.05	42.00	55.00	82.00
	对照组	16	49.69	18.69	21.00	34.00	45.00	65.00	81.00
随访 0.5	ADCT	12	14.75	16.07	0.00	4.50	8.50	17.50	50.00
	对照组	15	18.27	11.04	1.00	6.00	19.00	25.00	38.00
随访 1	ADCT	11	10.64	16.05	0.00	1.00	4.00	15.00	55.00
	对照组	14	13.29	9.72	3.00	6.00	8.50	24.00	30.00
随访 2	ADCT	10	15.00	20.77	0.00	1.00	10.00	19.00	70.00
	对照组	14	13.93	11.76	1.00	4.00	12.50	18.00	41.00
随访 3	ADCT	11	11.09	16.71	0.00	2.00	4.00	19.00	57.00
	对照组	14	12.71	12.55	2.00	4.00	9.50	17.00	48.00
随访 4	ADCT	12	9.33	15.33	0.00	0.50	3.50	12.50	55.00
	对照组	16	13.94	12.61	0.00	5.00	8.00	22.50	41.00

随访 -1：切除术；随访 0.5：细胞移植后分为 ADCT/ 对照组；随访 1：ADCT/ 对照组 3 个月随访；随访 2：ADCT/ 对照组 6 个月随访；随访 3：ADCT/ 对照组 12 个月随访；随访 4：ADCT/ 对照组 24 个月随访

表 39.3　自体椎间盘软骨细胞移植后随访 2 年患者疼痛评估

全面的疼痛评估（100mm VAS）

		病例数	平均值	标准差	最小值	下四分位数	中位数	上四分位数	最大值
随访 -1	ADCT	12	59.45	22.76	15.00	48.00	60.00	76.00	96.99
	对照组	16	57.31	28.51	0.00	27.00	70.00	79.50	88.98
随访 0.5	ADCT	12	19.17	19.37	0.00	2.50	13.00	31.50	65.00
	对照组	15	17.20	14.70	0.00	3.00	14.00	31.00	46.00
随访 1	ADCT	11	12.82	19.37	0.00	0.00	3.00	24.00	61.99
	对照组	14	14.36	10.59	1.00	4.00	15.00	22.00	33.00
随访 2	ADCT	10	21.00	22.85	0.00	8.00	16.50	23.00	78.99
	对照组	14	14.00	16.51	1.00	2.00	5.50	19.00	51.00
随访 3	ADCT	11	18.00	18.73	2.00	3.00	9.00	25.00	56.00
	对照组	14	15.07	12.16	0.00	3.00	12.00	29.00	37.00
随访 4	ADCT	12	11.17	13.48	0.00	1.00	5.00	17.00	39.00
	对照组	16	15.62	15.16	1.00	3.00	12.50	26.50	53.99

　　随访 -1：切除术；随访 0.5：细胞移植后分为 ADCT/ 对照组；随访 1：ADCT/ 对照组 3 个月随访；随访 2：ADCT/ 对照组 6 个月随访；随访 3：ADCT/ 对照组 12 个月随访；随访 4：ADCT/ 对照组 24 个月随访

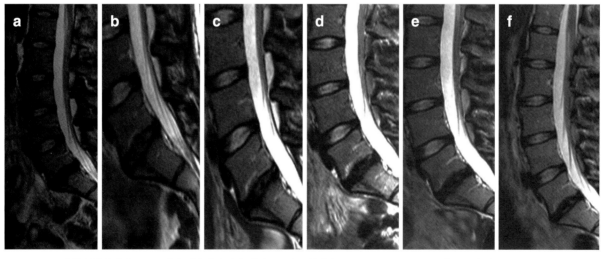

图 39.4　28 岁的女性患者在 L5/S1 节段进行椎间盘切除术 60 个月的随访 MRI 显示 L5/S1 水平的信号强度增加。（a）移植前。（b）移植后 1d。（c）移植后 3 个月。（d）移植后 12 个月。（e）移植后 24 个月。（f）移植后 60 个月

有超过80%的手术节段，3个月后含水量下降（表39.4）。总体来讲，在试验过程中，含水量的减少的节段比例有所下降，尤其是在 2 年随访时的结果，其中 ADCT 治疗组中恢复正常的明显增多，ADCT 组占 41%，对照组只有 25%。最有意思的数据其实是观察手术邻近的 1～2 个间盘，发现尽管它们远离外科手术部位，但它们的含水量却更高。

表 39.4　自体椎间盘软骨细胞移植后至少 2 年随访椎间盘含水量分析

液体含量

		病例数	手术节段		相邻节段 1		相邻节段 2	
			正常（%）	减少（%）	正常（%）	减少（%）	正常（%）	减少（%）
随访 −1	ADCT	12	16.67	83.33	83.33	16.67	83.33	16.67
	对照组	15	13.33	86.67	86.67	13.33	46.67	53.33
随访 0.5	ADCT	12	25.00	75.00	81.82[a]	18.18[a]	50.00	50.00
	对照组	14	0.00	100.0	78.57	21.43	28.57	71.43
随访 3	ADCT	11	27.27	72.73	90.91	9.09	63.64	36.36
	对照组	13	23.08	76.92	76.92	23.08	53.85	46.15
随访 4	ADCT	12	41.67	58.33	91.67	8.33	66.67	33.33
	对照组	16	25.00	75.00	86.67[b]	13.33[b]	56.25	43.75

随访 −1：切除术；随访 0.5：细胞移植后分为 ADCT/ 对照组；随访 1：ADCT/ 对照组 3 个月随访；随访 2：ADCT/ 对照组 6 个月随访；随访 3：ADCT/ 对照组 12 个月随访；随访 4：ADCT/ 对照组 24 个月随访
　　a：只有 11 个值可用；b：只有 15 个值可用

EuroDisc 研究的中期分析显示：

（1）在椎间盘切除术中切下的正常椎间盘细胞可以在药品生产质量管理规范条件下的培养增殖，并且在 12 周后纤维环愈合的情况下移植回给患者。

（2）椎间盘细胞的移植可通过经皮手术完成。

（3）接受自体椎间盘细胞移植的患者与椎间盘切除术后未接受细胞的患者相比，2 年后疼痛明显缓解。

（4）与对照组相比，接受细胞移植治疗的患者的椎间盘含水量显著增加。

（5）接受细胞移植治疗的椎间盘其邻近的 1 ~ 2 个节段含水量也随之增加。

这项研究结果在以下几个方面是令人鼓舞的：第一，在临床前动物研究中验证了形态学结果；第二，在初步研究中 2 年随访时患者的疼痛得到缓解，可作为这项研究可持续的基础，证明细胞干预治疗可成功。由于用作移植的软骨细胞有限，所以需要不同的具有再生能力的细胞类型来治疗具有临床症状但却处于早期椎间盘退化水平的患者。

脂肪组织提供了这种替代的再生细胞来源，取材几乎不会造成损伤。这些再生细胞在暴露于类似椎间盘的环境因素时能够分化成髓核样表型，并且具有先天优势，无需进行转运、培养和细胞增殖。

39.4　狗体内进行的脂肪再生细胞移植试验

为了使临床多一些细胞移植的选择，评估细胞对术后局部环境的反应，我们在透视引导下将脂肪来源的细胞收集，然后浓缩并移植到椎间盘的手术区域中。

本研究中选择 12 只 2 岁的狗，从颈部的肩胛骨区域以上获取脂肪细胞，分离、收集并用 DAPI 标记贴壁细胞。我们已知脂肪组织除了脂肪细胞外还含有再生细胞。对每只狗的 3 个腰椎间盘进行部分髓核切开术，其他间盘作为未

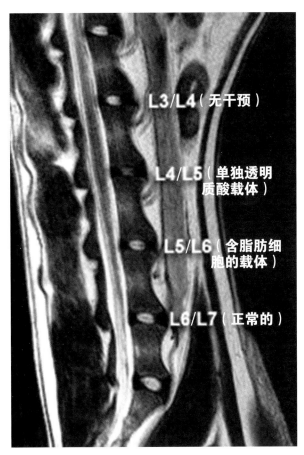

图 39.5　6 个月随访 MRI 矢状面（与图 39.2 为同一只狗）

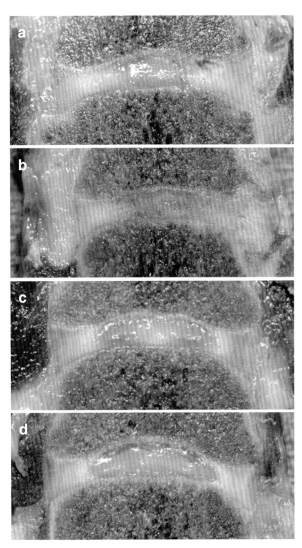

图 39.6　6 个月后随访时椎间盘病理切片。（a）L3/L4 无治疗。（b）L4/L5 单独的透明质酸。（c）L5/L6 透明质酸中加入脂肪干细胞。（d）L6/L7 正常椎间盘

切开对照。干预节段以及是否给予治疗方案均随机分组。本研究采用 3 项干预措施：透明质酸（Hyaluronic Acid, HA）载体载有脂肪来源细胞、单独的 HA 载体和无干预。所有移植均通过透视引导。应用 MRI、X 线片、显微镜、RT-PCR 和 ELISA 进行评估。

　　6 只狗行 X 线及 MRI 检查（图 39.5）。然后在 6 个月后行安乐死，从每只狗的腰椎获取间盘组织（图 39.6），然后在组织中观察细胞（图 39.7）。应用 RT-PCR 和 ELISA 行蛋白聚糖、Ⅰ型和Ⅱ型胶原测定以评估和比较基质再生，以及测定基质组成。每个节段的 mRNA 和蛋白质表达 100% 被定义为正常值（表 39.5）。

　　表 39.6 描述了 ELISA 检测的相对蛋白水平。

　　对照组与干预组两样本比较采用 t 检验。对照组和干预组差异均有统计学意义（$P<0.01$），而对照组与 HA 载有细胞组差异有统计学意义

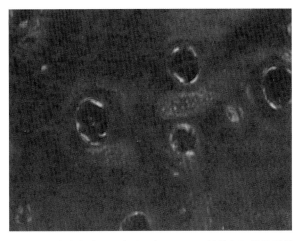

图 39.7　移植脂肪干细胞后 6 个月，DAPI 核染色阳性的判断细胞生存和有细胞活力

表 39.5　特定基质蛋白的相对 mRNA 水平——不同治疗方式间的对比情况（%）

	对照组	单独 HA 组	HA 载有脂肪干细胞组	无干预组
蛋白聚糖	100	43.6	85.6	37.9
Ⅰ型胶原	100	73.2	87.1	67.2
Ⅱ型胶原	97.5	41.5	82.8	41.35

表 39.6　特定基质蛋白的相对蛋白质水平——不同治疗方式间的对比情况（%）

	对照组	单独 HA 组	HA 载有脂肪干细胞组	无干预组
蛋白聚糖	100	62.3	83.0	58.4
Ⅰ型胶原	97.7	74.9	88.4	71.4
Ⅱ型胶原	99	55	85	53

（$P<0.05$）。单独 HA 组和无干预组之间无显著差异。这些评估和形态学检测都支持：

（1）细胞植入后有活力。

（2）损伤后植入脂肪细胞可再生：

——形态得以维持。

——椎间盘高度没有丢失。

——MRI 信号与原始对比相近。

（3）透明质酸不足以防止椎间盘变性或脱水。

（4）缺乏干预会导致进行性退化。

（5）部分髓核切开术，与临床微创椎间盘切除术相似，导致脱垂的纤维环组织进入中央髓核的空间。

（6）如果没有治疗，则没有明显的细胞和基质再生。

这项研究的结果表明，从脂肪组织中获取的细胞可提供一定的再生能力，可作为一种生物修复的可靠来源。如下特点也成了使用脂肪细胞的理由：①细胞可以经皮移植。②细胞存活、功能适应合并产生合适的细胞外基质。这项研究足以表明，新鲜分离的细胞能够在术后创伤引发的炎症环境中存活。治疗的时机、细胞的载体以及细胞整合到椎间盘基质中的能力都是令人信服的。

39.5　讨论

对退变性椎间盘疾病进行细胞移植是可能实现的，前期的临床试验显示良好结果，这为退变性椎间盘疾病患者的细胞移植治疗提供了广阔的前景。

椎间盘切除术后取出椎间盘细胞做自体移植是一项安全可行的手术。移植的软骨细胞就地存活并产生有功能的细胞外基质。

EuroDisc 研究的第一个结果表明，取自经皮切除术后的椎间盘细胞做自体移植是安全有效的，可用于延迟或抑制椎间盘退变进展。患者接受移植后，OPDQ、QBPD 和 VAS 评分均明显降低。MRI 显示 ADCT 组椎间盘含水量较对照组降低得少。但目前来说宣称哪些患者适合做自体椎间盘细胞移植还不现实。

自体椎间盘细胞移植的技术只适合游离髓核摘除的患者。取早期退变没有基质改变的椎间盘做自体细胞移植当然更好，但是很不幸的是那样需要行手术获取。在椎间盘退变的早期阶段手术收取细胞有引起椎间盘和骨骼感染及神经根损伤的风险，还可能伴发其他的并发症。因此，这种考虑是没有理论依据也是不符合伦理推测的。

根据费尔曼（Pfirrmann）分级分为 1 ~ 3 级，游离椎间盘且伴有神经根压迫症状的患者在行微创手术治疗的时候，可考虑进行自体椎间盘细胞移植。

对于一些椎间盘退变压迫神经根却暂时还不需手术治疗的患者，在其伴有难以治愈的疼痛或神经功能障碍的时候，可以选择脂肪来源的干细胞和有再生功能的细胞移植。

我们已经在动物模型中证明了这些细胞可以在透视引导下移植，直接注射到手术部位，且注射后可以保持足够的活力并产生合适的特异性的细胞外基质。

如果未来关于脂肪源性的干细胞和再生细胞的进一步研究继续得到积极的结果，那么这将成为一种安全易行的技术，可以在微创的方式下将细胞移植到退变的引发症状的椎间盘中，而无需开放手术干预。

奥罗斯科（Orozco）等第一个将干细胞治疗椎间盘退变性疾病应用于临床研究，表明了技术的可行性和安全性。10 例慢性下腰痛患者接受了自体扩充的骨髓间充质干细胞注射入髓核组织，他们的纤维环是完整的。此研究随访 1 年，未设对照组。治疗后患者疼痛迅速改善。研究者发现治疗结果优于其他手术方式，如脊柱融合或椎间盘置换手术。因此有必要进一步深入研究，并进行随机对照研究。

对于这些患者，另一种选择可能是青少年同种异体软骨细胞的移植。克瑞克（Coric）等从捐献尸体组织的关节表面收取的幼年同种异体软骨细胞，应用在一小组患者身上，结果证明这项技术可行、安全。他们使用纤维蛋白胶载体移植这些细胞。

总结

现今，退变的椎间盘要完全再生是不可能的。此时再生医学的目标是防止椎间盘退变及其相关症状的进一步发展。

当前从游离椎间盘切除术中获取的自体细胞移植是一种可用的、安全的和研究较好的方法，可阻止和逆转退变性椎间盘疾病。

我们自己的经验目前涵盖了过去 10 年来 120 多例进行过自体椎间盘细胞移植治疗的患者。这是遵循在严格的条件下，用细胞移植治疗退变性椎间盘疾病患者数量最多的研究。所有患者移植后背部疼痛减轻，生活质量提高。所有有工作的患者在移植后都重返工作岗位。随着时间的推移，MRI 显示移植节段椎间盘高度稳定。与对照组相比，椎间盘复发率降低了 52%。在这些患者中也没发现炎症反应。

然而，使用自体软骨细胞需要细胞的离体扩增，昂贵、耗时，需要精确控制，是一个复杂的过程。

为了避免这些问题，另一种方案是使用从自体脂肪组织获得的干细胞，可一步完成；但需要更多的研究来验证它的可行性。

这些再生疗法的相关缺陷因素包括欧盟—高级治疗医疗产品（EU–ATMP）法规的改变，以及改变报销策略。

第40章　脊柱手术机器人：现状和趋势

康斯坦丁·霍克（Konstantin Hockel）

戈特利布·迈尔（Gottlieb Maier）

麦克·塔塔吉巴（Marcos Tatagiba）

弗洛里安·罗瑟（Florian Roser）

译：王文军　晏怡果　李　政　张春霖

40.1　前言　影像导航手术

脊柱外科手术的成功高度依赖于它的精准性。外科医生都知道在操作脊柱周围的血管、神经、骨、韧带和关节等解剖结构时，需要清楚了解它们之间的密切联系，因为这最终决定手术治疗的临床疗效。

在传统的脊柱开放减压内固定手术中，手术对象的结构和层次都需要通过暴露表面解剖并结合术中二维透视来鉴别。即使对于一个有经验的外科医生，在重度腰椎退行性变疾病、脊柱畸形和翻修手术以及越来越多的微创手术中，精准定位解剖结构也是一个越来越困难的挑战。

现存的一些计算机辅助影像导航系统，可以帮助我们在一个三维成像下直观的观察解剖关系，提高脊柱内植物的精准植入。这类制导系统可以提高我们手术中螺钉放置的精度，从而避免过多不必要的X线透视。一些厂商纷纷推出计算机辅助导航系统，旨在提高脊柱手术中植入物的放置精度。

由科斯莫普洛斯（Kosmopoulos）和伊扎斯（Schizas）发表的META分析中，涵盖37 337椎弓根螺钉植入物总数，确定在一个亚组中（15 358枚螺钉），体内植入物在有和没有导航辅助下其准确度分别是95.1%及90.3%。梅特（Vermaet）等决定通过应用计算机辅助导航来评估患者的实际功能收益。他们对23项研究的评估证实了使用导航比单纯传统椎弓根螺钉植入

更加准确。另一方面，并发症发生率无明显统计学差异，但其对于脊柱功能的差异尚无法得出结论。

近年来，术中成像的应用进一步得到了改善，提高了精确制导的可能性，并且有助于克服计算机辅助导航技术在脊柱内固定术中的一些缺点。术中3D透视和计算机断层扫描（CT）提高了导航系统的精度和促进了注册进程。虽然术中影像引导的好处是显而易见的，但在脊柱手术的外科工作流程中仍需要更有效的辅助系统。

40.2　脊柱手术中的外科机器人

在许多方面，脊柱外科手术是非常适合与机器人辅助手术相结合的。虽然导航能帮助外科医生用三维显像来显示手术的轨迹，但是在外科手术中某些步骤仍是徒手进行的，例如椎弓根钉植入的开道过程。这些操作都是靠近重要结构周围完成的，更多的是在微创下完成的。机器人很好地将术前成像、导航轨迹和手术操作之间连接起来。因此，它可以显著提高显微手术灵巧性，并且可以精确地重复同样的操作并达到同样的效果。

各种应用的手术机器人已经被引入外科，例如普通外科、心脏外科、泌尿科和脊柱外科。手术机器人系统按其自动化程度不同可以分为三大

类：①监督控制系统，外科医生首先制定手术计划，规定机器人必须按手术计划来操作，然后在外科医生严密监督下机器人独立完成手术。②遥控手术系统，允许外科医生通过操纵杆或手直接控制机器人握持的手术器械，其中操作可以是被动的或主动的。③共享控制系统，允许外科医生和机器人同时直接控制手术器械。

只有少数机器人系统被专门设计用于脊柱方面的应用。Miro 系统（德国科隆德国航空航天中心）由机器人手臂和光学跟踪系统组成，其安置了一个钻头手柄，外科医生通过该手柄来进行手术，目前已经用于评估其对椎弓根螺钉的植入。2002 年引进的乔治城机器人（约翰霍普金斯大学，巴尔的摩，美国马萨诸塞州，马里兰州）被设计用于双平面透视引导下脊柱微创手术的经皮穿刺。

此外，还有两个很快将可投入使用的机器人系统，即达芬奇（Intuitive Surgical，Sunnyvale，CA，USA）和新兴 / 脊柱手术辅助平台（Mazor Robotics Ltd.，Israel）。外科医生操作控制手柄，遥控达芬奇机器人，通过机器人手臂来操作手术，辅助进行复杂的手术操作，按比例缩放动作及减少震颤。在脊柱手术中，机器人已经应用于动物实验中，包括前路腰椎间融合术、椎旁神经鞘瘤切除术、椎板切开术、椎间盘切开术和硬脊膜缝合手术。到目前为止，该系统在人体中进行了经口腔齿状突切除术和颅颈交界处减压的临床评估。而达芬奇系统能更清楚显示术野（例如经胸腔手术），帮助深部软组织结构的切除，但它缺乏相关的骨科手术器械。

今天，新兴辅助脊柱手术指导的机器人已在脊柱手术中用于一些常规的临床应用，它类似于一个半自动化的共享控制系统。该机器人是一个圆柱形（50mm×90mm）装置，末端装有 6° 自由度的操纵杆。机器人通过一个骨架托附装置与患者的骨架相接合，将机器人手臂放置在预先设计好的位置，按照影像导航的轨道，由外科医生按照事先设计好的路径来模拟操作，控制方向（例如，引导磨钻，椎弓根开道）。基于这样的理念，该装置不仅适用于脊柱内植物，还适用于活检、肿瘤切除、水泥强化和极外侧型椎间盘突出。

40.3　手术机器人在腰椎中的应用现状

40.3.1　器械操作的精准度和术中辐射暴露情况

到目前为止，对于外科机器人在腰椎的治疗应用方面，仅在脊柱辅助平台进行了一项临床评估测试。自 2005 年以来，开展了大量的尸体和临床研究来评估脊柱辅助系统在胸腰骶椎椎弓根植入的可行性、放射暴露情况和精准性。

马库斯（Marcus）等最近的一项 META 分析评估了所有可用的研究，包括两项随机研究、两项队列研究和一项尸体研究，比较机器人辅助下和影像引导下椎弓根螺钉的植入。在总共 1308 例植入的椎弓根螺钉中，机器人辅助植钉的有 729 例，透视引导植钉的有 579 例，满意度分别为 94.1% 和 92.7%。

对在 2005—2009 年期间接受脊柱辅助系统下植入内固定的 3271 例患者（其中有很大比例的小儿脊柱侧凸患者）进行了一项回顾性和多中心的评估，显示在术中 X 线引导下的内固定植入成功率为 98%，这在临床是可接受的。根据格茨拜因（Gertzbein）和罗宾斯（Robbins）A 和 B 标准，通过患者术后 CT 评估共 646 枚椎弓根螺钉，其精度为 98.3%，2 个标准下的平均轴向和矢状面偏差为 $1.2 \pm 1.49mm$ 和 $1.1 \pm 1.15mm$。只有 2 枚螺钉距椎弓根壁偏离 >4mm，但没有不可逆的神经功能损伤。

赫利凡尼（Pechlivanis）等在其前瞻性研究报道中，成功将脊柱辅助系统应用于 31 例患者中，螺钉的轴向和纵向精度达 98.5%，即偏差小于 2mm。另外有研究评估了 102 例患者中的 960

枚椎弓根螺钉，其患者主要表现为脊柱畸形或需要翻修手术，98.9%的螺钉的植入是准确的。有11枚螺钉植入位置不佳，手动调整了其中10枚螺钉。1例患者在手术后3d内因为神经根受刺激，需要取出螺钉。螺钉误植可能是由工具"摆动"引起的，即钻头或引导工具的尖端滑出预期的进针点，导致钉道出现异常。

最近，林格尔（Ringel）等指出了螺钉植钉不准确的类似问题。与所有其他比较研究相反，这项随机的前瞻性研究认为X线引导下徒手植钉比机器人辅助下更准确，成功率分别为93%和85%［评估标准时参照格茨拜因（Gertzbein）和罗宾斯（Robbins）A和B在术后CT上的位置］。他们得出的结论是，除了植钉点处软组织的干扰，机器人对进针点附着的不稳定性可能也导致了植钉的不准确。

在传统的X线透视引导下椎弓根植钉术中，患者和术者暴露于大量的辐射下。数项临床研究表明，机器人辅助系统降低了外科医生和手术室工作人员接触放射线的职业风险，显著降低了术中放射剂量，尤其是在微创手术（MIS）手术中。

一项回顾性队列分析比较了传统的开放式与机器人引导下的开放/经皮椎弓根螺钉植入手术，机器人辅助下的手术可减少达70%的辐射暴露，其中，机器人引导的手术有64%采用经皮植钉的手术方法，而与之比较的57例患者则采用常规的开放徒手植钉方法。

类似地，一项前瞻性的随机对照试验分别对徒手、导航引导和机器人引导的脊柱手术进行了比较。研究认为，应用机器人系统的微创植钉与传统的开放手术徒手植钉方法相比，其辐射时间和剂量减少了½。而另一个单中心研究比较了传统手术与机器人系统辅助下经皮脊柱融合手术，其结果认为后者的辐射下降了40%。

在脊柱辅助系统引导下完成的对照的尸体内植物试验中，机器辅助实施后，87%的外科医生总的辐射暴露量低于0.01Sv，而在使用传统手术方法时平均暴露量为136毫雷姆。当计算每

个螺钉的平均辐射时，机器人引导下的手术其辐射暴露减少98.2%，平均每枚螺钉0.2毫雷姆，而对照组中每枚螺钉的平均辐射量为10.1毫雷姆。X线透视时间减少的程度也很相似，对照组的每枚螺钉平均33.0s，而实验组每枚螺钉0.7s。

40.3.2　微创手术机器人

目前的经验证实，不论是传统的开放手术，还是经皮微创的方法，机器人辅助下的椎弓根植钉都有很高的精准度。但在常规的开放手术中，手术部位解剖被清楚地显露出来，机器人辅助的优势就不那么重要了，因此额外对电脑输入解剖学参数也就不必要了。然而，在高度退变性疾病中，如脊椎滑脱、翻修手术和畸形等，单看脊柱的表面解剖学形态是不够的，这时机器人系统的作用就体现了。因此，该系统在经皮或微创手术中具有明显的优势。德维托（Devito）对多中心在机器人引导下手术的病例进行了评估，其中一个亚组是复杂畸形的病例，该亚组中49%的螺钉用经皮的方法植入。

总的来说，脊柱微创手术已经被广泛接受并应用，因为其术后疼痛少，感染率低，失血较少和椎旁肌肉损伤少，并且减少了恢复时间和组织瘢痕的形成。但另一方面，微创手术会增加手术时间，并且使患者和外科医生暴露于高辐射剂量之中。

植骨融合技术是治疗腰椎退变性疾病的合理手段，例如真性腰椎滑脱、后路椎板切除和假关节的融合。特别是经椎间孔腰椎椎间融合术（TLIF）尤其适用于微创或后路单侧经皮手术。近年来已经对MIS TLIF与开放式TLIF进行了大量的研究，所得出的结论相当一致。结论认为微创手术临床疗效满意，特别是在减轻术后疼痛、减少术中失血量和缩短住院时间方面。卡里卡里（Karikari）等的META分析比较了MIS TLIF和开放式TLIF手术，术中出血分别为150～456mL和366.8～1147mL。术后住院时间范围分别为3.0～10.6d和4.2～14.6d。以

表 40.1 机器人辅助 MIS TLIF（28 例）临床特征

平均年龄	55 ± 10 岁		
性别	女性 16 例	男性 12 例	—
脊柱滑脱	峡部裂 15 例	退变 13 例	—
迈耶丁（Meyerding）等级	0 级 3 例	Ⅰ 级 16 例	Ⅱ 级 9 例
TLIF 节段	L3/L4 3 例	L4/L5 12 例	L5/S1 13 例
术后迈耶丁（Meyerding）等级	0 级 15 例	Ⅰ 级 12 例	Ⅱ 级 1 例
临床症状改善（VAS 3 ~ 6 个月）	神经根痛 5%	腰背痛 0%	—

VAS 和 ODI 评分标准，MIS TLIF 的临床疗效显示介于满意到优异之间，特别是术后即时疗效比较满意，但大多数研究认为，与开放 TLIF 相比，远期疗效无显著差异。而彭（Peng）和王（Wang）等认为 MIS TLIF 的手术时间和辐射暴露都会增加。由于要通过狭窄的通道处理椎间盘，MIS TLIF 是否具有同样的椎间植骨融合率是一个需要考虑的问题，然而随后大量的研究认为这种担心是多余的。最近，吴（WU）等的一项 META 分析中显示 MIS TLIF 与开放性 TLIF 的融合率分别为 94.8% 和 90.9%。

因此，MIS TLIF 手术结合机器人辅助平台是明智之选。我们评估了迄今尚未发表的 28 例单节段腰椎间盘疾患的病例，其中包括椎弓根峡部裂性滑脱或退变性脊椎滑脱（表 40.1）。这项研究是在研究者积累了大约 50 例脊柱辅助系统下椎弓根螺钉植入手术经验后才开始的。主要目标

是将机器人平台应用到全微创手术和更复杂的手术中，主要关注手术技巧和流程、手术时间、辐射暴露和患者的临床预后。

40.3.3 手术技巧

在外科的流程中，术前计划的制定需要获得患者脊柱的术前 CT（图 40.1、图 40.2）。在手术室中，手术机器人平台通过立于棘突和髂嵴，或者手术床的定位针与患者脊柱建立连接。使用脊柱的正位片、60° 斜位片和机器人平台（3D 立体阵列标记）注册登记，和术前 CT 进行配准和匹配。在 3D 同步之后，机器人被连接到平台和机器人手臂被调整到预先计划好的手术轨迹位置。切开皮肤（1 ~ 1.5cm），机器人辅助克氏针插入后，移开机器人系统，将 4 枚椎弓根螺钉经皮植入。在大多数情况下，连接棒插入后临时拧紧。做一个约 3cm 的纵向正中小切口，植入撑开器并暴露同侧椎板和小关节。用高速磨钻和枪钳微创下切除小关节。所得碎骨粒可以用于植骨。如果有必要，可以减压单侧或双侧的硬膜囊和出口神经根。最后，侧方环形减压以便处理椎间盘，然后在 X 线引导下植入 TLIF Cage。然后加压并锁紧螺帽。

螺钉植入的精准度术后用 CT 检查来评估。所有 120 枚螺钉中有 96% 符合格茨拜因（Gertzbein）和罗宾斯（Robbins）A 和 B 标准。椎弓根螺钉位置不佳的位于椎弓根外侧壁（3 枚螺钉，属于 C 级和 D 级），但因为其位于椎弓根外上的位置，并未引起神经症状。总体平均手术时间为 165 ± 30min，平均失血量为 162 ± 99mL，这在目前微创手术中处于较低范围。在机器人引导下，克氏针的植入平均需要 17 ± 7min，最后的螺钉植入平均需要 15 ± 8min。每枚螺钉植入时的平均辐射时间为 4.1 ± 1.9s，辐射剂量为 3.4 ± 2.1mGy。术后并发症发现 1 例硬膜外血肿，需要血肿清除；发现 1 例 L5 神经根有症状，但与椎弓根钉误植无关。术后患者均未发生感染。

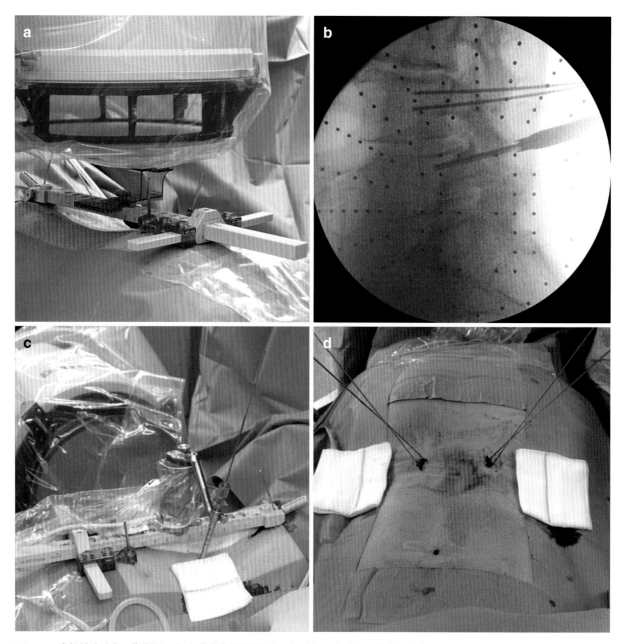

图 40.1 脊柱辅助手术工作流程。（a）参考脊柱依附平台，通过标记阵列点及借助 X 线来组装机器人。（b）机器人引导下的经皮植入钻针套管的轨迹。（c）术中侧位 X 线机，L4 椎体内的克氏针和 L5 的钻孔套管。（d）在螺钉植入前先植入导针

40.4 讨论和展望

许多文献报道了脊柱手术结果，但用于判断临床疗效的诊断标准和方法差别很大。许多研究证实了影像导航系统在脊柱手术内固定植入中的可行性和可靠性，但缺乏足够有力的数据来证明其有益于临床疗效。

同样地，机器人辅助下的椎弓根钉植入可用于胸腰椎和骶椎，相对于常规手术，它植钉的精准度更高，并且可以减少辐射暴露。然而，两个随机对照实验得出了相反的结果。因此，对于机器人引导系统的精准性，尤其是对患者的结果方面，仍然需要进一步的前瞻性和随机对照实验来评估。

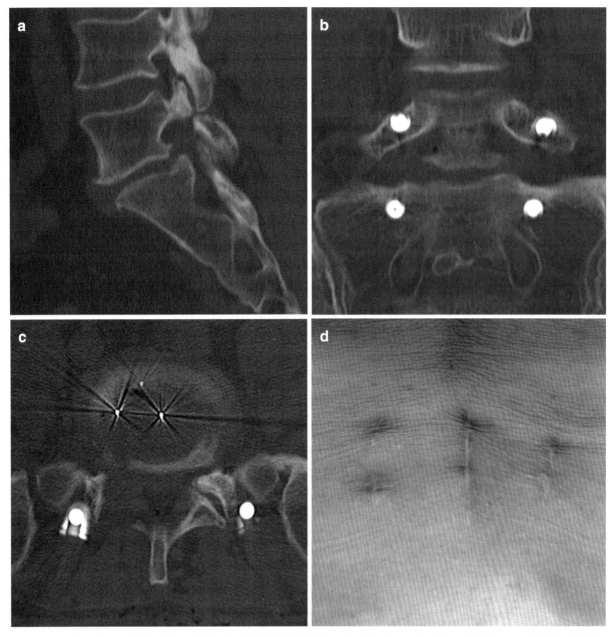

图 40.2　54 岁患者，L5 椎体向前 I 度滑脱，使用脊柱辅助系统行 MIS TLIF 手术。（a）术前矢状位 CT。（b）冠状位显示通过脊柱辅助系统植入的椎弓根螺钉。（c）术后轴向 CT 显示右侧减压和关节突切除术后的 TLIF 的椎间融合器。（d）术后（3 个月）3cm 正中切口皮肤瘢痕和外侧植入经皮椎弓根螺钉时的皮肤切口的瘢痕

　　此外，临床研究必须表明清楚治疗策略以及在什么情况下机器人可以发挥最大的效用。而微创和经皮手术都可能是较好的应用方式。技术上的不断改进也提高了其在脊柱微创领域的应用前景，例如，软组织损伤和恢复时间减少，降低并发症发生率和改善预后。机器人系统的使用还可以减少辐射暴露，加快手术进程。

　　颈胸交界处和颈椎的手术也取决于内固定的植入的准确性，对精准度有很高要求。植钉过程中骨性结构更加精细，关键的解剖结构，如脊椎动脉、脊髓和神经根紧密相邻，并且其损伤与死亡率显著相关。由于颈椎活动度大和其结构容易损伤，脊柱辅助系统装置在颈椎上的初步应用显示出了明显的局限性。机器人辅助可能有助于翻

修手术,由于脊柱内固定手术的逐渐增加,翻修手术将是外科医生更常面对的问题。然而先前手术部位解剖结构的改变和瘢痕组织的形成使定位变得更加困难,并且会进一步带来并发症的风险。

尽管已经证明机器人系统有很高的准确性,但仍需要持续的改进。例如,对于脊柱辅助系统,其技术的硬件和软件都需要增强其锚定的准确性,以最大限度地减少由于磨除皮质骨时滑移或软组织摩擦而引起的移位影响,并降低转换为常规手动植钉的比例。在一些报道中,这个比例为10%～16%。

将来肯定会有更多的改进,包括一系列的不同的手术工具。

合适的外科手术机器人(如达芬奇机器人)技术不仅促进脊柱内植物和骨科手术引导方面的工作(脊柱辅助系统),而且还显示了软组织切除的高度灵活性,同时还为闭合性的深部腔隙的手术做准备。结合这些机器人理念,至少在理论上能最大程度发挥它们的潜能。

融入其他即将出现的技术,例如术中成像的方式,如3D透视技术和术中CT和MRI,将促进术中即时规划,省略术前准备步骤(成像和计划),从而进一步缩短工作流程。而且,可进一步提升机器人辅助程序的准确性和现场控制的可行性。

通过计算机化的平台可将影像设备和资料、3D解剖、术前规划和手术实际操作串联起来,创建一个新的操作界面提供核心的支持,但仍需要多留心。到目前为止,在共享控制和手动操控机器人系统中,外科医生是手术的最终执行者,要求他检查每个步骤的持续安全性和有效性。而这两点在机器人自动化发展过程中是可能做到的,也是必须做到的。例如,当在严重骨质疏松的椎弓根内钻道和将椎弓根螺钉植入时,需要机器人对轨迹轴进行严格控制,这肯定需要具有很高精确度的机器人手臂来完成。但是,外科医生是否应该在某些关键步骤用机器人代替是有争议的,例如骨性通道的准备和植入前的探查。

目前外科医生还不能让机器人完全精准地放置螺钉。即使由于机器人原因引起神经损伤的情况已经明显减少,但仍存在潜在的风险,而这些风险将由外科医生独自承担。机器人自动化程度越高,外科医生就越可能失去责任心。然而,外科医生的决策过程完全不同于机器人,因为外科医生还将患者的病史、个人经历和自身经验结合在一起。

手术机器人或其他计算机化外科手术系统的资金投入是巨大的。尽管导航系统已经推出20年,并且已经被证明能产生优异的结果,但有调查报道显示只有11%的脊柱外科医生在其手术方案中使用这项技术。临床中评估和采用一项新技术的关键因素是其成本效益的多少。比如说,计算机辅助技术用于MIS TLIF手术,这是一个有前景但仍需进一步确认的方案,如果其能显著减少住院时间、缩短恢复时间和减轻术后疼痛,从而改善了患者的预后,那么它才会被广泛接受,并增加经济方面的补偿。

此外,计算机辅助系统的接受度也越来越高,加之新定义的治疗标准,也将对脊柱手术带来法医学上的影响。虽然经验丰富的脊柱外科医生在常规手术中徒手操作达到了很高的精度和获得了优异的结果,但是计算机技术的应用,使得脊柱手术的每一个步骤都有详细的文档资料,从术前影像资料和手术计划开始,到手术相关的关键解剖结构,根据预定路径完成手术的过程,到最后术中影像的确认。

很显然计算机辅助指导技术,导航和机器人技术对于外科医生和手术室人员来说具有陡峭的学习曲线。术前规划、机器人装配和参数的输入确实需要消耗额外的时间,只有通过充分的培训和经验积累才能尽量节省时间。仅仅为了几个需要的病例而应用这些系统是没有必要的。只有作为基本的操作流程应用到每天的手术中,我们才能积累到必要的经验,从而加快手术流程,缩短手术时间,降低并发症发生率,并最终获得令人满意的结果。

第七部分
非融合技术

第 41 章　椎间盘置换术的 30 年发展历程

克劳斯·约翰·舍纳克 (Klaus John Schnake)

弗兰克·坎齐奥拉 (Frank Kandziora)

译：黄东生　彭　焰　梁安靖　贺　宪

41.1　前言

距离世界上第一例人工椎间盘置换术尽管只有短短 30 年，但是椎间盘置换术的历史却可以追溯到 55 年前。

关节置换术已经成功地运用在膝关节及髋关节上。相比之下，在脊柱外科中，还远不能将椎间盘置换术作为标准治疗方案。首先，椎间盘的退变性损伤包括髓核细胞亲水特性的降低及纤维环裂隙的出现。其次，还存在椎间小关节继发性骨性关节炎及软骨下骨化的发生，从而导致整个脊柱功能发生退变。

然而，严重的髋关节骨性关节炎患者可以接受全髋关节置换术，但替代整个退变脊柱段仍是不可能实现的。

以往，外科医生试图通过研究像关节置换术一样的植入物来模仿生理运动，主要目的是为了恢复正常的生物力学功能。虽然现在很少有膝关节或髋关节行人工关节固定手术，但我们仍不清楚，以后脊柱关节固定手术是否同样会减少。如今，一方面是患者日益增长的需求和期望，一方面是临床上为避免融合带来的各种副作用，从而导致用于椎间盘置换术的内植物的多元化发展。

按人类平均寿命计算，人一生中脊柱总共有超过 1 亿次的周期性运动。人的腰椎每年大概有 200 万次不明显的运动和 12.5 万次的显著弯曲运动。因此，由此推算椎间盘置换术的植入物的最佳寿命是大约 3000 万个周期性运动，或者是在脊柱满载荷的情况下 1000 万个周期性运动。

椎间盘不是一个简单的软骨关节，而是一个复杂的解剖结构，它允许脊柱在 3 个主要的轴上进行小范围的运动。外周关节的稳定性主要靠韧带维持，与此不同的是，椎间盘本身就是脊柱稳定性的重要组成部分。而髓核和纤维环的结构可以耐受较高的外部压力。

良好的生物力学要求对任何植入物来说，都是一个挑战。由于弹性聚合物的降解、金属的磨损，内植物暴露于人体免疫系统之下，而植入物的开放空间都可以导致组织的向内生长。而且脊柱的持续运动和压力将会导致金属疲劳，由此存在潜在的内植物失败的风险。因此，内植物必须具备良好的生物相容性和耐受脊柱压力的双重属性。

人工椎间盘假体的发展受到了最初为全关节置换术所建立的设计和工程学原理的重大影响。不管是一期还是二期内固定植入手术，都从髋关节假体植入术中吸取了经验教训。同样的，钴—铬合金和超高分子量聚乙烯的大多数假体在髋关节手术中的使用，也提供了相应的经验教训。钛合金具备优秀生物相容性和 MRI 兼容性。这些从关节置换术转借而来的经验和知识，确实为脊柱椎间盘假体的制备带来了优势。然而，相较于其他关节，椎间盘是一个有着不同的生物力学及内环境的关节。而且由于下腰痛的病因尚未完全明确，使得椎间盘比外周关节更加复杂。

椎间盘置换术的 2 个不同的关键原则：

（1）再造椎间盘的黏弹性质。这些植入物主要由各种有机硅或聚合物制成。它们有的是依靠弹簧或者是活塞系统，有的是以单体形式注入进行原位聚合，主要目的都是替代髓核组织。

（2）再造椎间盘的运动特性。这些植入物通常是由金属或者是聚乙烯配对制成的机械装置。它们的主要功能是替代整个椎间盘。

迄今为止，人们已经开发了无数不同设计的人工椎间盘假体，并获得了专利。但是，其中只有很少的达到了临床应用的水平，而真正能够植入患者体内的更是少之又少。这始于 20 世纪 50 年代在欧洲的临床前研究和专利。虽然目前开展椎间盘置换术主要是因为脊柱融合术的不良预后，但是在 20 世纪其主要目的是为了恢复脊柱的生物力学。

1955 年，范·斯汀布鲁克（Van Steenbrugghe）最先通过把 2 个垫子组合起来来替代椎间盘。在 20 世纪 50 年代后期，纳逊（Nachemson）将自我硬化的液体硅橡胶注入尸体的椎间隙中来模拟椎间盘。

然而，椎间盘置换术的临床先驱者是费恩斯特伦（Fernström）。他是第一个在 20 世纪 50 年代后期使用人工椎间盘的医生，事实上，他试图通过一个金属球来复制椎间盘的球窝接头机制。

费恩斯特伦（Fernström）发明的这种球总共应用了大约 250 例患者，但是由于疗效不佳，这些内植物都被取了出来。

韦伯（Weber）在 1978 年首次尝试通过全椎间盘替换来恢复脊柱运动功能，这些装置是由锚固在相邻椎骨中的 2 个聚乙烯盒状结构组成的，在其两者之间，放置了一个允许运动的陶瓷卵圆形核。然而，这些装置从未生产过。

现代椎间盘置换术始于 20 世纪 80 年代，包括髓核置换和全椎间盘置换，两者在随后的研究中都达到了临床应用的水平。

41.2　髓核置换

髓核置换术的最早期目的是试图缓解疼痛和

恢复退化脊柱运动段的功能。前面提到的费恩斯特伦（Fernström）球便是这类产品中的一个，但所有这些早期技术既没有机械力学的前景，也没有生物学前景。

髓核置换的发展历程经历了许多挫折，由于外科医生和工程师的聪明才智，才产生了许多设备。他们中的大多数经过试验失败了，有的或者是根本没有进行临床试验。早期的设计实际上都是采用具有弹性的材料（金属或聚合物），特别是弹性材料（摩擦材料）或金属弹簧和铰链，并且所有的都是机械力学装置。大多数植入物的典型问题是：手术植入技术、与骨的接合、防退出、机械衰败载荷、植入物的寿命和组织相容性。尽管存在这些问题，自从 20 世纪 90 年代后期以来，髓核置换术一直在使用。

这可能是由于人工髓核（PDN）（图 41.1）的发明者查尔斯·D. 雷（Charles D. Ray）所做的巨大努力。他产生了一个将退化的椎间盘和汽车的轮胎进行比较的想法，髓核组织失水、收缩，继而椎间盘的高度丢失，就如同一个缩小的轮胎一样。只要纤维环（轮胎皮）保持其完整性，如果椎间盘（打气筒）中的压力可以再次增加，则有可能恢复其功能。基于这一点，他发明了一种可以水化的水凝胶。1988 年，世界上第一个人工椎间盘假体获得专利。

雷（Ray）给了他的髓核假体一个科学的背景，到目前为止，最常用的髓核替代品仍是 PDN 和

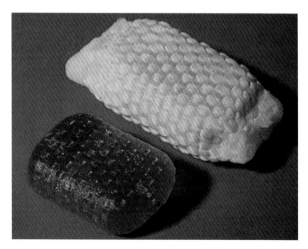

图 41.1　PDN

PDN-SOLO（Raymedica，Bloomington，USA）。PDN 由水凝胶芯和超高分子量聚乙烯护套组成，水凝胶芯是具有记忆能力的聚丙烯腈聚丙烯酰胺多嵌段共聚物，它可以吸收相当于自身干重 50%～90% 的水，以变得完全水合，而外侧护套则控制其过度膨胀。移除髓核后，通常植入 2 个紧挨着的 PDN 装置。

目前髓核置换的手术适应证是由于退变性椎间盘疾病引起的腰痛，伴有或不伴有腿部疼痛。

虽然目前通过植入物来完成髓核置换的理论听起来很合理，但是早期临床报道显示其并发症的发生率很高，典型的并发症就是植入物的脱出和下沉到相邻的椎体中。

这导致了新设计的植入物的诞生——PDN-SOLO。因此，其并发症的发生率下降到了 10% 以下，不过这在我们看来还是太高了。而且只有少数有长期随访的数据显示长久良好的临床疗效。然而，这些数据的质量和数量也是不尽如人意的。

在过去，已经发明了许多其他髓核置换的方法，而目前正在随访中。目前髓核置换装置在功能上可以分为弹性和机械两类，但是后者在临床上使用的过程中，面临着与 PDN 植入物遇到的许多相同的问题。髓核置换的手术过程同时损伤了纤维环的完整性，因此，植入的人工髓核装置可以通过纤维环破口被挤出。然而纤维环的缝合以及应用椎间盘旁侧入路的方法并没有消除这个问题。

目前弹性装置的疗效正在临床研究当中，其初步结果是可喜的。目前大多数方法实际上都使用可注射材料，在原位聚合。

然而，到目前为止，都没有任何证据表明髓核置换能够提供良好的临床疗效，而且，它的手术指征仍然不是很清楚。

总之，目前还需要进一步的临床调查与前瞻性的随机试验来确定髓核置换术在治疗腰椎间盘退变性疾病中的疗效。

41.3　全椎间盘置换

查利特（Charité）人工椎间盘是第一个可用于临床的全椎间盘置换（Total Disk Replacement，TDR）系统，到目前为止已经开发了 3 种不同的类型。Ⅰ型和Ⅱ型查利特（Charité）人工椎间盘在德国制造，且从未在市场上销售，而Ⅲ型查利特（Charité）盘在美国马萨诸塞州的雷曼制造，于 2010 年春季发布。

1982 年，库尔特·切纳克（Kurt Schellnack）和凯茵特尔詹兹（KarinBüttnerJanz）在东柏林的查利特（Charité）医院开发了查利特（Charité）Ⅰ型人工椎间盘。这个想法是基于生物力学所证明的"低摩擦"原则，其在早期的髋关节置换中已经获得了成功。查利特（Charité）Ⅰ型人工椎间盘包括 2 个高度抛光的金属端板，其具有用于骨锚固的齿状突起和超高分子量聚乙烯（Ultra-High-Molecular-Weight Polyethylene，UHMWPE）滑动髓核，该装置旨在模仿椎间盘髓核在其纤维环内的移动，因此，它被认为是一种无制约类型的全椎间盘置换。无制约的设计是通过结合了一个移动轴承芯，并提供有关 3 个轴的独立旋转和平移来实现的。在 1984—1985 年，这种被称为 SB 查利特（Charité）Ⅰ型人工椎间盘在查利特（Charité）医院进行使用。

由于Ⅰ型存在轴向平面的平移，SB 查利特（Charité）Ⅱ型由此诞生。

SB 查利特（Charité）Ⅱ型在 1985—1987 年间被使用，与Ⅰ型不同的是，Ⅱ型通过端板的扩大以及两侧的侧翼来避免假体沉降。但是最后，假体平移以及金属疲劳断裂的问题导致第二类假体也被迫放弃。

从 1987 年开始，沃尔德·林可·格宾（Waldemar Link GmbH）在西德的 HamburgSB 制造查利特（Charité）Ⅲ型人工椎间盘，他将端板改为钴—铬—钼合金，并通过等离子体喷涂的钛和磷酸钙的多孔涂层来增强与骨面的结合。它的自由浮动双凸形滑动髓核仍由超高分子量聚乙烯（UHMWPE）制成，并用金属线包裹进行标记，

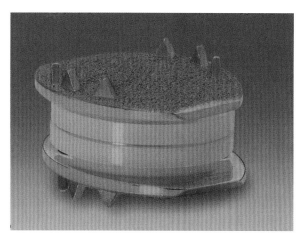

图 41.2　Charité 人工椎间盘

其主要的稳定性是通过固定在软骨下骨终板上的齿状突起来实现的。随后开发出了不同的尺寸和角度的型号。

SB 查利特（Charité）Ⅲ型一直被称为查利特（Charité）人工椎间盘（图 41.2），直到在 2003 年被强生公司接管后，才放弃这个称谓。

勒玛丽（LeMarie）在 1997 年发表一篇了关于 Charité Ⅲ型人工椎间盘的最早最全面的临床综述，通过对 105 例病例进行长达 51 个月的随访研究后，他发现 79％ 的病例都取得了优良的临床疗效，重返工作率达到了 87％。

2004 年 10 月，美国食品和药品管理局（FDA）批准了查利特（Charité）人工椎间盘，这是第一个用于治疗与退变性椎间盘疾病（DDD）相关的疼痛的人工植入物，主要是用于置换退化或者受损的 L4/L5 或 L5/S1 椎间盘。

多中心研究中，在 205 例被诊断患有 DDD 并且在 6 个月的非手术治疗后未能缓解疼痛的患者进行人工椎间盘置换术，并将其与 99 例接受对照装置（BAK 脊柱椎间融合笼）的患者进行对比研究。

研究表明，手术治疗 2 年后，人工椎间盘置换的患者疗效并不比椎间融合的患者差，并且其不良事件发生率与融合组相似，但是人工椎间盘置换组的患者满意度更高。此外的研究表明，人工椎间盘植入的节段与患者疼痛缓解之间无明显的统计学差异。总之，使用查利特（Charité）人工椎间盘治疗的患者与用单独椎间融合器治疗的患者疗效一样好，但是由于临床疗效不满意，后者在欧洲被认为是一种过时的治疗方法。

SB 查利特（Charité）Ⅲ型人工椎间盘是所有全椎间盘置换术中临床随访时间最长的，它在全球植入超过 17 000 次，其中大多数随访研究表明 60％ ~ 90％ 的疗效令人满意。

尽管随访的结果还不错，但是来自柏林 Charité 医院的迈克尔·普策尔（Michael Putzier）发表了他们长达 17 年的平均随访结果，结果显示术后自发性脊柱强直症发生率为 60％，再次手术率为 11％。

有趣的是，1989 年，最后一个查利特（Charité）人工椎间盘在柏林的 Charité 医院被植入，尽管植入物的名称取自德国最大的教学医院，但从那以后就再没有使用过。在美国，随着时间的推移，批评声音的增加，许多患者开始起诉强生公司（Johnson & Johnson）制药公司，指控医药公司知道或应该知道人工椎间盘置换手术的严重并发症。由于上述这些情况，查利特（Charité）人工椎间盘便不再使用。

另一种早期的人工椎间盘是由亚瑟·斯特菲（Arthur Steffee）设计的名为 AcroFlex 人工椎间盘系统（DePuy Spine）。第一种植入物类型由连接到 2 个钛端板的己烯基聚烯烃橡胶垫组成，在 1993 年发表了一项有 6 例患者的试验性研究。但是由于植入物部件的潜在致癌风险，暂停了临床试验。下一代产品由斯特菲（Steffee）、弗雷泽（Fraser）及其同事提出，但是植入物碎屑和植入物失败是 AcroFlex 系列的 2 个典型问题。一项接近 10 年随访的前瞻性非随机研究显示其接受该手术的累积生存率仅为 61％，最后结论认为，进一步使用这种植入物是不合理的。

在 20 世纪 90 年代开发了另外 2 种有前景的 TDR: ProDisc 和马弗里克（Maverick）人工椎间盘。

蒂埃里·马尔内（Thierry Marnay）于 20 世纪 80 年代末在蒙彼利埃发明了第一个 ProDisc 人工椎间盘。

ProDisc 具有 2 个金属（钛）端板，它们是用钛等离子体喷涂的，并具有 2 个垂直焊盘，用于固定到终板上，核心由高密度聚乙烯制成，并且完全适用于下终板，芯的上表面形成凸面，它所产生的旋转中心是固定的并且位于椎间盘的下部。这种半规则设计包括一个固定的旋转轴，限制了翻转。但是这将导致装置内和装置—骨界面处的应力增加，从而增加植入物松动的潜在风险。

1990—1993 年，第一批由 Marnay 治疗的 64 例患者，取得了不错的结果，随访时间为 7 ~ 11 年，超过 75% 取得了良好的疗效。1 个节段和 2 个节段之间没有明显的差异，所有植入物仍然完好无损，没有沉降或移动迹象。

ProDisc 的第 2 代产品 ProDisc-L（图 41.3）由辛迪思（Synthes）开发出来，它在 2000 年被引入市场。它的设计区别在于产品有不同的端板尺寸和前凸角度，不同的髓核内芯高度和每个端板只有一个用于固定的龙骨突起接头。2006 年 8 月，美国 FDA 批准了 1 个节段或者 2 个节段的人工椎间盘置换。FDA 医疗器械临床试验申报部门做了一项对比研究，通过 ProDisc Ⅱ 型人工椎间盘与前路股环同种异体骨植骨联合后路椎弓根螺钉固定自体骨植骨进行比较，最后结果显示 ProDisc 组的临床疗效略好于融合组。

在随机的临床试验中，报道的成功率高达 90%，但是长期的随访数据很少。在一项前瞻性单中心调查中，平均随访 7.4 年后的 181 例病例（90% 的随访率），手术后临床疗效明显改善，87% 的患者在最终随访期间高度满意。其并发症的发生率为 14%，约一半是与器械相关的，再手术率为 16%。最后研究者得出结论，对于严格把握适应证的患者群体，其结果相比于融合组是有利的。而且其他研究者也发表了类似的中长期结果。

马修斯、勒惠克（Mathews，Le Huec）和同事设计了半自动的 Maverick 人造盘（图 41.4），其具有后旋转轴以及金属对金属（铬—钴）界面。

金属对金属的椎间盘假体的出现，目的在于消除聚乙烯的磨损及其潜在的风险，虽然全椎间盘置换存在聚乙烯碎片和骨质溶解的问题，目前尚未被证明会带来显著的临床问题，但其长期影

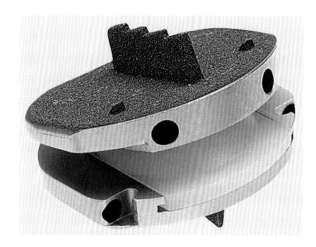

图 41.3　ProDisc-L

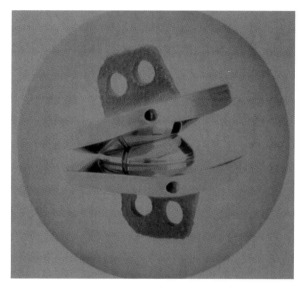

图 41.4　Maverick

响尚不清楚。从髋关节手术中可知，金属对金属表面比聚乙烯对金属表面产生的碎屑要少得多。

Maverick 人工椎间盘在中线矢状位上通过鳍状片状物固定在终板上，类似于 ProDisc，其端板是羟基磷灰石涂层，整体生物力学特征与 ProDisc 相似。然而，凸形的尾端部件与凹形的头端部件相比具有略小的曲率半径。与其他 TDR 一样，它有不同尺寸、高度和角度的产品可选用。

2002 年，Maverick 人工椎间盘第一次用于临床，并在 2003 年开始了一项随机的 FDA 临床试验，将 Maverick 人工椎间盘与加用 BMP 的椎间融合器进行比较。勒惠克（LeHuec）及其同事发表了一份前瞻性研究报告，报道了 2002 年 1 月—2003 年 11 月植入的 64 例患者的结果，75% 的

患者 Oswestry 评分改善。手术后 4 年发布的中期数据显示 85% 的患者恢复工作，79% 的患者恢复了正常的体育活动。

过去 6 年中，已经开发了各种新的植入物和技术，现在几乎所有的公司都能提供人工椎间盘置换术的假体。尽管进行了广泛的生物力学研究，但目前尚不清楚哪种类型的限制型假体具有全人工椎间盘置换的最大优势，可限制的假体可以提供稳定性，但会导致固定时的高应力，而无限制的植入物对手术定位更容易。腰椎正常旋转时的轴线不是固定的，而是时刻变化的。虽然处于良好位置的限制性装置可以提供限制性的运动，并且连续性地保护椎间小关节，但是非限制性的装置可以提供更大的运动范围并且在手术定位方面更方便。

近期的多中心和前瞻性随机对照研究公布了一个比较公正的结果：来自瑞士注册中心的 240 例患者的数据显示，不同类型的 TDR 在术后 5 年内出现显著的与临床相关性的持久性疼痛，10% 的患者发生相邻节段的退变，再手术率为 4.4%，尽管在 44% 的患者中检测到了异位骨化，但近乎 87% 的患者手术节段仍然是可以活动的。

在瑞典的一项前瞻性随机对照试验中，152 例患者分别进行后方融合和接受不同类型的 TDR，5 年后，两组手术患者均显示出良好的临床疗效，但是 TDR 组的所有治疗参数均明显好于融合组，两者在并发症和再手术上没有发现明显的差异。

最近进行的一项包括 1584 例患者的 2 年随访结果的 META 分析，包括了 7 项相关 RCT，结果显示 TDR 可显著改善 ODI 及 VAS 评分，缩短住院时间，并且患者选择再次相同手术的比例更大，其他所有参数均无显著差异。

然而，科克伦（Cochrane）评估的结果略有不同："虽然统计学上有显著差异，但是临床疗效改善并没有达到人们公认的有临床意义，而且其在预防疾病和相邻节段退变方面的评估是不恰当的。因此，尽管它似乎有效地治疗了选定患者的腰痛，至少短期内相当于融合手术的疗效。但是由于我们认为人工椎间盘置换术可能会在几年后发生并发症，所以手术医生应慎重采用这项技术。"

目前已经报道了所有类型的 TDR 并发症，大致可以分为两类：一是与手术方法相关，二是与假体相关。

腰椎前路手术主要是针对大血管和内脏结构的潜在损伤，总并发症发生率为 10% ~ 23%。直接与假体植入过程相关的并发症发生率为 2.9% ~ 6.5%。

与植入物相关的并发症跟假体具体的设计有关，可能出现假体的沉降、脱位和破裂，总体发生率在 2% ~ 26%。

总结

30 年的临床应用尚未显示人工椎间盘置换术比融合技术具有明显的优势，即使是前瞻性的随机 FDA 研究也存在争议，因为在某些地区，对照组中使用的方法被认为是采用了不合乎标准的治疗。并且越来越多的医疗诉讼和医药公司对此不合理的行为态度导致外科医生和患者对 TDR 的不信任。在过去 10 年中，美国手术治疗腰椎 DDD 增加了 2.4 倍。虽然所有的融合组患者明显增加，但是 TDR 却没有增加。

因此，有些学者仍然认为全椎间盘置换术目前仍在实验阶段。

而另一方面，对于 TDR 我们已经取得了很多的认识，大量随机和非随机研究都保有广泛的数据资料。其临床疗效与融合手术一样好，并且两者的手术并发症和再手术发生的概率差不多。人工椎间盘置换术已经开创了脊柱手术的新时代，已在许多外科医生的手术决策中获得了坚实的地位，许多临床试验以外的患者通过人工椎间盘置换术治疗取得了成功。但在脊柱外科手术中，选择合适的患者远比选择何种内植物更重要。

展望未来，外科医生应该意识到，虽然制造商已经花费了数十亿美元用于开展椎间盘关节置换技术，然而过去 30 的经验教训告诉我们更应该为患者研发出更好的植入物。

第 42 章　腰椎间盘置换术的生物力学

法诺·萨维德拉 (Fanor Saavedra)

克里斯托弗·A. 伊安诺蒂 (Christopher A. Iannotti)

丹尼·比德罗斯 (Dani Bidros)

爱德华·C. 本泽尔 (Edward C. Benzel)

译：黄东生　欧阳智华　蔡　斌　隆中恒

42.1　前言

腰椎间盘退变性疾病所致的机械性腰背痛是导致成人腰疼和致残的一个主要原因，在美国平均每年用于该项疾病的医疗费用超过 340 亿美元。有关机械性腰背痛的诊断和治疗均未达成共识。对于大多数机械性腰背痛的患者，保守治疗是有效的。但不幸的是，也有不少不同程度机械性腰背痛的患者保守治疗疗效欠佳。当保守治疗不能缓解症状时，医生常常推荐手术介入治疗。针对机械性腰背痛的传统手术侧重于节段性脊柱融合，然而融合手术的不足在于其伴随着脊柱节段的运动功能丧失。

传统腰椎融合技术已经发展多年，随着成熟精密的脊柱器械和植入物的应用，脊柱融合率已经取得了明显提高。然而，融合率并不等同于临床成功率：有报道称虽然融合率接近 100%，但临床成功率却是从 60% ~ 90% 不等。

脊柱功能单位的 3 关节（前方的椎间盘和后方的两个小关节）行融合术会导致活动功能丧失，且会伴随 10% ~ 30% 概率的邻近节段有症状的退变。脊柱关节置换术通过消除假定的疼痛病因（例如纤维环或髓核）来减轻疼痛，同时也保留了节段运动功能，理论上保护了相邻节段不受额外的应力和压力。

部分椎间盘置换术最早出现在 20 世纪 60 年代，当时费恩斯特伦 (Fernstrom) 将不锈钢球植入颈椎和腰椎的椎间隙中。现代腰椎关节置换术起源于柏林的 "Charité 医院"。在 20 世纪 80 年代初，布特纳 – 扬茨 (Butner-Janz) 和谢纳克 (Schellnack) 发明了第一代 "Charité 人工椎间盘"。80 年代后期，法国外科医生蒂埃里·马尔内 (Thierry Marnay) 发明了 "ProDisc-L 人工椎间盘"。随后，伴随着设备的增多、内植物设计的改良、手术技术的进步以及配套器械的研制，全椎间盘置换术得到了稳定的发展。腰椎关节置换术可分为全椎间盘置换 (Total Disk Replacement，TDR) 和部分椎间盘置换 (Partial Disk Replacement，PDR) 和髓核置换。TDR 装置有如下几种分类方式：根据其复合生物材料分类可分为金属对金属、金属对聚合物；根据生物力学分类分为非限制型、半限制型、限制型；根据组件分类可分为单组件式、双组件式和三组件式设计；根据固定形态分类则可分为钉齿型或龙骨型。髓核置换装置包含着甚至更多的类别，但从功能上来讲，其可分为两大类：弹性体和机械体。机械性髓核置换和全椎间盘置换的主要适应证是由于 DDD 导致的机械性腰背痛。弹性髓核置换也可以应用在后路椎间盘切除手术。一般来讲，髓核置换是一种针对早期退变性疾病的干预治疗，即轻度至中度的 DDD。部分椎间盘置换的优点是微创和多手术入路的选择，包括前路经腹膜后入路、侧入路和后入路。通过插入器械、切除纤维环，有限的切口即可满足多种手术方式的暴露需要，包括全椎间盘置换术和椎间隙融合术。部分间盘置换的缺点是存在移位和脱出的风险，因为装置一般不固定到终板及其下方骨质。全椎间盘置换术适用于更严重的退变性疾病，包括中到重度的 DDD。全椎间盘置换的优点包括完整的椎间盘切除（包括纤维环和髓核）和可靠的骨性终板固定，其并发症有：内植物失败和脱出、使用寿命问题以及磨损产物对机体的影响。

42.2　腰椎融合术：优势与不足

针对 DDD 所致的机械性腰背痛的患者，典型的手术是对疼痛的脊柱运动节段进行的关节融合术，如果患者伴有神经根症状或神经性跛行也可同时行神经减压术。脊柱融合的基本原理是基于这样的假设：在不稳定或退化节段，通过椎间融合器的使用，来消除引起疼痛的非生理性运动，并恢复脊柱的矢状平衡与正常的椎间隙高度。据报道，行前路椎间隙融合或后路脊柱融合术的患者有 50% ~ 100% 的优良率，但是脊柱融合术不是一个良性的治疗。一个腰椎融合术后长期（> 20 年）随访研究结果表明，约 50% 患者在初次手术后数年出现症状复发并需行药物治疗，约 15% 患者在研究期间进行了再次手术。

融合手术改变了脊柱正常生物力学，将应力传递给相邻椎体节段。邻近的运动节段的应力增加可能会加速椎间盘的退变，小关节的病变，促进骨赘的形成，所有这一切都将导致融合部位的相邻节段出现腰痛复发和症状性椎管狭窄。脊柱融合术还有其他并发症，如椎旁肌肉的相应变化，脊柱活动度的丧失，植骨块塌陷导致矢状曲度的丢失。未达到术后即刻稳定性，一些手术需要植入内植物，而内植物存在相关的并发症；部分手术必须取髂骨进行植骨，术后可能出现取骨区的相关并发症。

42.3　腰椎间盘置换术

出于对脊柱融合术远期副作用的担忧，人们一直在寻求一种更符合生理的方法来治疗机械性腰背痛。从理论上说，腰椎人工椎间盘的发展可能是腰椎病治疗方法的一次革命。这与髋、膝关节置换术革新了这些关节退变性疾病的治疗方法的情况类似。虽然尚未得到证实，但许多人认为重建腰椎的正常生物力学属性可以减少与脊柱融合相关的并发症。

腰椎间盘假体已从初期的设计逐渐发展，在几十年间，从早期如费恩斯特伦（Fernstrom）球到现今的 Charité SB Ⅲ 和 ProDisc-L。在治疗疼痛性退变性腰椎间盘这一类疾病时，这些内植物可作为脊柱融合术的替代方案。2004 年 10 月 Charité 人工椎间盘在美国通过 FDA 认证，被批准应用于退变性腰椎间盘疾病的单节段置换术。第 2 个腰椎间盘假体 ProDisc-L（Synthes）于 2006 年 8 月在美国被批准应用。从那时起，数十家公司都有计划或者愿望涉足这个逐渐增长的有巨大经济利益的椎间盘置换市场。

理论上腰椎间盘置换术的优点是：保留节段运动从而减少了邻近节段的疾病；恢复椎间盘高度从而保护了神经；缩短了康复时间，因为患者不需要漫长的植骨愈合期。目前腰椎间盘置换术的适应证是年轻的、非骨质疏松症患者，一级或二级症状性椎间盘退变，无严重小关节病，无腰椎节段不稳定以及没有需要后方减压的神经压迫。

42.4　全椎间盘置换术 TDR

42.4.1　手术操作

各种全椎间盘置换手术一般采用标准的前路经腹膜后途径或标准的腰前小切口途径来显露手

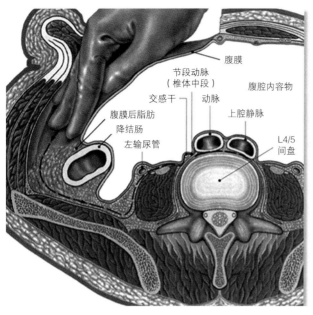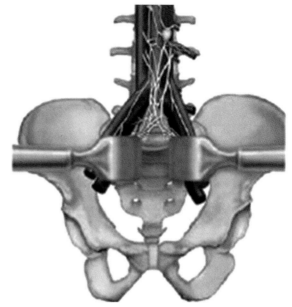

图 42.1 前路经腹膜后入路

术节段椎间盘的前部，类似于前入路腰椎椎间融合术（ALIF）的手术入路。在美国，手术暴露操作通常是由一名熟悉这个入路的普外科医生或血管外科医生专门完成的。患者仰卧、平躺于可放射透视的手术台上。术中必须使用 X 线透视。在广泛切除椎间盘之前，必须利用解剖标志进行中线的定位和标记。为了暴露椎间盘的侧缘，必须向两侧牵拉开髂血管。图 42.1 显示了腰椎的腹膜后路标准方法。

全椎间盘切除术需要使用椎间撑开器撑开椎间隙，然后松开撑开器并切除后纤维环和后纵韧带，尽可能去除后方所有的骨赘。两侧的纤维环需要保留。使用刮匙和咬骨钳等标准的手术器械来完成椎间盘切除。必须在椎间盘前部建立一个最小宽度在 30 ~ 35mm 的假体植入槽，以安全地进行假体植入。注意去除软骨终板，但同时需保留骨性终板，以减少假体术后出现下沉的风险。注意彻底清除椎间盘，仅保留两侧的纤维环。必须彻底清除侧方椎间盘，因为在人工椎间盘假体放置时，任何遗留的椎间盘残片都可能被推入到椎间孔中。这时在前后位和侧位 X 线透视引导下，进行个体化人工假体的植入操作，包括假体型号的测量、试模植入、中线定位以及假体位置的确认。

42.4.2 全椎间盘置换器械

随着 2004 年 10 月美国食品和药品管理局（FDA）对 Charité 人造椎间盘的批准，美国脊柱椎间关节置换术的时代来临了。随后 ProDisc-L 人工椎间盘（2006）也获得了 FDA 批准，紧跟着更多的人工椎间盘产品被研制出来（Maverick，Kineflex，FlexiCore 和 Activ-L）。从前瞻性随机研究中，已经累积产生了大量的一级证据，证实了全椎间盘置换术在治疗症状性腰椎退变性疾病的疗效（表 42.1）。

表 42.1 美国食品和药品管理局批准的人工椎间盘装置

人工椎间盘	公司	美国食品和药品管理局批准状态
查利特Ⅲ代人工间盘	强生	批准日期：2004 年 10 月
ProDisc-L人工间盘	辛迪思	批准日期：2006 年 8 月

42.4.3 Charité 人工椎间盘（DePuy Spine）

SB Charité Ⅲ 人工椎间盘是迄今为止被研究得最广泛的人工椎间假体之一。作为前 2 代的设计，SB Charité Ⅰ 和 SB Charité Ⅱ，曾在德国东柏林市临床应用于少数患者，但并没有经济获利。这些早期产品是不锈钢终板，其容易发生破裂和沉降。第 3 代即现今的设计（SB Charité Ⅲ）于 1987 年首先由美国 Waldemar Link 公司销售，DePuy Spine 于 2004 年获得了 Charité 人造椎间盘的产品专利。Charité 人造椎间盘由一个 3 件套组成：包含 2 个具有钉齿固定装置的钴—铬合金终板，终板中间夹层为 1 个可活动的超高分子聚乙烯滑动髓核。该设计理论上的优点在于：在脊柱运动时，允许滑动髓核在椎间隙内动态移位。当脊柱前屈时，滑动髓核向后方移动，而当脊柱后伸时，滑动髓核向前方移动。终板的主要固定装置是位于终板上、下两端的六"齿"结构，而钛/钙羟基磷灰石涂层通过允许新生骨向内生长来形成对椎体的第 2 次固定。虽然该装置理论上可以减少脊柱小关节疾病，但是体外生物力学实验显示小关节的最大局部载荷大约是正常脊柱运动节段的 2.5 倍。

2009 年，盖伊（Guyer）等发表了一项随机、多中心研究，将 Charité 人工椎间盘与使用 BAK 椎间融合器的前入路腰椎椎间融合术（Anterior Lumbar Interbody Fusion，ALIF）进行了 5 年的随访比较。在 160 例随访患者中，他们没有发现组间临床疗效的统计学差异，所以他们认为 Charité 人工椎间盘置换术的疗效不亚于前路腰椎融合术。

42.4.4 ProDisc-L 人工椎间盘（Synthes）

ProDisc 是在 20 世纪 80 年代末由法国矫形脊柱外科医生蒂埃里·马尔内（Thierry Marnay）设计的，并于 2006 年 8 月被美国 FDA 批准用于单个腰椎节段。聚乙烯核通过组合式封闭系统固定在尾端终板上。每个终板具有中心锚固龙骨和 2 个钉齿以提供即刻稳定性。终板表面是钛等离子体的多孔涂层，新生骨可经该表面向内生长以获得二次稳定性。用特制的器械在椎体终板上做出中线凹槽以适应假体装置的植入，并将聚乙烯髓核锁定在尾端终板上。设计有 2 个终板型号（中号和大号）、3 个高度（10mm、12mm和 14mm）以及 2 个前凸角度（6°和 11°）。齐格勒（Zigler）等最近公布了一项前瞻性、随机、多中心的 5 年随访研究，比较 ProDisc-L 与 360°全关节融合术治疗单节段腰椎退变性椎间盘疾病的疗效。161 例患者接受了 ProDisc-L 的全椎间盘置换术，75 例患者进行了 360°全关节融合。他们发现两组患者较术前状态均有明显改善，在临床观察表（ODI，SF-36）中没有发现显著差异。他们认为融合术和全椎间盘置换术都是合理的手术方式。

42.4.5 Maverick 人工椎间盘（Medtronic：图 42.2）

Maverick 人造椎间盘由钴—铬合金制成，采用 2 片金属对金属的设计，金属片上下是龙骨样固定装置，中间是限制性球窝设计。旋转中心是固定的，位于椎间隙的后 1/3 处。它也是半限制性装置，不允许完全的自由活动。装置的这些特点可以使得手术的运动节段的小关节载荷得到卸载，并且在手术节段重新获得近乎正常的力量传导。金属固定装置与椎体骨质的结合为脊柱提供即刻稳定性，而且不用担心聚乙烯的磨损问题。

格尔内特（Gornet）等在 2011 年发布了一项对 577 例患者的 2 年随访的随机对照研究。450 例患者接受了 Maverick 人工椎间盘置换术，172 例患者行了前路椎间隙融合（LT 椎间融合器）。在最后一次随访中，TDR 组的总体成功率为 73.5%，对照组（ALIF）为 55.3%，得出的结论是 TDR 临床疗效不差于 ALIF（$P<0.001$）。

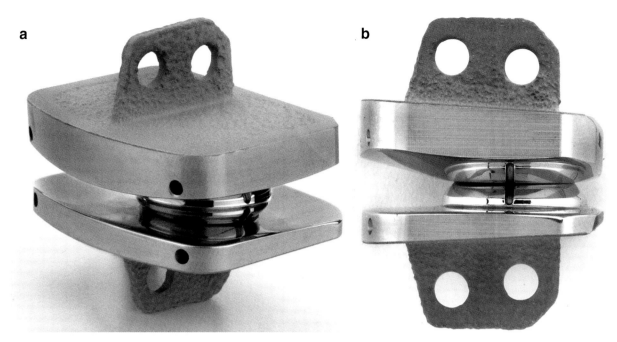

图 42.2　（a、b）马弗里克（Maverick）人工椎间盘（由美敦力提供的许可和图片）［马弗里克（Maverick）人工椎间盘目前在美国没有被批准用于临床］

术后疗效量表（SF-36 和 ODI）也是 TDR 组更高。组间不良事件对比没有差异。Maverick 组有 2 次术后取出假体，一次被认为与过敏反应有关。鉴于髋关节的金属对金属假体已出现的并发症（例如炎性假瘤的形成），我们需要对该类金属对金属的两件式假体进行更长远的随访研究。尽管在 2010 年就已完成了器械豁免调查报告，但因为与另一家公司存在专利纠纷，Maverick 目前在美国市场仍未上市。

42.4.6　Kineflex 人工椎间盘（SpinalMotion）

埃弗莱克斯（Kineflex）人工椎间盘（图 42.3）由钴—铬合金制成，由上、下 2 个金属终板和 1 个半限制性运动髓核组成。运动髓核位于限制环内，金属终板头尾面除了具有多个锯齿外，还有一个中央鳍状突起来加强板身的固定和维持早期稳定性。2011 年肯尼思·佩特宁发布了一项随机非劣效性试验，将埃弗莱克斯（Kineflex）人工椎间盘与 Charité 人工椎间盘进行比较。64 例患者随机分组并随访了 24

个月。按 FDA 定义标准，埃弗莱克斯（Kineflex）组中 83% 的患者和 Charité 组中 85% 的患者获得临床成功治愈，组间无明显统计学差异（P=0.802）。

42.4.7　FlexiCore 人工椎间盘（Stryker Spine）

FlexiCore 人工椎间盘（图 42.4）是钴—铬合金制成的金属对金属装置，2 个金属件通过嵌入组成一个单元。上、下部件通过球窝关节（限制性球形核）相连。术者可以从正中前路或侧前路方向进行 FlexiCore 的植入，并能够在椎间隙内控制其位置。FlexiCore 独特的穹顶形终板表面与椎体骨性终板的凹面相适应，且表面有数个钉齿，可以用于即刻的骨性固定。这些植入物表面具有钛离子喷雾涂层，用于后期骨性融合固定。FDA IDE 对于 FlexiCore 人工椎间盘的研究从 2003 年开始，陆续在 500 多例患者上进行了临床试用。它从 2005 年开始也在美国以外销售。目前 FlexiCore 人工椎间盘还没有推向市场。

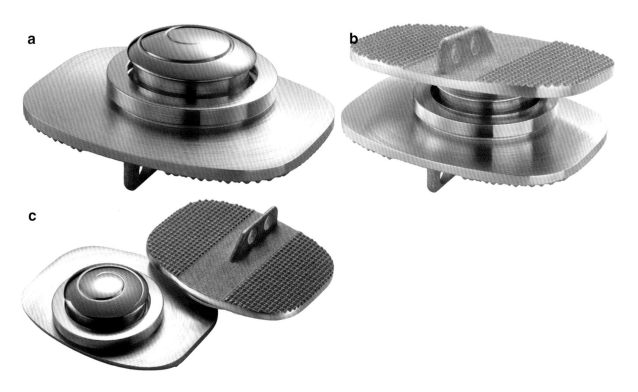

图 42.3　（a ~ c）Kineflex 人工椎间盘（由 SpinalMotion 公司授权并提供图片）

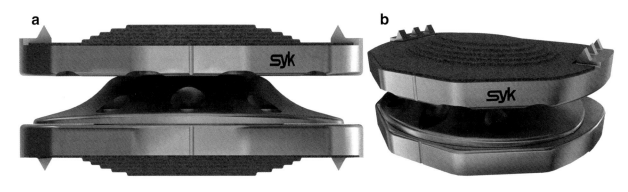

图 42.4　（a、b）FlexiCore 人工椎间盘（由史塞克公司授权并提供图片）

42.4.8 Activ-L 人 工 椎 间 盘（Aesculap）

Activ-L 人工椎间盘是下一代椎间盘假体，它由钴—铬合金终板和半限制性聚乙烯核（球窝关节设计）组成。可选择不同的金属终板模块，有钉齿形和龙骨形固定方式。较低的假体高度（总高度为 8.5mm）可以减少椎间隙的过度撑开。凸形假体终板与凹形椎体终板形成理想的接触表面。重要的是，该装置允许旋转和聚乙烯运动髓

核的前后平移，接近人体自身的生理运动。

旋转和平移运动有利于小关节载荷的卸载，从而预防植入物相关的小关节病。FDA 于 2007 年开始进行试验，已经完成注册，目前正处于数据收集和提交的最后阶段。

还有其他装置也正在试验中，例如 NuVasive XL TDR（图 42.5）。它采用侧方入路的植入方式，与极外侧腰椎椎间融合术（XLIF）的椎间融合器的手术入路相似。虽然 FDA 的试验于 2009 年就开始实行，但 NuVasive XL TDR 人工椎间盘目

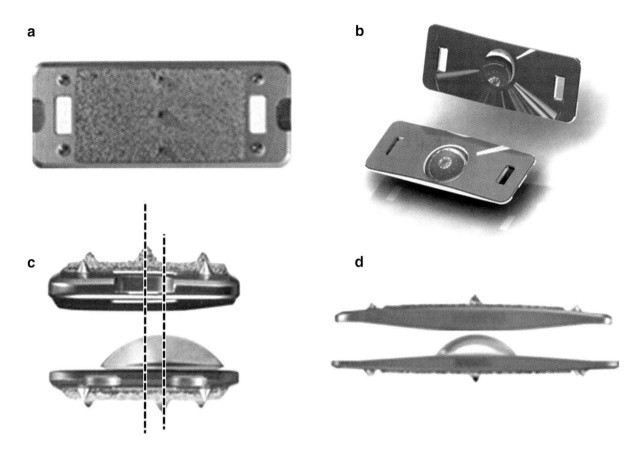

图 42.5　（a～d）XL TDR 人工椎间盘（由 NuVasive 公司授权并提供图片）（NuVasive XL TDR 装置在美国尚未被批准使用，属于待研究的产品，美国法律限制其只能用于科学实验）

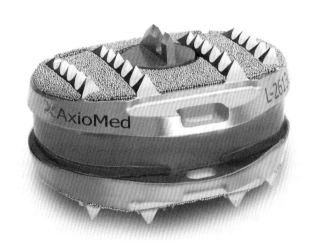

图 42.6　Freedom 人工椎间盘（由 AxioMed 公司授权并提供图片）

前在美国并仍未被批准临床使用，仅限制于科学研究使用。"Freedom 人工椎间盘"（图 42.6）由 1 个硅氧烷聚碳酸酯—聚氨酯聚合物运动髓核和 2 个金属终板组成，运动髓核在 2 个金属端板

之间，可以进行限制性的运动并具有减震能力。FDA 于 2008 年就开始测试试验，在欧洲该产品已经进入临床应用。"Triumph 人工椎间盘"（图 42.7）由 2 个呈特殊几何形状的金属终板组成，其可以通过后外侧入路插入安装。对该产品的一项 IDE 研究于 2007 年开始，该试验目前仍在进行中，但不再招募新的试验对象。

42.5　全椎间盘置换装置的生物力学

42.5.1　椎间盘以及椎间盘置换术的旋转中心

瞬心线位于正常完整脊柱中的椎间盘空间的

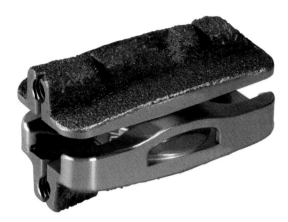

图 42.7 Triumph 人工椎间盘在美国属于试验产品（Globus Medical 公司授权并提供图片）

后半部分。在退变性椎间盘疾病的早期阶段，瞬心线开始延长，而在椎间盘退变的中期阶段，瞬心线向尾端移动。轴向载荷似乎不影响瞬心线的长短或位置。

为了确定全椎间盘置换术装置（SB Charité）的多向运动性能和转动中心，将 SB Charité 人工椎间盘与传统螺纹椎间融合器（例如 BAK 椎间融合器）以及 BAK 经椎弓根螺钉/杆固定进行尸体标本上的脊柱单节段的体外生物力学比较。SB Charité 假体与正常腰椎相比，轴向旋转增加了 44%，而 BAK 和前后路重建术的运动范围则分别降低了 29% 和 80%。在伸屈运动上，SB Charité 与正常椎间盘相比略有增加（3%），而 BAK 和前后固定组的伸屈范围则明显减少（BAK 为 57%，前后固定为 93%）。基于脊柱的过伸过屈位 X 线片，我们可以发现只有在 SB Charité 人工椎间盘和正常脊柱的状态下，椎间盘的旋转中心才位于手术椎间盘的后 1/3 处，这是生理性椎间盘应力传导的明确证据。因此，TDR 人工椎间盘术与椎间盘融合内固定术（有或没有经椎弓根螺钉/杆固定）相比，其优势是可以保留脊柱的运动特性和邻近节段的正常运动属性。

42.5.2 腰椎间盘置换术后的载荷分享

多里斯（Dooris）等使用有限元模型，通过

前方入路植入球杯形人工椎间盘，并将数据与体外数据进行比较。在进行了小型或大型的纤维环切除术后，将人工椎间盘从前路或后路置于椎间隙内。对正常前纵韧带的恢复也要进行评估。对模型施加一个单独的轴向压缩力或者是屈伸力矩与轴向力矩的组合。在模型中发现，与椎间盘切除术的程度相比，小关节的载荷更加容易受到人工椎间盘前后位置的影响。在单纯的轴向压缩下，前置人工椎间盘模型的小关节载荷是正常对照模型的 2.5 倍，而后置人工椎间盘模型在压缩过程中小关节载荷为 0。同时，后置椎间盘模型比前置椎间盘模型和正常模型具有更大的灵活性。前纵韧带张力的恢复可以减少椎弓根应力，小关节载荷以及伸展—旋转运动直至接近正常。这项研究表明，通过改变人工椎间盘在前后方向的位置，可以调整脊柱运动节段的弯曲刚度和后方力学载荷的分配。已经对非限制型和限制型的腰椎人造椎间盘进行了生物力学性能的比较研究。这些研究揭示了小关节载荷和植入物应力的差异（如聚乙烯核心）。非限制型的人工椎间盘对于放置位置和小关节的应力卸载没有限制型人工椎间盘那么敏感。非限制型假体的髓核应力的减少可以降低潜在的假体磨损，从而可以潜在地增加器械的功能寿命。

42.5.3 全椎间盘置换装置的载荷—位移曲线与运动规律

奥利里（O'Leary）等研究了 Charité 全椎间盘置换术后植入部分的椎间载荷—位移曲线。假体运动模式（PCMP）分为 4 种类型：PCMP1，角运动主要位于上端板和假体运动髓核之间，几乎没有可见的假体髓核移动；PCMP2，从假体运动髓核转移至假体上终板，或从假体下终板至运动髓核；PCMP3，假体髓核固定，导致锁定的假体髓核仅保留部分运动范围；PCMP4，角运动位于上、下端板和假体髓核之间，可见假体髓核平移。在正常腰椎节段中可以观察到逐渐变化的运动模式，而全椎间盘置换节段在逐渐施加力矩后

图 42.8　人腰椎标本（a）L5/S1 节段和（b）L4/L5 节段分别在正常完整腰椎和 Charité TDR 装置植入后的载荷—位移曲线。（a）运动髓核受到限制时的假体运动模式，观察到锁定的髓核的运动区域被限制在一定范围，随着髓核释放发生大的角度变化。（b）上、下终板与髓核之间出现成角运动的假体运动模式，伴随可见的髓核的平移 [由阿维纳什·派特瓦尔罕博士（Dr. Avinash Patwardhan）提供数据和图表]

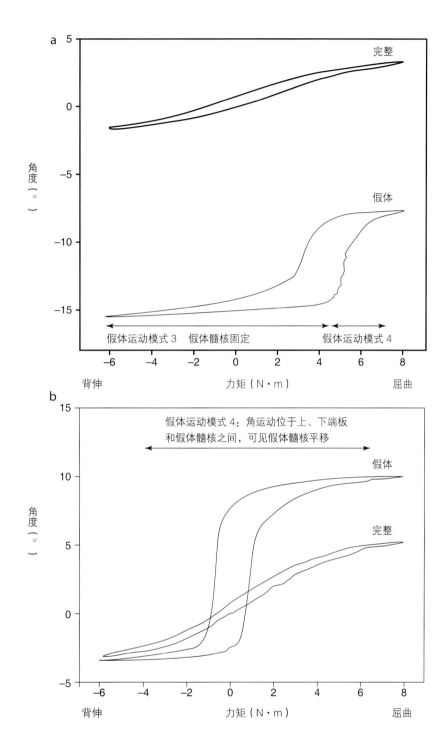

出现较小和较大角度变化的区域。在 Charité 人工椎间盘植入时，由于对前纵韧带和前方纤维环进行了破坏，从而消除了由这些结构施加的生物力学约束。其结果是在没有生理压缩预载荷且施加相同力矩的情况下，与正常的运动节段相比，全椎间盘置换节段中出现了较大的角位移。在压力预加载下，封闭锁定的假体髓核发生在一部分

的矢状运动平面上，与预载存在时的载荷—位移曲线的相对平坦部分所反映的一样（图 42.8）。一旦假体髓核被释放，则会发生较大的角度变化，而载荷—位移曲线表现为急剧上升（图 42.8）。假体内的主要的角运动发生在上端板和聚乙烯髓核之间。

这些全椎间盘置换的运动模式对远期结果、

植入水平的负载分配以及聚乙烯髓核的磨损可能产生的影响目前还不得而知。然而，不均匀运动可能会潜在地影响植入物的磨损。其他运动模式，例如在假体接合处成角活动伴少量髓核的平移，也可潜在地影响植入节段和相邻节段的载荷分配。基于生物力学研究，可以得出结论，几个因素可能会影响非受限或半受限的全椎间盘内植物，包括植入物位置和方向，术中脊柱前凸的变化以及预加载生理压缩载荷的大小。

42.5.4　邻近节段的退变

加速相邻节段退变是脊柱固定融合术的最重要的并发症之一。正是由于这个原因，非融合运动装置得到了显著的发展。腰椎间盘置换术的短期疗效令人鼓舞，但是长远结果仍然未知。在手术节段的运动保留及相邻节段的退变方面，我们可以从合理设计的生物力学研究中观察到植入物的潜在成功或失败。尽管已有许多生物力学研究可以参考，但结果却有很大的不同并且存在相互矛盾的地方，主要是由于使用了不恰当和不明确的方法。一种相对较新的测试方法用于研究脊柱相邻节段的影响，组合测试方法，使用无约束纯力矩为多方向测试提供旋转输入。混合测试方法有 4 个步骤：①整个移动区域的正常脊柱标本被用于测量各种生物力学参数，例如椎间盘压力、韧带应力和小关节载荷。②适当的非限制性纯力矩施加到正常标本，并确定运动的总范围。③将无约束的纯力矩施加到脊柱测试样本（具有植入物的样本），直到该样本的总运动范围等同于正常标本。④分析比较测试样本和正常标本之间的生物力学参数，然后进行相邻节段影响的比较。对整个腰椎标本（T12 ~ S1）进行混合方法测试，评估单节段和双节段 ProDisc-L 植入对相邻节段多方面的影响，并与模拟的单节段和双节段关节融合术进行比较。单节段腰椎 ProDisc-L 植入后能够保留邻近非手术节段的旋转功能，但增加了手术节段上侧弯和扭转的旋转角度。相反，与腰椎关节置换术相比，双节段关节融合术减少了融合部位的旋转角度，并增加了相邻节段各方向的旋转角度。因此可以得出结论：在手术节段上减少/增加的旋转角度在其余节段上将重新进行分配。与脊柱融合术对邻近节段产生的显著影响相比，ProDisc-L 植入的影响要小得多。更重要的是，研究表明影响并不仅局限于相邻脊柱节段，而是涉及整个脊柱标本（换言之，整个腰椎的标本，T12 ~ S1）。为了对腰椎多节段椎间盘置换术后的相邻节段进行生物力学评估，研究人员测试并比较了手术与相邻节段的运动范围和椎间盘内压力。该研究将双节段的椎间盘置换术与脊柱全关节融合术（使用前路椎间融合器 + 后路椎弓根钉棒系统）进行比较。运动学测试显示，L2 ~ S1 的节段运动功能在椎间盘置换组中得到保留，但在全关节融合组中出现明显改变。关节融合术后，相邻节段的运动范围和椎间盘内压力在屈曲伸展、轴向旋转和侧向弯曲的载荷下向近端和远端增加。相反，正常对照组和椎间盘置换组的相邻节段无论在运动范围还是盘内压力上均无统计学差异。

针对脊柱关节融合术或全椎间盘置换术后相邻节段的影像学退变和症状性疾病的发病率，哈罗普（Harrop）等已经对所发表的文献进行了系统回顾。他们的数据表明，与关节融合术相比，使用椎间盘置换术有利于减少相邻节段的椎间盘退变和疾病。在这个研究中，34% 的关节融合术患者和 9% 的椎间盘置换术患者发生了相邻节段的退变。相邻节段退变风险的增加与高龄患者、关节融合术以及随访时间长短相关。对于因退变性腰椎不稳而行关节融合术的患者，邻近节段患病的风险似乎更高，绝经后妇女患该病的风险似乎特别高。14% 的关节融合术后患者出现相邻节段疾病，而椎间盘置换术后患者只有 1% 的发病率。与椎间盘置换术相比，这些研究结果提示融合手术与邻近节段退变存在相关性，但是该联系受到患者年龄的影响。尽管如此，与椎间盘置换术相比，脊柱融合术和相邻节段疾病之间仍旧存在很强的相关性。

王等进行的另一个系统回顾研究，比较两项随机对照试验［伯格和盖伊等（Berg 和 Guyer

等1在 2 年随访后的相邻节段疾病的发病率。临床出现相邻节段疾病（进行了手术治疗）的发生率在 TDR 组为 1.2%（2/170），融合组为 7.0%（8/115）。近期齐格勒（Zigler）等完成了另一项研究，将 ProDisc-L 与脊柱全关节融合术进行了 5 年随访的随机对照试验的比较，TDR 组 161 例中 3 例（1.9%），融合组 75 例中 3 例（4%）的邻近节段发病，需要手术治疗。

　　然而，上述研究受到现今资料的质疑，这些资料数据表明，在融合固定脊柱后，其相邻节段疾病的发生率并不高于非融合的脊柱。此外，维持脊柱的生理前凸姿势似乎对预防邻近节段退变和疾病是至关重要的。

42.5.5　运动功能的保留

　　节段活动功能的保留体现了腰椎间盘关节置换术的潜在优势。腰椎椎间盘置换术的目的之一就是恢复和维持脊柱的运动功能，并保护邻近的节段不受异常运动的影响，而这种影响可能是关节融合术后导致邻近节段出现症状的一个原因。恢复椎间盘的运动功能可以保护腰椎小关节的结构和功能，防止其早期退变。然而，椎间盘置换的临床试验还没有足够多的随访资料，来证明小关节疾病的发展是否真的受该手术影响而停止或延迟。全椎间盘置换后的腰椎节段活动性在 L5/S1 节段的屈伸角度约为 6°，在 L4/L5 节段为 8°。侧倾角度经测试为 3°～4°。有学者发表了 Charité 人工椎间盘随访 10 年以上的临床和放射学结果。共有 107 例患者被评估，这些患者均实行了标准的前路经腹膜后入路的 Charité 假体植入术（147 个假体被植入，54 例为单节段手术，45 例为双节段手术，1 例为三节段手术）。临床评估，62% 的患者获得了良好疗效，28% 的患者获得了较好疗效，10% 的患者治疗效果差。所有节段的平均屈伸角度为 10.3°（L3/L4 为 12.0°，L4/L5 为 9.6°，L5/S1 为 9.2°）。平均侧弯角度为 5.4°。矢状面上 6.1% 的假体位于几何中心的前部，34.0% 的假体位于中心位置，59.9% 的假体位于中心的

后部。从正面影像上观察，75% 的假体在中心位置，25% 的假体在偏侧方位置。没有发现假体脱位以及自发融合的病例。因此，从 Charité 人工椎间盘的随访 10 年以上结果，我们可以看出其良好的屈伸和侧弯运动功能，并且无明显并发症。

　　将 SB Charité Ⅲ人造椎间盘的单节段椎间盘置换术与后外侧脊柱融合术进行比较，研究其在体内和体外的运动范围分布的不同。在本研究中，测量了置换节段和相邻节段的体外屈伸运动范围，并将结果与体内测量结果进行比较（术后 2 年影像测量）。其结果表明，单节段椎间盘置换术似乎与正常脊柱运动范围的分布是一致的。

　　有学者进行了一项人类尸体的生物力学研究，在 L5/S1 全椎间盘置换术前后［半限制性（3° 自由度；ProDisc）和非限制性（5° 自由度；Charité）］，对脊柱的不同体位下模拟负重，并测量其小关节应力和瞬时旋转轴（IAR）。置换 ProDisc 的标本，小关节承受部分应力，尽管瞬时旋转轴与超高分子量聚乙烯髓核的固定几何中心不一致，但是表明了在运动过程中关节面的不一致性得到了改善。而 Charité 人工椎间盘，其 IAR 变化不大，但在侧弯曲时，小关节面应力出现明显升高。这些结果突显了小关节在导向运动中发挥的重要作用，并且植入物的约束影响了小关节与植入物的协同作用。过度旋转和过度的扭转力是潜在的不良影响。这种高度的活动性可能会加重后方小关节的过大载荷，导致小关节病和产生对神经根的刺激。此外，许多机械性下腰疼痛患者的脊柱后方附件多不健康，容易导致退变的进一步发展（例如椎间盘退变，小关节病变），并随之产生疼痛症状。

　　一项研究在高载荷条件下，比较了融合术和全椎间盘置换术后腰椎的生物力学。首先建立了一个两节段并附有韧带的腰椎三维模型，然后使用有限元的方法进行静态模拟分析。分析预测的结果是，相对于正常的椎间盘，脊柱关节融合术后其上方椎体的旋转自由度平均减少约 44%。相反，全椎间盘置换术后上方椎体的旋转自由度

提高了 52%。植入人工椎间盘的节段韧带张力则过度增加，关节面高载荷，有较高发生脊柱失稳的风险。椎间盘置换术的相邻节段的活动性和压力也出现了增长。与预测的关节融合模型相比，植入人工椎间盘的模型显示出更大不稳定性和更高的退化风险。

42.5.6 植入物与骨界面的稳定性

一个腰椎关节置换术装置的稳定性概念可以分为 3 种类型：①短期或即刻稳定性。②中期稳定性。③远期稳定性。利用假体的钉齿和中线龙骨状突起固定于椎体终板上，这对假体植入的即刻稳定性至关重要。最初的 SB Charité 假体可能就是因为没有牢固的锚定装置，导致了术后假体的早期脱落。多个假体的终板已经得到改良，使用多孔的钛离子与电化学处理的钙羟基磷灰石涂层覆盖其表面，有利于外周新生骨长入终板以提供中期或二期的稳定性，减少假体松动的潜在风险。远期稳定性可以定义为骨质生长和骨界面融合的细胞微观变化。在 6 个月的生存期后，在轴向压缩、屈伸和侧弯载荷下，检查 SB Charité 组和正常非手术对照组的运动范围。组间未见无统计学差异。平片分析显示没有任何金属假体终板边缘出现骨质透明带或松动，大体组织病理学分析显示 SB Charité 假体在植入物—骨界面上具有良好的骨长入，而没有发现纤维组织或滑膜。此外，组织化学测定显示，没有局部或全身的假体磨损微粒残留（钛，超高分子量聚乙烯或钴—铬）或细胞因子，包括 TNF-α、PG E2、IL-1、IL-2或 IL-6。与其他关节置换假体相比，全椎间盘置换假体中多孔骨长入的改善程度可能是因弹性韧带整复引起的，因为脊柱弹性韧带整复使得金属—骨界面具有持续压缩应力。

42.5.7 磨损试验

对全椎间盘替换术的潜在磨损的了解是至关重要的，因为越来越多的假体正被应用于临床中。

与髋和膝关节假体的磨损相比，我们对腰椎人工椎间盘假体在体内的降解情况或磨损碎片对生理系统破坏的影响知之甚少。正在进行的检索研究已经提供了一些证据，人工椎间盘假体在体内可以出现临床相关的磨损和聚乙烯的降解。植入物沉降、错位或移位可能导致假体边缘损伤、塑料变形和部件断裂。在衰败的人工椎间盘周围组织中可以观察到慢性炎症反应和磨损碎片。然而，脊柱中假体磨损的临床意义尚不清楚。虽然磨损颗粒可能会导致局部炎症反应，但是有关椎间盘假体周围出现骨质溶解的病例却很少见。有学者采用自适应有限元技术来确定 ProDisc-L 假体的磨损性能。该测试方案已在全髋关节置换（THR）模型上得到了验证，然后再用于 ProDisc-L 的模型。进行了 1000 万次的屈伸侧弯、轴向扭转和轴向压缩载荷的模拟循环。ProDisc-L 的聚乙烯磨损率为 9.8mg/ 百万次循环，相比而言，全髋关节置换假体的磨损率为 16.1mg/ 百万次循环。因此在特定的关节载荷标准下，全椎间盘置换术的磨损优于全髋关节置换术。

Maverick 人工椎间盘（半限制性，球窝式假体），该假体金属对金属的磨损测试已被广泛研究，其结果表明，经过 31.5 年的模拟载荷积累，基本上没有金属磨损。另外，也完成了金属磨损碎屑对周围神经结构的毒性测试。在兔子体内进行 Maverick 假体磨损颗粒的硬膜外毒性测试，结果显示对照组和 Maverick 组之间的硬膜外颗粒没有显著差异。总而言之，金属对金属的全椎间盘置换假体所产生的金属颗粒似乎非常低，这使得该类假体具有最理想的使用寿命。对于全髋关节置换假体，由于磨损颗粒会引起巨噬细胞反应，所以聚乙烯磨损碎片随着时间推移会导致假体松动，而类似的全椎间盘置换假体的相关研究尚未见报道。

在长期植入后，聚乙烯核的表面损伤程度（包括边缘断裂和磨损）目前尚不清楚。部分已行全椎间盘置换术的患者经历了 2 次手术，取出了假体并转为了关节融合术。有学者对这些取出的 Charité 假体的部件进行了研究。假体取出的原因有：疼痛、假体沉降或向前移位、假体髓核脱位或侧方半脱位、磨损标记线断裂、终板松动或骨质溶解。通过微型、光学显微镜和白光干涉测量法可测量及评估聚乙烯表面损伤的大小、范围和程度。主要的磨损为圆顶和边缘处的黏合 /磨料磨损。端板穿透（圆顶磨损）与植入时间相关。还发现肉眼可见的边缘损伤，包括放射状和横向的裂纹、破裂、塑料变形以及第 3 部件损伤。放射状的标记线断裂总是与聚乙烯边缘的变形、开裂或断裂有关。全椎间盘置换假体的表面损伤以前在髋关节和膝关节置换术中也都存在。由于假体磨损会随着植入时间的延长而增加，以及脊柱骨溶解的潜在可能性，对全椎间盘置换患者的术后长期定期随访是有必要的。

42.5.8　减震能力

有研究已经比较了 ProDisc–L（金属聚乙烯假体）和 Maverick（金属—金属器件）的减震能力和振动传动能力。这项研究发现，在减震或振动传动方面这 2 类植入物没有区别，即都没有任何的减震效果。在单纯轴向载荷下，TDR假体的轴向刚度几乎无限大，这表明其没有减震能力。这与正常的甚至严重退化的腰椎椎间盘的减震能力截然不同。然而，这种减震能力差异的影响从长期看来却并不明显，可能是因为 TDR 术后发生了后方载荷的增加，将大部分的轴向压缩载荷转移到小关节，而这可能会加速小关节疾病的进展。聚合物髓核的人工椎间盘解决了这个问题。例如，"Freedom 腰椎人工椎间盘"由硅氧烷聚碳酸酯—聚氨酯聚合物芯制成，其位于 2 个金属终板之间进行可控的运动并且具有减震能力。

42.6　全椎间盘置换假体的并发症

许多腰椎间盘置换术的并发症已经被报道。

这些并发症包括小关节退变（关节面的压迫或牵拉）、无法解释的神经根病和 / 或背部疼痛、假体脱落、小关节骨折和获得性腰椎峡部裂。这些植入物失败归因于假体放置或尺寸选择的失误、手术入路的错误、经验不足、手术适应证不恰当以及患者不遵从医嘱等。值得注意的是，前、后纵韧带的存在以及侧副韧带的缺失促进了手术节段的侧向运动。一般情况下，前纵韧带可以限制椎间盘的过度后伸。然而，在椎间盘置换术时前纵韧带被切开，这可能会明显导致腰部后伸幅度增加。由于前纵韧带局部薄弱，假体可能被向前挤出。有学者还认为后方小关节载荷的增加与前方载荷的减少同时存在，可进一步促进假体的松动和挤出。

TDR 的潜在并发症包括椎体骨折、假体沉降、小关节骨折、小关节病、获得性腰椎峡部裂、血管损伤、假体移位以及硬膜囊 / 神经根损伤。1例植入人工椎间盘（SB Charité Ⅲ）的患者术后出现持续、复发性的腰痛及腿部疼痛，该患者的主要并发症是假体移位并下沉陷入椎体，相邻的一节或多节椎间盘退变，并出现小关节疾病。另有数例患者出现聚乙烯髓核周围的金属丝断裂以及聚乙烯磨损的放射学迹象。假体金属终板的下沉似乎与椎体骨性终板的骨折有关。人工椎间盘不具备良好的减震性能，这可能导致更多的载荷向后传递。前纵韧带的切除和后纵韧带的保留使得腰部后伸角度增加。上述因素，以及由 TDR假体引起的椎间隙撑开可能会潜在地促进相邻终板的骨折，并随之导致假体的沉降。希普（Siepe）等发表了一项有关 ProDisc 假体的前瞻性研究，为期 5 ~ 10 年的随访。并发症的总体发病率为14.4%（26/181），单节段 TDR 为 11.9%（18/151），双节段 TDR 为 27.6%（8/29）。总体再手术率为 16.0%（29/181）。手术即时或技术相关并发症的发生率是 5%（9/181），相比常规手术相关并发症的发生率是 2.2%（4/181）。因术后持续的下腰痛而再手术的发生率是 5.5%（10/181），这其中因相邻节段病变而再次手术的发生率是2.2%（4/181）。其他报道的 TDR 术后并发症的发病率偏离较大，绝大部分 TDR 术后并发症的发病率在 10% ~ 20% 的范围。

42.7 髓核置换术

在美国，目前还没有人工髓核假体或髓核加强装置应用于临床，但有部分假体正在进行临床调查。因此，下面主要讨论该类装置的发展过程。

42.7.1 髓核置换装置

对于晚期椎间盘退变引起的慢性腰痛患者，其治疗需要恢复腰椎的稳定性，而恢复稳定性主要是靠修复椎间盘功能。椎间盘稳定性重建包括韧带和纤维环的恢复和稳定。这种稳定性重建方法代表了一种治疗腰椎间盘疾病的新概念。在临床上，髓核置换术的适应证可以分为两大类。首先，在选择性椎间盘切除术后的患者中，可以作为主要的预防手段来防止椎间盘突出症的复发或进行性椎间盘退变性疾病。有报道，少部分（3% ~ 15%）但是值得注意的微创椎间盘切除术后患者，出现了椎间盘的复发或进行性椎间盘退变，并伴有症状性腰痛。椎间盘切除术后的医源性变化包括椎间隙高度和髓核水分的丢失。椎间盘切除术后进行部分椎间盘置换理论上有利于维持椎间隙高度和正常运动，以此来减缓椎间盘的进一步退变。与 TDR 类似，髓核置换术也可用于由轻至中度的 DDD 引起的机械性腰背痛患者。PDR 可以直接去除假定的疼痛原因（病变的髓核），并用假体来维持运动功能。功能上，人工髓核装置可以分为两大类：弹性假体和机械假体。弹性假体可以进一步细分为水凝胶假体和非水凝胶假体。这些假体既可预制成形也可被注射。可注射的髓核假体以液体形式被注射至髓核切除后的空隙并原位替代治疗，而预制成形的髓核假体是预固化聚合物。机械假体可分为单件式

和双件式设计。

42.7.2 手术技巧

髓核置换术的手术入路取决于具体的髓核假体。一般来说，可以通过微创技术来放置假体，手术入路多样（例如前路、侧路、后路）。髓核假体（Prosthetic Disk Nucleus，PDN；Raymedica）通过后路半椎板切开术或经腰大肌植入。

弹性髓核置换术

因为弹性髓核假体具有均匀的应力分布和减震能力，所以其可以实现正常髓核的自然功能。由于其固有的变形特性，使用预制成形假体的核心问题是假体的挤出。对于可注射假体，生物相容性、长期耐久性以及避免渗漏是至关重要的。目前几种弹性髓核假体正处于积极的临床试验中。

42.7.3 人工髓核（PDN）（Centinel Spine）

PDN 由预制成形的水凝胶髓核组成，该髓核假体由聚丙烯腈与聚丙烯酰胺的内核以及聚乙烯的编织外套组成。PDN 于 1996 年首次植入人体。PDN 目前仍然是全球研究最广泛的髓核成形假体。PDN 植入前是脱水状态，随后进行水合反应并膨胀。它设计在水中可以吸收高达 80% 的自重。初始的设计存在挤出风险，因此改进了设计和手术入路。后期的设计包括 PDN-Solo 和最近的 PDN HydraFlex。

42.7.4 NeuDisc 装置（Replication Medical）

NeuDisc 是一种可压缩的预成形水凝胶，其由涤纶网增强的水凝胶聚合物组成。在脱水状态

下被植入，随后向各个方向膨胀，最后将髓核切除术后的缺损填满。

42.7.5　NuCore 可注射人工假体（IDN）（Spine Wave）

NuCore 是一种可注射的非水凝胶髓核假体。它是由丝和弹性蛋白组成的基于 rDNA 的合成蛋白共聚物。NuCore 已被用于椎间盘切除术后和早期椎间盘退变的疾病中。

42.7.6　Dascor（Disk Dynamics）：人工椎间盘髓核

Dascor 是一种限制型可注射的非水凝胶人工髓核。它被分为两部分：原位固化聚氨酯和聚氨酯气囊。髓核切除后在该椎间隙插入一个可膨胀的聚氨酯气囊，然后在压力下向该气囊注射流质聚合物，以适应填充椎间隙的形状和大小。可流动的聚合物最后形成了一个坚韧的假体。

机械性髓核置换

机械性髓核的优势是强度和耐久性好，劣势是难以保持均匀的压力分布和缺乏减震功能。主要的缺点是缺少对终板的锚点，这导致假体易于下沉和脱落。有 2 种机械人工髓核正在进行可行性试验。

42.7.7　NuBac 椎间盘置换假体（Pioneer Surgical）

NuBac 是一个两件式的机械性髓核。它由聚醚醚酮（PEEK）材料制成，是第一个 PEEK 对 PEEK 的椎间盘内置换关节。NuBac 属于球臼设计，具有大的表面接触区域以分布应力，理论上可以降低假体下沉的风险。NuBac 假体在 L3/L4、L4/L5 节段可以经侧方入路植入，在 L5/S1 节段可以经前路腹膜后入路和后入路植入。目前该产品在美国还不能售卖和使用。

42.7.8　Regain 假体（Biomet）

Regain 假体是固体结构的机械性髓核，由一块覆盖有热解碳的石墨基质构成。通过前路经腹膜后入路应用于单节段的 L4/L5 或 L5/S1 椎间盘。Regain 假体具有凸起的外表面以贴合椎体终板的自然凸起。

总结

随着腰椎间盘关节置换术的新工艺和新技术的出现，人们越来越希望保留退变性脊柱节段的运动功能。腰椎间盘置换术的目的是对退变的椎间盘节段提供长期的疼痛缓解，恢复椎间盘高度以保护神经结构，保留运动功能以防止后方小关节病和相邻节段疾病。尽管这些装置的早期临床疗效较好，但以下问题仍然未知：疼痛缓解和运动维持的长远疗效，与融合术的随机对比试验结果，以及装置的使用寿命。此外，远期并发症和翻修的选择也存在疑问。在进行大规模临床手术之前，需要完成进一步的 TDR 生物力学实验。未来研究方向可能包括对于不同腰椎节段的 TDR 以及组合构件结构的运动学，TDR 对矢状平衡参数的影响，更详细的体内使用后的数据和磨损研究，贴合终板的解剖设计和 TDR 对相邻节段和小关节的长远影响。

在概念上，髓核置换术提供了一种新技术的展望，其为人们治疗各种退变性脊柱疾病打开了另一扇外科手术的大门。具体来说，髓核置换术有可能解决比简单椎间盘突出复杂一些的脊柱退变性疾病，但不能解决严重的椎间盘退变性疾病。所以，髓核置换术可以填补单纯椎间盘切除术和 TDR 或脊柱融合术之间的手术空白。然而，由于缺乏远期随访结果，我们对髓核置换的疗效还不能盲目乐观。今天，脊柱手术新技术的好坏是根据其安全性、有效性以及成本效益比来判断的。数个髓核置换装置正在进行或已经完成了可行性试验研究。我们还需要进行进一步临床研究，通过采用合理设计的前瞻性、随机性的关键试验，以最终确定髓核置换术治疗腰椎 DDD 的理想适应证和疗效。

第43章 基于椎弓根螺钉的腰椎动态固定装置：生物力学概念、技术、分类和临床疗效

塞德里克·巴里（Cédric Barrey）

尤里科·弗雷塔斯（Eurico Freitas）

吉勒斯·佩兰（Gilles Perrin）

译：黄东生 彭 焰 欧阳智华 钟云华

43.1 前言

为改进传统脊柱融合技术的缺陷，如脊柱僵硬、假关节形成、机械性衰败和/或相邻节段退变性疾病，保留脊柱运动功能技术应运而生。这种技术包含3种基本概念：①部分/全部人工椎间盘置换术。②小关节置换术。③后路动态稳定（PDS）系统。

与间盘和小关节置换技术相比，后路动态稳定（PDS）技术既具有不破坏自然间盘和小关节的结构，又能稳定脊柱运动节段的功能，后路动态稳定（PDS）又分成两类：棘突间后路稳定系统和椎弓根螺钉技术后路稳定系统（图43.1）。

相比人工椎间盘置换术而言，基于椎弓根螺钉的后路动态稳定（PDS）系统具有一大优势，外科医生对后入路手术及椎弓根钉安装很熟悉。后路动态稳定（PDS）技术的基本概念是想减少内植物的刚度，在固定节段的脊柱功能单元（FSU）与内植物之间提供载荷分享效应。众多的该产品正在临床应用：减小连接棒直径、动态锁定锁帽、纵向压缩和非金属动态棒的制作。

大多数后路动态稳定（PDS）装置最初被批准与融合技术联合使用。然而，依据设计原理，后路动态稳定（PDS）完全可以用于腰椎间盘退变性疾病（DDD）所导致的慢性下腰痛和椎管狭窄的病例。通过控制运动状态，提供一定程度的椎间隙撑开，间接神经减压，减少椎间盘内压和缓解小关节载荷，来缓解盘源性腰痛，也可以解除椎管狭窄症状。后路动态稳定（PDS）装置也可以通过减少压力传导，减少邻椎病的发病率。

笔者近期查阅了与后路动态稳定（PDS）相关的生物力学和临床上正在应用的产品的相关文献。本章将介绍该类装置在生物力学和临床应用的最重要研究成果给读者。

43.2 生物力学概念

为了分析后路动态稳定（PDS）的生物力学效应，我们必须区分两种不同的理念，既非融合（如后路动态稳定系统）与融合（如动态融合系统）。

43.2.1 动态稳定系统

一个理想的后路动态稳定系统装置应满足3个生物力学因素的要求：①可预测的分配均匀的降低盘内压。②控制生理3D运动（运动范围和平均旋转轴的位置）。③维持/恢复矢状位平衡和解剖特点。

43.2.1.1 载荷分享

在脊柱功能单元（FSU）中起最重要负载的结构是椎间盘，是由胶原蛋白和蛋白多糖组

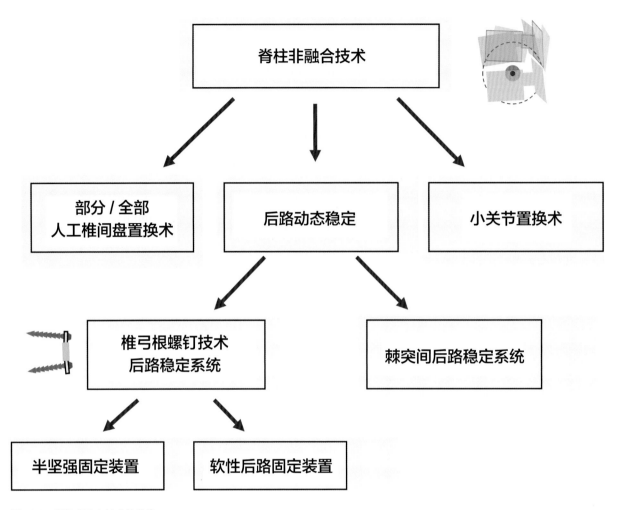

图 43.1 脊柱非融合技术的分类

成的。通过实验研究，证明腰椎间盘可以抗拒3000～5000N 的纵向压缩力，再通过髓核呈环状传递分布（图 43.2a）。

退变间盘的髓核承载力下降，其结果是更多的载荷转移到间盘周围和纤维环（图 43.2b）。麦克纳利（McNally）通过在体研究证实异常载荷分布在退变的间盘。另外，间盘退变导致间隙高度丢失，增加了轴向载荷对脊柱后柱结构的影响，潜在地加速了小关节退变。

森古普达（Sengupta）最近提出了一个新观点，不对称载荷分布比节段异常运动更能导致机械性腰痛。这个概念由下面事实论证：作用椎间隙的异常应力分布与椎间盘造影术阳性结果相关联。马尔霍兰（Mulholland）把间盘内高载荷区形象的描绘成"鞋里面的小石子"。虽然现在外

科治疗的焦点在于如何限制，但椎间载荷的异常传递却更像下腰痛的根源。相似的情况，我们在髋膝关节不对称应力导致的关节退变加速时也见到，乃至必要时行下肢截骨矫形术来获得平衡的应力分布。

基于椎弓根的后路动态稳定（PDS）装置设计的初衷就是通过载荷分享原理对退变间盘卸载和减少异常应力对后柱小关节的作用（图43.2c）。凭借减少退变间盘和小关节的应力，后路动态稳定（PDS）装置可以起到降低这些与结构相关联的机械性疼痛。

后路动态稳定（PDS）装置植入后对脊柱功能单元（FSU）产生载荷分担作用，已经在尸体标本实验中通过有限元分析和可屈曲的压力传送器得以证实（表 43.1）。通过这些生物力学实验

图 43.2　载荷分布在简能性脊柱单位中：（a）正常状态下。（b）退变状态下。（c）后方动态稳定装置植入后

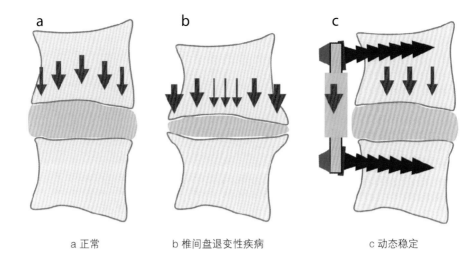

a 正常　　　　b 椎间盘退变性疾病　　　　c 动态稳定

表 43.1　植入后路动态稳定（PDS）装置节段的载荷传导与正常状态进行比较

装载条件	司马尔茨（Schmoelz）等实验研究		赞德（Zander）等FEA	罗尔曼（Rohlmann）等FEA	
	动态	刚硬	动态	动态	固定
直立	NT	NT	NS	↓	↓↓
屈曲	NS	NS	NS	NS	NS
后伸	↓↓	↓↓	NS	↓	↓↓
侧弯	↓	↓	Nt	NT	NT
轴向旋转	↑	↓	NS	NS	NS

NT：未测试；NS：不重要；FEA：有限元分析；动态：后方动态稳定系统；固定：刚性固定系统

发现后路动态稳定（PDS）有显著的载荷分担作用，尤其在过伸和撑开状态下，而在屈曲状态下盘内压和正常脊柱的负载量是相似的。

43.2.1.2　运动学

椎间运动学描述了上位椎体与相应的下位椎体间的相对位移关系。腰椎节段间平均运动范围依节段不同，运动范围从 $10°\sim18°$。在过伸过屈状态中，平均旋转轴心位于下位椎体上终板的后 1/3 间盘表面下（图 43.3）。正常时瞬时运动中心保证椎体间盘最小机械阻力是自然运动趋势。

1992 年，朋哲谱（Panjabi）定义了"脊柱不稳"

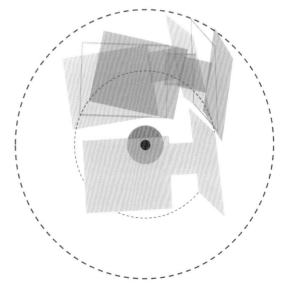

图 43.3　腰椎矢状位旋转（屈曲伸展）中平均旋转轴（AR）的位置

是载荷位移曲线中中性区增加的概念。中性区对应曲线的初始阶段，来自脊柱功能单元（FSU）的阻力很小，小载荷加载可以导致较大的位移。

虽然下腰痛与失稳的关系还不能很肯定的定义，但大多数研究人员都认可过度的非生理性运动可能产生机械性腰痛的观点。按 Kirkaldy-Willis 的分级系统，不稳一般发生在间盘退变时早期阶段，而在晚期，由于出现重建自稳现象，表现为运动范围减少和关节僵硬。

实验研究证实基于椎弓根的后路动态稳定（PDS）装置具有"稳定调控运动"生物力学性能。斯弛福特（Scifert）等在小牛模型中证实后路动态稳定（PDS）装置能够提供显著的稳定性，与正常的脊柱对照组相比，在屈伸和侧弯状态下，实验组的活动度减少。

依靠减少过度的椎间运动的功能，我们期望这类装置的植入可以起到缓解不稳导致的机械腰痛的临床症状。

然而，生物力学研究已经证实基于椎弓根螺钉的 PSD 系统控制过伸过屈和侧弯状态的运动范围比控制轴向旋转更有效。这具有重要的临床价值，意味着这种装置对旋转不稳、侧向不稳及侧弯畸形的疗效不佳。例如，动态稳定系统（DYNESYS®）植入后的实验组与完整对照组的运动范围相比，在屈曲位实验组能控制在对照组的 20% ~ 45%，过伸则为对照组的 33% ~ 94%，侧弯状态为对照组的 26% ~ 40%，而在旋转状态有 76% ~ 181%。从实验中测出的动态稳定系统（DYNESYS®）的运动范围和完整对照组的平均比值见图 43.4。

与柔性的动态装置，如动态稳定系统（DYNESYS®）的实验研究相比，关于半刚性的动态固定装置的运动范围研究资料很少见。相比类似于动态稳定系统（DYNESYS®）柔性的后路动态稳定（PDS）系统，半刚性的装置更注重三维运动控制，特别在轴向旋转方面，这从它们被应用于畸形和不稳得以证实。对于退变性滑脱的患者，虽然弗洛迪哥（Freudiger）认为动态稳定系统（DYNESYS®）能部分控制水平位移，但半刚

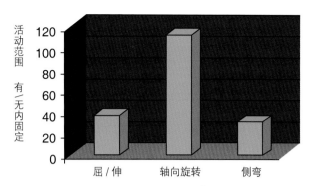

图 43.4　植入动态稳定系统（DYNESYS®）装置（内植物运动范围）后的运动范围与正常脊柱的运动范围（完整运动范围）的比较（4 种不同的人类尸体体外研究的平均结果）

性装置相对来说比柔性后路动态稳定（PDS）更适合些。

恢复脊柱节段的正常运动学行为，意味着恢复生理范围的运动范围，另外也要恢复旋转中心运动轨迹的生理活动质量，从后入路植入后路动态稳定（PDS）系统相对远离旋转中轴，轴性旋转区域的各部分被后路动态稳定（PDS）引导，这导致整个间盘在屈曲状态下承受压缩效应，在过伸状态下，整个椎间盘处于撑开卸载状态（图 43.5b）。这和正常脊柱功能单元（FSU）的运动力学行为相拮抗（图 43.5a）。

基于椎弓根螺钉的后路动态稳定（PDS）导致的非生理性运动现象，可能导致间盘在某些姿势下超载荷，特别在屈曲时（如处于坐姿时）。相反，一些研究者提出组合使用后路动态稳定（PDS）和人工椎间盘置换技术来处理间盘和小关节退变的患者。按照我们的观点，这有一种潜在的风险，人工间盘的运动学行为与后路动态稳定（PDS）装置之间存在冲突。虽然两种技术的组合看似一个理想的选择，但运动学数据显示这种组合方式可以导致屈曲状态下人工椎间盘的过度载荷，同时过伸状态下人工间盘假体完全处于卸载状态而极易发生脱位。

最近，通过非线性三维有限元构建的 L4/L5 模型，加瑞（Jahng）等发现旋转中心和应力分布并非与设计和所使用的材料理念一致，他们也证实了动态稳定系统的植入对脊柱功能单元（FSU）产生非生理性应力的生物力学效应。

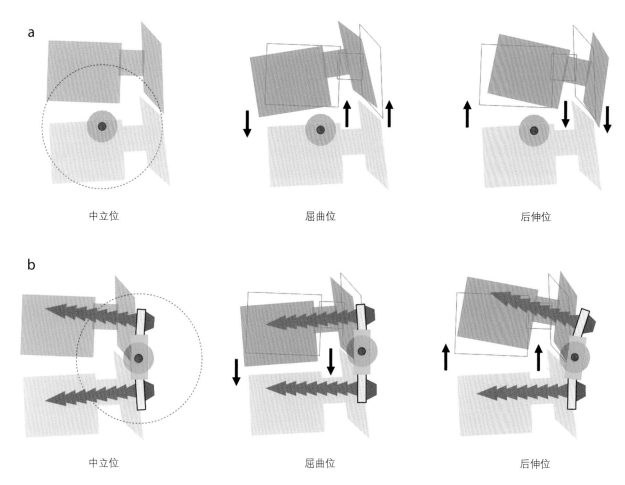

图 43.5　旋转轴向后移动对椎间动力学的影响。（a）脊柱功能单元（FSU）在屈伸中的正常运动学。（b）植入椎弓根螺钉后路动态稳定（PDS）系统后的脊柱功能单元（FSU）的运动学

在 2014 年，运用 L4/L5 三维有限元模型，阿拉佩（Alapan）等证实旋转中心位置的变换在脊柱节段中导致载荷分享特征的显著改变。

43.2.1.3　序列 / 姿势

现在大家都接受这样一种观点，恢复脊柱矢状位平衡和脊柱骨盆参数对腰椎术后取得理想预后至关重要。参考骨盆指数分类，可以对脊柱融合手术中设计生理曲度的度量有所帮助。在融合手术中依靠对连接棒的预弯来调整脊柱的序列，从而恢复合适的生理曲度。

而在动态固定手术中，柔性连接棒的使用在操控、矫形和维持脊柱序列时就会有些困难，因此该技术不适于作为畸形矫形手术的选择，即使

要恢复大一点儿的解剖生理曲度也十分困难。

另外，大多数的后路动态稳定（PDS）装置可以提供一定程度的后柱撑开作用，从而小关节和纤维环后部分得以卸载且神经根管扩大间接缓解神经根和盘源性的疼痛。然而后柱的间接撑开也可能导致局部后凸畸形和增加相邻节段的应力（图 43.6）。

勒盖（Legaye）等报道了一组研究，指出基于椎弓根螺钉的后路动态稳定（PDS）系统对矢状位平衡存在不良影响，他们发现植入后路动态稳定（PDS）后腰椎前凸角丢失，骨盆后倾。

而在 2011 年，陈（Chen）等对杂交固定技术与单纯动态固定技术在腰椎应用后其生理曲度的恢复情况进行了研究。研究中纳入了 29 例患者，局部和整体的前凸通过特殊软件得以测量，

图 43.6 由于连接棒的设计，动态内固定装置存在矢状位失衡和前凸减少的潜在风险

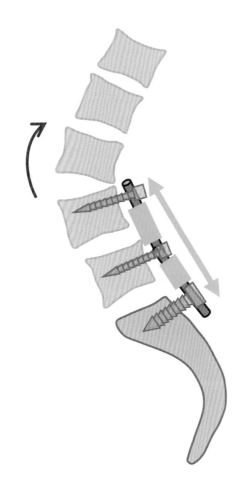

弹性棒 + 后方撑开

低位旋转结构形成的风险

研究者得出结论：组合装置可以较好地保护固定节段的生理前凸，因此可以减少相邻节段过伸代偿运动。至于后路动态稳定（PDS）装置在维持术后生理性矢状位平衡的效果还需进一步的研究。

另外，进一步的临床随访和骨盆形态学改变（平背和前凸调整）之间的关联有必要加以证实，以便对这种变化意义准确地理解。椎间盘承受力量的情况依据不同患者脊柱骨盆结构不同而异，脊柱在平背畸形的形态下主要承受压应力，在前凸形态下承受剪切力。依据设计理念，动态固定装置要适合控制轴向应力而不是剪切力，特别是那些带有弹簧的设计。

43.2.1.4　内植物的长期疗效和相邻节段影响

与传统脊柱融合术不同，动态装置锚定在一个持续椎间运动的发生的骨质里。因此，最

有可能发生的一种并发症就是没有融合状态下的钉与骨接触面间的松动乃至断钉断棒等机械性内植物衰败。斯托尔（Stoll）等报道了一组螺钉松动率，保守估计，在 73 例应用动态稳定系统（DYNESYS®）（平均随访 38 个月）中有 10% 的发生率。贝妮泽奇（Benezech）和莫楚里斯库（Mitulescu）最近报道了一组由 33 例患者组成的 ISOLOCK® 非融合装置的临床和影像学报告。在平均随访 45 个月后，他们发现了 5 例机械性并发症 [148 枚螺钉植入中出现 3 例（2%）螺钉断裂，1 例螺母松动，1 例螺钉松动]，但没有相应的临床症状出现（优良率 76%，87% 返回原工作）。

虽然应用后路动态稳定（PDS）机械性衰败终究是不可避免的，但确实达到了推迟脊柱融合的时间窗。

另外，与传统融合术不同，后路动态稳定（PDS）的应用也提供了一个潜在的优点，避免

载荷应力向邻近节段的转移。尽管迄今为止尚没有确切的临床研究证实这一效应。一些生物力学研究也没有明确动态固定能减少相邻节段退变的依据。比如，司马尔茨（Schmoelz）等报道相对比较对照组，无论是动态固定还是坚强固定，相邻间盘盘内压没有差异呈现。而卡斯特尔韦（Castellvi）等发现相对于刚性固定，动态固定后的相邻间盘最多只有 5.5% 的应力减少效应。这些结果提示无论是动态还是刚性固定后的生物力学效应差异并不像先前报道的那么高。尽管如此，应力减少是很少，但临床效应显著存在，因为该效应正经过反复加载循环得到证实。

2012 年，纳格斯沃伦（Mageswaran）等报道了一组生物力学实验，他用了 7 具人体标本建立 3 种实验模型，即完整对照组、一个节段的刚性固定（L4/L5）组和两个节段的混合式固定（L3 ~ L5）组，动态固定节段为 L3/L4。实验目的是评价装置对 L3/L4 间盘的保护效应，避免 L3/L4 的过度运动及创建一个应力缓冲区。研究者通过实验证实动态固定装置的生物力学属性非常接近刚性固定装置，确实减少了 L3/L4 的运动范围，但却发生了类似腰椎融合后应力和活动度转移到相邻上位椎节（L1/L2 和 L2/L3）的现象。

早期临床应用数据也证实了动态固定与刚性固定相同的良好疗效。然而动态与刚性固定的长期随访比较研究需进一步加强，以明确后路动态稳定（PDS）对防止邻椎病的确切疗效（表43.2）。

43.2.2　动态融合术

43.2.2.1　简介

外科处理间盘退变和 / 或小关节增生引起的下腰痛有 3 种选择（图 43.7）：①限制活动（动态稳定运动保留装置）。②恢复活动（椎间盘 / 小关节置换术）。③椎间融合（传统金标准）。每一种选择都要求相应的特殊内植物相匹配以达到手术的目的。

表 43.2　生物力学和椎弓根螺钉后路动态稳定（PDS）装置：关键点

在背伸、侧弯和轴向压缩运动时卸载椎间盘应力的能力
运动学：
控制屈伸和侧弯的活动范围
平均旋转轴的后移
只有少数有关于金属半刚性固定装置的数据
动态稳定系统（DYNESYS®）内植物是研究得最多的装置
减少前凸的风险（其设计特点所致）
减少相邻节段的应力
内植物使用寿命是其限制条件（螺丝松动的高风险）

现状是对于几乎所有的病例，椎间融合都选用刚性内固定装置。然而，有部分学者倡导使用较少刚度的内固定装置来加强椎间融合成功率，因此动态融合概念应运而生。

回顾历史，其实大多数基于椎弓根螺钉的后路动态稳定（PDS）设计初衷都是用来提高椎间植骨融合成功率的。事实上现今在欧美市场上使用的后路动态稳定（PDS）装置都是批准作为椎间融合使用而不是动态固定时使用的。什么原因造成这种装置现在常用于非融合动态固定的混乱状况呢？是因为关于这种装置的大多数文章和临床报道都是关注了非融合动态固定的概念。用下列词条在 PUBMED 上搜索"腰椎动态装置和融合""动态融合和腰椎"，我们发现 47 篇动态装置文章，其中包括 22 篇临床报告、14 篇生物力学研究和 5 篇综述。所有涉及椎弓根螺钉动态固定系统的文章全部集中在动态稳定概念上，没有一篇关于动态融合的。

43.2.2.2　动态融合固定概念

20 世纪 90 年代坚强内固定在腰椎融合术后的一些缺陷被发现，如假关节形成、骨吸收、内

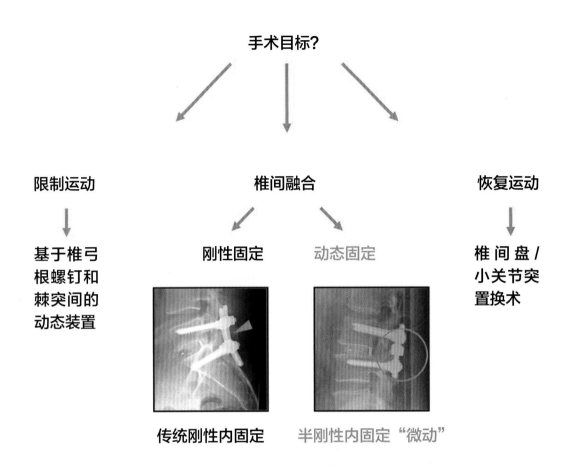

图 43.7　腰背痛手术的主要策略，其中包括动态融合的概念

植物机械性衰败，这时动态融合固定被发明。

一些研究发现，在椎间植骨融合术中，完全消除椎间植骨块的压应力将产生一些负面影响，如骨的重建、假关节形成和骨质疏松。这就是发生在椎间隙的"应力遮挡"现象，源于刚度过强的传统的坚强内固定系统。为了降低内固定的刚度，允许在内植物和脊柱功能单元（FSU）间产生载荷分享，基于椎弓根螺钉的后路动态稳定（PDS）技术问世。运用腰椎有限元模型分析，研究者证实较之刚性固定，后路动态固定装置能够增加通过脊柱前中柱和椎间植骨块的应力量，从而避免了应力遮挡现象。这有利于成骨和加强椎间植骨融合进程，这合乎沃尔夫（Wolff）定律，即应力生骨并指导骨的塑形。过度载荷将导致移植骨坏死，反之，载荷不足导致移植骨吸收。因此，动态融合的基本概念是减少载荷通过内植物，

同时增加载荷通过植骨块。稳定性不受影响，而且增加了载荷分享，避免了应力遮挡。

在 1993 年，拉瓦斯特（Lavaste）和佩兰（Perrin）（未发表的数据）使用腰椎有限元模型证实，与坚强内固定相比，ISOBAR TTL® 的后方动态固定增加了更多的载荷通过前柱传递（图43.8）。

达菲尔德（Duffield）等通过有限元分析（FEA），比较了 3 种不同纵向连接棒（4.8mm、6.3mm 杆和 6.3mm 板）的生物力学效果。发现穿过脊柱功能单元（FSU）的轴向载荷，4.8mm的杆比 6.3mm 的杆或板更大（分别为 90％、77％）。林（Lim）等通过小牛实验模型得出，刚性较小的内固定装置可以减少在脊柱固定节段和椎弓根周围的骨吸收。

1998 年，藤皮伊（Templier）等利用腰椎的

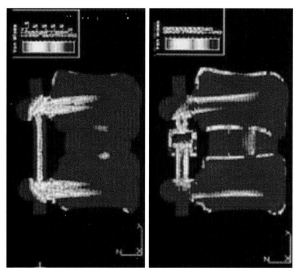

图 43.8　有限元分析图例说明后方动态内固定（右）与传统坚强固定（左）的载荷分担情况（经 F Lavaste 和 G Perrin 许可，1993 年，生物力学实验室，ENSAM，Arts et Metiers Paristech，巴黎，未发表的数据）

三维立体有限元模型证实，TWINFLEX 半刚性装置可以为椎间植骨融合提供更有利的生物力学环境（图 43.9）。他们对纵向连接棒在脊柱功能单元（FSU）和植入物之间的载荷传递作用进行了评估，认为降低腰椎固定装置的刚度，可使得载荷传递在整个脊柱功能单元（FSU）中分配更均匀，但又不显著降低内固定脊柱节段的刚度。

最后，戈埃尔（Goel）等运用一种三维有限元模型来比较一种铰链式后路动态固定装置与刚性固定装置载荷分布的情况，并证实了相比传统的刚性固定装置，动态固定装置能使更多的载荷通过脊柱前柱传递，同时又不影响固定的稳定性。

动态融合固定理论上的生物力学优势总结在表 43.3 中。这些优点包括植骨融合率的增加，骨吸收的减少，机械性衰败率的减少，以及相应手术翻修率的下降。

目前，市面上大多数基于椎弓根螺钉后路动态稳定（PDS）装置，最初 FDA 都是批准用于动态融合术的。尽管有关此种分类标准仍然存在争议，但考虑对分类的认同，将基于椎弓根螺钉系统后路动态稳定（PDS）系统分两类：一类是半刚性的连接棒系统，另一类是用于非融合技

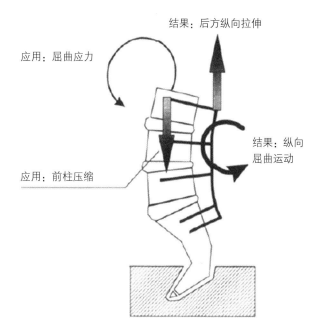

图 43.9　在屈曲中，通过系统的主要载荷传递取决于内固定刚度。动态系统导致前部压缩和后牵引，而刚性系统在构造的末端导致轴向拔出力（与 Templier 等研究相似）

表 43.3　融合动力仪表的理论优势：要点

仪器和体内骨移植物之间的载荷共享
避免前列的应力屏蔽现象
在骨骼与螺钉界面处应力减小
较硬的融合段

术的后路张力棒系统。只有半刚性的后路动态稳定（PDS）系统，用于动态融合是合理的，因为如果用柔软的后路动态稳定（PDS）固定，可能会由于控制过度活动和椎间植骨块过度承载，导致终板破坏、下沉、融合率下降以及矢状位畸形（平背）。因此，基于活动度控制的后路动态稳定（PDS）分型将软性连接棒与用于动态融合的半刚性连接棒区别开来是很有必要的。

43.2.2.3　ISOBAR TTL® 融合技术的生物力学与临床经验内植物设计

后方动态系统的基本概念是降低内固定的刚度，同时在固定节段产生更多的生理性载荷传递。多种技术陆续发明以达到部分三维运动或微

运动，如较小直径的金属棒，悬挂式顶杆结合技术，纵向铰链式活动结构，非金属生物材料的弹性棒等。

文献显示，基于椎弓根螺钉的后路动态稳定（PDS）装置被分为以下几种类型、金属棒系统（被认为属于半刚性固定装置），后方张力带系统（被认为属于软性固定），以及组合式固定装置。

ISOBAR TTL® 是由金属半刚性材料组成的后路椎弓根螺钉后路动态稳定（PDS）钛合金系统（MRI 和 CT 检查伪影少）（图 43.10）。

它是一个 5.5mm 直径的钛合金棒，在其纵向棒部件中包含了一个减震器。这个减震器，即动态部件，使得装置的刚度减少，并允许做出有限的成角和轴向的微动（图 43.11、图 43.12）。

减震器在屈伸和侧弯方向提供 ±2.25° 角度的活动度，轴向旋转无约束（非限制）以及 ±0.4mm 轴向活动度（图 43.12）。

关于手术技巧，这种内植物的手术步骤与使用椎弓根螺钉和刚性连接棒的标准钉棒系统进行融合手术一样。由于脊柱外科医生熟悉椎弓根螺钉的植入技术，所以该装置的学习曲线实际上不存在。

离体实验

为了完成基于运动限制的椎弓根螺钉后路动态稳定（PDS）

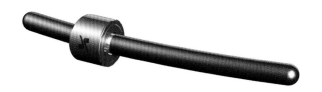

图 43.10　ISOBAR TTL®［1997，ISOLOCK 器械 1993 的改良产品，Scient'x-Alphatec，法国（经授权转载）］

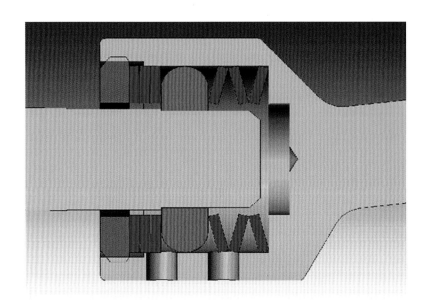

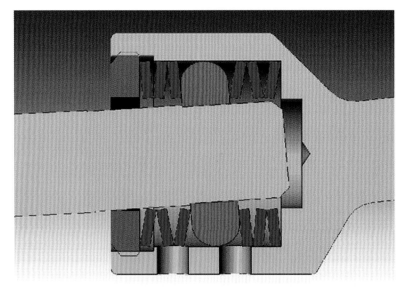

图 43.11　动态组件内的多个垫圈（来自 Scient'x-Alphatec，法国，经许可转载）

系统的分型以及对活动度的限制情况，离体实验是必须开展的。恩德里（N'dri）在法国巴黎的生物力学实验室完成了 ISOBAR TTL® 装置的实验性评估。6 具 L2 ~ S1 人脊柱标本被用来进行

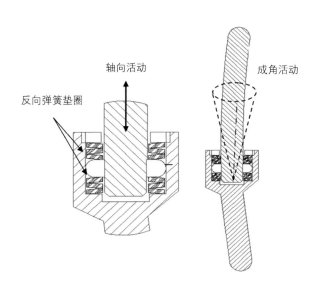

图 43.12　ISOBAR TTL® 装置提供的运动范围（经许可转载）

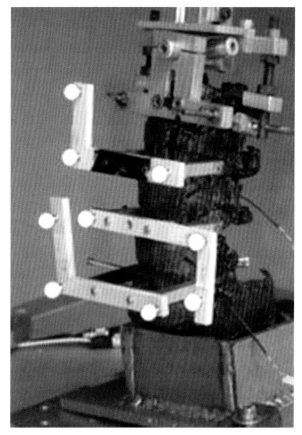

图 43.13　测试装置

实验，分成 3 个组：正常对照组、缺损组（L4/L5 椎板切除）、ISOBAR TTL® 固定组（L4/L5 节段固定）。使用光电子系统进行生物力学测试。将载荷施加到 L2 椎体上终板，而下端椎体（S1）固定在底座上。纯力矩在过伸过屈、旋转和侧弯几种工况下加载，线位移和角位移依据固定于 L4/L5 椎体上的反射标志来进行测量（图43.13）。

安装内植物的节段运动范围被记录并与完整的脊椎组相比，结果如图 43.14 所示。

通过实验数据分析，研究者发现安装后

路动态稳定（PDS）系统的标本的活动范围为 20%～50%，并与所加载荷相关。结果表明，半刚性固定对三维运动提供了较大的控制，尤其在轴向旋转时。这与软性动态固定装置相比不一样。

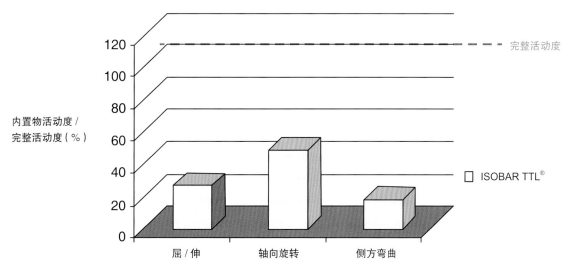

图 43.14　ISOBAR TTL® 的体外评估

图 43.15　病例 1：L4/L5 采用半刚性后动态稳定（箭头）与椎体间骨移植（PEEK 笼，椭圆形）

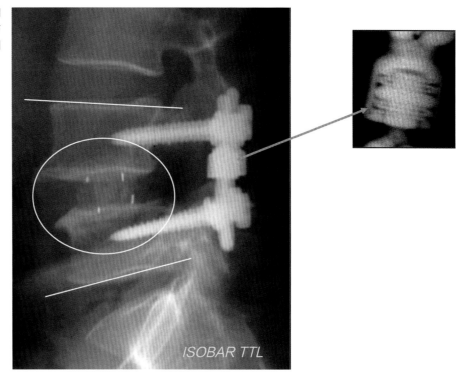

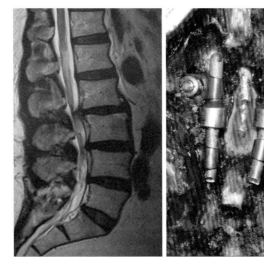 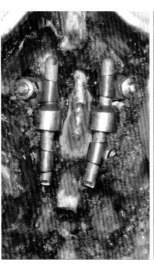 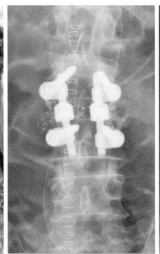 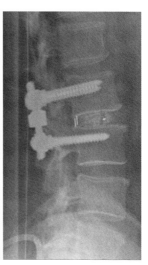

图 43.16　病例 2：L2/L3 节段严重的椎管狭窄症，予以 L2/L3 椎间融合术治疗，使用半刚性后方动态固定系统结合椎间植骨（PEEK Cage）。L3/L4 节段进行单纯的椎板减压，未行椎间盘切除术

临床试验

据我们所知，首先引入的半刚性连接棒的是 ISOBAR TTL® 内固定（1997 年，ISOLOCK® 内固定的改进版，1993），已经在欧洲使用了 15 年以上，并于 1999 年作为一种辅助脊柱融合的内固定装置获得了 FDA 的使用合格证。

1993 年 6 月，佩兰（Perrin）进行了 ISOLOCK® 装置的首次临床植入手术。1996 年，他发表了一篇关于 PLIF 下椎间 Cage 结合后方动态固定的临床疗效报告。使用半刚性 ISOLOCK® 板装置治疗腰椎间盘退变性疾病和腰椎滑脱症，其融合率超过 95%，且未发现内固定装置的机械性内植物失效并发症（图 43.15、图 43.16）。

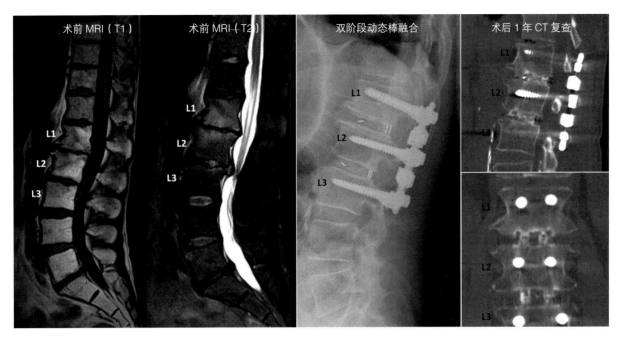

图 43.17　55 岁男性，严重下腰痛和腿痛，保守治疗无效。影像提示 L1–L2 间盘炎性退变和 L2–L3 间盘突出继发退变性狭窄。这位患者接受了腰椎后路椎管减压、动态棒固定双节段腰椎间融合手术。术后症状明显缓解。1 年后 CT 复查显示融合。疼痛障碍水平分别降到 3/10 和 28/100

可惜的是，目前还没有刚性固定和动态固定前瞻性对比研究报道。文献中只有案例报道。最大宗病例也来自佩兰（Perrin）的报道（800 例患者应用 ISOBAR TTL® 的病例组）。然而，令人遗憾的是，他将动态非融合固定（无融合）、动态融合固定和组合结构装置（刚性 + 动态）全混合在一起，增加了评估的难度。他回顾性报道了整体融合率为 98％，无机械性内植物衰败并发症。

关于动态融合固定和刚性固定植骨融合的时间和植骨量大小的研究，文献中没有相关数据可查。

事实上，我们选择动态固定装置治疗腰椎退变性疾病也是众多治疗方式的选择之一，一定要考虑选择患者的指征和拟固定的节段。带鼓状结构的金属棒在手术中遇到矢状序列的调整尤其是恢复较大范围的生理曲度的情况时，会遇到很大的难度。考虑到矢状位平衡的问题，我们不建议在 L5/S1 水平应用该项技术，研究者建议最佳指征应该是选择 L2/L3 到 L4/L5 之间 1 ~ 2 个节段的动态融合固定（图 43.17）。为了恢复足

够的脊柱前凸，应用 ISOBAR TTL® 时，对螺帽间的加压固定是有必要的操作程序。另外，在动态融合固定手术中，研究者推荐行椎间 Cage 植骨，而不是椎板间和 / 或横突间植骨作为植骨方式。虽然有些专家推荐在动态固定融合术中结合使用后外侧横突间植骨融合，我们还是认为动态固定装置联合椎间植骨方式从生物力学观点来看更加合理。

43.2.2.4　结论

在颈椎外科，颈椎动态加压钢板用于前路植骨融合术中已经被证实有很好的促进植骨融合的效果，同时术后机械性衰败并发症的发生率很低。那么，在腰椎动态融合固定的生物力学原理是一样的，即载荷分享和应力遮挡效应。

现在我们要做的工作是进一步开展前瞻性研究，证实后路动态稳定（PDS）装置有加强植骨融合的效应，尤其是在植骨融合时间、融合率及融合质量等优势方面。

43.3　基于椎弓根螺钉动态固定装置的分类和技术

　　后路动态稳定（PDS）系统的基本概念是降低内固定器的刚度，以便在固定脊柱节段上实现更多的生理负载传递。但是，这些内固定器的设计差别很大。在有关文献中，椎弓根螺钉后路动态稳定（PDS）装置分为以下几种类型：金属杆系统（属于半刚性固定），后方张力带系统（属于软性固定），以及组合式固定。

　　对于这3个类别，已有数种不同的内植物设计被引入了内固定市场：①小直径的连接棒允许较大的活动度，如 TWINFLEX® 和 BIOFLEX®。②一种悬挂铰链式钉棒系统，如 COSMIC®。③一种纵向连接杆带鼓式活动构件的装置，如 ISOBAR TTL®、ALADYN®、DYNAMO®、PERFX-2®、DSS® 和 N-FLEX®。④用弹性棒或坚强的聚合物连接棒，如 GRAF 韧带，CD HORIZON® PEEK 棒，EXPEDIUM® PEEK 棒，FLEXPLUS® 和动态稳定系统（DYNESYS®）。

　　由于外科医生熟悉椎弓根螺钉的放置技术，所以基于椎弓根螺钉后路动态稳定（PDS）系统是一种受人欢迎的动态稳定系统。

　　表 43.4 ~ 表 43.6 列出了目前市场上可以用到的后路动态稳定（PDS）样品。

43.4　临床研究

43.4.1　Graf 韧带（表 43.4）

　　Graf 韧带 1992 年问世，应该是第一款用于临床的椎弓根螺钉后路动态稳定（PDS）装置。亨利·格拉夫（Henri Graf）发明该装置，最初用于腰椎不稳的非融合治疗。

　　生物力学研究概况：

- 离体实验：2；有限元分析：0。
- 显著减少屈伸和侧弯的活动度。
- 对椎间轴向旋转（完整标本活动度的 107% ~ 132%）和椎体的位移没有限制作用。
- Graf 韧带的应用能增加纤维环和髓核的承载应力。
- 由于节段性脊柱前凸的增加，可能导致小关节退变和神经根管狭窄加重的风险。

　　亨利·格拉夫（Henri Graf）从理论上推断异常节段运动是机械性腰痛的主要致病因素。因此，Graf 韧带用于稳定异常运动和调整节段生理性前凸。这种"韧带"还具有提供纤维环后部压应力的作用，从而有助于纤维环撕裂的修复。

　　Graf 韧带应用于临床的初期结果显示术后功能改善度不高，而手术翻修率却不低。

　　格雷维特（Grevitt）等报道了 50 例慢性腰背痛患者应用 Graf 韧带装置的临床疗效。功能障碍指数（ODI）有所改善，数值从术前的 59 改善到术后的 31。然而，50 例患者中有 12 例（24%）术后出现根性症状恶化，20 例实施翻修，13 例需实施其他治疗方式。机械性衰败很少发生，只有 1 枚螺钉移位和 2 枚螺钉断裂（占螺钉总数的 1.2%）。

　　哈德洛（Hadlow）等发表了一组回顾性病例对照研究，比较了 Graf 韧带非融合固定和传统刚性后外侧融合固定在术后 1 年和 2 年时的临床和影像学结果。他们发现，与 Graf 韧带组相比，传统刚性融合组术后的治疗效果明显更好，特别是在翻修率方面更明显（术后 1 年和 2 年翻修率分别是：Graf 韧带组 55%，73%；而传统融合组 37%，43%）。

　　里格比（Rigby）等发布了一组 51 例 Graf 韧带治疗患者的中长期结果。这项研究的平均随访时间约为 4 年。患者的 ODI 评分仅提高了 6 分，其中 7 例（14%）实施了融合翻修术。最终 41% 的患者表示不愿意再接受类似的手术。

　　近期的一项前瞻性随机研究却报告了应用 Graf 韧带临床疗效优于传统融合术式的结论。

　　2003 年，马登（Madan）等报道了一组应用

表 43.4　柔性椎弓根钉后路动态稳定（PDS）的装置

装置	技术	图片
Graf 韧带 Showa Ika Kohgyo， 日本（经许可转载）	8mm 聚酯编织带 非弹性张力带	
动态稳定系统（DYNESYS®） （DYnamic Neutralization SYS-tem） Zimmer Spine， 美国（经许可转载）	圆柱形聚碳酸酯 – 聚氨酯(PCU) 间隔部件 对苯二甲酸酯聚乙烯 张力绳（PET） 穿过 PCU 间隔部件	
动态稳定系统（DYNESYS DTO®）（DYnamic Neutralization SYStem） Zimmer Spine， 美国（经许可转载）	组合式绳棒结构和刚性棒，负责将载荷从刚性结构传递到动态系统上去	
CD HORIZON® LEGACY® PEEK 棒 Medtronic Sofamor Danek， 美国（经许可转载）	聚醚醚酮（PEEK）棒	

装置	技术	图片
CD HORIZON BalanC® Medtronic Sofamor Danek, 美国（经许可转载）	采用硅树脂和 PEEK 材料组合制成的连接棒	动态部分　　融合
TRANSITION® Globus Medical, 美国（经许可转载）	预组装或术中组装 PET 中心线 PCU 可动间隔元件 可压缩的缓冲器 钛合金中轴线	
EXPEDIUM® PEEK 棒 DePuy Synthes，美国 （经许可转载）	聚醚醚酮（PEEK）棒	
FLEXPLUS® Spine Vision, 巴黎，法国	树脂 – 尿烷外套管，内含多种碳纤维	

Graf 韧带优良率达 93%，而前路腰椎椎间融合组为 78%。他们的前瞻性随机对照研究比较了 Graf 韧带成形术（28 例）和应用 Hartshill 马蹄形 Cage 行 ALIF 术式（27 例），两者纳入患者椎间盘退变严重程度相似。

科尼亚马（Kanayama）等报道了一组回顾性研究，评价 Graf 韧带在退变性腰椎滑脱手术治疗中的中期临床和影像学结果。64 例退变性腰椎滑脱症患者应用该技术，平均随访时间约 5 年。下腰痛和下肢放射痛的视觉模拟量表分别由术前的 72 和 76，显著改善至术后的 14 和 15。影像学结果表明，Graf 人工韧带具有稳定性，但术后节段前凸得以维持（手术前为 9.8°±5.9°，手术后为 12.8°±6.7°，最后一次随访为 12.2°±8.9°），运动范围也得到保留（术前 ROM 为 11.2°±5.6°，最后一次随访为 4.7°±4.6°）。最后，研究者报道了只有 4 例（6.25%）患者因相邻节段退变性疾病而做了翻修的手术。

同一研究者最近发表了一项回顾性长期随访研究，平均随访时间为 10 年。56 例行 Graf 系统手术的患者被纳入研究。结果显示，在轻度腰椎滑脱或屈曲不稳定的患者中，该装置可以保持节段性脊柱前凸和改善腰椎的活动功能。而对伴有退变侧弯或侧向不稳的患者，临床疗效很差，均需行翻修手术。

43.4.2　TWINFLEX®（表 43.5）

据我们所知，TWINFLEX 装置很可能是第一款应用于临床的金属半刚性后路动态稳定（PDS）装置。

生物力学研究摘要

- 离体研究：0；有限元分析：1。
- 载荷分享发生在脊柱前柱和内植物之间。
- 屈曲状态下，前柱压缩，后柱牵拉，大于相应的轴向拔出力。

科罗维基斯（Korovessis）等开展了一项前瞻性随机对照研究，试图比较传统刚性内固定装置与 TWINFLEX 装置对腰椎间盘退变性疾病和椎管狭窄症的手术后的疗效，特别关注腰椎矢状序列的变化。研究中共纳入了 30 例患者，每种内植物应用于相同数目的患者，术后评估主要依靠影像学资料分析。研究发现，刚性固定和动态固定都可以恢复腰椎前凸、骶骨倾斜角和远端脊柱前凸，并增加 L4/L5 节段的椎间孔直径，从而间接地对该节段的神经根进行了减压。他们得出结论：和刚性固定治疗退变性腰椎病的指征一样，动态固定系统也可以凭借术中良好的矢状位序列调节，取得相同满意度的短期临床疗效。

尚潘（Champain）等进行了一项回顾性研究，对 49 例进行了腰椎后路侧方髂骨植骨联合 TWINFLEX 动态内固定手术的患者进行影像学资料评估。使用 Beaujon-Lassalle 评分表来评估临床疗效，平均随访时间为 5 年。61% 和 29% 的患者获得了非常满意和满意的疗效。并发症包括：4 例（8%）出现相邻节段退变，2 例（4%）发生假关节形成，3 例（6%）出现内植物失效，与坚强固定融合的文献数据相比较要好一些。

43.4.3　ISOBAR TTL®（表 43.5）

最早进入临床使用的半刚性连接棒，从 ISOLOCK 演变来的 ISOBAR TTL® 也算一个早在 1999 年就被 FDA 批准应用于动态融合固定术式中的装置，在欧洲已有 10 年以上的历史了。该装置是由钛合金连接棒和一个同样用钛合金构成的沿着棒的纵向方向连接的鼓状结构所构成。这种构件允许装置有少量的轴向和成角运动。

生物力学属性概况

- 离体研究：2；有限元分析：1。
- 具有轴向（0.4mm）位移和成角（2.25°）的微动能力。
- 在运动度方面，其稳定性与刚性棒相当。

表 43.5　椎弓根钉棒／板后路稳定系统

装置	技术	图片
TWINFLEX® （1992） Scient' X – Spine Network, 法国（转载经许可）	双棒 2mm×2.5mm	
ISOLOCK® （1993） Scient' x – Alphatec, 法国（转载经许可）	可微动的椎弓根钉棒系统, 允许的活动范围：轴向压缩 0.8mm，屈伸运动 4°	
ISOBAR TTL® （1997，evolution of ISOLOCK® device 1993） Scient' x – Alphatec, 法国（转载经许可）	5.5mm 钛合金棒，减少了刚度, 允许有限的角向和轴向微动	
ALADYN® （2003） Scient' x – Alphatec, 法国（转载经许可）	位于长方形盒里的S形减震器	

（转下页）

续表

装置	技术	图片
ACCUFLEX® Globus Medical, 美国（转载经许可）	6.5mm 钛棒，螺旋切割	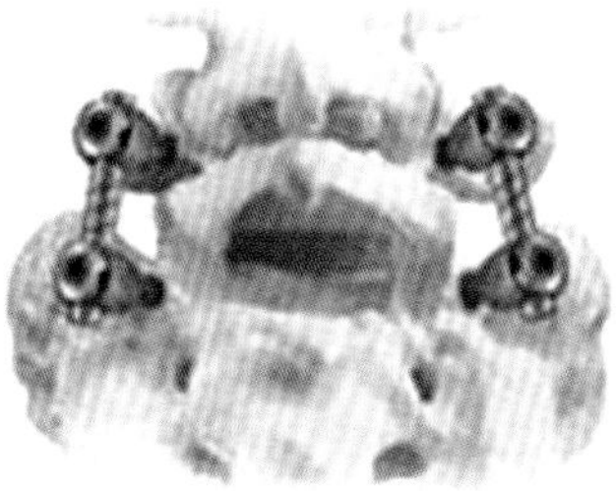
BIOFLEX® BioSpine, 韩国（转载经许可）	4mm 镍钛合金弹簧棒（1 或 2 个记忆金属环）	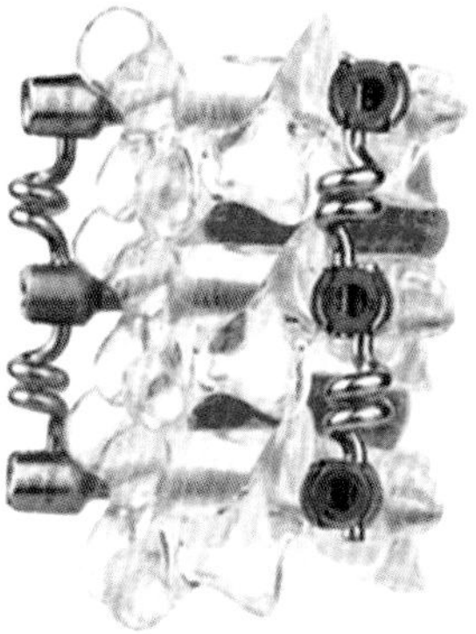
DSS® Paradigm Spine, 德国（转载经许可）	带开槽的多轴螺钉和刚性连接 器	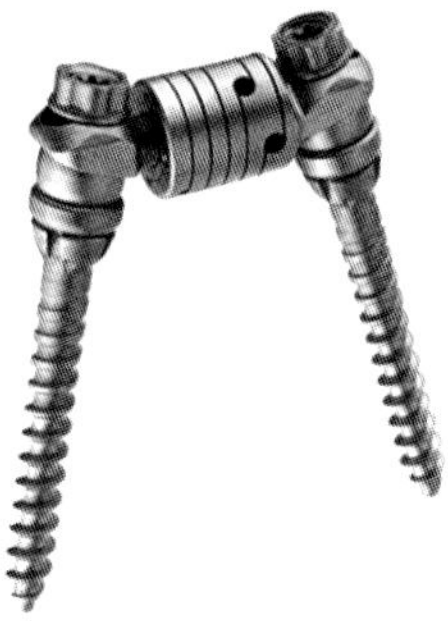
HPS® Paradigm Spine, 德国（转载经许可）	刚性脊柱固定器 连接棒可选择活动节段 （DSS 连接器）	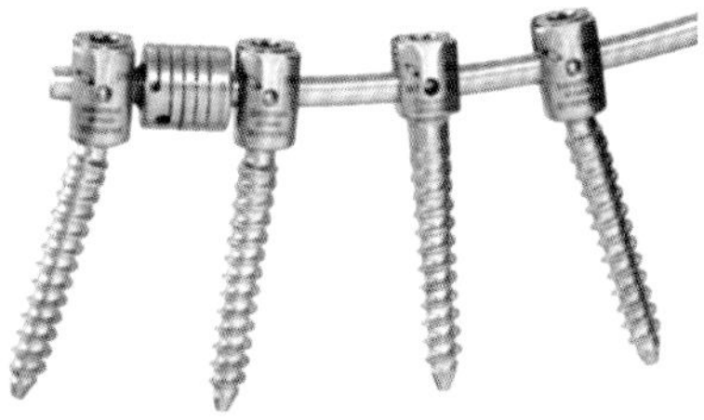

（转下页）

装置	技术	图片
COSMIC® Ulrich Medical，Ulm， 德国（转载经许可）	6.25mm 棒铰链结构集成在椎弓根螺钉头内	
DYNAMO® Scient'x‐Alphatec， 美国（转载经许可）	5.5mm 钛合金棒减震器允许有限的角度和轴向的微动，基于 Scient'x ISOBAR® 系统	
PERFX‐2® Eden Spine，FL， 美国	动态棒减震器，可提供 ±5° 屈伸角度和 ±2mm 的轴向运动	
WAVEFLEX® Medyssey， 首尔，韩国	钛合金棒	

- 增加前柱载荷。
- 在屈曲时，可使相邻节段的最大应力减少约 5.5%。

　　1993 年 6 月，佩兰（Perrin）实施了第一台 ISOLOCK 装置手术。1996 年，他发表了一篇关于椎间钛合金 Cage（用于 PLIF）结合后方动态固定装置的应用报告。患有腰椎间盘退变性疾病和腰椎滑脱的患者应用了半刚性 ISOLOCK® 钉板结构动态装置，报道融合率超过 95%，没有任何机械性内植物失效并发症。

　　贝妮泽奇（Benezech）和莫楚里斯库（Mitulescu）最近报道了一项回顾性研究，分析了 33 例应用 ISOLOCK 患者的临床和影像学长期的随访资料。手术方式为后路非融合动态固定术，平均随访 45 个月。75% 的患者为单节段，25% 的为双节段。优良率达 76%，恢复原工作率为 88%。固定节段未出现自发融合现象。研究者发现超过 90% 的病例固定节段的术前椎间盘高度得以保持。最终发现 5 例机械性并发症：3 例螺钉断裂（共使用了 148 枚螺钉），1 例锁帽松动，以及 1 例内植物材料松动。

　　2012 年，李等报道了一组应用 ISOBAR TTL® 装置术后随访 2 年的文章。37 例患者入组，随访 12 个月以上。术后 VAS 和 ODI 评分均明显减少。14 例（39%）患者术后 MRI 显示相邻节段出现新的退变征象，其中 3 例（8%）患者实施了翻修手术。最终，研究者报道了 4 例（11%）患者出现螺钉松动。他们的结论认为应用 ISOBAR TTL® 装置的术后临床疗效良好，但并没有显示出比传统融合手术真正更优越的疗效。

43.4.4　动态稳定系统（DYNESYS）（DYnamic NEutralization SYStem for the Spine）（表 43.4）

　　动态稳定系统（DYNESYS®）由 2 个钛合金椎弓根螺钉和 1 个圆柱状块状物联为一体，块状物中间由 1 根张力带高分子聚合物锁线穿过。过

伸状态时，块状物抵抗压力以维持根管高度和减少纤维环后部的载荷，张力带对抗屈曲状态下产生的张应力，类似于 Graf 韧带的作用原理。这套装置已经 FDA 批准应用于脊柱动态融合术中。动态稳定系统（DYNESYS®）可用于多节段退变性腰椎疾病的手术治疗中。

生物力学属性概述

- 体外研究：8；有限元分析：4。
- 动态稳定系统（DYNESYS）可能是被研究得最多的椎弓根螺钉后路动态稳定（PDS）系统。
- 与完整组相比，在前屈方向限制 20%~45% 的活动度，过伸方向限制 33%~94%，侧弯方向限制 26%~40%，轴向旋转方向限制 76%~181%。
- 块状物的长度和后方椎间撑开时运动学和载荷转移的决定因素。
- 过伸状态减少椎间盘应力。

　　动态稳定系统（DYNESYS®）的临床应用研究显示，当该装置用于非融合固定时较之传统的刚性融合的临床疗效好很多。

　　2002 年斯托尔（Stoll）等第一个公布了一组 83 例动态稳定系统（DYNESYS®）装置前瞻性多中心应用临床和影像学结果。纳入标准为：腰椎不稳伴椎管狭窄（占 60%），椎间盘退变性疾病（24%），椎间盘突出症（占 8%），翻修手术（占 6%），39 例患者伴有退变性滑脱。在大多数病例（56/83）中，动态固定同时实施了直接减压术，其中单节段手术 55 例，双节段手术 17 例，3 个节段手术 8 例，4 个节段手术 3 例。平均随访时间大约 3 年，平均腰痛评分显著改善，从术前 7.4 分降为术后 3.1 分，平均腿痛评分从术前 6.9 分降为术后 2.4 分，ODI 从术前 55.4% 降为术后 22.9%。出现了 10 个机械性并发症：2 枚螺钉错位，1 枚螺钉松动需要翻修，另外 7 枚螺钉经影像学发现有松动迹象。研究者得出结论，动态固定在下腰椎疾患的应用是安全和有效的选

项之一。

2005 年，格罗布（Grob）等对 50 例症状性椎间盘退变性疾病或椎管狭窄伴节段不稳的患者实施了动态稳定系统（DYNESYS®）手术并进行了回顾性研究。从临床和影像学两方面对资料进行分析，其中 31 例患者进行了最少 2 年的随访。手术为单节段的占 32%，双节段的占 52%，3个节段的占 13%，4 个节段的占 4%。结果发现背痛和腿痛分别改善了 67% 和 64%，然而功能改善只有 40%，并且在 2 年的随访期 19% 的患者实施了另外的翻修手术。他们认为本组研究结果不支持腰椎动态固定的疗效优于传统融合术的观点。

2006 年施纳克（Schnake）等特别针对动态稳定系统（DYNESYS®）装置在腰椎失稳中的应用发表了一篇前瞻性研究报道，一共有 26 例患有腰椎管狭窄症和退变性腰椎滑脱症的患者纳入研究范畴，均实施了椎板间减压联合后路动态固定术。24 例患者进行了 2 年的随访，平均随访26 个月。结果显示，腿部疼痛改善明显，VAS评分的平均数值从术前 80 分降到术后 23 分，步行距离从平均术前 250m 显著提高到 1000m 以上。87.5% 的患者表示愿意再次接受该类手术。影像学评估，除了 2.1% 的患者腰椎退变滑脱程度有些加重外，其余总体没有显著改变。发现了 4 例无症状的内固定衰败的并发症：3 枚螺钉松动和1 枚螺钉断裂。他们认为，对椎管狭窄和退变性腰椎滑脱的病例实施椎管减压术联合动态稳定系统（DYNESYS®）装置动态固定术可以获得和标准椎弓根螺钉系统固定相似的临床疗效。

威尔奇（Welch）等最近报道了一项多中心随机研究（FDA 和 IDE 的临床试验），分析了101 例患者使用动态稳定系统（DYNESYS®）装置的非融合手术的疗效。手术指征包括 I 级退变性腰椎向后滑脱（n=3），I 级退变性腰椎向前滑脱（n=20）和腰椎管狭窄（n=66）。随访12 个月，背部、腿部疼痛以及 ODI 数值均改善明显，分别从 54 分降为 29 分，从 80 分降为 25分，从 56% 降为 26%。在 1 年随访时间内，101

例患者中有 15 例（15%）进行了累计 18 次的再次手术。这 18 次再次手术中有 10 次手术是由于同一节段尚存在腰痛和放射性腿痛及不稳加重而接受的额外翻修手术。研究者认为动态稳定系统（DYNESYS）装置的早期临床疗效尚可，但是长期效果有待于进一步的临床随访证实。

最后，2010 年科恰克（Kocak）等发表了一篇关于应用动态稳定系统（DYNESYS®）植入后螺钉松动的综述。研究者发现在大多数出现螺钉松动的病例中翻修手术是没有必要的，所以螺钉松动是否影响临床疗效这一点还不是十分确切。

2010 年，美国食品和药品管理局（FDA）驳回了动态稳定系统（DYNESYS®）装置作为脊柱非融合技术应用的申请，因为存在一些不利的风险（如螺丝松动）和不确切的优良率。

法伊（Fay）等在 2013 年报道了一组回顾性比较研究，选择退变性腰椎滑脱患者（n=24）和非退变性腰椎滑脱患者（n=14），均进行了1 ～ 2 个节段的动态稳定系统（DYNESYS）动态固定手术。平均随访 41 个月。术后屈伸方向活动度的指数水平从 10° 下降到 2.7°，并观察到21.1% 的患者出现了 4.6% 的螺钉松动。而两组之间的 VAS、ODI、螺钉松动以及活动度指数减少方面没有区别。他们认为术前患者是否存在退变性腰椎滑脱不影响该术式的临床疗效。

另一个临床研究是 2013 年哈达德（Haddad）等的一组 4 年随访的报道。研究者回顾性对比研究了应用动态稳定系统（DYNESYS®）（n=32）与传统刚性固定融合术（n=32）的临床资料。用VAS 评分（背部和腿部疼痛）和 ODI 改善率用来评价疗效，结果是融合组的满意率远高于应用动态稳定系统（DYNESYS）系统组。

43.4.5 ACCUFLEX 棒®（表 43.5）

ACCUFLEX® 棒是以 2 根直径 6.5mm 的标准连接棒为主的装置，棒体进行了旋切以减少棒的刚度。FDA 已经批准其作为单节段固定椎间植骨联合应用于退变性疾病的手术治疗。

生物力学属性概况

- 离体实验：0；有限元分析：0。
- 只做了疲劳测试。
- 允许屈伸运动，限制轴向旋转和侧弯运动。
- 屈伸度取决于旋切的圈数。

曼迪哥（Mandigo）等报道了一组前瞻性随机对照研究病例，170例患者中，54例接受了ACCUFLEX®棒系统固定手术。术后1年的随访结果显示，动态固定组（n=54）和坚强固定组（n=116）具有相似的融合率（分别为92%和95%）和临床疗效（VAS评分和F–16量表）。本组没有报道内植物相关的并发症。

43.4.6　CD HORIZON® LEGACY® PEEK棒（表43.4）

这款内植物的连接棒由非金属的聚醚醚酮（PEEK）材料制成，它的弹性模量接近于自然骨骼的弹性模量。该内植物已经被FDA批准为与术中椎间植骨联合应用的单节段动态固定装置。另外，该棒具有射线可透性，方便外科医生术后用X线片来评估脊柱融合的情况。

生物力学性能概要

- 离体研究：2；有限元分析：1。
- 允许一定程度的活动。
- 屈曲度比钛合金好，当与椎间植骨融合Cage联合使用时其屈伸刚度与钛合金类似。
- 能减少螺钉与骨界面的应力载荷，增加了前柱载荷（大约前柱75%，后柱25%）。
- 控制三维运动时，对屈伸和侧弯方向优于轴向旋转运动（屈伸减少80%，侧弯减少70%，轴向旋转减少54%）。

在2007年，海史密斯（Highsmith）等报道了他们使用LEGACY® PEEK棒的初步临床疗效。他们描述了3例PEEK棒应用的情况。应用指征为：相邻节段椎间盘疾病（ASD），椎间盘退变

性疾病［腰椎间盘退变性疾病（DDD）］和Ⅰ级退变性腰椎滑脱症。3例均采用了动态融合术式，目前尚无临床和影像学数据报道。

在2012年，美敦力公司推出了CD HORIZON BalanC®脊柱系统，这是唯一一款由PEEK和硅橡胶材料组合成的后路动态稳定（PDS）。动态活动部分由硅橡胶和PEEK材料制成，而固定融合部分则完全由PEEK材料制成，从而在融合部分和动态活动部分之间存在一个过渡区间。该套装置被推荐用于多节段脊柱手术的病例：一个或多个节段需要融合，而相邻节段行动态稳定（非融合）（仅在美国以外市场使用）。

2013年，阿塔纳撒科洛斯（Athanasakopoulos）等报道了一组52例行CD HORIZON® PEEK棒后路脊柱融合的患者，平均随访3年。平均Oswestry指数从术前的76%降到术后1年的30%。从标准位和动力位片上评估，96%的患者（n=50/52）出现了骨融合。该组病例中2例患者出现了并发症，即1例感染和1例内植物失效，后者需要行翻修手术。

43.4.7　STABILIMAX®（表43.6）

这套系统于2007年获得美国FDA批准。在正常脊柱运动中，中性区域（NZ）是自然姿势下的椎体间的运动范围，在这个区域内脊柱所产生的被动抵抗力很小。中性区域在椎间盘退变的早期阶段出现范围增大并导致脊柱不稳，过度活动和机械性腰痛。STABILIMAX®系统的连接棒带有弹簧结构，可以使脊柱在运动期间保持在中立区域。

生物力学属性概况

- 离体研究：1；有限元分析：0。
- 增加脊柱被动活动阻力以减少NZ的范围，同时最大限度地保留了脊柱的ROM。
- 暂无准确的NZ和ROM影响效果的数据。

表 43.6　基于椎弓根螺钉的混合后路动态稳定系统

装置	技术	图片
STABILIMAX® 应用的脊住技术，美国，康涅狄格州，纽黑文市（转载经许可）	双弹簧结合球窝关节机构（钴—铬—钛合金）	
N–FLEX® N Spine Inc., 美国（转载经许可）	6mm 钛棒，一端含有复合钛和 PCU 套管	 中立　屈曲　拉伸

43.4.8　BIOFLEX®（表 43.5）

　　BIOFLEX® 系统是一种基于椎弓根螺钉的动态稳定系统，包含了一种有一或两个镍—钛合金弹簧环的连接棒，该结构维持了该装置在屈曲、后伸和侧弯方向的动态稳定性。镍—钛合金是镍和钛的混合金属，通常被称为"记忆合金"，因为其在变形后能够回复到其原始形状。

生物力学属性概况

- 离体研究：0；有限元分析：0。
- 没有相关数据可查。

　　金姆（Kim）等报道了 103 例植入 BIOFLEX® 装置的患者的临床疗效。患者被分为两组，即非融合动态稳定组（n=46）和融合动态稳定组（n=57），后者中动态稳定装置与椎间 Cage 及植骨相结合应用。非融合动态稳定组的平均 VAS 评分从术前的 7.3 分降至术后 1.4 分，ODI 从 35% 下降至 12%，运动范围从 4° 增加到 10°。动态融合组平均 VAS 评分从术前 7.4 次降低至术后 2.1 次，ODI 从 38% 降低至 14%，BIOFLEX® 和 PLIF 组的融合率约为 90%。两组病例的并发症：1 例 Cage 后退，3 例 Cage 内植骨吸收，1 例螺钉断裂，8 例出现手术节段不稳，1 例螺钉松动。研究人员指出，应用 BIOFLEX 装置是安全有效的，无论在动态非融合固定还是在动态融合固定都有较好的临床疗效。

43.4.9　DSS® 和 DSS® HPS（表 43.5）

　　DSS® 混合性能系统（HPS）的设计是将刚性脊柱固定与包括 DSS® 连接器在内的可选动态

结构相结合。该系统是与德国乌尔姆大学生物力学实验室合作开发的。该系统可用于单节段和多节段手术，已被应用于全球的数千个病例，临床疗效良好。

43.4.10　EXPEDIUM® PEEK 棒（表43.4）

与钛棒相比，EXPEDIUM® PEEK 棒的弹性模量更低，更接近于松质骨或皮质骨。因此，在脊柱后柱和椎间植骨间有较好的载荷分享。此外，PEEK 棒的磁共振成像伪影少，可以更好地观察植骨融合情况。

生物力学属性概况

- 离体研究：0；有限元分析：2。
- 减少运动范围：屈曲运动限制最大而轴向旋转限制最小。

总结

对这一章做个小结，我们认为基于椎弓根螺钉的后路动态系统，既可以应用于融合技术，也可以应用于非融合技术。

从历史的角度来看，后路椎弓根螺钉动态稳定系统［后路动态稳定（PDS）］发明的初衷是与椎间植骨融合相结合以提高椎间融合率。然而，后来这些技术却被当作非融合装置在使用（动态稳定），这种现象导致了文献中出现了概念的混乱。

半刚性动态内固定装置可以成功地提高了椎间融合率，这点已被大量的研究所证实。然而，现在进一步的临床前瞻性研究还需要加强，尤其是后路动态稳定（PDS）装置在促进脊柱融合方面的作用，特别是在骨融合时间、融合率和融合质量方面能体现优势。

基于椎弓根螺钉的后路动态稳定（PDS）装置也逐渐被推荐当作动态稳定装置。不同于传统融合手术的疗效，依靠恢复固定节段的合理活动，来尽量降低相邻节段退变的发生率。生物力学研究已经广泛地证实，这种装置能控制椎间盘活动度避免失稳，同时减少椎间盘的载荷。因此，这些系统被认为是治疗椎间盘退变性疾病的传统融合手术的可替代方案。

早期临床疗效表明其疗效与使用坚强固定装置一样优秀。事实上，与传统脊柱融合相比，动态固定系统在 VAS 评分、功能量表和术后并发症方面并没有显著性差异。因此，没有临床数据表明动态固定比标准的脊柱融合明显有优势。

另外，比较动态和坚强固定对相邻节段 ASD 发生率的影响效果还需要进一步的长期随访研究来证实。

最后，动态装置能否长期保持椎间活动的问题还存在争议。后方动态稳定系统可能有助于延迟脊柱融合手术，但长远来看最终的脊柱融合手术还是避免不了的。

到目前为止，FDA 仅批准动态稳定装置作为一种脊柱融合的辅助手段。FDA 规定这些设备如果作另外的特殊使用途径，将需要另外的批准授权，比如单独使用该装置（非融合脊柱动态稳定）。

第44章　椎间动态固定发明者：
关于棘突间装置

雅克·塞内加斯 (Jacques Sénégas)
译：黄东生　晏怡果　周友兵　刘　峰

44.1　前言

　　早在 20 世纪 80 年代初研究者们就有开发腰椎动态固定系统的想法。当时每个人都认为融合和钉棒系统代表了最终的技术。1982 年开始研究者与 R. 布里亚德 (R. Bréard) 在解剖室解剖各种各样的尸体结构。R. 布里亚德 (R. Bréard) 的公司 SEM(科学和医学) 主要研发髋关节假体。他的工程师 J. 弗里斯曼德 (J. Frismand) 建议研究者着手设计一个适应椎弓根螺钉的系统，他们准备制造这种系统。经过几次体外的生物力学测试，很明显，动态制动系统的发展将超过椎弓根螺钉远期规模，并且对于坚强固定系统来说其螺丝松动的风险太高了。因此，研究者建议选择不需要内固定的"浮动"棘突间装置。第 1 例患者的手术是在 1986 年完成的，随后在 1987 年布里亚德 (Bréard) 获得了专利。其研究目的是要找出一种方法代替腰椎融合术，而腰椎融合术会加速邻近节段的退行性改变。这种装置最初是由一个金属的棘突间撑开器与长的聚酯线连接。装置的线穿过其中一个棘突后与垫片相连，然后穿过另一个棘突后再与垫片的另一端连接，从而限制了棘突间的活动度，并通过莫氏圆锥固定防止其退出。这个由金属制作棘突间撑开器的目的是避免因莫氏圆锥断裂。金属垫片与塑料垫片可在其他 4 个椎间水平完成，在相反的方向每个都有 2 个通道由线通过 (相同的连接到主垫片上)。连接线分别穿过垫片和棘突后，用莫氏圆锥将线的末端锁定在金属垫片里。这种装置可用来恢复退变的椎间盘节段的屈伸强度，减轻腰椎间盘退变性疾病的症状以及因减压手术带来的不良后果。

　　雅克 (Jacques) 研究团队一起去尝试这个新的理念。在这以前，对许多腰椎退行性失稳的患者推荐减压手术，团队成员认为当失稳导致的下腰痛经保守治疗几个月后无效时则需要实施关节融合术。这些需要减压的退行性病变包括一个节段或多个节段的椎管狭窄症，或某些特殊类型的腰椎间盘突出症 (腰椎间盘突出症复发，L5 骶化时 L4/L5 椎间盘突出，巨大的椎间盘突出)。这些是我们首先要研究的适应证标准的选择。完全满足这些条件的患者签署知情同意书。我们减压后做棘突间动态固定而不是关节融合术。我们告知患者，如果腰背痛仍没有得到解决，那么他们可能才需要选择最初没有做的关节融合术。我们通过这种方式谨慎测试，没有急于将此内固定商业化，而是观察使用结果。

　　针对这些适应证试验非常成功。分析结果表明，自 1987–1995 年，手术后 10 年内仅有 17% 的患者再次行关节融合术或者其他的腰椎翻修手术，可信度达 95%±6%。而进行了腰椎融合手术并成功融合的患者在 10 年内因邻近节段退变而行翻修手术的概率达到了 36%±10%，因而我们确信这棘突间动态固定装置能延缓邻近节段退变。此外，我们没有再次手术的患者拥有高生活质量评分，几乎与同年龄段、同性别的一般人群无差别，与此同时，关节融合的患者远期生活质量评分低。这种差异与别的学者对关节融合患者的 10 年随访结果相似。

在 2002 年（第一次装置提出后的 20 年），临床试验积极的反馈促使了推出新的版本 Wallis 系统的发展和广泛传播（图 44.1、图 44.2）。随后在 2008 年我们又发明了第 3 代 Wallis 系统 (UniWallis)（图 44.3），允许单边插入并简化了安装、拧紧以及锁定张力带等步骤。

这套装置的适应证逐年放宽，目前 Wallis 和 UniWallis 装置主要的适应证和禁忌证见表 44.1、表 44.2。

与此同时，第 2 代棘突动态固定植入物正式推出，即 X-Stop，它的适应证完全不同，对于椎管狭窄的患者，我们使用 X-Stop 撑开棘突间空间，而不需要行小开窗或椎板切除术。

同时也有其他一些棘突间装置效仿，作用原理都是用于动态稳定，而不是用于撑开。在这些棘突间固定装置中最开始是棘突间 U 装置（后面演变为 Coflex）和 DIAM 系统。但是近几年研发了许多装置和系统，如 LimiFlex,In-Space, Ligament Vertebralde Renfort,BacJak 和 Viking,Dallos, InSWing, 以及 Locker。同样的，在研发了 X-Stop 系统后，棘突间撑开装置增长迅速，而不是动态固定，如 Aperius，来自日本 Kinoshita Giken 公司未命名的装置，以及 In-Space,Superion, SMID 和 ExtenSure。这些装置基本的适应证不同（动态固定 vs 撑开），在关于棘突间装置的文献中没有经常提到。此外，固定装置如 In-Space 系统，有部分研究者将其用于动态固定，有部分研究者用于撑开，有的两者都用。一项研究甚至比较了使用 Wallis，Coflex 和 X-Stop 单纯撑开而不行椎管减压治疗椎管狭窄的临床有效率，正如所料，这三者术后 VAS 评分改善不佳。虽然撑开理论上相比保守治疗会更好地改善腰椎管狭窄的症状，但是除了一篇 META 分析文章间接直接比较这些技术以外，大部分的文献表明单纯撑开没有直接手术减压效果好。此外，使用椎间撑开装置代替减压治疗椎管狭窄症的其他缺点也有报道。专家认为用于撑开

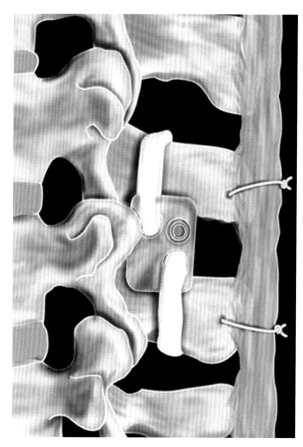

图 44.1　第 1 代 Wallis 装置

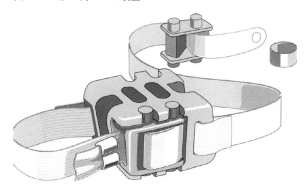

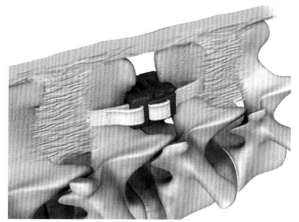

图 44.2　Wallis 装置

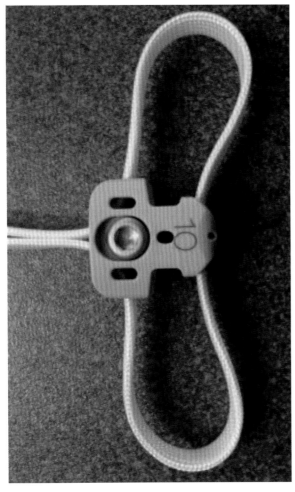

图 44.3　UniWallis 装置

表 44.1　棘突间动态固定可适用于潜在的或者稳定性降低的退变性疾病（动力位片不稳小于 2mm）

1	腰椎间盘术后，尤其是巨大型腰椎间盘突出，伴有 L5 骶化的 L4/L5 椎间盘突出，或者椎间盘突出术后复发
2	盘源性的慢性腰背痛伴或不伴关节突炎症、Modic 改变，保守治疗效果不佳
3	中央管狭窄进行了椎板减压手术的患者
4	椎间盘塌陷而导致动力位片上腰椎滑脱引起动态椎间孔狭窄的患者
5	腰椎退变性侧弯需稳定 1 ~ 2 节段（侧弯矫形固定融合术的另一种补充方法）
6	应用于融合术后或人工椎间盘置换术后相邻节段退变

表 44.2　棘突间动态固定禁忌证

1	任意级别的腰椎滑脱和不能复位的向后滑脱
2	儿童和青少年的脊柱畸形
3	心理、社会和职业问题

的这些棘突间装置目前尚未得到有效验证，是不可靠的，风险高于其可能带来的有利一面。坦伯雷利 (Tamburrelli) 等总结得很好，任何一项新技术的产生后，人们早期对其高涨的热情都容易导致其过度的甚至错误的使用，从而导致大量的失败，难以让人认真审视其正确的适应证和优点。这种情况下，专家们认为唯一的后路动态稳定系统应该是基于椎弓根螺钉技术的系统，而忽视所有的棘突间动态稳定系统的存在。

　　尽管其仍是一项艰巨的任务，我们应该记住，一篇关于棘突间装置仅适用于稳定作用的综述还是具有启发作用的。首先，生物力学实验会随着如何获取动态稳定的概念的改变而改变。而关于临床结果，针对各种装置的治疗作用也有不同的

假说和解释，通常来讲结果也较好。最后，所有的这些棘突动态固定装置中，由于它们存在根本的差异而使得情况更复杂，主要在于是否有限制张力带系统外加牵张垫片，他们能够减轻疼痛节段的受力，能够减少腰椎屈伸活动时的疼痛。在这几年，大量文献报道了棘突间动态固定装置，尤其是在亚洲。本章节，回顾了近 5 年的棘突间动态固定装置的相关文献，并详尽地阐述。

44.2　体外生物力学研究结果

·减少活动度和增加强度后的稳定性测试。

• 椎间盘的载荷分散。

有两篇文章表明，棘突间装置的大小取决于棘突间空间大小的测量结果。这些研究表明，这些垫片应放在棘突间间隙的前方，那里骨皮质是最厚的，并且棘突间的距离是最大的。一项体内射线研究表明，有些棘突间间隙很小的情况下，对棘突进行合适的骨修整是非常关键的，可以避免治疗节段的后凸畸形，这与我们的经验是一致的。

说个简短的题外话，关于手术和术后的几个方面，获得腰椎良好的前凸是很重要的。为了避免导致后凸畸形，需选择合适的垫片尺寸，患者在手术中必须采取俯卧位，不是膝胸位。患者采取俯卧位，插入 Wallis 或者 UniWallis 装置，其中一个可能使用牵引器。患者采取膝胸位时装置要紧紧贴合，当患者直立时条带会松弛，这对恢复节段的强度没有帮助。垫片应该能在摩擦力的作用下安装牢靠，但垫片又不能太大以免导致驼背。同样很重要的一点是使用的垫片不能太小。如果太小，运动的过程会划伤棘突。另外的手术要点是关注棘上韧带，绝大多数手术针对 L4 椎体。笔者认为切开皮肤后需分离椎旁筋膜，然后在植入 Wallis 装置之后将筋膜缝合至棘突上。患者术后需要佩戴腰椎支具 1 个月来帮助植入物周围的瘢痕组织形成。最后，就像对患者选择融合手术一样，外科医生在选择对患者行动态固定的时候，也需综合考虑患者心理因素、社会因素，以及相关补偿报酬以让患者得到最大的利益。

在某些棘突间的动态固定装置中没有限制弯曲的张力带，其生物力学测试结果尚不一致。一项研究对腰椎尸体进行轴向加压后发现，尽管切除了棘上韧带以植入装置，Coflex、In-Space 和 Aperius 等均能减少屈伸活动范围。在另一类似的预加载研究中，In-Space 减少了背伸的活动度，但不影响前屈、侧弯或者轴向旋转。能减少手术节段的盘内压，但对于相邻节段椎间盘压力和活动度几乎没有影响。背伸时加载载荷不影响关节突关节。与此相反，尸体研究表明，在无轴向加压的情况下，不带张力带的单独垫片能显著降低

背伸活动度，但并不影响前屈、轴向旋转和侧方弯曲。这意味着它的适用面减少，在胸腰筋膜、胸最长肌筋膜或多裂肌筋膜未损伤的情况下可使用这套稳定装置，但是在腰椎管受压的情况下这些损伤是很难避免的。至于植入单独垫片后相邻节段屈伸活动度的改变程度，哈特曼（Hartmann）等报道尸体标本加载和不加载 400N 跟随载荷的情况下，屈伸活动度在相邻上下节段均有所增加。毛（Mao）等研究表明在 L3/L4 安装 Coflex 后，限制了 L3/L4 屈伸范围，对轴向旋转和侧弯则几乎没有影响，L2/L3 背伸活动度有所增加，相邻的 L4/L5 用椎弓根螺钉固定。体内放射学研究表明，如果骨组织能够长入 Coflex 装置，则能够限制前屈，但是一般没能实现。Coflex 可以通过棘突铆钉来强有效地限制弯曲，但是有棘突骨折的风险，特别是 L5 棘突以及在患者骨质不好的情况下。

冈兹堡（Gunzburg）等在羊的模型研究中发现单独使用棘突间固定器仅能减少17%的屈伸度，而垫片联合张力带则能使屈伸活动度减少46%，与部分棘突间动态固定装置不同，第 3 代动态稳定装置均有很强的张力带来限制前屈。最近的尸体加压模拟测试轴向肌肉系统稳定性结果表明腰椎退变及医源性病损会导致相应节段刚性下降。轴向肌肉系统对这种刚性强度下降的代偿背伸大于前屈，提示手术植入物应重点增强前屈的刚性程度，限制前屈活动度以抵消外科手术减压后带来的医源性失稳。在无外力加载的情况下，尸体标本测试显示 Wallis 系统可使屈伸活动度恢复到完整状态下的活动度。与此同时 Coflex 和 DIAM 仅能改善背伸，而不能改善前屈活动度。这 3 个系统都能减少侧方弯曲约 10% 和轴向旋转约 20%。在随机试验中，因 L4/L5 椎间盘突出或椎管狭窄而手术，分别进行了后路腰椎间融合术或者 Wallis 动态固定术，李（Li）等测量了 L4/L5 退变节段的刚强度。手术前 L4/L5 刚性强度约为 37N·m，减压后下降到 26N·m，Wallis 动态固定后恢复到 46N·m。而术后相邻的 L3/L4 节段的刚性强度 Wallis 动态固定显著超过腰椎后路椎间融合组（46 N·m vs 35 N·m；$P < 0.05$），

这与其尸体测试结果是一致的。其他尸体研究中发现第 2 代 Wallis 稳定 L3/L4 后能减少 14% 的屈伸活动度。在相邻的没有固定的 L2/L3 和 L4/L5，分别下降 7% 和 3.5%，对侧弯和轴向旋转影响较小。其他含有垫片和张力带的动态固定装置在进行类似的尸体标本生物力学研究后表明可以减少纤维环后部和髓核中央的压力。比较 Wallis 和基于椎弓根螺钉的动态固定系统，舒尔特（Schulte）等报道 Wallis 能减少背伸达 69%，前屈达 62%，对侧弯和轴向旋转几乎没有影响。

棘突间距的一项研究表明，椎间盘退变的患者的棘突间距变化大于健康人群，表明不能限制棘突间距的这些棘突间装置在前屈的时候有移位的风险。的确，在动态固定装置中不能强有效地限制弯曲，一些文献就报道了 Coflex 移位的情况。在这方面，DIAM 是个例外。尽管尸体标本研究中它并不能有效限制前屈，但它术后未出现移位可能与张力带的使用有关。Wallis 之后有一些其他的棘突间稳定装置问世，这些装置能更好地恢复节段的稳定性，包括 Ligament Vertebral de Renfort，Dallos，InSWing 和 Locker。在对猪的研究中发现，棘上韧带和 DIAM 的张力带都有机械稳定作用，所以研究者推荐术中应保留棘突上韧带，张力带的使用也被认为可以减少术后移位。LimiFlex 装置有张力带，但是没有椎间垫片。

44.3 回顾临床和影像学研究

尽管棘突间动态稳定装置的撑开作用非常有限（如前所述），在过去的 5 年中，29 个临床研究都表明不论是下列哪种棘突间动态固定装置都能持续有效地改善临床症状，如 Wallis，Coflex，DIAM，In-Space，Ligament Vertebral de Renfort，或者 Dallos。

使用棘突间的动态固定进行神经根减压和降低椎间盘和关节突机械应力，许多研究者的影像学数据表明能增加椎间孔的大小、椎间盘的高度，或者二者都增加，除了含硅胶垫片的 DIAM 装置。即使动态稳定装置的这种作用机制使它们行之有效，但是我们发明了 Wallis 线可用来缓解因节段刚性强度下降导致的腰背部疼痛。其他学者同意这种使用棘突间动态固定理论上主要是因为降低了关节突应力，恢复了椎间孔的高度，增加了椎间的稳定性。综上所述，人体内试验表明 Wallis 系统的确能恢复治疗节段的生理强度，且不影响邻近节段。然而，因为直接测量人体的刚性强度不切实际，学者采用影像学测量对比研究患者术前术后的屈伸活动度。椎间盘退变性疾病会增加屈伸活动度，减压后将进一步增加，而使用棘突间垫片后将有效地稳定屈伸活动度，即使垫片不带限制前屈的附件。对于缺乏限制前屈作用的内植物，手术数周后棘突间发生瘢痕粘连以及椎旁肌肉筋膜能帮助限制屈曲。在许多病例中，因为垫片限制了背伸，自然就限制了整体的屈伸活动度。许多研究者对比了患者术前和随访的屈伸活动度，随访时的患者手术节段稳定性得到改善（活动度减少）。其他文献表明术前和最后一次随访对比屈伸活动度几乎没有变化。孙 (Sun) 等报道和带张力带的 Wallis 相比 Coflex 能更好地限制屈伸活动度，前者 10°，后者 13°（$P = 0.019$）。朝（Chao）等发现在腰段内植入 Coflex 后背伸活动度减少，但是前屈活动度增加。

治疗后邻近节段的活动度也是很重要的。腰椎融合节段的上一邻近节段通常活动范围会增加，加速邻近节段退变性疾病的发生。我们发明的动态固定装置能增强治疗节段的稳定性，但同时并不完全消除固定节段的屈伸活动，从而起到保护邻近节段生理功能的作用。理想状态下，安装棘突间的动态固定装置应该不影响邻近的健康节段的活动度。研究结果表明，患者安装棘突间动态固定装置后随访时邻近节段的活动度没有异常增加。在刘（Liu）等发表了一项研究中，60 例腰椎管狭窄的患者进行了 L4/L5 减压术，与其中 29 例行棘突间动态固定的患者相比，31 例行 L4/L5 360° 融合术的患者 L3/4 的活动度明显增加，椎间隙高度显著降低（$P < 0.05$），因此他们

认为动态固定可以延缓 L3/L4 退变。

在一项卡普兰－梅尔分析中表明椎板切开减压术和黄韧带切除减压随访 5 年的融合成功率达 76%，失败的病例则因为邻近节段退变综合征而进行了翻修手术。在这个研究中，所有的采用相同翻修手术但没有融合的患者 5 年成功率达 92%，2 例手术在同节段患者治疗失败。洪（Hong）等对腰椎减压术的患者进行了对比研究，18 例没有固定和 23 例用棘突间动态固定，在动态固定组，23 例患者中其中 1 例 (4%) 因有失稳进行了融合手术，非固定组 18 例中的 5 例 (28%) 因腰椎失稳行融合手术。刘（liu）等采用配对进行了一项回顾性对比研究，单独在 L5/S1 行腰椎后路椎间融合术，以及 L5/S1 行腰椎后路椎间融合联合 L4/L5 Wallis 或 Coflex 动态固定以限制 L4/L5 背伸活动预防 L4 椎体在屈伸时发生过度前移。在随访长达 24 个月以上后，基于这些发现和明确的 MRI 显示的 L4/L5 椎间盘退变程度和 Modic 改变的情况，他们认为棘突间动态固定能减少融合邻近节段的退变。即便是 DIAM 系统相对 Wallis 系统限制屈伸的强度要弱，它也能延缓腰椎融合邻近节段的退变 (P = 0.03)，尽管二者的手术翻修率没有什么差别。科罗维西斯 (Korovessis) 等在一随机对照研究中很好地证明了动态固定装置可延缓腰椎融合邻近节段退变性疾病，安装了 Wallis 动态系统的患者术后邻近节段屈伸活动度得到了很好的稳定，而未安装的对照组患者其邻近节段活动度显著增大，Wallis 动态固定组 ODI 评分更好 (P < 0.05)，对照组的邻近节段翻修率更高 (14% vs 无)。

赵 (Cho) 等在一项研究中建议，融合术后邻近节段退变的患者进行翻修手术时，减压后使用棘突间动态固定来替代单纯钉棒延长术，两者能获得一样满意的临床疗效，且动态固定能保留后柱复合体的完整性。

无论我们使用的这套动态固定系统还是别的研究者使用的其他的动态固定系统，都保留了棘上韧带，帮助维持节段稳定性。它发送本体感觉信息到椎旁肌肉组织，防止邻近节段的过伸过屈。

一些研究者报道了棘突动态固定相对对照组疗效不佳的结果。在所有这些的报道中，其欠满意的结果或是因为适应证把握不严格，或是因为随访时间短。因为动态稳定装置旨在减轻与失稳的疼痛，患者减压后使不使用动态稳定装置对下腰痛的缓解疗效需要观察较长时间。在一项为期 24 个月的随访研究中，结果显示患者在椎管减压术后是否使用 Coflex 装置临床疗效没有显著区别 (半数患者有脊椎滑移)。在 2012 年英国的骨科协会年会，一项由梅赫（Mahir）和马施（Marsh）提出的尚未发布的随机对照实验研究，两组 (30 例单独减压和 30 例减压同时使用 Wallis 动态固定)，术后临床效果满意。在术后的 1 ~ 2 年内，两者的稳定性几乎没有差异，但是 3 年后未固定组相比 Wallis 固定组差，临床疗效取决于邻近节段病变症状并且与时间有关。要证明因邻近节段症状而行翻修手术棘突间动态固定优于融合术，至少需要 2 年以上的随访。

在 2 例效果不理想的患者中，对涉及的适应证存在争议。迈耶 (Mayer) 等报道在 32 例患者中 8 例因下腰痛使用 In-Space 后 34 个月内行翻修手术，同时，使用 Coflex 撑开减压装置的 20 例患者也有单独的小关节疼痛。卡巴佳（Cabraja）等报道 2 年后 VAS 评分减少 50% 的仅有 7 例 (35%)。这表明使用棘突间装置撑开棘突间距来治疗小关节源性疼痛效果不佳。这种疗效不佳归咎于过度撑开（L4/L5），在影像学上表现为前凸丢失 (P < 0.001) 而 L3/L4 前凸增加 (P < 0.032)。这种矢状面轮廓改变促进了关节的退变，这也是为什么术后 1 年疗效相比最终的临床追踪效果要好。

研究者认为，Ⅰ度腰椎滑脱的患者是相对禁忌证，因为棘突间动态固定不能防止进一步滑脱。在一项研究中，只有 2/3 例的患者有良好的疗效。对 23 例使用棘突间动态固定的Ⅰ度腰椎滑脱患者进行为期 6 年的随访，并与 22 例同样疾病的患者使用椎弓根螺钉后路固定椎间融合术进行对比，其结果也表明棘突间动态固定不适合腰椎滑脱症。

44.4 棘突间动态固定的并发症

研究表明使用棘突间动态固定装置治疗退变性疾病其并发症发生率低于融合手术。徐（Xu）等报道在131例使用 Coflex 治疗患者中，只有3例内植物发生相关并发症（松动、断裂、棘突骨折），连同其他的5例因并发症需要额外的手术（腰椎间盘突出症治疗后复发2例，椎间盘残留1例，患者服用抗凝血药椎管内血肿1例，未能完全减压1例）。张（Zang）等报道在133例患者中仅有13例有并发症。纳卡吉（Nachakian）等报道134例患者中仅有1例翻修（神经症状复发）。在一单向研究并发症研究中，168例患者使用 Wallis 或者 Coflex 动态固定，总体并发症发生率为10.7 %（18/168），Wallis 组为6.2 %（8/130），Coflex 组为26.3 %（10/38）（$P < 0.01$）。许（Xu）等报道其96例患者使用 Wallis 动态固定没有1例有并发症。刘（Liu）等观察到48例 Wallis 患者中没有术中并发症。其他研究也记录没有内植物 Wallis 相关的并发症（$n = 0/20$），（$n = 0/15$），（$n = 0/25$），Coflex（$n = 0/20$），（$n = 0/29$），（$n = 0/21$），DIAM（$n = 0/8$），（$n = 0/16$），（$n = 0/68$），以及 Locker（$n = 0/23$）。

在这所有棘突间固定装置并发症中，下腰背痛未缓解不是太大问题，因为这些装置都保留了脊柱原有结构，不影响更进一步的治疗（比如融合）。有些报道了棘突间动态固定后几例直接取出或者进行了融合手术。相对于融合术，动态固定文献报道的主要并发症是椎间盘突出，因为棘突间动态固定保留了椎间盘的功能，而后外侧融合则减少了椎间盘的功能，腰椎间融合则摘除了椎间盘。富洛门（Floman）等发现椎间盘复发更取决于椎间盘切除程度，而不是棘突间动态固定技术。刘（Liu）等报道，在 Wallis 系统固定过程中，48例中有6例复发，3例保守治疗，3例拆除后融合。孙（Sun）等研究中25例 Wallis 与27例 Coflex 对比，其中4例 Coflex 复发，Wallis 没有1例复发。李（Li）等报道在另外68例患者使用

棘突间动态固定患者中，2例椎间盘突出复发。赫拉巴力克（Hrabálek）等报道68例中无1例腰椎间盘突出复发。

研究者认为，棘突动态固定技术在术中和术后并发棘突骨折非常少见，可以使用小号的垫片避免过撑，保留脊柱节段前凸。相对来说用棘突间撑开装置治疗椎管狭窄棘突骨折发生率更高，它并不是直接从棘突根部切割，而是直接导致棘突骨折，因为大尺寸的垫片通常会导致节段后凸，而不是保持节段前凸，我们推荐动态固定避免关节疼痛。法布里齐（Fabrizi）等报道阐述了棘突间动态固定的适应证不当带来的一些并发症。1315例患者减压后使用动态固定装置，他们观察到有7例（0.5 %）发生棘突骨折，然而同一个外科医生的260例患者中，老年患者使用棘突撑开装置避免手术减压和全麻，他们中有3例（1.2 %）发生棘突骨折。与我们系统的椎间垫片和柔软的聚酯带相比金属棘突内固定装置损伤大。使用 Coflex 导致的棘突骨折也有报道。在133例使用 Coflex 动态固定的患者中3例术中棘突骨折，2例术后发生棘突骨折。然而孙（Sun）的一项研究表明，168例患者使用 Coflex 或者 Wallis 棘突间动态固定的并发症中没有出现棘突骨折。李（Lee）等报道65例患者使用软的椎间垫片，没有1例发生棘突间骨折。在一项针对176例患者的影像学的研究中发现，棘突动态固定垫片在棘突和椎板上分别仅加载了约11%和7%的静态破坏载荷，这解释了术后骨折低发生率的原因。

有报道称在棘突间用 Coflex 系统发生异位骨化导致融合。一个偶然的机会发现1例 Coflex 装置周围发生了椎间融合，田（Tian）等发现这种并发症占他所有使用 Coflex 装置患者的81%。研究人员并未发现这种并发症在其他棘突间动态固定中报道。与其他棘突动态固定相比，不同的是 Coflex 保留了金属翼的齿，挤压棘突。这可能是因为棘突侧方的新鲜创面出血，最终导致异位骨化。田（Tian）等猜想导致在骨与内植物界面持续的压力可能会刺激异位骨化。

目前已有报道棘突装置并发骨溶解。帕克

(Park) 等报道 30 例患者中的 17 例 (57 %) 在影像学上 Coflex 与棘突间存在距离，这距离主要在垫片的齿和棘突之间。就第 1 代棘突动态固定装置的经验，许多溶骨是在远期，对患者进行系统的随访中可观察到。通过 CT 进一步调查发现棘突与垫片或涤纶绳衔接的地方发生了重新塑形。皮质骨保留，但是适应了垫片和带子的形状，表明为应对表面的压力骨慢慢发生重建。棘突间的距离随年龄缩小，骨重建可能是由于棘突的增长而不是因为垫片和绳子切割棘突进入骨性结构。绝大部分情况下，我们发现的这种重建过程是罕见的，偶然出现在无症状的患者中。当这个过程发生的时候，它也具有自限性，因为没有患者表现出棘突骨折。

在对一大样本的使用棘突动态固定（1315 例患者使用了 1832 个聚酯装置）的观察中，观察到深部感染的有 10 例（总患者数的 0.8%，装置总数的 0.5%）。其他组使用相同的内植物，22 例患者中有 1 例（4.5 %）深部感染。红等报道使用其他的聚酯动态固定装置，23 例患者中有 1 例出现深部感染。哈博美克（Hrabález lek）等报道的 68 例患者没有切口血肿和深部感染。

罕见的棘突动态固定的并发症报道如下，由内植物引起的硬膜外血肿堵塞引流管，导致马尾神经综合征；聚酯装置产生的全身反应，聚酯和硅胶装置产生的异物反应。聚酯和钛制作的垫片周围发炎和水肿，双侧压力下棘突的骨折。

少于椎间融合手术。关于内植物中植入物的相关并发症报道很少，棘突间撑开器联合张力带比没有张力带的撑开器并发症发生得少。动态固定保留了患者的解剖，如果慢性腰背疼痛术后没有满意解决，也有机会进行进一步的翻修手术。

很多的证据表明，腰椎失稳引发的腰背痛患者，在进行了椎间盘切除或椎管狭窄减压术后，加用棘突间动态固定装置后其临床疗效要优于没有使用的患者。使用了棘突间动态固定的患者再手术率和邻近节段翻修手术率更低。对于进行了腰椎或腰骶融合的患者如腰椎滑脱，邻近节段加用棘突间装置的比不加用的手术翻修率更低。邻近节段退变性疾病用棘突间动态固定临床疗效优于手术延长融合节段。

只要棘突动态固定不用于撑开，治疗节段的脊柱前凸均得到保留。这些装置没用于腰椎滑脱症，也不用来预防椎间盘突出，没有人观察到不良的临床疗效。另一方面，近 5 年来，所有的 29 个研究结果表明，只要棘突间装置的适应证把握得恰当，其临床疗效都是良好的。

总结

已经发表的体内试验研究表明棘突间撑开器联合棘突周围张力带，事实上恢复了治疗节段的刚性，即使减压后进一步在退变的基础上减弱了节段的刚性程度。在棘突动态固定的邻近节段，刚性没有丢失，活动度没有增加，与所观察到融合后的邻近节段相反。

比较与内植物相关的并发症，棘突动态固定

第45章　保留活动度的棘突间固定术

小大卫・M. 本利斯 (David M. Benglis Jr.)

瑞希・瓦德瓦（Rishi Wadhwa）

维恩・V・曼妮（Praveen V. Mummaneni）

小瑞吉斯・W. 海德（Regis W. Haid Jr. ）

译：王文军　王　程　胡　磊　杨　卫

45.1　前言

韦尔比耶斯特 (Verbiest) 等于 1954 年首次报道了腰椎管狭窄症。这是一种以严重疼痛影响工作与生活为特征的疾病，在美国发病率为 1.7%~8%，尤其好发于老年人。患者的症状在身体前屈状态下减轻，在背伸状态下加重。它的病因包括黄韧带肥厚、关节突增生、椎间盘突出、脊椎滑脱。

在保守治疗 3 ~ 6 个月后无效的情况下，通常需要手术干预。腰椎管狭窄症治疗的"金标准"包括椎板切除术、切除肥厚的韧带和部分关节突、椎间盘切除或保留。融合术的适应证包括伴有椎体平移不稳、冠状面畸形以及为了获得足够的神经减压需要切除一个占位明显的关节。也可以使用通道扩张器经肌间隙入路微创减压。

对于腰椎管狭窄症引起的背部疼痛和神经源性跛行的治疗，棘突间固定器（ID）是一种可供选择的微创治疗方案。最早由明斯 (Minns) 和沃尔什 (Walsh) 提出，目前市面上有多种棘间固定器。它们通过经皮或微创方法，有或无椎板开窗、椎板扩大减压或椎间盘切除术。其设计的基本前提是创建一种防止过伸的状态，减轻小关节的载荷，减少黄韧带皱缩（例如，不行椎板开窗的棘突间单纯动态固定术），理论上可以防止持续的神经压迫，从而减少椎管再狭窄的概率。有些学者还提供了用于椎间关节轻度不稳定的刚性关节固定术作为可选择的治疗方案。

45.2　目前的固定装置

当前在美国及美国以外的市场可用的棘突间装置都是不需要切除椎板的。如：① X–Stop（Medtronic,Minneapolis,MN）——刚性钛结合第 2 代非刚性聚醚醚酮（PEEK）体，通过正中微创切口植入（图 45.1）。② Aperius（Medtronic,Tolochenaz,Switzerland)）——刚性钛，通过对旁正中线经皮切口，在椎板切除 / 椎板开窗或椎间盘切除后植入棘突间固定器（ID）。③ DIAM(Medtronic,Tolochenaz,Switzerland)——非刚性聚酯涂层硅胶，通过固定带固定在棘突上。④ Wallis (AbbottSpine,Bordeaux,France）——2 代非刚性聚醚醚酮（PEEK），丝带固定在棘突周围。⑤ Coflex(Paradigm Spine , New York , NY)——"U"形钛合金固定器，夹持上、下棘突（图 45.2）。其中 X–Stop 和 Coflex 被 FDA 批准在美国使用。本章主要提供现有支持或反对使用棘突间固定器（ID) 用于椎管狭窄保留运动功能（伴或不伴脊椎滑脱）的证据。表 45.1 提供了各种 ID 的说明。

45.3　棘突间固定器 (ID) 的一般适应证

患者在部分前屈时，如果臀部、腿部甚至背部疼痛均可得到缓解，则可以考虑使用棘间固定器。在固定器植入术后早期，影像学和临床指标通常明显改善，包括椎间孔高度／宽度和椎间盘高度。一般禁忌证包括严重的骨质疏松症（由于内固定装置植入后棘突骨折的风险增加）、术前影像学表现强直／融合、Ⅱ度或Ⅱ度以上的脊椎滑脱、严重的脊柱侧凸、大于 2 个节段的椎管狭窄（但也有使用植入物 ID 超过 3 个节段的报道）、存在运动功能障碍、平背以及腰椎前凸—骨盆入射角之间差异（LL−PI）超过 10°。

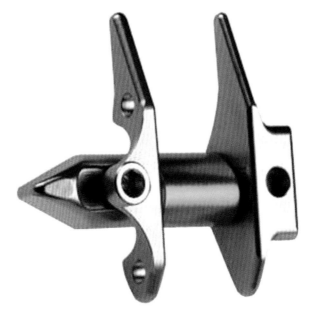

图 45.1　X−Stop 固定器

45.4　椎板切除术是治疗神经源性跛行的"金标准"

对于腰椎管狭窄症引起的神经源性跛行的治疗，最近的研究主张椎板切除术而不是持续保守治疗。脊柱患者疗效研究试验（SPORT）表明，椎板切除术与保守治疗相比，在术后 2 年和 4 年随访时都具有优势，在一项欧洲进行的前瞻性研究中，159 例患者因神经源性跛行接受椎板切除和部分关节突切除术治疗，在 5 年内，79% 的患者报告了良好的预后效果。

然而，有一定比例的患者由于椎管狭窄复发而导致椎板切除术失败，最终需要进行融合手术。例如，在为期 2 年的 SPORT 试验中，8% 的患者 (n=289) 再次手术，其中一半是由于椎管狭窄复发（即初次手术失败）导致的，大多数患者接受了融合手术。椎板切除术失败其中一个原因是存在医源性不稳定性引起的畸形加重。此外，在明显的背部疼痛或脊柱滑脱的情况下，单独行椎板切除术值得商榷。在这种情况下，可能需要做融合手术，并且这些患者疼痛缓解和功能改善的时间更长。

主张棘突间固定器（ID）的学者认为，腰椎融合在围手术期和术后初期都会带来风险，包括假关节形成和内植物的相关疼痛，术中风险还包括椎弓根螺钉和椎间融合器的植入。相邻节段退变 (ASD) 是一个有争议性的话题，可能是由于患

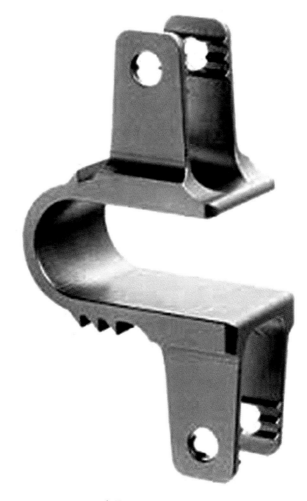

图 45.2　Coflex 固定器

表 45.1　棘间固定器描述

设备	生产厂家	设计	适应证	潜在并发症
X-Stop[a]	美敦力(明尼阿波利斯,明尼苏达州)	棘间撑开器,间接减压	腰椎管狭窄症	植入物脱出 植入物位置不当 棘突骨折 植入设备故障
Aperius	美敦力（特洛什纳,瑞士）	经皮腰椎棘间减压系统	腰椎管狭窄症	同上
DIAM	美敦力（特洛什纳,瑞士）	硅胶固定器固定棘突保留棘间活动度	腰椎管狭窄症	同上
Wallis	Abbott Spine（波尔多,法国）	PEEK 材料垫片,提供间接减压,防止过曲	腰椎管狭窄症	同上
Coflex[a]	Paradigm (纽约,纽约州)	椎板间的稳定装置,保留减压后的活动度	腰椎管狭窄症	同上

a：美国 FDA 批准使用

者自身的进行性关节炎性疾病和椎体融合后相邻非融合椎体的剪切应力引起的。因此,这可能导致进一步扩大融合手术。

45.5　棘突间固定器（ID）是否能有效桥接椎板切除术和椎板切除术 / 融合术

对于椎板切除术或者椎板切除并融合术来说,通过微创手段植入帮助稳定的装置比如棘突间固定器（ID）都有利于保留活动度。在一项回顾性队列分析中（n=99 084）,分组为植入 ID、植入 ID+ 椎板切除、单独减压或腰椎融合（1~2级）,研究人员发现植入 ID 组的患者与其他组相比，一般年龄较大，无明显的术前合并症。

植入 ID 的患者术后并发症发生率低（即更快的手术时间，失血少，脑脊液漏少，能够利用非全身麻醉），但再手术率较高，这是植入 ID 的主要缺点。坦率地说，与其他疗法相比，进行这样的手术尽管能获取这些收益，但是要承担更高的远期再手术风险，是否值得？

在各种 ID 研究报告中，常见并发症包括：棘突骨折(大多数是无症状的)，随着时间的推移，内固定松动；内固定对活动节段提供的稳定性丧失和神经结构受压；平背畸形。金（Kim）等报道，当脊椎滑脱患者使用特定的 ID 时，棘突骨折具有较高的发生率。

45.6 生物力学数据

45.6.1 尸体实验（Cadaveric）

维尔克 (Wilke) 等在 24 具尸体标本中分析了 4 种棘突间固定器（ID）(Coflex, DIAM, Willis, X-Stop)，发现相比没有植入 ID 的正常脊柱，所有植入了 ID 的脊柱背伸都类似地减少一半，并且盘内压也有所降低。但是对脊柱屈曲、侧弯、轴向旋转的影响较小。拉弗格 (Lafage) 等也报道了相似的结果。

然而，蔡 (Tsai) 等的另一项棘突间固定器 Coflex 的生物力学研究报告却发现了不同的结果。他们发现，在失稳的情况（去除棘上 / 棘间韧带、黄韧带、内侧小关节）下，相比完整尸体，无论在前屈 / 背伸或轴向旋转状态下，Coflex 都限制过度活动。在这项研究中，Coflex 在减压术后恢复了术前脊柱节段的稳定水平。菲利普斯 (Phillips) 在一项使用 DIAM 固定器的类似研究中指出，该棘间固定器能恢复椎间盘切除术后在屈曲及背伸状态的稳定性，侧弯的活动度有一定减少，但不能完全恢复到切除前的状态，轴向旋转几乎没有影响。

针对 X-Stop 固定器，进行了多项尸体生物力学研究。怀斯曼 (Wiseman) 等观察到，植入 ID 的标本其小关节的受力明显减少，而斯汪森 (Swanson) 指出，植入 ID 的节段盘内压降低。这两项研究都没有观察到此装置对相邻节段的影响。理查兹 (Richards) 等注意到，在一个尸体标本中植入了一个 X-Stop 固定器后，在背伸过程中，这个固定器可以显著增加椎管的直径和椎间孔的大小。

45.6.2 体内研究（In Vivo）

祖克曼 (Zucherman) 等指出，当手术组在植入 X-Stop 固定器后 12 个月和 24 个月与非手术对照组进行比较，影像学参数 (棘间距离、椎间盘高度、椎间孔高度) 无显著差异。这些发现与李 (Lee) 等的一项研究形成了对比。李 (Lee) 指出，在单节段狭窄为主的患者植入 X-Stop 固定器的术前和术后的 MRI 检查中，椎管直径增加了 23%。在一项回顾性研究中，索伯克 (Sobottke) 等对 129 例植入了 DIAM、Wallis 或 X-Stop 的患者进行了研究，他们观察到椎间孔测量值、椎间盘高度与术前相比均有明显的变化，矫正的幅度和症状缓解之间并没有很强的相关性。在随访期间，影像学检查结果往往恢复到手术前状态但没有症状。

霍林卡 (Holinka) 等注意到，在 22 例 < 5mm 轻度脊椎滑脱的患者中，行椎板间减压（Interlaminar Decompression）和 DIAM 装置植入术后的屈曲和背伸的不稳定性降低。孔 (Kong) 等在 42 例患者中，在对 Coflex 与 PLIF 的一系列比较中，注意到 PLIF 组中邻近节段的活动度增加，Coflex 组在 1 年时间里活动度没有增加。在腰椎管减压和 DIAM 植入后，金 (Kim) 指出，在平均 12 个月随访期间，椎间盘高度或矢状位平衡无明显变化。科罗维西斯 (Korovessis) 进行了一项前瞻性的病例对照研究，探讨了单独融合组与融合后在相邻节段装入 Wallis 装置的患者相邻节段退变 (ASD) 的情况，随访时间平均 60 个月，

结果发现植入 Wallis 组的患者椎间盘高度显著增加且关节活动度下降。随着时间的推移，未植入 Wallis 组的患者更多的出现相邻节段退变(ASD)。

45.7　内固定：临床文献与手术技巧

45.7.1　单纯棘间固定器植入，不进行韧带切除 / 全椎板切除或小开窗

45.7.1.1　X-Stop(钛合金或 PEEK 材料，微创-开放后正中入路): 临床文献

对腰椎管狭窄和神经源性跛行的患者来说，除了开放性椎板切除扩大减压术，X-Stop 是另一种可选择的微创治疗方案。它还可以间接扩大椎间孔。它已经问世超过 10 年，装置安装在棘突间隙中，能保持一定程度的弯曲段和限制过伸，从而扩大椎管和椎间孔，降低关节突和椎间盘所受的载荷。

它最适用于黄韧带肥厚皱缩继发椎管狭窄的患者，并不适用于骨性狭窄或节段僵硬患者。在生物力学上，X-Stop 对机械轴向旋转或侧向弯曲没有影响，对相邻节段的任何参数都没有影响。尽管文献中没有广泛报道，但是与第 1 代全钛合金相比，第 2 代 FDA 批准的 X-Stop 由钛外环和 PEEK 材料内芯组成，可以提供更大的骨接触面积。

多中心随机对照试验（RCT）显示，通过短期和长期（4 年）随访，与保守治疗和硬膜外注射治疗相比，ID（X-Stop）能够明显改善预后。安德森 (Anderson) 等还对脊椎滑脱患者进行了 RCT 测试，结果发现接受 ID 的患者与保守治疗相比，所有疗效的参数均有所改善。弗霍夫 (Verhoof) 指出，脊柱滑脱的患者植入 ID 后 2 年内进行翻修减压并融合的概率很高 (7/12，58.3%)。对腰椎狭窄人群的治疗进行了成本效

益分析后发现椎板切除术的成本最低，其次是 X-Stop，最后才是保守治疗。

帕蒂尔 (Patil) 等对 498 例植入 ID（X-Stop）的患者进行了回顾性研究，平均随访时间为 1.2 年，对象为植入 ID(X-Stop)的患者的再手术率、并发症和成本。他们发现再手术率高（22%），最常见的翻修手术为椎板切除术（$n=60$）与新的 ID 植入（$n=52$），平均住院时间约为 1.5d，平均住院费用接近 20 000 美元。当与椎板切除术（$n=348$）的匹配队列相比时，研究小组发现，在术后 12 个月和 18 个月的时间里，植入 ID 的患者在住院治疗中的费用增加了，而椎板切除术患者在 30 ~ 90d 的时间里出现了更多的并发症。

其他的研究表明，如果此类手术可以作为门诊手术，则有客观的成本效益。奥克维斯特 (Stromqvist) 等对 100 例不伴滑脱的 1 ~ 2 节狭窄的患者进行了前瞻性的随机对照试验，比较了局部麻醉下植入 ID 与椎板切除减压手术，结果在 ID 组中平均手术时间和平均出血量显著减少。在术后第 6、第 12 和第 24 个月，两组的苏黎世跛行问卷调查表（ZCQ），视觉模拟评分法（VAS）和 SF-36 均有相类似的改善。椎板切除组 3 例（6%）接受翻修手术，ID 组则有 13 例（26%），这 13 例接受翻修的患者中有 11 例在手术后症状仍没有缓解。该研究中的再手术率特别高，而再手术的原因则是内固定对症状缓解无效。但是在另一项 175 例患者的前瞻性系列研究中，库奇塔 (Kutchta) 等发现 2 年内的再手术率则低得多($n=8$，4.6%)。巴尔巴加洛 (Barbagallo) 在接受 X-Stop 装置的 69 例患者的回顾性研究中报道了 7 项术后并发症（10.1%）（3 项棘突骨折和 3 项内固定松动），均需要翻修手术。

只有一项试验比较了神经源性跛行的"金标准"治疗方法 (即椎板切除术) 与没有椎板切除术的 ID。穆仁 (Moojen) 等进行了一项随机对照试验，共有 159 名参与者。分析显示，在 2 年的长期随访中，ZCQ 评分没有明显的差异，但 ID 组 ($n=21$，29%) 与椎板切除术组 ($n=6$，8%) 相比，

再手术率明显更高。

45.7.1.2　Aperius（钛合金，经皮后外侧微创入路）：临床文献

无对照组的多项研究发现，植入 Aperius 后，与术前症状相比，临床疗效明显。截至 2014 年，美国食品和药品管理局（FDA）尚未批准其在美国的普遍使用。在使用 Aperius ID 的两项回顾性研究（一项有 40 例患者，另一项有 152 例患者）中，随访时间为 9 ~ 12 个月，发现预后指标(VAS，ZCQ 和 Macnab 标准）得到明显改善。范 - 梅尔海格 (Van- Meirhaeghe) 等在安全性研究报告中报道了 156 例患者，他们接受了 1 ~ 3 个节段的内固定，随访时间平均 12 个月。1 个节段的手术平均持续时间为 15.5min。他们注意到在术后 6 周和 12 个月随访的时候，步行距离、VAS 和 ZCQ 得分都有改善。平均脊柱前凸角度(L1 ~ S1）在术后 12 个月时从 54.1° 下降到 52.4°。在 12 个月的随访期间，12 例（7.7%）由于症状不缓解（最常见的原因）、棘突骨折或错位而取出内固定。

两项研究有力地比较了 Aperius 与开放椎板切除术，Aperius 的结果不让人满意。波斯特奇尼 (Postacchini) 比较 36 例接受 Aperius 和 35 例接受椎板切除术的患者。随访时间长达 2 年，他们把患者分成中度和重度椎管狭窄组。每组大约有 1/3 的椎管狭窄患者合并 I 度的椎体滑脱。椎板切除术组平均术后 ODI 和 ZCQ 评分明显优于任意时间点的 Aperius 组。Aperius 对中度狭窄（MRI 下管狭窄 <40%）的患者结果较好。另外，6/36 例（16.7%）在 2 ~ 16 个月内因为症状没有改善或没有明显改善而将其内固定装置取出，而开放性减压组只有 1 例患者进行了再次手术。

拜尔 (Beyer) 等在一项前瞻性的非随机对照的观察研究中，报告了 45 例神经源性间歇性跛行的患者分别接受腰椎椎板切除术与棘突间装置植入的结果。第一组患者 (n=12) 接受了 Aperius 植入。其中 5 例患者由于术前症状的复发而需要

取出植入物。没有 1 例内固定松动。所有 5 例患者平均在 13 个月的时间取出内固定行标准减压术。第 1 组其余的患者在 2 年随访的时候下腰痛和腿痛以及 ODI/SF-36 评分都没有显著降低，但步行距离却有显著改善。接受椎板切除术的第 2 组患者在术后 12 个月和 24 个月时的背部和腿部疼痛显著改善，并且预后评估和步行距离显著改善。

45.7.1.3　手术技巧：X-Stop 和 Aperius

患者在 Wilson 架上摆俯卧位。局部麻醉或局部麻醉监测（MAC），一些团队也倡导使用脊髓硬膜外麻醉。

后正中线（X-Stop，美敦力公司，明尼阿波利斯，明尼苏达州）或后外侧（距离中线 1.5cm 入路，Aperius, 美敦力，瑞士），在腰椎的相应节段上进行，切开筋膜，通过棘间韧带判断套管或垫片大小。保留棘上韧带。

内植物最初使用 8mm，在棘间韧带还可以扩大 2mm。一项研究表明最常见的植入尺寸为 12mm。最大套管和植入物为 14mm。使用了 PEEK 材料的 X-Stop 尺寸可达 16mm。术前使用透视检查植入物的中线位置，然后再展开两翼。

45.7.2　棘突间固定器微创 / 显微减压术（椎板开窗术 / 伴或不伴椎间盘切除的全椎板切除术）

45.7.2.1　Coflex 装置

Coflex（Paradigm Spine，纽约，纽约州）是一种新型的"U"形金属棘突间固定器，用于腰椎 L1 ~ L5 中的一节或两节的椎管狭窄。它的设计是为了给手术节段提供稳定性。与上述其他 ID 相似，在术前评估中，患者在屈曲状态下症状应得到缓解。与 X-Stop 和 Aperius 不同，Coflex 是在病变节段减压（全椎板切除术 / 双侧椎板开窗术）后放置。Coflex 的尾翼具有锯齿状

的抓握表面，并且附着到上、下棘突。该固定装置不影响 MRI 检查，禁忌证包括椎体滑脱等于或大于 2 级、椎体已经融合、切除了过度增生的小关节可能破坏稳定性和退行性脊柱侧凸 >25°。

45.7.2.2　Coflex: 临床文献

戴维斯 (Davis) 等进行了一项前瞻性、随机、多中心试验评估 Coflex 与后路椎体融合术治疗 1 个或 2 个节段伴或不伴椎体 I 度滑脱的椎管狭窄症（神经源性跛行和背痛）的安全性和有效性，患者（n=322 例，215 例 Coflex，107 例融合）被随机分配接受椎板切除术 +Coflex 稳定或椎板切除后外侧植骨融合和椎弓根螺钉固定（未用 BMP 或椎间融合器）。这是一项器械豁免（IDE）的研究，以前很少开展。

Coflex 旨在保留一定的活动度，并在椎板切除术后提供稳定性。Coflex 组与对照组相比，在第 24 个月时，ZCQ 和 SF-12 的得分更高，ODI 趋势更好 (除了 Coflex 组术后早期的背部和腿部疼痛)，VAS 评分没有区别（但早期术后即刻 Coflex 的腰腿痛缓解趋势更好），住院时间更短、失血量更少、手术时间更短。

在 2 年的时间里，Coflex 组与融合组相比，保持了手术相邻节段的正常活动度。这项研究并没有说明这是否能降低相邻节段的再手术率。在这两个组中，并发症具有可比性。在 Coflex 组中，手术并发症为 23.7%，而在融合组中则为 30.8%。

在 Coflex 组中，棘突骨折的发生率 (大多数为无症状) 为 14%，然而，其中一半在 2 年左右愈合。Coflex 组的再手术率较高，为 10.7%（23/215），其中的 13 例再次行翻修融合手术，而融合组的再手术率为 7.5%。研究人员指出对那些植入 Coflex 而最终再次行融合手术的患者（有些患者行最终融合手术间隔的时间超过 12 个月）来说，该装置可能作为保守治疗与融合手术之间的过渡。本研究未将 Coflex 与治疗腰椎间盘突出症的"金标准"（腰椎全椎板切除术）进行比较。总的来说，椎管狭窄引发神经源性的间歇性跛行后，可伴或不伴有腰痛和腰椎滑脱，使用 Coflex 与融合手术治疗相比，前者可提供相似的疗效，甚至在某些结果要优于后者，但是缺点是 Coflex 的再次手术率较高。

戴维斯 (Davis) 等在研究中也进行了一个亚组的分析，研究的对象仅是那些使用 Coflex(n=99) 或融合术 (n=51) 治疗脊椎滑脱的患者。2 年时间里，两组间的 ODI，SF-12，VAS，ZCQ 均相似。但是在此研究中，两组患者术前滑脱位移程度都很轻，Coflex 组平均为 1.12mm，而在融合对照中为 0.98mm，在某些病例里，这可能被认为仅仅是生理上的改变。

正如预期的那样，术后 2 年，Coflex 组在手术节段相比融合组成角更大（4.32° vs 1.64°），但上端的相邻节段成角更小（3.49° vs 5.42°），尾端的相邻节段成角类似。Coflex 组在手术节段术后 2 年没有发现脊椎滑脱加重。但在上端的相邻节段，Coflex 组椎体的错位呈现减少趋势 (0.87mm → 0.74mm)，而在融合组则增加 (0.64mm → 0.97mm)。

有 18%(18/99) 的 Coflex 患者出现了棘突骨折，6.4% 的患者有 Coflex 装置松动。影像学融合率为 71%（36/51）（本研究中未使用 BMP 或植骨），然而，成功融合与术后假关节形成的患者预后没有显著差别。采用局部自体骨植骨与采用髂骨植骨的融合率也相似。

总而言之，两组都符合研究成功的标准。然而，该亚组分析 Coflex 组患者再手术率比融合组更高 [14.1%（14/99）vs5.9%（3/51）]，14 例患者中有 8 例最终转化为融合手术。

里希特 (Richter) 等进行了一项为期 2 年的前瞻性对照研究，比较了椎板切除术与 +Coflex 固定器 (n=31) 与单纯椎板切除术 (n=31)。在所有结果参数中没有显著差异。ID 组中，1 例患者植入物发生松动，3 例患者转化为融合术。单纯椎板切除术组中的 2 例患者需要二期融合。

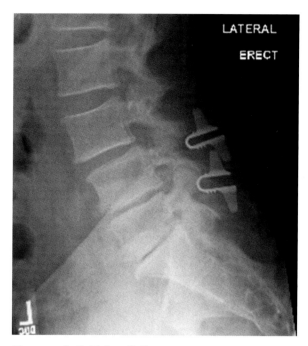

图 45.3　术后侧位 X 线片 Coflex L3 / L4，L4 / L5（Gary Gropper，MD）的两节减压和放置

45.7.2.3　Coflex 的手术技巧

中线切口，暴露并去除黄韧带，高速磨钻行双侧半椎开窗术及部分关节突切除。最后切除棘间及棘上韧带。必要时使用磨钻适当打磨上、下 2 个棘突使之能放入固定器。必须注意的是，保留棘突不少于 14mm 以减少棘突骨折的风险。然后进行试模，选择合适的末端大小的试模（从较小的开始）。Coflex 共有 5 种不同的尺寸，大小从 8～16mm，增量为 2mm。目的是撑开关节1～2mm。试模完成后，将适当尺寸的 Coflex 装置插入棘突间。Coflex 固定器的尾翼可以用折弯器打开以方便固定。该固定器位于硬脊膜上方1～2mm 处，或在关节突平面中线位于"U"顶点位置，然后将尾翼折弯。如果需要拆除，可以用凿子和镊子来打开弯曲的尾翼。术后 X 线片显示为一个多节段装置（图 45.3）。

45.7.2.4　"弹性装置"：第 2 代 Wallis（PEEK 材料）和第 2 代 DIAM（硅胶材料）

临床文献与手术技巧

由于 Wallis 和 DIAM 有非钛合金的组成部分，它们被称为"软性"棘突间固定器。截至 2014 年，这些内植物尚未经美国食品和药品管理局批准在美国使用。医生在治疗病变节段时将它们用固定带固定在棘突上。在一些文献报道中，患者曾经行过腰椎手术（即椎间盘切除术或椎板开窗术），放入该装置的目的在于稳定翻修术后的节段，或者在某些情况下，行椎间盘切除术后植入这样的棘突间固定器。与 Coflex 装置相似，也必须保留上下棘突的大部分结构。这些 ID 可以像 X-Stop 一样放置并且不需要减压，其目的是为了撑开黄韧带或间接扩大椎间孔。

它们通过类似于 X-Stop 和 Aperius 的后正中线微创或开放切口植入。和第 1 代钛合金相比，第 2 代 Wallis 植入物刚度降低至原来的 1/30。它由一个棘突间 PEEK 块组成，其大小（10～16mm）适合棘突间隙。另一方面，DIAM 是用聚酯编织物覆盖的"X"形硅胶楔。Wallis 植入需要切除棘间韧带，而 DIAM 则保留了棘上韧带，放置在棘间韧带中，不需要进行减压手术。利用试模来确定植入物最终的合适尺寸。然后将植入物插入并用锤子夯实，然后将固定带缠绕在上、下棘突上，拉紧固定。

马里亚蒂尼（Mariottini）等对 43 例植入 DIAM 装置的患者进行了研究。在该研究中，固定器在椎板切除和神经根减压后放置，研究结果满意度为 97%。泰勒（Taylor）及其同事在 104 例接受 DIAM ID 的患者的回顾性研究中报道了令人满意的结果，几乎没有内固定相关的翻修手术。

塞内加（Senegas）等在 13 年内回顾性分析了107 例 Wallis 植入的患者，80% 的患者报道良好的结果（ODI，SF-36，VAS），20% 患者需再次手术取出内固定并进行椎体融合。金姆（Kim）等在安全性研究中比较了 31 例腰椎手术后接受

DIAM 植入患者（8 例复发性椎间盘突出症同时伴有腰腿痛，15 例腰椎间盘突出伴有腰腿痛，8 例腰椎狭窄并腰椎轻度不稳），与另外 31 例腰椎手术未植入 ID 的患者对比，平均随访时间为 12 个月。他们得出结论，两组之间的结果没有差异，DIAM 组的并发症发生率较高，主要为棘突骨折或椎间盘突出症复发（研究者没有详细阐述原因）。富洛门 (Floman) 等在 16 个月的随访时间内发现，Wallis ID 组与无 ID 椎间盘切除术组相比，椎间盘突出症复发率并没有下降，而科罗维西斯 (Korovessis) 等发现，在未植入 Wallis 的情况下，上位的相邻节段退行性疾病发病率升高。

总结

棘突间固定器（ID）的目的是提供手术节段的稳定性，限制椎体过伸。对不同应用的 ID 应进行正确的区分，有些装置是用来间接减压（如 X-Stop/Aperius/DIAM/Wallis）的，而有些则是在椎板开窗术后（如 Coflex，DIAM）或椎间盘切除术后（如 Wallis）联合使用。目前还没有理想的棘突间固定器替代物，虽然一些患者植入 ID 后远期疗效较好，但相当一部分患者需要再次手术（这是该种内植物的最大缺点）。它们可能只针对有限的适应证的患者（比如那些不能耐受全麻的患者），但是外科医生要换来较高的再手术风险。

关键点：

（1）当出现神经源性间歇性跛行，不伴有移位及冠状位失稳的腰椎管狭窄症时，全椎板切除术是治疗的"金标准"。

（2）X-Stop 和 Aperius 不进行骨性减压而直接植入，Wallis，DIAM 和 Coflex 则在骨性减压后植入。

（3）与"金标准"全椎板切除术相比，接受 ID 植入的患者通常有较低的手术并发症，主要的缺点是再手术率高。

（4）ID 并发症包括棘突骨折，内固定装置松动和内固定装置的稳定性丢失，神经减压效果随之失效。

（5）ID 限制脊柱过伸，减少椎间盘内压力和固定节段关节突的压力，对相邻节段影响甚微。

（6）平背畸形的患者，即腰背部的腰椎前凸角—骨盆入射角不匹配度超过 10° 时避免使用 ID，因为该装置会增加脊柱后凸。

第八部分
椎间盘退变性疾病与脊柱畸形矢状面平衡

第46章　退变性脊柱侧凸：外科治疗

杰弗里·L. 古姆（Jeffrey L. Gum）

雅各布·M. 布霍夫斯基（Jacob M. Buchowski）

译：黄东生　彭　焰　杜开利　殷海东

46.1　人口学特征及自然发病史

　　成人脊柱侧凸常分为两种类型：特发性脊柱侧凸以及退变性脊柱侧凸。前者的患者多有青少年期特发性脊柱侧凸（AIS）进展至成年期的病史，而成人退变性脊柱侧凸（ADS）患者则既往无脊柱侧凸病史，多发生于60岁以上人群并以椎管狭窄症状为临床表现。其他症状还包括进展的机械性疼痛以及下肢放射痛。从结构上看，主腰弯的顶椎多位于L2或者L3椎体水平且伴有远端次腰弯（L4椎体—骶骨），不合并结构性胸弯，但有时可表现出代偿性胸弯。目前认为，不对称的椎间盘退变、骨质疏松症以及椎体压缩骨折是导致ADS发生的原因。ADS的总体发病率为1%-10%，且与AIS相似的是，侧凸的发生比例与侧凸角度的大小呈反比。

46.2　术前评估

　　全面的临床评估应从详尽的病史询问及体格检查开始。关于侧凸既往史的询问有助于排除由特发性脊柱畸形继发退变的可能性。虽然疼痛是最常见的临床症状（>90%），但其他方面的主诉也有助于病情检查及手术规划。疼痛的发病情况、部位、持续时间、性质以及加重/缓解因素等都需要评估。机械性或轴性疼痛在合并严重的

脊柱炎性改变（图46.1）或矢状位失平衡的情况下，影像学参数上常伴随椎体的侧方或旋转半脱位，因此，在手术计划中必须认真对待。关于下肢放射痛或腿痛的描述是非常重要的，因为侧隐窝狭窄相比中央型狭窄需要更广泛的减压。尽管文献报道认为放射痛症状主要源于侧凸主弯的顶椎处，但我们的经验认为，有症状的椎间孔狭窄更多见于次弯的凹侧。ADS患者的中央椎管狭窄所致的神经源性跛行疼痛（相比单纯的退行性腰椎管狭窄）在前倾姿势下并不能缓解，除非患者采取上肢支撑躯干的坐姿。这种现象将改变以往的概念，以确保需要充分减压的区域位于内固定融合节段中，也能避免对最低限度减压的节段进

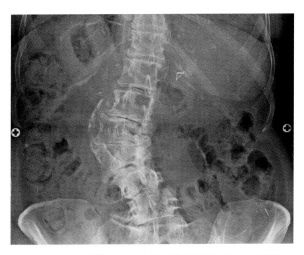

图46.1　退行性脊柱侧凸患者的后前位平片显示L1至骶骨存在严重的脊柱炎性改变，尤其以L2/L3和L3/L4最严重。L4/L5出现明显的侧方滑移，以及典型次弯中的L5/S1椎间隙倾斜。该患者主诉左下肢疼痛放射至足背部。这类畸形中常表现出源自主弯或次弯凹侧的典型神经根症状

行融合内固定。

研究日益增多的临床畸形是非常重要的。迅速进展的畸形可能是神经源性脊柱侧凸的一个迹象，尽管这种病在成年人群中罕见。这种类型的脊柱侧凸是由于中枢神经系统传导到脊柱肌肉组织的信号发生了改变，但可以获得完整的神经轴成像。除了畸形发生的时机之外，随着时间的推移，脊柱畸形也逐渐严重：肋骨隆起或驼背畸形，身高降低，甚至出现躯体前倾感。在每一次随访中，旋转畸形的程度需用脊柱侧凸测量尺进行评估，并连同身高一起记录在案。任何的肩部或骨盆不对称都应留意。一些体格检查上的细微差别可以帮助解释不断增加的矢状位或冠状位上的不平衡。随着时间的推移，这些患者必须利用越来越多的代偿机制、以最小的能量消耗来维持他们的直立状态，因此常主诉脊柱伸肌群疲劳。出现骨盆后倾、髋关节前伸以及膝关节屈曲形态。在出现矢状位失平衡的患者中可以看到其颈部过度后伸和肩部伸展，因为他们正试图把头部放在骨盆中心上方。这些检查结果也反映在91.44cm（36英寸）长片盒的站立位平片上。总的来说，在决定手术及内固定重建方式时，必须重视矢状位状态，因为选择更靠近头侧的上端椎（UIV）对于明显的矢状位失平衡来说更有必要。

成人畸形患者的治疗方案比青少年患者更具挑战性，且相关的并发症被认为是影响术后临床改善疗效的一个重要决定因素。手术干预，尤其是长节段融合内固定，意味着冗长的、最大限度的侵扰，需要术前更严谨的筛查。心肺状态和一般健康情况应由患者的全科医生或心内科医生进行评估。营养状态评估和骨质检测对治疗方案同样重要。术前进行双能X线片扫描（DEXA）也是有益的。如果患者患有骨质疏松症，并且还没有接受治疗，那么应该考虑一些临时的治疗措施。

术前计划要求拍摄站立位脊柱全长前后位及侧位平片。当椎体旋转明显的情况下，在合适侧面上加摄局部的平片（腰骶椎或胸腰椎交界），有利于评估椎弓根状态。以仰卧位拍摄全长片（排除重力因素）可以用来评估脊柱的柔韧性。俯卧

位或屈伸位平片能帮助评估柔韧性，尽管这些患者是典型的僵硬畸形。必须测量Cobb角度数，矢状位及冠状位平衡（矢状和冠状中垂线）和脊柱骨盆参数（腰椎前凸角、骨盆入射角、骨盆倾斜角）。计算机断层扫描（CT）（或如脊髓造影成像）和/或MRI的先进成像可以帮助评估中央椎管、侧隐窝或椎间孔的狭窄程度。在这些患者中，CT脊髓造影术特别有用，因为有相当一部分患者（如安装起搏器、支架、线圈、植入性刺激器者）禁忌行MRI检查。此外，CT脊髓造影最有利于评估骨性结构。

46.3 手术选择及导航手术

一旦非手术治疗失败，患者仍有与影像学表现相关的症状，应考虑采取手术治疗。一些特定的影像学参数倾向于与术后临床疗效相关，包括腰弯>30°，侧方滑移，前屈/后伸位出现>3mm的滑移，L3和L4终板角，胸腰椎后凸角和进展性的侧弯（>10°）。伦克（Lenke）和席尔瓦（Silva）等提出了手术治疗的6个等级：Ⅰ级，单纯减压；Ⅱ级，减压＋后路短节段内固定融合；Ⅲ级，减压＋腰弯内固定矫形融合；Ⅳ级，减压＋前后路联合内固定矫形融合；Ⅴ级，内固定融合范围延伸至胸椎；Ⅵ级，截骨矫正畸形。

Ⅰ级治疗包括单纯减压。该治疗最适用于因中央型椎管狭窄所致的神经源性跛行患者，这种情况只需要进行有限的减压。潜在的畸形进展可能已经得到证实并需要认真考虑。为减小术后畸形加重的风险，术前需严格选择那些影像资料可以证实畸形已经稳定的病例。椎体前骨赘形成、椎间隙塌陷、<2mm的椎体半脱位都是内在稳定性的有利体现。另外，腰弯必须<30°，无合并脊柱后凸，无矢状位或冠状位的失平衡。最后，应尽量保证患者无机械性腰背痛，且患者对畸形外观无抱怨，因为这些术后得不到改善甚至有可能更严重。

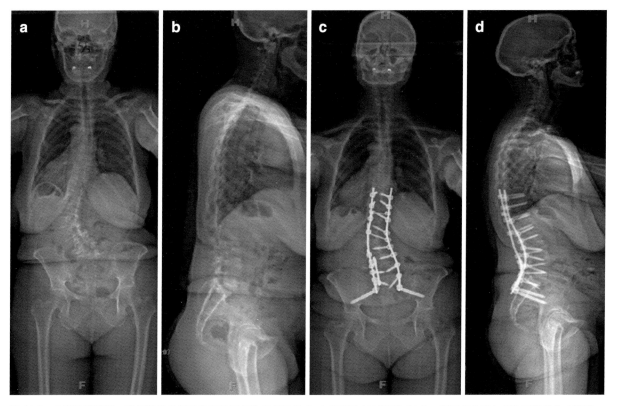

图 46.2　Ⅱ级治疗病例。腰椎退行性侧凸患者的后前位 X 线平片（a）和侧位 X 线平片（b），其冠状位和矢状位平衡性令人满意。患者进行了从 T10 至骶骨盆的后路脊柱融合手术，在 S2 水平还植入 2 枚髂骨翼螺钉（c、d）。L4/L5 和 L5/S1 因中央管狭窄进行了减压

　　Ⅱ级治疗包括Ⅰ级治疗 + 在减压区域行有限内固定。如果患者需要进行更广泛的减压（如侧隐窝）或在减压前就存在不稳的情况，则适用这个治疗方案。同上所述，如果患者影像学上无椎体前骨赘形成，椎间隙维持良好，和 / 或出现 >2mm 的椎体半脱位，那么更适用于内固定融合方式。腰弯应该仍 <30°，无合并脊柱后凸和 / 或矢状位或冠状位失平衡，因为不满足这些条件，仅进行短节段有限融合会加重畸形进展或加速邻近节段破坏。多布（Daubs）等报道了一系列包括 55 例 ADS 患者的序贯研究，分别接受单纯减压（Ⅰ级，16 例患者）或减压 + 有限内固定融合治疗（Ⅱ级，39 例患者）。尽管接受Ⅱ级治疗的患者普遍更年轻而且腰弯角度更大，但在至少 2 年的随访中，62% 的Ⅰ级患者报道获得优良的疗效，而Ⅱ级患者为 82%（P<0.05）。在 5 年的随访发现，75% 接受单纯减压的患者再发狭窄，然而仅 36% 接受减压 / 有限融合的患者有邻近节

段狭窄表现（P=0.008）。

　　Ⅲ级治疗包括全腰弯的融合和任何必要的减压。由于上端椎（UIV）不能终止于生理弯曲的顶点，因此这个级别的治疗应包括 T10 或 T11 椎体至骶骨 / 骨盆的全程固定。临床上，这些患者通常的主诉是他们畸形伴随的轴性或机械性疼痛。他们的腰弯通常 >45°，合并 >2mm 的椎体半脱位，椎体前方无骨赘形成，但在冠状位和矢状位平面上都有合适的平衡状态（图 46.1）。虽然没有文献确定，一个合适的内固定长度是否应该明确包括固定至骨盆（相比于骶骨），但在我们中心，当 UIV 位于 L2 或附近椎体时，进行骨盆固定是很常见的做法。另外，若采用这种手术方案，应考虑通过椎体间固定（如腰椎经神经管入路椎体间融合术 TLIF）进行前柱支撑。前柱支撑联合髂骨盆固定或许能降低假关节形成、螺钉拔出或器械失效的发生率。

　　Ⅳ级治疗包括腰椎的前路和后路融合。传统

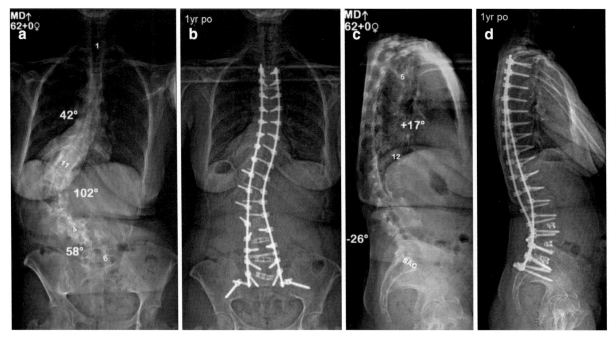

图 46.3　Ⅴ级治疗病例。62 岁女性患者，主诉畸形加重及左下肢疼痛。后前位Ⅹ线平片（a）可见主腰弯为 102°，次腰弯为 58°。术前冠状位和矢状位平衡性尚可(c)，这点和接受Ⅵ级治疗的大部分患者不同。该患者接受 T2~ 骶 / 髂骨的手术，应用了常规髂骨固定、3 个节段 TLIFs 和 5 个后路椎体截骨（PCOs），术后冠状位Ⅹ线平片（b）和矢状位Ⅹ线平片（d）可见冠状面和矢状面的畸形得到明显的矫正

上，腰椎前路融合在矫正腰椎后凸和矢状位失衡中起到重要的作用。脊柱载荷分布和更多的融合表面积具有明显的生物力学优势，可以减少假关节形成和器械失败的发生率。此外，这种方式还通过撑开椎间孔而起到了间接减压的作用。在我们中心，单纯后路手术技术的改进，大大减少了脊柱前路的暴露和融合。在当前的趋势下，基于侧入路技术应用的增多，正规的腰椎前路融合手术将进一步减少。

　　Ⅴ级治疗包括延伸内固定融合范围至上胸椎区域适用于患者出现的胸椎过度后凸、胸椎失代偿、胸腰交界性后凸、矢状位或冠状位失衡（图 46.2）。肖内西（O'Shaughnessy）等对来自同一治疗中心的首次接受内固定融合手术的 58 例 ADS 患者进行了长达 3 年的随访和评估，分为下胸椎（LT）组与上胸椎（UT）组，并比较两组间的疗效。UT 组患者在术前有更大的胸椎后凸畸形和冠状面 Cobb 角度，失血量增多。UT 组的围手术期并发症更多（30% vs 16%），假关节形

成率更高（20% vs 5%），翻修手术率更高（20% vs 11%）。LT 组更容易出现近端交界性后凸畸形（18% vs 10%），但极少需要进行翻修手术。

　　Ⅵ级治疗包括截骨手术的应用。当患者在仰卧位、俯卧位、屈曲位平片上畸形可矫正 >30%，可以认为其柔韧度好，因此不需要进行截骨手术。也并非所有的僵硬畸形都需要进行截骨，特别是在平衡良好的情况下。此外，对于这一组患者来说，术前评估是非常重要的，因为进行长节段的融合和三柱截骨矫形对于患者生理承受是个不小的压力。大部分需要接受Ⅵ级治疗的患者都是由于出现了矢状位失衡（图 46.3）。再次强调，重视脊柱的矢状位形态非常重要。整体平衡，节段性或局域性平衡，以及脊柱骨盆参数如骨盆入射角（PI）、骨盆倾斜角（PT）和腰椎前凸角（LL）等因素都是构成整体矢状面形态的组成因素。对于节段性的失衡，史密斯·彼得森（Smith–Peterson）截骨或后柱截骨（PCO）可应用于连续的多个椎体水平，从而避免更大、

更复杂的截骨方式。为了最大限度发挥 PCO 截骨的矫正效果，椎间隙拥有良好的活动度以允许脊柱拉伸是重要的。第 2 种矫形能力强的方式是经椎弓根椎体截骨术（PSO）。一般来说，这种方式可提供约 30° 的前凸矫正，而不需要前路松解或植骨支撑，因此适用于整体失平衡的矫正，对合并骨质疏松和骨愈合能力较差的患者如糖尿病或吸烟者也有用。截骨闭合后形成了骨对骨的接触，因此融合率相对较高。对合并冠状面失平衡的患者，可以利用不对称 PSO 截骨方式来实现双维度的矫形。矫形能力最大的方式是全椎体切除术（VCR），但极少用于这部分患者。

46.4　融合水平的选择

上端椎（UIV）或近端融合水平应选择中立椎和稳定椎，位于骶骨中垂线（CSVL）上。同时应避免选择胸椎生理弯曲顶点。此外，融合范围不可终止于不稳定的椎体，如影像学上提示有旋转半脱位或滑脱等迹象。当选择下端椎（LIV）时，上述所有因素也应慎重考虑。目前存在的争议，LIV 是否应终止于 L5 椎体，而仅保留一个运动节段。这种方案是可行的，但需考虑 L5/S1 椎间盘的完整性，如果出现椎体倾斜，特别是在次弯角度 >15° 的情况下，那么融合范围应包括骶骨和 / 或骨盆。

正如本章节前面几次提到的，当对接受手术的 ADS 患者，进行健康相关生活质量评价时，很多因素需要分析，如脊柱炎到并发症等。特斯费尔特（Transfeldt）等报道的一项最大的研究，纳入了 85 例患者，进行了至少 2 年的随访和回顾性分析，同时对比了 I 级、II 级、III 级治疗方案。他们发现，III 级治疗的并发症发生率最高（56%），I 级治疗最低（10%），而这两组的奥斯威斯（Oswestry）功能障碍指数（ODI）都得到显著改善。总体来说，所有分组的 SF-36 评分都得到显著改善，而且满意度问卷调查显示，III 级治

疗组的效果最成功，在影像学上 Cobb 角从平均 39° 纠正至 19°。他们的回归分析也印证了畸形手术中的其他理念，揭示出骶骨到腰弯顶点的融合以及明确的术后矢状位失衡与不良预后有关。他们的结论是：3 个分组的结果皆有好坏，证实了患者人群的异质性以及开展分级治疗的难度。梁等的一项系统性综述纳入了 16 项研究和 553 例因退行性脊柱侧凸接受手术的患者。很显然，治疗级别的范围很宽，但总的来说，ODI 评分从平均的 36.0 改善到 23.3，腰弯度数平均减少了 48.5%。并发症的发生率为 49.0%，而手术翻修率为 15.3%。他们得出的结论是，尽管并发症发生率相对较高，但手术作为一种有效且合理的治疗方案，可以明显改善功能和矫正畸形。

第47章　矢状面平衡在腰椎间盘退变性疾病治疗中的重要性

约翰·松·佛朗哥（Joao Luiz Pinheiro-Franco）

皮埃尔·鲁索利（Pierre Roussouly）

译：王文军　王　程　欧阳智华　蔡　斌

47.1　前言

人一生中患下腰痛（Low Back Pain, LBP）的概率约为80%。腰椎间盘退变性疾病（DDD），与老化相关，但不一定出现症状，是LBP的主要来源。椎间盘退变是脊柱老化的自然现象，其生理状态与病理状态的区别并不显著。DDD引起的腰痛可能是多种因素导致的一系列潜在变化的错综复杂的结果。DDD被认为由机械因素诱发、生化反应介导，常常伴随老年化产生并可能与遗传特性有关。

除了椎间盘，LBP的重要原因还包括脊椎后方结构（小关节）以及肌肉韧带系统。据鲁索利（Roussouly）等报道，全腰椎前凸增加和局部腰椎过伸（两相邻功能段过伸）可能导致小关节应力增加，引起腰椎小关节疼痛。此外，椎间盘和小关节结构失效可能引起节段失稳，这也是LBP发生的一个原因。

最近，医源性脊柱矢状面失衡被认为是脊柱融合手术后慢性腰背痛的主要原因之一。当脊柱前凸不被重视时，矢状面上脊柱和骨盆的失平衡可能诱发腰痛。

矢状面平衡和直立行走是相互联系的。人类双足直立行走是通过脊柱、骨盆的形状及方向的特定组合而达到的。直立行走的解剖特性如骨盆竖直、腰椎前凸、C7铅垂线位置等，只在人类中出现。脊柱骨盆矢状面力线可通过脊柱骨盆、腰椎前凸等参数进行分析，全脊柱平衡可以通过C7铅垂进行评估。

在无症状志愿者中开展的一项研究得出结论：理想的矢状面平衡是有条件的。第一点就是保持C7铅垂线经过骶骨平台。这通过脊柱曲度（主要是腰椎前凸）适应不同形状的骨盆来达到。骨盆的形状和位置与脊柱曲度的形状和位置之间相互作用来达到全局平衡（C7铅垂线经过骶骨平台）。

根据被称为骨盆指数（Pelvic Incidence, PI）的骨盆形态参数，设置了4种类型的脊柱曲线。4种不同的前凸形态可以涵括、代表了基于骨盆空间定位的整体脊柱机械应力载荷分布。随着老化，基于不同的脊柱骨盆形态，机械应力可诱发特定的退变形式。脊柱单个或多个功能节段退变可改变整个脊柱力线，甚至引起脊柱或骨盆的矢状面代偿机制以保持C7铅垂线处于平衡位置。当过度代偿时，C7铅垂线前移，先越过骶骨前缘，再越过双侧股骨头。即使这些代偿机制还允许患者保持直立姿势，也会造成不适并难以长期维持。对于此情况，手术治疗的主要目的是重建矢状面平衡。通过矫正脊柱曲度、减少骨盆代偿的方法来恢复C7铅垂线经过骶骨平台。在手术中必须根据骨盆形态和骨盆指数，重视脊柱力线的恢复。

已有研究人员在发育性椎体滑脱症、退变性椎体滑脱症、青少年特发性脊柱侧凸、成人脊柱畸形以及无症状人群中对矢状面脊柱骨盆力线问题进行了研究。一些研究人员还分析了脊柱骨盆平衡在腰痛症和腰椎间盘退行疾病中的作用。然而，矢状面力线与疾病病理之间的关系依然不是很清楚。

对于特定个人而言，并没有理想的矢状面平衡，但存在唯一的生理性矢状面平衡。在无症状的人群中，矢状脊柱骨盆力线变化很大，其标准差很大。因此，虽然可发现显著统计学差异，但在慢性下腰痛中，矢状面脊柱骨盆力线的差异是微小的。客观地讲，对于下腰痛和 / 或腰椎间盘退变性疾病而言，引起的原因是多方面的而不仅仅是脊柱骨盆力线。然而，似乎不同的脊柱骨盆形态倾向发生对应的特定的退变形式。

几十年来，脊柱病变的手术治疗主要关注的是局部的问题（如腰椎间盘突出症中的神经减压），而不考虑局部腰椎或全脊柱的矢状面平衡。但在过去 20 年中，脊柱矢状面平衡已明显受到关注。维持矢状面平衡应是脊柱疾病手术治疗的核心之一。

为"骨盆的椎体"，是骨盆脊柱关节的重要结构，连接运动的脊柱和髋关节。其空间位置对脊柱的局部（腰部）和整体平衡至关重要。如果说所有的灵长类动物都可以做到直立行走，那么人是唯一能做到长时间、长距离直立行走的灵长类动物。这依靠髋关节上方脊柱的矢状平衡。猿类的脊柱呈整体后凸，导致其无法维持一个稳定的直立姿势。其髋关节在前后 X 线片上是高且窄的，依靠上肢的支撑，能站立一段时间甚至行走。然而，如果没有支撑，猿类的行走是困难且有限的。有研究表明，猩猩双足行走时常常双膝伸直（与人类直立行走的特征一致）。袋鼠，以及灭绝了的霸王龙，行走用双下肢但是都有尾巴帮助保持平衡。双足行走的鸟类，也与人类的双足行走不同，也没有类似于人类的直立行走。因此，人类的直立行走、腰椎前凸以及脊柱矢状面平衡之间是有着本质联系的。

47.2　直立行走与腰椎前凸

经过数十万年的发展，人类已经发生了巨大的改变。不只是过去，我们一直在演变之中。多种因素共同作用使我们的祖先从四足爬行进化为直立行走。在这过去的几千年，人类的身体结构明显发生了重要的解剖变化。从颅底到腰椎，都发生了显著的变化。骨盆，以前是连接躯干和下肢的结构，成为脊椎保持平衡所依赖的底座。肌肉韧带系统发生解剖和生理性改变，以适应新的姿势。

人体骨盆的改变包括动物中唯一后倾的骨盆，骶骨后上缘后倾超过双侧股骨头轴线（在平衡的脊柱中）。在哺乳动物中，骶骨后上缘总是在双侧股骨头轴线的前方。此特性使得人类的躯干在骨盆上方，直立行走成为可能。所以，此进化使得腰椎后伸，产生腰椎前凸，在哺乳动物和脊椎动物中都是独一无二的。直立行走允许静态和动态稳定。骶骨，杜布塞（Doubousset）定义

47.3　矢状面平衡与脊柱骨盆参数

脊柱的矢状面平衡可以定义为：使用最少的肌肉能量消耗，将上半身的重心放在生理位置，而达成的躯干位于骨盆之上的和谐平衡。此脊柱骨盆力线可通过 3 组参数进行评估：骨盆参数、脊柱曲线以及 C7 铅垂线位置。

骨盆参数

最常用的骨盆参数是由 Duval Beaupè 描述。骨盆入射角（Pelvic Incidence, PI）是一个形状参数，体现骶椎上终板与双侧股骨轴线的关系。骨盆倾斜角（Pelvis Tilt, PT）是一个位置参数，描述骨盆围绕股骨头旋转的情况。骶骨倾斜角（Sacral Slope, SS）也是一个位置参数，定义为骶椎上终板与水平方向之间的夹角。

PI 为 2 条线之间的角度，顾名思义，一条线为双侧股骨头中心连线中点到骶椎上终板中

点的连线，另一条为骶椎上终板中点的垂线（图47.1）。PI在成年后即恒定不变，对每个个体都是特定的。PI由骶骨的解剖形态所决定：PI大的骨盆，其骶骨通常较短，倾向水平（侧位片中骶骨上终板在髂骨翼顶端后下方）；而PI较小的骨盆，从侧位片来看其骶骨较长（骶骨上终板接近髂骨翼顶端）（图47.9）。当骨骼成熟停止生长，最终的PI值才得以确定。也有一些争议关于随着年龄增长骶髂关节退变而PI值可能发生变化（增大）。

第2个骨盆参数是骶骨倾斜角（Sacral Slope，SS），它是由2条线形成的角度，即水平线和穿过骶骨终板的线（图47.1）。骶骨越陡，SS越大。因此，骶骨越前倾（骨盆前倾），SS越大；骶骨越竖直（骨盆后倾），SS越小。在同一患者纵向分析骶骨平台变平或倾斜，可反映失平衡脊柱的代偿机制。当出现代偿性后倾时，骶骨平台变平而SS减小。SS的水平变化可能影响椎间盘和小关节的受力。

第3个骨盆参数是骨盆倾斜角（Pelvic Tilt，PT）（图47.1），为2条线之间的夹角：一条为铅垂线，另一条为双侧股骨头中心连线中点到骶骨上终板中点之间的连线。PT代表了双髋围绕着双侧股骨头轴线的来回运动。这可能是由于髋关节是球形的。当骨盆向前摆动、前倾时，PT减小；当它向后摆动时，骨盆后倾，PT增大。当C7铅垂线位于骶骨后部之后，脊柱矢状面失平衡的首个代偿机制是骨盆后倾，旨在恢复脊柱的平衡状态。因此，PT和SS是姿势性参数，为可变量。

里盖伊（Legayeetal）及杜瓦尔 - 博佩（Duval-Beaupè）等指出骨盆参数之间重要的相关性，从几何关系来说PI= PT + SS。代数方程式为：A=x+y，A是固定常数，而x和y是可变量。尽管很多研究都描述了PI和SS之间（$R = 0.8$，$P < 0.001$）、PI和PT（$R = 0.65$，$P < 0.001$）存在强相关性，但PI与SS之间、PI与PT之间不可能得到一个线性相关数学公式。

如果A=x+y，则$X = KA +b$或者$y= K' A+ c$；

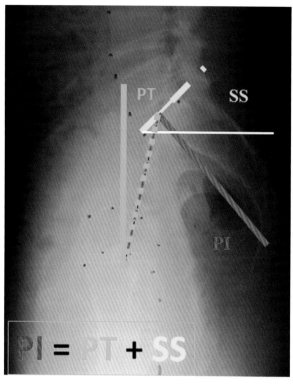

图47.1　骨盆参数。骨盆入射角（Pelvic Incidence, PI），骶骨倾斜角（Sacral Slope, SS)，骨盆倾斜角（Pelvic Tilt, PT)（引自Barrey，已获授权）

但这并不完全等同于PI= PT + SS。从PI直接推导出PT或SS只能是一个统计近似值，而不能画等号。

对PI的理解有2层意义：对于同一人，PI是不变的，当PT增大，则SS减小（骨盆后倾=SS减小）；当PT减小，则SS增大（骨盆前倾=SS增大）。对于不同的人，明显的骨盆后倾（大PT）可能仅伴有大的PI。即使是小的PI，当骨盆明显前倾时也可能出现大的SS（小的PT或负的PT）。

当自然老化或融合手术后（平背综合征）引起腰椎前凸减小，PT增大是最早的代偿机制。

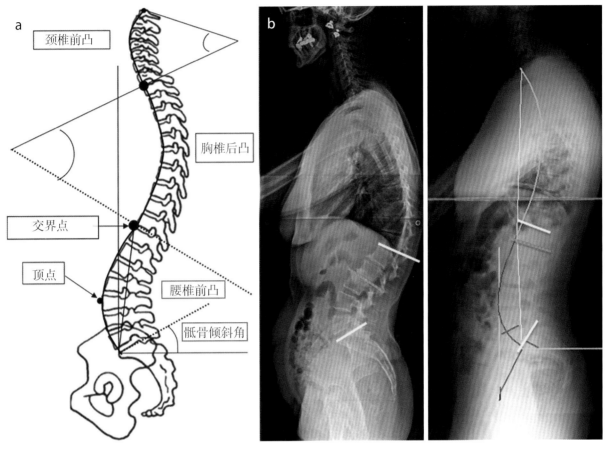

图 47.2 （a）脊柱矢状面曲线分段。颈椎 C1 ~ C7；胸腰椎为 C7 ~ T1 和骶骨上终板之间的部分。交界点位于前凸转变为后凸的地方，其在脊柱的位置是可变的 [引自鲁索利（Roussouly）和皮涅罗 – 佛朗哥（Pinheiro–Franco），已获授权]。（b）前凸的长度变化很大，注意左图中前凸短而急（骨盆入射角较小），而右图中前凸长而较平直（骨盆入射角较大）

47.4　脊柱参数

脊柱节段及腰椎前凸角（LL）

为了评估矢状面平衡，一些研究人员关注到 C7 及 T1 到骶骨上缘之间的脊椎部分，而排除了颈椎。在动物中胸椎和腰椎只有一个后凸曲线，而在人类则有 2 个曲线：胸椎后凸和腰椎前凸。前者（胸椎后凸），在解剖上与胸椎节段一致，是指 C7/T1 椎间盘到 T12/L1 椎间盘之间；后者（腰椎前凸）指 T12/L1 ~ S1 上缘之间（图 47.2a）。然而，如果我们认为前凸由脊柱后伸部分的脊椎组成，则腰椎前凸的范围是可变的（图 47.2b）。这一概念使得伯托纳乌德（Berthonnaud）

等描述了 T1 ~ S1 之间脊柱曲线的组成：胸椎后凸和腰椎前凸，由一个交界点来界定后凸与前凸。因此，前凸可能被定义为骶骨上终板到交界点之间的节段，而不限定特定的解剖标志。交界点可能在 T12/L1 椎间盘，也可能高一点或低一点。在鲁索利（Roussouly）1 型前凸中，T12 椎应在脊柱的前凸部分中，如之前的各种研究所描述。因此，这个概念可能会影响脊柱融合术的计划。这同样适用于 Cobb 法测量的情况。如正面 Cobb 法测量脊柱侧凸，矢状面 Cobb 法测量前凸也需要以最倾斜的脊椎来测量曲度。

斯塔尼亚拉（Stagnara）指出了 LL 和 SS 之间的关系，并描述静态和动态的脊柱曲线。据统计，LL 和 SS 之间的密切相关性已得到确立，杜瓦尔 – 博佩（Duval–Beaupè）重新总结

图 47.3　腰椎前凸的形状取决于 SS 的
排列方向。1 型和 2 型 SS ＜ 35°；3 型
35°＜ SS ＜ 45°；4 型 SS ＞ 45° ［引自
鲁索利（Roussouly）和皮涅罗 - 佛朗哥
（Pinheiro-Franco），已获授权］

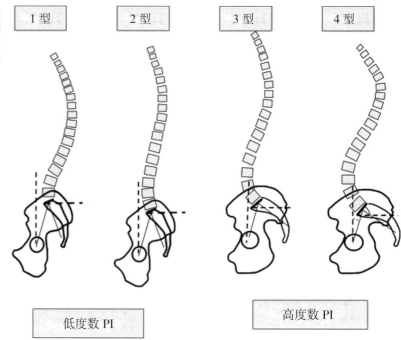

了一个等式：LL= − 5,4−1, 06SS。最近，鲁索利
（Roussouly）等提出了一种基于 SS 的 LL 分型
方法（图 47.3）。该分型方法建立在前述分段模
型中前凸概念的基础上，即前凸节段定义为前后
凸交界点到骶骨上椎板之间的部分。LL 曲线被
分为 2 段，每一段均为经过 LL 顶点与水平线相
切的圆弧的一部分。

47.5　腰椎前凸几何分析：鲁索利分型（Roussouly 分型）的基础

　　整个腰椎前凸不是均匀伸展的。前凸角度并
非均匀地分布在骶骨上终板到近端后凸交界点
之间。从 L1 ～ L5，每个功能节段单位对于前凸
的贡献逐渐增加。前凸总量的 2/3 产生于下腰椎
节段 L4 ～ S1。一项 META 分析结果表明，66%
的腰椎前凸集中在 L4/L5、L5/S1（$n = 552$）。
脊柱的几何结构被描述为一段圆弧，以及椭圆
的 1/4。椭圆形的比拟十分逼真但难以用于日常

临床实践中。伯托纳乌德（Berthonnaud）等介
绍了一种腰椎前凸的数学结构。这些研究者提出
可以通过测量骶骨上缘到胸腰椎前后凸交界点的
Cobb 角来得出腰椎前凸。腰椎最向前凸的部分
与铅垂线的切点即为腰椎前凸的顶点。经过前凸
顶点的水平线形成 2 个弧形（图 47.4）：下弧（从
顶点水平线到骶板线）和上弧（从顶点水平线
到前后凸交界点）。下弧形的角度和 SS 的角度
是相等的，根据定义二者同时变化（图 47.4）。
鲁索利（Roussouly）等发现上弧度的平均值为
20°，其不会随 SS 值变化而改变。这就解释了
为什么前凸角度与下弧形的值（同样与 SS）有关。
这对腰椎融合术有重要的指导意义。

47.6　鲁索利分型（Roussouly 分型）

　　基于前面提到的几何模型，鲁索利
（Roussouly）等提出了一个根据 SS 和 PI 大小所

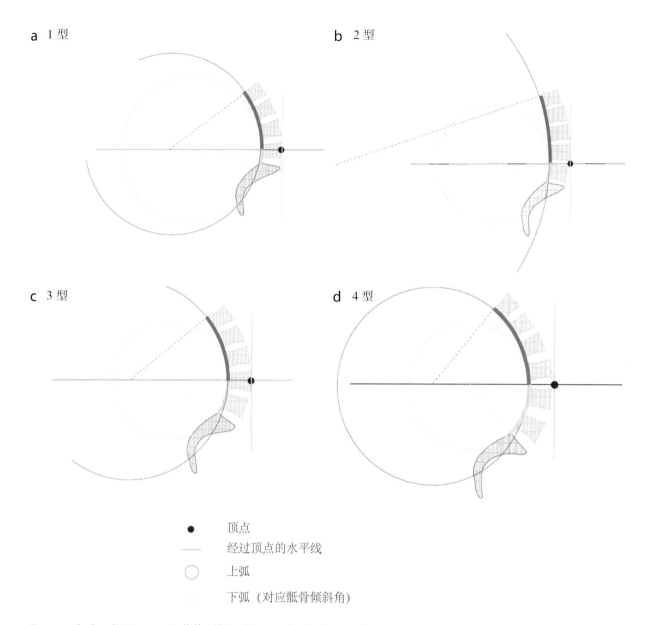

a　1 型

b　2 型

c　3 型

d　4 型

● 顶点

—— 经过顶点的水平线

◯ 上弧

　下弧（对应骶骨倾斜角）

图 47.4　（a）示意图显示 1 型腰椎前凸的圆弧模型。注意腰椎前凸下弧度（=SS）太小，前凸的顶点非常低。前凸顶端向后移位，与地面夹角肯定是正数。（b）示意图显示 2 型腰椎前凸的圆弧模型。下弧度（SS）较 1 型轻度增大，前凸依然很小。与地面夹角从正数到 0。（c）示意图显示 3 型腰椎前凸的圆弧模型。腰椎前凸被两个弧形分摊，顶点位于 L4 中心。（d）示意图显示 4 型腰椎前凸的圆弧模型。前后凸交界点可位于下胸段。前凸角随着参与前凸的椎体数量增加而增大。前凸顶点在 L4 以上［引自巴里（Barrey），已获授权］

确定的腰椎前凸分型方法，将脊柱骨盆形态分为 4 型。而前凸的变量由下弧形的范围和 SS 所决定。根据 Gauss 曲线，SS 值被分为三组，SS<35°，35°＜ SS<45°，SS ＞ 45°（图 47.3）。而角度值 35° 和 45° 是之前就已建立的。

　　当 SS 较小（＜ 35°）时，可有 2 种脊柱骨盆前凸形态类型：

　　1 型：短急的脊柱前凸（集中在 L4/L5 和 L5/S1）。胸椎后凸柔和过渡到腰椎前凸，因此，胸腰（TL）接合部低于经典的 T12/L1 椎间盘。腰椎前凸下弧形（= SS）过小，前凸顶点也很低。前凸顶点向后移位，与地面夹角为正数。脊柱前凸短，后凸长且延伸稍超出脊柱胸腰段（图 47.4a）。

2 型：相当于"平背"。腰椎通常相当平直。下弧形（SS）比 1 型稍微大些，前凸也是很小的。与地面夹角从正数到 0（图 47.4b）。

当 SS 处于平均值（35°和 45°之间）时：

3 型：最佳平衡状态的脊柱。前、后凸交界点位于胸腰结合部。腰椎前凸分布在上、下 2 个弧形，顶点位于 L4 中心。常有 4～5 个脊椎位于前凸弧度内。与地面夹角从正数到 0（图 47.4c）。

当 SS 较高（>45°）时：

4 型：前、后凸交界点可能位于下胸段。脊柱前凸角度随着脊椎数目的增加而增大。前凸顶点高于 L4。与地面夹角一般从 0 到负数。由于前凸范围延伸，胸椎后凸范围缩短（图 47.4d）。

47.6.1　LL 与 PI 关系

在无症状志愿者中，LL 和 PI 之间关系紧密，但 LL 和 SS 之间关系更为密切。由于 PI = PT + SS 的关系，PI 和 SS 之间有很强的相关性，但并非线性关系。一般来说，PI 较小，SS 也较小，这种情况主要是出现在 1 型或 2 型前凸中。相反，PI 较大，SS 通常较大，更多见于 3 型或 4 型前凸。在明显前倾的骨盆，PT 可能很小（<10°）甚至为负数。即使 PI 较小，这种情况也可能允许 SS > 40°，成为小的 PT 的 3 型或 4 型前凸。PI 值可能对 LL 形态分型有倾向意义，但单纯从 PI 就导出 LL 值的推论是不准确的。

47.6.2　LL 与胸椎后凸角（Thoracic Kyphosis, TK）

LL 和 TK 由各自的长度和角度相联系在一起。脊柱参数 LL 和 TK 是相互依存的（图 47.2）。杰克逊（Jackson）和麦克马纳斯（McManus）发现了 LL 和 TK 之间的显著关系。由于脊柱的柔韧性，1 个节段变化会引起其他节段变化。如果 TK 增大，LL 也随之增大以维持 C7 在平衡位置。

反之亦然，LL 减小，则 TK 随之减小，背部变平。

随着交界点不同，LL 和 TK 的分布也是变化的。当 LL 短时，TK 可能到达胸腰段。当 LL 长，TK 可能缩短到更头端的胸段。有时，LL 和 TK 可能被几个脊椎组成的直线分隔开（图 47.2）。这种现象的重要性还没有得到很好的证实，需要进一步的研究。

如果考虑圆分割的切线圆弧，则 LL 的上弧与 TK 的下弧有直接关系。TK 增加可能会导致 LL 增加。这在 1 型腰椎前凸（LL 下弧太小）时更明显，LL 主要取决于 LL 上弧，以在胸腰段补偿较大的 TK 下弧。

47.7　脊柱整体平衡

47.7.1　整体平衡

为了分析脊柱的整体平衡，几个关键点已被提出。其中之一，外耳传导有助于指示头部定位。T9 倾斜角由杜瓦尔 – 博佩（Duval–Beaupère）等所描述，作为脊柱平衡的指标，位于身体体重的中心水平。一般来说，经过 C7 椎体中心的铅垂线应该与经过患者身体重心的铅垂线大致是重叠的（图 47.5）。易于在矢状位 X 线片上观察，C7 铅垂线是最常用的脊柱整体平衡指标。昆茨（Kuntz）等在一篇综述中指出，C7 铅垂线作为矢状面整体平衡参数，是稳定、可靠的指标，其波动范围很小，保持着脊柱序列在骨盆和股骨头之上。这个参数一般是通过测量经过 C7 椎体中心的铅垂线与 S1 后上角之间的关系来进行确定评估。

的确，C7 椎体中心可能被认为是胸椎的上界、颈椎的下界。在近代影像技术发展之前，T1 椎体可能被双肩遮挡，C7 更容易被确定。

C7 椎体位置被广泛研究，其在矢状面平衡的地位已稳固建立。有 3 种可行的评价方法：

（1）距离测量：矢状面垂直轴（Sagittal

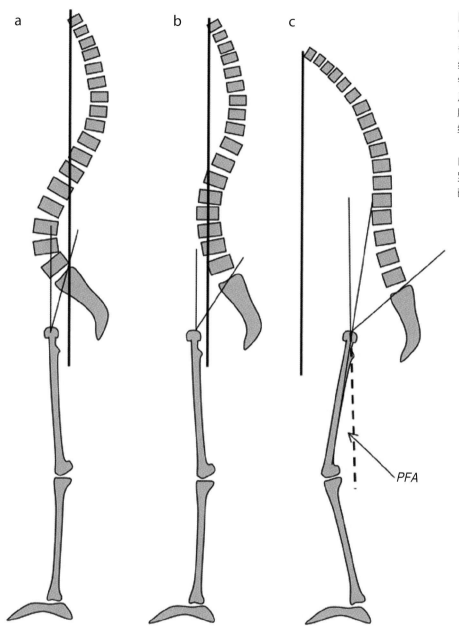

图 47.5　进展型后凸的代偿机制。(a) 平衡的脊柱——C7 铅垂线经过骶骨终板。(b) 前凸继续丢失，骨盆后倾以保持 C7 铅垂线在股骨头后方。(c) 严重失平衡，后倾达到极限，膝关节屈曲以便"将 C7 铅垂线向后移"；注意骨盆股骨角 (Pelvifemoral angle, PFA) [引自鲁索利 (Roussouly) 和皮涅罗 – 佛朗哥 (Pinheiro–Franco)，已获授权]

PFA

Vertical Axis, SVA) 是骶骨后上缘和 C7 铅垂线之间的距离。Schwab 等认为该距离超过 5cm 即代表失平衡。影像距离测量的方法是有争议的。它要求先有一个精确校准过的影像学资料作为对照，可能导致潜在误差。另一方面，检查影像学之间的比较可能会导致潜在的错误。再者，如果说 SVA>5cm 肯定是失平衡的话，SVA <5 cm 也不代表就明显是平衡的。

研究人员更喜欢使用角度或距离比，因为这些参数不受典型影像校准值变化的影响。

(2) 角度测量：利用 C7 中心点至骶骨上缘中心点的连线，可以设计两个角度：① C7 倾斜角是一个描述垂直方向的位置参数。在正常人群，这个角度是非常稳定的，向后 3° ～ 5°。② 脊柱骶骨角 (SSA) 是一个与骶骨上终板线相关的形状参数 (C7 中心点到骶骨上缘中点连线与骶骨终板线之间的夹角)。它代表了整个胸腰椎脊柱的总后凸 (颈椎除外)。在无症状的人群中，它与 SS 之间存在很强的相关性（ $R > 0.9$ ），可见在正常情况下 C7 铅垂线经过骶骨是恒定的。

（3）距离比：据巴里（Barrey）描述，C7 铅垂线到骶骨后缘的距离，与 C7 铅垂线到股骨头中心点的距离之间的比值，使 C7 铅垂线的位置与这 2 个解剖标志点联系起来。

C7 铅垂线必须与一个盆腔解剖标志相比较，比如股骨头中心（Center of the Femoral Heads, CFH）或骶骨终板后缘（the Posterior Point of the Sacral Plate, PP-S1）。通常计算 C7 铅垂线到这些解剖标志之间的水平距离。不建议使用距离的绝对值来衡量相互位置。巴里（Barrey）提出使用 C7 铅垂线到 CFH 的水平距离与 CFH 到 PP-S1 的水平距离的比值（图 47.6）。该比值提供了一个经过 CFH 和 PP-S1 的 C7 铅垂线位置的一维值（图 47.6）。

当 C7 铅垂线位于 PP-S1 之后（理想的、平衡的位置），该比值大于 1。

当 C7 铅垂线位于 CFH 和 PP-S1 之间，比值为 0 和 1 之间（平衡代偿）。

当 C7 铅垂线位于 CFH 之前，比值为负（严重失平衡失代偿）。

47.7.2 测量方法

脊柱矢状面平衡分析要求标准的影像学资料。可使用 Cobb 角法。一种脊柱侧位片，必须使患者站立，保持患者距离放射源 30 ~ 90cm 的距离不变。膝关节必须充分伸直，双上肢前伸 45° 并放在支架上处于休息状态。据韦丹坦（Vedantam）等报道，双上肢位于 90° 比位于 30° 更引起矢状垂直轴后移。马克斯（Marks）等证实，肩关节前伸 45° 是最好的拍摄侧位片姿势，以便多次测量矢状面垂直轴。

X 线片必须能显示尾端的股骨头和头端的 C7 椎体。X 线片应该数字化，且所有的测量都可以通过专门的软件来完成。本文作者使用 KEOPS 软件（SMAIO，里昂，法国）（图 47.7）。该软件可快速准确地测量数字化 X 线片

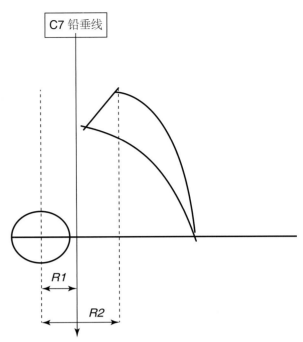

图 47.6　为了避免距离放大，Barrey 提出使用股骨头中心（the center of the Femoral Heads, FH）到 C7 铅垂线的水平距离（ $R1$ ）与 FH 到骶骨终板后缘的水平距离（ $R2$ ）之间的比值。当 C7 铅垂线位于 FH 之前， $R1/R2<0$ ；当 C7 铅垂线位于 FH 与骶骨之间， $0<R1/R2<1$ ；当 C7 铅垂线位于骶骨后方， $R1/R2>1$ 。[引自鲁索利（Roussouly）和皮涅罗 – 佛朗哥（Pinheiro –Franco），已获授权]

上所有的角度参数。其他研究者证实，使用另一个类似的软件，观察者内和观察者间的可靠性都是非常高的，且通过数码方式获得的数值结果和手动测量得到的数值很接近。最近，EOS 系统进行了升级，可以使得站立位全脊柱成像的辐射量最小化。

KEOPS 矢状面平衡分析是一款基于网络的软件，旨在从耳到股骨头的站立全长矢状面 X 线片上测量一些脊柱骨盆的关键参数，通过特殊的标记与无症状人群进行测量参数的比较，并指导外科手术重建脊柱骨盆矢状面平衡。经过多用户重复二次执行 30 次测量，精度和重复性都得到验证。据观察，软件测量比同一人的手动测量更加可靠。软件可在 2min 内获取股骨头、S1 终板、C7 中心，以及经过所有椎体中心的"b-spleen"线。合成功能可将患者的脊柱骨盆形态与无症状人群进行比较（709 例无症状志愿者参与）。模拟模

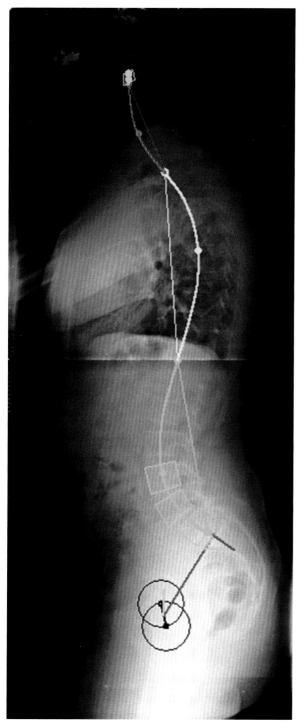

图 47.7　采用数字化成像及软件 KEOPS (SMAIO, 里昂, 法国) 分析矢状面平衡

块可以测量骨盆倾斜失代偿在 C7 平衡中的影响，还可在不同节段模拟不同矫正度的经椎弓根椎体截骨术(PSO)或史密斯 – 彼得森(Smith–Petersen) 截骨术。

47.8　腰椎前凸和骨盆参数的值分布

LL、PI 和 SS 在无症状人群中有相当大的变异。腰椎前凸有一个相对较大的变异度，生理值从 20°～85°。根据 PI 的大幅度改变，SS 的变异性可以解释鲁索利（Roussouly）等定义的 4 种主要腰椎前凸的脊柱骨盆形态学变化。

在文献中，有一些研究提供了反映脊柱平衡的骨盆及脊柱指数的生理标准值。一项包括300 名无症状成年志愿者的队列研究提出 LL 平均值为 60°（30°～89°），SS 平均值为 41°（17°～63°），PT 平均值 13°，PI 平均值55°（33°～82°）。SS 和 PI，LL 和 SS，LL 和 PI，PI 和 PT 存在强相关性。布莱（Boulay）等在他们 149 例无症状医务工作者中也发现了相似结果：平均 PI=53°（33°～77°），平均 SS=41°（0.5°～19°），平均 PT=11.9°（–2°～30°）。SS 越明显，腰椎前凸越重要，同时负重轴转移到腰椎后部结构及关节突关节。

因为腰椎前凸存在变异，所以没有理想的前凸平均值。腰椎前凸长度是一个很重要的方面：LL 角度数设定的情况下，腰椎前凸分布在 3 个节段的后部结构的应力，是随着 LL 长度而变化的。另外一个需要考虑的参数是脊柱后伸时的适当柔韧性。有一些脊柱后伸能力较差，由于存在大的 PI 值，此类脊柱能够提供的最大前凸角可能不够。在站立位 X 线片上，可发现当棘突互相触及时即达到了有限的最大后伸。对于不同个体，存在理想的前凸值。定义理想的矢状位平衡指数是不可能的，但对于具体的个人，实际上还是可以提供一个生理矢状位平衡值的。

47.9　矢状位失平衡和临床症状

在无症状人群中，脊柱骨盆指数和脊柱骨盆轴线存在大的变异性。研究人员说明了每种脊柱骨盆形态类别退变改变形式的趋势。下腰痛与腰椎间盘退变性疾病密切相关，但它也是一个涉及多因素的问题，可能永远无法用单一原因进行解释。

格拉斯曼（Glassman）等报道了欠佳的临床疗效与正性矢状位平衡的相关性。其他研究也证实了这些结果。他们认为骨盆后倾与健康状态评分下降相关。施瓦布（Schwab）等确认了 PT 与患者自我功能评价（ODI, SF-12, SRS）高度相关。与矢状平衡理想的患者相比较，矢状位平衡欠理想的患者总的自我形象量表 SRS-24 结果评分明显下降。适合的矢状位平衡是决定临床疗效及患者满意度的一个重要的（有时可能是最重要的）因素，矢状位平衡已被作为评估生活质量的一个指标。矢状位失平衡固定的患者在行走和站立时需付出更多的能量，导致术后的慢性疼痛。格罗伯勒（Grobler）等描述了伴有躯干前倾的矢状位失平衡是疼痛和疲乏的原因之一。戈蒂埃（Gautier）等发现 LL 类型（通过近端 LL 和远端 LL 对比评估）和下腰痛间没有相关性。这些研究人员比较了 74 例有下腰痛病史的患者和 152 例无症状人群，没有发现节段性 LL 和总体 LL 以及 PI 有任何差异。

圣杯 - 瓦尔耶（Chaleat-Valyer）等报道了最大宗的评估下腰痛人群与正常人群矢状位脊柱骨盆轴线的病例资料。前瞻性地比较了 198 例成人下腰痛患者（下腰痛组）和 709 例无脊柱疾患的成人对照者（对照组）。在下腰痛组中找到了骨盆、腰椎和胸段的多个参数显著但很小的差异。LL 类型在下腰痛人群中的分布也是不同的。与对照组相比，下腰痛组中出现过小的 SS（< 35）和小的 PI 的比例数量显著增加，与 LL 相关。在下腰痛中伴有小的 SS、LL 和 PI 的患者比例更大，显示这种特殊类型和慢性下腰痛的关联性非常大。

杰克逊（Jackson）和麦克马纳斯（McManus）观察了 100 例下腰痛和 100 例对照者，发现下腰痛组总体 LL 减少，伴远端 LL 减少、近端 LL 增加，且骶骨更垂直。同样，巴里（Barrey）等发现与

154 例对照者相比，57 例伴有腰椎间盘退变性疾病或椎间盘突出的患者在脊柱融合术之前具有类似的 PI、SS、LL 和胸椎后凸角（TK）下降以及 PT 增加。拉吉尼斯（Rajnics）等将 50 例下腰痛或者腰椎间盘突出症患者与 30 名健康对照者进行比较发现 SS、PT、LL 有显著性差异，但 PI 和 TK 没有差异。其他的研究也报道了下腰痛患者关于 LL 的矛盾结果。

1 型 LL 是无症状成人及有慢性下腰痛患者中最少见的类型。鲁索利（Roussouly）指出 2 型 LL 类型比其他类型更易产生下腰痛。其他研究人员的结果显示下腰痛病患中具有 2 型 LL 的比例（37.4%）比健康对照组中 2 型 LL 的比例（23.3%）明显要高。相反，下腰痛中具有 3 型 LL 的比例明显低于对照组中的比例（38.9% vs 47.7%）。两组中具有 1 型或者 4 型 LL 的比例相近。因此在下腰痛队列中，LL 类型的分布是从 3 型 LL 转向 2 型 LL（更少转向 4 型 LL）。这项研究也证实了有更大比例的下腰痛患者倾向于具有小的 SS（< 35）且伴有长但是小的 LL（平背）。所以在下腰痛组中，具有异常小的 PI（常合并 1 型或 2 型 LL）的患者倾向于占有更大比例。由于 PI 是一个形态学的参数，且与 LL 类型相关，因此具有异常小的 PI 的个体患腰背痛的风险增大，原因包括 LL 减少将导致的椎间盘继发压力增大、退变增加，和 / 或保持适当平衡的肌肉 / 姿势性生物力学因素不理想。

47.10 矢状位平衡与病理

47.10.1 矢状平衡紊乱的生物力学代偿机制

由于老化，退变的脊柱主要的病理改变为 SSA 减少，可能表现为真正的后凸和 / 或前凸减少。2 种主要的机制自动应用到整体平衡（C7 铅垂线经过骶骨）的重建中：

平衡缺陷区域上或下面邻近椎体功能节段过度后伸。在脊柱还是柔韧的时候此种机制可以发挥作用。局部过度后伸由于关节突关节压力过大可能导致疼痛。

骨盆后倾：PT 增加、小的 PI 或后倾骨盆。这种补偿机制在脊柱由于退变或术后医源性失平衡变得僵硬时是可行的。考虑到 PI 和 PT 存在 PI=PT+SS 关系，对于一个很小的 SS（接近为 0），理论上最大的 PT 代偿增加值和 PI 相等。因而可以理解 PI 越大，骨盆后倾的可能性也越高。PT 受髋后伸限制。骨盆越后倾，髋关节越后伸。当髋关节后伸潜能消耗殆尽，患者被迫屈曲膝关节以倾斜股骨干。即使这种代偿机制有效，它也会限制患者行走甚至站立的能力，导致患者非常不适。另一方面，在小的 PI 骨盆（1 型或 2 型 LL）中，PT 代偿受限将导致严重整体失平衡，C7 铅垂线位于股骨头之前，甚至 SSA 小量减少。随着老化和可能的前凸减少，髋关节可能出现后倾，PT 增加。麦克-西昂（Mac-Thiong）等建议理论上非病理性的 PT 上限为小于 PI 的 50%。PT 接近 SS 值提示失平衡。同样，SS 理想值应该超过 PI 值的 50%。在病理状态，SS 从不达到负数，即小于 0。SS 最小值为 0，即骶骨上终板水平。这种状态与可能的最大后倾相符。

如果 PT 很大（积极代偿失平衡），要靠 PI 将退变性 2 型 LL 与退行性 3 型或 4 型 LL 鉴别。如果 PI 和 PT 都高，此时的前凸是已丢失原前凸的 3 型或 4 型 LL。如果 PT 高而 PI 小，这是退变性 2 型 LL。3 型或 4 型 LL 行腰骶椎融合术时须尽量重建前凸，有时通过截骨来实现，若前凸没有充分增加，可能产生持续髋后倾的风险。如果 PI 很小，重建大前凸的需求不是如此重要。行腰椎融合时根据原来的前凸类型，如 1 型、2 型、3 型、4 型 LL 进行前凸重建。

考虑到正常或理想的 PT 值，由于 PI=PT+SS，我们可以很合理地认为 PT 跟随 PI 增加而增加，PI 越大，PT 越大。在不考虑髋关节后伸限制时这个观点是对的。似乎 PT 最大 25°是髋关节后伸可接受的极限。超过这个极限，膝关节被迫参与进来，将"骨盆—股骨"联合体旋转中心移至股骨胫骨关节。这最先由曼焦内（Mangione）等进行报道并定义了骨盆股骨角（PFA）（图 47.5）。PT 变为 PFA 加上髋后伸的一个补充。最近勒·胡克（Le Huec）等定义了 FBI 角，考虑到真正的 PT 是由可见的 PT 加上 PFA，同时 LL 的矫正必须遵循这一隐藏的 PT。我们认为脊柱整体位置遵循真正的 PT，当 LL 重建目标达到时，真正的 PT 减少。当 PFA 值达到、髋后伸限制达到时，股骨垂直姿势就又可以达到了。

47.10.2　脊柱重力应力

为了维持人体直立姿势，运动系统必须对抗重力。当然，在负重情况下这种应力会增加。研究者将问题简化，仅考虑直立姿势下的情况。多项不同的研究显示站立位重力线经过股骨头中心稍后方、骶骨平台的正前方。正常重力倾向于让脊柱向前屈曲。为了对抗重力，脊柱系统就像一个吊车，脊柱如同塔架，脊柱腰肌产生反作用力对抗重力。作为一台吊车，作用在塔架基底部的接触力是重力与腰部肌肉产生的力的相加。为平衡吊车，重力的力矩必须等于腰肌力量的力矩。因此，重力线向前的移位越多，肌肉产生的对抗力越大，接触力也越大。在负重的情况下，计重的力量还需加上身体重力。在病理情况下，当脊柱向前屈曲并伴有退行性改变时，重力线向前移，这将极大地增加接触力。腰肌因对抗会很快疲劳，这将可以解释患者白天在站立姿势下以及躯干屈曲进行性加重的情况下为什么会感到腰背部疼痛。

47.11　脊柱骨盆形态与 MRI 影像

鲁索利（Roussouly）等发现了 4 种腰椎脊柱骨盆形态与 CT 和 MRI 显示的退变之间的关系。在失平衡的脊柱当中，向前的重力力矩向前移，椎旁肌肉代偿力也增加，同时也增加了接触力。

接触力在关节和脊柱功能单位（椎间盘和小关节面内）的分布是由脊柱整体的矢状位方位决定的。脊柱屈曲时，接触力向前经过椎体和椎间盘。后伸时向后经过关节突（图47.3）。鲁索利（Rousslouly）猜想，根据这些接触力在椎间盘和关节突关节的作用方式，4种腰椎脊柱骨盆形态类型应该各自有不同的退变趋势。

而且，根据椎体终板和椎间盘的方向，接触力可分解为平行及垂直于下位平台的两部分。极为倾斜的平台将导致平行、剪切/滑移力增加。当平台轻度倾斜时，相应的压力会增加。

在平背和腰椎后凸时，产生的接触力向前，这时椎间盘压力增高。在腰椎前凸增大或腰椎过度后伸时，接触力转移至后部结构并分布于关节突关节上。倾斜的平台易于滑移，可能产生脊柱滑脱。后侧关节突压力过大将产生关节突关节炎和退变性腰椎滑脱。

由4种脊柱骨盆前凸形态和它们各自的结构特点开始，鲁索利（Rousslouly）等试图去演绎不同前凸类型退变演化的猜想。

1型前凸（图47.8a）：小的SS（＜35°），PI经常是小的（＜45°）。伴有非常短而显著的远端前凸和胸腰段后凸。这种形态将导致远端L4/L5/S1一个短而显著的过度后伸及胸腰段后凸节段处腰椎间盘压力增高区域。可能的退变演变包括胸腰椎后凸部位的过度压力导致的椎间盘病变以及交界区域的反向滑脱。远端的短前凸区域（L4/L5和主要的L5/S1）在磁共振成像的影像上椎间盘呈现为正常的表现。但是通过观察到这些个体站立时棘突互相触碰以及在CT检查发现关节突贴得很紧，可以感受到其后部的机械性应力。局部的过度后伸，可以解释在站立位后凸达到极致时椎间孔变窄导致的神经根疼痛。腰椎远端过度后伸与胸腰交界段后凸呈比例。腰段远端过度后伸（以远端短、急促的后凸为特点）常导致下关节突撞击L5椎体峡部造成疲劳骨折形成峡部裂。这解释了小的PI患者合并峡部裂性腰椎滑脱的胡桃夹理论（图47.5），常伴有疼痛。由于PI小，矢状位失平衡的代偿能力很有限。

2型前凸（图47.8b）：小的SS（＜35°），PI一般是小的（＜45°）。前凸和后凸的分界是平滑的，但总体腰椎前凸角度小，以平背为特征。腰椎前凸过小，使得接触力向前移动。椎体终板是水平的。最重要的力影响远端L4/L5及L5/S1的腰椎平面。椎间盘过大压力可能导致腰椎退变，而这种退变以中央型椎间盘突出或多个节段的椎间盘早期退变为特征。这可能是很多30~40岁患者出现椎间盘突出的原因。巴里（Barrey）指出在45岁以下椎间盘突出的患者倾向于具有2型前凸（平背）。然而45岁以后，椎间盘突出在4种前凸类型中呈现均质化的分布。2型前凸类型具有小的PI值，后移能力较小。当实施融合术时，没必要去重建一个典型的前凸。但是也必须注意不要减少了原本就小的前凸。需让患者了解的是：他/她的脊柱对由老化引起的前凸减少的代偿能力有限，且由于其脊柱的解剖特点，今后将出现更多脊柱问题。

3型前凸（图47.8c）：和谐的前凸，理论上不倾向于发生特别类型的退变。

4型前凸（图47.8d）：大的SS（＞35°）和大的PI（＞55°）。特点为前凸大且平滑。前凸的度数大，前凸包括的椎体数也多。接触力向后移，前侧椎间盘从而得以避免早期退变。远端L4/L5及L5/S1椎间盘的倾斜由于剪切力导致峡部裂，易于发生腰椎滑脱。80%的L5峡部裂有大PI（＞60°）。没有峡部裂的4型前凸有2种退变模式，即早期和晚期：

早期：后侧关节突机械性载荷将导致迟发的关节突骨性关节炎，最终由于关节突关节和椎间盘功能紊乱导致退变性腰椎滑脱，尤其是L4/L5节段。

晚期：常发生于年纪较大的个体，椎间盘的退变与老化相关。椎间盘高度的丢失导致腰椎前凸过度，从而产生骨盆后移。这种平背伴骨盆后移的情况必须与真正的2型腰椎前凸类型相鉴别，后者是天生的平背，不伴有骨盆反转。

2型或者4型前凸可影响后部椎体结构（关节突关节和棘突）的形态。根据数学圆弧模型，

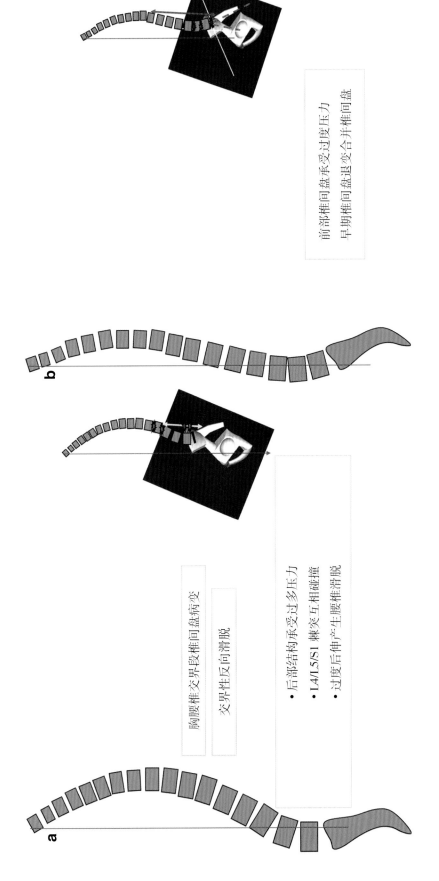

图 47.8 （a）1 型腰椎的力学结局。请注意远端 L4/L5/S1 节段一个短的腰椎过度后伸和胸椎交接段后凸区压力过高区域。可能的退变演变包括胸腰椎交接段后凸层面椎间盘压力过高区域。可能的退变演变包括胸腰椎交界区后凸层面椎间盘压力过大导致的椎间盘病变及交界区的反向滑脱。（b）2 型腰椎（和谐的平背）的力学结局。请注意远端 L4/L5/S1 节段短的腰椎过度后伸和胸腰椎交界区后凸区后凸层面椎间盘压力过大区域。可能的退变演变包括胸腰段后凸区过大压力产生的椎间盘病变和交界区的反向滑脱

前部椎间盘承受过度压力
早期椎间盘退变合并椎间盘

胸腰椎交界段椎间盘病变

交界性反向滑脱

· 后部结构承受过多压力
· L4/L5/S1 棘突互相碰撞
· 过度后伸产生腰椎滑脱

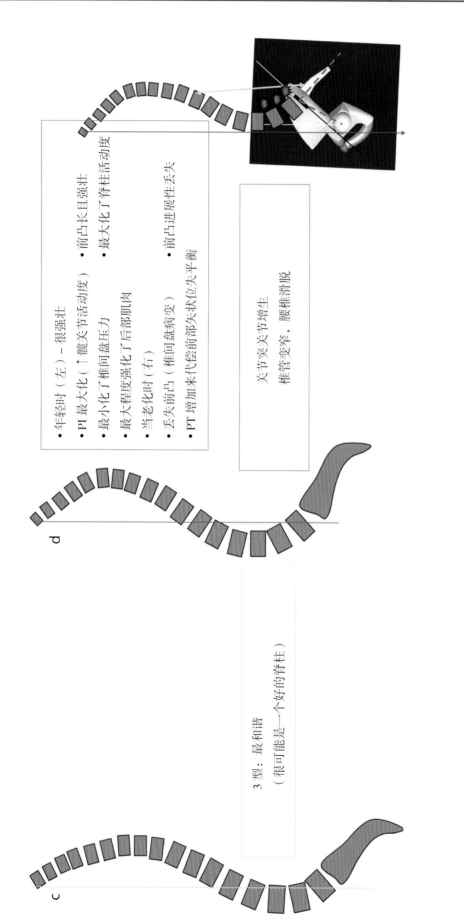

图 47.8（续）　（c）3 型前凸。（d）4 型前凸，和谐但长而有张力的弯曲

在 2 型前凸中，由于前凸光滑扁平，椎体前缘连线展示为一个具有大半径的圆的下部圆弧，关节突关节连线也几乎如此。而 4 型前凸并不如此，圆弧的半径较小，伴有一个不太合理更短长度的后部关节突关节连线（图 47.9）。因此，我们可以预测 2 型前凸较 4 型前凸有更多的空间给关节突和棘突。4 型的关节突可能有更多的挤压接触，所以更容易产生关节突关节炎或关节病（图 47.9b）。2 型前凸的关节突关节和棘突可能较 4 型大。还需要研究脊柱骨盆模型与关节突关节大小相关性的解剖学和影像学的结果来证明这个猜想。

在无症状人群中，1 型和 2 型前凸仅占总体的 30% ~ 35%。它们在患有椎间盘突出和椎间盘疾病的人群中占有更显著的比例。相反，退变性腰椎滑脱人群中鲜见 1 型和 2 型前凸。3 型和 4 型可见于椎间盘疾病及椎间盘突出人群中，但它们在退变性腰椎滑脱病例组中约占 85%。这些结果显示了脊柱骨盆类型中的脊柱静态力学极有可能具有重要影响。

在有症状人群（n=160）中，巴里（Barrey）发现 21.2% 为 1 型前凸，11.2% 为 2 型前凸，37.5% 为 3 型前凸，30% 为 4 型前凸。总体而言，似乎每一种类型的前凸都有椎间盘突出、椎间盘退变性疾病、腰椎滑脱、腰椎管狭窄，但有一个很明显的发病趋势。前凸不够的患者更倾向于出现椎间盘问题，而前凸过大的患者倾向于出现退变性滑脱。在椎间盘病变组，脊柱轮廓随着年龄的变化而显著变化。在患有腰椎间盘突出和椎间盘病变的年轻患者中，约 2/3 的前凸类型具有较小的 PI。相反，随着年龄增大，正常人群也逐渐出现椎间盘的问题。换言之，较年轻出现椎间盘病变及椎间盘突出疾病的患者倾向于具有特别脊柱形态（1 型或 2 型前凸）。随着老化，在 4 种脊柱骨盆形态类型的患者中都会出现包括椎间盘突出的椎间盘病变，其发病率呈均质化。

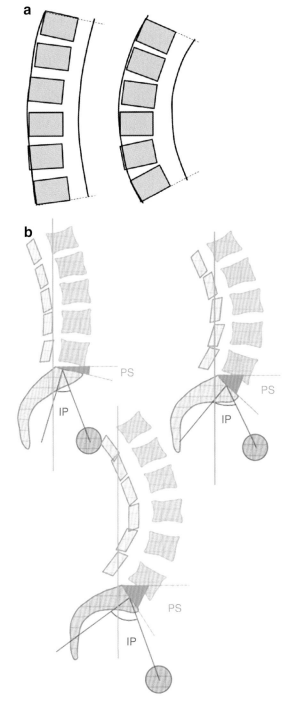

图 47.9 （a）2 型前凸（左）在相同椎体数目时，后部结构所占的区域要比 4 型前凸（右）长，因而 4 型前凸的后部结构（关节突和棘突）要比 2 型前凸的小 [引用自鲁索利（Roussouly）和皮涅罗 - 佛朗哥（Pinheiro-Franco），获得同意]。（b）垂直应力和不同的脊柱骨盆形态。注意在不同的腰椎前凸类型中这些力是如何影响后部结构的。4 型前凸（最下图）更倾向于出现关节突疾病。前凸区域不那么集中（左上图）者较不易于产生关节突疾病（当存在明显的前凸时，更多关节突会互相抵触）[引自巴里（Barrey），获得同意]

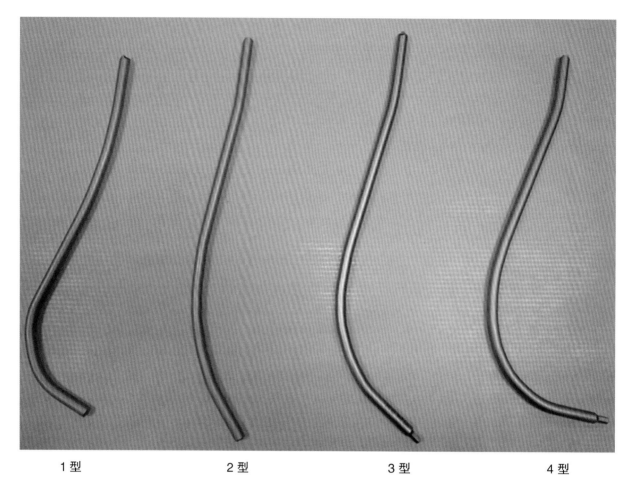

1 型   2 型   3 型   4 型

图 47.10　当实施脊柱融合术时，根据脊柱骨盆整体形状给予融合区域适当的前凸是极为必要的

47.12　如何进行脊柱融合术

当进行脊柱融合术时，必须根据脊柱骨盆整体形态给出融合节段适合的前凸（图 47.10）。

小的 PI 融合策略

此类前凸可能为 1 型或 2 型前凸。

（1）1 型演变：退变性影响可能导致胸腰交界段后凸，产生代偿型的短节段的过度前凸。对于年轻患者，外科策略须集中处理胸腰交界段后凸以使腰椎过度前凸代偿性减少。

对于老年患者，减少胸腰交界段后凸要求更

高，有可能产生假关节的风险。研究人员建议仅部分减少后凸，维持一定的胸腰交界段后凸形态。通过融合具有短的过度前凸的下腰椎至骶椎的方法，来维持 1 型前凸形状。

（2）2 型前凸：腰椎大体为平背畸形，具有更差的退变结局，有可能形成腰椎后凸。保留一个小角度的前凸即已足够。若出现腰椎后凸，有时为了获得足够的前凸，可能需要行经椎弓根椎体截骨术（PSO）。小角度的 PSO 即可满足脊柱的再平衡。由于腰椎复位对胸椎后凸影响很小，发生交界性后凸的概率很小，没有必要在腰椎长节段融合时去处理胸椎。

（3）4 型演变：有 2 种可能的情况，即脊柱仍有大的前凸或脊柱丢失腰椎前凸、骨盆后移（大

PT）。

当腰椎保留了过大的前凸时，必须维持这种长且弯曲的前凸。我们看到腰椎前凸的下弓等于SS，SS 倾斜越多，下弓更弯曲。这就是为什么必须保留 L4、L5、S1 间最大的曲度。用一个没有足够后伸的短的 L4/L5 融合术处理退变性 L4/L5 腰椎滑脱将导致邻近 L3/L4 节段痛性代偿过度后伸。

当腰椎前凸丢失，研究人员观察到通过骨盆后旋来使得脊柱获得代偿性的平衡，有时通过胸段后伸减少正常后凸形成扁平的胸段脊柱来获得平衡。这种情况很具挑战性，需要通过 Smith-Petersen 或 PSO 截骨来重建大前凸。由于这种新的腰椎形态导致的胸椎自发改变将产生交界性后凸问题。为更好了解交界性后凸的问题，还需要进一步分析胸椎和腰椎前凸之间的关系。

总结

为获得人体直立姿势下的矢状位平衡，并不是将 C7 铅垂线经过骶骨那么简单。不同度数的PI 决定了不同的脊柱骨盆形态。每一种类型的生物力学分布可以解释一个脊柱的物理特性及在老年人群中的退变改变。选择治疗脊柱疾病的策略是须考虑脊柱和骨盆之间紧密的联系，尤其是决定外科融合术时，未达平衡的错误将导致失败的境地。

第 48 章　腰椎退变性疾病矢状面平衡的代偿调节机制

塞德里克·巴里（Cédric Barrey）

约翰·松·佛朗哥（Joao Luiz Pinheiro-Franco）

珍-查尔斯·勒-孔（Jean-Charles Le-Huec）

吉勒斯·佩兰（Gilles Perrin）

皮埃尔·鲁索利（Pierre Roussouly）

译：黄东生　林棉龙　梁国彦　张良明

缩略语

LL　　腰椎前凸角（Lumbar Lordosis）

PI　　骨盆入射角（Pelvic Incidence）

PT　　骨盆倾斜角（Pelvic Tilt）

SS　　骶骨倾斜角（Sacral Slope）

SSA　　脊柱骶骨角（Spinosacral Angle）

SVA　　矢状面垂直于轴线的距离（Sagittal Vertical Axis）

SVA /SFD SVA / 骶股距的比值（Ratio SVA / Sacro-Femoral Distance，SFD）

TK　　胸椎后凸角（Thoracic Kyphosis）

48.1　前言

老年人的脊柱以椎间盘退变、关节突关节肥大或炎症、骨再塑形及背伸肌肉萎缩为主要特征。上述因素可导致进展性腰椎后凸畸形、增加矢状面失平衡的风险。文献已有广泛报道，多节段腰椎间盘退变患者常常表现出较为明显的矢状面平衡改变，例如矢状面前方失平衡、腰椎前凸减少、骨盆倾斜增加等。多节段腰椎间盘退变患者出现前方失平衡，主要由于腰椎间盘退变后腰椎前凸减少所致。但对于部分患者，结构性腰椎前凸减少和姿势性腰椎前凸减少难以界定。由于脊柱—

骨盆的排列关系发生改变，引起临床症状加重，功能评分下降。

除了腰椎前凸丢失，与腰椎退变进程相关的另一个改变就是脊柱—骨盆复合体的参数改变（例如骶骨倾斜角变小、胸椎后凸角减少、上腰椎前凸角增加），这些参数的改变都参与矢状面平衡的代偿调节，即以腰背部肌肉最低限度的收缩来维持患者生理上的直立姿势。为了进一步规范腰椎退变性疾病的治疗，避免对其严重程度评估不足，将代偿调节机制考虑在内也就显得十分重要。

在伴有临床症状的患者中，骨盆形状（参考骨盆入射角）、骶骨倾斜及脊柱矢状面弧度（尤其是腰椎前凸角）的关联性，文献已有详尽阐述。由于骨盆入射角是唯一不受脊柱退行性变影响的参数，因此它可以在早期的脊柱—骨盆 X 线片上提供有价值的信息。因此，根据正常人群中骨盆形状、骶骨倾斜及脊柱矢状面弧度三者之间的关联性，不难理解腰椎退变患者的脊柱—骨盆复合体的参数变化。代偿调节机制是通过适宜的体位与姿势，帮助维持正常人骨盆以上脊柱矢状面的整体平衡，并根据脊柱矢状面前方失平衡情况，限制腰椎后凸，避免后凸附近脊柱、骨盆和 / 或下肢的肌肉过度疲劳。根据脊柱矢状面失平衡的严重程度，这些代偿调节机制可单独或者联合作用（对于严重畸形）。

对于严重的腰椎退行性变患者，本章节将对几种不同的代偿调节机制进行详细阐述。

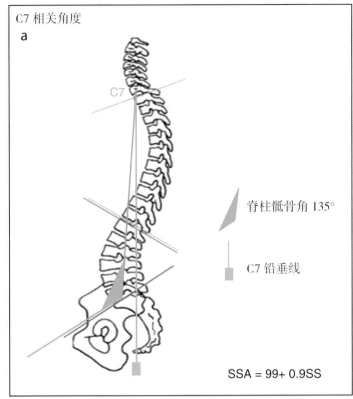
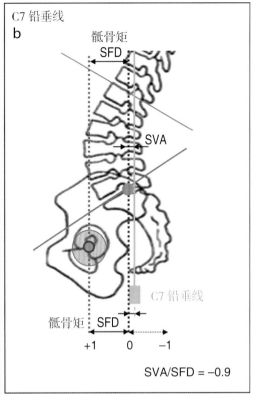

图 48.1　使用 SSA（a）和 SVA/SFD 比值（b）来评价矢状位平衡。脊柱骶骨角（Spinosacral Angle，SSA）为骶骨终板和 C7 中心与骶骨终板中心连线之间的夹角。骶股距（Sacro-Femoral Distance，SFD）为双股骨头中心垂线与骶骨后上角垂线之间的水平距离。同时测量 C7 铅垂线至骶骨后上角的水平距离（即 SVA）。然后我们计算 SVA/SFD 的比值，当 C7 铅垂线正好落在骶骨后上角时，SVA/SFD 的比值为 0；如果 C7 铅垂线正好落在双股骨头中心时，SVA/SFD 的比值为 1。C7 铅垂线落在骶骨后方时其比值为负值，如果落在股骨头中心之前其比值则大于 1 [引自巴里（Barrey）等]

48.2　整体平衡的评估

　　为获得一个节省体力的姿势，使人体重力线位于生理位置且肌肉最低限度的收缩，就必须满足骨盆和脊柱参数的最佳匹配。当我们分析脊柱畸形患者的脊柱—骨盆对线情况时，就必须首先评估患者的整体平衡。通过加长 X 线片和测量矢状面上重力线的位置，就可以比较准确地评估患者的整体平衡。然而，在临床实际工作中，我们通过站立位脊柱全长 X 线片，以骨盆为参照来描述脊柱的相对位置，就使得整体平衡的评估更加简化。通常以 C7 椎体相对于骶骨终板的距离来判断整体矢状面的对线情况，通过测量 C7 椎体铅垂线（脊柱矢状面轴线）与骶骨后角

的距离（单位 mm）来表示脊柱在矢状面上的偏移距离（SVA）。我们建议通过测量角度和 / 或比值来个体化定位 C7 椎体相对于骶骨的位置，而不是简单地测量两者之间的线性距离。角度参数可参考脊柱骶骨角（Spinosacral Angle，SSA），比值参数则参考 SVA/ 骶股距（Sacro-Femoral Distance，SFD），上述 2 个参数（SSA、SVA/SFD）在文献中已有报道并被认可。

　　脊柱骶骨角（SSA）定义：C7 椎体中心至骶骨终板中点的连线与骶骨终板的夹角（图 48.1a）。正常人群中，SSA 平均为 135°±8°。

　　测量 SVA/SFD 的比值见图 48.1b。如 C7 铅垂线正好经过骶骨后角，SVA/SFD = 0。如 C7 铅垂线正好经过双侧髋股部（Bicoxofemoral）的轴心，SVA/SFD = 1。C7 铅垂线位于骶骨后方，用

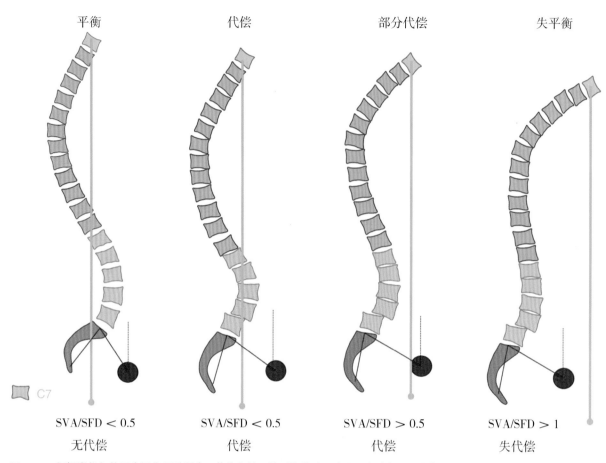

图 48.2 根据脊柱矢状面失平衡严重程度，整体矢状面的对线关系可分为 4 个阶段。平衡期：C7 铅垂线靠近骶椎后上角，SVA/SFD 比值接近 0，无代偿调节；代偿期：与股骨头相比，C7 铅垂线更靠近骶椎后上角，SVA/SFD 比值 < 0.5，出现代偿调节；部分代偿期：与骶椎后上角相比，C7 铅垂线更靠近股骨头，SVA/SFD 比值 > 0.5，出现代偿调节；失平衡期：C7 铅垂线位于股骨头前方，SVA/SFD 比值 > 1，出现代偿调节但难以维持矢状面平衡

负数表示。当 C7 铅垂线向前偏移并超过双侧股骨头时，则 SVA/SFD > 1。正常人群中，SVA/SFD 的比值是 -0.9 ± 1。

SSA 和 SVA/SFD 使得脊柱在骨盆平面以上的矢状面定位评估更加容易。根据脊柱矢状面失平衡的严重程度，需注意鉴别 4 个不同的阶段（Ⅰ期 ~ Ⅳ期），即平衡期、代偿期、部分代偿期和失平衡期（图 48.2）。在失平衡期，代偿调节机制难以有效维持矢状面的平衡，C7 铅垂线位于股骨头的前方（SVA/SFD > 1）。每个阶段的插图见图 48.3。

48.3 代偿调节机制

代偿调节机制涉及脊柱、骨盆和 / 或下肢（图 48.4）。虽然在同一患者身上难以体现出全部的代偿调节机制，但随着脊柱的僵硬程度、肌肉状况、疼痛症状及失平衡严重程度的不同，这些机制又相互关联。

代偿调节机制的基本理念就是延长后凸脊柱的邻近节段，帮助获得一个代偿状态下的脊柱。由于大部分代偿调节机制是通过肌肉收缩来实现的，因此容易引起相应肌肉的慢性疼痛和疲劳。

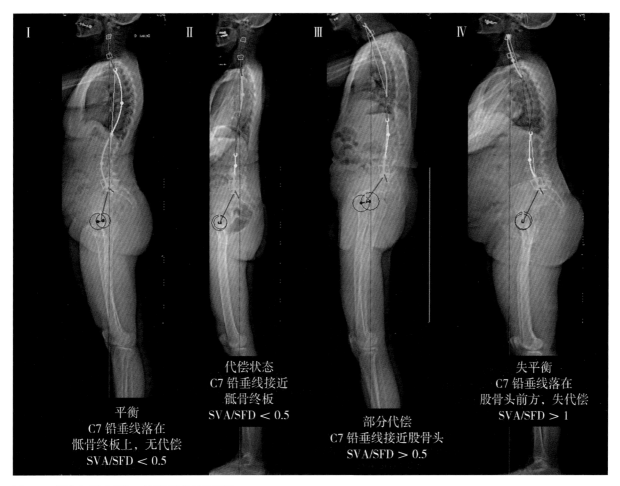

图 48.3　脊柱矢状面平衡 4 个不同阶段的示意图

为了解患者的骶骨倾斜角（SS）、骨盆倾斜（PT）、腰椎前凸角（LL）及胸椎后凸角（TK）的参数变异，我们早期对 154 名正常人组成的对照组进行过研究，并报道了 6 种不同级别的骨盆入射角对应的 SS、PT、LL 及 TK 的数据。各级别的骨盆入射角（PI）对应的脊柱—骨盆复合体的位置参数总结后见表 48.1（Ⅰ～Ⅵ级，级别越高，PI 越大）。脊柱—骨盆复合体参数理论上的正常值（如理论上的胸椎后凸和腰椎前凸度数）也可通过数学关系进行评估（表 48.2）。此外，在分析脊柱节段的改变时，我们必须牢记 L4～S1 节段构成了整个腰椎前凸的 2/3。

48.3.1　脊柱

48.3.1.1　颈椎前凸增加

对大多数病例而言，脊柱全长 X 线片很难清楚显示颈椎情况，但由于颈椎存在代偿性弯曲，故在评估脊柱矢状面平衡时也应将颈椎因素考虑在内。当胸椎后凸增加时，为保持双眼水平视物，颈椎会出现代偿性过度后伸。当然，颈椎前凸增加所引起的弊端也不容忽视——加速颈椎退行性变（例如，关节突关节肥大增生、棘突间隙变窄），可表现出颈椎轴性痛、椎间孔狭窄等症状，严重

图 48.4　脊柱矢状面失平衡患者，脊柱、骨盆和下肢出现不同的代偿调节机制［巴里（Barrey）等］

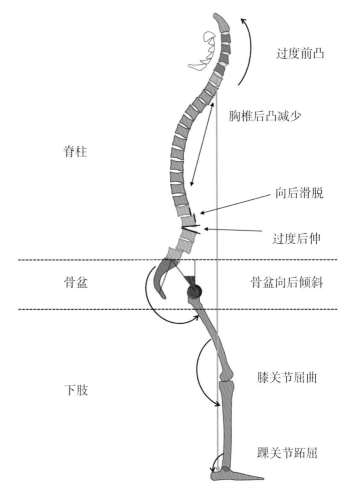

过度前凸

胸椎后凸减少

脊柱

向后滑脱

过度后伸

骨盆

骨盆向后倾斜

下肢

膝关节屈曲

踝关节跖屈

表 48.1　对 154 名正常人组成的对照组进行研究，
总结出不同级别的骨盆入射角对应的脊柱—骨盆复合体的位置参数

w	n	PI（°）	PT（°）	SS（°）	LL（°）	TK（°）
Ⅰ：28°＜PI＜37.9°	12	35.4 ± 1.3 [33.7~37.9]	3.9 ± 4.5 [−1.5~13.3]	31.5 ± 5.2 [21.2~38.5]	53.3 ± 6.6 [41.2~62]	43.8 ± 9.1 [22.5~51.5]
Ⅱ：38°＜PI＜47.9°	44	42.7 ± 2.8 [37.9~47.6]	8.9 ± 4.5 [−5.1~18.2]	33.8 ± 4.8 [23.1~48.4]	55.5 ± 8 [41.5~76.5]	48 ± 8.8 [24~64.7]
Ⅲ：48°＜PI＜57.9°	59	52.6 ± 2.8 [48.2~57.4]	3.9 ± 4.5 [−1.2~23.2]	40.1 ± 5.5 [28.2~52.9]	61.5 ± 8.4 [43.1~81.9]	47.4 ± 10.7 [24~70.3]
Ⅳ：58°＜PI＜67.9°	26	62.6 ± 2.8 [58.2~67.6]	15.8 ± 4.3 [7.1~26.8]	46.8 ± 4.2 [37.9~58.5]	68.3 ± 5.1 [60.9~76.3]	47.6 ± 7.8 [34.7~64.7]
Ⅴ：68°＜PI＜77.9°	11	72.6 ± 2.8 [69.6~77.4]	19.7 ± 5.5 [12.6~27.9]	52.9 ± 5.2 [46.2~59.6]	74.9 ± 6.8 [62.2~81.6]	46 ± 10.2 [29.7~62]
Ⅵ：78°＜PI＜87.9°	2	81.4 ± 3.3 [79.1~81.4]	21.9 ± 12.3 [13.2~30.6]	59.5 ± 9 [53.1~65.9]	76 ± 8.3 [70.1~81.9]	44.6 ± 12.2 [36~53.3]

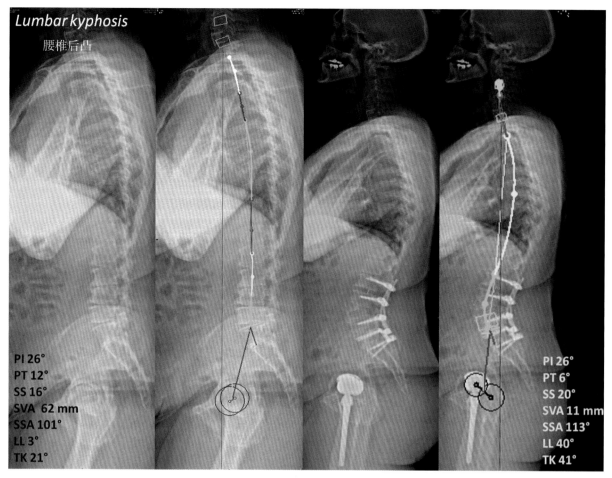

图 48.5　由 L2 ～ S1 严重退变性狭窄性疾病所导致的腰椎后凸患者，其身体处于不平衡状态，且胸椎生理弯曲显然已经变平了（胸椎弯曲度测量值仅为 21°）。骨盆入射角的测量值是 26°，而骨盆倾斜角是 12°，骶骨倾斜角是 16°。从整组控制的正常人与有症状人群的对照考虑，骨盆倾斜角的预测值应该在 4° 左右。在腰椎矫正手术及恢复良好的矢状面平衡后，我们观察到胸椎生理后凸的再现和骨盆入射角的变小（从 12° 变为 6°）

者可进展为脊髓型颈椎病。

48.3.1.2　胸椎后凸减少

由于竖脊肌受到刺激产生收缩，故对于脊柱柔韧性较好的年轻患者，胸椎后凸减少可限制人体重力线的前移（图 48.5）。武满（Takemitsu）等在腰椎后凸患者中也发现了上述机制存在。前期研究中，我们也发现椎间盘退变和椎间盘突出的患者都具有脊柱平背的特征，都存在腰椎前凸和胸椎后凸的显著减少。这种情况在 45 岁以

下的椎间盘病变的患者中更加明显。拉吉尼斯（Rajnics）等通过类似研究也得出跟我们基本一致的结论。但对于僵硬性脊柱（老年人脊柱多存在僵硬后凸畸形）或竖脊肌萎缩的患者，胸椎后凸减少难以实现。

对于脊柱矢状面严重失平衡的患者，仅通过胸椎后凸减少来代偿调节是远远不够的（图48.6）。考虑到脊柱矢状面平衡恢复以后，代偿性胸椎后凸减少也会有不同程度的恢复，因此手术中需注意限制胸椎的融合范围，尽量保留胸椎活动度。在矫正腰椎畸形后，生理性胸椎后凸也

表 48.2 根据骨盆入射角（PI）获得理论上的骨盆倾斜角（PT）和腰椎前凸角（LL）度数

骨盆入射角类型	骨盆入射角（°）	骨盆倾斜角理论值（°）	腰椎前凸角理论值（°）
I	< 38	4	PI + 18
II	38~47	8	PI + 13
III	48~57	12	PI + 9
IV	58~67	16	PI + 6
V	68~77	20	PI + 2
VI	> 78	24	PI − 5

有可能在手术后重新恢复（图 48.5）。

48.3.1.3 相邻节段的过伸

相邻节段的过伸是一种很常见的局部代偿机制，这种机制限制了重力轴线变化时所导致的脊柱后凸（图 48.7）。既往的研究证明，低位腰部疼痛受试者的特征性变化是：尾端前凸减少，拥有相对而言更垂直的骶骨，以及较大的近端腰椎前凸角。近端腰椎前凸的角度越大，预示着其上位的腰椎将伸展得越明显。最近，舒勒（Schuller）等发现，在 L4/L5 退变性腰椎滑脱患者中，上位腰椎（L1/L2 及 L2/L3 节段）过伸十分明显。换句话说，在胸腰部脊柱后凸的病例中，伴有下位腰椎（L4 ~ S1）过度前凸是很常见的（图 48.7）。

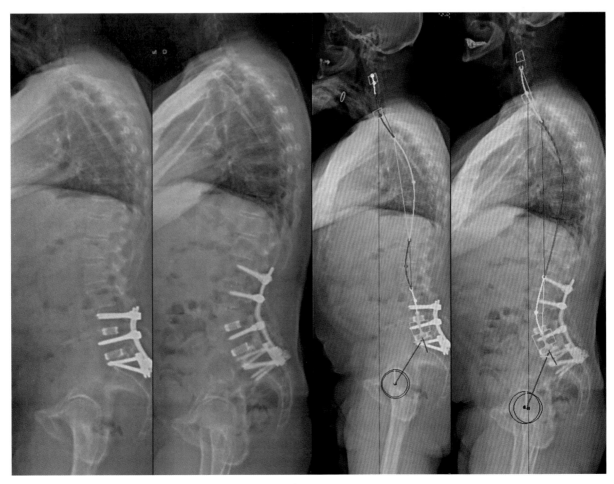

图 48.6 L4 ~ S1 轻微前凸患者

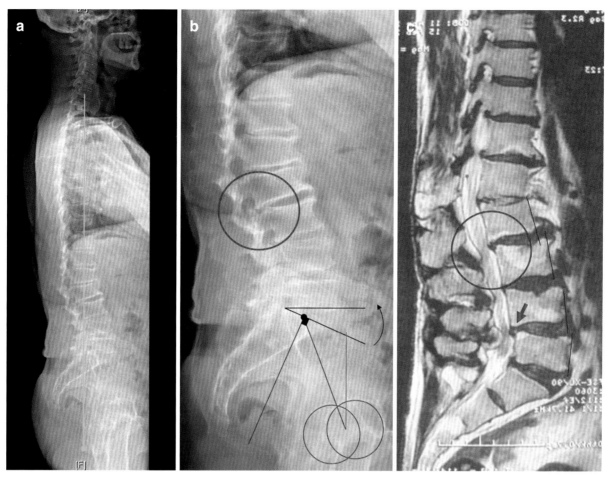

图 48.7　L2/L3 及 L4/L5 腰椎脊柱后凸伴有腰椎狭窄患者的全脊柱的 X 线片（a）、聚焦腰椎骨盆的 X 线片（b）及 MRI 矢状面 T2 加权像（c）。由图可见患者能够获得很好的平衡（C7PL/SFD 为 −0.3）；然而，可在腰椎区域看到代偿调节机制。如图所示，在 L5/S1 发现过伸（即弯曲的黑色箭头处）（局部的脊柱前弯的测量值是 24°），以及在 L2/L3（即红色的圈处）和 L4/L5（红色箭头所指）发现多节段的后滑脱。骨盆倾斜度是相对正常的，因其骨盆倾斜角的计算值为 22°，以及骨盆入射角的计算值为 46°

　　过伸可以是区域性的（多节段的），也可以是局部的（单 / 双节段）。区域性的过伸可能会影响到胸椎、胸腰椎的接合部以及腰椎的一部分（上部或下部）。举个例子，低位腰椎前凸过度通常见于胸腰椎后凸患者，包括以下几种后凸类型：先天性的、退变性的以及创伤后应激障碍等。

　　脊柱局部的过伸足以在以后影响到上位脊柱的位置，而且这个影响会导致脊柱后部结构的应力增加，将会出现后滑脱的风险，并可能导致关节炎的加速形成、椎间盘高压以及出现椎弓峡部裂（图 48.7）。

　　从生物力学的角度分析，我们认为，由代偿机制导致的椎间盘疾病肯定不同于典型的椎间盘退变性疾病（图 48.8）。代偿机制引起的椎间盘疾病的特征是：以椎间盘伸展过度（＞ 15°）来代偿脊柱前凸的消失。这个特征使得椎体后方结构的压力增加与关节突关节炎及棘突间高压联系起来。相反，椎间盘退变性疾病（最常见的类型）的特征是：平行于终板的椎间盘缩小，最终导致脊柱前弯消失。椎间盘退变性疾病导致的局部病变是脊柱后凸；而代偿性疾病则导致脊柱过伸，并同时伴有后方结构的压力增加。因此，椎间盘矢状面的位置（过伸、中立、后凸）在分析椎间盘退变性疾病的整体稳定性时显得尤为重要。

48.3.1.4　后滑脱

　　后滑脱被定义为上位椎体骨相对于下位椎体

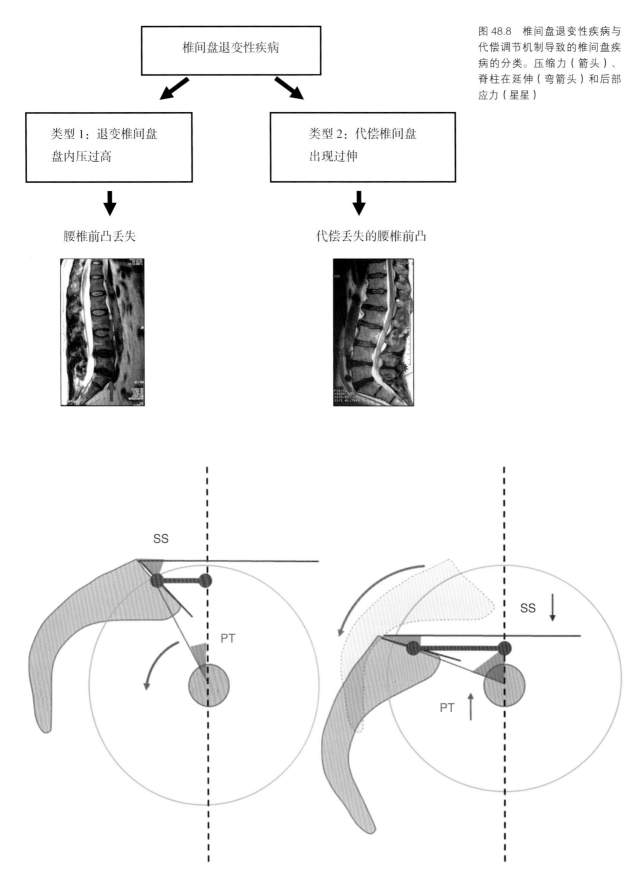

图 48.8　椎间盘退变性疾病与代偿调节机制导致的椎间盘疾病的分类。压缩力（箭头）、脊柱在延伸（弯箭头）和后部应力（星星）

图 48.9　骨盆向后倾斜的机制。骨盆倾斜的增加导致与股骨头相联系的骶骨向后放置，因此加大了骶骨与股骨的距离并使得重力轴线向后移动

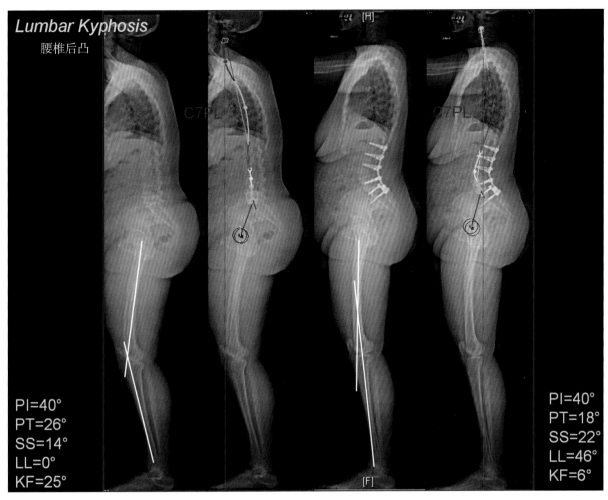

图 48.10　脊柱后凸和膝关节弯曲的代偿。在手术纠正脊柱后凸畸形（在 L4 进行 TPO 手术）之后，术后膝关节屈曲的程度显著降低，提示总体矢状面的平衡大大提高了

骨的向后滑动，通常是 2~3mm 以内的腰椎滑脱，并常常导致严重的椎间孔狭窄和临床上十分少见的中央狭窄（图 48.7）。后滑脱通常出现在腰椎后凸直接相邻区域的上、下段，L5/S1 和上段腰椎（L1/L2 和 L2/L3）是常见部位。仰卧位放射成像技术（CT、MRI）通常对后滑脱显示不清，然而，可以通过 MRI 显示关节积液发现关节突关节半脱位。

48.3.2　骨盆

在骨盆区域，唯一的代偿调节机制就是骨盆向后倾斜（也被称为骨盆后倾），其定义是骨盆倾斜的增加及股骨头周围对应的骨盆后旋，其与髋关节伸展相似（图 48.9）。骨盆后倾由髋部伸肌收缩引起，并导致与股骨头相联系的骶骨向后放置，使得与髋部相联系的骶骨板向后倾斜（增加骶股距离），上述机制可以弥补重力轴线的向前。骨盆入射角决定骨盆向后弯曲的整体能力，患者的骨盆入射角越大，其骨盆向后弯曲的能力越强。实际上，考虑到 PI = SS + PT，SS 就不会是一个无用的参数，骨盆入射角大的人比角数小的人更容易发生倾斜，而且通过适应，骨盆倾斜的能力可有更大范围的提高。许多研究报道，慢性下背部疼痛及腰椎退行性疾病的患者以骶骨倾斜减少和骨盆倾斜加大为特征，就像在图 48.3 里证明的那样。

48.3.3　下肢

48.3.3.1　膝关节屈曲

曼焦内（Mangione）等描述，膝关节屈曲的程度可通过骨盆—股骨角的大小来评估。膝关节屈曲将后方的重力轴线向足部转移，是一种众所周知的出现在严重退变性脊柱疾病患者的代偿机制，并且已经被广泛地报道（图48.10）。最近，欧贝得（Obeid）和维塔尔（Vital）发现膝关节弯曲角度和脊柱前凸消失二者之间存在密切关系（这是从理论上的脊柱前凸评估得来的）。膝关节屈曲通常出现在退变性疾病病程后期，此类患者伴有胸腰椎总体后凸畸形并出现严重矢状面不平衡。由于膝关节屈曲是一个费力的姿势，因此患者只能行走有限的距离。

48.3.3.2　踝关节伸展

通过一项回顾性研究，拉法格（Lafage）等最近强调，骨盆平移是和骨盆旋转（在骨盆环中测量）同等重要的参数，二者可能导致了踝关节的伸展。所以，他们建议，从头到脚整体上来分析患者。

48.4　法则

最后，我们提出一个3步法则来实现矢状面平衡的分析及确定是否存在补偿机制。

第1步：骨盆入射角的值是多少？通过骨盆入射角可确定脊柱骨盆位置参数的理论值（表48.1、表48.2）。

第2步：患者是否处于整体平衡状态？通过SSA和SVA/SFD比率等测量方法对C7（与骶骨相联系）进行分析，可评估矢状面整体是否处于平衡状态。

第3步：是否存在除上述代偿机制外的其他代偿机制？

在脊柱方面：需要分析的内容包括：①腰椎前凸和胸椎后凸的测量。②寻找椎间盘疾病、后滑脱或不正常的局部弯曲（即胸腰椎部的前凸）等的代偿机制。③颈椎弯曲的分析。

在骨盆方面：骨盆入射角是否能够充分解释骨盆倾斜？水平骶骨板的存在被高度怀疑是骨盆向后倾斜的机制。骨盆入射角分级的应用对于确定骨盆倾斜的理论值起到很大作用（表48.2）。

在下肢方面：膝关节是否真的发生屈曲？我们需要注意的一点是：考虑到在全脊柱X线片下，膝关节屈曲能够使矢状面不平衡的价值最小化。虽然膝关节屈曲角度的测量值是强制的，但可以反映全身X线片信息（就像EOS系统提供的信息一样）。

总结

经过详细的检查及详尽的脊柱骨盆参数分析，可以在矢状面平衡失调的患者中找到主要的代偿机制。代偿调节机制的分析必须在选择治疗方案前进行，这也许能够使患者的治疗获得最优化。这种分析对于因严重脊柱退化性疾病计划使用内固定治疗的脊柱外科疾病患者尤为重要。

第 49 章　后方短缩截骨矫正医源性平背畸形的矢状面失平衡：手术技巧

克里斯蒂安 · 马泽尔（Christian Mazel）

劳伦特 · 巴拉波（Laurent Balabaud）

亚历山大 · 科根特（Alexandre Cogan）

译：王文军　吴紫钊　高　博　丘金城

49.1　前言

矢状面失平衡，定义为患者若不弯曲臀部和膝盖就无法挺直站立的病理状态。腰椎前凸丢失伴随胸椎后凸的增加，是这种异常最典型的特征，因而也被称为平背畸形。这种情况常伴有肌肉的退变，并可能与一些退变性病变、炎症性病变、感染性病变有关。平背畸形也多见于因各种腰椎疾病而行内固定术的患者。脊柱侧凸或其他退变性疾病行腰椎融合术，是平背畸形的医源性因素，并可导致手术效果不理想。此时首选保守治疗往往无效。严重的患者往往需要行截骨手术治疗，以恢复满意的腰椎前凸。此处介绍两种常用的截骨手术技巧，即史密斯 – 彼得森（Smith–Pertersen）截骨和由托马森（Thomassen）引入的经椎弓根闭合楔形截骨。

49.2　矢状面失平衡的临床特点及影像学评估

平背综合征患者最常见的表现是臀部疼痛（该疼痛坐下可缓解），以及腰痛、下肢根性痛、神经源性跛行和颈痛。

这些症状中，颈痛是由于为了维持平视而使得颈部肌群紧张所致。根性痛和跛行可能是由于椎间盘和小关节复合体退变导致病变节段不稳。典型的临床外观为患者维持向前仰视体位、膝盖部分弯曲，以弥补脊柱矢状面的失平衡（图 49.1）。患者需要进行全面的神经功能检查，并进行相应的功能评分包括 ODI、SRS，甚至 JOA 评分。同时，髋膝关节的活动度也需要仔细检查。

需采集脊柱全长侧位片以进行矢状面平衡的影像学评估（图 49.2），测量各种相关参数比如前凸、后凸角（Cobb 角），矢状面倾斜角，骨盆参数如骨盆入射角、骶骨倾斜角、骶骨—股骨倾斜角、骶骨悬垂距（S1 上终板中点垂直投影与股骨头中点的距离）等。此外，还有前文所述的局部后凸角（截骨平面椎体上终板及下一椎体下终板的夹角），以及矢状面垂直轴（SVA，即 C7 中点垂线与骶骨前上角的距离）。SVA 中，若 C7 中点的垂线落在骶骨前方,定义为正值。范 – 罗扬（Van Royen）等则采用骶骨后上角作为解剖标志对 SVA 进行测量。

由于不同研究系列中评估腰椎前凸角的方法各异，使得这些影像学结果难以直接比较。比如，骶骨倾斜的变异性较大，导致以 S1 上终板为解剖标志的测量方法变得不可靠。我们的研究采用 L1 上终板和 L5 下终板的夹角对腰椎前凸角进行测量。

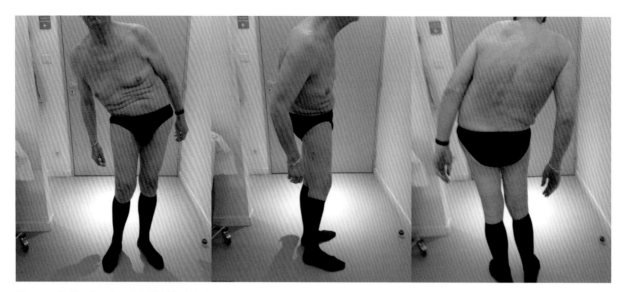

图 49.1　矢状面和冠状面失平衡的临床表现

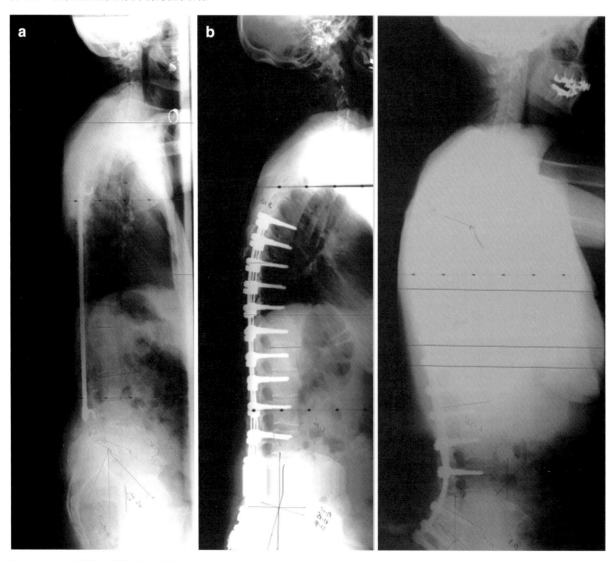

图 49.2　（a）脊柱全长片显示哈林顿（Harrington）术后继发平背畸形。（b）脊柱全长片显示多节段侧弯矫形术后继发平背畸形，翻修术前（左图）和术后（右图）

49.3　各种手术技巧

49.3.1　史密斯－彼得森（Smith-Petersen）截骨（SPO）

　　1945 年，史密斯－彼得森（Smith-Petersen）对强直性脊柱炎患者进行了第 1 例截骨手术。该技术（图 49.3）包含了对后路结构的切除，包括一个或多个节段的棘突、椎板和关节突关节。通过外力使后方结构压缩、前方椎间隙张开、前纵韧带牵扯，从而达到矫形的效果。该技术最大的缺点在于导致前柱的延长，对脊髓和前方大血管有潜在的损伤风险。斯库迪斯（Scudese）和卡拉夫罗（Calabro）对前柱撑开后延长的距离进行了测量，发现 40° 的矫正平均可导致前方 1.7cm 的延长。同时，后方结构闭合导致根孔的压缩，

从而引起根性症状。采用该技术，平均每个截骨节段可带来 5° ～ 10° 的矫正。

49.3.2　Ponte 截骨

　　尽管这一类的截骨方式首次由蓬特（Ponte）在 1984 年用于治疗休门氏后凸畸形，但蓬特（Ponte）截骨这一术语直到 2007 年才被美国的文献采用。最初报道中，蓬特（Ponte）截骨被描述为较大范围的节段性截骨技术，伴有对休门氏畸形患者中未融合的节段进行后方结构的压缩。目前大部分研究人员认为该技术主要涉及对多节段的关节突和椎板进行截除，通过多节段的矫形纠正矢状面畸形。同时该技术还涉及通过切除关节突关节下内侧以及咬除相应黄韧带，对椎管进行多节段的扩大成型（图 49.4）。

　　目前史密斯－彼得森（Smith-Pertersen）截

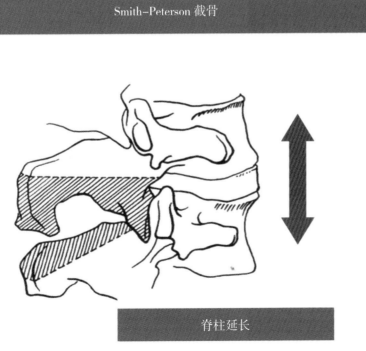
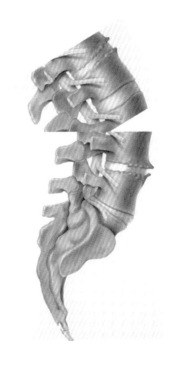

图 49.3　史密斯－彼得森（Smith-Peterson）截骨（SPO）可使脊柱前柱延长

骨和蓬特（Ponte）截骨这两个术语常被互用，而实际使用的技术则是阿尔贝托·蓬特（Alberto Ponte）所提出的截骨技术。此外，尽管初期提出是为了矫正矢状面畸形，多节段的 SPO 目前也常用于矫正冠状面的畸形，比如青少年特发性脊柱侧凸等疾病。

49.3.3　经椎弓根椎体截骨（Posterior Subtraction Osteotomy，PSO）

　　经椎弓根椎体切除截骨技术是指通过椎弓根对椎体进行楔形的截除（图 49.5）。该技术可使脊柱后柱短缩而无需前方结构延长，使神经血管等结构得以良好保护。并且该技术截骨面之间的接触面积比 SPO 更大，从而提升了稳定性和融合能力。

　　对 SPO 和 PSO 比较可进一步明白两者的主要差异。SPO 容易引起更多的冠状面失代偿，因而需要多个节段的截骨进行矫形。其血管损伤风险及骨不连的风险均较高，因为张开的部位位于椎间隙，在站立位时轴向载荷大部分落在前柱上，故椎间隙撑开使得骨不连的风险增大。另一方面，PSO 具有更多的出血量，以及更高的融合率。

49.3.4　后方楔形椎体的打压截骨（PIO）

　　鉴于上述的截骨特点以及并发症，研究人员希望寻找出血量少、操作简便的截骨方法。因而便发展出后方楔形椎体内打压截骨（Posterior Wedge Intracorporeal Impaction Osteotomy，PIO）。该技术的主要理念是打压椎体内的松质骨形成楔形椎体，从而达到后方闭合截骨的效果。截骨的顶点需尽可能靠近椎体前方皮质并保持铰链的完整。

　　具体方法如下：患者俯卧于可透射线的艾伦（Allen）碳素手术台上（图 49.6）。患者胸部采用 2 个可上下移动的软垫支持，而髂嵴和骨盆置于固定的体位垫上，下肢沿着躯体轴线伸展固定。这种体位可使得腹部免于受压，从而减少出血量，

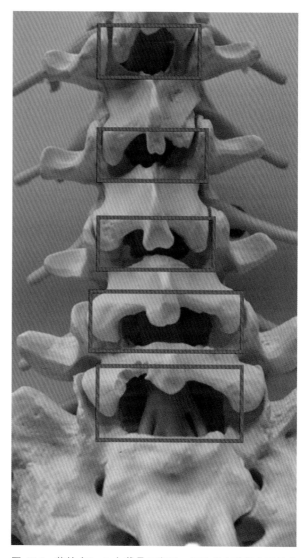

图 49.4　蓬特（Ponte）截骨示意图。切除多个节段上下关节突的内侧部分。各个邻近节段压缩联合产生总体矫形效果

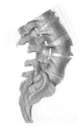

图 49.5　经椎弓根椎体截骨（PSO）可使脊柱序列缩短

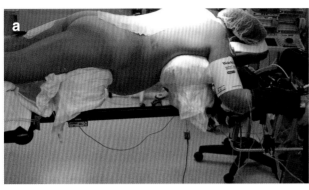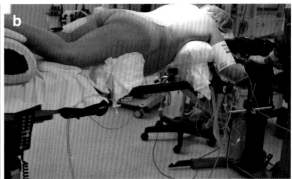

图 49.6　（a）手术体位示意图。腹部完全悬空，前方无任何压迫。（b）手术床可为下肢提供过伸的空间

并通过过伸腰椎以利于腰椎前凸自行复位。手术通过后方切口入路。需仔细保护好双侧肌肉，因为肌肉在维持脊柱稳定具有重要意义，且在前次手术已发生了损伤。推荐采用手术刀轻柔地剥离，以降低硬膜撕裂的风险，尤其是对于已行椎板切除后的病例以及多次翻修手术导致肌肉坏死的病例。单极电凝可用于将软组织从脊柱内固定上剥离。在开始截骨之前应将软组织仔细剥离，以清晰地暴露出关键解剖标志。通过术中透视定位出需行截骨的椎体节段。根据所需矫正角度确定截骨的范围后，可用电刀在椎弓根钉道口旁横行做出标记，以便取出内固定物后能清晰看见。根据患者情况（比如骨量、邻近节段病变、不融合等）个体化制定内固定的范围。我们推荐至少固定截骨平面上、下 2 个节段。打压截骨前所切除的骨质包括目标节段及上一节段的椎板，以及目标节段的椎弓根、关节突、横突。采用脑棉对椎弓根上、下方的神经根进行充分保护后，采用高速磨钻进

行椎弓根截骨。当上、下 2 个椎间孔连接起来后，采用撑开器将其维持在撑开状态。硬膜外血管的出血可采用止血材料（比如 Surgicel、Surgiflo 等）和双击电凝进行止血。然后，采用 2 个骨凿从椎体后壁开始进行椎体截骨。后方椎体切除的长度范围取决于截骨面所需达到的倾斜度，以至于截骨边缘刚好到达前方皮质并保留部分骨质形成铰链，以避免椎体向前移位。整个截骨过程应在透视监控下进行（图 49.7）。

PIO 和 PSO 两者在截骨操作的这一步上存在 2 个主要的差别。PSO 技术中，椎体松质骨被逐步切除，形成楔形的空腔以利于进一步压缩矫形。而 PIO 技术中，松质骨连同椎体后壁被一起打压入椎体内。将骨折打压而不是切除，可显著减少术中出血，也简化了手术步骤。已有专用的骨质打压器来完成该步骤。该工具具备足够的长度以应付肥胖患者，也足够细窄以便伸入截骨面前方（图 49.8）。通过双侧交替操作，将椎体内的松

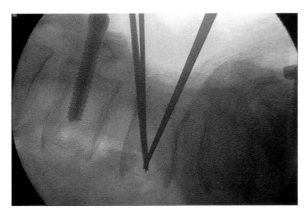

图 49.7　截骨术前透视，示意出拟行楔形打压截骨的椎体部分

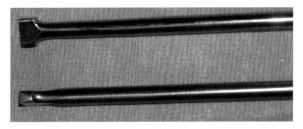

图 49.8　不同型号的骨质打压器，用于将骨质打压入椎体内，完成后方打压截骨

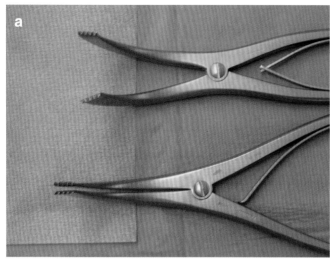
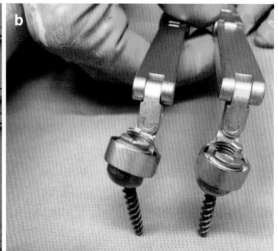

图 49.9 （a）椎体撑开器，可直接应用于骨质上进行撑开，这样可以避免撑在椎弓根螺钉上导致螺钉移位。（b）在螺钉上撑开时使用的撑开器

质骨逐步打压入截骨部位。该步骤是 PIO 操作的第 1 步。

楔形截骨的第 2 步操作是切开椎体侧壁。PSO 技术中，术者将侧方的软组织向旁边牵开并采用骨凿凿开椎体侧壁。此时对腰椎节段血管的控制非常困难，出血可能会非常凶猛。而在 PIO 技术中，采用打压器削薄椎体侧方边缘。充分利用打压器的末端，从椎体内部向外侧敲开椎体侧壁，从而保护了椎旁血管免受损伤。

截骨的最后一步就是去除硬膜前方的椎体后壁中间部分，这是妨碍楔形缺口闭合的最后一个因素。此椎体后壁的坚硬程度取决于患者的骨密度。大部分情况下，可采用跟削薄椎体侧壁一样的技术来削薄椎体后壁。这时需要一个小一点的打压器，从两侧斜行插入至硬膜前方，逐步加压直至将后壁破除。

此时楔形缺口已制备完毕，通过打压松质骨控制出血后，逐渐松开后方的撑开器使后方结构闭合（图 49.9）。至此大部分病例的腰椎前凸可获得矫正。对于一些僵硬的病例，为了获得更好的后方闭合，可将手术台的胸垫向上移动、将患者下肢抬高，以制造腰椎过伸的体位，直至上、下截骨面相互接触。然后对椎管减压的情况进行

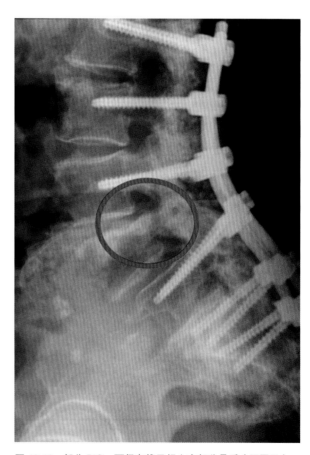

图 49.10 部分 PIO，可保存椎弓根上方部分骨质（圆圈示）。此时仅有一个节段的椎间孔被打开，邻近上一节的椎间孔得以保全，降低神经根撞击损伤等风险

全面的检查，排除硬膜撞击或椎间孔狭窄。同时，在整个闭合过程中需严密监察每个椎间孔及神经根的情况，因为神经根的卡压或撞击是最常见的并发症之一。随后，进行局部去皮质化及自体骨后外侧植骨，完成整个截骨步骤。在整个截骨过程中将患者严格固定在手术台上，便无需在截骨前植入内固定而影响操作。完成截骨后，植入内固定物，范围至少横跨截骨平面上、下各 2 个节段。由于患者在手术台上已被严格固定体位，可直接植入坚硬的金属棒，钴—铬合金棒比钛板更优。最终，通过调节手术台获得的理想腰椎前凸，在植入椎弓根螺钉以及预弯的棒后得以维持，而无需原位弯棒。然后，留置两条引流管，逐层关闭切口。患者术后第 1 日卧床，第 2 日佩戴伯勒

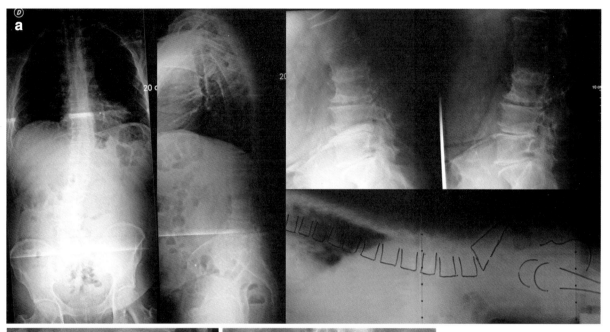

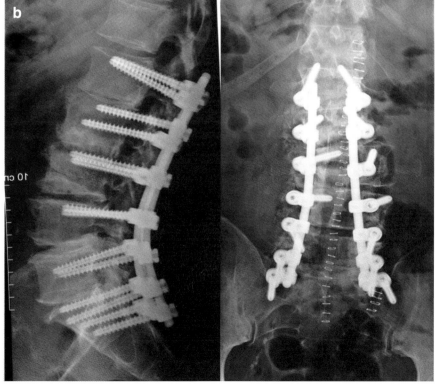

图 49.11　（a）俯卧位侧位片和动力位片比较，提示该后凸畸形容易复位。（b）该病例行多节段蓬特（Ponte）截骨术后 X 线片

尔（Boehler）式硬质腰围后下地活动，腰围佩戴
3个月。对于行 L3 节段以下层面截骨的患者，
术后 45 日内禁止坐立（允许卧位和直立）。

49.3.5 部分切除椎弓根的 PIO 技术

完整的 PSO 或 PIO 技术要求完全切除椎弓
根，但对于一些需要矫正的角度＜20°的患者，
可仅切除椎弓根的下 2/3 部分。这样的好处是避
免干扰到上方的椎间孔，从而减少并发症、缩短
手术时间（图 49.10）。

49.3.6 术式的选择

选择蓬特（Ponte）截骨还是 PSO/PIO 取决
于畸形的可复性。对矢状面平衡矫正程度可通过
脊柱全长侧弯片和屈伸动力位片进行评估（图
49.11）。多节段畸形常使用蓬特（Ponte）截骨
矫正。坚硬的矫形更倾向于使用 PSO 或 PIO，而

可复性较高的畸形可使用蓬特（Ponte）截骨（图
49.12）。

49.3.7 PSO 和 PIO 截骨节段的选择

选择截骨节段时需要考虑多个因素，包括病
变节段和类型、局部结构的改变等，具体的选择
因每个病变和畸形不同而各异。

在较低的节段进行截骨可降低神经损伤的风
险（马尾和脊髓相比），L1 ～ L5 节段越往下矫
正角度越大，但同时越难获得坚稳的固定。在
L5 进行截骨时，需要同时使用骶骨螺钉和髂骨
螺钉以获得更好的稳定性。最好的折中方案是在
L4：够低以至于能获得良好的矫正，也够高以至
于下方有足够的位置获得坚稳的固定。

对于一些翻修的案例，局部结构的改变会影
响截骨平面的选择。此时，可优先考虑没有硬膜
瘢痕粘连、未曾行椎管扩大、无不融合的部位进
行截骨。

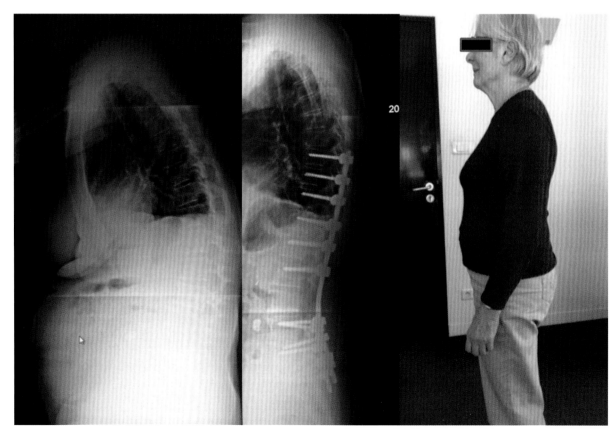

图 49.12　在 L3 节段行 PSO 矫正后凸畸形。术前侧位片（左图），术后侧位片（中图）和术后外观（右图）

49.4 病例：结果和讨论

这个回顾性病例研究包括了超过 8 年的病例，从 1999 年 7 月—2011 年 12 月，总共有 49 例患者通过后方楔形椎体内打压截骨来治疗功能性矢状面失平衡。平均年龄 54 岁（21 ~ 84 岁），40 例女性和 9 例男性。除 1 例外，其他全部之前均进行了脊柱融合。之前手术涉及节段数平均为 2 个节段，最多为 7 个节段。最初的脊柱手术，23 例胸部或者胸腰部（融合至骶骨）脊柱侧凸融合术、25 例退行性疾病内固定融合术及 1 例椎板切除术。上次脊柱手术至截骨术的平均时间为 47 个月（12 ~ 132 个月）。术前 X 线片结果见表 49.1。

在我们的截骨矫形治疗平背畸形的病例中，随访时 90% 有临床症状的改善。术中资料显示平均手术时间为 208min（120 ~ 360min），平均失血量为 1856mL（650 ~ 4000ml），平均住院时间 12d（6 ~ 34d）。我们采用细胞回收器（Cell Saver）自体血回输，绝大部分围术期的失血可代偿（表 49.2），17 例患者需术后输异体血。术中意外包括：11 例出现硬膜撕裂，均已缝合修复，并术后第 1 日卧床及普通引流管留置 24h；无脑脊液漏或者硬脊膜膨出；无神经根损伤。

术后并发症（表 49.3）包括，6 例短暂性神经根损伤（12.2%），5 例疼痛性神经根激惹（10.2%）和 1 例浅表伤口感染（2%）。出现 1 例术后高位截瘫，和截骨部位无直接联系，未包括在这组病例数据里，这例患者的内固定延长至

表 49.1 术前影像学数据

	正常数值	平均	最小	最大
胸椎后凸	45°	27.1°	0°	62°
腰椎前凸	61°	12.2°	13°	24°
入射角	53°	62.9°	39°	90°
骨盆倾斜角	12°	37.8°	13°	60°
骶骨倾斜角	41°	25.1°	13°	40°
局部后凸	—	12.6°	8°	28°
矢状面系列	11°	7.1°	4°	15°
凸出位移	23 mm	64.5 mm	25 mm	100 mm
矢状面垂直轴位	0 mm	96.5 mm	20 mm	180 mm

表 49.2 手术时间和失血量

项目	马泽尔（Mazel）等	布里德威尔（Bridwell）等	希丰（Chiffolot）等	博阿奇 – 阿杰（Boachie–Adjej）等	伊肯纳加（Ikenaga）等
手术时间（min）	208	750	260	304	277
失血量 (mL)	1856[a]	2400	1400	2700	1988

a：未包括细胞保留自体血回输

表 49.3　手术并发症和腰椎截骨（单位：例）

并发症	马泽尔（Mazel）等	布里德威尔（Bridwell）等	希丰（Chiffolot）等	博阿奇 - 阿杰（Boachie-Adjej）等	伊肯纳加（Ikenaga）等	金姆（Kim）等
病例数	49	33	34	24	67	45
硬膜撕裂	11	2	5	4	1	—
感染	1	—	2	2	2	—
神经损伤	6	6	—	0	2	5
放射性疼痛	5	—	4	1	1	4
假关节	2	8	8	3	7	—
附加前路手术	2	14	—	7	7	—

T3 水平，对内固定上端的植入错误的螺钉进行了早期的翻修，但并未有神经功能的改善。

有 1 例出现围手术期椎体前方结构塌陷，并造成轻微的移位，未有任何神经症状。纠正移位、固定后融合。

1 例需进行前路手术，这例胸腰段脊柱侧凸合并 L5 椎体滑脱的患者采用哈林顿（Harrington）棒从 T5～L3 进行融合。由于邻近节段失代偿，

融合需延长至骶骨。并且需进行 L4 截骨来纠正之前的胸腰平背畸形。切除 L5 后弓是手术的一部分（Gill 技术），导致局部失稳，就需要前路融合 L4/L5、L5/S1 间隙。

当经椎弓根截骨单独采用后路固定稳定性不够时，我们必须同时采用前路固定。这种前路补充固定适用于严重骨质疏松症、经椎间盘矫形或者矫正不足的病例。有 2 例，矫正最多的位置在

表 49.4　不同研究中的平均矫正总结

项目 / 平均矫正	马泽尔（Mazel）等	布里德威尔（Bridwell）等	希丰（Chiffolot）等	博阿奇 - 阿杰（Boachie-Adjej）等	伊肯纳加（Ikenaga）等	金姆（Kim）等
病例数（例）	49	33	34	24	67	45
胸椎后凸	8.2°	12.2°	—	10°	6.3°	4°
腰椎前凸	23.5°	33°	31.5°	41°	35.2°	34°
局部前凸	19.6°	28°	28.9°	—	34.2°	—
骶—股倾斜	7.8°	—	16°	—	—	—
骶骨倾斜角	7.5°	—	8°	—	—	16°
矢状面系列	3.5°	—	—	—	—	—
凸出移位 (mm)	12.2	—	—	—	—	—
矢状面垂直轴位 (mm)	70.9	14.9	50	108	17	86

椎间盘，而不在椎体，但固定足够坚强，所以我们不必采用额外的植骨或者前方椎间融合器。

有 2 例植骨不融合的病例：

（1）第 1 个病例是 Forestier 病伴发腰椎后凸畸形和椎管狭窄，之前做了椎板切除减压和 T11～S1 固定融合。术后平背畸形通过 L4 后方经椎弓根打压截骨，术后 6 个月时因为不融合导致钛棒断裂。翻修时我们继续采用同样的术式以及后路去皮质植骨和前路 L3/L4 补充固定。

（2）第 2 个病例之前因腰椎管狭窄做了椎板切除减压及 L3～L5 固定融合。术后平背畸形通过 L3 经椎弓根楔形打压截骨、T9 至骶骨融合来矫正。术后 33 个月后进一步行 L5/S1 前路固定融合术。

在我们看来，打压植骨保留了松质骨和减少了出血量以及不融合发生率。保留前方骨皮质铰链可减少因前方旋转引起的神经根卡压和可以增强局部稳定性和融合率。艾伦（Allen）手术床具备胸部和耻骨处的平台外形，可以允许将腹部受压程度最小化以及减少术中出血。更好的是，它还可以对截骨后骨缝闭合时起到帮助。术后影像学结果见表 49.4。

现在报道了很多采用 PSO 治疗平背畸形多样性的病例。全世界，单节段 PSO 平均可矫正 30°。在我们的研究中，平均局部后凸改善 19.6°，平均腰部前凸改善 23.5°，比文献报道的要少。可能是畸形的原因不同。就我们所知，我们的研究是现在报道医源性平背畸形病例数最多的。而且，我们没有追求矫正最大化，而是追求重建脊柱的良好平衡。正常腰椎前凸数值比较大的范围表明每个人都有自己不同的平衡状态。因此，我们相信矢状面的垂直轴位是评估矢状面系列矫正情况的最可靠的标准。很多研究人员对于如何选择截骨节段还存在很多争议。有些研究人员建议应该在下腰椎进行截骨以达到矫正最大化和避免脊髓损伤。其他研究人员则毫不犹豫地在胸椎进行截骨。

另外截骨过程中也有潜在的直接损伤，操作本身会造成同节段的脊髓血供不足。布里德威尔

（Bridwell）喜欢避开脊髓圆锥施行 PSO，而布思（Booth）却在 L1 以上、畸形顶点处施行手术。拉格朗日（Lagrone）则喜欢在不融合部位进行截骨，因为不融合部位容易在同一部位出现反复的术后畸形，而这一部位可能是通过压缩、固定来促进骨质融合的良好选择。

在我们的病例中，都是在下腰部进行截骨，大部分在 L4(图 49.11)，我们也认为在这节段可以减少神经损伤，尤其是对于多次手术的病例。另外，在这节段进行截骨，可以获得对脊柱系列最大化的矫正。如果椎体截骨在下腰段，同样的矫正率，可以获得更长的旋转弓，从而上身和头部的调整效果更好。远端的矫形可以获得更好的稳定性。我们通常在骶骨采用 4 点固定，即 S1 和 S2 各 2 枚螺钉。截骨水平的选择也会影响融合效果。

当采用史密斯 - 彼得森（Smith-Petersen）截骨时，通常截骨 1mm，可矫正畸形 1°。王（Wang）和贝文（Berven）建议术前拍脊柱侧位长片，并且在临摹纸上作一楔形切除，目的是为了使铅垂线转移至后骶部及最终腰椎后凸达到 30°。皮格（Pigge）根据范·罗扬（Van Royen）发明的方法采用术前评估各项骨盆参数，以期获得更好的矢状面轴位，报道了总共 8 例。为了达到目的，他们采用了一种叫天窗计划（ASKyphoplan）的计算机软件来选择跟上述参数相关的截骨水平和矫正角度。

我们建议术前拍摄脊柱矢状面全长片来做术前计划。我们在选择的截骨椎体上前方画出铰链部位和第一截骨线，然后沿着这条线剪开 X 线片，但要保持椎体前方的铰链部位完整。通过沿铰链部位旋转上部 X 线片，应用矢状面垂直轴位来达到我们想要的位置。一旦矢状面失平衡被矫正，我们测量达到此位置所需的截骨角度。我们也测量截骨椎体上下终板的相交角度，然后和术前 X 线片比较。一旦截骨处闭合，截骨椎体上、下终板的相交角度可以提示是否矫正足够。

总结

评估矢状面失平衡的各项参数比治疗畸形和保持平衡更为重要。后路椎弓根楔形截骨是一种技术含量很高的手术，有潜在的严重并发症。椎弓根打压截骨可能减少这些并发症。迟发性并发症，比如不融合，也将会导致更有挑战性的翻修手术。

第九部分
人生经验杂谈

第 50 章　脊柱疼痛患者的合理评估与治疗

唐林 ·M. 朗（Donlin M. Long）

译：黄东生　彭　焰　梁安靖　陈为坚

50.1　前言

我对治疗脊柱痛患者的看法受到过许多迥异的观念影响，起初是在传统神经外科技术培训时总是关注真正的腰椎和颈椎椎间盘突出。谢利 – 周（Shelley Chou）医生是我的指导老师，也是我的老朋友。他当时开始帮助骨科医生在脊柱侧凸手术中作脊柱减压后的复杂修复，那时候我学会了一整套方法: 用神经外科技术处理神经系统，用骨科技术处理骨和关节软骨。我还主持一个委员会，监督脊柱刺激治疗脊柱疾病的临床应用。此后，我毕生专注于挽救所谓的脊柱手术失败综合征患者。我诊治过 8000 例这样的患者，其中大约有 2500 例进行了手术和其他治疗。我和我的同事沃伦·托格森（Warren Torgerson）、穆罕默德·本德巴（Mohammed BenDebba）一起，组织并主持了一个关于下腰痛的国家级课题，通过接近 4000 例初次发生与初次复发腰椎间盘突出病例的检查结果，从脊柱手术的相反方向调查了手术失败疾病谱。包括我本人诊治的 8000 例，还有该课题研究入选 4000 例患者，这些数据资料构建成我治疗脊柱痛患者的总原则。

当然，还有另外一个重要的影响。1974 年，我在约翰霍普金斯大学（Johns Hopkins）创建了一个慢性疼痛评价诊疗中心，对临床手术负责直到 1982 年。这个中心的运行与心理学合作十分紧密。行为学和心理学问题的确认和治疗仍然是我对患者评估中的重要组成部分。

我现在对新患者的分析和治疗，都基于国家下腰痛课题中的新发的伴或不伴坐骨神经痛的腰痛患者的 5 年检查资料。从这个课题研究中，我可以认识疾病的自然发展史，也认识到现有保守治疗都缺乏疗效，还认识到手术对少数确实有手术指征的患者的价值。从几千例手术失败综合征患者那里，我可以了解到未解决的症状是什么原因导致的从而制定更好的治疗方案。在疼痛治疗中心的经历，让我认识到，心理因素在疼痛的产生和持续中，以及认知疗法在治疗这些患者时所起的作用竟然如此重要。

除此之外，在我的执业过程中还有另外一个重要的影响。尼古拉·博格杜克（Nikolai Bogduk）博士以医学生身份来到我的实验室，使我认识到自己脊柱神经支配的确切解剖知识是相当缺乏的。他在我的解剖实验室开始他的解剖学研究，并逐步深入，详尽的研究让我们认识了脊柱相关结构的神经支配从而更好理解脊柱疼痛的来源。我常常把这些解剖知识应用于我的日常治疗中。

50.2　脊柱疼痛的原因

在处理脊柱疼痛患者时，主要的难点之一是：没有确切证据证明什么原因导致多数患者的疼痛。下腰痛是模糊的，甚至是正常的人类反应。

在人的一生中，3/4 的成年人都有至少一次腰痛经历。持续性腰痛的总体发生率大约为 30%，至少 10% 的成年人主诉任何时候都腰痛。腰痛是最常见的就诊原因，也是医生之间互相转诊的最常见原因。

多种不同治疗师都在治疗腰痛患者。全科医生常告诉患者疼痛来源于肌肉和骨骼，并反复使用物理疗法以及按摩治疗。这些治疗师通常相信骨骼肌疗法，并将可纠正的力线不良视为腰痛的原因。神经外科医生之前关注过椎间盘，最近才开始强调脊柱生物力学是脊柱痛源。骨外科医生则强调他们试图纠正的脊柱失稳和破坏了的生物力学。现代的脊柱外科医生更倾向于拥有这两项技术并同时处理椎间盘和脊柱生物力学。

由于大部分的急性脊柱疼痛可以不经治疗而自然缓解，事实上不可能找到疼痛的原因。只有我们意识到疼痛有可能自然缓解，就有可能准确地鉴别疼痛来源，而进一步制定最合理的疼痛解决方案。可惜的是，许多医生依旧秉持基于简单症状分析的老一套方法，而不借助现成的诊断技术。在此我总结了本人解决脊柱相关的疼痛的方法，目的是希望这些方法可以让其他人形成类似的治疗计划，以使其作为新知识得到推广。这里关注的是疼痛，因为大部分脊柱手术的目的是解决疼痛而不是神经损伤。神经损伤也值得关注，但我最根本的前提是大部分手术是因为疼痛而实施的，如果没有疼痛，即便影像学异常，都不需要手术，当然也有极少数例外。

50.3　脊柱疼痛患者的评价

首先是现病史，怎么强调现病史的重要性都不过分。在国家腰痛研究课题中，来自 8 个国家级研究中心的 16 位专家在现病史采集完毕之后、体格检查和 / 或影像学检查完成之前就可以得出准确的诊断和预计即将采取的治疗方法。90% 的患者得到正确诊断并选择既定的治疗，而体格检

查和影像学分析后进行的诊断治疗修正则多因为疾病节段而不是疾病性质本身。关键点在于疼痛程度、神经症状存在与否、疼痛的部位和放射部位、合并的疾病以及疾病对患者生活的影响。

体格检查操作，在此不再赘述。重要的一点是大多数患者的体格检查结果缺乏特异性。我们都知道反射、感觉、运动三联体征可以确定累及的神经根和脊柱节段。在国家腰痛研究中，只有不到 1% 的患者出现这些三联体征，通常累及 1个节段以上的神经根受压而需要手术。非特异的背部压痛点、腰部活动度下降、局部的压痛在诊断和决策中没有价值。所以体格检查并不重要，除非存在明显的神经损害需要紧急处理。

膀胱排尿困难、排便困难、明显的外周感觉缺失、肛门括约肌失调、下肢神经功能缺失都是需要急诊处理的指征，避免转变为永久性的病变。注意其他合并的病史，如感染、外伤和肿瘤的可能性。

50.4　急性腰痛的处理

好多年以前，卫生政策研究所召集很多不同领域的专家制定腰痛治疗指南。结论是：不管有没有坐骨神经痛，在处理急性腰痛时，如果没有外伤史和神经功能缺失，不需要影像学检查。预计减轻症状的治疗需要至少一个月，如果症状持续存在才需要影像学检查。如果有外伤史，最好即刻行脊柱 X 线检查，但并非必须非得如此。在美国，这个话题不仅属于医疗考量，更属于法律范畴。

顽固性疼痛不易消除，不论严重程度如何，如果有外伤史、合并疾病和明显的神经功能缺失，都意味着需要进一步分析。

从国家腰痛研究中，我们意识到，即便是最典型的椎间盘突出症都可以不经任何治疗而自愈。所以，我本人处理腰椎间盘突出症患者时，都是尽快让患者恢复活动，大部分患者不用治疗干

预也能康复。如果患者存在严重的放射痛而限制
了功能康复，可以在神经根周围注射激素，通常
都有效。如果患者的疼痛没有典型放射痛但很严
重，我通常会给他们服用激素 4 ~ 5d，此法也
很有效。在研究中，我们看到，绝大多数患者的
症状和活动功能都可以在 1 个月内改善，3 个月
内完全康复。因此，手术的适应证是：无法解除
的顽固疼痛；明显的或进展性的神经功能缺失；
或者社会因素不允许患者工作 1 ~ 3 个月。有些
患者只是不想等这么长时间，急于解决疼痛。

另一个重要话题就是急性腰痛后的活动。数
据显示，患者可以从早期活动中受益。如果真的
是椎间盘突出，我会限制体力活动如剧烈的运动
和搬抬重物至少 3 个月，最好 6 个月，直到 MRI
扫描显示椎间盘已经吸收。

这些年来，我只给 7% ~ 10% 的椎间盘突
出患者进行手术，其他的都自然康复。

50.5　保守治疗的价值

通常，急性或慢性腰痛的患者都接受物理治
疗、镇痛剂、按摩，或者自己选择各种各样的保
守治疗方法。在我主持的研究中，我们随访了大
约 2000 例接受保守治疗患者的疗效，发现不管
何种物理治疗、针灸、按摩，对患者治愈率都没
有影响。所以，我从来都不采用这些方法。

美国神经外科医生面对的最大问题是：医疗
保险赔付方都要求在手术前必须要经过长时间的
物理治疗。所有的证据都显示，这是在浪费时间
和金钱。另一方面，仅仅是等着或者提供控制症
状的方法，足以让一部分患者自然康复。由于缺
乏对疾病自然病程的理解，许多医生都认为自己
独特的治疗方法对脊柱疼痛有效，其实这只是疾
病的自然进程。

50.6　未能康复的患者，我们该怎么办

虽然大部分急性脊柱疼痛患者会康复，但仍
有相当一部分患者未能康复。因为脊柱疼痛的患
者遍布世界，即使是小部分，未能康复的患者仍
然是很大的公共医疗问题。这些患者是脊柱外科
医生的治疗对象。面对这样的患者时，很重要的
一点是：对脊柱疼痛问题要有理性的认识，而且
对每一个患者都要进行理性的分析，以找到特异
的疼痛来源。鉴别业已存在、即将出现的神经学
问题，了解精神因素的影响也同样重要。

50.7　脊柱疼痛的临床特点

本章节的目的不是界定所有脊柱疼痛综合
征，而是强调病史是决定患者是否需要治疗以及
如何得出诊断和指导该治疗的关键。不过，诊断
的形成通常不是特异的，还需要借助其他资料来
不断修正。

某些共识有助于诊断。没有放射痛的脊柱
局部疼痛通常提示轴性疼痛。可能是肌肉或韧
带疾病，也可能是椎间盘退变性疾病，也可能是
椎体来源的疼痛。显然，放射痛提示了神经根受
压。然而，假性放射痛在临床上不好分辨，牵涉
性的放射痛作为真实的临床现象正逐渐被人们所
认识。人们对它的理解还十分有限，目前还不能
完全界定。不过，就像刺激关节囊、纤维环、后
纵韧带可产生类似放射痛却没有明显的神经根压
迫，这些现象就是最好的证据。

现病史常常可以提示疼痛来自脊柱的哪一部
位。疼痛的严重程度是关键的，因为所有的治疗
都取决于疼痛对患者生活的影响程度。没有理由
把重大治疗手段刻板地施于轻微可忍的疼痛。同
时，现病史可以提示某些隐藏的严重疾病。明显
的神经功能缺失需要即刻进行分析、诊断和治疗，
一旦问题严重到需要脊柱外科医生才能解决，就

需要完善相关的影像学检查。

50.8　影像学与症状的关系

基本的检查大家公认，X线平片，包括斜位片和动力位片十分重要，可以帮助我们评价脊柱的活动度和发现脊柱的异常，这在脊柱手术中非常重要。

CT可以做到二维和三维重建，对骨性结构的分析十分重要。

MRI不论有没有增强扫描，都对软组织的评价异常重要。神经根和脊髓，还有周围的结构都可以清晰地显示。

此外还应该记住，少部分放射痛患者的下腰痛和骶髂关节痛与骶髂关节和骨盆本身疾病有关，所以在常规影像学无法解释某些典型的临床综合征时，这些部位的影像学检查很有必要。

目前影像学检查的问题是：非特异性的退变性改变在成年人群中十分普遍，而这些退变性改变与临床症状关系并不大。单纯腰椎严重影像学变化并不意味着这个患者有症状，轻微的影像学变化也与临床症状鲜有关联。

只有少部分明显的影像学变化与某些临床症状有关，比如，脊柱肿瘤、脊柱感染、椎管狭窄、真正的椎间盘突出、严重的脊柱侧凸和滑脱都很好诊断，矫正这些异常的治疗可以治愈这些特异性综合征。但是对那些非特异性腰痛患者，不论有没有放射的坐骨神经痛，还有那些并不存在明显椎管或椎间孔狭窄的患者，则需要进一步仔细确定分析。过去，这些患者常常在没有进一步深入检查就被忽略而过。

脊髓造影注射后的CT在某些特殊情况下仍然适用。对普通的腰痛患者，脊髓造影很少适用。

50.9　诊断性注射——一种辅助诊断方法

大部分腰痛患者都无法从现病史、体格检查和影像学检查分析中得到明确的诊断。对需要紧急处理的患者，其神经功能损害与典型的影像学结果相关，这些方法的诊断价值相似。

大部分患者没有这些典型异常体征，常被外科医生忽略或转诊到其他医生进行疗效欠佳的各种治疗。我个人认为，这些患者需要进一步明确疼痛的来源才能得到进一步治疗，这就需要诊断性注射。

由于大部分医生，甚至脊柱专家对局部注射缺乏了解，在此，对其理论和应用做简要解释。局部注射的理论基础很简单。首先，刺激引起腰痛的结构或组织会复制患者所诉的疼痛，在疼痛关节置针会产生患者主诉的疼痛，在受刺激的神经根旁置针也一样。所以，局部注射的第1步就是明确置针是否引起患者主诉的疼痛。第2步，局部结构或支配神经的麻醉可以使疼痛暂时消失，当然，疼痛消失多久取决于麻醉剂的使用剂量和持续时间，还可以使用安慰剂作为对照。

我们已经验证，置针后先注射安慰剂，然后再进行真正的阻滞可以增加注射的特异性。博格杜克（Bogduk）医生设计了一个变通的办法，就是使用单盲法进行阻滞，这样患者就无法知道被阻滞的结构和所使用的麻醉剂，通过麻醉剂的不同持续时间来判别患者的反应是否真实可靠。

因此，在进行阻滞时，患者最好不知晓阻滞结构，也不了解麻醉剂持续时间。执行注射的医生要有询问患者反应的技巧。患者被问及是否产生相似的痛，也就是说，置针过程是否复制患者主诉的疼痛。最理想的情况是，执行注射的第三方最好不知道阻滞的程序安排，由患者的护理人员询问疼痛是否缓解以及缓解多久。博格杜克（Bogduk）医生和很多研究人员已经针对局部注射的特异性和选择性做了很多研究，证明该技术可以作为辅助手段确定脊柱疼痛的来源。安慰剂对照的阻滞有90%的正确率，而没有安慰剂对照则只有 70%。阳性阻滞（亦即疼痛消失）比阴性阻滞（疼痛未消）的诊断价值更高。即便仍有缺陷，局部阻滞对确定疼痛来源以及作为脊柱外科医生的一个诊断手段，仍然十分有用。但有一点，局部阻滞并不能决定是否需要手术治疗。局部阻滞只是明确疼痛来源并指出可能的手术修复的特异性目标结构，是否需要手术还需要患者全身情况和所有检查结果才能决定。

50.9.1　神经根阻滞

神经根阻滞需要在 X 线透视或 CT 监控下进行。穿刺针到达椎间孔神经根附近，在此注射小剂量的麻醉剂，阻滞成功的标志是不同程度的运动和感觉功能缺失。在多支神经受压但不能确定哪根神经受侵犯，或者某些不确定的神经压迫因素 [比如（塔洛夫）Tarlov 囊肿)] 且不能确定这些压迫是否引起症状的时候，适合采用神经根阻滞术。

50.9.2　小关节阻滞

腰椎关节突关节阻滞时可以在关节周围注射麻醉剂，也可以麻醉支配关节突关节的神经根后支的内侧支。关节周围激素注射或者神经根后内侧支的射频破坏可减缓疼痛，从而有助于选择手术融合节段。

50.9.3　椎间盘造影和椎间盘内注射

椎间盘造影的应用已有半个世纪之久，在确定盘源性腰痛来源，特别是准备进行椎体间融合手术时的价值较高。此技术原本用于确定椎间盘退变，是否手术取决于退变本身。这种方法在过去几年是不可靠的。现在，所谓的诱发性椎间盘造影特异性较高。在影像监控引导下，穿刺针小心而准确地刺入椎间盘髓核区域。刺入到脊柱周围的任何结构内都会产生疼痛，从而降低检验效应。穿刺针位置正确，通过注射生理盐水使椎间盘膨胀来验证并调整穿刺针的位置。椎间盘造影的最重要的部分是否诱发患者主诉的疼痛，即复制痛。患者必须足够清醒可以对答，询问者也需要一定的询问技巧。一些造影者通过注射造影剂来判断椎间盘是否破裂。如果纤维环完整，可以注射局部麻醉剂，倘若疼痛消失，则有助于判定该椎间盘在腰痛中的重要程度。如果纤维环已经破裂，注射局部麻醉剂并没有定位价值。需要再次强调的是，诱发性椎间盘造影并不是手术的依据。椎间盘造影的目的是确定腰痛的节段，需要手术时则提示应该进行椎体间融合。

50.9.4　窦椎神经阻滞

窦椎神经在椎体静脉回流口处进入椎体后部，支配椎体后 1/3 部分、后纵韧带、部分硬膜以及椎间孔骨膜。现已证实某些腰痛其实只是单纯的来源于窦椎神经的说法。窦椎神经阻滞的临床价值尚不肯定，但其做法类似于椎体成形术，是个新的研究领域。

50.10　是否需要外科手术

上述的诊断手段综合分析，可以为手术与否提供重要信息。实践证明，外科手术对神经根受压和脊椎失稳有益。大多数脊柱外科医生认为，不正常的小关节和其他关节一样都可以产生疼痛。把弹性消失、纤维环退变及撕裂、椎间盘退变导致的异常应力分布等视为脊柱疼痛的来源，尚未被广泛接受。针对椎间盘的手术方式（比如椎体间融合）决定于椎间盘造影结果，也可以用来确定该融合哪几个节段。小关节阻滞也有此价值，可决定简单的经皮治疗，也可帮忙确定融合哪几个小关节。然而，除了极少数情况下，仅仅根据影像学检查和诊断性阻滞做出是否手术的决定并不稳妥。患者主诉的问题必须严重到需要此种治疗，而且影像学检查足以定位这种问题，还需要诊断性阻滞。只有所有这些因素高度一致，手术才是合理之选。

50.11　脊柱的手术

因为椎间盘突出而手术的决定通常直截了当。我认为，难于经常规方法缓解的顽固性疼痛，最好直接手术，没必要行任何物理治疗。因为，据我所知，还没有什么物理治疗对这类患者有用，而那些可以忍受疼痛且能接受一段时间的活动障碍的患者，自然康复是其规律，没必要手术。

腰椎管狭窄大多需要手术纠正，唯一的问题是患者的症状是否严重到需要手术。对于大部分没有脊椎失稳的患者，单纯的减压就够了。在我的患者里，20 例腰椎管狭窄的患者，大约只有 1 例需要手术融合。当然，脊椎失稳意味着适合进行脊柱融合。腰椎管狭窄和椎间孔狭窄患者的手术效果与椎间盘突出相似，只是手术步骤更为复杂。

融合适用于脊柱失稳、纠正引起症状的脊柱畸形时、矫正可能威胁神经功能的畸形时。疼痛不是融合的指征，除非此种疼痛可以定位且与脊柱失稳有关。没有证据支持的患者主诉不能作为手术指征。

50.12　脊柱手术失败综合征

脊柱手术失败综合征的概念很复杂，虽然使用广泛，但没有诊断的意义。此诊断仅提示曾经进行了脊柱手术但症状未获改善。有一些特异性的诊断，但均来自模糊的治疗史。使用这种没有意义的诊断也会影响那些与患者有关的人员之行为，因为它通常会导致一个错误的观念，即认为此种情况我们无能为力，或认为与精神心理因素有关。

处理脊柱治疗失败综合征患者的目标就是得出诊断并进行相应治疗。也就是说，外科手术医生必须明确顽固主诉的原因并安排相应的治疗方法。我有治疗 8000 例脊柱治疗失败综合征患者的丰富经验，大约 2500 例需要再次手术。这意味着大部分此类患者没有二次手术的明确指征。然而，在相当多的患者当中，还是可以发现一些异常可以纠正从而使疼痛缓解和神经功能改善。那些没发现特别异常疼痛来源的患者，大部分患者其功能和满意度还是不错的。大约 1000 例有多种主诉的患者进行了脊髓电刺激治疗，有 500 例仍然持续进行慢性疼痛治疗。那些发现特异的疼痛原因而接受手术的患者，大约有 1/3 的患者是因为首次手术并未解决术前存在的病理状态。另 1/3 患者的症状由初次手术引发的并发症导致，其余的则是因为新发的问题。因此，针对此类患者进行治疗时，制定治疗方案应该考虑这 3 种情况。

实际上正确的方案与针对首次主诉的治疗相似。现病史特别是先前治疗史非常重要。体格检查只是了解患者的现状，体检结果对诊断意义不大。影像学检查包括动力位 X 线平片、了解骨骼解剖的 CT、MRI。因为金属内固定物产生伪影，脊髓造影后行 CT 检查在此类患者中使用更为频繁。二维或三维 CT 重建可以克服金属伪影的影响。在分析这些资料时，3 个重要的问题必须注意：①初次手术的医生是否已经解决初次手术要解决的问题？②有无明确的并发症可以解释患者现在的问题？③有无新的异常可以解释患者现在的主诉？

此时诊断性的阻滞非常管用。神经根阻滞可确定影像学异常与神经根的关系，金属周围阻滞可以确定内固定是否产生疼痛，融合节段上下的小关节阻滞和椎间盘造影，还有假关节处的阻滞可以有助于明确引发症状的异常情况。只有那些可以修复的问题才需要进行手术治疗。依我个人经验，翻修手术仍然有效，从第 1 次手术到第 4 次手术均有疗效，但翻修超过 3 次则疗效不太好。

50.13　疼痛解决办法

对于不能二次手术而症状严重需要处理的患者，有 2 种方式缓解疼痛。

脊髓电刺激法最常用，历史也较长。此技术已经应用达 40 年之久，给予选择特定的参数，我认为非常有效。患者要有明确的疾病，而且没有不能控制的精神社会心理问题，药物滥用不是问题。脊髓电刺激对放射痛的疗效好于腰痛，骨盆痛最难解决。患者需要进行预刺激，如果效果好，则建议植入永久装置。总体效果与翻修手术相当，只要没有神经功能缺失，此技术是不错的选择。

相反，我认为，植入式的药物输送系统的止痛效果相对较差，我的患者都没有长期使用这种系统。我把它看作所有方法都用尽了或者患者不愿意再尝试其他止痛方案时的备选。

50.14　慢性疼痛的心理特点

慢性疼痛的影响大家都知道，容易带来自暴自弃、精神抑郁、焦虑等常见结果，但并不意味着它们会导致疼痛。

从另一角度讲，疼痛是抑郁和其他社会心理问题常见的伴随症状。这些所谓的并发疾病的重要性在于它会影响对患者的正确分析，也会影响对患者治疗效果的评判。疼痛是主观的症状，但治疗必须针对有根据的主诉，并对治疗结果进行评估。这些合并症必须事先评估好，并给与恰当的治疗，以免影响治疗决策和预后评价。

诉讼和残疾在很多国家是很重要的事件。在我主持的腰痛研究中，我们发现，因为椎间盘突出而做手术的患者，如果手术之前正常工作，术后均恢复正常工作，并没有因为疾病而有所限制。那些诉讼的患者，术后 2 年仍没有返回工作岗位。但是，匿名的疗效评价显示两组患者相似。与诉讼有关或因诉讼影响的患者主诉以及解决办法要引起重视。

装病或者夸大病情在涉及诉讼的患者当中也很常见。真正装病的依据很少，但应时刻留意当患者抱怨疼痛时的行为特征。瓦德尔（Waddeil）曾描述提示夸大病情的体征，这些描述至今仍然适用。疼痛行为方式的特点需要谨慎考量。患者仅仅是希望向医生表达自己的问题有多严重，而表现出过于夸张的疼痛行为，而真正的内涵则需要仔细评估。当抑郁、焦虑或者自暴自弃可能是导致患者主诉的重要原因时，需要请精神心理专业医生处理。有过度夸张的疼痛行为的患者强烈建议进行精神心理咨询和相应认知行为治疗。我对脊柱治疗失败综合征的经验是：需要针对复杂疼痛采取治疗措施的占相对少数，而更重要的是，怀疑合并有其他障碍时，精神心理评估可能会有所帮助。

50.15　Tarlov 囊肿

最近几年，我意识到因塔洛夫（Tarlov）囊肿引发症状的患者数显然远高于预期。早在 1930 年便有了对这种囊肿的描述，到了 19 世纪中期，人们广泛接受此囊肿可以引发症状。随后 MRI 检查也发现一些无症状的囊肿，有一部分可自然消退。现在，放射科医生和神经外科医生通常都认为这些囊肿从来不会引发症状。我们也收集了一些明显引发症状囊肿的患者，主要分为 3 类。

在结缔组织疾病（比如马凡综合征）患者中，硬膜膨胀扩张容易引发症状，导致骶神经功能缺失。

硬膜憩室比较常见，可能是内脊膜突出的变异，通常位于正中线，较大，限于骶管内，与硬膜扩张不同点是后者常常穿透骶骨在骶前形成肿块。硬膜扩张常见于女性，硬膜憩室则常见于男性，且会导致神经功能缺失，类似于脊髓栓系综合征。

神经根囊肿也是有症状的，会引起该神经根支配区域的疼痛，常伴随神经功能损害。

这几年，我本人成功实施此类手术大约有75例。最近，我们启动了一个研究，对引起症状的囊肿先行穿刺抽吸，然后纤维蛋白密封，疗效很满意但还需要更长时间观察。重要的是不要忽略较大的塔洛夫（Tarlov）囊肿，它们有些会引起症状，经过适当的治疗可以缓解疼痛。

50.16　微创治疗

多年来，我们有很多方法治疗下腰痛、椎间盘退变性疾病、椎间盘突出症及其他相关疾病。其中注射木瓜酶（一种可以溶解髓核与突出髓核块的酶）因为可能导致神经毒性和致命的过敏反应而失败了。这种酶的另一种新的结构可以避免此类并发症，开始应用于治疗椎间盘退变或突出引起的疼痛，目前正处在观察阶段。

还有多种经皮切除椎间盘髓核的方法，包括激光毁损、机械切除、热疗等。由于缺乏足够的对照研究，目前无法评价其治疗作用。也有人试图用热疗和注射高渗盐水以使椎间盘髓核固化从而提高脊柱生物力学功能。同样也因为缺乏对照研究而无法评价。

神经根和小关节周围注射糖皮质激素也比较常用，许多脊柱外科专家认为这种方式可以即刻缓解因神经根受压或小关节增生引起的疼痛。不过这些研究混乱而存在缺陷，因为患者入选条件并不严格。尽管如此，仍然有专家坚持认为此种注射可以缓解大部分的急性腰痛和其中一些慢性腰痛。没有证据表明此类治疗可以改变疾病进程，但可以即刻止痛，可以让患者早期活动。

通过注射高渗液体来增强背部韧带的再生疗法，我认为疗效有限。尚没有明确的研究证实其长期疗效。

射频损坏神经后根内侧支治疗小关节疼痛在20世纪70年代颇为流行，在少部分患者身上获得了成功。有明显的小关节退变、关节阻滞效果好而注射激素效果差的患者可以使用此法。大约60%的患者通过在门诊行经皮去神经疗法可获得长期疼痛缓解。只有少部分患者的疼痛单纯来自关节突关节，而大部分患者的疼痛来源复杂。

50.17　盘源性腰痛及其治疗的新观点

活动和神经根受压引起的腰痛可用手术解决。腰痛产生的具体原因有许多重要的新观点。

肌肉和韧带损伤所引起的短暂疼痛，通常保守治疗即可。近来认为异常的脊柱曲线常引起严重的慢性腰痛。伴或不伴旋转的脊柱侧凸均可与疼痛相关。越来越多的人开始意识到，矢状位脊柱曲线异常引起脊柱重心位置改变，前移或是后移，是慢性疼痛的原因之一。这些改变一般与椎间盘退变性疾病有关，有时还合并有椎体滑脱。纠正引起矢状位失衡和侧凸的疾病可以减少韧带紧张度，减少炎症反应和肌肉形变，以缓解疼痛。

越来越多的证据表明，椎间盘退变或突出所导致的炎症反应可以引起腰痛。在神经根、神经节细胞甚至是脊髓神经元内都有炎症反应的产物出现，使痛觉感受器处于致敏状态。正常静止期细胞被各种因子激活，产生疼痛。这种局部炎症反应可以解释为什么纤维环撕裂和尚未压迫神经根的轻微椎间盘突出会引起明显腰痛和严重放射痛。为什么局部注射糖皮质激素对症状缓解这么有效，主要原因之一还是其抗炎反应的作用。这种观念在实验室研究中已经证实，但还需要进一步在人体内确认。已经证实椎间盘损伤会引起炎症反应。现如今，针对椎间盘损伤的唯一治疗，也许就是口服抗生素、减少局部炎症反应、局部注射糖皮质激素，此类技术均可成功减轻症状。

缓解椎间盘源性疼痛的最新研究领域是应用干细胞以及相关细胞技术重建纤维环或髓核。动物模型的实验结果令人鼓舞。目前正在进行的研究手段包括蛋白生长因子、基因转染、使用干细胞或成熟细胞的细胞治疗。组织工程修复可能是另一种可能的重建技术，可修复纤维环撕裂和增强成纤维细胞，纤维环修复后可以阻断周围的炎症反应。但是，这些技术都尚未应用于人体，无从判断其前景。

未来的设想是先注射某种髓核溶解酶，解决椎间盘突出，然后再注射修复重建纤维环或髓核。初步工作已经实施，将来这种设想有可能实现。

目前缺乏数据评价外科生物治疗退变而未突出的椎间盘的疗效。看上去对单纯退变的椎间盘可以采取椎间盘摘除后固定或者椎间盘置换手术，但还没有系统评价。生物学疗法损伤很小，确实吸引大家的注意力。

50.18　个人的治疗实践指南

在发达国家，成年人腰痛十分普遍，大部分急性腰痛会自然痊愈，没有危急症状时并不需要立刻就医。小部分急性椎间盘突出患者，如果疼痛严重或神经功能缺失则需要手术。许多放射性坐骨神经痛可以经糖皮质激素神经根注射或口服激素而缓解，尽早恢复活动和功能恢复对患者有利。小部分患者在 1 ~ 3 个月后仍未恢复，此时，针对性强的手术往往会有较高的成功率。手术的主要适应证是脊柱失稳和神经根受压。椎间盘退变、关节突关节炎、骨骼畸形则另当别论，但手术纠正这 3 种异常有一定价值。大部分患有退变性脊柱疾病的患者都不需要进行融合手术。即使融合，单纯融合就足够了，内固定只用于特殊情况下的使用。腰痛并非融合指征。治疗失败的患者需要再次评估首次手术是否成功、是否合并有并发症、是否有新发的问题。那些有严重社会心理或行为异常的患者则需要相关专业医生深入分析和治疗。麻醉止痛剂对一些患者非常有效，否则这些患者将行动不便。大部分患者经过非麻醉止痛药，限制活动和宣教可以让疼痛得到缓解。还有很多未经证实的治疗方法可用，但重要的一点是要让患者知道并理解所接受的治疗，有的是已被证实的，有的是有治疗价值的，有的是试验性的，有的则已证明是无效的。脊柱疾病有其自然的病程，所谓的保守治疗通常会立刻改善症状，但从疾病的自然史来看并不能维持长期疗效。因急性腰痛而计划手术的患者，如果观察 1 ~ 3 个月后通常都可避免手术。据我个人经验和文献综述，手术之前的任何物理治疗基本没什么价值。最关键的一点，手术能纠正异常的病变，但是只应对明确的病变和症状相一致的患者进行手术。手术治疗诊断不明确的症状，通常会失败。只有针对明确的病变，手术后才能成功地缓解相关的症状。

第51章 一生的经验历程

H. 迈克尔 · 迈尔（H. Michael Mayer）
译：王文军 晏怡果 张文通 王湘江

51.1 当年的脊柱外科世界

1982 年，我在柏林（当时叫西柏林）自由大学马里奥·布鲁克（Mario Brock）教授的神经外科当住院医生，那时脊柱外科的世界看起来很简单。

那时候，神经外科医生做腰椎（微创）椎间盘摘除术、颈椎钥匙孔（有时更像鼠洞）椎间孔切开减压术及前路椎间盘摘除术时，采用的是克洛沃德（Cloward）、史密斯（Smith）及罗宾逊（Robinson）教授所教的自体骨植骨。而对于脊柱肿瘤及转移瘤，则经常选择做全椎板切除术。

矫形外科医生专注于畸形矫正，哈林顿（Harrington）棒及卢克（Luque）技术是当时畸形矫正的标准方式。对于创伤外科医生来说，治疗脊柱骨折和损伤在当时是艰巨的任务。最流行的治疗方式是使用支具、钢丝和连接棒等无法提供复位的保守治疗以及无内固定的脊柱融合术。对于短节段融合而言，2 名欧洲脊柱外科医生刚刚发明了椎弓根钉棒固定系统这一更为合乎逻辑而又"危险"的技术，并正要付诸临床试验。

总体说起来，椎间盘突出症、各种脊髓压迫、骨折和畸形均是脊柱外科手术所涉及的主要领域。然而诊断措施仍然有限，X 线检查、脊髓造影和核素扫描是常规检查方式。脊柱计算机断层扫描（CT）还是新事物，并不用作当时的常规诊断工具。

病例的选择容易，然而诊断却困难且有创意，

回想当年，严格上说我们手术技术不够成熟，治疗效果也不佳。脊柱手术被认为是并发症发生率高、畸形矫正易失败，再手术和疼痛常是必然的一门学科。那些年甚至提出了一种新的综合征："腰椎术后失败综合征"（FBSS）。虽然我们也意识到今天也有患者在脊柱手术后持续疼痛，但我们现在知道 FBSS 中的"综合征"一词是语义错误，因为"综合征"意味着潜在的临床和形态学异常，而不是患者在脊柱手术后的持续症状。反观今日，我们是能够在几乎每个患者中找出具体的疼痛来源的。

对于大多数神经外科和矫形外科的住院医生来说，脊柱外科是一个有着潜在的危险且未知的领域，知之甚少，根本不是个吸引人的亚专业化方向。神经外科医生热衷于开颅手术或动脉瘤钳夹，骨科医生则专注于关节镜下膝关节手术或全髋关节置换术等这些前景看好的前沿领域。

那么我为什么始终对脊柱手术感兴趣呢？

接着讲讲我学到的第一课。

第 1 课：不要总是随波逐流

我在神经外科训练时开始主刀的第 1 个手术是头颅钻孔，在脑损伤的患者颅内插入心室内导管用于测量颅内压。我的第 2 个手术是腰椎间盘切除术。这 2 个手术是 20 世纪 80 年代初住院医生考核的"经典病例"手术。除了些许的操作技术差异之外，我注意到这 2 个"手术类别"之

间的主要区别在疗效和并发症方面，如果手术不好，一个几乎脑死亡的患者没有太多的损失，但患有单纯椎间盘突出症的患者的职业和社会生活将被严重"摧毁"。

当时我并不是很清楚，为什么我们年轻医生被允许进行这种术后可能会对患者的生命产生如此大影响的腰椎间盘切除术，而切除胶质母细胞瘤（不管有无治疗当时患者生存率为不满 9 个月）却被认为是高级的神经外科手术。

我相信在整个欧洲大多数神经外科实施这项政策的原因主要在于：神经外科和椎间盘疾病患者接触的时间短。他们的术前和术后治疗完全掌握在理疗师、矫形外科医生、神经科医生和疼痛专家手中。除非患者出现复发性椎间盘突出症或术后伪脑膜炎，否则我们很少能见到"腰椎手术失败"的患者出现。

然而，我却对椎间盘手术产生了兴趣，从而也思考如何改善椎间盘切除术的常规手术技术。1983 年的早些时候，约翰·A. 麦卡洛克（John A. McCulloch）访问了柏林自由大学的神经外科，向我们展示了一种称为"化学髓核溶解术"的新技术。从木瓜果实获得的被称为"木瓜凝乳蛋白酶"的酶经皮注射到椎间盘可以获得与"开放"椎间盘切除术相同的临床疗效，这令我十分着迷。在那之前，我的整个科研活动都集中在各种实验条件下的颅内压，脑代谢测量和脑内血流量，如缺血、脑脓肿或脑损伤。那时的我对"脊柱"话题非常感兴趣。

我学到了这门技术，但在工作中无法继续开展它。我的研究集中在围手术期的椎间盘内压力容积测试、麻醉影响、临床疗效和并发症如过敏反应。

疗效良好、并发症发生率较低，化学髓核溶解术看似即将成为脊柱外科新一代微创标准技术。

然后我不得不学习了我的第 2 课。

第 2 课：医疗上的成功也可能疗效不佳

为什么这很重要？在 20 世纪 80 年代中期神经外科医生和矫形外科医生考虑问题或多或少是机械性的。椎间盘突出导致神经根受压，如果你切除椎间盘，神经根就被减压了。那时候椎间盘突出的生化异常与神经根痛的联系仍是未知。现在如果将木瓜凝乳蛋白酶注入椎间盘中，则会水解基质黏多糖的复合物并"溶解"髓核。这导致椎间盘内压降低，从而降低神经根的压力。然而于患者以及外科医生来说临床显效，可能需要一些时间，然而作为外科医生不是很有耐心。尽管化学髓核溶解术在临床上取得了良好的疗效，并发症发生率较低，但从未受到应有的普及。此外，它与椎间盘切除术相比，费用报销比例要低得多。

20 世纪 80 年代中期发生了 3 件事，导致了化学髓核溶解术的失败。①有 1 例患者出现误将木瓜凝乳蛋白酶注射入鞘内而导致了截瘫。②有一些病例报道了木瓜凝乳蛋白酶的过敏反应。木瓜凝乳蛋白酶还是"嫩肉剂"或隐形眼镜清洁液的成分，因此在正常人群中有一定的敏感性。③ 1985 年，出现了一种经皮腰椎间盘中心抽吸髓核的新技术。所以，化学髓核溶解术暂时淡出了我的视线，此后我学习到我的第 3 课。

第 3 课：最近的路并不总是最好的路

我意识到神经外科对脊柱手术的治疗范围太小，难有建树。3 年后，我结束了我的神经外科训练，开始在柏林自由大学矫形外科系进行矫形外科训练，以学习脊柱融合技术以及胸椎和腰椎的前路手术。熟练掌握显微外科技术的优点得天独厚，虽然我偶然地进行了一部分神经外科训练，但我深知如果能够进行显微外科手术，那么学习开放手术技术肯定会更容易。我喜欢通过小切口进行髋关节和膝关节手术（我每天都在实践论证，因为当时没有人在做或甚至考虑微创做全髋关节或膝关节置换的手术）。我也能学到所有类型的腰椎前路和腹膜后入路手术，因为从 20 世纪 70 年代中期开始，雷内·路易（René Louis）教授使生物力学稳定的环形融合的理念变得流行起来。我亲身体验到一种称为"CD"的新型后路矫形稳定手术，这是由来自法国的2名外科医生科特雷尔（Cotrel）和迪布塞（Dubousset）教授所发明的。我也学习了用齐尔克（Zielke）系统经胸腔前路矫正侧凸的方法。矫形外科手术很有趣，然而3年后，我就完成了住院医生整个培训课程，不得不做出自己的决定。

在1985—1987年间，奥尼克（Onik）教授的自动化经皮腰椎间盘切除术（APLD）在大西洋的两岸均广受欢迎。然而，事实证明，这种腰椎间盘中心减压的指征显然很窄，大多数椎间盘突出症都不适用此法治疗。

尽管如此，经皮手术技术却令人难以忘怀。我设想着遵循关节镜手术原则的内窥镜手术是否可能成为治疗腰椎间盘突出症的创新方法。我不是第一个有这想法的人。然而由于那时候的矫形外科患者中患有椎间盘疾病者不在多数，同时我的主任是传统的髋关节外科医生也不支持我的想法，因此我决定找个人来支持我的想法。我的前任首席教授马里奥·布鲁克（Mario Brock），由于他在化学髓核溶解术中的经验，也对内窥镜方法治疗椎间盘疾病的想法感兴趣。

正如我所说，这并不只是我自己的想法。美国费城的帕维兹·卡宾（Parviz Kambin）教授于1987年在费城举办第一届关于"关节镜微创椎间盘切除术"的国际研讨会。我参加了这个研讨会，会见了日本的希吉卡塔（Hijikata）教授，他自1973年初就开始进行经皮椎间盘切除术。我也遇到了来自瑞士的施赖伯（Schreiber）教授和末泽（Suezawa）教授，他们在全球进行了第1例的内窥镜下椎间盘切除术。

在1987年的夏天，我在德国进行了第一次内窥镜椎间盘切除术，并且在随后的几年内直到20世纪90年代初一直专注于这个技术。我掌握了使用各种类型的器械在内窥镜监视下进行选择性椎间盘切除术。在体外试验和临床试验中，我学会使用不同的激光技术进行内窥镜椎间盘切除术。我也发现使用激光不会影响内窥镜椎间盘切除术的临床疗效（但是它帮助我完成了我的博士

论文）。我完成了我的神经外科训练，并在一项前瞻性随机对照试验中揭示了经皮内镜椎间盘切除术与显微手术椎间盘切除术（具有相同的指征）疗效相当。我很高兴，但仍然没有真正成为一名脊柱外科医生。因此我不得不再次离开神经外科去到了骨科学习脊柱外科的其余知识。在那里我学到了另一个（第4个）教训：

第4课：不要为了新技术而牺牲手术目的

我对脊柱的小切口手术十分感兴趣。1991年，美国妇科医生奥本恰因（Obenchain）教授提出了腹腔镜下腰骶椎间盘切除术。这或多或少是在往后几年中促进了腹腔镜和胸腔镜下融合手术的发展。长期的学习曲线，技术要求高、并发症发生率高、不融合率高等原因，使得当时腹腔镜下融合术经不起时间的考验。腹腔镜手术的主要问题之一是这种诱人的入路是与螺纹融合器配合使用的。这些融合器作为脊柱融合的单独使用植入物就从未得到证实足够有效，即便它们是通过开放入路手术来放置的。所以事实上，为了新的微创入路而牺牲脊柱融合这个手术目的是腹腔镜技术失败的主要原因。然而，胸腔镜手术却被保留下来成为前路治疗胸腰段脊柱骨折和其他病变的常规手术。

我对我的第一次腹腔镜手术经历感到沮丧，而后将注意力集中在胸椎和腰椎的微创切口前路手术的发展。我再次应用"显微手术思维"来发明了一种新的入路。前路小切口腰椎间融合术被证实可治疗不同疾病，而无需使用单一内植物。它甚至成为现代人工椎间盘置换的首选入路技术。

现代人工椎间盘置换术的时间始于1999年，那时，我又得到了另一个（第5个）重要的教训。

第5课：脊柱外科手术需要由合格的外科医生在合理的时机正确使用技术和植入物

我有幸参加了1984年在"东柏林"的洪堡（Humboldt）大学查利特（Charité）医院首次

进行的 Charité 人工间盘置换术，它由卡琳·布特纳–詹兹（Karin Büttner- Janz）和谢尔纳克（Schellnack）教授这两位"Charité 人工间盘"的发明者进行。那时候，没人会料想到，这项技术居然需要花费近 15 年才传遍全球。这么好的理念花上这么久才被接受是有几个原因的。这种手术的植入材料和设计需要进一步改善。这种前路经腹外科手术，在当时太激进，植入这种新假体治疗退行性椎间盘疾病尚需论证。最后要强调的是，诊断的不确定性使得外科医生推荐激进外科手术的风险非常高。我还能记得当时所有的争议对于我们决定不开展腰椎间盘置换术很重要。然而这个主题却非常吸引人，于是我们决定于 1989 年 11 月 9 日在柏林组织第一届"人工椎间盘"国际研讨会。这是一个历史时刻，倒不是因为这个科学话题，而是因为那个特殊的日子。在 1989 年 11 月 9 日晚的教员晚餐中，柏林墙被推开了，我们当天晚上有机会去勃兰登堡门见证这一历史时刻。我们海外的一位教职员后来感谢我们说，"那是他经历过的最好的社交活动"。

虽然政治时机成熟了，但人工间盘置换却不得不继续等待。

10 年后，我开始对微创前路手术置换新一代人工间盘的想法进行思考。20 世纪 90 年代中期，蒂埃里·马尔内（Thierry Marnay）教授来柏林访问我们，与我们讨论了微创前路植入融合器和人工间盘的方法。当 ProDisc-L 发展到第 2 代时，我学到了我的第 6 课。

第 6 课：人工椎间盘置换

1997 年，我开始升任外科主任医生并担任柏林自由大学矫形外科副主任。我已经成为一名脊柱外科医生，并准备好承担全部责任。幸运的是，我有机会在德国最传统和最知名的矫形外科医院之一——德国慕尼黑哈勒什矫形外科（Orthopädische Klinik MünchenHarlaching）来创立脊柱中心。

我在 1998 年 3 月接手这份新工作，并开始组建脊柱中心。除了各种管理任务外，我在职业生涯中第 1 次有了自主实践新技术的机会。1999 年，我们通过经腹膜外小切口入路手术植入第 1 个人工腰椎间盘。这是一个伟大的时刻，它证实了我的入路技术实际上满足了这种新的内植物的需求。运动和功能保留与微创外科手术入路技术相结合成为保证腰椎间盘置换成功的关键所在。尽管在过去 10 年中，腰椎间盘置换的整体中期疗效与脊柱融合相比可能差不多，但仍有一部分患者的疗效体现了这种新技术组合的前沿性。回顾脊柱融合的结果，我从来没有见过哪个高级别运动员在颈腰椎融合术后恢复了满载荷的运动。现在我却能看到 1 名职业足球运动员，在腰椎间盘置换术后的 1 年中踢完 60 场比赛；1 例患者在人工颈椎椎间盘置换术后 7 个月成为奥运冠军。我也曾看到接受人工腰椎间盘置换的患者跑完马拉松赛。

由于对"保留运动"的积极倡议，我们在 2001 年在慕尼黑举办首届"脊柱关节置换术"国际科学会议。慕尼黑是诞生地，是在这次会议期间成立的脊柱关节成形术协会（SAS）的摇篮。

随后几年脊椎关节置换术的发展越来越好，SAS 年会已经成为运动保护科技学潮的亮点，也成为其背后快速发展的医疗材料工业的交流论坛。

2001 年，我们做梦都没想到，人工间盘置换术只是脊柱手术新时代的开始。用重建技术替代融合手术的兴起引发了其他如动态椎弓根螺钉固定、棘突间弹性撑开器、棘突间固定系统等。

然后是第 7 课。

第 7 课：我们不能战胜自然

如果我们对各种治疗退变性下腰痛的疗效进行研究，我们将意识到所谓的长期疗效处在 60% ~ 80%，对于消极拖延和各种积极性治疗来说都是如此。而且这也是合乎逻辑的。因为脊柱的退行性变是一种自限性疾病，其症状在大多数患者身上都是暂时的。既然如此，你对这个"自然进程"加上或多或少的过激治疗，其 "最终结果"就一定会比"无干预"的进程更好吗？

这引出了我第8课所要说的。

第8课：退变性脊柱疾病的手术治疗只能调节其自然进程

在这个意义上，腰椎间盘切除术的疗效只能用"经典"评价。众所周知，从文献和随机对照试验（RCT）中来看，腰椎间盘切除术（开放、微创或镜下）的中长期疗效与非手术患者几乎相同。4年后两者疗效更趋于相同。然而，这是否可以告诉1例患有由于腰椎间盘突出症或有神经功能受损引发的严重根性疼痛的患者等待4年来盼来这个"最终疗效"？

当然不！即使椎间盘切除术的疗效与保守治疗相同，即使手术风险高于等待的风险，我们也可以通过减压受累的神经根取得更快的疗效。

随着2003年X-Stop的首次临床应用，学术界提出了使用棘突间撑开器和过伸阻抑器植入达到中央管和侧隐窝间接减压的概念。在过去几年里，这一概念已进一步发展，现在大量棘突间内植物目前正在进行临床研究或已经在日常使用中用于治疗腰椎管狭窄和/或下腰痛。它们既没有明显的稳定作用也没有促进脊柱融合，这意味着这些植入物有可能只是具有暂时的临床疗效。

于是我学到了第9个经验。

第9课：具有临时疗效的脊柱植入物可能被外科医生和患者所接受

几年以来我每天都有这样的经历，患者想要快速可靠地缓解疼痛。治疗的创伤越小，可接受程度越高。然而，我们或患者对治疗如何选择呢？举个例子，如经皮植入棘突间撑开器来治疗动态腰椎管狭窄。大多数患者认为这种12min的侵袭性更小相对保守手术比微创椎间盘手术效果好。尽管预期只是临时缓解症状，但是患者似乎更能接受这种治疗，而且在复发需要再次手术时不会

因为没有了备选方案而受到困扰。

51.2 现在的脊柱外科世界

最后一课是第10课。

第10课：2014年的脊柱世界更加丰富多彩

我在"脊柱生涯"中学到第1课时，脊柱手术的世界是黑白的。对于特定的疾病，只有一两个治疗方案。今天我们面临着多种保守和手术的变化，这使得脊柱外科医生的职业生涯机遇与挑战并存。在不同的方案中做出选择对我们来说是容易的，但为每个病例确定哪种治疗方案是最好的却是比较困难的。但这也是脊柱手术如此具有挑战，以及未来我们将在科研和临床上持续前行的原因。

千里马常有，而伯乐不常有，创新的灵光也是如此。全球大多数脊柱医技企业还没有意识到，创新和进步一直是患者与外科医生在推动而非工程师。这也导致了过去15年这些企业开发及推广了许多不必要和无意义的植入系统和治疗理念。另一方面，这种做法结果招致了甲方、保险公司和医疗服务公司对新产品的警惕和抵触。在这些主要公司对当前市场的主导和过度管制下，西方世界脊柱手术的创新性出现了减弱。

然而，这为一些不趋附潮流的国家和公司开辟了新的机会。我们应该永远记住，矫形手术中的所有重大步骤的开始都是突破传统，摈弃条框，不惜代价，不甘受缚，大胆创新，不屈不挠。

最后，我要感谢我伟大的老师和同事们，是他们点燃了脊柱手术希望之火，并一路帮助我学习和成长。

第52章 35年从业经验

爱德华·C. 本泽尔（Edward C. Benzel）

肯恩·乌戈基（Kene Ugokwe）

尼娜·Z. 摩尔（Nina Z. Moore）

译：黄东生 黄君君 王湘江 宁 栩 邹佳伟

52.1 前言

脊柱外科医生掌握脊柱外科的艺术和科学需要长期奋斗，在脊柱外科医生的职业生涯中有部分培训并不一定是正规性的，但这仍塑造了他们的实践和学术能力。虽然对生物力学和手术原理的深刻理解是极其重要的，但从临床上获得的经验教训也同样宝贵，两者结合称为"智慧"。经验的获得不仅来自手术当中，还应包括整个围手术期。外科医生往往会陷入自我的"手术艺术"当中，却忽略了相关的非手术因素。患者自身的选择意见、手术的社会因素和决策过程都是"手术艺术"的重要组成部分。社会因素方面的考虑包括患者的期望值和感受，以及与患者、患者家属不可或缺的持续的沟通。本章节通过年轻学者的理解，主要讲述资深学者关于外科艺术和科学的相关反思。

52.2 术前阶段

诊治的成败往往在门诊就已经注定了。

手术患者的选择是具有挑战性的。对腰椎退变性疾病患者，可简单分为以下3类：无手术适应证、相对手术适应证、绝对手术适应证。无手术适应证者往往有着尚未找出原因的慢性疼痛症状，这些患者有着很多的疼痛感（包括多种不相关的躯体疼痛），而这些疼痛感并不是由某个特定的皮区引起的，而是非典型的，例如烧灼痛。在腰椎退变性疾病诊治中，一个严重错误是将慢性疼痛诊治为急性疼痛。这些患者往往精神萎靡，睡眠质量差。不幸的是，这些患者的影像学方面却有着"病理性"改变，正是这些"病理性"改变，误导外科医生采取手术方式进行治疗，手术预后必然是不佳的。这里的底线是需要建立一个慢性疼痛综合征诊断的门槛，并相应地治疗患者——通常是不需要手术干预的患者。

需要手术的患者可通过一个简单的问题分为相对手术适应证者及绝对手术适应证者两类。如果该外科医生自己是患者，那他/她会将自己归类为哪种？如果该外科医生诚实地回答了这个问题，那么接下去的诊治就简单了。8年前的全国脊柱会议上，与会人员被问及在会上展示的手术病例是否明确是需要手术干预时，80%的与会人员回答是确定的。然后，当被问及如果自己是该患者时，只有20%的与会人员仍明确表示需要手术干预。这个回答让脊柱外科陷入反思。如果外科医生不愿对自己采用手术治疗，却建议患者进行手术治疗，那么应该向该外科医生提问其特异性手术指征和动机是什么。当然，对于有明确手术指征的患者，就更容易选择了。无论采取何种诊疗方案，脊柱外科医生都需要充分考虑到该方案在诊治疾病的同时所带来的经济负担，在给患者提供建议时，就像是自己在支付这笔费用一样。

52.2.1　非手术治疗措施

大多数患者在考虑手术治疗之前都应该采取积极的非手术方案进行治疗。手术治疗应该作为最后的治疗方案进行抉择。势在必行的是，外科医生需要认识到，也应该乐于制定相关的非手术临床模式。采取这种模式不是意味着外科医生的失败，而应作为正确判断的标志。目前，通过经验丰富、有能力胜任的物理治疗师进行物理治疗是一个未充分利用的方式。其他可考虑的非手术治疗方法有硬膜外类固醇注射、牵引、非麻醉用药包括肌松药和非甾体类抗炎药等。一份适当的运动计划应该包括核心力量训练和柔韧性训练，还应包括减肥、戒烟及有氧运动。脊柱外科医生应该敏锐地意识到患者的需求和会诊医生提供的对患者有价值的信息。外科医生和治疗师之间良好的沟通是至关重要的。术前膜稳定剂（如加巴喷丁或普瑞巴林）也可用于部分患者（如神经性跛行或神经病理性疼痛的患者）。最后，对于脊柱手术的短期或长期并发症，都不能掉以轻心。记住，"外科医生困难的不是经常做手术，而是不去做不该做的手术"。最好的手术医生是可以严格地掌握手术指征，并且已被证明是遵从医学规律的。戒烟、减肥和积极参与物理治疗等都可以用来评估患者的依从性，依从性差的患者，无论其治疗方案如何，预后均不会良好。患者和外科医生必须共同努力，以达到最佳的治疗结果。

52.2.2　沟通

外科医生不能低估患者和家属自身对于疾病认知的重要性。手术成功与否的评定不仅要看患者身体机能的恢复情况，还要看患者本身对预后的理解程度。患者和家属必定会提出基于现实的期望，在充分了解手术相关的潜在风险和并发症后，可帮助他们在术前做出明智的决定。如果手术并发症发生了，那些术前经过充分沟通的患者和家属将更容易理解，并与外科医生合作来克服遇到的困难。此外，建立一个健康和真实的医患关系是至关重要的。医生对患者疾病富有同情心的表情和热情接待、用心倾听有利于采集更为准确的病史，也可以进一步巩固良好的医患关系。外科医生将各项利益关系讲述给患者是十分重要的，这有助于患者做出最好的治疗选择，也可以帮助外科医生调节自己的临床偏倚和避免不恰当的判断。当上述各方面在临床决策过程中都得到适当考虑时，最佳的诊治方案就可以容易实现。

52.3　手术阶段

从手术的角度来看，"越多越好"的观念并不总是正确的。有时简单的反而是最好的。复杂的手术方式并不能确保降低手术翻修率。有时做得少点并不意味着软弱、低效或不称职，而是成熟的标志。成熟的外科医生应该是根据不同情况做出最适当决策的医生。

52.3.1　手术团队

外科医生要作为团体成员和团队领导人一样进行工作。团队协作的重要性已无需被过分强调，无论是在手术室的内外，团队协作都是至关重要的。它给所有的手术相关人员提供了沟通渠道。作为团队的领导者，外科医生必须及时、准确地向麻醉和护理团队传达预期的、需关注的和整体的手术策略。不管情况如何，外科医生必须保持镇静。信息的沟通应该在一个不具威胁性和没有冲突的情况下进行。所有团队成员都视外科医生为领导者。缺乏沉着会给团队的其他成员带来强烈的负面信息，可能会导致恐慌和削弱团队的努力。在外科治疗中与患者家属的沟通也是很重要的。手术当中及时向家属更新手术信息可以减轻家属压力和巩固医患关系。

52.3.2　术中意外情况

根据术前影像学和临床信息，术中发生意外情况并不少见。外科医生在这种情况下需要有创造力和即兴发挥，从而显示他们有能力可以应对不利和意想不到的情况。手术抉择当中不仅需要考虑现在在做什么，还要考虑将来可能会发生什么。例如，融合额外的节段可能对现在的治疗效果是满意的，但也需要考虑到远期后果。这种远期负面影响应该可以被术中对扩大手术慎重考虑而预防，症状得到长期缓解原则应该引导手术决策的制定，而不是仅为了短期的缓解。外科医生应该更多地考虑到手术潜在的风险，每一次操作都应避免产生相同或更严重的后果。外科医生必须充分意识到手术会对患者的脊柱椎体序列和脊柱平衡性产生影响。适当的腰椎前凸有助于避免邻近节段病变，只有在考虑到相邻节段的影响后，才应进行融合。外科医生应该避免过度的或"预防性的"手术，做每一个手术的意图都应得到患者的同意。医生应该无论在术前、术中、术后都要充分考虑到患者的意愿、文化和宗教信仰。外科医生的期望应始终与患者的期望相一致。

52.3.3　术中并发症

如果发生术中并发症，最好应及时通知患者和他们的家属，不管它看起来多么微不足道。并发症包括了术前未考虑到的后果，这样的后果应该及时得到解决。在这些情况下，诚实、直率、思想和行动的透明性是最关键的品德。在手术用时过多或失血过多的情况下，分期手术往往是明智的。分期手术主要取决于外科医生的决定，但与团队的其他成员（如麻醉师）也应充分的沟通。赞成和反对的观点都必须仔细地进行考虑。每一次手术后，外科医生都要对手术组的其他成员表示感激。一个简单的举止，如"谢谢你"或"大家干得好"，都会让整个团队长期的合作愉快。这会使团队成员心存感激，也使大家期待下一次的合作。

52.4　术后阶段

患者和他们的家属在手术后都期待着见到手术医生。他们有着各种问题和担心，充满着焦虑。成功的手术与术后制定的治疗方案息息相关，良好的术后治疗方案的沟通和制定是必不可少的。伤口护理管理、疼痛控制、物理治疗计划、持续地减肥、戒烟都应该是计划的一部分。与患者建立和维持一个持续的沟通是至关重要的，尤其是手术未取得理想的效果或患者处于临终状态时，要避免引起患者的愤怒，或让他们感到被抛弃。外科医生必须诚实地回答患者的提问，提供客观的指导，使患者做出最佳的决定。这种简单的行为可给患者和家属提供舒心和安全感。正如拉比·库什纳（Rabbi Kushner）曾经说过的："关心他人，感同身受，提供建议，带来快乐。善待他人就是善待自己的一种方式。"他强调了晚期患者的 2 个主要恐惧：疼痛和被抛弃感。这些可以通过适当的疼痛治疗和进一步的沟通来改善。这种沟通普遍会让患者感到感激，同样地会让外科医生也感觉良好。记住库什纳（Kushner）的话："善待他人是善待自己的一种方式。"对于未取得理想预后的患者，外科医生应给予更多的关注，重新评估他们的病情是非常重要的。我们必须考虑到患者术后症状没有得到明显的改善，是否可能因为诊断与手术所见不一致。慢性疼痛综合征的继续存在可能是腰椎手术失败的最常见原因。比如脊柱外科医生手术治疗腰椎滑脱症，但患者的主诉是持续腰背部疼痛，其手术预后效果往往不佳。在这种情况下，手术不是治疗的最好选择，本质上手术治疗是注定要失败的。

总结

本章节主要讲述了脊柱外科工作中的经验教训，不仅适用于脊柱外科医生，对其他外科医生同样重要。抛开本章内容来说，无论脊柱外科医生还是内科医生，我们都必须记住，首先我们要做到"不伤害到患者"，其次要做到"己所不欲勿施于人"。诚实对待患者，正确诊治患者是最为重要的。罗伯特·格罗斯曼（Robert Grossman）有 5 条重要原则，是我们脊柱外科医生需要铭记在心的：

（1）没有简单的脊柱神经外科手术，脊柱神经外科与骨科脊柱是相同的。

（2）与其纠正错误，不如不犯错误。

（3）与其到时花费时间来治疗并发症，不如事先花费时间来研究如何减少并发症的发生。

（4）患者的康复是至高无上的。因此，外科医生在手术中遇到困难时，应该毫不犹豫地请求会诊或帮助。

（5）外科医生要像对待自己家人一样治疗患者。

第 53 章　腰椎脊柱内镜手术和椎间盘内治疗的发展史

永安（Yong Ahn）

崔成国（Gun Choi）

李尚浩（Sang-Ho Lee）

译：黄东生　张良明　齐霁霖　汪向东

53.1　前言

　　在脊柱外科领域，尽可能地保留正常的生理组织已经成为脊柱手术的一个重要关注点。最新发展的脊柱手术的主要目的是实现神经减压和脊柱运动节段固定，同时又不损伤正常组织和影响手术中远期疗效。为了实现这个目的，人们研发了许多微创外科技术来减少手术带来的创伤，其中脊柱内镜手术是微创手术取得辉煌发展、令人鼓舞的标志。随着技术和经验进步，脊柱传统开放手术已经逐步发展到经皮脊柱内镜手术，并具有以下优势：出血少，手术时间短，康复快，返回工作岗位快。然而，传统手术因为疗效好，现仍被认为是"金标准"手术。现在，微创经皮脊柱内镜手术范围已经从简单的椎间盘手术，发展到脊柱矫形手术。本章节主要总结经皮脊柱内镜应用于腰椎间盘手术的发展史。

53.2　经皮椎间盘切除术的时代（图 53.1）

　　1973 年，经皮后外侧椎间盘切除术的概念被开始引入。帕维斯·卡宾（Parvis Kambin）等介绍了在非可视下后外侧入路，采用经皮克雷奇（Craige）套管行椎间盘切除术，实现椎管间接减压。1975 年，希基卡塔（Hijikata）首先报道

非可视下后外侧经皮椎间盘切除术。1983 年，威廉·弗里德曼（William Friedman）等介绍了经皮外侧入路髓核摘除术，但同时报道了该手术有很高的肠道损伤发生率。1985 年，奥尼克（Onik）报道了动力刨刀装置，然后，奥尼克（Onik）和马罗恩（Maroon）报道了使用该装置的行自动经皮椎间盘切除术的疗效。

53.3　内镜下椎间盘切除术的时代（包容型椎间盘突出）（图 53.2）

　　在经皮椎间盘切除术后，直接可视的椎间盘镜被引入到经皮椎间盘切除技术。豪斯曼（Hausmann）和弗斯特（Forst）报道了髓核镜用于观察椎间盘间隙。施赖伯（Schreiber）和末泽（Suezawa）首先报道了经椎间盘镜髓核摘除技术。在这个研究中，一些患者在可视的椎间盘镜下被直接摘除髓核。1988 年，坎宾（Kambin）第一个提出了椎间盘镜观察髓核突出的观点，并强调了硬膜外可视化的重要性。1989 年，施赖伯（Schreiber）经双口入路椎间盘镜下注射靛蓝染料到椎间盘，以区分不正常的髓核组织和纤维环裂隙。

　　1990 年，坎宾（Kambin）报道了安全三角或称三角形工作区，其外侧是出口神经根，下边是下位椎体上关节突和终板，内侧边是神经行走

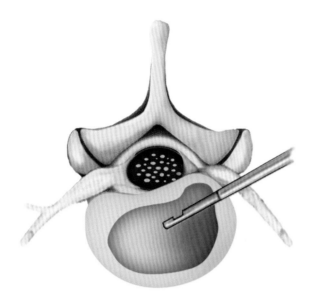

图 53.1　后外侧经皮椎间盘切除术

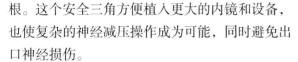

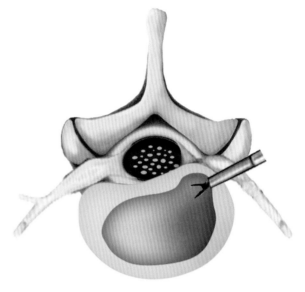

图 53.2　经椎间孔入路内镜下椎间盘切除术治疗包容型椎间盘突出

根。这个安全三角方便植入更大的内镜和设备，也使复杂的神经减压操作成为可能，同时避免出口神经损伤。

迈尔（Mayer）和布罗克（Brock）报道了经皮脊柱内镜椎间盘切除术（PELD），该设备为带角度内镜，可以观察纤维环裂隙背部的视野。这和施赖伯（Schreiber）的入路类似。在内镜监控下，他们使用硬质或者可变形的钳和自动剃刀系统摘除突出的髓核组织。此后，PELD 成为内镜下腰椎髓核摘除术的代名词。

入路被开发出来，手术适应证也从包容型椎间盘突出，发展到非包容型椎间盘突出。

1996 年，坎宾（Kambin）和周（Zhou）报道了内镜下减压技术治疗侧隐窝狭窄症。他们使用钳、环锯和带角度（0° 和 30°）的内镜，去除骨赘，行侧隐窝减压，松解神经根。巨大中央型 L5/S1 突出、脱出型突出和游离型突出的患者，则被认为需要进行开放手术治疗。

53.4　内镜下椎间盘切除术的时代（非包容型椎间盘突出）（图 53.3）

马修斯（Mathews）（1996）和迪茨沃斯（Ditsworth）（1998）开创了真正的经椎间孔入路的时代。迪茨沃斯（Ditsworth）报道了完全经椎间孔入路植入工作通道到椎管内，直接摘除游离碎片和行神经根和硬膜囊的减压。从此，一个有别于部分椎间孔进入间盘入路，即完全椎间孔

53.5　内镜下选择性椎间盘切除术的时代（非包容型椎间盘突出）（图 53.4）

经皮脊柱内镜手术的概念已经从间盘内间接减压，发展到直接硬膜囊或者选择性神经减压。工作空间也从中央的髓核区到纤维环周围，最后到硬膜外间隙。进入 21 世纪，越来越多的先进内镜技术被开发出来。坎宾（Kambin）和杨（Yeung）各自定义了选择性内镜下髓核摘除术。杨（Yeung）介绍了杨氏脊柱内镜系统（Yeung Endoscopic Spine System）(YESS)，该系统采用

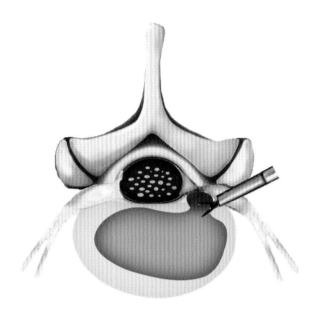

图 53.3　经椎间孔入路内镜下椎间盘切除术治疗非包容型椎间盘突出

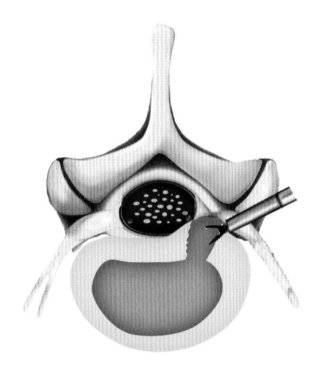

图 53.4　经椎间孔入路内镜下选择性椎间盘切除术

多通道广角内镜。他介绍了内镜下选择性椎间盘切除术治疗脱出型椎间盘突出症，也介绍了 L5/S1 节段椎间孔切开成形技术。2003 年，随着 YESS 技术的开展，杨（Yeung）发明了更多的现代化椎间孔内镜系统，这些设备都是围绕椎间盘

内和硬膜外入路设计的。他们还介绍了术中椎间盘造影术、椎间盘热凝成形术、纤维环成形术以及使用磨钻、环锯和使用激光进行环形切除行椎间孔成形术。另外一些学者介绍了脊柱内镜技术治疗各种情况的椎间盘突出，如复发型、L5/S1 突出、游离型和向上的间盘突出。安（Ahn）和李（Lee）介绍了脊柱内镜手术治疗复发型和向上突出型椎间盘突出症。因为解剖的特殊性，有时标准的后外侧入路难以到达硬膜外间隙。鲁顿（Reutten）等通过极外侧入路解决了硬膜外间隙视野差的问题。他们指出常规后外侧经椎间孔入路难以到达硬膜外间隙，而极外侧经椎间孔入路能轻松进入椎管，到达硬膜外间隙。同时，舒伯特（Schubert）和霍格兰（Hoogland）则采用另一种方法解决这个问题，即使用环钻行椎间孔成形术，这项技术切除了部分上关节突，更容易到达硬膜外游离脱出的椎间盘碎片。崔（Choi）和李（Lee）介绍了经椎板间隙入路到达 L5/S1 节段或者从 L4 游离到 L5 节段的突出。李（Lee）等提出游离型间盘突出的分型系统，并报道了根据此分区系统的手术临床疗效。

　　2006 年，李（Lee）等根据椎间盘突出的大小和位置，分析了内镜下髓核摘除术的局限性，指出严重椎管狭窄或者高度游离的间盘突出需要开放手术治疗。李（Lee）等还介绍了经皮脊柱内镜下纤维环外韧带下突出切除术。他们强调了突出切除术是切除整个"冰山"，而不是"冰山"的尖部。防止间盘突出复发，或者不完全摘除是微创内镜手术的主要关注点之一。

53.6　内镜下椎间孔减压的时代（图 53.5）

　　虽然有很多的椎间孔成形的方法，但大部分方法并不是真正用来做椎间孔减压，而是一种为了到达椎管内病变的方法。因此，真正的内镜下椎间孔减压开始于 20 世纪 90 年代末期。奈特

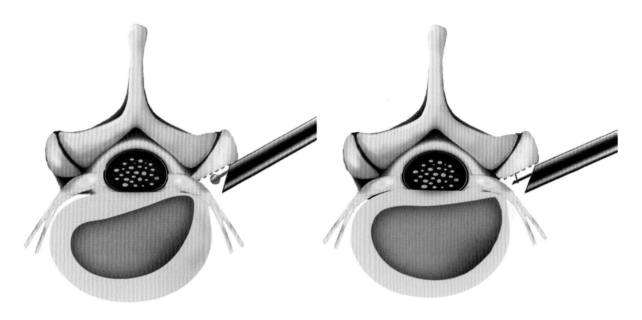

图 53.5　经皮内镜下椎间孔切开术

（Knight）等介绍了内镜下用激光行椎间孔成形治疗椎间孔狭窄症。他们在内镜监视下通过侧激光消融软组织扩大椎间孔，包括去除椎间孔韧带和增生骨赘。安（Ahn）等介绍了一种使用磨钻和激光的经皮内镜下腰椎椎间孔切开术。舒伯特（Schubert）和霍格兰（Hoogland）也报道了使用骨磨钻行椎间孔成形技术，主要应用于游离型间盘突出。然而，此前的技术在椎间孔减压上，都是有缺陷的。激光仅对椎间孔内软组织或者脆的骨赘有效，对严重的骨性椎间孔狭窄疗效不佳。缺乏内镜监视下的骨磨钻有天然的缺陷，如无法控制骨出血和避免神经损伤。现在，很多学者报道了先进的内镜下椎间孔减压技术，这些技术可以用于严重的椎间孔狭窄症减压。内镜下使用磨钻和钳，令全范围的椎间孔减压更安全和有效。

53.7　内镜下治疗椎间盘源性腰痛的时代（图 53.6）

　　既往大部分经皮脊柱内镜技术主要用于治疗由于神经根压迫引起的腰椎神经根病。一些先驱尝试使用经皮脊柱内镜治疗椎间盘源性腰痛。2004 年，经皮内镜下选择性椎间盘切除和双极射频热消融纤维环成形技术被用于阻断纤维环缺陷引起的痛觉过敏，该技术被用于治疗慢性椎间盘源性腰痛患者。这个研究纳入了113 例患者，但是，研究结果显示临床疗效甚微。2010 年，安（Ahn）和李（Lee）报道了经皮脊柱内镜下椎间盘切除 + 纤维环热成形术 (Percutaneous Endoscopic Lumbar Diskectomy and Thermal Annuloplasty, PELDTA) 治疗椎间盘源性腰痛的预期疗效显著，83.5% 的患者显示症状改善，成功率为 70.9%。他们认为 PELDTA 是治疗慢性椎间盘源性腰痛的有效方法之一。李（Lee）和康（Kang）使用激光辅助的脊柱内镜下椎间盘内减压 (Laser-Assisted Spinal Endoscopy, LASE) 治疗腰痛，该减压措施包括汽化和回缩后部及中央部的髓核组织。他们在内镜下使用 LASE 技术直接对引起疼痛的炎性组织(包含新生血管和神经)凝固治疗了 30 例严格筛选的椎间盘源性腰痛患者，显示出良好的疗效。尽管该技术在理论上的前景诱人，但其临床应用仍然有待研究。为了取得可靠的临床疗效，未来还需要在患者适应证选择和手术技术的标准化方面做更多研究。

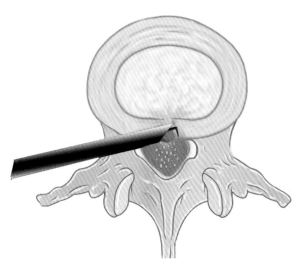

图 53.6　经皮内镜下腰椎纤维环成形术治疗盘源性腰痛

53.8　激光椎间盘切除术和射频消融术的时代

对脊柱外科医生来说，使用激光来进行微创或者经皮腰椎手术，是非常吸引人的，因为它可以通过一个很小的纤维把高能量输送到局部的一个点。激光可以分成 3 种类型：光化学作用激光，光热作用激光，光机械和光电离作用激光。目前，经皮激光椎间盘减压 (Percutaneous Laser Disk Decompression, PLDD) 被报道的有效激光包括在近红外区域激光（Nd: YAG 激光，Ho: YAG 激光，二极管激光）和绿色可见激光（二倍频率的 Nd: YAG 激光，也称 KTP 激光）。所有临床试验使用的 PLDD 技术都是类似的。该手术是在皮肤和肌肉局部麻醉下进行的。在透视定位目标椎间盘后，从中线外 10cm 处，把中空的穿刺针穿刺到椎间盘中心，然后，直径 0.4mm 激光纤维顺穿刺针进入髓核的中心。激光的能量就被输送到髓核中，通过汽化髓核组织降低椎间盘内压力。

20 世纪 80 年代后期，阿舍尔（Ascher）和乔伊（Choy）开发了经皮激光椎间盘切除技术。

阿舍尔（Ascher）首先把激光应用到椎间盘手术，他使用的是钕，钇铝石榴石激光（Nd: YAG 激光）。在透视引导下，把 18 号穿刺针植入椎间隙，然后，400nm 激光纤维沿穿刺针进入椎间隙。大概 1200J 短距离作用的激光被输送进去消融并汽化小部分间盘内组织，同时避免邻近组织的热损伤。术后，一小块敷料覆盖伤口后，患者就可以出院。1990 年，戴维斯（Davis）使用 532nm 的磷酸氧钛钾（KTP）激光对 40 例患者行椎间盘切除术，有 85% 的成功率。1992 年，乔伊（Choy）等介绍了一种新的 PLDD 技术。他们治疗了 333 例患者，手术疗效优良率为 78.4%。随后，迈尔（Mayer）和布罗克（Brock）提议把激光和内镜技术结合起来，从而能够监视术中椎间盘组织去除的量。

1993 年，有研究比较 Ho: YAG 激光和保守治疗的疗效。虽然这 2 种治疗方法的并发症没有区别，但他们的研究结果显示激光椎间盘切除术可以有效缓解某些患者的症状。1994 年，有研究比较 Nd: YAG 和 Ho: YAG 激光的区别。他们研究显示 Ho: YAG 激光在组织消融效率和纤维—光输送方便性上是最好的激光。1995 年，卡斯珀（Casper）等报道了用侧 Ho: YAG 激光治疗后，1 年随访成功率是 84%。1998 年，奈特（Knight）等内镜下使用侧孔 Ho: YAG 激光治疗慢性腰痛和坐骨神经痛。然后，1999 年黑林格（Hellinger）开始使用 Nd: YAG 激光阿舍尔（Ascher）技术行激光消融术。在 13 年里，他治疗了超过 2500 例患者，成功率大约为 80%。2000 年，杨（Yeung）报道了他利用 KTP 激光治疗超过 1000 例腰椎间盘突出患者的经验，成功率为 84%。现在，激光可以作为一个补充，用于骨和软组织的消融，还可以用来做纤维环热成形，治疗椎间盘源性腰痛。

射频消融

随着技术进步，高频率的射频消融已经在脊柱手术上得到多方面应用。为了仔细分离和凝固组织，具备术中保持低温工作的高频射频技

术已经被开发出来。为了靶向应用和精准消融组织，人们还开发了触发式—弹性的双极系统（Elliquence, New York, USA），该系统可和其他脊柱内镜手术系统兼容使用。

考虑费用、安全性和便利性等，射频消融被认为是一个有潜力的激光替代者。2004年，邹（Tsou）等报道了使用低温射频消融技术治疗113例连续患者的随访结果。这些患者完成最低2年的术后随访，该研究没有中止的手术，意外出血，器械相关的并发症，神经损伤，或者骨性的不稳定。现在，由于可以在高频工作同时保持低温消融组织的特性，射频消融技术在控制出血和凝固回缩组织方面非常有效，已经成为脊柱内镜手术系统的一部分。

53.9　随机对照临床试验

纵观整个经皮脊柱内镜腰椎手术发展史，目前只有4个随机对照临床试验比较经皮脊柱内镜手术和传统开发椎间盘切除术的疗效。1993年，迈尔（Mayer）和布罗克（Brock）首先报道了一个随机对照临床试验比较经皮内镜椎间盘切除术和显微椎间盘切除术治疗包容型椎间盘突出的疗效。对于包容型和小的韧带下间盘突出类型，他们研究的结果显示经皮内镜椎间盘切除术是可选择的术式之一。赫尔曼丁（Hermantin）等研究显示内镜下手术和开放椎间盘切除术的手术成功率是一样的，然而，内镜手术组患者术后活动能力恢复或者麻醉药使用时间显著缩短。霍格兰（Hoogland）等开展了一个纳入280例椎间盘突出患者的前瞻性随机对照临床试验，比较单独内镜手术和内镜椎间盘切除术＋间盘内注射低剂量(1000U)木瓜蛋白酶的疗效。吕滕（Ruetten）等在4.2mm工作通道下行全内镜下经椎间孔入路椎间盘切除术，他们研究的结果显示内镜手术的疗效和传统开发手术的疗效是相近的。然而，现在关于内镜下经椎间孔入路椎间盘切除术疗效的

循证医学证据等级是很低的，主要原因是大部分研究存在许多设计缺陷，如随机方法不当和临床疗效评价的高度偏倚。目前，在该领域只发现一个高质量随机对照临床试验。因此，未来还需要大样本高质量随机临床试验来确证内镜下椎间盘切除术的临床疗效。

53.10　未来愿景

在技术上，经皮脊柱内镜腰椎手术取得了极大的进步，包括手术入路、光学设计和手术器械等。因为技术的进步，经皮内镜手术的适应证也发生了变化。早期，经皮内镜手术的适应证主要是软性的椎间盘突出，任何椎间盘突出伴随椎管狭窄都认为是手术的禁忌证和预后不良的指征。然而，现在内镜手术适应证已经扩展到退行性腰椎管狭窄症。经皮脊柱内镜手术治疗各种腰椎管狭窄症，甚至脊柱畸形矫正都可能实现。另外，内镜技术还可与多种微创脊柱技术结合，如保留运动节段技术、再生医学或者生物技术等，治疗脊柱创伤和退行性疾病。

第 54 章　病例登记注册系统在脊柱手术中的重要性

埃敏 · 阿加耶夫（Emin Aghayev）

克里斯托夫 · 罗德（Christoph Röder）

赫尔顿 · L . A . 德诺（Helton L.A. Defino）

卡洛斯 · F. 赫雷（Carlos F. Herrero）

马克斯 · 埃比（Max Aebi）

译: 黄东生　李亚杰　王淑英　王湘江

54.1　患者资料采集的重要性

患者资料采集主要是医生在以患者对医生信任的前提下，收集患者与疾病相关的生理和心理等多方面资料的临床诊疗活动。而在医疗领域，只有少数的医生对所做的治疗和这些治疗结果做出系统的总结评估。比较典型的案例就是一位名叫佛罗伦萨·南丁格尔（Florence Nightingale）的护士，她在 1854 年的克里米亚战争中运用了统计学方法来分析英国军队人员的死亡情况。另外一个名叫欧内斯特·科德曼（Ernest Codman）的美国医生，被认为是当今病例登记注册系统分析的鼻祖，他在 20 世纪初因他的"最终评估系统"而闻名，这个系统提出每例患者都需要通过随访来评估最终的治疗效果和相应并发症。最终，莫里斯·穆勒（Maurice E. Müller）（AO/ASIF 的创始人）在 1963 年描述了一个关于多发创伤病例登记注册系统的概念，以收集的大数据库来评估医生手术的效果、患者的临床疗效以及对植入物去向的监督。

54.2　质量控制和疗效研究

54.2.1　医疗保健质量的定义

如果不从专业角度去分析质量这一术语的概念，可能看起来是比较简单一些。然而，在柏拉图发明这一术语的 2000 多年之后，关于这个词的概念仍然存在着很大的争议。美国质量协会(ASQ) 的质量定义是"一个主观的术语，每个人或每个部门都有自己的定义"。如果以客户为基础的，质量可以被认为是"达到或超过客户的满意度"。质量是一个多维的概念，每个类别的维度都是特别的。美国医疗保健和质量研究机构定义效果为"做正确的事，在正确的时间、朝着正确的方向、对适合的人、得到最好的结果"。

卫生保健的质量评估包含 4 个内容：
- 保健条件 (诸如人员或设备之类的资源)。
- 适应证 (为不同的疾病及其不同阶段做出正确的治疗决定)。
- 过程 (治疗干预、开处方、与患者互动)。
- 结果 (医疗保健的最终结果，如死亡率和患者满意度)。

用于获得患者意见的措施可分为 3 类：
- 预估。
- 评价。
- 报告。

文辛（Wensing）和埃尔温（Elwyn）定义"预估"为预计患者对于他所接受的卫生保健措施的看法。"评价"是观察患者对自己的实际的医疗护理和结果的"反应"(例如患者在候诊室花了多长时间)。衡量标准的选择取决于被评价的方面和评价的目的 (教育、认证、合格、质量控制或质量改进)。衡量过程和结果的最广泛的方法之一是评价患者满意度。结果满意度也是评价程度最有效性的标准之一。当它与健康结果有关时，测量过程是有效的(例如死亡率、患者满意度等)。因此，对治疗满意度问题的回答，通常用于治疗效果研究，也可以看作是质量控制和内部改进中的结果措施。

54.2.2　结果研究和质量控制的叠加

在所有的医学学科中，质量控制是一个重要的概念，但是在许多情况下，严谨而有意义的实施和应用方法还仍然缺乏。在医疗环境中，越来越强调以循证医学为基础的治疗方法，这导致了 20 世纪的研究的数量和质量的相应增加，诸如评估外科手术和非手术治疗的效果。这些研究通常是在大学附属医院和专科诊所里进行的，这些医院和专科诊所都有专职研究人员，或者与学术研究机构有密切的合作。而治疗提供者 (医院和诊所) 通常认为这些研究无法产生经济效益，进行这样的研究有时会被看作是对有限资源的浪费。关于治疗效果的研究仅仅被看作是与之相关的企业和社会公益机构的事情，然而从企业的角

度来看增加这个方面科研投入的驱动力不足。有意思的是，在所有这些方面，一个重要的因素通常被忽视了，在治疗效果领域里的研究可以为医疗机构在质量改进和服务表现的控制方面产生非常有益的帮助。

54.3　"观察"与"实验"

疗效研究和质量控制的主要目标是收集可靠的证据。所以一个可行的研究设计是其主要的先决条件，可以分为观察型 (如注册表) 和实验型，如 RCT(图 54.1)。研究的设计和执行决定了证据的水平，而设计必须根据消除潜在偏差的考虑而进行不同程度的分级。研究设计的层次结构是由坎贝尔 (Campbell) 和斯坦利 (Stanley) 提出的。自从这个分级层次结构被提出在临床上，论证层次的概念被广泛性地应用。回顾性研究和基于回顾性研究的 MATA 分析比观察性研究拥有更加可信的论证。其原因可能是：大部分可用的证据集中在有效的研究上，该研究允许对因果关系进

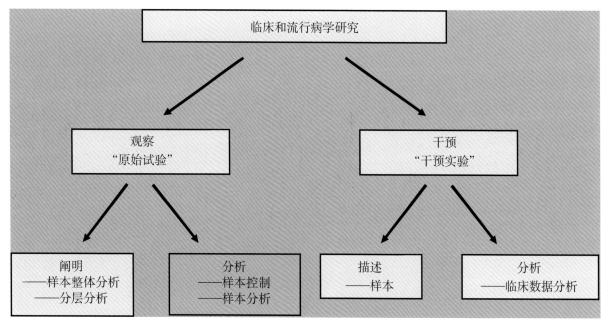

图 54.1　医学研究的思路的剖析

行准确的评估。"观察"的关键在于数据是要在没有干扰的情况下收集的，因此将患者分配给接触者的决定不是随机的，而是由与疗效高度相关的变量决定的。

因此，观察到疗效的明显差异不一定归因于治疗的选择，而是对多种变量（或某些组合）的选择。因此，根据目前循证医学实践，一个小样本的 RCT 可提供高等级的证据，而不是一项大样本的观察研究。RCT 研究设计已经被所有的临床学科接受，尽管有一系列的局限性，如伦理、机构、随机分配的复杂性、目的复杂性、时间和人力资源消耗，罕见事件研究的困难和结果的不确定性，受限的干预措施，样本量的限制，以及有限的外部资源等。尽管事实上，需要如此多的努力来回答 RCT 中的一个主要假设，而且非随机临床研究遇到问题的数量远远高于可随机化的临床问题的数量。

跟其他的大部分医学学科一样，在骨科学和创伤外科中的研究很难提供一种符合伦理学的患者随机化。在医学领域，外科手术通常与保守疗法包括药物治疗的效果相比较。但在某些外科学，特别是在矫形外科学方面，安慰剂组的选择是难以想象的。但这又是一个随机对照研究设计的不可忽视和重要的设计原则。在研究中有一些特别的问题可以用 RCT 证明是正确的，然而，植入物必须确保足够高的有效性，才能将结果推广到常规的临床实践中。特别是在引入新的植入物并准备推广到市场的时候，这时必须允许对新的和老的植入物进行对比测试研究，这才是最合理的。

此外，我们应该意识到一个大型的观察研究和一个 RCT 是用来回答不同的问题的，它们的不同的目标和设置会导致它们具有不同特征（表54.1）。重要的是，RCT 回答了"它能起作用吗？"，而观察性研究解决了这个问题："它有用吗？"在一个大数据库里，你可以加上"对哪一类患者最有效？"作为一个重要的问题，大型的观察研究可以回答，因为它们包含了对于特定疾病治疗的新的和老的方法。图 54.1 总结出了回顾性研

究和前瞻性研究的不同特点。

班森（Benson）和哈茨（Hartz）回顾了1985—1998 年的 RCT 和观察研究发现，在大多数的治疗比较中，观察研究和随机对照试验的治疗效果是相似的。同时，孔卡托（Concato）等回顾分析在 1991—1995 年的文献发现：设计良好的观察性研究与随机对照研究得出了类似的结论。在骨科领域，班达里（Bhandari）等已经证明，当对高危因素进行调整时，观察性研究(n=13)在股骨颈骨折后的观察结果与 RCT(n=14) 的结果相似。RCT 和队列研究的结果也显示在脊柱外科手术中基于瑞士脊柱登记系统的结果和单一的脊柱中心结果相类似。

观察性研究设计的支持者往往反对随机对照试验研究，在 1996 年布莱克写道，没有完美的研究设计，指出："在提倡随机对照试验的人和那些相信观测数据能提供强有力证据的人之间存在着非常尖锐的矛盾。"脊柱外科是目前"最年轻"的也是发展最快的临床学科之一，它的流行病学研究对社会的影响越来越大。因此，脊柱外科手术的证据等级要求非常高，而且迫切需要质量保证、结果研究和对应用于市场的脊柱植入物进行监测。

54.4 "脊柱探戈（Spine Tango）"：为质量保证、结果研究和植入物市场监测而建立的国际脊柱手术注册登记中心

54.4.1 历史和目标

在 20 世纪 90 年代末，瑞士脊柱外科的创始人——迪特尔格罗布教授被瑞士政府要求对脊柱外科手术治疗的效果进行一项研究。最终调查顺利完成，并提供出了满意的数据，这引发了在更大范围内开展类似项目的想法。

表 54.1 RCT 和注册队列研究的特点

特点	RCT	队列研究
证据的类型	有效性	无效性
原则性问题	他能工作吗？（方法证据产生）	他有效吗？（确认在临床实践中）
内部效度（方法学质量）	+++	+/++（可扩展的、监控、核验或对次级数据的验证等）
外部效度（可转移性/普遍性）	—	+++
偏倚	低到非常低	高到低取决于设置（适当的设置可减少偏倚）
证据等级	1a, 1b	2b~4（取决于方案）
基于假设的方法	是的	不是
观察期限	预先确定	不确定
研究/测量的主要指标	狭窄的（假想驱动）	广泛的
效果评估	不可预估（严格的适应证和方法，结果取决于适应证和方法）	结构、指示、过程、结果
长期随访	可行	可行性（仅取决于一个代表性样本的设置）
覆盖范围	局限于参与者	从个人中心到全国/区域范围内的代表性临床样本
效果检测的类型	参与者的内部，外部和基准测试	内部的、外部的、代表性的区域或国家基准
可信度	非常高	低
每个样本的花费	高~非常高	低
可用性的潜在患者	很低	常常很高
并发症	较低	高
使用数据	只有在科学目标/假设的框架下	任何假设都有可能
比较	给出每一个定义	根据注册表的设置，在一个到多个之间的范围比较

瑞士伯尔尼的医学评估研究中心已经有 20 多年的骨科手术登记注册经验，如详细的髋关节置换术注册登记表，即所谓的"国际注册登记和评估系统"（IDES），1974 年由穆勒（Müller）教授成立。马克斯·埃比（Max Aebi）教授于 2000 年接管了该研究中心，他是迪特尔·格罗布教授的合作伙伴，他把一个国际脊柱手术注册登记中心的想法变成了现实。

在全世界范围内，人们都在努力建立在地区、州乃至国家层面上的骨科手术注册登记中心。各种各样的患者信息、病理信息和外科手术信息都需要做成一个简短而全面的调查问卷。因此，格罗布（Grob）发起的项目是基于对以上内容的讨论，对大量的数据的录入，以最现代的方式——基于互联网的方法来实现。这一努力后来被引入了欧洲脊柱协会，即"脊柱探戈"项目，即在 21 世纪初该学会建立了国际脊柱手术注册登记中心。

"脊柱探戈（Spine Tango）"项目的目标是：
• 质量保证和质量提升。
• 介绍欧洲最先进的脊柱治疗方案，包括所有的病理，一期或二期的手术，以及非手术治疗。
• 不同手术和非手术技术的结果研究以及前瞻性随机对照试验。
• 国家和国际层面的统一标准。
• 植入物的后期随访观察。

20 世纪 90 年代中期，瑞典的脊柱外科医生通过一份针对下腰痛的简短问卷来实现了脊柱手术注册登记。这一努力成了全国范围内的一项研究，研究对象包括了 21 世纪早期的各种治疗方法。

"脊柱探戈（Spine Tango）"项目是脊柱手术注册登记中心的一项计划，它制作了一个全面的问卷调查，该问卷涵盖所有主要的脊柱疾病和治疗，为了完成这项任务，一个技术要求很高的计算机应用程序是先决条件。

"脊柱探戈（Spine Tango）"项目的"外科手术""分阶段手术"和"随访"耗时 5 年，完成了 4000 个左右的数据。结果是 2 份双面问卷（外科手术、分阶段手术）和 1 份单面问卷调查，这些问卷都可以在网上完成，也可以使用可扫描的纸问卷。与此同时，瑞士苏黎世的舒尔斯医院的一个工作小组已经建立出了评估颈部和下腰椎功能的评估表。在"脊柱探戈（Spine Tango）"项目的框架下，这成了一个涵盖患者各种数据的资料库。"脊柱探戈（Spine Tango）"项目数据库目前已经有 7 万多例病例资料，目前包括来自欧洲 16 个国家的 70 家医院，甚至也包括了拉丁美洲、亚洲和澳大利亚。病例数的累积数呈指数级增长（图 54.2）。在第 1 个的 3 年中，大约 1 万次，第 2 个 3 年大约是 2.5 万次，在过去 3 年中有 4 万次病例被记录在案。

54.4.2　内容

在脊柱手术注册登记系统中提供完整的治疗和病理数据仍然存在一系列的问题。这其中包含了一系列的主要病理诊断和特殊的手术名称，这有很多专业术语，包括了基本原理的减压、融合、稳定、经皮手术等一系列的手术方法，并需要仔细描述患者接受手术前后的具体情况。这些相应的表单可以在欧洲脊柱学会官网的网页上找到。喀斯乐（Kessler）等在 2011 年开发了用于"脊柱探戈（Spine Tango）"项目的保守治疗的版本。

54.4.3　技术

"脊柱探戈（Spine Tango）"已经不是早期用于数据输入的简单的网页，它已经发展成为一个具有复杂的 IT(信息技术)结构的国际项目，并且有大量的临床专家和科学家为用户服务并进一步发展注册登记系统。其中央数据库是伯尔尼大学运行的强大而系统的 MEMdoc 文档门户网站（https://www.memdoc.org/）的一部分。它提供了多种用于临床、内植物和影像数据收集的方法，以及大量的数据下载和在线统计查询的可能性。一个重要的步骤是实现所谓的模块，在将临床数据发送到瑞士的中央服务器之前，国家卫星服务

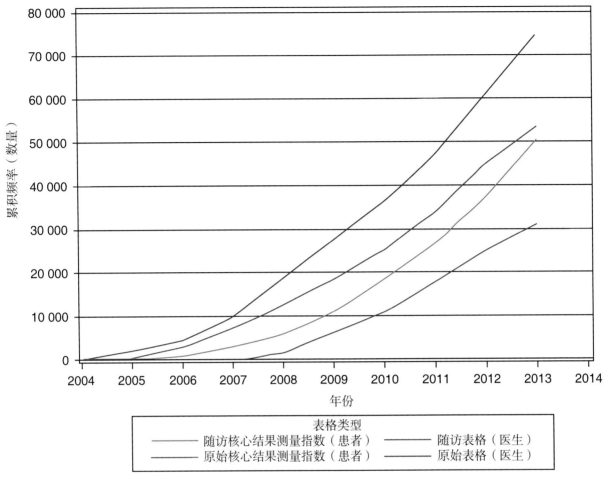

图 54.2   "脊柱探戈（Spine Tango）"项目的历年情况

器将过滤涉及各自国家用户和患者隐私的敏感数据。这些模块同时安装在德国、奥地利、意大利、波兰、比利时、瑞士、英国、澳大利亚、美国、墨西哥和巴西。所在国家中没有国家过滤服务器的用户可以使用国际模块。

54.5 "脊柱探戈（Spine Tango）"的益处

2004 年，埃比（Aebi）和格罗布（Grob）写道，越来越多的人认为，在技术驱动的外科学科中，患者的资料都应该以一种标准化的方式记录下来，如果他们是新发明和植入物的使用者。这是

一种用于报告结果、并发症和不可预见的事件的公共语言，作为早期预警系统，可以在一个大型的公共数据池中可以更好地识别它们。这些公共语言可以认为是"脊柱探戈（Spine Tango）"运作的概念框架。该登记注册中心现已发展成为最大的国际临床注册中心之一，拥有最多的参与国家。基于现代信息技术，参与的脊柱外科医生建立了一个数据库，在这个数据库中有大量的脊柱治疗方法，重要的是，这些治疗适应证都是基于事实支撑的。在注册中心内，每个参与的外科医生、部门和医院都有自己的业绩记录。分析是基于"脊柱探戈（Spine Tango）"从单中心的研究中取得的数据，基础数据参照在其他医院具有可比性的类似研究的合并数据。同样，从方法论的角度来看，分析的方法包括方法论论文，基

于注册系统的技术注释, 病例分析及对多个治疗选项进行评分加权对比的亚组分析。

在线工具, 如数据下载、在线统计、随访日历、年度和基准报告, 旨在为用户提供生活质量评估、疗效研究和性能监测。一些欧洲和非欧洲国家认识到注册中心的价值, 他们正在评估将"脊柱探戈（Spine Tango）"作为他们的国家质量评估和疗效研究工具的可能性, 并使其成为脊柱中心认证的必要条件。

从质量控制的角度来看, 注册中心能够提供有适应证、过程和疗效的证据。结构质量评估（诸如人员或装备等资源）只是次要目标, 但在某些问题和某种程度上仍是可行的。

从社会的角度来看, 具有较高外部真实性的最先进证据的收集, 对临床实践和治疗质量以及结果的改善都有直接的影响。瑞典髋关节登记的例子显示, 通过将信息从注册中心提供给整个瑞典的外科医生, 严重的并发症和翻修率已经明显下降。"脊柱探戈（Spine Tango）"已经收集了相当多的数据, 现在应该可以允许用于系统的数据分析评估和研究结果传播。然而, 这需要时间和资源。欧洲脊柱外科协会的"脊柱探戈（Spine Tango）"委员会致力于促进通过分析登记注册系统中结果来发表。另外, 基于单个注册中心或交叉多注册中心的研究都是可能的, 并且可能有提供更强有效的证据。

54.6　信息注册的弊端

对基于证据水平的相关发现的注册登记而言, 最主要的缺点是: 不受监控的异质数据收集容易产生选择性偏差。在未受监控的自发登记中, 选择性偏差不能被排除。对数据记录的审计和监控是减少选择偏差、控制和提高观测数据质量的主要手段。为了收集高质量的数据, "脊柱探戈（Spine Tango）"委员会计划引入所谓的参与者授权名单库。这些参与者至少有 80% 的病例登

记率。1 个病例包括术前关键结果衡量指标记录表、术中记录表和至少一个术后关键结果衡量指标记录表, 以及在术后 3 个月或 3 个月以上的随访登记表。对于非手术的参与者来说, 1 个病例包括预处理关键结果衡量指标记录表, 保守治疗记录表, 以及一个治疗结束时的关键结果衡量指标记录表。那些参与者由一个独立部门进行现场审计。我们应该意识到, 要完成一个庞大的受监测的国际登记注册的研究, 需要做出巨大的努力。然而, 一个快速抽样监测似乎是一个可行的尝试。

在医院或国家的临检人员中强制要求文件是另一个反对选择偏差的工具。正如上面所提到的, 一些欧洲和非欧洲国家正在评估将"脊柱探戈（Spine Tango）"作为他们的国家质量评估和结果研究工具并强制进行文档化的可能性。然而, 这些方案变化是漫长且难于达成一致的, 而方案规模和争议不应被低估。

许多行业合作伙伴也对"脊柱探戈（Spine Tango）"登记注册系统感兴趣。越来越多的人认为它是医学内植物植入和治疗的后市场监测的一种独特工具。最近出现的整形外科手术中的 PIP 植入与髋关节手术中的 DePuy 金属对金属假体植入的临床灾难, 令人印象深刻地证明了植入物登记注册的必要性。对注册表数据的系统分析会产生早期预警, 比单一的外科医生或医院更早地引起他们的怀疑。

对注册表数据的评估需要可靠的统计方法。基于登记注册的对比研究需要至少是多变量调整的参数分析来解释所观察到的混淆因素。对配对样本的倾向评分分析甚至可以媲美 RCT 研究。此外, 在适当的情况下, 应当证明在"脊柱探戈（Spine Tango）"中选择的样本的代表性。然而, 无法评估参与诊所中记录在案的和接受治疗的患者群体的代表性, 与此类似, 国际脊柱外科手术的代表性一样无法确保。

我们应该记住一点, 注册登记记录的主要目标是用户自己的质量保证和质量改进。这些数据仍然是匿名的, 属于医生。一份尊重事实的记录符合用户自身的利益。科学数据监测定期在"脊

柱探戈（Spine Tango）"中进行，为真实的记录
进行临床指标评估，如各个参与医院的并发症
发生比例、治疗类型、诊断等。硬膜囊损伤是记
录真实性的一个好指标。在"脊柱探戈（Spine
Tango）"中，硬膜囊损伤的比例是具有可比性的，
比瑞典脊柱登记的高一点，它在全国脊柱登记的
比例高达 90%。

54.7　登记注册的财政支持

在医学登记注册方面有很多经验的医学评估
研究所曾经并且正在用各种不同的经济模式来运
转登记注册中心。在过去的几十年里，观察到登
记注册模型的一个特定的演变。在最早的 IEDS
注册表中，全髋关节和膝关节置换术的文本记
录开销是由发起人穆勒 (Müller) 教授支付的。这
些钱来自应该在注册表中进行监控的髋关节假体
的收入。该注册中心收集了 48 000 例初次全髋
关节置换术、12 000 例翻修关节置换术和 77 000
例随访评估。这种类型的注册是自愿的，但是对
记录点的直接经济支持是对参与的中心很有吸引
力的，而且在质量保证和市场监视还不成熟的时
候，它导致了如此高的记录数量。

在 SWISS 的脊柱登记注册系统中使用了一
个更复杂的模型。在 SWISS 的全椎间盘置换术
和后凸成形术的暂停之后，根据证据发展的原则
瑞士的脊柱登记系统启动。该注册中心是在瑞士
脊柱外科协会的赞助下实施的，但它是由瑞士联
邦公共卫生部门授权的，用于评估这些特殊的脊
柱治疗方法。在瑞士经营的内植物生产商成为注
册中心的支持者，因为这是将他们的产品推向市
场的唯一途径，并使他们得到基本医疗保险的补
偿。销售数据和登记数值由独立的受托人进行比
较，并向联邦公共卫生部门报告。此外，还提供
了年度注册表报告。基于观察到的结果，球囊扩
张成形术在 2009 年的评估中获得通过。

与此同时，瑞士的医院和诊所 (ANQ) 的国家

质量控制协会成立于瑞士，其主要任务是国家人
口机构对选定的质量指标进行观察。该协会也有
自己的预算，其中包括全国范围内的外科手术部
位感染的注册中心。尽管髋关节和膝关节假肢同
时属于 ANQ 的质量评估项目，但是由于有限的
ANQ 预算，一个新的金融模式必须被创造出来。
根据这个模式，每一个参与的医院都要为每一个
膝或髋植入物支付 20CHF(+VAT)。这些资金用于
支持组织文档、数据收集、现场一级支持、报告、
注册中心管理和交流。计划使用其他内植物手术
将减少这一费用。这一模式是以间接参与质量保
证和质量改进的患者的视角，以及在瑞士卫生保
健法中确保其质量评估的医院的角度所设计的。

"脊柱探戈（Spine Tango）"登记注册中心
的上述目标是在欧洲脊柱协会的赞助下进行的。
这个协会和它的成员正在经济上支持注册。这一
事实证实了在专业协会中嵌入大型国际注册中心
的可行性。注册的类型仍然是自愿的。注册表中
成熟的用户工具，例如年度和基线报告、基线在
线统计分析、数据下载、随访日历等，为参与其
中的同事日常工作带来了有意义的帮助。

54.8　展望

基于证据产生的数据收集包括流行病学和描
述性分析、亚组分析，以及与临床疗效预测模型
的发展相匹配病例对照研究。最近，一个来自
西雅图的研究小组发表了一份关于脊柱外科手术
并发症预测的第 1 个模型。开发疗效预测模型是
利用收集到的证据并使其公开的重要步骤。脊柱
外科医生需要能够根据可靠的预后信息，对其手
术过程的结果做出基于证据的预测，并与患者分
享和讨论。不同治疗方式的风险和获益必须充分
地传达给患者。鉴于最近共同决策的发展，医生
和患者都积极参与选择治疗干预措施，这一点尤
为重要。使用经过验证的风险预测模型来为手术
决策提供信息，将有可能改善治疗结果。并通过

提供可用于避免不必要治疗的信息，以及改善对个别患者最有益的治疗，从而节省医疗费用。这些模型还将提供关于手术结果的最佳数据，提供社会支持的一种可接受的格式，可根据患者的特点对其进行个性化，以支持更详细的患者知情同意。基于"脊柱探戈（Spine Tango）"数据的预测模型的发展已经开始，而且应该很快就能得到结果。

最近由注册中心研究小组发起了"脊柱探戈（Spine Tango）"基线项目。这个项目的目的是分析最常见的脊柱退行性疾病的治疗方法，以查明手术脊柱干预是否以及在多大程度上在日常临床环境中发挥作用。椎间盘突出症和椎管狭窄，大约占所有退化性疾病的 2/3，是基线项目将要评估的第一个病理特征。

总结

脊柱外科是发展最快的医学专业之一，具有较高的流行病学和社会影响，强烈需要证据产生和质量保证。这些目标的实现只需要标准化的记录作为一种通用语言。在这种情况下，一个系统和有效的方法是登记注册，而来自护理者的客观数据应该合理地与患者的主观数据进行配合。这不仅需要高质量的数据收集，而且需要实用的评估方法来生成可靠的证据。

欧洲 "脊柱探戈（Spine Tango）" 的技术和内容的发展已经超过 10 年，它有独特的国际登记注册概念和数据池，在脊柱外科手术中具有巨大的潜在的证据生成能力。它的优势在于大样本、国际化、用于保守治疗和外科手术的"通用语言"，成熟地记录解决方案和提供选择工具，以及广泛的医生网络。这些方面在很大程度上限制了选择偏差的可能性。引进的被认证的参与者有 (几乎) 完整的记录率和随访经历，应该有助于进一步提高所收集的数据的质量，同时有助于在非连续记录的医院中测量潜在的选择偏差。这个庞大的注册中心是由专业协会的会员费资助的，这一事实突出了这种注册中心的可行性。除了将收集到的证据传播到科学出版物和会议议程之外，下一步的主要步骤之一应该是制定有效的结果预测模型。"共同语言"的共同努力是登记注册近期结果，也是确保其成功未来的最佳先决条件。

第 55 章　一生历程：美国脊柱神经外科手术发展

布莱恩 ·P. 库瑞（Brian P. Curry）
M. 雅夏 ·S. 卡拉尼（M. Yashar S. Kalani）
沃尔克 ·K. H. 松塔格（Volker K. H. Sonntag）
译：黄东生　于　兵　黄岭志　王湘江

55.1　前言

　　鉴于日益复杂的脊柱内固定装置仍在快速、持续地发展，我们很容易忽略的一个事实就是：脊柱内植物的历史其实只有很短的一段时间。尽管有证据显示从早期古代开始脊柱疾患就被认为是严重病残，但尝试用外科手段去干预这些疾患却少之又少。尽管在中世纪及文艺复兴时期脊柱解剖及力学特性的阐述发生了重大进展，但脊柱的外科治疗长久以来都被认为是大胆的、鲁莽的举动，且存在极高的死亡率及并发症发生率，并最终注定失败。结果就是，在历史上，脊柱疾患的治疗主要依赖一系列的外固定支具和设备，但这些使用起来并不舒适，在相同标准下治疗并不成功，且几乎完全回避了体内纠正。

　　随着19世纪麻醉及抗菌技术的发展及传播，手术的行为从一件丧失理智的、棘手的、且极其痛苦的，还有着极高的死亡率及术后感染风险的行为——转变为一个更为谨慎和经过考虑的治疗方式。从此外科医生在信息不完整的情况下不再急于采取决定性的行动，他们可以自由创新，正是在这种良好的背景孕育下，脊柱内植物作为矫正脊柱不稳及畸形的方法开始深入人心。这一章就要讲述脊柱内植物从19世纪后期简陋的开始到现在的故事，其中包括对内植物的构造设计、材料及技术方面的关键进步的讨论，正是这些进步使得脊柱内植物的一系列技术得以发展，并为现在的脊柱外科医生所用。

　　很可惜的是，我们无法涉及脊柱内植物的每一次进步，本章只是脊柱内植物进展的一次简略回顾，因此我们着力描述极大促进后续进展的那些进步。同样的，我们也只有很有限的篇幅来描述每次创新的细节。虽然如此，脊柱内植物的历史是一个引人入胜的故事，能提供给我们非常重要的背景知识来理解如今的内植物技术。

55.2　脊柱内植物的诞生

　　1888 年在渥太华，堪萨斯州，威尔金斯（Wilkins）成功实施了第 1 例有记载的脊柱内植物手术，威尔金斯（Wilkins）是在一名脊椎脱位伴有创伤性腰椎间盘破裂的新生儿身上实施该手术的，在减压突出的椎间盘后，威尔金斯（Wilkins）通过使用石炭酸处理的银线将椎弓根捆扎在一起来稳定脊柱，这个新生儿得以顺利康复。

　　随后在1891年得克萨斯州,伯特·霍尔德·欧内斯特·哈德拉 (Burt Holder Ernest Hadra) 使用了相同的技术，尽管当时他并不知道威尔金斯 (Wilkins) 实施的手术。哈德拉 (Hadra) 是一位普鲁士裔的外科医生，普奥战争期间作为助理外科医生在普鲁士军队服役，之后就移民去了美国。他曾在 1 例颈椎不稳定型骨折脱位伴有神经功能损伤的 30 岁患者身上使用银线将第 6 颈椎棘突和第 7 颈椎捆扎起来，尽管手术 3 周后因为银线松开，手术又重新做了一次，但这个手术操作最初还是成功的。哈德拉 (Hadra) 更是大胆的认为他的这种棘突间捆扎的办法很成功，可以用于治疗"任何脊椎的偏差"。

巧合的是，在 19 世纪末期医生正面临着世界范围内大规模的结核病暴发，1779 年波希瓦·帕特 (Posheva Pat) 就首次描述了进展的脊柱畸形及神经功能受损是肺外结核的表现，但长期以来都是使用外固定支具来治疗，存在使人虚弱的严重问题是当时的医生想着力解决的。帕特 (Pat) 本人主张外科引流椎旁结核脓肿作为一种解决办法，尽管这个办法完全不能纠正畸形，并和继发感染及引流部位窦道发展有关。

受棘突间钢丝捆扎这一治疗方法的启发，哈德拉 (Hadra) 认为他的这一治疗方法可能也适用于治疗帕特 (Pat) 所描述的疾病，尽管他并没有亲自尝试过。2 年后，法国的神经外科医生安东尼·希波 (Anthony Chipeau) 为治疗这一疾病首次实施了内固定手术。在 1898 年，罗维特 (Rovit) 发表了一篇有关他治疗 5 例结核性脊柱炎患者的报道，在其中描述了一种手术治疗方法，就是暴露相邻的棘突，然后用银线将它们捆扎在一起。然而，尽管最初能获得脊柱稳定，但这一处理方法只能获得短期的成功，且患者时常需要接受二次手术。

在哈德拉 (Hadra) 和希波 (Chipeau) 相关的工作的启发下，慕尼黑的弗里兹·兰格 (Fritz Langer) 开始考虑使用内夹板固定治疗脊柱结核的问题，他设想了一种"人造钢铁脊柱"，由双侧镀锡钢棒捆在棘突上组成。他在 1902 年进行了首次尝试，因稳定钢棒所用到的银线的尖端导致术后并发症，之后他开始尝试寻找最适合该手术使用的材料。经过多年的动物实验之后，他选择了一种 5mm 厚、10cm 长的镀锡钢棒用丝线固定在棘突上。

55.3　电解作用和新材料的发展

因为金属易腐蚀的问题，兰格 (Lange) 最终放弃金属棒而采用明胶材料。到了 20 世纪，他和其他一些学者意识到金属在脊柱内固定上应用的主要局限就是金属在植于体内时有受腐蚀的趋向。此外，这些金属也被发现会在局部组织中产生病理变化，会损害局部组织的愈合能力以及接下来的稳定性。许多假说随之出现来解释这些变化，但直到 20 世纪 30 年代真正的罪魁祸首才被广泛的认可——电解作用。

众所周知，像银、铝、镍以及不锈钢这些材料不仅会被电解作用削弱，而且会产生局部骨侵蚀，这会严重阻碍固定的稳定性获得。1936 年，维纳布尔 (Venable) 和斯塔克（Stark）开始研究金属植入物分解破损的原因。1938 年，维纳布尔 (Venable) 发表了电解作用过程的明确说明，这一过程与内固定断裂有关。维纳布尔 (Venable) 和斯塔克 (Stark) 在 3 年时间里试验了多种金属，最终推荐一种耐热合金，开发于 1932 年的钴—铬—钼合金，这种合金可以抵抗电离产生的腐蚀作用，并且不会在骨内产生病理改变。

在那之前，尽管第 1 次使用金属内植物已经是超过一个世纪之前的事情了，但很少有人对发现用作内植物材料的最适宜属性感兴趣，自从材料的选择对植入物的强度和耐久性有深刻影响这一观点变得明了，开始认真地研究探索植入物材料的理想化学特性，可以耐受腐蚀的强度更大的材料也开始开发。不锈钢合金很快就开发出来，它能更好地耐受电解，还保留了钢制品适合作骨折稳定和脊柱内植物的绝大多数力学特性。

1951 年，利文撒尔 (Leventhal) 引入了在骨科手术中使用钛金属的想法，就是注意到了这种金属具有相当好的强度且不会伴有病理组织改变。此外，钛以及钛合金的力学性能与骨质很接近，使得钛成为骨科内植物的非常有吸引力的材料。外科医生还发现，比起不锈钢或钴—铬—钼合金，钛产生的影像学伪影也更少。从此，钛合金逐渐成为用于脊柱固定的主要材料。随后广泛应用的 MRI 脊柱成像检查更巩固了钛在脊柱内植物中的地位，因为钛可以和 MRI 成像检查兼容。目前的研究者在研究陶瓷与高分子合成材料在创伤骨科手术领域中高强度且重量轻的材料的作用。其中一种现在广泛被应用的高分子聚合物是聚醚醚酮（PEEK），它的化学及力学性能使它非常适合用于脊柱和骨科手术。

55.4 脊柱融合术

1911 年，2 位纽约的骨科医生弗雷德·阿尔比 (Fred Albee) 和罗伯特·希布斯 (Robert Hibs)，分别想到关节固定术在阻止卜德氏病（脊椎结核病）畸形进展的重要作用，他们各自采用自体骨移植来获得棘突间的骨融合，从而不必使用金属线。在他们分别的手术中，这一步骤起到了纠正畸形并强化背侧脊柱结构的作用。阿尔比 (Albee) 的手术采用胫骨移植作为相邻椎体棘突间的支撑，而希布斯 (Hibs) 采用棘突骨来连接相邻椎体。这种手术理论上的优势是很明显的，它可用来治疗其他病因导致的脊柱畸形的可能性也很快得到了确认，以至这些技术在发明了之后随即得到了广泛接受。1914 年，赫伯特·加洛韦 (Herbert Galloway) 成为第 1 位使用融合技术纠正瘫痪性脊柱侧凸的外科医生。然而他们在融合手术方面最初的努力的结果却是高得让人难以接受的假关节形成率，结果这些手术经常被其他医生改良，用银线捆扎来尽量减小移植物的移动，并尽量增大融合成形范围。

20 世纪 30 年代人们见证了脊柱融合术更精巧的发展，包括腰椎椎间融合术。1933 年，伯恩斯 (Burns) 发表了对 1 例 L5/S1 滑脱症患者实施腰椎前路椎间融合术的描述。从 1939 年开始，克罗沃德 (Cloward) 继续发展出了后路腰椎椎间融合术。在接下来的 30 多年里这些手术得到了进一步发展和精细化。尽管所有这些都是阻止脊柱畸形进展的有希望的办法，但它们在开始时都有相当高的假关节形成率。

55.5 保罗·哈林顿 (Paul Harr-ington) 和现代脊柱固定技术

重要的是，上述部分说明了脊柱内植物和脊柱融合术或多或少是各自独立发展起来的，这些最早期处理脊柱畸形的方法主要局限于 2 种途径：①大体上阻止畸形的进展，而不是纠正畸形。②没有将脊柱融合技术和脊柱内植物联合匹配起来。前者被早期的研究者发现可以提供持久的稳定，而后者可以用来保持力线与刚度，对促进关节融合成形很有必要。直到 20 世纪 60 年代，这 2 种平行技术互相依赖的特点得到了充分及广泛的认识，现代脊柱固定技术从此拉开了帷幕。二战之后，美国医生面临大范围脊髓灰质炎流行的复发。在 20 世纪 40 年代末与 50 年代初，脊髓灰质炎每年使 35 000 人致残，距离一种有效的疫苗开发出来仍有数年之遥。除了脊髓灰质炎的早期并发症，许多患者后来发展成为进展的、使人慢慢衰竭的胸椎侧凸，并常伴随心肺系统受累，使得无法使用支具和管形石膏来治疗。对这些患者的治疗使当时的脊柱外科医生整天十分忙碌。

其中一位就是保罗·兰德尔·哈林顿 (Paul Randall Harrington)，他是得克萨斯州休斯敦的一位美国骨科医生，在 1942 年结束骨科住院医生培训之后，他加入了美国陆军，成为第 77 转运医院骨科主任。1945 年战争结束后，哈林顿 (Harrington) 定居在休斯敦，工作于杰佛逊·戴维斯（Jefferson Davis）城乡医院，城乡医院有许多脊髓灰质炎患者，到 1953 年已经成为美国第 2 位的呼吸系统疾病中心。

注意到城乡医院就诊的大量脊髓灰质炎患者会发展成为脊柱侧凸，哈林顿 (Harrington) 在 1947 年开始开发出一种可以阻止畸形进展并改善心肺功能的方法。哈林顿 (Harrington) 的首次尝试是采用涂迈（Toumey）和金（King）介绍的技术，在纠正后的位置使用螺钉固定关节突关节，作为提供坚强内固定来帮助关节固定的一种手段。尽管哈林顿（Harrington）的关节突关节螺钉固定手术在一开始好像很有前途，但最终这种方法被证明是失败的，他不得不去寻找另一种矫正畸形的方法。哈林顿（Harrington）的下一代方法是通过连接到螺纹杆上的钩子从而能够分散矫正的力量，钩子分别放置于侧弯上、下两端椎体的棘突上，螺纹杆横跨放置在侧弯的凹侧。

哈林顿（Harrington）在接下来的 15 年继续完善他的手术技术及内植物，早年他甚至手工制作内植物。在早期尝试失败后，他开始与工程师合作开发可以耐受反复应力作用的坚固内植物，最终，哈林顿（Harrington）创造出了一套不锈钢螺纹杆和撑开钩系统。他还继续研发出了一套可以应用于治疗脊髓灰质炎所致脊柱畸形的内植物系统，哈林顿（Harrington）还把这套系统应用于特发性脊柱侧凸的病例。

尽管最初的畸形矫正效果令人满意，哈林顿（Harrington）认识到内植物的衰败是不可避免的，最早在术后 6 个月的时候就常有发生。为了获得持久的畸形矫正，他认识到内植物必须在固定范围内与融合相结合，与其把钩与杆作为建立矫形的动态手段，他确定内植物更应当用来作为确保获得融合的一种手段。

通过证明放置内植物只是获得脊柱融合的临时手段，而其本身并不是最终目的，哈林顿（Harrington）奠定了脊柱内植物未来的发展方向。他的经历显示内植物的失败终究是不可避免的，但融合固定可以获得长期的稳定。通过认识到"内植物的失效是与脊柱融合的获得之间的一种竞赛"，哈林顿（Harrington）将 2 种平行的先进技术——内固定与脊柱融合结合起来，从而开创了现代脊柱固定技术。

哈林顿（Harrington）棒系统几乎立刻成为整个 20 世纪 70 年代风靡一时的脊柱内植物，哈林顿（Harrington）内植物的应用甚至一直持续到现在。这种手术的疗效很快得到了认可，适应证也很快从脊髓灰质炎及特发性脊柱侧凸扩展到包括创伤、退变性疾病与恶性肿瘤。它广泛的适应性反而暴露了它的一些局限性。最显著的一点就是，分离棒在矫正脊柱冠状面弯曲的效果是以牺牲脊柱正常的矢状面曲度为代价的，导致了腰椎前凸的丢失，这就是所谓的平背综合征。此外，这个手术还需要患者术后佩戴石膏支具数月。最后，反复的应力作用偶尔还会导致脱钩或断棒。

55.6　脊柱节段性固定及椎弓根螺钉的发展

如果说哈林顿（Harrington）提供了现代脊柱内植物技术建立的基石，那么大多数基础还是爱德华多·卢克（Eduardo Luque）在 20 世纪 70 年代中期奠定的。卢克（Luque）是墨西哥城的一位骨科医生，想设法去解决哈林顿（Harrington）棒系统的一些问题，他的工作最终带来了节段性脊柱固定技术。哈林顿（Harrington）使用的直棒两端有钩钩在畸形两端，与此相反，卢克（Luque）采用弧形的钢棒，通过在几个点上使用椎板下钢丝捆在椎体上。通过这样做，卢克（Luque）可以更均匀的分散结构应力，这样不仅提高了整个结构的刚度、减小了内植物衰败的可能性，还提供了更大的矫形可能,减小了术后支具的必要性。然而最重要的是，节段性脊柱固定使得畸形矫形的同时而不牺牲矢状面曲度成为可能。

脊柱外科医生认识到卢克（Luque）的节段固定技术很有希望，但他们的热情又被捆扎钢棒的椎板下钢丝潜在的神经损伤而冷却下来。确实，由于穿过椎板下钢丝而导致的硬膜外血肿与直接损伤等相关并发症的报道使得外科医生不得不去寻找其他节段固定的方法。为了解决这些问题，德拉蒙德（Drummond）等在 1984 年发表了一个技术描述，他们将一个纽扣钢丝植入物穿过棘突基底部钻的一个孔，尽管这种结构不如卢克（Luque）的椎板下钢丝结构那样牢固，但它有减少神经损伤可能的优势，因此使得这种技术成为当时更有吸引力的选择。

在节段固定技术完善阶段的一个主要进步是椎弓根螺钉作为固定结构的出现。正如前文所述，第 1 次描述螺钉用于脊柱内固定作为融合的辅助是由涂迈（Toumey）和金（King）在 20 世纪 40 年代初期发表的，他们都使用短的骨螺钉穿过需融合节段的两侧关节突关节。金（King）报道假关节形成率只有大约 10%，尽管汤普森（Thompson）和罗尔斯顿（Ralston）接下来报道使用相同的技术得到了高的假关节形成率。因此，这项技术并未获得广泛的接受，博斯沃思（Bosworth）在 1957 年的时候认为螺钉固定的收益并不能抵消植钉的困难。

一位加拿大的脊柱外科医生布歇（Boucher）相信螺钉固定的想法仍然是可行的，他开发并实施了一种螺钉固定方法，是使用更长的螺钉穿过关节突关节，进入椎弓根及椎体。在 1959 年他发表了一篇文章描述了他 12 年间使用这项技术行单节段及多节段融合治疗脊椎滑脱症。尽管他报道了相当好的疗效，但他也承认螺钉还是暂时的解决办法，随着时间推移螺钉很有可能松掉，但位置良好的螺钉可以提供更有效的固定，从而使假关节形成的可能降至最低。

在巴黎，罗伯特·朱代 (Robert Judet) 指导下的雷蒙德·罗伊·卡米尔 (Raymond Roy Camille) 使用椎弓根螺钉作为多节段后路钢板系统的固定点，尽管他在 1963 年就实施了首例这项手术，但直到 1970 年他才发表了相关疗效的报道。他的这种钢板和椎弓根螺钉系统被应用于多种脊柱疾患，这项技术的成功证实了椎弓根螺钉节段固定的优越性。他在很大程度上被认为是使用椎弓根螺钉行节段固定的先驱。

椎弓根螺钉相比关节突螺钉、钩以及钢丝固定的优势是多方面的。在生物力学方面，椎弓根螺钉可以获得更好的把持力，可以耐受在多个向量上更大范围的应力。此外，不像钩与钢丝固定需要后部脊柱结构完整，椎弓根螺钉甚至可以在椎板切除以后再植钉，这一好处使得内植物技术

的使用范围扩展到解决各种退变性脊柱疾病。

在美国，第 1 位普及使用椎弓根螺钉做节段固定的外科医生是亚瑟·斯蒂夫 (Arthur Steve)，他是俄亥俄州克利夫兰的一位骨科医生。在 20 世纪 80 年代初期，斯蒂夫 (Steve) 等注意到椎弓根具备椎体"应力核心"的功效，是应力从脊柱后部结构传递到前方的通道，于是，他认为在节段固定中椎弓根是植钉的理想结构。斯蒂夫将无头螺钉植于椎弓根，并改良标准的长骨骨折钢板，使钢板上的卡槽可以滑入螺钉上，然后用螺母固定钢板，从而开创了"多角度植钉方式"。

几乎同一时间在巴黎，科特雷尔 (Cotrel) 与迪布塞 (Dubousset) 开发了一种使用连接杆的节段固定系统，与当时医生使用的钢板不同。起初他们的系统在多个节段使用钩子，用锚钉固定，这个系统可以提供满意的矫形，锚钉锁定的钩系统被证明很难拆除。最后，他们采用了单轴的椎弓根螺钉作为连接棒的固定点，使得调整或拆除内植物都容易许多。因此，科特雷尔 (Cotrel) 与迪布塞 (Dubousset) 将脊柱节段性连接杆固定与椎弓根螺钉的优势结合起来。钢板结构更倾向于脊柱内植物的强度，而连接杆提供了更大的灵活性与更小的切迹，这允许外科医生可以更精确地在三维结构上矫正畸形，而且可以为植骨留下更大的空间。

从那时开始，脊柱内植物的进一步发展大部分集中在使用椎弓根螺钉作固定点的节段连接棒固定的改良上。现在的外科医生可从多个生产厂家的大量内植物系统中进行选择。螺钉的设计已从科特雷尔 (Cotrel) 与迪布塞 (Dubousset) 使用的单轴螺钉进步到今天单向和万向螺钉广泛使用，已经极大地帮助脊柱外科医生创造更加复杂的结构。单向螺钉，顾名思义就是在钉头和钉杆的连接只在一个平面上是可以活动的，使得这种螺钉在轴向上很适合用于脊柱去旋转矫形。万向螺钉具有自由摆动的钉头，允许医生可将钉头对准连接棒，从而可以更容易地将固定棒放进内植物结构中。此外，微创技术和内植物系统也已经被研

发出来，使得多节段的内植物通过椎旁很小的切口就可以植入。

55.7 动态脊柱固定技术

基于消除病变节段脊柱活动可以治疗脊柱疼痛及神经症状这一学说，自从椎弓根螺钉的出现，脊柱内植物合并融合术已经被广泛地用来治疗退变性脊柱疾患。虽然这种技术的使用越来越频繁，然而外科医生也开始意识到，不仅成功的融合不能保证症状的缓解，而且固定的脊柱节段还会对融合的相邻节段产生影响。通过改变脊柱应力的分布以及增加相邻节段的相对活动范围，僵硬的脊柱融合的副作用是使得相邻脊柱节段处于异常的力学状态，从而造成疼痛、畸形，以及常常可能需要随后的手术治疗。

虽然可靠的脊柱融合仍然是治疗退变性脊柱疾病的手术标准，但目前已经有所谓的动态固定系统的广泛发展，该系统将病变节段的载荷再分配，同时维持相应节段的活动范围。在这种系统中，相邻节段并不会增加相对活动，这样就减少了病理改变及疼痛的发生。目前，已经有很多动态固定技术，包括前路椎间盘假体，比如Prestige 与 Bryan（爱尔兰，都柏林，美敦力有限公司）颈椎间盘假体与 Maverick（美敦力有限公司）腰椎假体，还有椎弓根螺钉之间使用活动连接的后路结构，比如 Dynesys（印第安纳华沙捷迈邦美股份有限公司，捷迈脊柱），AccuFlex（巴拿马奥杜邦格洛伯斯医疗股份有限公司），与 CD Horizon Agile（美敦力有限公司）。还不清楚这些系统在未来会发挥什么作用，目前还没有足够的数据来确定这些系统中的一部分或全部在治疗退变性脊柱疾病及减少相邻节段并发症方面是否比脊柱融合更好。

有趣的是，第一次使用动态固定技术发生在 20 世纪 50 年代，当时保罗·哈蒙开始做椎间盘置换术，是使用钴—铬—钼合金做的球体来替换病变的椎间盘。这种球体后来被称为"费恩斯特伦(Fernström)球体"，以乌尔夫·费恩斯特伦(Wulf Fernström) 的名字命名，他在 20 世纪 60 年代使用过不锈钢球体，尽管费恩斯特伦 (Fernström) 以及后来的麦肯齐（Mackenzie）报道了非常好的疗效，但在当时并没有获得广泛的认可。这项技术在当时并没有进一步的商业化，尽管使用球体做椎间盘置换以卫星髓核式球体（美敦力有限公司）的形式再次出现：既可有钴—铬合金也可有聚醚醚酮（PEEK）结构的 2 种假体形式。

55.8 颈椎内植物

尽管脊柱内植物的历史是从捆扎颈椎的技术开始的，但到目前为止本章大部分内容都集中在胸腰椎内植物的发展，然而确实值得简略提及一些颈椎内植物方面的重要进展。

关于后路颈椎内植物，在 1939 年，加利(Cary)开发了在创伤病例行 C1/C2 融合的技术，其中阿尔比或希布斯植骨是通过椎板下穿钢丝捆扎在 C1 与 C2 后弓间进行固定及压缩的。这项技术可以获得相当高的融合率，然而却有相同的神经损伤的风险，正如前面所述，这也限制了后来使用椎板下穿钢丝捆扎的技术。此外，捆扎并不能完全消除 C1 与 C2 之间的旋转运动，所以偶尔也会导致融合失败。布鲁克斯 (Brooks) 与詹金斯 (Jenkins) 在 1978 年改良了这项技术，他们在 C1 与 C2 后弓间楔状植入一对髂骨，再次使用了椎板下钢丝。这项技术对旋转运动有更好的对抗，但在多节段椎板下穿过钢丝仍旧有很大神经损伤的风险。

虽然加利 (Cary) 的方法大多数情况下是有效的，但椎板下捆扎需要相当高的技巧。1975 年，塔克 (Tuck) 报道了 Halifax 椎板夹的使用，这是一种通过 1 枚螺钉连接椎板下钩子来压缩后部结构的装置。Halifax 椎板夹很快就被应用了，而且可以和加利 (Cary) 的技术相媲美，尽管它的体积让它有点不灵便，而且它的椎板下钩子会侵占部分椎管。

马吉尔 (Magill) 在 1984 年介绍了一种经关节植钉行 C1/C2 内固定的方法，他从 C2 的下关节突关节植入矢状方向螺钉，穿过关节突关节，到达 C1 前弓的皮质骨，这项技术避免了穿过钢丝或椎板钳的必要，而且提供了即刻的双侧固定。与加利 (Cary) 型植骨结合，这项技术可以获得 C1/C2 稳定的融合。

在 1989 年罗伊·卡米尔 (Roy Camille) 等报道了一种新颖的、侧方的侧块螺钉与钢板系统用来固定颈椎，这个原创的概念后来被安 (Ann) 与哥布斯（Coppes）、安德森 (Anderson)、让纳雷 (Jeanneret) 等进行了改良，使损伤神经根或椎动脉的可能降至最低。螺钉与钢板系统有它的局限之处，尤其在治疗复杂脊柱疾患例如颈椎病时。然而 20 世纪 80 年代末及 90 年代，引领了钉—棒结构的发展与应用，这些系统考虑到万向螺钉的植入，可适应各种解剖异常，而且通过连接棒系统将螺钉连接起来从而获得固定。这项技术进一步地完善了包括颈椎椎弓根螺钉的引入，提高了后路颈椎结构的生物力学稳定性。

1991 年，迪克曼 (Dickman) 与松塔格 (Sontag) 描述了加利 (Cary) 技术的一种改良形式，仍然使用钢丝来固定 C1 与 C2 后弓间的髂骨植骨，他们在 C2 的棘突下方固定钢丝，而不是加利与布鲁克斯 (Brooks) 那样将钢丝从多节段后弓下方穿过，因此只需要在一个节段椎板下穿过钢丝。2001 年，哈姆斯 (Harms) 与梅尔彻 (Melcher) 描述了一种后路 C1/C2 固定的新技术，戈埃尔 (Goel) 与拉海里 (Laheri) 先前曾报道过。这种戈埃尔·哈姆斯 (Goel Harms) 结构包含 C1 侧块螺钉及 C2 椎弓根螺钉，近期也有报道戈埃尔·哈姆斯 (Goel Harms) 结构的一种经 C2 椎板的改良螺钉形式。

对于前路，博里尔 (Burrill) 曾于 1967 年报道使用前路颈椎钢板治疗颈椎创伤，而且自从那时开始，前路钢板已经成为治疗许多不同疾患的常用技术，包括退变性疾病、创伤以及感染。钢板设计与植钉，以及骨移植物的设计与植入的不断完善已逐渐增加了前路钢板用于颈椎固定的效用与通用性，也极大减少了并发症的发生。

55.9 植骨融合与骨形态发生蛋白

自从 1911 年阿尔比 (Albee) 和希布斯 (Hibbs) 描述了他们获得了脊柱融合的技术之后，外科医生已探索了许多不同的方法在脊柱手术中使用骨移植物。自体移植物与异体移植物——分别从患者自身与供体获得骨质，已被经典地用来获得脊柱融合。最常见的取骨部位在手术部位附近，例如髂嵴与肋骨。自体骨已被证明在刺激骨形成的能力方面更出众，故而通常优于异体骨。然而获得自体骨是有创操作，需要在取骨部位手术切开，可能会导致术后长期的疼痛或麻木，而且会增加感染的风险，并会导致取骨部位的外观缺陷。这些潜在的并发症使得人们长期以来都在寻找可以替代或增加骨移植物的材料。

自体骨移植可以获得较好疗效和骨愈合与生长的 3 个特性有关。第 1 个特征是成骨能力，即通过成骨细胞的作用形成骨质的能力，是一种获得新鲜自体骨或骨髓所具有的特性。第 2 个特征是骨传导性，即一种物质充当新骨形成和生长的支架的能力，是一种不仅自体骨拥有，而且异体骨、甚至陶瓷、合成高分子材料都具有的特性。第 3 个特征是骨诱导性，指的是植骨中存在骨形态发生蛋白（BMP），可以刺激植骨床上骨生成，而且可以刺激间充质干细胞向成骨细胞分化。因此，脊柱融合理想的骨移植物应该包含所有这 3 种自体骨固有的特性，而且还要减小或避免获取自体骨的相关潜在并发症。

为达到这个目的，研究者开发了骨移植物的添加剂与替代品来提高融合率，骨移植物的补充剂通常具有纯粹的骨传导性，但缺乏骨诱导性或成骨能力，它们通常被用来增强自体骨，可由磷酸钙、硫酸钙或磷酸钙与胶原的复合物组成。脱钙骨基质首次由马歇尔·乌利斯特 (Marshall

Ullister) 在 1965 年描述，是从脱钙异体骨中提取的，包含微量骨诱导性的骨形态发生蛋白。因此它可以用来有效补充与增强自体骨。骨移植物的补充剂已被证明能很有希望提高融合率同时减少融合手术需要的植骨量。

　　骨移植物的替代品力图完全不需要自体取骨，同时提高融合率，这是通过使用高度骨诱导性的材料——也就是重组人骨形态发生蛋白（rhBMP）获得的。这一材料是于 2002 年通过 FDA 批准用于腰椎前路融合术的，在动物实验显示使用重组人骨形态发生蛋白可以获得非常有希望的疗效后，重组人骨形态发生蛋白 -2 与重组人骨形态发生蛋白 -7 的人体试验于 21 世纪初开始。目前还不清楚重组人骨形态发生蛋白最终会在脊柱融合手术治疗中起到什么作用，因为现在的研究产生了一些不一致的结论，有报道重组人骨形态发生蛋白会带来更高的并发症发生率，近期的证据表明重组人骨形态发生蛋白的使用可能与更高的良性肿瘤发病率有关。

总结

　　从 19 世纪末期最早颈椎棘突间捆扎钢丝的使用以来，经过几十年的发展，脊柱内植物发生了显著的进步，今天的外科医生在整个脊柱的内固定上获得了式样繁多的选择。由于我们对脊柱的理解提升了许多，材料与技术也进步了很多，一系列让人衰弱以及发生畸形的脊柱疾患的外科治疗仍在以惊人的速度持续进化。

　　在这样的背景下，很难预测脊柱内植物的未来会是什么样子，而且，也很难预测今天的新技术会在未来中起到什么作用。虽然如此，现在可用的脊柱内植物技术完善了治疗方式，我们也期望未来会有更有效、更简洁的内植物出现。